Präklinische Traumatologie

7., aktualisierte Auflage

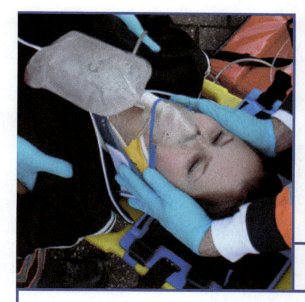

John E. Campbell

Präklinische Traumatologie

7., aktualisierte Auflage

Aus dem Amerikanischen von Söhnke Brandt, Stefan Hanke, Florian Kühl, Kai Pohl, Wolfgang Schumann, Davina Seidel, Gerhard Walter und Thomas Oliver Zugck

Deutsche Bearbeitung von Daniela Leibinger und Stephan Müller-Botz

In Zusammenarbeit mit ITLS Germany e.V. (www.iTrauma.de)

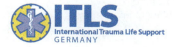

PEARSON

Higher Education
München • Harlow • Amsterdam • Madrid • Boston
San Francisco • Don Mills • Mexico City • Sydney
a part of Pearson plc worldwide

Bibliografische Information der Deutschen Nationalbibliothek
Die Deutsche Nationalbibliothek verzeichnet diese Publikation in der Deutschen Nationalbibliografie; detaillierte bibliografische Daten sind im Internet über http://dnb.dnb.de abrufbar.

Die Informationen in diesem Produkt werden ohne Rücksicht auf einen eventuellen Patentschutz veröffentlicht. Warennamen werden ohne Gewährleistung der freien Verwendbarkeit benutzt. Bei der Zusammenstellung von Texten und Abbildungen wurde mit größter Sorgfalt vorgegangen. Dennoch können Fehler nicht vollständig ausgeschlossen werden. Verlag, Herausgeber und Autoren können für fehlerhafte Angaben und deren Folgen weder eine juristische Verantwortung noch irgendeine Haftung übernehmen. Für Verbesserungsvorschläge und Hinweise auf Fehler sind Verlag und Herausgeber dankbar.

Alle Rechte vorbehalten, auch die der fotomechanischen Wiedergabe und der Speicherung in elektronischen Medien. Die gewerbliche Nutzung der in diesem Produkt gezeigten Modelle und Arbeiten ist nicht zulässig. Fast alle Produktbezeichnungen und weitere Stichworte und sonstige Angaben, die in diesem Buch verwendet werden, sind als eingetragene Marken geschützt. Da es nicht möglich ist, in allen Fällen zeitnah zu ermitteln, ob ein Markenschutz besteht, wird das ®-Symbol in diesem Buch nicht verwendet.

Authorized translation from the English language edition, entitled INTERNATIONAL TRAUMA LIFE SUPPORT, 7th Edition by CAMPBELL, JOHN E., published by Pearson Education, Inc, publishing as Prentice Hall, Copyright © 2012 Pearson Education, Inc.

All rights reserved. No part of this book may be reproduced or transmitted in any form or by any means, electronic or mechanical, including photocopying, recording or by any information storage retrieval system, without permission from Pearson Education, Inc.

GERMAN language edition published by PEARSON DEUTSCHLAND GMBH,
Copyright © 2012.

10 9 8 7 6 5 4 3 2

17 16 15

ISBN 978-3-86894-183-8

© 2012 by Pearson Deutschland GmbH
Lilienthalstraße 2, D-85399 Hallbergmoos
Alle Rechte vorbehalten
www.pearson.de
A part of Pearson plc worldwide

Übersetzung: Söhnke Brandt (Kapitel 14, 15, 16, 20), Stefan Hanke (Kapitel 11, 12), Florian Kühl (Kapitel 1, 8, 9, 12, 21, Anhänge A, C, D, G, H, I), Kai Pohl (Kapitel 17), Wolfgang Schumann (Kapitel 18, Anhang I), Davina Seidel (Kapitel 2, 3, 6, 7, 13) und Thomas Oliver Zugck (Kapitel 4, 5, 10, 19, 22, Anhänge E, F)
Programmleitung: Birger Peil, bpeil@pearson.de
Fachlektorat: Daniela Leibinger und Stephan Müller-Botz, ITLS Germany e.V. (www.iTrauma.de)
Korrektorat: Dr. Doris Kliem, Urbach
Herstellung: Monika Weiher
Satz: PTP-Berlin Protago TEX-Production GmbH, Germany (www.ptp-berlin.eu)
       (gesetzt mit LATEX)
Einbandgestaltung: Thomas Arlt, tarlt@adesso21.net
Covermotiv: ITLS Germany e.V.
Druck und Verarbeitung: Ovimex, Deventer

Printed in the Netherlands

Inhaltsübersicht

Vorwort		XIII
Kapitel 1	Beurteilung der Einsatzstelle	1
Kapitel 2	Untersuchung und initiale Maßnahmen bei Traumapatienten	33
Kapitel 3	Patientenuntersuchung	55
Kapitel 4	Initiales Atemwegsmanagement	71
Kapitel 5	Maßnahmen zum Atemwegsmanagement	95
Kapitel 6	Thoraxtrauma	119
Kapitel 7	Invasive Maßnahmen beim Thoraxtrauma	141
Kapitel 8	Schock – Beurteilung und Behandlung	151
Kapitel 9	Applikation intravenöser Flüssigkeiten	173
Kapitel 10	Schädel-Hirn-Trauma	185
Kapitel 11	Wirbelsäulentrauma	207
Kapitel 12	Maßnahmen zur Bewegungseinschränkung der Wirbelsäule	233
Kapitel 13	Abdominaltrauma	249
Kapitel 14	Extremitätentrauma	259
Kapitel 15	Maßnahmen beim Extremitätentrauma	283
Kapitel 16	Verbrennungen	299
Kapitel 17	Trauma bei Kindern	325
Kapitel 18	Trauma im Alter	349
Kapitel 19	Trauma während der Schwangerschaft	361
Kapitel 20	Patienten unter Drogen- und Alkoholeinfluss	373
Kapitel 21	Herz-Kreislauf-Stillstand nach Trauma	381
Kapitel 22	Schutz vor Infektionen durch Blut und Körperflüssigkeiten	393
Anhang		407

Inhaltsverzeichnis

Vorwort ... XIII

Kapitel 1   Beurteilung der Einsatzstelle ... 1

1.1 Grundlagen der Einschätzung und Behandlung
    von verletzten Patienten ... 3
1.2 Beurteilung der Einsatzstelle ... 4
1.3 Persönliche Schutzausrüstung ... 5
1.4 Gefahren an der Einsatzstelle ... 5
1.5 Anzahl der Patienten ... 6
1.6 Weitere Einsatzkräfte oder Ausrüstung ... 7
1.7 Verletzungsmechanismus ... 7
1.8 Kollisionen mit Fahrzeugen ... 9
1.9 Stürze ... 23
1.10 Penetrierende Verletzungen ... 24
1.11 Explosionsverletzungen ... 27
Zusammenfassung ... 30
Literaturhinweise ... 31

**Kapitel 2   Untersuchung und initiale Maßnahmen
              bei Traumapatienten** ... 33

2.1 Untersuchung von Traumapatienten ... 35
2.2 Patienteneinschätzung nach dem ITLS-Algorithmus ... 37
2.3 Schnelle Trauma-Untersuchung ... 43
2.4 Maßnahmen und Entscheidungen zur Beförderung ... 44
2.5 Neurologische Untersuchung ... 46
2.6 Regelmäßige Verlaufskontrolle und Behandlung ... 46
2.7 Erweiterte Untersuchung ... 47
2.8 Aktuelle Entwicklungen und Ausblick
    in der präklinischen Traumaversorgung ... 49
Zusammenfassung ... 52
Literaturhinweise ... 53

Kapitel 3   Patientenuntersuchung ... 55

3.1 Ablauf ... 56
3.2 Notwendige Informationen –
    Erster Abschnitt des ITLS-Algorithmus ... 57
3.3 Notwendige Informationen –
    Regelmäßige Verlaufskontrolle ... 60

3.4	Notwendige Informationen – Erweiterte Untersuchung	62
3.5	Grundregeln des Unterrichtens und der Bewertung	65
3.6	Einschätzung des Traumapatienten – Entscheidungshilfen	68

Kapitel 4 Initiales Atemwegsmanagement 71

4.1	Anatomie	73
4.2	A – Der freie, sichere Atemweg	79
4.3	B – Belüftung durch normale Atmung	85
4.4	B – Oxygenierung durch zusätzlichen Sauerstoff	85
4.5	B – Belüftung durch (Überdruck-)Beatmung	86
4.6	B – Beatmung und Compliance	87
4.7	B – Beatmungstechniken	88
	Zusammenfassung	93
	Literaturhinweise	93

Kapitel 5 Maßnahmen zum Atemwegsmanagement 95

5.1	Basismaßnahmen des Atemwegsmanagements	96
5.2	Erweitertes Management der Atemwege	100
5.3	Larynxtubus	112
5.4	Fiberoptische Intubation und Videolaryngoskopie	115

Kapitel 6 Thoraxtrauma 119

6.1	Anatomie	121
6.2	Pathophysiologie	122
6.3	Untersuchung	123
	Zusammenfassung	139
	Literaturhinweise	139

Kapitel 7 Invasive Maßnahmen beim Thoraxtrauma 141

7.1	Thoraxentlastungspunktion	142
	Literaturhinweise	149

Kapitel 8 Schock – Beurteilung und Behandlung 151

8.1	Grundlagen der Pathophysiologie	153
8.2	Beurteilung: Zeichen und Symptome des Schocks	154
8.3	Bewerten einer Tachykardie	157
8.4	Kapnografie	158
8.5	Schocksyndrome	158
8.6	Behandlung des Schocks nach Trauma	162
8.7	Behandlung von Blutungen nach Trauma	163

8.8	Spezielle Situationen	167
8.9	Behandlung nicht hämorrhagischer Schocksyndrome	167
	Zusammenfassung	171
	Literaturhinweise	171

Kapitel 9 Applikation intravenöser Flüssigkeiten 173

9.1	Punktion der Vena jugularis externa	174
9.2	Intraossäre Punktion	175
9.3	Hilfsmittel zur Bestimmung von Dosierungen	182

Kapitel 10 Schädel-Hirn-Trauma 185

10.1	Anatomie des Kopfes	187
10.2	Pathophysiologie des Schädel-Hirn-Traumas	188
10.3	Kopfverletzungen	191
10.4	Untersuchung des Schädel-Hirn-Traumatisierten	194
10.5	Versorgung des Schädel-Hirn-Traumatisierten	200
	Literaturhinweise	205

Kapitel 11 Wirbelsäulentrauma 207

11.1	Wirbelsäule und Rückenmark	209
11.2	Mechanismus des stumpfen Wirbelsäulentraumas	211
11.3	Neurogener Schock	214
11.4	Patientenuntersuchung	214
11.5	Behandlung	216
11.6	Atemwegsmanagement	224
11.7	Bewegungseinschränkung der Wirbelsäule in speziellen Situationen	225
	Zusammenfassung	231
	Literaturhinweise	231

Kapitel 12 Maßnahmen zur Bewegungseinschränkung der Wirbelsäule 233

12.1	Wichtigste Komponenten der Bewegungseinschränkung der Wirbelsäule	234
12.2	Patienten, die eine Bewegungseinschränkung der Wirbelsäule benötigen	235
12.3	12.3 Bewegungseinschränkung der Wirbelsäule mit dem KED-System	235
12.4	Notrettung und Schnelle Rettung	238
12.5	Schutzhelme	245

Inhaltsverzeichnis

Kapitel 13   Abdominaltrauma — 249

13.1   Anatomie — 251
13.2   Verletzungsarten — 252
13.3   Untersuchung und Behandlung — 253
Zusammenfassung — 257
Literaturhinweise — 257

Kapitel 14   Extremitätentrauma — 259

14.1   Verletzungen der Extremitäten — 261
14.2   Untersuchung — 266
14.3   Behandlung — 266
Zusammenfassung — 281
Literaturhinweise — 282

Kapitel 15   Maßnahmen beim Extremitätentrauma — 283

15.1   Verwenden von Traktionsschienen — 284
15.2   Beckenstabilisierung — 291
15.3   Vorgehensweise bei Blutungen — 292
Literaturhinweise — 297

Kapitel 16   Verbrennungen — 299

16.1   Anatomie und Pathologie — 301
16.2   Initiale Behandlung am Einsatzort — 306
16.3   Spezielle Probleme bei der Behandlung von Verbrennungen — 309
Zusammenfassung — 323
Literaturhinweise — 323

Kapitel 17   Trauma bei Kindern — 325

17.1   Kommunikation mit dem Kind und der Familie — 327
17.2   Ausrüstung — 329
17.3   Beurteilung der Einsatzstelle und Ersteinschätzung — 331
17.4   Patienteneinschätzung — 332
17.5   Potenziell lebensbedrohliche Verletzungen — 341
17.6   Kinderrückhaltesysteme und Kindersitze — 344
Zusammenfassung — 347
Literaturhinweise — 348

Kapitel 18 Trauma im Alter — 349

18.1 Pathophysiologie des Alterns 351
18.2 Untersuchung und Behandlung älterer Traumapatienten 353
18.3 Schnelle Trauma-Untersuchung oder Gezielte Untersuchung 355
Zusammenfassung 358
Literaturhinweise 359

Kapitel 19 Trauma während der Schwangerschaft — 361

19.1 Entwicklung des Fetus 363
19.2 Physiologische Veränderungen während der Schwangerschaft 364
19.3 Reaktionen auf Hypovolämie 366
19.4 Untersuchung und Behandlung 366
19.5 Verletzungsarten 367
19.6 Vorbeugung von Verletzungen während der Schwangerschaft 369
Zusammenfassung 371
Literaturhinweise 371

Kapitel 20 Patienten unter Drogen- und Alkoholeinfluss — 373

20.1 Untersuchung und Behandlung 374
20.2 Unkooperativer Patient 377
Zusammenfassung 380
Literaturhinweise 380

Kapitel 21 Herz-Kreislauf-Stillstand nach Trauma — 381

21.1 Nicht zu rettender Patient 383
21.2 Hypoxämie 384
21.3 Zirkulatorische Probleme 385
21.4 Vorgehen bei Patienten mit Herz-Kreislauf-Stillstand nach Trauma 387
Zusammenfassung 391
Literaturhinweise 391

Kapitel 22 Schutz vor Infektionen durch Blut und Körperflüssigkeiten — 393

22.1 Hepatitis B 395
22.2 Hepatitis C 397
22.3 Humanes Immundefizienzvirus 397

22.4	Tuberkulose	398
22.5	Multiresistente Keime	400
22.6	Vorkehrungen zum Schutz vor HBV-, HBC- und HIV-Infektion	400
	Zusammenfassung	405
	Literaturhinweise	406

Anhang 407

A	Optionale Fähigkeiten	408
B	Schmerz und Komfort	422
C	Dokumentation: Das schriftliche Protokoll	431
D	Behandlung von Traumapatienten in kalter Umgebung	438
E	Rolle des Rettungshubschraubers	445
F	Klassifizierungssysteme; Trauma-Scores am Einsatzort	450
G	Ertrinken, Barotraumen und Dekompressionsverletzungen	454
H	Rolle des präklinischen Personals bei der Prävention von Verletzungen	462
I	Massenanfall von Verletzten und Sichtung	471
J	Taktische Einsatzmedizin	478
K	Glossar	485
L	Index	493

Vorwort

Einführung

Der erste präklinische Traumakurs nach dem Standard des *International Trauma Life Support (ITLS)* fand im August 1982 statt. Er begann, damals noch unter dem Namen *Basic Trauma Life Support*, als ein lokales Projekt des *American College of Emergency Physicians* in Alabama. Nach 25 Jahren engagierter Arbeit ehrenamtlicher Instruktoren aus allen Bereichen der Notfallmedizin ist ITLS weltweit als *der* Kurs für die präklinische Behandlung Verletzter anerkannt. Der ursprüngliche ITLS-Kurs wurde nach dem *Advanced Trauma Life Support*-Kurs für Ärzte gestaltet, damit Unfallchirurgen, Anästhesisten, Notärzte sowie Pflege- und Rettungsdienstpersonal nach gleichen Prinzipien entscheiden und handeln. ITLS-Kurse weichen allerdings in zahlreichen Aspekten von dem ursprünglichen Vorbild ab, weil die außerklinischen Gegebenheiten sich erheblich von denen im klinischen Bereich unterscheiden. Der Name *Basic Trauma Life Support* wurde damals nicht etwa gewählt, um zu verdeutlichen, dass keine invasiven Maßnahmen gelehrt werden. Vielmehr sollte die Unterscheidung zu den oft invasiveren Maßnahmen in der Notaufnahme und Klinik hierdurch zum Ausdruck kommen. Im Jahr 2005 wurde der Name dann in *International Trauma Life Support* geändert, um die globale Verbreitung auch im Namen deutlich zu machen.

Das *American College of Emergency Physicians* und die *National Association of EMS Physicians* unterstützen ITLS. In den USA und auch in Deutschland werden ITLS-Kurse als rettungsdienstliche und ärztliche Fortbildung anerkannt und der Besuch mit entsprechenden Fortbildungspunkten belohnt. ITLS ist jedoch mehr als ein praxisnaher Kurs. Es ist eine internationale Organisation von Instruktoren für die präklinische Behandlung schwerverletzter Menschen geworden. Das Ziel der Organisation ist, weltweit die Ausbildung in der Behandlung Verletzter zu forcieren und ITLS-Kurse auf dem aktuellen Stand der Wissenschaft zu halten. Dazu nimmt jeder nationale Verband an internationalen Konferenzen teil.

Die Vorlage für die deutsche Übersetzung ist die fünfte Auflage des internationalen Lehrbuchs, die auf Erfahrungen aus der Ausbildung von hunderttausenden ITLS-Anwendern weltweit basiert. Autoren sind bekannte Unfallchirurgen, Notärzte, Pflegekräfte und Rettungsdienstpersonal. Es wurde besonders auf ein Gleichgewicht zwischen Akademikern und Praktikern geachtet. Daraus entstand ein Buch, das noch praxisnäher und dadurch relevanter für alle präklinischen Bereiche der traumatologischen Notfallmedizin ist als vorherige Auflagen. In der vorliegenden Ausgabe wurden zudem zahlreiche Anpassungen an das deutsche Rettungsdienstsystem vorgenommen. Da selbst in Deutschland der Rettungsdienst innerhalb unterschiedlicher Regionen stark variiert, wurden zusätzlich einige optionale Fähigkeiten im Anhang mit aufgenommen.

ITLS-Kurse eignen sich für alle in der präklinischen Phase an der Untersuchung und Behandlung von Verletzten beteiligten Personen. Da gerade diese Phase besonders wichtig für das Überleben und die weitere Gesundheit verletzter Menschen ist, werden in ITLS-Kursen die schnelle Untersuchung und Behandlung, die fachgerechte Bewegungseinschränkung der Wirbelsäule und Beförderung trainiert. Es werden auch solche Situationen dargestellt, in denen eine Stabilisierung des Betroffenen an der Einsatzstelle nicht möglich ist und somit eine schnelle Beförderung durchgeführt werden muss. ITLS erkennt ferner an, dass für viele Probleme unterschiedliche Lösungen möglich sind. Ärztliche Leiter können die in diesem Buch beschriebenen Maßnahmen ändern. Sie sollten mit dem für Sie zuständigen Ärztlichen Leiter die vorgestellten Maßnahmen besprechen und mit ihm zusammen festlegen, wie diese in Ihrem Bereich durchgeführt werden sollen.

Das erste Ziel von ITLS-Kursen besteht darin, die richtige Reihenfolge der Untersuchungen und die korrekte Durchführung lebensrettender Maßnahmen zu lehren. Deswegen sind die Kapitel 1 bis 3 für jeden Kurs entscheidend. Sie werden in den Kursen ausreichend Zeit haben, um die praktischen Maßnahmen zu trainieren. Auf diese Weise geben Sie Ihrem Patienten die bestmögliche Chance, zeitnah in der Notaufnahme einzutreffen, wo dann weitere, lebensrettende Maßnahmen durchgeführt werden können.

ITLS-Kurse

Informationen über die Kurse

International Trauma Life Support ist ein mindestens 16 Stunden umfassender Kurs. ITLS-Basic-Kurse sind geeignet für Personen, die eine mindestens 40 Stunden umfassende medizinische Grundausbildung vorweisen können, zum Beispiel First Responder, Rettungssanitäter, Personal der Wasser- und Seerettung sowie Sanitätskräfte der Hilfsorganisationen und des Katastrophenschutzes. Zu ITLS-Advanced-Kursen werden Personen zugelassen, die Kraft ihrer Ausbildung auch invasive Maßnahmen durchführen können, wie etwa Rettungsassistenten, Notärzte, Pflegekräfte mit Spezialisierung in Anästhesie- oder Intensivmedizin.

Hinweise für Lehrkräfte

Obwohl sich das ITLS-Lehrbuch ausgezeichnet als Referenztext für alle Fragen der präklinischen Traumatologie eignet, ist es Teil einer praxisbetonten Fortbildung. ITLS-Kurse werden in Deutschland an zertifizierten Trainingszentren durchgeführt. Die Qualität dieser Kurse wird durch den nationalen Verband *ITLS Germany e.V.* laufend evaluiert. Wenn Sie einen zertifizierten ITLS-Kurs an Ihrer Bildungseinrichtung anbieten möchten, wenden Sie sich bitte an *ITLS Germany e.V.* unter info@iTrauma.de. Weitere Informationen finden Sie auch im Internet unter www.iTrauma.de.

Hinweise für Kursteilnehmer

Ein ITLS-Kurs ist eine anstrengende Fortbildung auf hohem Niveau, auf die Sie sich ausreichend vorbereiten sollten. Es ist daher unbedingt erforderlich, das Lehrbuch *vor* dem Kurs gründlich zu studieren. Sie sollten damit nicht später als drei Wochen vor Kursbeginn anfangen. Die Praxisanteile in dieser Fortbildung sind so bemessen, dass Sie ausreichend Zeit zum Trainieren und Verinnerlichen haben. Die ITLS-Philosophie muss Ihnen dazu bereits bekannt sein. Ausreichend vorbereitet wird diese Fortbildung zu einer der anspruchsvollsten, aber auch angenehmsten, die Sie je besucht haben.

Die 22 Kapitel des Buches sind die so genannten Kernkapitel und damit ausschlaggebend für den Kurs. Notieren Sie sich eventuelle Fragen, um sie während des Kurses stellen zu können. Die Fragen der theoretischen Prüfung basieren auf dem Inhalt der Kernkapitel. Der Anhang vermittelt einige wichtige zusätzliche Konzepte. Werden diese in einem Kurs behandelt, werden Sie von Ihrem Trainingszentrum darüber informiert. Anhang A enthält einige optionale Fähigkeiten. Ob in Ihrem Kurs optionale Fähigkeiten trainiert werden, erfahren Sie ebenfalls durch Ihr Trainingszentrum.

Autorinnen und Autoren der Originalausgabe

Roy L. Alson (Kapitel 10, 16, Anhang I)
James J. Augustine (Kapitel 11)
Jere F. Baldwin (Kapitel 18, Anhang D, Anhang I)
Walter J. Bradley (Kapitel 19)
Russell B. Bieniek (Anhang E)
John E. Campbell (Kapitel 2, 4, 10, 14, 21, Anhang G)
Leon Charpentier (Kapitel 2)
James H. Creel (Kapitel 1, Anhang G)
Ann Marie Dietrich (Kapitel 17)
Raymond L. Fowler (Kapitel 8)
Jon Groner (Kapitel 17)
Donna Hastings (Kapitel 3, 5, 7, 9, 12, 15, Anhang A)
Leah J. Heimbach (Kapitel 18, Anhang F)
Pam Kirkpatrick (Anhang E)
Roger J. Lewis (Kapitel 8)
David Maatman (Anhang I)
Richard N. Nelson (Kapitel 22)
Jonathan G. Newman (Kapitel 20)
Paul Paris (Kapitel 6)
Andrew B. Peitzman (Kapitel 6)
Paul E. Pepe (Kapitel 8)
Jonathan M. Rubin (Anhang H)
John T. Stevens (Kapitel 2, Anhang I)
Ronald D. Steward (Kapitel 4)
Arlo F. Weltge (Anhang C)
Howard Werman (Kapitel 22)
Katherine West (Kapitel 22)
Janet M. Williams (Anhang H)
Arthur H. Yancey II (Kapitel 13)

Zur deutschen Bearbeitung

„The fate of the wounded lays with those who apply the first dressing" – „Das Schicksal Verletzter liegt bei denen, die den ersten Verband anlegen". Diese Feststellung traf Colonel Nicholas Senn, damals leitender Chirurg der Nationalgarde in Wisconsin, USA, schon 1898. Zahlreiche Untersuchungen, beginnend mit den Entdeckungen von R Adams Cowley in den fünfziger Jahren bis zu den Untersuchungen von Liberman aus dem Jahr 2000, belegen: Die von Colonel Senn vor mehr als hundert Jahren formulierte Aussage hat auch zu Zeiten unseres Wissensstandes noch dieselbe Bedeutung.

Auf dieser Erkenntnis und zahlreichen weiteren Untersuchungen baut das 1982 von John Emory Campbell entwickelte Ausbildungsprogramm *International Trauma Life Support (ITLS)* auf. Das vorliegende Lehrbuch für ITLS-Basic- und -Advanced-Kurse vermittelt in 22 Kernkapiteln die notwendigen theoretischen Kenntnisse für die Untersuchung und Behandlung Schwerverletzter. Es wird somit in allen Unterrichtsbereichen in allgemeiner präklinischer Traumatologie einen wichtigen Beitrag leisten können. Das Buch gibt praxisorientierte Empfehlungen und Handlungsanweisungen für nahezu alle traumatologischen Situationen im präklinischen Bereich.

Basierend auf diesem Lehrbuch wird in den von *ITLS Germany e.V.* zertifizierten Kursen das Handwerk der präklinischen Traumatologie erlernt. Nur durch die Kombination von praktischen Übungen unter fachlich versierter Anleitung mit theoretischem Wissen wird sich die Sterblichkeits- und Behinderungsrate von Verletzten jeglicher Art reduzieren lassen. Am Einsatzort getroffene Maßnahmen und Entscheidungen sind ausschlaggebend für den Zeitraum bis zum Eintreffen in der Notaufnahme, und Sie entscheiden über Leben, Behinderung und Tod. Um dem Patienten die bestmögliche Chance auf ein Überleben und die vollständige Wiederherstellung seiner Gesundheit zu ermöglichen, muss die fehlerfreie Vorgehensweise am Einsatzort trainiert werden. In ITLS-Basic- und -Advanced-Kursen wird die Fähigkeit vermittelt, Maßnahmen zu ergreifen, die den Unterschied zwischen Erhalt einer Extremität und Behinderung, zwischen Leben und Tod ausmachen. Es wird in Praxis und Theorie das notwendige Wissen vermittelt, um Entscheidungen für das gesundheitliche Wohl und Überleben schwerverletzter Menschen zu treffen.

Wenn Sie das Lehrbuch in den Händen halten, ohne einen ITLS-Kurs gebucht zu haben: Melden Sie sich an. Haben Sie dies bereits getan und dieses Buch im Rahmen des Kurses erhalten, bereiten Sie sich durch Studieren der 22 Kernkapitel darauf vor. Ihr nächster schwerverletzter Patient wird es Ihnen danken, denn: „The fate of the wounded lays with those who apply the first dressing." Ihr richtiges Handeln ist die einzige Chance Ihres Patienten.

Materialien auf der Companion Website

Unter www.pearson-studium.de finden Instruktoren die Abbildungen und Grafiken des Buches elektronisch zum Download. Für Anwender und Kursteilnehmer werden hier Prüfungsfragen und Multiple Choice-Tests zur Vertiefung der Lerninhalte bereitgestellt.

Danksagung

Unser Dank gilt den Übersetzerinnen und Übersetzern, ohne deren Einsatz, Flexibilität und unkonventionelle Arbeitsweise die deutsche Version des Lehrbuchs ganz sicher nicht so schnell hätte fertiggestellt werden können. Ferner danken wir den Kolleginnen und Kollegen, die zusätzliche Abbildungen beigesteuert haben. Und schließlich gilt unser Dank dem Verlag Pearson Studium und unserem Programmleiter Birger Peil für das entgegengebrachte Vertrauen und die wertvolle Unterstützung.

Übersetzerinnen und Übersetzer

Söhnke Brandt	Rettungsassistent, Feuerwehrmann, ITLS-Instruktor
Stefan Hanke	Rettungsassistent, ITLS-Instruktor
Florian Kühl	Rettungsassistent, Ausbildung zum Feuerwehrmann, ehem. Vorsitzender und nationaler Koordinator *ITLS Germany e.V.*, ITLS-Instruktor
Kai Pohl	Facharzt für Anästhesie, Zusatzbezeichnung Notfallmedizin, ITLS-Instruktor / Ärztlicher Kursleiter
Wolfgang Schumann	Lehrrettungsassistent, Organisatorischer Leiter, ITLS-Instruktor
Davina Seidel	Lehrrettungsassistentin, ITLS-Instruktorin
Thomas Oliver Zugck	Oberarzt, Schockraumkoordinator am WKK Heide, Klinik für Anästhesie und operative Intensivmedizin. Zusatzbezeichnung Spezielle Intensivmedizin, Notfallmedizin, LNA. Notarzt Christoph Europa 5 / Niebüll. Ausbildung zum ärztlichen Leiter Rettungsdienst, ATLS-Instruktor, ITLS-Instruktor / Ärztlicher Kursleiter

John Burrows	Rettungsassistent, ITLS-Instruktor
Kai Clasen	Rettungsassistent, ITLS-Instruktor
Martin Eickhoff	Rettungsassistent, ITLS-Instruktor
Andreas Flemming	Facharzt für Anästhesiologie, Klinik für Anästhesiologie und Intensivmedizin der Medizinischen Hochschule Hannover, ITLS-Instruktor, Ärztlicher Kursleiter
Michael Helms	Rettungsassistent, ITLS-Instruktor
Volker Kleinert	Rettungsassistent, ITLS-Instruktor
Stephan Müller-Botz	Facharzt für Allgemeinchirurgie und Notfallmedizin, Klinik für Anästhesiologie und Intensivmedizin der Universitätsmedizin Greifswald, ITLS-Instruktor/Ärztlicher Kursleiter

Zusätzliche Abbildungen lieferten

Vanessa de Buhr	Rettungsassistentin
Sebastian Grob	Rettungsassistent, ITLS-Instruktor
Britta Horstmann	Rettungsassistentin
Rainer Schmidt	Lehrrettungsassistent, Feuerwehrmann, Höhenretter, Organisatorischer Leiter
Daniela Leibinger	
Stephan Müller-Botz	
Thomas Oliver Zugck	

Vorwort zur 7. deutschen Auflage

Mit mittlerweile über 3000 ausgebildeten Anwendern in Deutschland findet das ITLS-Konzept als präklinisches Versorgungsprinzip von Traumapatienten zunehmende Verbreitung.

Als internationales Kurssystem verbindet ITLS länderübergreifend Paramedic-Systeme mit notarztgestützten Rettungsdiensten durch eine einheitliche, strukturierte Traumaversorgung.

Die Erfahrungen der ITLS-ausgebildeten Rettungskräfte zeigen, dass sich das von ITLS vermittelte Konzept hervorragend in den notarztgestützten deutschen Rettungsdienst integrieren lässt. Dadurch lässt sich eine hochqualifizierte Versorgung des Traumapatienten vom Eintreffen des ersten RTW bis zur gemeinsamen Versorgung mit dem NEF im Team realisieren.

In vielen Bereichen hat sich ITLS zu einem Standard der Traumaversorgung entwickelt. Bildungseinrichtungen aller vier Hilfsorganisationen in ganz Deutschland bieten ITLS-Basic- und -Advanced-Kurse an. Rettungsdienstschulen großer Feuerwehren haben dieses Programm ausgewählt, um ihr Personal optimal auf verletzte Patienten vorzubereiten.

Die aktualisierte siebte Auflage des Lehrbuches „Präklinische Traumatologie" berücksichtigt aktuelle internationale Empfehlungen zur Versorgung von Traumapatienten und stellt als Begleitbuch zum ITLS-Kurs das breit gefächerte Spektrum der präklinischen Traumaversorgung dar. Neben der Kursvorbereitung bietet das aktuelle Lehrbuch wertvolle Informationen als Nachschlagewerk der präklinischen Traumatologie.

Wir möchten diese umfassend überarbeitete und erweiterte Ausgabe allen ITLS-Instruktoren und -Anwendern widmen. Sie sind es, die in der Lehre oder während der manchmal schwierigen Rettungseinsätze auf der Straße für viele Menschen den entscheidenden Unterschied ausmachen.

Stephan Müller-Botz
Stv. Nationaler Ärztlicher Leiter ITLS Germany e.V.

Daniela Leibinger
Stv. Vorsitzende ITLS Germany e.V.

Beurteilung der Einsatzstelle

1.1	Grundlagen der Einschätzung und Behandlung von verletzten Patienten	3
1.2	Beurteilung der Einsatzstelle	4
1.3	Persönliche Schutzausrüstung	5
1.4	Gefahren an der Einsatzstelle	5
1.5	Anzahl der Patienten	6
1.6	Weitere Einsatzkräfte oder Ausrüstung	7
1.7	Verletzungsmechanismus	7
1.8	Kollisionen mit Fahrzeugen	9
1.9	Stürze	23
1.10	Penetrierende Verletzungen	24
1.11	Explosionsverletzungen	27
	Zusammenfassung	30
	Literaturhinweise	31

Lernziele für ITLS-Basic- und -Advanced-Anwender

Nach dem Lesen dieses Kapitels sollten Sie in der Lage sein:

1. Die Beziehung zwischen der Zeit und der Überlebensrate Ihrer Patienten zu beschreiben und zu erläutern, wie dies Ihre Maßnahmen an der Einsatzstelle beeinflusst.
2. Die einzelnen Schritte der Beurteilung der Einsatzstelle zu diskutieren.
3. Die beiden grundsätzlichen Verletzungsmechanismen aufzuzählen.
4. Situationen für stumpfe und penetrierende Traumen, deren Mechanismen und die Unterschiede darzustellen.
5. Die typischen drei Kollisionsarten bei Verkehrsunfällen mit Fahrzeugen zu identifizieren und potenzielle Verletzungsarten mit anatomischen Gegebenheiten, der Verformung des Fahrzeugs und der inneren Fahrzeugstrukturen in Verbindung zu bringen.
6. Fünf typische Arten von Verkehrsunfällen mit Fahrzeugen aufzuzählen.
7. Potenzielle Verletzungsarten bei korrekter und inkorrekter Benutzung von Gurten, Kopfstützen und Airbags nach frontalen Kollisionen zu beschreiben.
8. Nach dem Konzept der drei Kollisionen zwischen den Folgen von seitlichen und frontalen Kollisionen zu unterscheiden.
9. Potenzielle Verletzungen bei Auffahrunfällen zu erläutern.
10. Zu beschreiben, warum das Herausschleudern aus einem Fahrzeug die Sterblichkeitsrate erhöht.
11. Die drei Grundsätze bei der Einschätzung von gestürzten Patienten aufzuzählen und in Relation zu den potenziellen Verletzungen zu setzen.
12. Die beiden häufigsten Formen von penetrierenden Traumen zu identifizieren und damit verbundene Verletzungsmechanismen sowie das mögliche Ausmaß von Verletzungen zu beschreiben.
13. Die drei wichtigen Faktoren bei der Entstehung von Verletzungen nach Explosionen in den Untersuchungsablauf einfließen zu lassen.

FALLBEISPIEL

Sie werden zusammen mit Ihrem Kollegen zu einem Verkehrsunfall auf einer Landstraße gerufen. Ein PKW soll mit hoher Geschwindigkeit in die Seite eines zweiten gefahren sein. Die örtliche Feuerwehr ist bereits mit einem Rüstwagen vor Ort, ein Patient soll eingeklemmt sein. Welche Schritte sollten Sie nach Ihrem Eintreffen an der Einsatzstelle zuerst durchführen? Wie können Sie sich einen schnellen, aber umfassenden Überblick verschaffen? Was sollten Sie tun, bevor Sie auf Ihre(n) Patienten zugehen? Welche Ausrüstung sollten Sie mitnehmen? Welche Verletzungen erwarten Sie bei einem Verkehrsunfall dieses Typs? Behalten Sie diese Fragen im Hinterkopf, während Sie das Kapitel lesen. Dieses Fallbeispiel wird am Kapitelende weitergeführt.

Traumen, der Fachbegriff für Verletzungen, sind weiterhin eines der teuersten Gesundheitsprobleme in Deutschland. Traumen verursachen aber nicht nur hohe Kosten in unserem Gesundheitssystem, sie sind auch die häufigste Todesursache von Menschen im Alter zwischen dem ersten und 44. Lebensjahr. Etwa 8,22 Millionen Bundesbürger erleiden jährlich ein Trauma, für jede zehnte Verletzung wird in Deutschland der Rettungsdienst alarmiert. Allein die Kosten für Personenschäden bei Verkehrsunfällen betragen etwa 15,24 Milliarden Euro pro Jahr, dabei verursachen Verkehrsunfälle nur ein Drittel unserer Unfalltoten und ein Zwanzigstel unserer Verletzten. Bei der in der Epidemiologie wichtigen Kennzahl der „verlorenen produktiven Lebensjahre" stehen Traumen deutlich vor den weiter verbreiteten Erkrankungen des Herz-Kreislauf-Systems und Krebs. Der Preis, den Traumen unserer Gesellschaft abverlangen, ist hoch. Grund genug, dass wir mehr über sie lernen, um das Auftreten und die Folgen zu minimieren. Der Rettungsdienst und damit das gesamte präklinische Personal spielen hierbei eine Schlüsselrolle (siehe Anhang H)!

Grundlagen der Einschätzung und Behandlung von verletzten Patienten

Bei schwer verletzten Patienten ist das Überleben abhängig von der Zeit. Dies gilt insbesondere für Patienten mit unstillbaren Blutungen. Der direkte Zusammenhang zwischen der Zeitspanne vom Erleiden der Verletzung bis zur definitiven, chirurgischen Versorgung und dem Überleben von schwer verletzten Menschen wurde als Erstes von Dr. R Adams Cowley, dem Gründer der berühmten Schock-und-Trauma-Abteilung im Krankenhaus Baltimore, USA, beschrieben. Er entdeckte, dass Schwerverletzte die beste Überlebenschance haben, wenn sie innerhalb einer Stunde nach dem Ereignis eine definitive Versorgung ihrer Verletzungen in einem Operationssaal erhalten. Mit diesem Konzept erreichte er schon damals Überlebensraten von etwa 85 % und nannte diese Zeitspanne die „goldene Stunde des Schocks".

In den letzten Jahren wurde erkannt, dass einige polytraumatisierte Patienten (insbesondere solche mit penetrierendem Trauma des Köperstamms) nicht einmal diese eine Stunde haben. Patienten mit stumpfen Traumen haben dagegen häufig einen längeren Zeitraum zur Verfügung. Der Begriff der „goldenen Stunde" wurde daher durch den Begriff des „goldenen Zeitraums" (oder „Goldene Periode") ersetzt. Der goldene Zeitraum beginnt im Moment der Verletzung, nicht in dem Moment, in dem Sie bei Ihrem Patienten eintreffen. Ein großer Teil des goldenen Zeitraums ist bereits vergangen, wenn Sie mit der Behandlung beginnen. Deshalb müssen Sie Ihr Handeln an der Einsatzstelle gut organisieren. In der präklinischen Notfallversorgung haben Sie also keine goldene Stunde, sondern eher „platine 10 Min". In diesen 10 min müssen Sie zuerst Lebende von Toten unterscheiden. Dann müssen Sie die Entscheidung treffen, welche medizinischen Maßnahmen wirklich notwendig sind, und die Beförderung in eine geeignete Klinik einleiten. Das bedeutet, dass jede Ihrer Maßnahmen eine lebensrettende Absicht haben muss. Jede Maßnahme, welche die Zeit an der Einsatzstelle verlängert, aber nicht potenziell lebensrettend ist, darf bei Patienten in kritischem Zustand an der Einsatzstelle nicht durchgeführt werden. Sie bringt dem Patienten zu diesem Zeitpunkt keinen Nutzen. Sie müssen Ihre Einschätzung und Ihre Maßnahmen aber nicht nur auf die effizientesten und nötigsten Dinge beschränken. Sie sollten auch die Angewohnheit entwickeln, jeden Traumapatienten in einer logischen, systematischen Art und Weise einzuschätzen und zu behandeln. Nur so verpassen Sie weder kritische Zeichen und Symptome noch versäumen Sie die Durchführung lebensrettender Maßnahmen. ITLS (International Trauma Life Support) empfiehlt, eine systematische Untersuchung von Kopf bis Fuß durchzuführen. So wird vermieden, eine Region des Körpers nicht zu untersuchen. Wenn Sie während der Untersuchung Ihres Patienten unorganisiert von Körperregion zu Körperregion springen, werden Sie früher oder später eine wichtige Feststellung übersehen. Die Zusammenarbeit im Team ist zu diesem Zeitpunkt sehr wichtig, viele Dinge müssen simultan erledigt werden. Oft hängt das Leben des Patienten davon ab, wie gut Sie die Details meistern. Und diese Details treten nicht nur an der Einsatzstelle auf. Dort, wo Minuten zählen, brauchen Sie ein umfassendes Konzept. Sie, oder ein Mitglied Ihres Teams, müssen:

1. Ihr Rettungsdienstfahrzeug zum Einsatz bereithalten.
2. Den schnellsten Weg zur Einsatzstelle kennen.
3. Wissen, wie Einsatzstellen eingeschätzt werden, um Gefahren und Verletzungsmechanismen schnell zu erkennen.
4. Wissen, welche Einsatzstellen sicher sind und wie mit unsicheren Einsatzstellen umgegangen werden muss.
5. Wissen, welche Situationen Sie beherrschen und wann der richtige Zeitpunkt ist, Hilfe zu rufen.
6. Wissen, wann Sie auf den Patient zugehen können und wann Sie mit ihm die Einsatzstelle verlassen müssen.
7. Angemessene Zielkliniken und den schnellsten Weg dorthin kennen.

Und als ob das noch nicht genug wäre, müssen Sie ebenfalls wissen:

1. Wo Sie anfassen müssen.
2. Welche Fragen Sie stellen müssen.
3. Welche Maßnahmen Sie durchführen müssen.
4. Wann Sie diese Maßnahmen vornehmen müssen.
5. Wie Sie lebensrettende Maßnahmen schnell und korrekt durchführen.

Die gleichzeitige Bewältigung einer Vielzahl von Problemen, die ein polytraumatisierter Patient mit sich bringt, ist nur durch eine konsequente Arbeit im Team möglich.

Seit 1982 vermittelt die Organisation *ITLS* weltweit Versorgungsstrategien, die uns helfen, schwer verletzte Patienten nach dem heutigen Stand der Wissenschaft optimal zu behandeln. Wir alle jedoch wissen, dass nicht jeder Patient zu retten ist. Unser Ziel muss sein, keinen Patienten zu verlieren, der eine Chance auf Rettung hat. Der Inhalt dieses Buches und der Besuch eines ITLS-Kurses kann viele Menschen gut darauf vorbereiten. Und Sie sind der Schlüssel dazu.

Beurteilung der Einsatzstelle 1.2

Die Einschätzung eines Traumapatienten an der Einsatzstelle beginnt, bevor Sie auf Ihren Patienten zugehen. Unterlassen Sie diese einleitenden Schritte, kann das sowohl Ihr Leben als auch das Ihres Patienten aufs Spiel setzen. Die Beurteilung der Einsatzstelle – und damit beginnt der ITLS-Algorithmus – ist deswegen ein fester Teil Ihrer Patienteneinschätzung. Sie beinhaltet den Schutz vor der Übertragung von Infektionskrankheiten, die Einschätzung der Einsatzstelle auf Gefahren, das Feststellen der Patientenanzahl und der benötigten Ausrüstung und Kräfte sowie die Identifikation des Verletzungsmechanismus (▶ Tabelle 1.1). Diese Beurteilung beginnt schon mit der Alarmierung durch die Rettungsleitstelle. Je mehr Informationen Sie während der Alarmierung erhalten, desto genauer können Sie den Einsatzablauf planen. Sie sollten zu diesem Zeitpunkt anfangen nachzudenken, welche Ausrüstung Sie an der Einsatzstelle benötigen und ob Sie weitere Unterstützung brauchen. Dies kann Werkzeug zur technischen Rettung sein, weitere Rettungsmittel oder sogar Einheiten zur Bewältigung eines MANV (Massenanfall von Verletzten). Obwohl die Informationen der Rettungsleitstelle ausreichen, um über einen ersten Plan nachzudenken, sollten Sie sich nicht zu stark auf diese Informationen verlassen. Je nachdem, welche Informationen aus dem Anruf gewonnen werden können, sind sie gelegentlich übertrieben oder sogar komplett falsch. Seien Sie darauf vorbereitet, von Ihrem Plan auf Grund der gewonnenen Informationen an der Einsatzstelle abweichen zu müssen.

Tabelle 1.1

Schritte zur Beurteilung der Einsatzstelle

1. Persönliche Schutzausrüstung
2. Gefahren an der Einsatzstelle
3. Patientenanzahl
4. Weitere Einsatzkräfte oder Ausrüstung erforderlich?
5. Verletzungsmechanismus

Sinnvoll ist eine Lageerfassung der Einsatzstelle bereits beim Eintreffen mit dem Einsatzfahrzeug. Das einsatztaktische Konzept „Lage auf Sicht" beschreibt eine initiale Lageeinschätzung noch vom Einsatzfahrzeug aus ohne direkten Patientenkontakt (Feststellung der Unfallart, Einsatzstellengröße, Zahl der Fahrzeuge etc.). Hierdurch kann bereits ein weiterer Bedarf an Hilfsmitteln festgestellt werden.

Persönliche Schutzausrüstung 1.3

Einsatzstellen mit verletzten Patienten stellen immer eine Möglichkeit der Kontamination mit Blut oder anderem potenziell infektiösem Material dar. Traumapatienten können nicht nur erhebliche Blutungen nach außen aufweisen, sie benötigen Maßnahmen wie das Atemwegsmanagement unter ungünstigen Bedingungen. Eine persönliche Schutzausrüstung ist an diesen Einsatzstellen immer notwendig. Auch das Tragen von Schutzhandschuhen ist immer notwendig, viele Situationen erfordern zusätzlich einen Augenschutz. Es ist klug, wenn der für die Atemwege Verantwortliche einen Augenschutz und einen chirurgischen Mundschutz trägt. Bei Situationen mit höchster Kontaminationswahrscheinlichkeit ist es zusätzlich ratsam, eine flüssigkeitsdichte Schürze zu tragen. Denken Sie daran, Ihren Patienten ebenfalls vor fremden Körperflüssigkeiten anderer Patienten zu schützen, indem Sie zwischen zwei Patientenkontakten Ihre Handschuhe wechseln (siehe Kapitel 22).

Persönliche Schutzausrüstung: Die persönliche Schutzausrüstung schützt die Rettungskräfte vor häufigen Unfall- und Infektionsgefahren. Als Beispiel für die minimale Ausrüstung sind Handschuhe zu nennen, während im Maximalfall ein kompletter Schutzanzug mit eigener Atemluftversorgung erforderlich sein kann.

Gefahren an der Einsatzstelle 1.4

Untersuchen Sie die Einsatzstelle schon während Ihrer Annäherung auf vorhandene Gefahren. Ihre erste Entscheidung ist es, den nächstgelegenen sicheren Ort zum Abstellen des Rettungsfahrzeuges zu finden. Sie sollten das Fahrzeug so dicht wie möglich an der Einsatzstelle abstellen. Es sollte allerdings so weit entfernt stehen, dass Sie gefahrlos mit der Beurteilung der Einsatzstelle beginnen können. Stellen Sie als Nächstes fest, ob Sie gefahrlos auf Ihren Patienten zugehen können. Denken Sie an folgende Dinge:

1. *Unfallstellen*: Gehen Gefahren von einem Feuer, toxischen Substanzen oder Elektrizität aus? Gibt es instabile Oberflächen wie Eis, Wasser, Abhänge oder einsturzgefährdete Ge-

bäude? Gibt es Areale mit potenziell niedrigem Sauerstoffgehalt oder toxischen Gasgemischen wie Schächte, Abwasserkanäle oder Silos? Diese Bereiche dürfen ausschließlich von Personen mit der entsprechenden Ausbildung und Schutzausrüstung betreten werden. Begeben Sie sich niemals allein und ohne Sicherheitsleine in einen potenziell gefährlichen Bereich.

2. *Tatorte*: Diese Einsatzstellen können auch nach der Tat noch Gefahren bergen. Hier sollten Sie Polizeibeamte zu jeder Zeit an Ihrer Seite haben – nicht nur zu Ihrem und dem Schutz des Opfers. Auch Beweise müssen erhalten bleiben.

3. *Explosionen*: Mit Explosionsunfällen ist vor allem im industriellen Bereich zu rechnen. In Bereichen mit Gasheizungen kommt es aber ebenfalls immer wieder zu solchen Vorfällen. Angesichts der derzeitigen weltweiten Terrorgefahr müssen Sie aber auch auf eventuelle Bombenanschläge vorbereitet sein. Der Erstangriff nach Explosionen sollte immer von dafür ausgebildetem und ausgerüstetem Personal erfolgen; im Regelfall ist dies die Feuerwehr. Erst wenn diese chemische, biologische und radioaktive Gefahren ausgeschlossen und den Einsatzort für sicher erklärt hat, sollten Sie den Notfallort selbst betreten. Halten Sie unbedingt den erforderlichen Sicherheitsabstand ein, auch wenn Sie Explosionsopfer erkennen können. Fordern Sie diese bei unsicherer Lage auf, zu Ihnen zu kommen, und versorgen Sie die Verletzten in gesicherten Bereichen. Eine eingehende Erörterung der Vorgehensweisen bei einem MANV ist aufgrund der in Deutschland bestehenden unterschiedlichen regionalen Gegebenheiten in diesem Rahmen nicht möglich. Ein allgemeiner Überblick ist im Anhang zu finden. Beachten Sie die in Ihrem Rettungsdienstbereich bestehenden MANV-Strukturen und Vorgaben des Ärztlichen Leiters Rettungsdienst.

4. *Umstehende*: Sie und der oder die Betroffenen könnten durch das Verhalten von Umstehenden in Gefahr geraten. Achten Sie darauf, ob Umstehende laut und aggressiv sprechen oder miteinander in eine Auseinandersetzung geraten. Sind vielleicht sogar Waffen zu sehen? Sind Sie an einer Einsatzstelle tätig, wo häusliche Gewalt Ursache Ihres Einsatzes ist? Sind Umstehende betrunken oder gibt es Hinweise, dass Umstehende unter dem Einfluss von Drogen stehen? Es ist möglich, dass Sie nicht als Hilfeleistender erkannt werden, sondern als ein Vertreter der Ordnungsmacht. Sind potenziell gefährliche Tiere sichtbar? Fordern Sie die Polizei an, wenn Sie Anzeichen für mögliche Gewalttätigkeiten gegen Sie oder Ihre(n) Patienten bemerken oder vermuten.

Überlegen Sie, ob die Einsatzstelle eine dauerhafte Gefahr für Ihren Patienten darstellt. Bestehen Gefahren durch Feuer, Wasser, Einsturz von Gebäuden, toxische Stoffe oder Ähnliches, muss Ihr Patient möglicherweise sofort und ohne Zeitverzögerung an einen sicheren Ort gebracht werden. Dies bedeutet nicht, dass Sie sich selbst oder Ihren Kollegen unnötiger Gefahr aussetzen sollen. Eine Nachalarmierung von weiteren Kräften der Feuerwehr, der Polizei oder der Wasserrettung ist vielleicht alles, was Sie tun können. Wenn die Einsatzstelle unsicher ist, müssen Sie diese sichern oder Ihren Patienten aus der Gefahrenzone retten, ohne sich selbst in Gefahr zu bringen. Manchmal gibt es dafür keinen Königsweg. Sie müssen selbst entscheiden, welches Vorgehen in der gegebenen Situation das Beste ist. Bedenken Sie immer, dass Sie sich an der Einsatzstelle befinden, um Leben zu retten, und nicht, um Ihr eigenes zu verlieren.

Anzahl der Patienten   1.5

Nachdem Sie noch im Einsatzfahrzeug eine Lagebestimmung „auf Sicht" durchgeführt haben, bestimmen Sie nun die genaue Anzahl der Patienten. Selbstverständlich haben Sie zuvor die

Sicherheit der Einsatzstelle festgestellt. Wenn Sie mehr Patienten vorfinden, als Ihre Einheit effektiv behandeln kann, fordern Sie weitere Kräfte an. Denken Sie daran, dass Sie üblicherweise einen RTW pro ernsthaft verletztem Patienten benötigen. Richten Sie eine Einsatzleitung ein und rufen Sie einen MANV (Massenanfall von Verletzten) aus, wenn Sie zahlreiche Patienten vorfinden. Beachten Sie hierbei lokale Gegebenheiten. Die Zahl der nötigen Betroffenen, um einen MANV auszurufen, variiert stark. Haben Sie alle Patienten gefunden? Wenn Ihr(e) Patient(en) nicht kommunikationsfähig sind und es keine Unfallzeugen gibt, achten Sie auf Hinweise für weitere Patienten, z. B. herumliegende Schulbücher, Kindersitze, zahlreiche Gepäckstücke. Untersuchen Sie die Einsatzstelle sorgfältig, aber schnell nach weiteren Patienten, besonders bei Nacht oder schlechter Sicht. Es ist vermutlich sinnvoll, in eine der neueren taktischen Taschenlampen zu investieren. Diese sind klein und leicht, leuchten aber deutlich stärker als herkömmliche Lampen.

1.6 Weitere Einsatzkräfte oder Ausrüstung

Bringen Sie, wann immer möglich, die gesamte benötigte Ausrüstung mit an die Einsatzstelle. Es kostet weitere Minuten, zum Fahrzeug zurückzukehren, um benötigte Ausrüstung zum Patienten zu bringen. Folgende Ausrüstungsgegenstände werden an jeder Einsatzstelle mit Traumapatienten benötigt:

1. Persönliche Schutzausrüstung.
2. Ein Spineboard mit Gurten und Kopffixierung oder eine Schaufeltrage und Vakuummatratze mit Gurten und Kopffixierung.
3. Eine passende HWS-Orthese (HWS = Halswirbelsäule).
4. Sauerstoff und Geräte zum Atemwegsmanagement (dazu gehören mindestens eine Absaugeinheit und ein Beatmungsbeutel).
5. Eine Traumatasche mit Material zur Blutstillung und Untersuchung.

Wenn besondere Ausrüstungsgegenstände zur technischen Rettung, weitere Rettungsmittel oder zusätzliches Personal benötigt werden, alarmieren Sie zu diesem Zeitpunkt nach. Sie werden dazu wenig Zeit haben, wenn mehrere Patienten von Ihnen Hilfe einfordern.

1.7 Verletzungsmechanismus

Sobald Sie sicher sind, dass Sie auf Ihren Patienten zugehen können, beginnen Sie den Verletzungsmechanismus abzuschätzen. Dieser ist manchmal schon aus der Einsatzstelle allein ersichtlich. Es kann aber auch die Befragung Ihres Patienten oder Umstehender nötig sein. Das Übertragen von Energie folgt den Gesetzen der Physik. Kenntnisse und das Verständnis des Verletzungsmechanismus helfen Ihnen, einen Verdacht auf vorliegende Verletzungen zu erlangen.

Verletzungen entstehen durch die Übertragung von Energie. Die kinetische Energie ist proportional zur Masse des sich bewegenden Objekts (m), multipliziert mit dem Quadrat der Geschwindigkeit (v):

$$\text{Kinetische Energie} = \frac{1}{2} \cdot m \cdot v^2$$

Verletzungsmechanismus: Durch welchen Mechanismus erlitt der Patient seine Verletzungen: Sturz, Fall aus einer bestimmten Höhe, Verkehrsunfall, Explosion?

Beurteilung der Einsatzstelle

Selbstverständlich müssen am Unfallort keine physikalischen Berechnungen durchgeführt werden; allerdings ist das grobe Abschätzen der einwirkenden Kräfte und Geschwindigkeiten sinnvoll (Auffahrunfall beim Einparken versus Hochrasanzereignis auf der Autobahn). Ab einer Geschwindigkeitsänderung von über 60 km/h wird von einem Ereignis mit hohem Energieumsatz (Hochenergietrauma) gesprochen. Bei Beteiligung eines Fußgängers oder Zweiradfahrers ist ab einer Geschwindigkeitsänderung von 30 km/h ebenfalls von einer erheblichen Energieübertragung auszugehen. Bestimmte Geschwindigkeitsbereiche sind für klassische Verletzungsmuster verantwortlich (vgl. Tabelle 1.3).

> **Unfallereignis mit hohem Energieumsatz:**
> Der Verletzungsmechanismus beinhaltet eine hohe Geschwindigkeitsänderung im Sinne der drei Kollisionen. Damit wird ein hoher Anteil an kinetischer Energie auf den Patienten übertragen, was sein Risiko für schwere Verletzungen erhöht.

Übersehene Verletzungen können katastrophale Folgen für Ihren Patienten haben. Das ist insbesondere der Fall, wenn Sie diese erst bemerken, nachdem die Kompensationsmechanismen Ihres Patienten erschöpft sind. *Zwischen 5 und 15 % dieser Patienten offenbaren trotz einer ergebnislosen ersten Untersuchung und physiologischer Vitalwerte bei späteren Untersuchungen schwere Verletzungen.* Ein mit großen Energiemengen verbundenes Ereignis bedeutet auch immer, dass große Mengen Energie unkontrolliert abgegeben wurden. Sie sollten diese Patienten deswegen so lange als schwer verletzt betrachten, bis Sie das Gegenteil beweisen können. Sie müssen sich außerdem dessen bewusst werden, ob der Verletzungsmechanismus generalisiert (z. B. Verkehrsunfall, Sturz aus großer Höhe) oder fokussiert (z. B. einzelner Messerstich ins Abdomen, Schlag mit einem Hammer auf den Kopf) auf Ihren Patienten einwirkte. Nach generalisiert wirkenden Mechanismen müssen Sie eine *Schnelle Trauma-Untersuchung* durchführen, während bei fokussiert wirkenden Mechanismen eine *Gezielte Untersuchung* der betroffenen Körperregion ausreichen kann.

> **Schnelle Trauma-Untersuchung:**
> Die Schnelle Trauma-Untersuchung ist eine strukturierte Untersuchung von Kopf bis Fuß, um schnell lebensbedrohliche Verletzungen festzustellen. Sie ist indiziert bei schweren, generalisierten oder unklaren Verletzungsmechanismen bzw. Verletzungen.

Zu berücksichtigende Faktoren sind die Richtung und die Aufprallgeschwindigkeit, der Bewegungsablauf und das Gewicht Ihres Patienten sowie die Zeichen des Energieumsatzes (z. B. die Beschädigungen an einem PKW). Es gibt eine starke Übereinstimmung zwischen der Schwere von Verletzungen und der Größe von Geschwindigkeitsveränderungen. Das Ausmaß der Geschwindigkeitsveränderungen kann gut anhand der Zerstörungen an dem Fahrzeug abgelesen werden. Stellen Sie sich bei jeder Beurteilung des Verletzungsmechanismus folgende zwei Fragen:

> **Gezielte Untersuchung:**
> Die Gezielte Untersuchung wird bei einem fokussierten Unfallmechanismus und damit einer isolierten Verletzung benutzt. Sie ist eine Untersuchung im Bereich der verletzten Körperregion, um das Ausmaß dieser Verletzung festzustellen.

1. Was ist passiert?
2. Wie wurde mein Patient verletzt?

Der Verletzungsmechanismus ist nicht nur ein wichtiges Sichtungswerkzeug, er sollte auch dem aufnehmenden Arzt einer Klinik berichtet werden. Das Ausmaß von Beschädigungen an einem Unfallfahrzeug wird außerdem von zahlreichen Experten als so genanntes nicht physiologisches Beurteilungskriterium vorgeschlagen.

Verletzungen durch Geschwindigkeitsänderungen sind bei Weitem die in Deutschland häufigste Ursache von tödlichen Ausgängen nach einem Trauma; dabei steht die Bremsung (Dezeleration) deutlich im Vordergrund. Dieses Kapitel wird Sie mit den üblichen Mechanismen vertraut machen und die dadurch verursachten Verletzungen hervorheben. Es ist zwingend notwendig, ein Bewusstsein für den Verletzungsmechanismus zu erlangen. Nur so ist es möglich, auch zunächst versteckte Verletzungen zu entdecken oder diese zumindest anzunehmen. Ein vorausschauendes Arbeiten mit Ihrem Patienten wird so ebenfalls möglich. Nehmen Sie eine potenzielle Verletzung als vorhanden an, bis in der aufnehmenden Klinik gegebenenfalls das Gegenteil bewiesen werden kann.

Es existieren zwei grundsätzliche Mechanismen, durch die Menschen bei Geschwindigkeitsänderungen verletzt werden können: **stumpf** und **penetrierend**. Patienten können Verletzungen durch beide Mechanismen zur gleichen Zeit erleiden. ▶ Tabelle 1.2 gibt einen Überblick über die Mechanismen.

Tabelle 1.2

Grundsätzliche Verletzungsmechanismen

Stumpfe Traumen	Penetrierende Traumen
Rasche horizontale Bremsung (Kollisionen)	Projektile
Rasche vertikale Bremsung (Stürze)	Messer
Energieübertrag von stumpfen Gegenständen (Baseballschläger, Hammer)	Stürze auf fixe Objekte oder Gegenstände

1.8 Kollisionen mit Fahrzeugen

Zahlreiche Verletzungsmuster werden mit Hilfe der folgenden Beispiele diskutiert: Unfälle mit Fahrzeugen, Motorrädern, ATV (All Terrain Vehicle), Wasserfahrzeugen und Traktoren. Um das Konzept zu begreifen, ist es entscheidend zu verstehen, dass Bewegungsenergie umgewandelt wird und dass die Umwandlung der Energie die verletzende Komponente ist. Verletzungen durch Geschwindigkeitsdifferenzen können stumpfer oder penetrierender Art sein. Im Allgemeinen sind stumpfe Traumen eher in ländlichen Gebieten zu finden, penetrierende kommen eher in urbanen Zentren vor. Plötzliche horizontale Bremsungen verursachen üblicherweise stumpfe Verletzungen, können selten aber auch penetrierende Verletzungen bewirken. Die häufigste Ursache für eine horizontale Bremsung ist der Verkehrsunfall mit einem oder mehreren Fahrzeugen. Sie sollten jeden Verkehrsunfall in drei separate Abläufe teilen und auch so wahrnehmen (▶ Abbildung 1.1):

1. Die Kollision des Fahrzeugs.
2. Die Kollision des Körpers.
3. Die Kollision innerer Organe.

Stellen Sie sich vor, auf eine Unfallstelle zuzugehen: Ein PKW ist frontal mit etwa 60 km/h gegen einen Baum geprallt. Der Baum stoppt das Fahrzeug sofort, die Bewegungsenergie des Fahrzeugs wird dabei in Verformungsenergie umgesetzt. Diese Energieumwandlung wird durch die Beschädigungen an dem PKW und dem Baum sichtbar. Die Person in dem Fahrzeug bewegt sich noch mit etwa 60 km/h. Sie wird erst gestoppt, wenn sie mit etwas in dem jetzt stehenden Fahrzeug kollidiert. Dies ist idealerweise ein Gurt, kann aber auch das Lenkrad, das Armaturenbrett oder die Frontscheibe sein. Bei der Kollision wird wiederum die Bewegungsenergie der Person in Verformungsenergie umgewandelt. Die Verformungsenergie wirkt innerhalb der Person und den getroffenen Oberflächen. Die Organe in der nun gestoppten Person bewegen sich jedoch ebenfalls mit einer Geschwindigkeit von 60 km/h, bis sie ein stehendes Objekt treffen. Das kann die Innenseite des Schädels sein, das Sternum oder das Lenkrad. Auch die haltenden Bänder können dieses stationäre Objekt sein, z. B. die Aorta und das befestigende Ligamentum arteriosum. Bei diesem Beispiel sollte das Erkennen des Verletzungsmechanismus als plötzliche horizontale Bremsung mit einem hohen Energieumsatz Sie an folgende mögliche Verletzungen denken lassen: Verletzungen des Kopfes und der HWS, dazu eine mögliche Myokardkontusion, jegliche schwere Thoraxverletzungen, intraabdominelle Verletzungen sowie Muskel- und Skelettverletzungen der unteren Extremitäten, besonders eine Fraktur oder Luxation der Hüfte. Um die beteiligten Kräfte richtig zu erklären, ist es wichtig, Newtons erstes Axiom zu kennen:

Beurteilung der Einsatzstelle

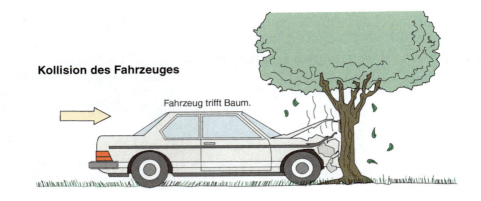
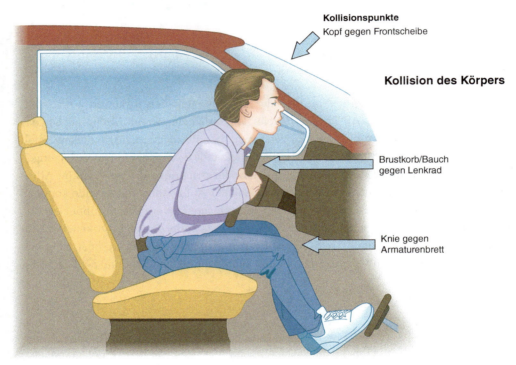
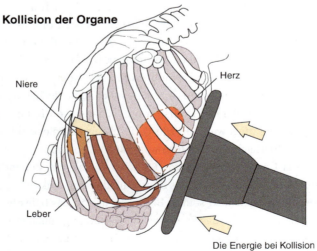

Abbildung 1.1: Das Konzept der drei Kollisionen am Beispiel eines Verkehrsunfalls.

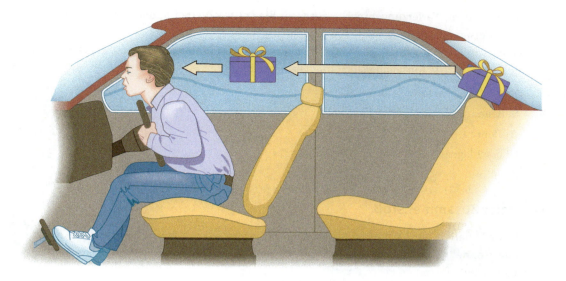

Abbildung 1.2: Sekundäre Kollision bei einem Verkehrsunfall mit horizontaler Bremsung.

„Ein Körper bleibt so lange in einer linienförmigen Bewegung, bis eine Kraft von außen auf ihn einwirkt." Bewegung wird durch Kraft generiert und nur eine erneute Krafteinwirkung von außen kann eine Bewegung verändern oder stoppen. Wenn dieser Energieaustausch innerhalb des menschlichen Körpers stattfindet, wird Gewebe beschädigt. Dieser Vorgang ist beispielhaft an dem vorhergehend beschriebenen Verkehrsunfall erläutert. Die Bewegungsenergie, die das Fahrzeug durch seine Vorwärtsbewegung gespeichert hat, wird bei dem plötzlichen Zusammenstoß mit dem Baum und der darauf folgenden schlagartigen Bremsung des Fahrzeugs in Verformungsenergie umgewandelt. Denken Sie daran, dass alle Fahrzeuginsassen sich ebenfalls mit 60 km/h fortbewegen, bis sie durch einen Zusammenstoß mit Teilen des Fahrzeugs, z. B. dem Gurt, Lenkrad, Armaturenbrett oder der Frontscheibe, gebremst werden. Wenn Ihnen dieser Mechanismus bewusst ist, können Sie die Ausmaße der möglichen Verletzungen leicht abschätzen. Auf die folgenden Gegebenheiten an einer Einsatzstelle mit verunglückten Fahrzeugen sollten Sie besonders achten:

1. Deformierung des Fahrzeugs – als Indikator für das Ausmaß der beteiligten Kräfte.
2. Deformierung der inneren Fahrzeugstrukturen – als Indikator für die Aufprallorte der Insassen.
3. Deformierung (Verletzungsmuster) des Patienten – als Indikator für die verletzten Körperregionen.

Sie müssen ebenfalls beachten, dass weitere Kollisionen als die drei oben beschriebenen stattfinden können. Objekte im Fahrzeug (Bücher, Taschen, Gepäck und andere Personen) können zu Geschossen werden, die nach plötzlicher Bremsung des Fahrzeugs mit der ursprünglichen Reisegeschwindigkeit auf vor ihnen befindliche Personen treffen können (▶ Abbildung 1.2). Diese Kollisionen werden *sekundäre Kollisionen* genannt. Ein treffendes Beispiel ist ein Elternteil, das unangeschnallt mit dem Kind auf dem Schoß bei einem Verkehrsunfall zu einem Geschoss wird und das Kind zwischen sich und dem Armaturenbrett erdrückt.

Bei vielen Unfällen mit Fahrzeugen gibt es zusätzlich weitere Zusammenstöße, z. B. wenn ein Fahrzeug auf ein vorausfahrendes auffährt und dann selbst von einem folgenden Fahrzeug getroffen wird. Häufig prallen Fahrzeuge von einem Objekt, mit dem sie zusammenstießen, ab und kollidieren dann mit einem zweiten oder gar dritten Objekt oder Fahrzeug. Diese Verletzungsmechanismen sind dem Überschlagen ähnlich, bei dem die Insassen einem Energietransfer aus verschiedenen Richtungen ausgesetzt sind. Bei diesen Unfallhergängen ist es in der

Regel schwieriger, Verletzungen vorherzusagen. Sie sollten hierbei aufmerksam, aber schnell nach Hinweisen innerhalb des Fahrzeugs suchen.

Verkehrsunfälle mit Fahrzeugen treten in verschiedenen Formen auf, jede mit typischen Verletzungsmustern. Die fünf häufigsten Unfallarten sind:

1. Frontaler Zusammenstoß.
2. Seitenaufprall.
3. Auffahren.
4. Überschlagen.
5. Rotation.

Frontaler Zusammenstoß

Bei dieser Unfallart wird ein nicht angeschnallter Insasse sehr plötzlich gestoppt. Die Menge der umgewandelten Energie ist je nach Aufprallgeschwindigkeit so groß, dass zahlreiche Verletzungen möglich sind.

Verletzungen durch die Frontscheibe entstehen bei horizontalen Bremsungen, wenn unangeschnallte Insassen kraftvoll gegen die Frontscheibe prallen (▶ Abbildung 1.3). Die Wahrscheinlichkeit, hierbei Verletzungen zu erleiden, ist groß. Von besonderem Interesse sind hier manchmal dramatische Verletzungen im Bereich des Mittelgesichts und der HWS. Wenn Sie an das Konzept der drei Kollisionen denken, werden Sie schnell zu folgendem Ergebnis kommen:

- *Kollision des Fahrzeugs:* Deformierte Fahrzeugfront.
- *Kollision des Körpers:* Spinnennetzartige Beschädigung der Frontscheibe.
- *Kollision der Organe:* Coup/Contrecoup des Gehirns, Weichteilverletzungen der Kopfhaut, des Gesichts und des Halses, Hyperextension oder Flexion der HWS.

Durch die spinnennetzartige Beschädigung der Windschutzscheibe – zusammen mit einem Verständnis des darunter liegenden Verletzungsmechanismus – sollten Sie besonders aufmerksam hinsichtlich versteckter Schäden an der HWS sein. Der Kopf schlägt üblicherweise direkt auf die Frontscheibe auf, hieraus resultieren Verletzungen des Gesichts und des Kopfes. Von außen sichtbare Verletzungen schließen Schnitte, Hautabschürfungen und Quetschungen ein. Diese können recht dramatisch aussehen; wirklich wichtig ist allerdings die Aufrechterhaltung freier Atemwege bei kompletter Bewegungseinschränkung der HWS.

Verletzungen durch das Lenkrad erleiden in aller Regel unangeschnallte Fahrer bei einem Frontalzusammenstoß. Sie können zusätzlich noch gegen die Frontscheibe prallen. Das Lenkrad ist für unangeschnallte Fahrer der tödliche Aufprallpunkt innerhalb eines Fahrzeugs. Ein Lenkrad besteht aus zwei Komponenten, der Säule und dem Ring (▶ Abbildung 1.4). Der Ring besteht aus einem mit Plastik oder Leder ummantelten Stahlring, der an der starren Säule befestigt ist, ähnlich wie ein Rammbock. Jeglicher Art einer Lenkraddeformierung (heben Sie immer kollabierte Airbags an) muss mit einer hohen Aufmerksamkeit für Verletzungen des Gesichts, Halses, Thorax und Abdomens begegnet werden. Nutzen Sie das Konzept der drei Kollisionen und achten Sie auf Folgendes:

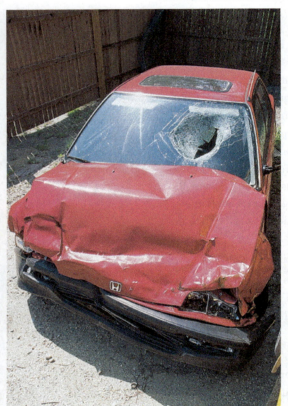

Abbildung 1.3: Bei einem Frontalzusammenstoß werden die meisten Verletzungen durch Windschutzscheibe, Lenkrad und Armaturenbrett verursacht.

- *Kollision des Fahrzeugs:* Deformierte Fahrzeugfront.
- *Kollision des Körpers:* Bruch des Ringes, Beschädigung oder Abriss der Säule.
- *Kollision der Organe:* Prellmarken auf dem Körper Ihres Patienten.

Die Folgen eines Frontalzusammenstoßes sind abhängig von der Körperregion, die auf das Lenkrad aufschlägt, und von der Aufprallgeschwindigkeit. Die Zeichen dieses Aufschlags können offensichtlich sein wie z. B. Wunden am Kinn oder Mund, Prellmarken am vorderen Hals, am Brustkorb und Abdomen. Diese Anzeichen können unauffällig oder dramatisch aussehen. Viel wichtiger ist jedoch, dass sie manchmal nur die Spitze eines Eisbergs darstellen. Tiefer liegende Strukturen und Organe können versteckte Verletzungen beherbergen, die durch die auftretenden Scher- und Druckkräfte und die Umwandlung der Bewegungsenergie verursacht werden. Organe sind für Scherkräfte besonders anfällig, wenn sie mit der Hilfe von Ligamenten (Bändern) befestigt sind. Dies sind vor allem der Aortenbogen, Leber und Milz, die Nieren und der Darm. Mit der Ausnahme von Rupturen des Dünndarms sind Verletzungen dieser Organe Quelle verborgener Blutungen und eines hämorrhagischen Schocks. Verletzungen durch Druckkräfte sind bei Lunge, Herz, Zwerchfell und Harnblase häufig. Wichtigstes Zeichen ist hierbei eine Atemnot, die durch eine Lungenkontusion, einen Pneumothorax, eine Zwerchfellhernie oder ein bewegliches Thoraxwandfragment verursacht sein kann. Bei Prellmarken auf dem Thorax müssen Sie an eine Myokardkontusion denken, die eine kontinuierliche Überwachung mit einem EKG (Elektrokardiogramm) erfordert.

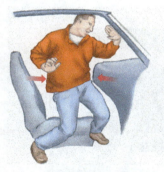
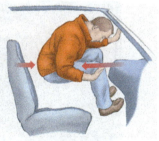

Abbildung 1.4: Verletzungen durch Aufprall auf das Lenkrad.

Kurz zusammengefasst ist ein Lenkrad ein lebensgefährliches Objekt, das schlimme Verletzungen verursachen kann. Von diesen Verletzungen werden viele leider primär verborgen bleiben. Ein verformtes Lenkrad muss bei Ihnen eine erhöhte Aufmerksamkeit auslösen und Sie müssen diese Beobachtung unbedingt dem aufnehmenden Arzt mitteilen.

Verletzungen durch das Armaturenbrett erleiden in der Regel nur unangeschnallte Fahrzeuginsassen. Das Armaturenbrett kann eine Vielzahl von Verletzungen verursachen. Es kommt auch hier darauf an, welcher Teil des Körpers auf das Armaturenbrett aufschlägt. Am häufigsten treten Verletzungen im Gesicht und an den Knien auf. Es wurden allerdings bereits zahlreiche weitere Verletzungsarten nach einem Aufprall auf das Armaturenbrett beschrieben (▶ Abbildung 1.5).

Achten Sie auf Folgendes bei der Anwendung des Konzepts der drei Kollisionen:

- *Kollision des Fahrzeugs:* Deformiertes Fahrzeug.
- *Kollision des Körpers:* Bruch oder Beschädigung des Armaturenbretts.
- *Kollision der Organe:* Verletzungen des Gesichtes, Coup/Contrecoup des Gehirns, Hyperextension/-flexion der HWS, Verletzungen der Knie.

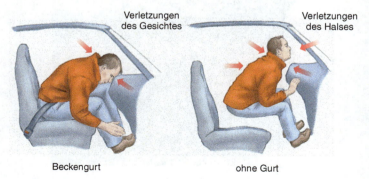

Abbildung 1.5: Verletzungen durch das Armaturenbrett.

Verletzungen des Gesichtsschädels, des Gehirns und der HWS wurden bereits diskutiert. Ähnlich wie Thoraxprellmarken können Verletzungen der Kniegelenke ebenfalls nur die Spitze eines Eisberges repräsentieren. Die Kniegelenke schlagen relativ häufig gegen das Armaturenbrett. Die Folgen reichen von einer einfachen Prellung bis zur komplizierten offenen Fraktur der Patella. Eine offensichtliche Luxation des Knies ist ebenfalls möglich. Zusätzlich kann die umzusetzende Bewegungsenergie Frakturen des Femurs oder eine luxierte oder frakturierte Hüfte verursachen. Gelegentlich kann das Becken gegen das Armaturenbrett schlagen, was zu Frakturen der Hüftgelenkpfanne und auch zu Beckenfrakturen führen kann. Diese Verletzungen werden Blutungen nach sich ziehen und können zu einem hämorrhagischen Schock führen. Seien Sie aufmerksam und tasten Sie immer beide Oberschenkel nach Frakturen ab. Belasten Sie das Becken immer vorsichtig mit seitlichem Druck und das Schambein mit Druck von oben. Kollisionen mit Bremsung sind die häufigste Unfallart; bei ihnen treten sekundäre Kollisionen von Objekten oder Personen aus dem Fond auf. Diese Objekte können zu Geschossen mutieren und tödliche Verletzungen verursachen.

Seitenaufprall

Der Verletzungsmechanismus bei einem Seitenaufprall ist ähnlich dem des frontalen Zusammenstoßes. Hier wirkt die Kraft jedoch von der Seite ein. Entstehende Druckkräfte beim Zusammenklappen des Körpers können Bauchorgane oder die LWS (Lendenwirbelsäule) verletzen. (▶ Abbildung 1.6).

Achten Sie auf Folgendes bei der Anwendung des Konzepts der drei Kollisionen:

- *Kollision des Fahrzeugs:* Deformiertes Fahrzeug, achten Sie auf die Fahrgastzelle auf der getroffenen Seite (Fahrer und Beifahrer).

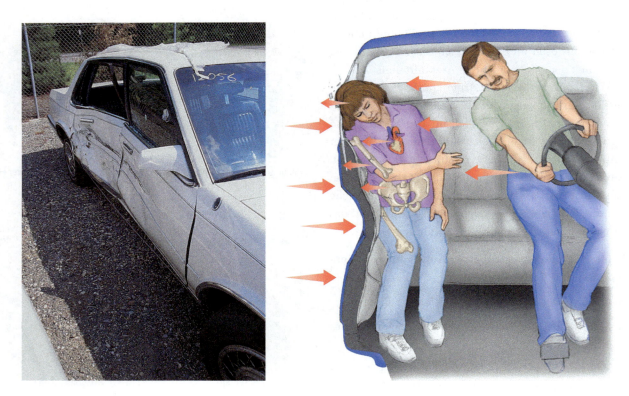

Abbildung 1.6: Bei einem Seitenaufprall werden die meisten Verletzungen durch Einwölbung der Tür, Armstütze, Seitenscheibe oder B-Säule in die Fahrgastzelle verursacht.

- *Kollision des Körpers:* Ausmaß der Deformierung der Tür, z. B. der Armlehne, Wölbung der Tür nach innen oder außen.
- *Kollision der Organe:* Kann nicht durch äußere Untersuchung allein vorhergesagt werden; denken Sie an die Organe und Strukturen unter der betroffenen Körperregion.

Die häufigsten Verletzungen, nach denen Sie suchen sollten, sind:

- *Kopf:* Coup/Contrecoup des Gehirns durch seitliche Gewalteinwirkung.
- *Hals:* Verletzungen durch seitliches Verdrehen reichen von Dehnung der HWS-Muskulatur bis zu Subluxationen der Wirbel mit neurologischen Ausfällen.
- *Oberarm und Schulter:* Verletzungen auf der Seite des Aufschlags.
- *Thorax und Abdomen:* Verletzungen durch direkte Krafteinwirkung entweder durch Einwölben der Tür auf der Seite des Aufschlags oder durch einen unangeschnallten Insassen, der über den Sitz geschleudert wird.
- *Becken und Beine:* Fahrzeuginsassen auf der Seite des Aufschlags erleiden wahrscheinlich Becken-, Hüft- oder Femurfrakturen.

Auffahrunfall

Bei der häufigsten Form eines Auffahrunfalls wird ein stehendes Fahrzeug durch ein anderes Fahrzeug, welches sich zwangsweise in Bewegung befinden muss, am Heck angefahren (▶ Abbildung 1.7). Seltener stößt ein langsam fahrendes Fahrzeug mit einem schnelleren am Heck zusammen. Die plötzliche Beschleunigung bewegt Insassen und Gegenstände in Richtung des Hecks. Dabei kann die HWS peitschenartig nach hinten gebogen werden (Hyperextension), wenn die Kopfstützen nicht richtig eingestellt sind. Bricht gar die Rückenlehne eines benutzten Sitzes, besteht eine erhöhte Wahrscheinlichkeit für Verletzungen der LWS. Es kann im Lauf dieses Unfallgeschehens ebenfalls zu einer schnellen horizontalen Bremsung kommen, wenn

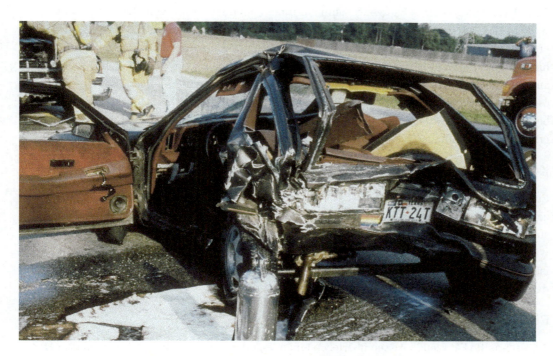

Abbildung 1.7: Bei Auffahrunfällen besteht immer die Möglichkeit von Verletzungen der Wirbelsäule.

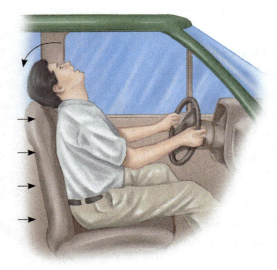
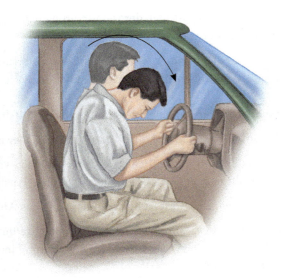

a. Patient wird nach vorn beschleunigt, während der Kopf nach hinten schnellt. Eine Extension der HWS ist die Folge.

b. Der Kopf schnellt nach vorn, eine Flexion der HWS ist die Folge.

Abbildung 1.8: Mechanismus, der zur Verletzung der HWS bei Auffahrunfällen führt.

das Fahrzeug mit einem stationären Gegenstand frontal kollidiert oder es heftig durch den Fahrer gebremst wird. Sie sollten bei diesem Unfallgeschehen auf Verformungen des Fahrzeugs an der Front, dem Heck sowie auf Schäden innerhalb der Fahrgastzelle achten. Die Position der Kopfstützen ist hier von größter Wichtigkeit. Das Potenzial für Verletzungen der HWS ist bei diesem Verletzungsmechanismus groß (▶ Abbildung 1.8). Achten Sie auch auf möglicherweise ebenfalls vorhandene Verletzungen durch eine Bremsung.

Überschlagen

Beim Überschlagen eines Fahrzeugs kann auf Ihren Patienten Gewalt von allen Seiten aus einwirken. Das Potenzial für Verletzungen ist also sehr hoch (▶ Abbildung 1.9). Die Möglichkeit einer axialen Belastung der Wirbelsäule ist bei diesem Verletzungsmechanismus deutlich erhöht. Sie müssen auf Hinweise für ein Überschlagen des Fahrzeugs achten (z. B. Einbeulung am Dach, Kratzer, Zertrümmerung oder Deformierung der Dachsäulen). Bei dieser Unfallart ist es wahrscheinlicher, aus dem Fahrzeug herausgeschleudert zu werden. Deswegen treten hierbei auch häufiger tödliche Verletzungen auf. Die Wahrscheinlichkeit, tödliche Verletzungen zu erleiden, ist bei Herausschleudern aus dem Fahrzeug um das 25-Fache erhöht.

Kollisionen mit Fahrzeugrotation

Ein Fahrzeug wird in Rotation versetzt, wenn ein Teil des Fahrzeugs stoppt, der Rest des Fahrzeugs jedoch in Bewegung bleibt. Eine Kollision mit folgender Rotation findet üblicherweise statt, wenn ein fahrendes Fahrzeug an der vorderen oder hinteren Seite getroffen wird. Dann wird zu der Vorwärtsbewegung eine seitliche Krafteinwirkung addiert. Eine Rotationsbewegung ist die Folge. Das Ergebnis ist eine Kombination einer Frontal- und einer Seitenkollision mit den entsprechenden Verletzungen beider Mechanismen.

Rückhaltesysteme

Angeschnallte Fahrzeuginsassen überleben einen Verkehrsunfall viel häufiger, weil sie vor Herausschleudern und dem Aufprall innerhalb des Fahrzeugs sehr viel besser geschützt sind.

1.8 Kollisionen mit Fahrzeugen

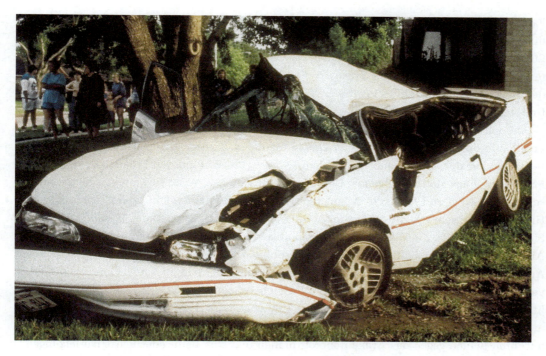

Abbildung 1.9: Bei einem Unfall mit Überschlagen ist das Potenzial für Verletzungen hoch. Zahlreiche Mechanismen sind beteiligt, regelmäßig werden unangeschnallte Insassen aus dem Fahrzeug geschleudert.

Aber auch angeschnallte Insassen sind anfällig fü qr einige typische Verletzungen. So sollte der Beckengurt auch über dem Becken (genauer dem Beckenkamm) verlaufen, nicht über dem Abdomen. Wenn ein Beckengurt angelegt wurde und ein Fahrzeuginsasse in einen Frontalzusammenstoß verwickelt ist, wird sein Körper sich ähnlich einem Klappmesser zusammenfalten (▶ Abbildung 1.10). Der Kopf kann nach vorn schleudern und auf das Lenkrad oder Armaturenbrett prallen. Hierbei treten Gesichts-, Kopf- und Halsverletzungen auf. Durch einen über dem Abdomen verlaufenen Beckengurt können abdominelle Verletzung verursacht werden.

Ein Dreipunktgurt (▶ Abbildung 1.11) sichert den Körper viel besser als ein Beckengurt allein. Der Thorax und das Becken werden deutlich besser vor einem Aufprall innerhalb des

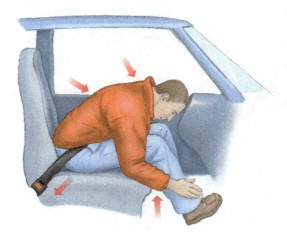

Abbildung 1.10: Klappmessereffekt.

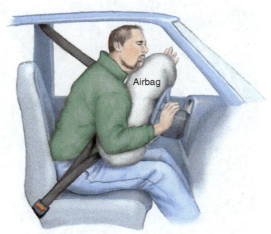

Airbag und Dreipunktgurt verhindern Kollisionen 2 und 3.

Abbildung 1.11: Airbag und Dreipunktgurt.

Fahrzeugs geschützt. Lebensbedrohliche Verletzungen werden so drastisch minimiert. Allerdings wirkt über den vorschnellenden Kopf häufig Kraft auf die HWS ein. Dies kann Frakturen, Luxationen und Verletzungen der Wirbelkörper und des Rückenmarks verursachen. Frakturen der Clavicula (dort, wo der Brustgurt die Clavicula kreuzt) sind häufig. Durch Bewegung der inneren Organe bei Bremsung des Körpers sind innere Verletzungen auch bei anliegendem Dreipunktgurt möglich.

Ähnlich wie Gurtsysteme verhindern Airbags das Auftreten von Verletzungen bei Verkehrsunfällen in den meisten, *aber nicht in allen* Situationen. Airbags blasen sich im Zentrum des Lenkrads und des Armaturenbretts auf, um Fahrzeuginsassen auf den Frontsitzen bei einem Frontalzusammenstoß mit folgender Dezeleration zu schützen. Wenn sie korrekt funktionieren, schützen sie Kopf und Thorax im Moment des Aufpralls auf das Lenkrad oder Armaturenbrett. Hierbei werden sehr effektiv Verletzungen des Gesichts, des Halses und des Thorax minimiert. Sie sollten trotzdem die HWS so lange immobilisieren, bis sie angemessen untersucht wurde. Airbags verlieren ihre Luft sofort nach dem Aufblasen, sie schützen folglich nur gegen einen Aufprall. Insassen auf den Vordersitzen, deren Fahrzeug mit mehr als einem Objekt kollidiert, verlieren folglich nach dem ersten Aufprall jeglichen Schutz durch den Airbag. Airbags verhindern auch nicht die Knieverletzung eines Fahrzeuginsassen während eines Frontalzusammenstoßes. Besonders Fahrer, die sehr groß sind oder Kleinwagen lenken, können trotz Airbags mit ihren Beinen gegen das Armaturenbrett prallen und sich Bein- oder Beckenverletzungen zuziehen. Es ist wichtig, dass alle Fahrzeuginsassen einen Dreipunktgurt anlegen, auch wenn das Fahrzeug mit Airbags ausgestattet ist. Neuere Studien haben gezeigt, dass einige Fahrer, die nach Verkehrsunfällen mit Bremsung zunächst unverletzt aussehen, trotzdem schwere innere Verletzungen aufweisen. Der entscheidende Hinweis auf diese versteckten Verletzungen ist der Zustand des Lenkrads. Ein deformiertes Lenkrad ist ein Hinweis, den Sie extrem ernst nehmen müssen, unabhängig davon, ob das Fahrzeug mit einem Airbag ausgestattet ist oder nicht. Ein entlüfteter Airbag verdeckt den unteren Teil des Lenkrads und kann eine Beschädigung

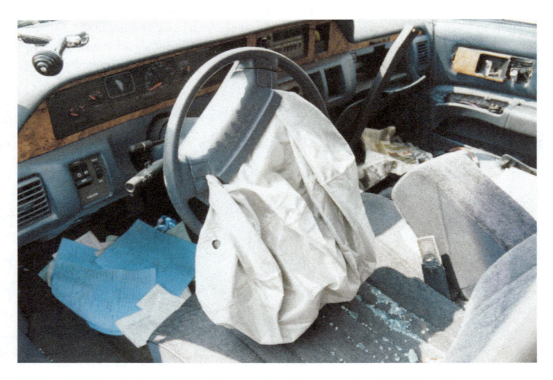

Abbildung 1.12: Heben Sie einen kollabierten Airbag an, um Beschädigungen am Lenkrad feststellen zu können.

verdecken. Deswegen sollte es sich bei Ihnen zu einer Routine entwickeln, einen entlüfteten Airbag anzuheben und den darunter liegenden Teil des Lenkrads auf Deformationen zu untersuchen (▶ Abbildung 1.12). Zahlreiche Neufahrzeuge sind inzwischen mit Seiten- und Deckenairbags ausgestattet; mindestens ein Hersteller baut in seine Fahrzeuge Airbags zum Schutz der Knie ein. Diese bieten dringend benötigten zusätzlichen Schutz. Allerdings sind mit dem explosionsartigen Aufblasen der Airbags auch Gefahren verbunden. Kleine Fahrer, die dicht vor dem Lenkrad sitzen, können von einem Airbag ernsthaft verletzt werden. Säuglinge in Kindersitzen, die auf dem Frontsitz vor einem Airbag abgestellt werden, können tödliche Verletzungen erleiden.

Zusammenfassend kann gesagt werden, dass Sie bei einem Verkehrsunfall die Art des Zusammenstoßes und Hinweise auf einen hohen Energieumsatz (z. B. eine Verformung der Fahrgastzelle) beachten müssen. Seien Sie aufmerksam gegenüber versteckten Verletzungen. Die an der Einsatzstelle gewonnenen Hinweise sind wesentlich für eine qualitativ hochwertige Behandlung Ihres Patienten und müssen dem aufnehmenden Arzt mitgeteilt werden. In ▶ Tabelle 1.3 sind die wichtigsten Mechanismen und die Folgen noch einmal gegenübergestellt.

Tabelle 1.3

Verletzungsmechanismus und wahrscheinliche Verletzungsmuster

Verletzungsmechanismus	Verletzungsmuster

Frontaler Zusammenstoß
  Deformiertes Lenkrad
  Beschädigtes Armaturenbrett
  Spinnennetzartiger Defekt in der Windschutzscheibe
	Verletzungen der HWS
	Bewegliches Thoraxwandfragment
	Herzkontusion
	Pneumothorax
	Aortenruptur
	Verletzungen der Milz oder Leber
	Hüftluxation
	Knieluxation

Seitenaufprall	Verletzungen der HWS Bewegliches Thoraxwandfragment Pneumothorax Aortenruptur Ruptur des Zwerchfells Verletzungen der Milz, Leber oder Niere Fraktur des Beckens
Heckaufprall	Verletzungen der HWS
Herausschleudern	Kombination der Mechanismen möglich, Sterblichkeit deutlich erhöht
Fußgänger gegen Fahrzeug	Kopfverletzung mit Schädel-Hirn-Trauma Aortenruptur stumpfes Bauchtrauma mit intraabdominellen Organverletzungen Frakturen der Beine und des Beckens

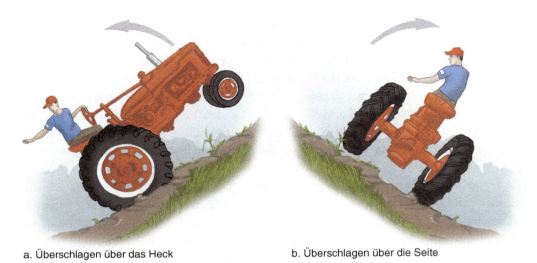

a. Überschlagen über das Heck

b. Überschlagen über die Seite

Abbildung 1.13: Unfälle mit Traktoren.

Unfälle mit Traktoren

In Deutschland sind etwa 1,7 Millionen land- und forstwirtschaftliche Zugmaschinen zugelassen. Sie müssen mit einigen wenigen Besonderheiten dieser Fahrzeuge vertraut sein, um den Verletzungsmechanismus und die Folgen für Ihren Patienten richtig bewerten zu können. Grundsätzlich können zwei Typen von Traktoren unterschieden werden: zweirad- und vierradangetriebene Traktoren. Bei beiden liegt der Schwerpunkt recht hoch, sie stürzen folglich verhältnismäßig einfach um (▶ Abbildung 1.13). Dabei neigen Traktoren mit Zweiradantrieb eher zum Überschlagen. Die Übersetzung der Motorkraft auf die Antriebsachse ist sehr niedrig, so dass ein großes Drehmoment zur Verfügung steht. Deshalb neigen Traktoren mit Zweiradantrieb nicht nur wegen des hohen Gewichts an der Hinterachse zum Überschlagen. Fahrzeuge mit Vierradantrieb haben eine etwas veränderte Lastauftilung. Durch die Kardanwelle und das Ausgleichsgetriebe an der mit angetriebenen Vorderachse steht vorn mehr Gewicht zur Verfügung. Das Gewicht kann durchaus ein paar Zentner betragen, der Schwerpunkt liegt also günstiger. Die häufigste Form tödlicher Unfälle im Zusammenhang mit Traktoren ist somit auch das Überschlagen mit folgendem Überrollen des Traktorführers (85 %). Dabei stürzen Traktoren eher seitlich als über das Heck. Beim seitlichen Überrollen werden die Fahrer seltener unter dem Traktor eingeklemmt, weil sie eher abspringen können oder von dem Traktor weggeschleudert werden. Ein heckwärtiges Überschlagen ist weniger häufig, dabei werden auf dem Traktor befindliche Personen jedoch regelmäßig unter dem Fahrzeug eingeklemmt. Ein rettender Sprung ist hier kaum möglich. Allerdings schreibt der TÜV (Technischer Überwachungsverein) für in Deutschland zugelassene Traktoren einen Überrollschutz vor. Schwerste Verletzungen kommen hierzulande deswegen seltener vor als in vielen anderen Staaten. Primäre Verletzungsmechanismen sind Quetschwunden. Die Folgen für Ihren Patienten hängen von dem anatomischen Bereich ab, der von der Gewalteinwirkung betroffen ist. Zusätzliche Verletzungen können durch auslaufende Betriebsstoffe wie Diesel, Hydrauliköl oder gar Batteriesäure verursacht werden. Verbrennungen durch heiße Motorenteile oder entzündeten Kraftstoff sind ebenfalls möglich.

Das Management dieser Situation besteht aus der Sicherung der Einsatzstelle, gefolgt von dem verbleibenden ersten Abschnitt des ITLS-Algorithmus und sich daraus ergebenden lebensrettenden Maßnahmen. Die folgenden Punkte müssen Sie bei der Sicherung des Traktors beachten:

1. Fahrzeugmotor aus?
2. Hinterräder blockiert?
3. Wird dem Auslaufen von Betriebsstoffen und der Brandgefahr begegnet?

Während Sie Ihren Patienten einschätzen, muss weiteres Rettungspersonal den Traktor stabilisieren. Der Schwerpunkt muss sicher identifiziert sein, bevor der Versuch gemacht wird, das Fahrzeug anzuheben. Der Schwerpunkt von Traktoren ist häufig schwierig festzustellen und Traktoren kippen oft auf weichem Untergrund. Deswegen müssen Sie darauf achten, dass der Traktor vorsichtig angehoben und weitere Quetschungen vermieden werden. Auf Grund des hohen Fahrzeuggewichts und der üblicherweise langen Rettungszeit sollten Sie von schweren Verletzungen ausgehen. Häufig wird Ihr Patient durch die Umverteilung des Blutvolumens in einen schweren Schock fallen, wenn das komprimierende Gewicht des Traktors von ihm gehoben wird. Ein schnelles und sicheres Management von Unfällen mit Traktoren setzt spezielles Training im Anheben schwerer Maschinen genauso voraus wie die Fähigkeit, Traumapatienten umfassend zu behandeln.

Unfälle mit Kleinfahrzeugen

Weitere Kleinfahrzeuge, mit denen Unfälle möglich sind, sind Motorräder, ATV, Wasserfahrzeuge und Schneemobile. Betreiber dieser Fahrzeuge sind weder durch eine Fahrgastzelle geschützt noch gibt es Rückhaltesysteme. Personen, die diese Fahrzeuge nutzen und in klassische Unfallarten wie Frontalzusammenstöße, Unfälle mit Seitenaufprall, Kollisionen am Heck oder Überschlagen verwickelt sind, können nur auf wenige Schutzmechanismen zurückgreifen. Dies sind:

1. Ausweichmanöver.
2. Helme.
3. Schutzkleidung (z. B. Lederkleidung, Stiefel).
4. Nutzen des Fahrzeugs, um kinetische Energie zu absorbieren (z. B. Rutschen eines Motorrads).

Motorräder Für Motorradfahrer ist es extrem wichtig, Helme zu tragen. Helme verhindern schwere Kopfverletzungen (die etwa 75 % der tödlichen Unfälle ausmachen). Allerdings schützen Helme nicht die Wirbelsäule. In einen Unfall verwickelte Motorradfahrer sind einem ähnlichen Verletzungsmechanismus wie herausgeschleuderte Insassen eines PKW ausgesetzt. Ihre Verletzungen hängen davon ab, welche Körperregionen kinetischer Energie ausgesetzt sind. Da eine schützende Fahrgastzelle fehlt, treten häufiger Verletzungen des Kopfes, des Halses und der Extremitäten auf. Wichtige Hinweise für das Ausmaß der Verletzungen sind Schäden am Motorrad, die Länge einer eventuell zurückgelegten Rutschstrecke und Schäden an betroffenen stationären Objekten oder Fahrzeugen. Eine große Aufmerksamkeit gegenüber versteckten Verletzungen, das Hinzuziehen von Hinweisen aus dem Unfallhergang (Bremsspuren, Beschädigungen am Fahrzeug), das Identifizieren von Load-go-and-treat-Situationen und das Befolgen des ITLS-Algorithmus bilden den optimalen Standard präklinischer Traumaversorgung dieser Patienten.

All-Terrain-Vehicles ATV wurden gebaut, um durch unbefestigtes Gelände fahren zu können. Ein Teil der Bevölkerung sieht in einem ATV ein schnelles Spielzeug, was zu einer ständig steigenden Zahl von schweren Unfällen geführt hat. Hiervon sind bedauerlicherweise zunehmend Teenager betroffen. ATV werden grundsätzlich in zwei unterschiedlichen Bauarten angeboten, einer älteren Version mit drei Rädern und einer neueren – deutlich häufigeren – Version mit vier Rädern. Die Modelle mit vier Rädern besitzen eine gute Stabilität und ein einfaches Handling, aber das dreirädrige Modell hat einen hohen Schwerpunkt und stürzt in scharfen Kurven leicht auf die Seite. Die vier häufigsten Verletzungsmechanismen sind:

1. Überschlagen.
2. Herunterfallen von Fahrer oder Passagieren.
3. Herausschleudern von Fahrer oder Passagieren nach Kollision mit einem stationären Objekt.
4. Kollision des Kopfes oder der Extremitäten von Fahrer oder Passagieren bei zu dichtem Vorbeifahren an einem stationären Objekt.

Die verursachten Verletzungen hängen vom Verletzungsmechanismus und der betroffenen Körperregion ab. Die häufigsten Verletzungen sind Frakturen, von denen etwa die Hälfte Körperregionen über dem Zwerchfell und die andere Hälfte Regionen unterhalb des Zwerchfells betreffen. Die häufigsten knöchernen Verletzungen betreffen die Claviculae, Rippen und das Sternum. Seien Sie ebenfalls aufmerksam gegenüber Schädel-Hirn-Traumen und Verletzungen der Wirbelsäule.

Wasserfahrzeuge Das Benutzen von kleinen Wasserfahrzeugen wie Jet- oder Rennbooten wird auch hierzulande immer populärer. Dabei ist das Risiko, eine Verletzung zu erleiden, hoch: In den USA ist die Zahl der Verletzungen, die nach einem Unfall mit einem der oben genannten Wasserfahrzeuge in Notaufnahmen behandelt werden, 8,5-mal höher als Verletzungen nach der Nutzung anderer Motorboote. Die Mortalität ist im Vergleich zu normalen Motorbooten etwa verdreifacht. Jetboote werden von den Fahrern in einer sitzenden, knienden oder stehenden Position gesteuert. Je nach Bauart können ein oder mehrerer Passagiere wie auf einem Tandem aufgereiht mitfahren. Jet- und Rennboote erreichen hohe Beschleunigungswerte. Der Verletzungsmechanismus ist ähnlich wie bei der Nutzung von ATV. Überschlagunfälle mit Auftreffen auf dem Wasser bei hoher Geschwindigkeit ziehen ganz ähnliche Verletzungen nach sich. Kollisionen mit anderen Wasserfahrzeugen erzeugen dieselben Verletzungsmuster, die Ihnen auch bei Unfällen von Motorrädern mit einem PKW begegnen. Rektale und vaginale Verletzungen können auftreten, wenn Passagiere oder Fahrzeugführer rückwärts bei hoher Geschwindigkeit mit dem Gesäß voran von dem Fahrzeug fallen. Die Möglichkeit des Ertrinkens, trotz angelegter Schwimmwesten, ist immer eine Gefahr. Denken Sie daran, dass Wasser keineswegs weich ist, wenn ein Körper mit hoher Geschwindigkeit darauf aufschlägt. Deswegen müssen Sie bei diesen Unfällen die gleiche Aufmerksamkeit walten lassen wie bei jedem Ereignis mit hohem Energieumsatz.

Schneemobile Schneemobile werden als Freizeit- und Arbeitsgeräte genutzt. Sie weisen eine geringe Bauhöhe auf, ihr Schwerpunkt ist ebenfalls niedrig. Bei Unfällen entstehen ähnliche Verletzungen wie bei der Nutzung von ATV. Überschläge sind weniger häufig und da ein Schneemobil schwerer ist als ein ATV, treten Quetschverletzungen deutlich regelmäßiger auf. Das Ausmaß der Verletzungen ist wiederum davon abhängig, welche Körperregionen von der Gewalteinwirkung betroffen sind. Denken Sie in jedem Fall an eine mögliche Hypothermie. Eine häufige Verletzung resultiert aus dem Unterfahren von Zaundrähten. Achten Sie bei diesem Mechanismus auf HWS-Verletzungen und einen eventuell beschädigten Atemweg.

Unfälle mit Fußgängern

Von Fahrzeugen angefahrene Fußgänger erleiden häufig schwere innere Verletzungen und Frakturen, selbst wenn ein Fahrzeug nur mit geringer Geschwindigkeit auf einen Fußgänger prallt. Durch die große Masse des Fahrzeuges wird selbst bei niedriger Geschwindigkeit eine große

Energiemenge übertragen. Bei hohen Aufprallgeschwindigkeiten sind die Folgen oft desaströs. Zwei grundsätzliche Verletzungsmechanismen stehen im Vordergrund. Zunächst entstehen Verletzungen, wenn das Fahrzeug den Körper trifft. Üblicherweise schlägt der Körper danach auf den Boden oder andere fixe Objekte auf. Zusätzliche Verletzungen sind die Folge. Ein Erwachsener erleidet üblicherweise beidseitige Frakturen der Unterschenkel oder Knie. Dazu kommen weitere Verletzungen, wenn der Körper auf die Motorhaube und später auf den Boden aufschlägt. Kinder haben eine geringere Körperhöhe, die Stoßstange trifft sie also eher im Bereich des Torsos oder Beckens. Sie landen, beim folgenden Aufschlag auf den Boden, üblicherweise auf dem Kopf. Bereiten Sie sich auf die Behandlung von Frakturen, inneren Verletzungen und einem Schädel-Hirn-Trauma vor, wenn Sie zu einem Verkehrsunfall mit einem angefahrenen Fußgänger gerufen werden.

Stürze 1.9

Der Verletzungsmechanismus bei einem Sturz ist die vertikale Bremsung. Die Art der auftretenden Verletzungen hängt von den drei aufgelisteten Faktoren ab. Diese müssen Sie identifizieren und unbedingt dem aufnehmenden Arzt in der Klinik mitteilen:

1. Die Sturzhöhe.
2. Die Körperregion, auf der Ihr Patient gelandet ist.
3. Die Beschaffenheit der Oberfläche, auf der er gelandet ist.

Zwei Bevölkerungsgruppen sind primär von Stürzen betroffen: Erwachsene und Kinder unter fünf Jahren. Bei den Kindern sind häufig Jungen betroffen, die Unfälle ereignen sich meist in den Sommermonaten. Auslösende Faktoren sind eine mangelhafte Aufsicht der Eltern, zu niedrige Geländer an Balkonen und die Neugier von Kindern dieser Altersgruppe. Kopfverletzungen sind üblich bei Stürzen in diesem Alter. Der Kopf ist noch der schwerste Teil des Körpers und schlägt deswegen häufig zuerst auf. Bei Erwachsenen liegen Ursachen und Unfallhergänge von Stürzen anders. Sie stürzen entweder im Rahmen ihrer beruflichen Tätigkeit oder weil Alkohol im Spiel ist. Es ist ebenfalls nicht ungewöhnlich, dass Erwachsene bei der Flucht vor Feuer selbst aus großer Höhe springen. Im Allgemeinen versuchen Erwachsene, auf ihren Füßen zu landen, ihre Stürze sind also kontrollierter als bei Kindern. Bei dieser Art zu landen schlägt der Springende initial mit den Füßen auf und fällt dann rückwärts auf das Gesäß oder die ausgestreckten Hände. Klassischerweise resultieren hieraus die folgenden Verletzungen (▶ Abbildung 1.14):

1. Frakturen der Füße oder Beine.
2. Verletzung der Hüfte und/oder des Beckens.
3. Axiale Belastung der LWS und HWS.
4. Verletzungen der inneren Organe durch vertikale Bremsung.
5. Distale Radiusfrakturen.

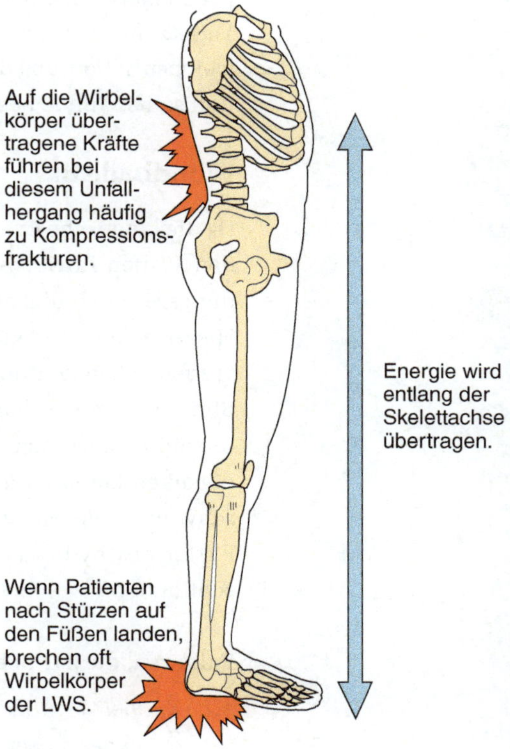

Auf die Wirbelkörper übertragene Kräfte führen bei diesem Unfallhergang häufig zu Kompressionsfrakturen.

Energie wird entlang der Skelettachse übertragen.

Wenn Patienten nach Stürzen auf den Füßen landen, brechen oft Wirbelkörper der LWS.

Abbildung 1.14: Axiale Belastung.

Je größer die Höhe des Sturzes, desto größer ist das Potenzial für Verletzungen. Lassen Sie sich allerdings nicht durch die übliche Annahme in die Irre führen, dass das Potenzial für schwere Verletzungen bei Stürzen aus niedriger Höhe gering ist. Die Dichte der Oberfläche (Beton gegen weichen Sand) sowie deren Neigung (Böschung gegen ebenen Fußweg) haben großen Einfluss auf das Ausmaß der Verletzung. Teilen Sie die Sturzhöhe sowie die Beschaffenheit der Oberfläche immer dem aufnehmenden Arzt in der Klinik mit.

Penetrierende Verletzungen 1.10

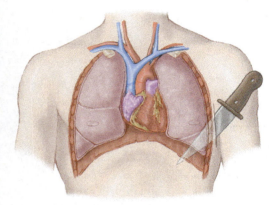

Stichverletzungen auf Höhe der Brustwarzen oder darunter verletzen häufig das Abdomen.

Abbildung 1.15: Stichwunden.

Zahlreiche Objekte sind in der Lage, penetrierende Verletzungen zu verursachen. Die Spanne reicht vom Sägeblatt einer Industriesäge, das mit hoher Geschwindigkeit abbricht, bis zum Fremdkörper, der von einem Rasenmäher aufgewirbelt wird. Die meisten Objekte mit hoher Geschwindigkeit sind in der Lage, in den Thorax oder das Abdomen einzudringen. Viele penetrierende Verletzungen werden jedoch von Messern und Schusswaffen verursacht.

Die Folgen einer Stichwunde hängen von der betroffenen Körperregion, der Länge des penetrierenden Objekts und dem Einstichwinkel (▶ Abbildung 1.15) ab. Denken Sie daran, dass eine Stichwunde im oberen Abdomen durchaus die Organe im Thorax verletzen kann. Ähnliches gilt für Stichwunden unterhalb des vierten Interkostalraums. Sie können ohne Weiteres Organe im Abdomen verletzen. Entfernen Sie niemals noch in situ befindliche Fremdkörper.

Die meisten penetrierenden Verletzungen durch Schusswaffen werden durch Schrotflinten, Faustfeuerwaffen und Gewehre verursacht. Wichtige Hinweise, die Sie im Zusammenhang mit Verletzungen und Schusswaffen gewinnen sollten, sind die Art der Waffe, das Kaliber und aus welcher Entfernung die Waffe abgefeuert wurde. Denken Sie aber daran, dass Sie den Patienten und seine Wunde behandeln und nicht die Waffe.

Wundballistik

Da die kinetische Energie eines Projektils hauptsächlich von der Geschwindigkeit abhängt, werden Waffen in Hoch- oder Niedriggeschwindigkeitswaffen eingeteilt. Waffen mit einer Mündungsgeschwindigkeit unter 610 m/s werden als Niedriggeschwindigkeitswaffen bezeichnet. Hierzu gehören praktisch alle Faustfeuerwaffen und einige Gewehre. Verletzungen durch diese Waffen haben deutlich geringere Ausmaße als solche durch Hochgeschwindigkeitswaffen, z. B. Sturmgewehre. Abhängig von der betroffenen Körperregion können aber auch langsame Projektile tödliche Verletzungen verursachen. Zudem sind Waffen mit niedrigen Mündungsgeschwindigkeiten bei uns im zivilen Bereich deutlich verbreiteter. Bei der Verwendung von Hochgeschwindigkeitswaffen addiert sich zur eigentlichen Verletzung durch das Projektil noch der Faktor des hydrostatischen Drucks. Allein dieser Faktor kann eine Verletzung deutlich verschlimmern.

Faktoren, die zur Schädigung des betroffenen Gewebes beitragen, sind:

1. *Kaliber:* Je größer das Projektil, desto größer ist der Widerstand beim Eindringen und der entstehende permanente Schusskanal.

2. *Projektilverformung:* Flachkopfgeschosse und Hohlspitzgeschosse verformen sich beim Aufprall und vergrößern so ihre Oberfläche.

3. *Ummanteltes Hohlspitzgeschoss:* Die Ummantelung verformt sich und vergrößert so die Oberfläche des Projektils.

1.10 Penetrierende Verletzungen

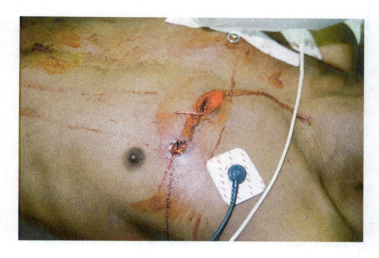

Abbildung 1.16: Der Vergleich von Eintritts- und Austrittswunde. Die Eintrittswunde befindet sich am lateralen Thorax, während die Austrittswunde unmittelbar neben dem Sternum sichtbar ist.

4. *Taumelbewegungen:* Ein taumelndes Projektil verursacht größere Verletzungen.
5. *Gieren:* Das Projektil kann vertikal und horizontal um die eigene Achse pendeln, die Oberfläche des Projektils gegenüber dem Gewebe wird so vergrößert.

Schusswunden bestehen aus drei Teilen:

1. *Eintrittswunde:* Üblicherweise kleiner als die Austrittswunde, besitzt sie dunkle, verbrannte Ränder, wenn das Projektil aus kurzer Distanz abgefeuert wurde (▶ Abbildung 1.16).
2. *Austrittswunde:* Nicht alle Schusswunden haben eine Austrittswunde. Gelegentlich kann es mehrere Austrittswunden geben, wenn ein getroffener Knochen oder das Projektil in mehrere Einzelstücke zerfallen ist. Eine Austrittswunde ist größer als eine Eintrittswunde und besitzt gezackte Ränder (▶ Abbildung 1.16).
3. *Innere Wunde:* Projektile mit niedriger Geschwindigkeit verursachen hauptsächlich Schäden durch direkten Kontakt mit umliegendem Gewebe, wogegen Projektile mit hoher Geschwindigkeit zusätzlich Schäden durch das Übertragen von kinetischer Energie verursachen (▶ Abbildung 1.17a und b).

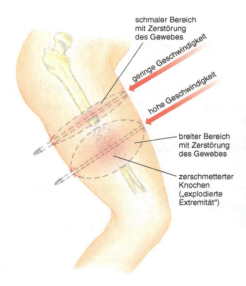

Abbildung 1.17a: Verletzungen durch Projektile mit hoher und niedriger Geschwindigkeit.

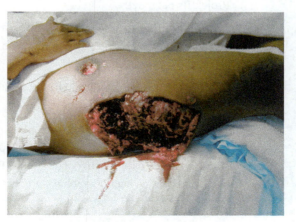

Abbildung 1.17b: Beispiel einer durch eine Hochgeschwindigkeitswaffe verursachten Wunde.

Die tatsächlichen Verletzungen werden durch Folgendes verursacht:

1. Schockwellen.
2. Temporäre Ausdehnung des Gewebes, die den 30- bis 40-fachen Durchmesser des Projektils erreicht und einen immensen Druck auf umliegendes Gewebe verursacht.
3. Die Pulsation der temporären Ausdehnung, die zu Druckdifferenzen im umgebenden Gewebe führt.

Allgemein steht das Ausmaß der Gewebeschäden durch ein Projektil in proportionalem Zusammenhang mit der Dichte des getroffenen Gewebes. Sehr solide Organe oder Strukturen wie Knochen, Muskeln oder auch die Leber erleiden größere Schäden als Organe mit geringerer Dichte wie z. B. die Lunge. Ein wichtiger Grundsatz bei Schussverletzungen ist zudem, dass ein Projektil nicht zwingend einen geraden Schusskanal erzeugt. Das Projektil kann unter Umständen von Knochen abgelenkt werden. Folglich müssen auch Eintritts- und Austrittswunde nicht unbedingt in geradliniger Verbindung stehen. Jeder Patient mit einer Einschusswunde an Kopf, Thorax oder Abdomen sollte umgehend in eine geeignete Klinik befördert werden. Selbst Patienten, die eine schusssichere Weste trugen, sollten Sie mit besonderer Aufmerksamkeit behandeln: Kontusionen innerer Organe bis hin zur Myokardkontusion sind möglich.

Das Ausmaß der Verletzungen durch Schrotflinten wird ebenfalls durch die Menge der umgesetzten kinetischen Energie beim Aufprall der Projektile auf den Körper bestimmt.

Diese wird beeinflusst durch:

1. Die Treibladung.
2. Die Größe der Projektile.
3. Den Aufbau des Laufes (Verengung).
4. Die Distanz zum Ziel.

Die Projektile verlieren während des Flugs durch Reibung mit der Luft schnell an Geschwindigkeit und damit an kinetischer Energie. Nach einer zurückgelegten Strecke von etwa 40 m beträgt die Geschwindigkeit der Projektile nur noch die Hälfte der ursprünglichen Mündungsgeschwindigkeit. Das Ausmaß möglicher Verletzungen nimmt mit zunehmender Entfernung also deutlich ab.

> ### Merke: Grundlagen der Ballistik
>
> 1. *Kaliber:* Innerer Durchmesser des Laufs. Hierdurch wird der Durchmesser des Projektils begrenzt.
> 2. *Drall:* Spiralförmige Riefen in der Innenseite des Laufs einiger Waffen versetzen ein abgefeuertes Projektil in Rotation um die Längsachse. So soll die Flugbahn stabilisiert werden.
> 3. *Munition:* Patronenmunition besteht in der Regel aus Hülse, Zündladung, Treibladung und Projektil.
> 4. *Projektilaufbau:* Üblicherweise ein Bleikörper, kann einen Mantel aus Stahl oder Kupfer besitzen. Die Form der Spitze ist spitz, halbspitz oder rund. Sonderformen sind Hohlspitz- oder Flachkopfgeschosse. Die Projektilspitze kann entweder weich oder hohl sein, je nachdem, ob das Projektil aufpilzen oder fragmentieren soll.

Explosionsverletzungen 1.11

Verletzungen durch Explosionen ereignen sich in unserer Gesellschaft primär in Industriebetrieben oder durch das Entzünden von Gas-Luft-Gemischen in Wohnhäusern. Aber auch Terroranschläge können ein solches Notfallbild verursachen. Der Verletzungsmechanismus bei Explosionen beruht auf fünf Faktoren:

1. Initiale Druckwelle und Beschleunigung des Patienten.
2. Patient wird von umherfliegenden Trümmern getroffen.
3. Aufschlagen des Patienten auf den Boden oder stationäre Objekte.
4. Verbrennungen durch den entstehenden Feuerball oder Inhalation toxischer Gase.
5. Chemische, biologische oder radioaktive Kontamination („Dirty Bomb").

Verletzungen durch die initiale Druckwelle betreffen hauptsächlich die luftgefüllten Organe. Oft werden die Trommelfelle beschädigt. Die Lunge wird in der Regel ebenfalls verletzt; hierbei spielen Pneumothorax, Blutungen aus dem Lungengewebe und Risse in den Alveolen eine Rolle. Das Reißen von Alveolen kann eine Luftembolie verursachen, die wiederum zu unspezifischen Symptomen im zentralen Nervensystem bis hin zum Schlaganfall führen kann. Denken Sie bei Explosionsverletzungen immer an mögliche Lungenverletzungen. Verletzungen des Magen-Darm-Traktes können von leichten Kontusionen bis zu ausgedehnten Zerreißungen reichen.

Durch den sekundären Mechanismus können penetrierende oder stumpfe Verletzungen verursacht werden. Splitter eines Sprengkörpers können auf Geschwindigkeiten von 4300 m/s beschleunigt werden. Dies entspricht etwa der vierfachen Mündungsgeschwindigkeit eines Sturmgewehres. Ein Splitter mit dieser Geschwindigkeit enthält etwa 16-mal mehr Energie als die schnellsten Gewehrprojektile gleicher Größe. Jede durch Explosionssplitter verursachte Wunde sollten Sie deshalb zunächst als schwerwiegend einstufen.

Die Folgen des tertiären Mechanismus sind denen des Herausschleuderns aus einem Fahrzeug sehr ähnlich. Die Explosionswelle kann Personen sehr hoch und weit schleudern. Die Verletzungen basieren auf der Struktur des Objekts, auf das der Patient auftrifft (▶ Abbildung 1.18).

Die Verbrennungen beruhen auf der Größe des entstandenen Feuerballs. Inhalationsverletzungen entstehen häufig bei Explosionen in geschlossenen Räumen. Lungenschädigungen durch Inhalationstraumen treten bei Patienten mit vorbestehenden Lungenkrankheiten wie Asthma in der Anamnese häufiger auf.

Atomare, biologische und chemische Gefahren sind besonders bei Industrieunfällen zu erwarten. In diesen Fällen sind die Einsatzkräfte meist vorgewarnt. Neuerdings muss jedoch auch bei Bombenanschlägen mit dieser Gefahr gerechnet werden. Derartige Bomben werden als „schmutzige Bomben" („Dirty Bombs") bezeichnet.

Explosionsverletzungen:
Die Verletzungen werden durch die verschiedenen Anteile einer Explosion hervorgerufen: Druckwelle, Splitter, Verbrennungen etc.

Beurteilung der Einsatzstelle

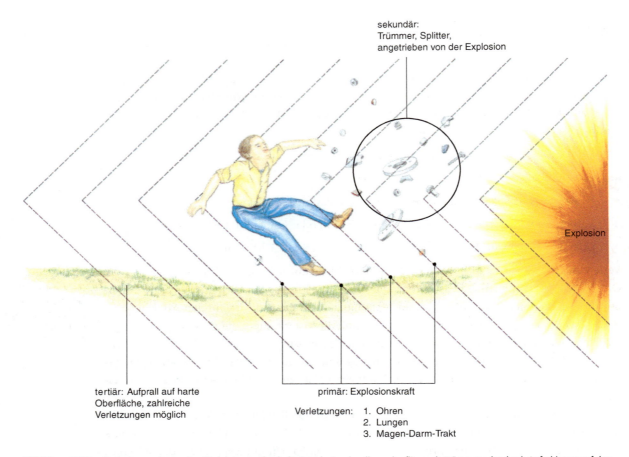

Abbildung 1.18a: Explosionen verursachen Verletzungen durch die initiale Druckwelle, umherfliegende Trümmer oder durch Aufschlagen auf den Boden oder gegen stationäre Objekte.

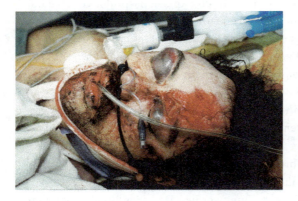

Abbildung 1.18b: Verletzung durch den tertiären Mechanismus (Kollision mit einer Mauer).

FALLBEISPIEL – Fortsetzung

Nach einer eher ereignislosen Schicht, in der Sie als Einsatzleiter auf einem RTW (Rettungswagen) tätig sind, werden Sie zu später Stunde zu einem Verkehrsunfall mit seitlicher Kollision gerufen. Während der Anfahrt erhalten Sie die Information, dass ein Rüstwagen der Freiwilligen Feuerwehr sich bereits an der Einsatzstelle befinde und ein Patient eingeklemmt sei. Nach Eintreffen am Einsatzort nehmen Sie sich die Traumatasche sowie einen Satz HWS-Orthesen und beginnen mit der Einschätzung der Einsatzstelle. Ihr Kollege nimmt sich, wie immer in solchen Situationen, eine Atemwegstasche und das Spineboard. Sie sehen, dass die Polizei bereits den Verkehr gestoppt hat und die Einsatzstelle sicher ist. Ihre persönliche Schutzausrüstung haben Sie schon während der Anfahrt angelegt. Während Sie und Ihr Kollege sich der Unfallstelle nähern, tragen Sie das nötige Equipment bei sich. In den beiden Fahrzeugen saß jeweils nur ein Fahrer. Das erste Fahrzeug hat Beschädigungen an der Front und am Heck, der Airbag ist ausgelöst und der Fahrer geht an der Einsatzstelle umher. Er hat keine Beschwerden und lehnt eine Untersuchung ab. Das zweite Fahrzeug wurde seitlich in Höhe der Fahrertür getroffen. Die Tür ist erheblich in die Fahrgastzelle eingedrungen, der Fahrer ist eingeklemmt. Der Einsatzleiter der Feuerwehr teilt Ihnen mit, dass die Tür entfernt werden müsse, um den Fahrer zu befreien. Diese Arbeit stehe kurz vor dem Abschluss. Der Fahrer, ein etwa 30-jähriger Mann, ist wach und orientiert. Er klagt aber über Schmerzen im Thorax und Abdomen. Ein Feuerwehrmann stabilisiert seine HWS manuell. Nachdem die Tür nur wenige Sekunden später geöffnet worden ist, beginnt Ihr Kollege dem Patienten Sauerstoff über eine Maske mit Reservoir zu verabreichen. Sie führen nach der Ersteinschätzung eine Schnelle Trauma-Untersuchung durch und stellen eine Krepitation der linken unteren Rippen, ein druckschmerzhaftes Abdomen mit Abwehrspannung und ein instabiles Becken fest. Atemgeräusche auf der linken Seite sind abgeschwächt, beim Perkutieren fällt ein dumpfer Klopfschall auf. Ihr Patient zeigt zusätzlich deutliche Zeichen und Symptome eines Schockgeschehens. Sie stellen fest, dass eine Load-go-and-treat-Situation vorliegt, und bereiten die Rettung aus dem Fahrzeug vor. Ihr Kollege legt eine HWS-Orthese an. Ein Feuerwehrmann holt die Trage, während Sie zusammen mit Ihrem Kollegen und einem weiteren Feuerwehrmann die Rettung aus dem Fahrzeug und Bewegungseinschränkung auf dem Spineboard durchführen. Sie legen zusammen mit Ihrem Kollegen eine Beckenschlinge an und beginnen mit der Fahrt in den Schockraum des nahe gelegenen Klinikums. Die von Ihnen durchgeführte Regelmäßige Verlaufskontrolle ergibt keine Veränderungen. Im Rahmen der Erweiterten Untersuchung erheben Sie die Vitalparameter: Blutdruck 70/40, Puls 140/min und eine Atemfrequenz von 28/min. Ihr Patient gibt an, keine Allergien zu haben und keine Medikamente einzunehmen. Er sei immer gesund gewesen und seine letzte Mahlzeit liege etwa vier Stunden zurück. Der gegnerische PKW sei ihm an der Kreuzung plötzlich in die Seite gefahren, obwohl er selbst Vorfahrt hatte. Während der SAMPLE-Anamnese (siehe Kapitel 2) legen Sie zwei Venenzugänge. Hierüber geben Sie allerdings nur wenig Infusionslösung, Ihr Zieldruck liegt bei diesem Patienten zwischen 90 und 100 mmHg systolisch. Ihr fahrender Kollege meldet den Patienten in dem Klinikum der Maximalversorgung an. Gleichzeitig bricht das parallel alarmierte NEF (Notfalleinsatzfahrzeug) seine Anfahrt mit dem Hinweis ab, der RTW sei schneller in der Klinik, als ein Rendezvous möglich sei. Das Schockraumteam des aufnehmenden Krankenhauses wird alarmiert und wartet beim Eintreffen bereits auf den Patienten. Schnell wird festgestellt, dass er ein frakturiertes Becken, eine rupturierte Milz, frakturierte Rippen und einen Hämatothorax hat. Er wird zügig operiert und benötigt einige Bluttransfusionen. Durch die kurze Versorgung vor Ort zusammen mit der zeitnahen definitiven Versorgung in der Klinik wird der Patient nach einigen Monaten Krankenhausaufenthalt bei voller Wiederherstellung seiner Gesundheit entlassen. Ihr Kollege, Ärztlicher Leiter ruft Sie nach dem Lesen Ihres Einsatzprotokolls an und lobt Sie für die exzellente Arbeit.

FALLBEISPIEL – Zusammenfassung

Der Verletzungsmechanismus bei einem Seitenaufprall ist eine horizontale Bremsung für die Insassen des Fahrzeugs, das in die Seite des gegnerischen Fahrzeuges prallt. Die Folgen für die Insassen des anderen Fahrzeugs hängen von der Höhe des Aufpralls ab. Ein Geländewagen oder ein LKW haben einen höheren Aufschlagpunkt als ein normaler PKW und verursachen eher ein Trauma des oberen Thorax sowie Verletzungen von Schulter, Hals und Kopf. Ein PKW wird an einem niedrigeren Punkt auftreffen und wahrscheinlich Beckenfrakturen und Verletzungen des unteren Abdomens, der Rippen und des unteren Thorax nach sich ziehen. Wenn bei diesem Verletzungsmechanismus die Fahrgastzelle bedeutend eingedrückt wird, sollten Sie von ausgedehnten Verletzungen ausgehen. Alle Patienten mit Zeichen und Symptomen von Schock sind Load-go-and-treat-Patienten.

ZUSAMMENFASSUNG

Die Tätigkeit in der prähospitalen Notfallmedizin ist eine der wichtigsten überhaupt, sie verlangt aber ein hohes Maß an Engagement und ständigem Training. Die Rettung von Menschen, die ein schweres Trauma erlitten haben, erfordert große Aufmerksamkeit für Details und ein sorgfältiges Zeitmanagement. Teamarbeit ist unentbehrlich, weil viele Maßnahmen parallel durchgeführt werden müssen.

An Einsatzstellen mit traumatisierten Menschen müssen Sie Ihr Augenmerk zunächst auf einige wichtige Dinge lenken, bevor Sie direkt am Patienten tätig werden. Sollten Sie es versäumen, zunächst eine Einschätzung der Einsatzstelle durchzuführen, kann das nicht nur Sie, sondern auch Ihren Patienten und Ihre Kollegen in Gefahr bringen. Legen Sie Ihre persönliche Schutzausrüstung an, achten Sie auf Gefahren. Beurteilen Sie, ob Sie weitere Kräfte und Ausrüstung benötigen. Stellen Sie die Anzahl der Patienten fest und leiten Sie die in Ihrem Bereich festgelegten Verfahren ein, wenn die Anzahl der Patienten höher ist, als Ihre Einheit effektiv behandeln kann.

Sie müssen den Verletzungsmechanismus identifizieren und ihn als festen Bestandteil der Behandlung eines traumatisierten Patienten begreifen. Was ist passiert? Welche Art von Energie spielt eine Rolle? Wie viel Energie wurde übertragen? Welche Region des Körpers ist betroffen? Bei einem Verkehrsunfall müssen Sie zusätzlich die Art des Zusammenstoßes als auch eventuelle Beschädigungen der Karosserie und im Inneren der Fahrgastzelle bedenken. Bei Unfällen mit Traktoren ist häufig zunächst eine Stabilisierung des Fahrzeugs notwendig, um sekundäre Verletzungen zu vermeiden. Bei der Behandlung gestürzter Patienten müssen Sie wiederum andere Informationen sammeln. Die Identifikation der Sturzhöhe, der Landefläche sowie die Position Ihres Patienten beim Aufschlag sind hier entscheidend. Bei der Behandlung von Stichwunden sind die Länge des penetrierenden Objekts und der Stichwinkel wichtig. Wenn Sie einen Patienten mit einer Schussverletzung einschätzen, sind Informationen über die Waffe, das verwendete Kaliber und die Distanz zwischen Schütze und Patient notwendig.

Die Weitergabe von Informationen über ein Ereignis mit hoher Energie (z. B. Stürze, Fahrzeugbeschädigungen) ist auch für den aufnehmenden Arzt in einer Klinik notwendig. Stellen Sie sicher, dass Sie die festgestellten Informationen nicht nur in einem Protokoll niederschreiben. Machen Sie eine mündliche Übergabe an den aufnehmenden Arzt oder den Leiter eines Schockraumteams. Mit dieser Vorgehensweise und großer Aufmerksamkeit bei jedem Ereignis mit verletzten Menschen können Sie Ihrem Patienten die beste Chance auf eine volle Genesung geben.

LITERATURHINWEISE

Almogy, G., Y. Mintz et al. „Suicide bombing attacks: Can external signs predict internal injuries?" *Annals of Surgery*, Vol. 243, No. 4 (2006), Seite 541–546.

American College of Surgeons, Committee on Trauma: „Appendix 3: Biomechanics of injury". In: *Advanced Trauma Life Support Student Manual.* 7th ed. Chicago: American College of Surgeons, 2004.

Branche, C. M., J. M. Conn und J. L. Annest. „Personal Watercraft – Related Injuries." *JAMA*, Vol. 278, No. 8 (August 1997), Seite 663–665.

Bundesanstalt für Straßenwesen. „Volkswirtschaftliche Kosten durch Straßenverkehrsunfälle in Deutschland 2004". *BASt Info*, Februar 2006.

Committee on Injury and Poison Prevention, American Academy of Pediatrics: „Personal watercraft use by children and adolescents". *Pediatrics*, Vol. 105, No. 2 (2000), Seite 452–453.

DeHaven, H. „Mechanical analysis of survival in falls from heights of fofty to one hundred and fifty feet". *Injury Prevention*, Vol. 6 (2000), Seite 62–68.

Greenberg, M. I. „Falls from Heights." *Journal of the American College of Emergency Physicians Emergency Procedures*, Vol. 7 (August 1978), Seite 300–301.

Hueckle, D. F. und J. W. Melvin. „Anatomy, Injury, Frequency, Bio-mechanical Human Tolerance." Society of Automotive Engineers, Technical Paper No. 80098, February 1980.

Kraftfahrt-Bundesamt. „Bestand von Kraftfahrzeugen und Kraftfahrzeuganhängern nach Bundesland", Pressemitteilung, 1.2006.

McSwain, N. E. Jr. „Kinematics of Penetrating Trauma." *Journal of Pre-Hospital Care*, Vol. 1 (October 1984), Seite 10–13.

McSwain, N. E. Jr. *Pre-Hospital Trauma Life Support*, 2nd ed., Seite 1–40. Akron, Ohio: Emergency Training, 1990.

National Highway Traffic Safety Administration. *Occupant Protection Facts*. Washington, DC: National Center for Statistics and Analysis. U.S. Department of Transportation, June 1989.

Newgard, C., K. Martens, E. Lyons. „Crash scene photography in motor vehicle crashes without airbag deployment". *Academic Emergency Medicine*, Vol. 9, No. 9 (2002), Seite 924–929.

Wightman, J., S. Gladish. „Explosions and blast injuries". *Annals of Emergency Medicine*, Vol. 37, No. 6 (2001), Seite 667–678.

Untersuchung und initiale Maßnahmen bei Traumapatienten

2

2.1 Untersuchung von Traumapatienten 35
2.2 Patienteneinschätzung nach dem ITLS-Algorithmus 37
2.3 Schnelle Trauma-Untersuchung 43
2.4 Maßnahmen und Entscheidungen zur Beförderung 44
2.5 Neurologische Untersuchung 46
2.6 Regelmäßige Verlaufskontrolle und Behandlung 46
2.7 Erweiterte Untersuchung 47
2.8 Aktuelle Entwicklungen und Ausblick in der präklinischen Traumaversorgung 49

Zusammenfassung 52

ÜBERBLICK

Lernziele für ITLS-Basic- und -Advanced-Anwender

Nach dem Lesen dieses Kapitels sollten Sie in der Lage sein:

1 Die einzelnen Schritte der Untersuchung und Behandlung von Traumapatienten beschreiben zu können.

2 Die Inhalte der Ersteinschätzung, der Schnellen Trauma-Untersuchung und der Gezielten Untersuchung nennen zu können.

3 Kriterien zu nennen, bei denen Sie als Untersuchender den ersten Abschnitt des Algorithmus unterbrechen dürfen.

4 Zu beschreiben, in welchem Fall und wann invasive Maßnahmen durchgeführt werden müssen.

5 Zeitkritische Patienten zu identifizieren und korrekt behandeln zu können.

6 Die Erweiterte Untersuchung zu erklären.

7 Die Regelmäßige Verlaufskontrolle zu erläutern.

> **FALLBEISPIEL**
>
> Sie werden zu einem Arbeitsunfall gerufen. Ein älterer Mann soll von einem Baugerüst auf einen Holzstapel gefallen sein. Ihre Beurteilung der Einsatzstelle ergibt, dass die Sicherheit Ihres Teams gewährleistet ist und es sich nur um einen einzigen Patienten handelt. Er wurde von dem Holzstapel heruntergezogen, sieht blass und schweißig aus. Außerdem ist eine offene Fraktur des linken Unterschenkels sichtbar. Er hält sich krampfhaft an einem Holzstück fest, welches in seiner Brust steckt. Wie würden Sie an diesen Patienten herantreten? Welcher Verletzungsmechanismus liegt hier vor? Was würden Sie zuerst tun? Stellt dies eine Load-go-and-treat-Situation dar? Denken Sie darüber nach, während Sie dieses Kapitel lesen. Das Fallbeispiel wird am Ende des Kapitels fortgeführt.

Patienteneinschätzung:
Dies ist der Prozess, in dem der Anwender einen Traumapatienten untersucht, um Verletzungen aufzudecken und den Patientenzustand einzuschätzen. Er besteht aus dem ersten Abschnitt des ITLS-Algorithmus (Primary Survey) sowie der Regelmäßigen Verlaufskontrolle und gegebenenfalls der Erweiterten Untersuchung (Secondary Survey).

ITLS-Kurse vermitteln einen strukturierten Ansatz, um alle Traumapatienten schnell und effektiv behandeln zu können. Das Herzstück der ITLS-Kurse ist der ITLS-Algorithmus. Dieser Algorithmus ist keine Aneinanderreihung von Maßnahmen, sondern ein Untersuchungsalgorithmus. Mit seiner Hilfe ist präklinisch tätiges Personal jeglicher Ausbildungsstufe in der Lage, schwer verletzte Patienten schnell zu erkennen und den erlittenen Verletzungen eine Behandlungspriorität zuzuordnen. Die Behandlung richtet sich nach dem Ausbildungsgrad des Behandelnden. ITLS setzt bei den Maßnahmen auf das weithin bekannte Prinzip des Werkzeugkastens. Jeder präklinisch Tätige kennt verschiedene Maßnahmen, die er in seiner medizinischen Ausbildung erworben hat. Diese bereits vorhandenen Fertigkeiten werden in ITLS-Kursen noch einmal trainiert. In realitätsnahen Szenarien wird dann unter Zeitdruck die Fähigkeit zur Entscheidungsfindung, also die Durchführung der richtigen Maßnahme zum richtigen Zeitpunkt, geübt.

Die ITLS-Patienteneinschätzung besteht aus dem Primary Survey, der Erweiterten Untersuchung (Secondary Survey) und der Regelmäßigen Verlaufskontrolle. Der Primary Survey setzt sich aus der Beurteilung der Einsatzstelle, der Ersteinschätzung und situationsabhängig entweder der Schnellen Trauma-Untersuchung oder der Gezielten Untersuchung zusammen. Das Ziel der Primary Survey besteht darin herauszufinden, ob gegenwärtig unmittelbar lebensbedrohliche Zustände bestehen, und die Patienten zu identifizieren, die eines sofortigen Transports in eine geeignete Klinik bedürfen. Die Regelmäßige Verlaufskontrolle ermöglicht es, zeitnah Veränderungen im Patientenzustand zu erkennen, und die Erweiterte Untersuchung dient dazu, alle Verletzungen aufzudecken – und nicht nur die unmittelbar lebensbedrohlichen.

Untersuchung von Traumapatienten 2.1

Der erste Abschnitt (Primary Survey) des *ITLS-Algorithmus* bildet eine Kombination aus **Beurteilung der Einsatzstelle**, **Ersteinschätzung** (welche für alle Patienten gleich ist) und der **Schnellen Trauma-Untersuchung** oder der **Gezielten Untersuchung** (situationsabhängig).

Die Ersteinschätzung ist eine sehr kurze Untersuchung des Bewusstseins, der Atemwege, der Atmung und des Kreislaufs, um den Patienten einzuordnen sowie herauszufinden, ob ein *akut lebensbedrohlicher Zustand* vorliegt. Das Ziel der Schnellen Trauma-Untersuchung liegt darin, *alle lebensbedrohlichen Verletzungen* zu erkennen und zu bestimmen, ob der Patient sofort befördert werden muss. Die Schnelle Trauma-Untersuchung unterscheidet sich von der Erweiterten Untersuchung dadurch, dass bei der Erweiterten Untersuchung *alle* Verletzungen und nicht nur die lebensbedrohlichen festgestellt werden.

Auch der Patient mit der unscheinbarsten Verletzung erhält eine Ersteinschätzung, bevor Sie sich der eigentlichen Verletzung mittels Gezielter Untersuchung widmen. Bei schwerer verletzten Patienten erfolgt eine viel umfassendere Untersuchung, aber in jedem Fall beginnt die Untersuchung eines Traumapatienten mit der Ersteinschätzung. Nach der Ersteinschätzung sollten Sie sich nochmals die Frage stellen, ob es sich entweder um einen generalisierten oder unbekannten Verletzungsmechanismus handelt oder um einen lokal wirkenden.

Liegt ein *generalisierter* oder gefährlicher Unfallmechanismus vor, ist der Unfallmechanismus *unbekannt* oder der Patient *bewusstlos*, wird eine Schnelle Trauma-Untersuchung durchgeführt. Hierbei werden Kopf, Nacken, Brust, Bauch, Becken, Extremitäten und der Rücken zügig untersucht. Sofern erforderlich, werden in diesem Rahmen akut lebensrettende invasive Maßnahmen (Thoraxentlastungspunktion etc.) durchgeführt und der Transport veranlasst. Bei einem Patienten mit eingeschränktem Bewusstsein (d. h., der Patient ist nicht wach und orientiert) erfolgt sofort nach Einladen des Patienten die neurologische Untersuchung. Die Regelmäßige Verlaufskontrolle und, wenn zeitlich möglich, die Erweiterte Untersuchung werden in diesem Fall während der Fahrt durchgeführt.

Liegt ein *gefährlicher*, aber *auf eine Körperregion beschränkter* Verletzungsmechanismus vor, der eine *isolierte Verletzung* vermuten lässt (Stichverletzung im Oberschenkel, Amputation der Hand), folgt der Ersteinschätzung eine Gezielte Untersuchung. Diese ist auf die betroffene Körperregion beschränkt. Eine Schnelle Trauma-Untersuchung ist hier nicht notwendig. Wieder folgen bei Bedarf lebensrettende (invasive) Maßnahmen, und der sofortige Transport wird veranlasst. Die Regelmäßige Verlaufskontrolle und, wenn zeitlich möglich, die Erweiterte Untersuchung erfolgen ebenfalls während der Fahrt.

Lässt der Verletzungsmechanismus *nicht* auf eine *lebensbedrohliche* Verletzung schließen (z. B. bei einer isolierten Schussverletzung des Fußes oder einer Amputation des kleinen Fingers), wird initial die Ersteinschätzung durchgeführt und, wenn diese unauffällig ist, direkt zur Gezielten Untersuchung übergegangen. Eine Erweiterte Untersuchung ist hier nicht nötig.

Damit Sie die Zeit am effektivsten nutzen können, ist die präklinische Einschätzung und Behandlung von Traumapatienten in die Abschnitte 1 (Primary Survey) und 2 (Secondary Survey), bestehend aus der Regelmäßigen Verlaufskontrolle und der Erweiterten Untersuchung, gegliedert (▶ Abbildung 2.1). Diese Untersuchungsschritte bilden das Fundament der präklinischen Traumaversorgung.

Primary Survey:
Dabei handelt es sich um eine kurze Untersuchung, die dazu dient, unmittelbar lebensbedrohliche Zustände zu diagnostizieren. Sie besteht aus der Beurteilung der Einsatzstelle, der Ersteinschätzung und entweder der Schnellen Trauma-Untersuchung oder der Gezielten Untersuchung.

Ersteinschätzung:
Die Ersteinschätzung ist eine schnelle Überprüfung der Bewusstseinslage, der Atemwege (A), der Atmung (B) und des Kreislaufes (C). Sie dient dazu, den Patienten schnellstmöglich einzuschätzen und einen unmittelbar lebensbedrohlichen Zustand zu erkennen. Sie ist Teil des Primary Surveys.

Erweiterte Untersuchung
(Secondary Survey): Diese ausführliche Untersuchung von Kopf bis Fuß wird durchgeführt, um sämtliche Verletzungen zu finden, einschließlich harmloser „Bagatellverletzungen", die im Primary Survey übergangen wurden.

Regelmäßige Verlaufskontrolle:
Diese verkürzte Untersuchung wird regelmäßig durchgeführt (alle 5 bzw. alle 15 min) und dient dazu, Veränderungen im Zustand des Patienten zu erkennen.

ITLS-Algorithmus

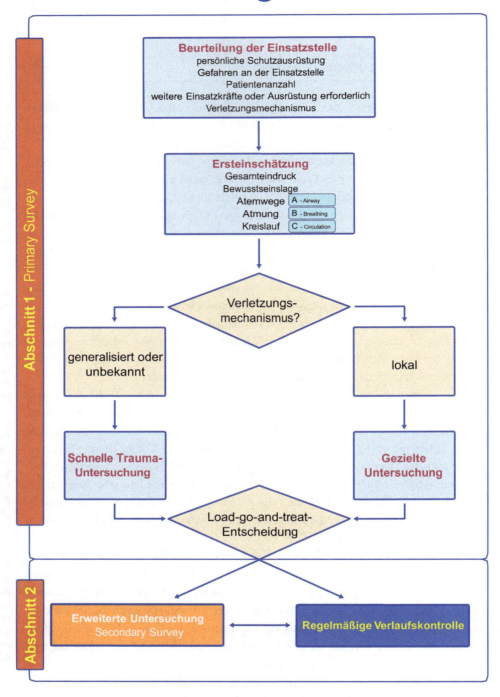

Abbildung 2.1: Schritte der Untersuchung und Behandlung von Traumapatienten nach dem ITLS-Algorithmus.

Patienteneinschätzung nach dem ITLS-Algorithmus 2.2

Beurteilung der Einsatzstelle, Vorbereitung der Patienteneinschätzung und Behandlung

Beurteilung der Einsatzstelle Es muss immer wieder betont werden, dass Sie Ihr Leben und das Leben Ihres Patienten gefährden, wenn Sie die Beurteilung der Einsatzstelle versäumen. Führen Sie die Beurteilung der Einsatzstelle so durch, wie sie in Kapitel 1 beschrieben wurde.

An der Einsatzstelle beginnt die Untersuchung schon, bevor und während Sie sich dem Patienten nähern. *Transportieren Sie das benötigte medizinische Equipment zur Einsatzstelle.* Sie werden während der Untersuchung Ihres Patienten keine Zeit haben, weiteres Material aus dem RTW zu holen. Denken Sie daran, Ihre Handschuhe bei jedem Patienten zu wechseln. Das folgende Equipment wird bei jedem Traumapatienten benötigt:

1. Persönliche Schutzausrüstung (siehe Kapitel 1 und 22).
2. Langes Spineboard mit entsprechender Fixierung und Möglichkeit zur Kopfbewegungseinschränkung oder eine Schaufeltrage in Verbindung mit einer Vakuummatratze.
3. HWS-Orthesen in angemessenen Größen.
4. Atemwegstasche (nach Erwachsenen- und Kindergrößen getrennt).
   a. Absaugeinheit.
   b. Sauerstoff.
   c. Sauerstoffmaske mit Reservoir.
   d. Atemwegszubehör und Intubationsbesteck.
   e. Beatmungsbeutel mit Beatmungsmaske und Reservoir.
   f. Alternativer Atemweg und chirurgisches Atemwegsbesteck (siehe Kapitel 4 und Anhang).
5. Kreislauftasche (nach Erwachsenen- und Kindergrößen getrennt).
   a. Kleiderschere.
   b. Wundauflagen, Mullbinden, Pflaster und Verbandpäckchen, lokale Hämosyptika (z. B. Quick Clot, Celox, TraumaDEX etc.), um Blutungen zu stoppen.
   c. Material zur Thoraxentlastung und zum Abdichten offener Thoraxverletzungen (siehe Kapitel 6).
   d. Material zur Infusionsgabe und intraossärer Punktion.
   e. Blutdruckmessgerät.
   f. Stethoskop.
   g. Pupillenleuchte.
   h. Blutzuckermessgerät.
   i. Tourniquets.
   j. Beckenschlinge.

> **Sicherheit der Einsatzstelle:** Betreten Sie jede Einsatzstelle erst, nachdem Sie sich von ihrer Sicherheit überzeugt haben. Hastiges Vorgehen kann schnell zum Verlust eines Helfers führen, der dann ein weiterer Patient wird.

Bewertung und Behandlung von Patienten

Als Einsatzleiter müssen Sie sich auf die schnelle Einschätzung Ihres Patienten konzentrieren. Alle nachfolgenden Entscheidungen über die Behandlung erfordern, dass Sie zuvor lebensbedrohliche Zustände erkannt haben. Die Erfahrung zeigt, dass die meisten Fehler dadurch entstehen, dass der Einsatzleiter seine Untersuchung unterbricht, um eine Behandlungsmaßnahme durchzuführen, und anschließend die weitere Untersuchung vergisst. Wenn Maßnahmen durchgeführt werden müssen, delegieren Sie diese unbedingt an Ihren Teampartner, damit

> **Unterbrechungen des Primary Survey:** Der Teamleiter sollte während des Primary Surveys alle notwendigen Interventionen delegieren und darf den Algorithmus nur unterbrechen, wenn eine nicht behebbare Atemwegsverlegung, ein Herz-Kreislauf-Stillstand oder eine Gefährdung an der Einsatzstelle vorliegen.

Sie die Untersuchung beenden können. Denken Sie daran: *Sobald Sie mit dem ersten Abschnitt (Primary Survey) des ITLS-Algorithmus beginnen, darf Sie nichts daran hindern, diesen zu beenden.* Die einzigen drei Ausnahmen sind:

1. Eine Atemwegsverlegung (sofern diese nicht rasch durch Ihren Teampartner allein behoben werden kann).
2. Ein Herz-Kreislauf-Stillstand.
3. Gefahren an der Einsatzstelle.

Bei kritischen Patienten sollte es das Ziel sein, die Schnelle Trauma-Untersuchung in maximal 2 min abzuschließen und die Zeit am Unfallort auf höchstens 5 min zu reduzieren. Massive innere Blutungen können nur im Operationssaal effektiv behandelt werden. Alle auf der Straße durchgeführten Maßnahmen sollten daher unmittelbar lebensrettend sein oder verschoben werden, bis der Patient auf dem Weg ins Krankenhaus ist.

Ersteinschätzung

Das Ziel der Ersteinschätzung liegt darin, Ihrem Patienten eine Priorität zuzuweisen und das Vorhandensein von akut lebensbedrohlichen Situationen festzustellen. Während der Untersuchung erfolgt das Freimachen der Atemwege sowie die inhalative Sauerstoffgabe bzw. die assistierte Beatmung. Diese Einschätzung sollte schnell und koordiniert verlaufen (die Ersteinschätzung und die Schnelle Trauma-Untersuchung sollten zusammen unter 2 min benötigen). Während Sie die Einschätzung übernehmen, sollten Sie Ihren Teampartner (der den Atemwegskoffer und die HWS-Orthese mit sich führt) dazu anleiten, die HWS des Patienten manuell zu stabilisieren (wenn dies indiziert ist), und ihm die Verantwortung für das Atemwegsmanagement übergeben. Falls ein dritter Teamkollege, wie z. B. ein Praktikant, mit vor Ort ist, trägt dieser das Spineboard sowie den Kreislaufrucksack zur Einsatzstelle und legt sie neben dem Patienten ab, während Sie mit der Einschätzung fortfahren. Die Ausrüstung kann auch ein Feuerwehrmann oder ein Polizist zur Einsatzstelle bringen. Diese Arbeitsaufteilung nutzt die Zeit optimal und ermöglicht Ihnen die schnelle Durchführung Ihrer Ersteinschätzung, ohne dabei selbst in das Atemwegsmanagement eingreifen zu müssen. Jede mechanische Tätigkeit oder Ablenkung vom Untersuchungsalgorithmus kann zu einer dauerhaften Unterbrechung einer strukturierten Patientenuntersuchung führen.

Die Ersteinschätzung besteht aus dem Gesamteindruck beim Eintreffen, einer Beurteilung des Bewusstseins des Verletzten, manueller HWS-Stabilisierung (wenn nötig) und einer Untersuchung der Atemwege, der Atmung und des Kreislaufs.

Die Informationen, die Sie mit dieser Untersuchung sammeln, dienen als Grundlage für die Entscheidung, lebensrettende Maßnahmen durchzuführen und die Dringlichkeit des Transportes festzulegen.

Gesamteindruck des Patienten bei der Ankunft Sie haben bis jetzt die Einsatzstelle beurteilt, die Patientenanzahl herausgefunden und weiteres Equipment oder Einsatzkräfte angefordert, wenn Sie auf mehr Patienten treffen, als Sie mit Ihrem Team effektiv behandeln können (siehe Kapitel 1). Nach dieser Sichtung widmen Sie sich zunächst dem Schwerstverletzten. Achten Sie auf das ungefähre Alter, auf Geschlecht, Gewicht und den generellen Eindruck, während Sie sich Ihrem Patienten nähern. Ältere und sehr junge Patienten weisen per se ein erhöhtes Risiko auf. Bei Frauen ist an eine mögliche Schwangerschaft zu denken. Begutachten Sie die Position des Körpers und schätzen Sie diese auch in Zusammenhang mit der Umgebung ein. Achten Sie auf die Aktivitäten des Patienten (nimmt er die Umgebung wahr, ist er ängstlich,

---

C-ABC: Kontrolle schwerer Blutungen nach außen. Bei massiven externen Blutungen hat als erste Maßnahme das Stoppen der Blutung höchste Priorität. Daher wird dem klassischen ABC-Schema die Blutungskontrolle vorangestellt (C-ABC).

offensichtlich erschöpft etc.?) Sind offensichtliche Verletzungen oder Blutlachen sichtbar? Das verändert die Prioritäten von ABC zu C-ABC. Das erste C steht hier für „Control Bleeding" (= kontrolliere relevante äußere Blutungen). Wenn der Patient also starke äußere Blutungen aufweist, müssen Sie ein Teammitglied anweisen, diese zu stoppen. Um Ihrem Patienten die richtige Priorität zuzuordnen, ist es von besonderer Wichtigkeit, den Verletzungsmechanismus zu kennen.

Einschätzung des Bewusstseinszustands während der HWS-Stabilisierung Ihre Einschätzung des Patienten beginnt sofort, selbst wenn Ihr Patient aus einem PKW befreit werden muss. Dabei sollte der Einsatzleiter versuchen, auf den Patienten von vorn zuzugehen, damit dieser seinen Kopf nicht drehen muss, um ihn zu sehen. Wenn der Verletzungsmechanismus auf eine mögliche Rückenmarksverletzung hinweist, stabilisiert der Teampartner sofort die HWS manuell in einer neutralen Position. Wenn der Teampartner nicht sofort zur Stelle ist, muss diese Aufgabe vom Einsatzleiter übernommen werden. Wenn der Patient Kopf oder Hals in einer verwinkelten Position hält und Schmerzen bei dem Versuch des Drehens in die Neutralposition auftreten, wird die HWS in der vorgefundenen Position stabilisiert. Das Gleiche gilt für bewusstlose Patienten, bei denen bei der Drehung des Kopfes ein Widerstand zu verspüren ist. Wenn die HWS einmal manuell gehalten wurde, muss dies aufrechterhalten werden, bis der Kopf adäquat auf dem Spineboard oder der Vakuummatratze mittels Kopfpolster, Stirn- und Kinngurt fixiert ist.

Sie sollten sich Ihrem Patienten vorstellen und mitteilen, dass ihm geholfen wird. Fragen Sie als Nächstes, was passiert ist. Die Antwort des Patienten lässt sofortige Rückschlüsse auf die Atemwege und den Bewusstseinszustand zu. Wenn der Patient adäquat antwortet, können Sie davon ausgehen, dass sowohl die Atemwege frei sind als auch der Bewusstseinszustand normal ist. Wenn die Antwort hingegen nicht angemessen ist (bewusstlos oder wach, aber verwirrt), merken Sie sich dies bei der Bewertung des mentalen Status durch die WASB-Skala (▶ Tabelle 2.1). Jede Einstufung unterhalb des „W" macht als Erstes eine systematische Suche nach den Gründen im Rahmen der neurologischen Untersuchung im RTW notwendig. Ein reduziertes Bewusstsein oder eine Bewusstlosigkeit können durch eine Vielzahl an Faktoren (z. B. Atemwegsverlegungen, Atemstillstand, Schock, erhöhter intrakranieller Druck, Drogen, metabolische Störungen, Erkrankungen) bedingt sein.

WASB-Schema: Der Bewusstseinslevel kann einfach anhand des WASB-Schemas eingestuft werden: W – wach, A – auf Ansprache, S – Schmerzreiz löst Reaktion aus, B – bewusstlos.

Tabelle 2.1

Stufen des Bewusstseinszustands (WASB)

W –	**W**ach (und orientiert)
A –	Reaktion auf **A**nsprache (verbal erweckbar, aber verwirrt oder bewusstlos mit Reaktion)
S –	Reaktion auf **S**chmerz (bewusstlos, aber Reaktion auf Schmerzreiz)
B –	**B**ewusstlos (kein Schluck- oder Hustenreflex)

Auf Grund einer möglichen HWS-Verletzung darf der Hals zum Öffnen der Atemwege nicht überstreckt werden.

modifizierter Esmarch-Handgriff

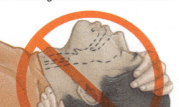
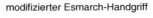
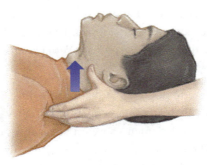

Abbildung 2.2: Öffnen der Atemwege durch Anwendung des modifizierten Esmarch-Handgriffs. Behalten Sie die achsengerechte Stabilisation bei, während Sie die Kieferwinkel mit Ihren Daumen nach oben schieben.

Einschätzung der Atemwege Bei bewusstlosen Patienten oder bei denen, die nicht sprechen können, müssen die Atemwege genauer untersucht werden. Schauen, hören und fühlen Sie, ob Luftbewegungen zu bemerken sind. Entweder der Einsatzleiter oder der Teampartner muss dafür sorgen, dass die Atemwege durch Lagerung geöffnet werden. Da jedoch immer von der Gefahr einer Rückenmarksverletzung auszugehen ist, dürfen Sie bei einem Traumapatienten niemals den Hals überstrecken, um die Atemwege zu öffnen. Sollten die Atemwege verlegt sein (Apnoe, Schnarchen, Gurgeln, Stridor), müssen Sie diese sofort mit einer geeigneten Methode (Esmarch-Handgriff, manuelles Ausräumen, Absaugen) öffnen (▶ Abbildung 2.2). Können die Atemwege nicht geöffnet werden, stellt dies einen der drei Fälle dar, in dem Sie als Teamleiter den ITLS-Algorithmus unterbrechen müssen. Sollten einfach Maßnahmen wie Esmarch-Handgriff oder Absaugen nicht zum Erfolg führen oder weist der Patient einen Stridor auf, wird *sofort* eine erweiterte Technik benötigt.

Einschätzung der Atmung Beobachten, hören und fühlen Sie die Luftbewegung. Im Fall einer Bewusstlosigkeit führen Sie Ihr Ohr über den Mund des Patienten, damit Sie Frequenz und Tiefe (Tidalvolumen – siehe Kapitel 4) der Atmung bewerten können. Schauen Sie nach Thorax- oder Abdominalbewegungen, hören Sie auf Atemgeräusche und fühlen Sie sowohl den Luftzug an der Wange als auch die Thoraxbewegung mit Ihrer Hand. Achten Sie auch darauf, ob der Patient seine Atemhilfsmuskulatur bei der Atmung benutzen muss. Wenn die Atmung inadäquat ist, sprich: unter 8 Atemzüge/min, oder zu flach ist (kaum oder keine Thoraxexkursion sichtbar), beginnt der Teampartner sofort mit der assistierten Beatmung. Hierbei wird er die HWS zwischen seinen Knien stabilisieren, damit er die Hände frei hat, um Sauerstoff zu verabreichen oder um eine assistierte BMV (Beutel-Masken-Ventilation) durchzuführen (▶ Abbildung 2.3). Wenn Sie dem Patienten Sauerstoff verabreichen oder ihn assistiert beatmen, müssen Sie darauf achten, dass er nicht nur eine ausreichende Atemfrequenz (▶ Tabelle 2.2) aufweist, sondern auch ein adäquates Atemzugvolumen. Generell neigt man dazu, Patienten zu schnell zu beatmen. Dies kann großen Schaden verursachen. Es ist daher wichtig, den Patienten normofrequent zu beatmen. Bei assistiert beatmeten Patienten ist eine Beatmungsfrequenz von 10–12 Atemhüben/min anzustreben; bei intubierten Patienten ist eine Beatmungsfrequenz von 8–10 ausreichend. Es

Tabelle 2.2

Normale und pathologische Atemfrequenzen

	Normal	Pathologisch
Erwachsener	10 – 20	<8 und >24
Kleinkind	15 – 30	<15 und >35
Säugling	25 – 30	<25 und >60

2.2 Patienteneinschätzung nach dem ITLS-Algorithmus

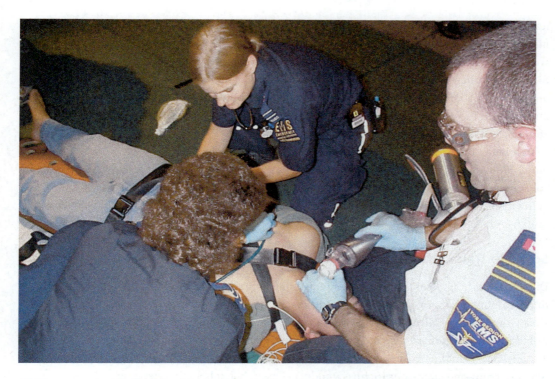

Abbildung 2.3: Wenn Sie Ihre Knie zur Bewegungseinschränkung der HWS nutzen, können Sie mit Ihren freien Händen die assistierte Beatmung durchführen.

wird daher empfohlen, die Atmung mittels Kapnometrie oder besser Kapnografie zu überwachen und ein $etCO_2$ (endtidales Kohlendioxid) von 35–45 mmHg anzustreben. Alle Patienten, die zu schnell atmen, müssen hoch dosiert Sauerstoff über eine Maske mit Reservoir verabreicht bekommen. Generell erhalten alle schwerwiegend verletzten Patienten hoch dosiert Sauerstoff.

Einschätzung des Kreislaufs Sobald Sie offene Atemwege und eine ausreichende Atmung geschaffen haben, stellen Sie als Nächstes den Puls am Handgelenk (Arteria brachialis bei Säuglingen) fest. Hierbei achten Sie auf die Frequenz und auf die Qualität. Wenn der Patient wach ist oder ein peripherer Puls gut zu tasten ist, ist es nicht nötig, den Puls an den Karotiden zu tasten. Bemerken Sie kurz, ob die Pulsfrequenz zu langsam ist (<60/min beim Erwachsenen) oder zu schnell (>120/min) und stellen Sie die Pulsqualität fest (fadenförmig, klopfend, schwach, unregelmäßig). Falls der Puls an der A. carotis nicht zu tasten ist, beginnen Sie unverzüglich mit Wiederbelebungsmaßnahmen (es sei denn, es herrscht ein massives, stumpfes Trauma vor, siehe Kapitel 21) und bereiten Sie eine schnelle Beförderung vor. Diese Situation stellt die zweite Ausnahme dar, bei der Sie den ITLS-Algorithmus unterbrechen müssen. Während Sie den Puls am Handgelenk fühlen, achten Sie auch auf Hautfarbe, Temperatur und Hautturgor (sowie auf kapillare Füllungszeit bei Säuglingen und kleinen Kindern). Blasse, kaltschweißige Haut, schwacher Puls und ein verminderter Bewusstseinszustand sind Ausdruck einer verminderten Perfusion und zeigen ein manifestes Schockgeschehen an. Sorgen Sie dafür, dass starke äußere Blutungen gestoppt bzw. kontrolliert werden (diese Aufgabe übertragen Sie sinnvollerweise einem Teammitglied). Die meisten Blutungen können durch direkten Druck von außen oder durch Druckverbände gestoppt werden. Luftkammerschienen können auch zur Blutstillung benutzt werden. Sollten Blutungen nicht durch direkten Druck zu stoppen sein, folgt nun aufgrund neuer Erkenntnisse der sofortige Einsatz von kommerziell gefertigten Abbindern (Tourniquets). Tourniquets waren eine Zeit lang in der zivilen Notfallmedizin verpönt, sind aber nach aktuellen Erfahrungen (vor allem im militärischen Bereich) das Mittel der Wahl, um Blutungen zu stoppen, die durch Druck alleine nicht kontrolliert werden können. Ein kommerziell gefertigtes Tourniquet sollte in einem solchen Fall daher unverzüglich angewendet werden (Delegation an den Teampartner). Wenn ein Verband durchblutet, ist es wichtig, dass Sie ihn entfernen und *einmal* erneuern, damit Sie sicher sein können, dass ein direkter Druck auf die Wunde ausgeübt wird. Ist es nicht möglich, durch direkte Kompression oder mit Hilfe eines Tourniquets eine massive äußerliche Blutung zu stoppen, sollten hämostatische Substanzen eingesetzt werden (z. B. QuickClot, Celox oder TraumaDEX). Das Hochhalten betroffener Extremitäten und proximales Abdrücken von Gefäßen an definierten Punkten wird nicht mehr empfohlen, da es keinen empirischen Hinweis auf eine Wirksamkeit gibt. Wichtig ist, dass Sie solche starken Blutungen dokumentieren und bei der Übergabe mitteilen. Benutzen Sie auf keinen Fall Klemmen, um Blutungen zu stoppen; dies führt zu Folgeverletzungen (Nerven verlaufen entlang der Arterien).

Schnelle Trauma-Untersuchung oder Gezielte Untersuchung?

Die Entscheidung, eine Schnelle Trauma-Untersuchung oder eine Gezielte Untersuchung durchzuführen, hängt von dem Verletzungsmechanismus und/oder vom Ergebnis der Ersteinschätzung ab. Im Fall eines gefährlichen, signifikanten Verletzungsmechanismus (Verkehrsunfall, Sturz aus großer Höhe etc.) oder bei Bewusstlosigkeit müssen Sie immer die Schnelle Trauma-Untersuchung vornehmen. Handelt es sich dagegen um einen gefährlichen, aber lokalen Verletzungsmechanismus (Schusswunde im Oberschenkel, Stichverletzung im Thorax etc.), dann können Sie die Gezielte Untersuchung durchführen. Bei fehlendem signifikanten Unfallmechanismus (Stein auf Fuß gefallen) und einer normalen Ersteinschätzung (wach ohne vorherige Bewusstlosigkeit, normale Atmung, Radialispuls unter 120/min, keine Atemnot, keine Schmerzangabe im Thorax, Abdomen oder Becken) können Sie sofort mit der Gezielten Untersuchung beginnen. Bedenken Sie jedoch immer, dass auch bei augenscheinlich isolierten Verletzungen (Stichverletzung, Schusswunde etc.) noch weitere Verletzungen vorliegen können, die der Patient zurzeit nicht wahrnimmt (z. B. durch ablenkende Schmerzen). Sie sollten sich daher im Zweifel immer für die Schnelle Trauma-Untersuchung anstelle der Gezielten Untersuchung entscheiden. Wenn Sie einen Patienten behandeln, der aufgrund pathologischer Untersuchungsergebnisse zum Prioritätspatienten (= Hochrisiko-Patient) wurde, müssen Sie die Gründe hierfür suchen und bestimmen, ob dieser ein Load-go-and-treat-Patient ist.

Sie haben einen Prioritätspatienten identifiziert, wenn:

1. Ein signifikanter Verletzungsmechanismus vorliegt.
2. Die Anamnese Folgendes ergibt:
    a. Bewusstlosigkeit.
    b. Atembeschwerden.
    c. Starke Schmerzen an Kopf, Hals oder Torso.
3. Eine Ersteinschätzung mit folgendem Befund vorliegt:
    a. Verminderter Bewusstseinszustand.
    b. Atembeschwerden.
    c. Schlechte Perfusion.
    d. Risikogruppe (sehr jung, sehr alt, chronisch krank oder Ähnliches).

Schnelle Trauma-Untersuchung 2.3

Untersuchung von Kopf, Hals, Thorax, Abdomen, Becken und Extremitäten

Die Schnelle Trauma-Untersuchung ist eine *kurze* Untersuchung, um alle Lebensbedrohungen festzustellen (eine sorgfältigere, Erweiterte Untersuchung erfolgt später, wenn die Zeit dies zulässt). Während Sie Ihre Untersuchung durchführen, sollten Sie Ihre SAMPLE-Anamnese erheben (▶ Tabelle 2.3). Sie und Ihr Team sind nämlich die Einzigen, die am Unfallort eine Anamnese erheben können. Viele Patienten, die initial wach sind, verlieren noch vor der Ankunft in der Klinik das Bewusstsein. Es liegt also nicht nur an Ihnen, alles zu tun, damit der Patient lebend das Krankenhaus erreicht, sondern Sie müssen auch herausfinden, was passiert ist und warum. Achten Sie genau auf das Hauptproblem und auf das Ereignis, das zu dem Vorfall führte (das „S" und das „E" der SAMPLE-Anamnese). Die Symptome, die der Patient angibt, lassen auf weitere Verletzungen schließen, was wiederum das weitere Handeln beeinflussen kann. Es ist immens wichtig, so viel wie möglich über den Verletzungsmechanismus zu erfahren (War der Patient angeschnallt? Wie tief fiel er? Was löste den Sturz aus?). Suchen Sie nach Hinweisen, die auf schwerwiegende Verletzungen hindeuten, wie z. B. Bewusstlosigkeit in der Anamnese, Kurzatmigkeit oder Schmerzen in Hals, Rücken, Thorax, Abdomen oder Becken.

> **SAMPLE-Anamnese:**
> Minimale Erhebung relevanter Patienteninformationen:
> S – Symptome,
> A – Allergien,
> M – Medikamente,
> P – Patientengeschichte,
> L – Letzte Mahlzeit,
> E – Ereignis

Tabelle 2.3

SAMPLE-Anamnese

S	–	Symptome
A	–	Allergien
M	–	Medikamente
P	–	Patientengeschichte (chronische Krankheiten)
L	–	Letzte Mahlzeit (feste oder flüssige Nahrung)
E	–	Ereignis (Wie kam es zu dem Ereignis?)

Untersuchen Sie kurz Kopf und Hals (Inspizieren und Abtasten) nach Verletzungen. Stellen Sie fest, ob die Halsvenen gestaut oder flach sind und ob sich die Trachea in ihrer anatomisch korrekten Position befindet. Tasten Sie dabei auch vorsichtig den Nacken nach einem muskulären Hartspann ab. An dieser Stelle sollte eine feste Zervikalstütze angelegt werden, um die HWS zusätzlich zu stabilisieren (Delegation an den Teampartner).

Beurteilen Sie nun den Thorax (sehen, hören, fühlen). Achten Sie sowohl auf asymmetrische als auch auf paradoxe Atembewegungen. Stellen Sie fest, ob sich die Rippen bei der Atmung mitbewegen oder ob nur eine Zwerchfellatmung vorliegt. Achten Sie auf Zeichen für stumpfes Trauma oder auf offene Wunden. Tasten Sie nach DIK (Akronym für Druckschmerz, Instabilität und Krepitationen). Auskultieren Sie die Lunge, um festzustellen, ob Atemgeräusche vorhanden und seitengleich sind. Hierzu auskultieren Sie auf beiden Thoraxseiten im vierten Interkostalraum in Höhe der mittleren Axillarlinie. Sollten keine bilateralen Atemgeräusche vorhanden sein (auf einer Seite abgeschwächt oder fehlend), müssen Sie den Thorax perkutieren, um herauszufinden, ob der Patient auf Grund von Schmerzen nicht tief genug einatmet oder ob ein Pneumothorax oder Hämatothorax vorliegt. Wenn sich während

> DIK: D - Druckschmerz, I – Instabilität und K – Krepitation. Diese Zeichen sind klinische Hinweise auf knöcherne Verletzungen.

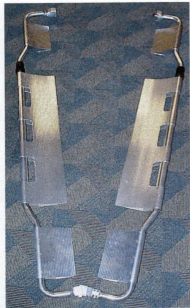

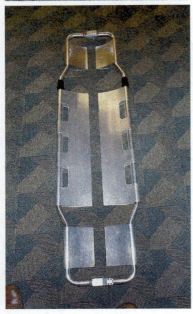

Abbildung 2.4: Die Schaufeltrage sollte bei Patienten angewandt werden, die nicht achsengerecht gedreht werden sollten.

der Thoraxuntersuchung ein krankhafter Befund ergibt (offene Thoraxwunde, bewegliches Thoraxwandfragment, Spannungspneumothorax, Hämatothorax), delegieren Sie die erforderlichen Maßnahmen nach Möglichkeit an Ihren Teamkollegen (Verschluss der offenen Wunde, Stabilisierung des Thoraxwandfragments, Entlastung eines Spannungspneumothorax). Auskultieren Sie kurz die Herztöne, um später Veränderungen wie gedämpfte Herztöne beurteilen zu können.

Inspizieren Sie das Abdomen (Ausdehnung, Prellmarken, penetrierende Verletzungen), bevor Sie es palpieren, um Druckschmerz, Abwehrspannung und Härte feststellen zu können.

Überprüfen Sie das Becken. Achten Sie auf Deformitäten und penetrierende Wunden. Palpieren Sie das Becken, um DIK zu entdecken. Drücken Sie hierzu die Symphyse *vorsichtig* nach dorsal und die Beckenschaufeln *vorsichtig* zusammen. Sollte das Becken instabil sein, kontrollieren Sie es kein zweites Mal! Bei Beckenschmerzen oder Instabilität des Beckens kommt es in der weiteren Versorgung zur Anlage einer kommerziell gefertigten Beckenschlinge, um den Blutverlust zu minimieren und den Beckenring zu schließen.

Überprüfen Sie die Extremitäten. Untersuchen Sie beide Oberschenkel. Achten Sie dabei auf Deformität und suchen Sie nach DIK. Femurfrakturen beider Oberschenkel haben lebensbedrohliches Potenzial. Überprüfen Sie kurz die Arme und Unterschenkel und stellen Sie offensichtliche Wunden fest. Bevor Sie den Patienten auf ein Spineboard drehen, kontrollieren Sie die Motorik der Finger und Zehen des Patienten.

Lagern Sie den Patienten nun auf ein Spineboard. Während der achsengerechten Drehung (Log-roll-Manöver) überprüfen Sie den Rücken auf Verletzungen (DIK). *Vor der Drehung überprüfen Sie den Rücken.* Bei Patienten, die ein instabiles Becken oder bilaterale Femurfrakturen haben, wird eine Schaufeltrage benutzt, um weitere Verletzungen zu vermeiden (▶ Abbildung 2.4). Eine Studie mit einem bestimmten Typ von Schaufeltragen (Ferno 65 EXL) hat gezeigt, dass diese Schaufeltrage eine mindestens gleichwertige Stabilisierung der Wirbelsäule bietet, so dass sie mit geeigneten Fixierungsmaterialien auch allein zur Bewegungseinschränkung der Wirbelsäule genutzt werden kann.

Jetzt haben Sie genügend Informationen, um zu wissen, ob Ihr Patient in einem kritischen Zustand ist und somit sofort in eine geeignete Klinik befördert werden muss (Load-go-and-treat-Situation). Falls Sie einen instabilen Patienten versorgen, leiten Sie jetzt sofort den Transport ein und führen erweiterte Überwachung wie Messung von Vitalparametern sowie Anamneseerhebung während der Fahrt durch.

2.4 Maßnahmen und Entscheidungen zur Beförderung

Nachdem Sie die Ersteinschätzung und die Schnelle Trauma-Untersuchung durchgeführt haben, können Sie jetzt abschätzen, ob es sich um eine kritische Situation handelt. *Patienten, die ein zeitkritisches Trauma aufweisen, werden sofort befördert.* Die meisten nötigen Maßnahmen werden während der Beförderung durchgeführt.

Um herauszufinden, ob der Patient in eine Load-go-and-treat-Kategorie fällt, müssen Sie feststellen, ob der Patient eine der folgenden kritischen Verletzungen oder einen kritischen Zustand aufweist:

1. Ersteinschätzung ergibt:
   a. Eingetrübtes Bewusstsein.
   b. Abnorme Atmung.
   c. Abnorme Zirkulation (Schock oder unkontrollierbare Blutungen).
2. Zeichen, die während der Schnellen Trauma-Untersuchung festgestellt wurden und auf einen Zustand schließen lassen, der schnell zum Schockgeschehen führt:
   a. Abnorme Thoraxuntersuchung (bewegliches Thoraxwandfragment, offene Wunde, Spannungspneumothorax, Hämatothorax).
   b. Schmerzempfindliches, aufgeblähtes Abdomen.
   c. Instabiles Becken.
   d. Bilaterale Femurfrakturen.
3. Signifikanter Verletzungsmechanismus und/oder ein generell schlechter Zustand des Patienten. Beziehen Sie Unfallmechanismus (z.B. Tod des Beifahrers), Alter, generellen Eindruck, chronische Krankheiten etc. bei der Einstufung des Patienten und der Auswahl der geeigneten Zielklinik mit ein. Ein zum Untersuchungszeitpunkt noch stabiler Patient kann durchaus sehr schnell instabil werden.

Wenn der Patient nach der Schnellen Trauma-Untersuchung oder nach der Gezielten Untersuchung einen der oben genannten Zustände aufweist, ist er sofort in die nächste *geeignete* Klinik zu befördern. Im Zweifelsfall befördern Sie frühzeitig. Es gibt nur wenige Maßnahmen, die vor Ort getätigt werden müssen. *Diese können während des ersten Abschnitts des ITLS-Algorithmus an den Teampartner delegiert werden:*

1. Initiales Atemwegsmanagement.
2. Beatmung (assistiert oder kontrolliert).
3. Verabreichung von Sauerstoff.
4. Beginn von Wiederbelebungsmaßnahmen.
5. Kontrolle von stark nach außen blutenden Wunden.
6. Abdichtung von Luft saugenden Wunden des Thorax.
7. Stabilisierung eines beweglichen Thoraxwandfragments.
8. Entlastung eines Spannungspneumothorax.
9. Stabilisierung von Fremdkörpern.
10. Komplette Bewegungseinschränkung des Patienten.

Maßnahmen, die nicht unmittelbar lebensrettend sind, wie z.B. Schienung, Verbände, das Legen von Venenzugängen oder die endotracheale Intubation (bei sicherer Ventilationsmöglichkeit), dürfen die Beförderung von schwerwiegend verletzten Patienten nicht verzögern. Jetzt ist der erste Abschnitt (Primary Survey) abgeschlossen und Sie können Ihr Team bei weiteren Maßnahmen unterstützen. Sorgen Sie außerdem für eine frühzeitige Anmeldung in der aufnehmenden Klinik, damit das Personal auf die Ankunft Ihres Patienten vorbereitet ist. Melden Sie die ungefähre Eintreffzeit, den Patientenzustand und die Vorkehrungen an, die getroffen werden müssen.

Neurologische Untersuchung 2.5

Wenn der Patient eingetrübt ist, müssen Sie als Erstes, nachdem Sie Ihren Patienten in den RTW gebracht haben, eine kurze neurologische Untersuchung vornehmen. Sie dient dazu, Patienten mit möglichem Hirndruck (intrakranieller Druck) zu identifizieren, und enthält die Beurteilung der Pupillen, das Erheben des initialen *GCS-Score* (GCS = Glasgow Coma Scale; siehe Tabelle 2.4) und die Suche nach zerebralen Einklemmungszeichen (siehe Kapitel 10). Es ist wichtig, solche Zeichen frühzeitig zu erkennen (siehe auch Kapitel 10), da ein solcher Befund weitreichende Auswirkungen auf Beatmungsfrequenz, Zielblutdruck (Schocktherapie) und Zielklinik haben wird. Prüfen Sie, ob Sie Hinweise auf eine Dauermedikation beim Patienten finden, die eine Bewusstseinstrübung erklären könnte. Kopfverletzungen, Schock und Hypoxie sind nicht die einzigen Gründe, die zu einem verminderten Bewusstsein führen; denken Sie auch an medizinische Ursachen wie Hypoglykämie und Alkohol oder Drogenüberdosis. Die Bestimmung des Blutzuckergehalts gehört zu diesem Untersuchungsschritt zwingend dazu.

Regelmäßige Verlaufskontrolle und Behandlung 2.6

Die Regelmäßige Verlaufskontrolle ist eine abgekürzte Untersuchung und dient dazu, Veränderungen des Patientenzustands herauszufinden. Bei kritischen Patienten und kurzer Beförderungszeit wird diese Art der Untersuchung anstelle der Erweiterten Untersuchung durchgeführt.

Die Verlaufskontrolle sollte bei kritischen Patienten alle 5 min und bei stabilen alle 15 min erfolgen. Außerdem sollte sie immer dann durchgeführt werden, wenn der Patient bewegt wurde, Maßnahmen am Patienten durchgeführt wurden oder sich der Zustand des Patienten verändert hat. Insbesondere bei einer plötzlichen Verschlechterung des Patienten wird eine Regelmäßige Verlaufskontrolle durchgeführt, um strukturiert schnell eine behebbare Ursache zu finden. Bei dieser Art der Untersuchung geht es darum, Veränderungen des Patientenzustands festzustellen; deshalb prüfen Sie auch nur die Befunde, die sich ändern können.

Schritt für Schritt
Die Regelmäßige Verlaufskontrolle sollte in der folgenden Reihenfolge durchgeführt werden:

1 Befragen Sie den Patienten, wie er sich fühlt und ob sich etwas verändert hat.

2 Untersuchen Sie erneut den Bewusstseinszustand (WASB und Pupillen, GCS bei vermindertem Bewusstsein).

3 Untersuchen Sie erneut die Atemwege, Atmung und Zirkulation.
   a. Kontrollieren Sie die Atemwege.
      1. Kontrollieren Sie erneut das Offensein der Atemwege.
      2. Suchen Sie bei brandverletzten Patienten nach Zeichen eines Inhalationstraumas.
   b. Untersuchen Sie erneut die Atmung und die Zirkulation.
      1. Kontrollieren Sie die Pulzfrequenz und -qualität.
      2. Bewerten Sie Hautfarbe, -turgor und -temperatur.
      3. Untersuchen Sie den Hals auf gestaute Halsvenen oder Trachealverschiebung. (Falls die HWS-Orthese schon anliegt, kann sie geöffnet werden, während der Teampartner die HWS manuell stabilisiert.)

4. Kontrollieren Sie erneut den Thorax. Bewerten Sie die Qualität der Atemgeräusche. Falls Sie ungleiche Atemgeräusche hören, finden Sie heraus, ob dies an einer Schonung wegen Schmerzen liegt oder ob ein Pneumothorax oder Hämatothorax vorliegt. Auskultieren Sie das Herz, um festzustellen, ob sich die Töne gedämpfter anhören.

4 Untersuchen Sie erneut das Abdomen (falls der Mechanismus dort auf mögliche Verletzungen hinweist). Achten Sie auf Druckschmerz, Umfangsvergrößerung oder Abwehrspannung.

5 Untersuchen Sie jede festgestellte Verletzung (bei Abschürfungen auf Blutungen achten, DMS (Akronym für Durchblutung, Motorik und Sensibilität) distal an allen verletzten Extremitäten, bewegliches Thoraxwandfragment, Pneumothorax, offene Thoraxwunden etc.).

6 Kontrollieren Sie Ihre durchgeführten Maßnahmen.
   a. Kontrollieren Sie die Lage des endotrachealen Tubus und achten Sie auf Abklemmungen und Verlegungen.
   b. Kontrollieren Sie den Fluss des Sauerstoffs.
   c. Kontrollieren Sie, ob die gelegten Venenzugänge laufen und die richtige Tropfgeschwindigkeit eingestellt ist.
   d. Kontrollieren Sie die Abdichtung der offenen Thoraxwunde.
   e. Kontrollieren Sie, ob die Entlastungspunktionsnadel noch ausreichend frei ist, um Luft entweichen zu lassen.
   f. Kontrollieren Sie Schienen und Verbände.
   g. Vergewissern Sie sich, dass Fremdkörper gut fixiert sind.
   h. Kontrollieren Sie die Lagerung bei schwangeren Frauen.
   i. Kontrollieren Sie das EKG und Pulsoxymeter.

Dokumentieren Sie schriftlich Ihre erhobenen Befunde und getroffene Maßnahmen. Das gleiche gilt für Zustandsveränderungen des Patienten. (Lesen Sie hierzu „Dokumentation" im Anhang C.)

2.7 Erweiterte Untersuchung

Diese Untersuchungsart ist umfassender als der kurze erste Abschnitt des ITLS-Algorithmus und dient dazu, sämtliche Verletzungen vollständig zu erfassen. Es ist wichtig, die hier gewonnenen Informationen zu dokumentieren. *Bei instabilen Patienten sollte diese Untersuchung immer während der Beförderung durchgeführt werden.* Aufgrund nötiger Maßnahmen und der kurzen Beförderungszeit kann es sein, dass Sie keine Zeit für die Erweiterte Untersuchung haben. Sollte der erste Abschnitt des ITLS-Algorithmus keinen kritischen Zustand des Patienten ergeben, kann die Erweiterte Untersuchung an der Einsatzstelle durchgeführt werden. Auch wenn sich der Zustand des Patienten als stabil erweist, es jedoch einen signifikanten Verletzungsmechanismus gab oder sonstige Gefahren vorliegen (Alter, schlechter Allgemeinzustand, Tod eines Mitinsassen etc.), bedenken Sie die frühe Beförderung. „Stabile" Patienten können schnell zu instabilen werden. Unkritische Patienten dagegen, bei denen kein signifikanter Verletzungsmechanismus herrschte (Stein auf Fuß gefallen), benötigen keine Erweiterte Untersuchung.

Den bedeutsamsten Teil der Anamnese erhielten Sie schon während des ersten Abschnitts des Algorithmus. Jetzt haben Sie Zeit, weitere Informationen zu sammeln, falls dies nötig sein sollte. Während Sie Ihre SAMPLE-Anamnese beenden und weitere Informationen erheben (bei bewusstseinsklaren Patienten), sollten Sie die Erweiterte Untersuchung durchführen. Diese Untersuchung bildet die Grundlage für die weitere Behandlung.

Schritt für Schritt

Die Erweiterte Untersuchung soll folgende Elemente enthalten:

1. Wiederholen Sie die Ersteinschätzung.

2. *Erheben Sie erneut die Vitalzeichen:* Messen Sie Puls, Atemfrequenz und die Sauerstoffsättigung. Messen Sie zusätzlich den Blutdruck. Die Pulsamplitude ist genauso wichtig wie der systolische Blutdruck. Pulsoxymeter und Kapnografie sind als erweiterter Bestandteil der Vitalparameter zu betrachten. Diese Messungen sind nützliche Werkzeuge. Man sollte sich allerdings immer ihrer Grenzen bewusst sein (siehe Kapitel 4 und 5).

3. *Führen Sie eine eingehende neurologische Untersuchung durch:* Sie bietet grundlegende Informationen, die für die spätere Behandlung entscheidend sind. Sie beinhaltet:
   a. Bewusstseinszustand: Handelt es sich um einen Patienten, der bei Bewusstsein ist, ist es wichtig, seine Orientiertheit und den emotionalen Status zu erheben. Ist der Patient dagegen bewusstlos, müssen Sie den Grad der Bewusstlosigkeit feststellen (*GCS*, ▶ Tabelle 2.4). *Bei vermindertem Bewusstsein sollten Sie spätestens jetzt den Blutzucker und die Sauerstoffsättigung messen. Ist es wahrscheinlich, dass eine Opiatintoxikation vorliegt, erwägen Sie das Verabreichen von intravenösem Naloxon.*
   b. Pupillen: Sind sie seitengleich? Reagieren sie auf Licht?
   c. Motorik: Kann der Patient Finger und Zehen bewegen?
   d. Sensibilität: Fühlt der Patient Ihre Berührungen an Fingern und Zehen? Reagiert der Bewusstlose auf Kneifen der Finger und Zehen?

4. *Denken Sie an die Monitorüberwachung (EKG, Pulsoxymeter, CO_2):* Diese werden während der Beförderung angelegt.

5. *Führen Sie eine detaillierte Kopf-bis-Fuß-Untersuchung durch:* Achten Sie hierbei besonders auf die Schmerzangabe des Patienten sowie auf die von Ihnen zuvor festgestellten Verletzungen. Diese Untersuchung sollte die Inspektion, das Auskultieren, die Palpation und eventuell auch die Perkussion beinhalten.
   a. Untersuchen Sie den Kopf auf Schwellungen, Schnittwunden, Verbrennungen, Penetrierungen, Prellungen, Fehlstellungen, Abschürfungen, Druckschmerz (SSV-PPFAD), Brillenhämatom, Battle's Sign (siehe Abbildung 10.8a) sowie auf Blut oder Flüssigkeit,

SSV-PPFAD:
Akronym für Schwellungen, Schnittwunden, Verbrennungen, Penetrierungen, Prellungen, Fehlstellungen, Abschürfungen und Druckschmerz

Battle's Sign:
Hämatombildung hinter dem Ohr

Tabelle 2.4

Glasgow Coma Scale

Augen öffnen	Punkte A	Verbale Reaktion auf Ansprache	Punkte V	Reaktion auf Schmerzreiz	Punkte S
Spontan	4	Kommunikationsfähig, orientiert	5	Auf Aufforderung	6
Auf Aufforderung	3	Kommunikationssfähig, desorientiert	4	Auf Schmerzreiz, gezielt	5
Auf Schmerzreiz	2	Inadäquate Äußerung (Wortsalat)	3	Auf Schmerzreiz, normale Beugeabwehr	4
Keine Reaktion	1	Unverständliche Laute	2	Auf Schmerzreiz, Beugesynergismen	3
		Keine Reaktion	1	Auf Schmerzreiz, Strecksynergismen	2
				Keine	1

die aus dem Ohr oder der Nase fließt. Kontrollieren Sie den Mundraum und die Atemwege.
b. Untersuchen Sie den Hals auf SSV-PPFAD, auf gestaute Halsvenen oder verschobene Trachea.
c. Untersuchen Sie den Thorax auf SSV-PPFAD. Des Weiteren achten Sie auf paradoxe Atembewegungen, auf Instabilität und Krepitation der Rippen. Vergewissern Sie sich, dass Atemgeräusche bilateral vorhanden sind (auskultieren Sie jetzt vier Felder). Stellen Sie Rasselgeräusche, Giemen und weitere pathologische Atemgeräusche fest. Auskultieren Sie das Herz und kontrollieren Sie, ob sich die Herztöne genauso laut wie zuvor anhören (eine Dämpfung der Herztöne kann ein frühes Zeichen für eine Perikardtamponade darstellen). Überprüfen Sie die luftdichte Abdeckung über offenen Wunden. Das bewegliche Thoraxfragment muss stabilisiert sein. Sollten jetzt abgeschwächte Atemgeräusche hörbar sein, perkutieren Sie als Nächstes, um zwischen einem Pneumothorax und einem Hämatothorax zu differenzieren.
d. Untersuchen Sie das Abdomen. Achten Sie auf Prellmarken oder penetrierende Verletzungen. Tasten Sie alle vier Quadranten auf Druckschmerz und Abwehrspannung hin ab. Verschwenden Sie jedoch keine Zeit, um Darmgeräusche auszukultieren. Gibt der Patient bei der Palpation Schmerzen an, müssen Sie mit einer inneren Blutung rechnen. Sollte das Abdomen schmerzhaft und aufgetrieben sein, müssen Sie von einem schnellen Eintritt eines Volumenmangelschocks ausgehen.
e. Untersuchen Sie das Becken und die Extremitäten. Falls ein instabiles Becken während der Schnellen Trauma-Untersuchung bemerkt wird, wird dieses *kein zweites Mal* untersucht. Suchen Sie nach SSV-PPFAD. Kontrollieren Sie die DMS vor und nach der Schienung aller distalen Frakturen. Abgewinkelte Frakturen der oberen Extremität werden meist in der Position geschient, in der sie vorgefunden wurden. Bei Frakturen der unteren Extremität wird diese behutsam reponiert und dann mittels Traktionsschienen stabilisiert. Bei instabilen Patienten erfolgt die Schienung immer erst während der Beförderung.

Sollte die Erweiterte Untersuchung irgendeine lebensbedrohliche Verletzung ergeben, ist der Patient sofort zu befördern. Am Ende der Erweiterten Untersuchung sollten Sie auch Verbände und Schienungen angebracht haben.

Aktuelle Entwicklungen und Ausblick in der präklinischen Traumaversorgung 2.8

Eine der im Rahmen der Patientenuntersuchung zu treffenden Entscheidungen ist die Frage des Zielkrankenhauses. Insbesondere in ländlichen Regionen ist der wünschenswerte Standard eines Traumazentrums oft mit einer erheblichen Transportzeit verbunden.

Die Transportentscheidung für ein Traumazentrum ist bei einem kritisch kranken, polytraumatisierten Patienten unstrittig. Schwieriger ist die Krankenhauswahl bei Patienten, die zwar stabil und bei Bewusstsein sind, auf die aber ein gefährlicher, generalisierter Unfallmechanismus gewirkt hat.

Idealerweise sollten schwerverletzte Patienten schnellstmöglich in das bestgeeignete Krankenhaus (Traumazentrum) transportiert werden, da hier die besten Überlebenschancen bestehen. Umgekehrt muss verhindert werden, dass jeder verletzte Patient in ein Traumazentrum gefahren wird, da sonst die Kapazitäten dieser Spezialkliniken schnell mit geringradig verletzten

Patienten ausgelastet und damit erschöpft sind. Kritisch verletzte Polytraumapatienten müssten dann in weniger gut geeignete Kliniken oder über deutlich längere Strecken transportiert werden.

Es werden daher zukünftig weitere Untersuchungsmöglichkeiten benötigt, mit denen zwischen Patienten mit Verletzungen, die nicht schwer oder zeitkritisch sind und stabil bleiben werden, und Patienten, die initial stabil erscheinen, im weiteren Verlauf aber dekompensieren, unterschieden werden kann. Aktuell existieren zwei zusätzliche Untersuchungsoptionen, die bei der Unterscheidung dieser beiden Patientengruppen nützlich sein können: Serumlaktat und die Sonografie.

Serumlaktat ist ein Marker für Gewebshypoxie und wird im innerklinischen Bereich verwendet, um den Verlauf von kritischen Patienten einzuschätzen. In der präklinischen Notfallmedizin könnte ein Laktatschnelltest dabei helfen, Patienten mit verdeckten inneren Blutungen, aber noch normalen Vitalparametern zu identifizieren, die bald einen Schock entwickeln werden.

Tragbare Ultraschallsysteme können im präklinischen Bereich dazu verwendet werden, innere Blutungen oder eine Herzbeuteltamponade auch bei stabil wirkenden Patienten zu detektieren. Die Untersuchung des Abdomens mittels Ultraschall ist in der Schockraumversorgung verletzter Patienten fest etabliert (FAST: Focused Assessment with Sonography in Trauma). Da die Ultraschallgeräte immer kleiner und mobiler werden, sind sonografische Untersuchungsschritte als FAST-Untersuchung in boden- wie luftgebundenen Notarztsystemen präklinisch integriert. Die so gewonnenen Informationen können in die Entscheidung einfließen, welcher Patient in ein Traumazentrum und welcher stattdessen in ein regionales Krankenhaus der Grund- und Regelversorgung transportiert wird. Einschränkend ist zu bemerken, dass die Untersuchung wie bei allen anderen Maßnahmen stark von den Fähigkeiten und dem Training des Anwenders abhängt.

Nach wie vor ist allerdings eine strukturierte Patientenuntersuchung nach dem ITLS-Algorithmus bei einem potenziell polytraumatisierten Patienten die entscheidende Grundlage für eine zielgerichtete präklinische Versorgung und Verbringung in die geeignete Zielklinik.

Merke: Patientenuntersuchung

1 *Nähern Sie sich keinem Patienten, bevor Sie nicht eine Beurteilung der Einsatzstelle durchgeführt haben:* Unüberlegte Hektik subtrahiert einen Retter und addiert einen Patienten.

2 Der Einsatzleiter muss alle Maßnahmen während des ersten Abschnitts des ITLS-Algorithmus an seinen Teampartner delegieren und darf, außer für eine Atemwegsobstruktion oder einen Herzstillstand, seine Untersuchung nicht unterbrechen.

3 Instabile Traumapatienten benötigen eine definitive Versorgung im Operationssaal. Verkürzen Sie die Zeit an der Einsatzstelle. Das Überleben der kritischen Patienten hängt von der Zeit ab. Die meisten Maßnahmen werden während der Beförderung in eine geeignete Klinik durchgeführt.

4 Benutzen Sie den ITLS-Algorithmus bei jedem Traumapatienten.

> **FALLBEISPIEL – Fortsetzung**
>
> Sie werden zu einem Arbeitsunfall gerufen. Ein Mann soll von einem Baugerüst auf einen Holzstapel gefallen sein. Die Einsatzstelle erweist sich als sicher und es gibt nur einen männlichen Patienten, um die 60 Jahre (hohe Risikogruppe). Der erste Eindruck ist schlecht, da der Patient Atemprobleme zeigt, blass und schweißig ist. Er hält sich krampfhaft an einem Holzstück fest, welches in seinem Thorax steckt. Am linken Unterschenkel kommt der Knochen aus einer Wunde zum Vorschein. Sie sind der Einsatzleiter und nähern sich mit Ihrem Team und dem benötigten Equipment dem Patienten.
>
> Sie stellen sich und Ihre Kollegen vor, während Ihr Kollege die HWS des Patienten mit seinen Knien stabilisiert und ihm eine Sauerstoffmaske mit Reservoir aufsetzt. Der Auszubildende legt das Spineboard an die Seite des Patienten. Auf die Frage, wie der Unfall geschehen sei, antwortet der Patient, dass er gerade dabei war, eine Zementmauer zu errichten, und auf einem 3 m hohen Baugerüst stand. Er hob gerade einen Zementblock hoch, als er ein „Flattern" in seiner Brust verspürte. Das Nächste, woran er sich erinnerte, war, als sein Freund, über ihn gebeugt, fragte, was passiert sei. Der Freund sagt aus, dass der Patient für circa 2–3 min bewusstlos gewesen sei.
>
> Sie stellen fest, dass die Atemwege des Patienten offen sind und eine schnelle und flache Atmung vorliegt, und weisen Ihren Kollegen an, von inhalativer Sauerstoffgabe auf assistierte Beatmung zu wechseln. Der Puls ist tachykard und schwach am Handgelenk zu fühlen. Die Blutung steht jetzt. Aufgrund des Verletzungsmechanismus entscheiden Sie sich, eine Schnelle Trauma-Untersuchung durchzuführen. Sie haben schon wegen der auffälligen Ersteinschätzung, der vorherigen Bewusstlosigkeit und der Atembeschwerden entschieden, dass dies eine Load-go-and-treat-Situation ist.
>
> Die kurze Untersuchung des Kopfes und der HWS bleibt ohne pathologischen Befund. Die Halsvenen sind flach, die Trachea ist mittig. Es liegt kein Druckschmerz oder Deformität des Halses vor. Ihr Teampartner stabilisiert weiterhin manuell die HWS in Neutralposition und legt zusammen mit dem Auszubildenden die HWS-Orthese an, während Sie mit der Untersuchung fortfahren. Sie sehen das 5 cm breite Holzstück, das in die Vorderseite des Thorax eingedrungen ist. Es liegt keine paradoxe Atmung vor. Die Atemgeräusche sind links deutlich abgeschwächt und es liegt ein dumpfer Klopfschall bei Perkussion vor. Die Herztöne sind unregelmäßig, aber gut zu hören. Das Abdomen weist kein SSV-PPFAD auf und ist weich. Das Becken ist stabil und schmerzunempfindlich. Die Untersuchung der Beine bleibt bis auf die bekannte Unterschenkelfraktur ohne Befund. Die Motorik und Sensibilität aller Extremitäten ist vorhanden.
>
> Nachdem der Fremdkörper fixiert worden ist, wird der Patient achsengerecht auf das Spineboard gedreht und fixiert. Er wird jetzt in den RTW gebracht und befördert. Während Sie die SAMPLE-Anamnese vervollständigen und die Vitalwerte messen, legt Ihr Auszubildender zwei großlumige Zugänge und misst den Blutzucker. Sie legen jetzt ein 12-Kanal-EKG an und messen die Sauerstoffsättigung. Der Patient ist kurzatmig und gibt an, Schmerzen in der Brust und im linken Unterschenkel zu haben. Es sind keine Allergien bekannt. Als Dauermedikation nimmt er Antihypertensiva. Herzerkrankungen sind nicht bekannt und er spürte zuvor noch nie Palpitationen. Seine letzte Mahlzeit war das Frühstück vor circa vier Stunden.
>
> Die Vitalzeichen sind: Blutdruck RR = 90/60 mmHg, Puls 130/min (unregelmäßig), Atemfrequenz 30/min und flach, SpO2 (periphere Sauerstoffsättigung) = 92% unter 100% Sauerstoffgabe.. Der Blutzuckergehalt beträgt 72 mg/dl. Das EKG zeigt ST-Streckenhebungen in den Brustwandableitungen an sowie supraventrikuläre Extrasystolen.
>
> Sie melden den Patienten in der Klinik an und berichten, dass Sie einen männlichen Patienten befördern, der nach Palpitationen synkopal wurde und aus 3 m Höhe stürzte. Er hat links eine penetrierende Thoraxverletzung und eine offene Unterschenkelfraktur links. Außerdem sind im EKG ST-Streckenhebungen zu sehen. Im Schockraum der Zielklinik fällt schnell die Entscheidung zur operativen Versorgung, wobei das Holzstück operativ problemlos entfernt werden kann. Eine Verletzung des Herzens durch den Fremdkörper hatte nicht stattgefunden. Als Ursache der Bewusstlosigkeit kann im Rahmen einer PTCA (perkutane transluminale koronare Angioplastie) eine myokardiale Ischämie mit resultierender Rhythmusstörung nachgewiesen werden. Nach Versorgung der zugrundeliegenden Stenose der Herzkranzgefäße mittels Stent-Einlage kann der Patient nach einigen kleineren Komplikationen gesund entlassen werden.

FALLBEISPIEL – Zusammenfassung

Dies ist ein komplexes Beispiel dafür, dass ein medizinisches Ereignis (Myokardinfarkt mit Arrhythmien) eine Synkope auslöst, die wiederum zu ernsthaften Verletzungen führt. Wenn das Team sich nicht an die strikte Einhaltung der Untersuchungs- und Behandlungsreihenfolge gehalten hätte, wäre das kardiale Problem womöglich nicht erkannt worden.

Tabelle 2.5

Abkürzungen

ATV	–	All Terrain Vehicle
WASB	–	Wach, reagiert auf Ansprache, reagiert auf Schmerzreiz, bewusstlos
SSV-PPFAD	–	Schwellungen, Schnittwunden, Verbrennungen, Penetrierungen, Prellungen, Fehlstellungen, Abschürfungen, Druckschmerz
GCS	–	Glasgow Coma Scale
DMS	–	Durchblutung, Motorik, Sensibilität
SAMPLE	–	Symptome, Allergien, Medikamente, Patientengeschichte, letzte Mahlzeit, Ereignis
DIK	–	Druckschmerz, Instabilität, Krepitation

ZUSAMMENFASSUNG

Die Patientenuntersuchung stellt den Schlüssel zur richtigen Traumaversorgung dar. Die Schwierigkeit liegt nicht bei den getroffenen Maßnahmen, sondern in dem richtigen Zeitpunkt der Durchführung. Dieses Kapitel hat eine schnelle, geordnete und gründliche Untersuchung von Traumapatienten mit Prioritäten bei der Untersuchung und den Maßnahmen aufgezeigt. Wenn Sie diesen Ablauf weiterhin üben, können Sie sich in Zukunft auf den Patienten konzentrieren und nicht auf Ihre nächste Tätigkeit. Die höchste Geschwindigkeit wird durch Teamarbeit erreicht. Teamarbeit wird wiederum durch Übung erzielt. Üben Sie daher regelmäßig die Patientenuntersuchung, um Ihre Arbeit im Team zu optimieren.

ZUSAMMENFASSUNG

LITERATURHINWEISE

Alam, H. et al. „Hemorrhage control in the battlefield: Role of new hemostatic agents". *Military Medicine*, Vol. 170 (2005), Seite 63–69.

Brooke, M. et al. „Paramedic application of ultrasound in the management of patients in the prehospital setting: a review of the literature". *Emergency Medicine Journal*, Vol. 27 (9) (2010), Seite 702–707.

Jansen, T.C. et al. „The prognostic value of blood lactate levels relative to that of vital sings in the pre-hospital setting: a pilot study". *Critical Care*, Vol. 12 (6) (2008), Seite 160–166.

Korner, M. et al. „Current role of emergncy ultrasound in patients with major trauma". *Radiographics*, Vol. 28 (1) (2006), Seite 225–242.

Krell, J. et al. „Comparison of the Ferno scoop stretcher with the long backboard for spinal immobilization". *Prehospital Emergency Care*, Vol. 10 (2006), Seite 46–51.

MacKenzie E.J. et al. „A national evaluation of the effect of trauma center care on mortality". *New England Journal of Medicine*, Vol. 354 (4) (2006), Seite 336–378.

Van Beest, P.A. et al. „Measurement of lactate in prehgospital setting is related to outcome". *European Journal of Emergency Medicine,* Vol. 16 (6) (2009), Seite 318–322.

Patientenuntersuchung

3.1 **Ablauf** 56

3.2 **Notwendige Informationen – Erster Abschnitt des ITLS-Algorithmus** 57

3.3 **Notwendige Informationen – Regelmäßige Verlaufskontrolle** 60

3.4 **Notwendige Informationen – Erweiterte Untersuchung** 62

3.5 **Grundregeln des Unterrichtens und der Bewertung** 65

3.6 **Einschätzung des Traumapatienten – Entscheidungshilfen** 68

ÜBERBLICK

3

Lernziele für ITLS-Basic- und -Advanced-Anwender

Nach dem Lesen dieses Kapitels sollten Sie in der Lage sein:

Erster Abschnitt des ITLS-Algorithmus

1. Den ersten Abschnitt des ITLS-Algorithmus korrekt durchzuführen.
2. Innerhalb von 2 min herauszufinden, welcher Patient nach Load-go-and-treat-Prinzipien behandelt werden muss.
3. Den Zeitpunkt für die Durchführung von lebensrettenden Maßnahmen zu benennen.

Regelmäßige Verlaufskontrolle und Erweiterte Untersuchung

1. Die Regelmäßige Verlaufskontrolle korrekt durchzuführen.
2. Den Zeitpunkt für die Durchführung von lebensrettenden Maßnahmen zu benennen.
3. Die korrekte Anmeldung im Krankenhaus durchzuführen.
4. Die Erweiterte Untersuchung korrekt durchzuführen.

Untersuchung und Behandlung von Traumapatienten

1. Die Untersuchung und Behandlung von Traumapatienten zu demonstrieren.

Ablauf 3.1

Für das Training der Szenarien werden kurze, vordefinierte Fallbeispiele gewählt, die durch einen Falldarsteller ausgeführt werden. Hierfür werden Sie in Teams eingeteilt, um die Ersteinschätzung und zeitkritische Maßnahmen durchzuführen sowie den richtigen Zeitpunkt der Beförderung zu bestimmen. Dabei muss jeder Teilnehmer mindestens einmal als Teamleiter fungieren. Stellen Sie die in diesem Kapitel unter dem Begriff „Notwendige Informationen" aufgeführten Fragen. Damit bekommen Sie alle wichtigen Informationen für Ihre weitere Behandlung. Am Ende dieses Kapitels befindet sich ein Behandlungsplan, der alle Schritte beinhaltet, die entweder durch Sie getätigt werden müssen oder die Sie an Ihren Teampartner delegieren können.

Notwendige Informationen – Erster Abschnitt des ITLS-Algorithmus

3.2

> **Merke: Erster Abschnitt des ITLS-Algorithmus:**
>
> 1. Betreten Sie die Einsatzstelle erst, nachdem Sie eine Beurteilung derselben durchgeführt haben und Sicherheit gegeben ist.
>
> 2. Unterbrechen Sie den ersten Abschnitt des ITLS-Algorithmus nicht, außer bei einer Atemwegsverlegung, die Ihr Teampartner nicht beheben kann, oder einem Herz-Kreislauf-Stillstand oder bei Gefahr an der Einsatzstelle. Alle anderen zeitkritischen Interventionen können zunächst delegiert werden, während Sie die Untersuchung durchführen.
>
> 3. Geben Sie Anweisung zur Sauerstoffgabe bzw. Beatmung, sobald Sie Atemwege und Atmung (Vitalfunktionen A und B) geprüft haben.
>
> 4. Eine prophylaktische Hyperventilation ist beim bewusstseinsgetrübten Patienten nicht empfohlen. Die Hyperventilation stellt die ultima ratio bei einem schweren Schädel-Hirn-Trauma mit Einklemmungszeichen dar.
>
> 5. Führen Sie eine assistierte Beatmung bei jedem Patienten mit einer Eigenatemfrequenz von weniger als 8/min (oder einem etCO$_2$ über 45 mmHg) durch.
>
> 6. Geben Sie allen Polytraumapatienten hoch dosiert Sauerstoff. Geben Sie auch Sauerstoff, wenn Sie im Zweifel sind.
>
> 7. Die endotracheale Intubation ist die beste Methode für die kontrollierte Beatmung und zur Verhinderung einer Aspiration. Bei geringer Erfahrung (weniger als 100 Intubationen) oder erwarteten Intubationsproblemen wird eine frühzeitige Nutzung von supraglottischen Atemwegshilfen (Larynxtubus, -maske) empfohlen.
>
> 8. Entscheiden Sie schnell anhand des Algorithmus, ob es sich bei Ihrem Patienten um einen zeitkritischen Patienten mit hoher Transportpriorität handelt.
>
> 9. Lagern Sie schwangere Patientinnen in Linksseitenlage zur Vermeidung des V.-cava-Kompressionssyndroms (V. = Vena).
>
> 10. Bei klinischem Verdacht eines Spannungspneumothorax besteht die Indikation zur Entlastungspunktion, wenn mehr als ein Punkt der folgenden drei positiv ist:
>   a. Atemnot und Zyanose.
>   b. Verlust des Radialispulses (spätes Schockzeichen).
>   c. Bewusstseinsverlust oder Bewusstseinstrübung.

Um Ihren Patienten adäquat versorgen und kritische Entscheidungen treffen zu können, müssen Sie durch die richtigen Fragen möglichst viele Informationen sammeln. Die nachfolgenden Fragen sollten Sie sich in dieser Reihenfolge während der Untersuchung stellen. Sie liefern Ihnen die minimale Information, die Sie für jeden Schritt in Ihrer initialen Untersuchung benötigen.

Beurteilung der Einsatzstelle

- Welche Art von persönlicher Schutzausrüstung müssen Sie tragen?
- Sehen, hören oder riechen Sie irgendetwas Auffälliges?
- Gibt es mehrere Patienten?
- Wird weiteres Personal oder Material benötigt?
- Benötigen Sie spezielle Ausrüstung?

- Welcher Verletzungsmechanismus liegt vor?
- Ist der Verletzungsmechanismus lokal begrenzt oder hat er systemisch eingewirkt?
- Ist der Verletzungsmechanismus potenziell lebensbedrohlich?

Ersteinschätzung

- Wie sieht Ihr Gesamteindruck des Patienten aus?
- Liegt eine lebensbedrohliche Blutung vor, die sofort behandelt werden muss?

Bewusstseinszustand (WASB)

- Stellen Sie sich vor und erfragen Sie, was passiert ist.
- Beurteilen Sie anhand der Reaktion des Patienten seinen Bewusstseinsgrad (WASB; siehe ▶ Tabelle 2.1).

Atemwege

- Sind die Atemwege frei?
- Ist ein pathologisches Atemgeräusch zu hören (Schnarchen, Gurgeln, Stridor)?

Atmung

- Atmet der Patient?
- Welche Atemfrequenz und Atemzugtiefe liegen vor?
- Ist Atmung erschwert oder angestrengt?

Anweisungen zur Ventilation

- Fordern Sie bei jedem Patienten mit abnormer Atmung, eingeschränktem Bewusststein, Schock oder signifikanten Verletzungen Sauerstoff an.
- Delegieren Sie eine assistierte Beatmung bei einer Hypoventilation (<8/min) oder inadäquater Atembewegung.
- Führen Sie bei bewusstlosen Patienten mit schwerem Schädel-Hirn-Trauma, die zusätzlich zerebrale Einklemmungszeichen aufweisen, eine Hyperventilation nur dann durch, wenn Sie zuvor Hypoxie und Hypotonie ausgeglichen haben (siehe Kapitel 10).

Kreislauf

- Welche Pulsfrequenz und -qualität fühlen Sie am Handgelenk (oder an den Karotiden, falls Sie peripher keinen Puls fühlen)?
- Gibt es massive äußere Blutungen?
- Wie sehen Hautfarbe, -turgor und -temperatur aus?

Entscheidung

- Stellt dies eine kritische Situation dar?
- Sind sofort lebensrettende Maßnahmen erforderlich, die Sie entweder selbst tätigen müssen oder delegieren können?

Schnelle Trauma-Untersuchung

Kopf und Hals

- Gibt es an Kopf oder Hals offensichtliche Verletzungen?
- Sind die Halsvenen gestaut?
- Sehen und fühlen Sie die Trachea mittig oder ist sie verschoben?
- Gibt es am Hals Deformitäten oder einen Druckschmerz?

Thorax

- Hebt und senkt sich der Thorax seitengleich? Gibt es paradoxe Atembewegungen? Liegt ein offensichtliches stumpfes oder penetrierendes Trauma vor?
- Gibt es offene Thoraxwunden?
- Liegt DIK der Rippen vor?
- Sind bilateral Atemgeräusche vorhanden?
- Falls keine seitengleichen Atemgeräusche vorliegen, müssen Sie den Thorax perkutieren. Ergibt die Perkussion einen hypersonoren oder dumpfen Klopfschall?
- Sind die Herztöne normal oder gedämpft?

Abdomen

- Liegen offensichtliche Verletzungen vor?
- Ist das Abdomen weich, abwehrgespannt oder aufgetrieben?
- Liegt ein Druckschmerz vor?

Becken

- Liegen offensichtliche Wunden oder Deformitäten vor?
- Liegt DIK vor?

Oberschenkel

- Liegen offensichtliche Wunden, Schwellungen oder Deformitäten vor?
- Liegt DIK vor?

Überblicken der Unterschenkel und Arme

- Liegen offensichtliche Wunden, Schwellungen oder Deformitäten vor?
- Bestehen relevante äukßerliche Blutungen?
- Kann der Patient die Finger und Zehen bewegen und fühlen?

Untersuchung des Rückens (während des Umlagerns auf das Spineboard)

- SSV-PPFAD
- Liegen ein Hartspann, Stufenbildung oder Druckschmerz vor?

Entscheidung

- Liegt eine kritische Situation vor?
- Gibt es Maßnahmen, die Sie jetzt ergreifen müssen?

Anamnese

- Erheben Sie die SAMPLE-Anamnese (kann während der Untersuchung erfolgen).

Vitalzeichen

- Gibt es Vitalzeichen, die abnorm sind?

Neurologische Untersuchung

Führen Sie diese Untersuchung bei bewusstseinseingeschränkten Patienten als Erstes im RTW durch. Ansonsten verschieben Sie sie, bis Sie die Erweiterte Untersuchung durchführen.

- Sind die Pupillen gleich groß und reagieren sie auf Licht?
- Welchen Wert ergibt die *GCS* für Ihren Patienten?
- Liegen Zeichen einer zerebralen Einklemmung vor (Bewusstlosigkeit, geweitete Pupillen, Hypertonus, Bradykardie oder Synergismen) ?
- Welchen Wert hat der Blutzucker?
- Trägt der Patient medizinische Informationen mit sich (Vorerkrankungen, Allergien, Schrittmacherausweis etc.)

Notwendige Informationen – Regelmäßige Verlaufskontrolle 3.3

Die nachfolgenden Fragen sollten Sie sich in dieser Reihenfolge während der Regelmäßigen Verlaufskontrolle stellen. Sie liefern Ihnen das Mindestmaß an Information, das Sie für Ihre Behandlung benötigen.

Subjektive Veränderungen

- Fühlt sich der Patient jetzt schlechter oder besser?

Bewusstsein

- Wie sieht der Bewusstseinszustand aus?
- Wenn Ihr Patient bewusstseinseingeschränkt ist: Welchen Wert hat die *GCS* jetzt?
- Wie groß sind die Pupillen? Sind sie gleich groß? Reagieren sie auf Licht?
- Gibt es Hinweise auf Erkennungszeichen oder andere Ursachen für die Bewusstseinstrübung?

Untersuchen Sie erneut die Atemwege, Atmung und Kreislauf

Atemwege

- Sind die Atemwege frei?
- Gibt es im Fall von Gesichtsverbrennungen Zeichen eines Inhalationstraumas?

Atmung und Kreislauf

- Wie ist die Atemfrequenz und -qualität?
- Wie ist die Pulsfrequenz und -qualität?
- Wie ist der Blutdruck?

- Wie sehen die Hautfarbe, -turgor und -temperatur aus (bei Kindern kapillare Füllungszeit)?
- Sind alle massiven äußerlichen Blutungen gestoppt und aktuell unter Kontrolle?

Hals

- Ist die Trachea mittig oder verschoben?
- Sind die Halsvenen normal, flach oder gestaut?
- Nehmen Schwellungen am Hals zu?

Thorax

- Sind bilateral Atemgeräusche zu hören und sind sie gleich?
- Falls keine seitengleichen Atemgeräusche vorliegen, gibt es einen hypersonoren oder einen dumpfen Klopfschall?
- Sind die Herztöne immer noch klar zu hören oder gedämpft?

Abdomen (falls der Mechanismus hier Verletzungen vermuten lässt)

- Liegt ein Druckschmerz vor?
- Ist das Abdomen weich, angespannt oder aufgebläht?

Behandlung von bereits festgestellten Verletzungen

- Gibt es Veränderungen an den vorgefundenen Verletzungen?

Kontrolle der durchgeführten Maßnahmen

- Stellen Sie die Fragen, die für Ihren Patienten angemessen sind.
- Liegt der endotracheale Tubus noch in richtiger Lage und ist er frei durchgängig?
- Ist der Sauerstofffluss korrekt eingestellt?
- Ist der Sauerstoffanschluss mit der Sauerstoffflasche und dem Patienten verbunden?
- Ist die Tropfgeschwindigkeit der Infusion richtig eingestellt?
- Ist die offene Thoraxwunde immer noch ausreichend abgedichtet?
- Reicht die Entlastungspunktion immer noch aus?
- Sind Kompressen mit Blut vollgesogen?
- Sitzen die Schienungen noch?
- Ist der Fremdkörper gut fixiert?
- Wurde eine schwangere Frau auf der linken Seite gelagert?
- Läuft das EKG-Monitoring?
- Wird die Sättigung angezeigt?
- Läuft die CO_2-Messung?

Notwendige Informationen – Erweiterte Untersuchung

3.4

> **Merke: Zweiter Abschnitt des ITLS-Algorithmus:**
>
> **1** Bei kritischen Patienten wird die Erweiterte Untersuchung auf dem Weg in die Zielklinik im Fahrzeug durchgeführt, sofern die Zeit dies zulässt.
>
> **2** Zeitkritische Patienten sollten am Einsatzort keine Schienenbehandlung oder aufwendige Verbände erhalten. Dies nimmt zu viel Zeit in Anspruch und verzögert die Therapie vital bedrohlicher Verletzungen.

Um Ihren Patienten adäquat versorgen und kritische Entscheidungen treffen zu können, müssen Sie durch die richtigen Fragen möglichst viele Informationen sammeln. Die nachfolgenden Fragen sollten Sie sich in dieser Reihenfolge während der Erweiterten Untersuchung stellen. Sie liefern Ihnen das Mindestmaß an Information, das Sie für Ihre Behandlung benötigen.

SAMPLE-Anamnese (vervollständigen Sie diese, wenn noch nicht geschehen)

- Wie lautet die Patientengeschichte?

Vitalzeichen

- Welche Vitalzeichen liegen vor?

Neurologische Untersuchung

- Wie sieht der Bewusstseinszustand aus?
- Wie ist der Blutzucker (bei eingeschränktem Bewusstsein)?
- Sind die Pupillen seitengleich? Reagieren sie auf Licht?
- Kann der Patient seine Finger und Zehen bewegen?
- Wie ist die Bewertung gemäß GCS?

Kopf

- Gibt es Brandwunden, tiefe Wunden, lokalen Druckschmerz, Schwellungen, Prellungen, Fehlstellungen, Ablederungen bzw. Durchspießungen des Gesichts oder Kopfes (SSV-PPFAD)?
- Gibt es Hämatome hinter dem Ohr oder ist ein Brillenhämatom sichtbar?
- Läuft Flüssigkeit oder Blut aus Mund oder Ohren?
- Ist die Gesichtsfarbe blass, zyanotisch oder ist die Haut schweißig?

Atemwege

- Sind die Atemwege frei?
- Ist das Atemgeräusch anomal (Schnarchen, Gurgeln, Stridor)?
- Gibt es, bei Verbrennungen des Gesichts, Zeichen für Verbrennungen in Mund oder Nase?

Atmung

- Wie ist die Atemfrequenz und die -qualität?

Hals

- SSV-PPFAD?
- Sind die Halsvenen normal, flach oder gestaut?
- Ist die Trachea mittig oder verschoben?

Thorax

- SSV-PPFAD?
- Gibt es offene Wunden oder eine paradoxe Atmung?
- Sind Atemgeräusche vorhanden und seitengleich?
- Ist der Klopfschall hypersonor oder dumpf (falls die Atemgeräusche nicht seitengleich sind)?
- Ist der endotracheale Tubus immer noch richtig positioniert?
- Sind die Herztöne normal oder gedämpft?

Abdomen

- SSV-PPFAD?
- Ist das Abdomen weich, gespannt oder aufgebläht?

Becken

Das Becken wurde schon während der Schnellen Trauma-Untersuchung palpiert – im Rahmen dieses Untersuchungsschrittes erfolgt keine weitere Untersuchung des Beckens.

Untere Extremitäten

- SSV-PPFAD?
- Ist DMS normal?
- Ist der Bewegungsradius normal? (optional)

Obere Extremitäten

- SSV-PPFAD?
- Ist DMS normal?
- Ist der Bewegungsradius normal? (optional)

Ablauf

Für die Praxis werden kurze definierte Fallbeispiele gewählt, die durch einen Falldarsteller ausgeführt werden. Sie werden hierbei in Teams eingeteilt, um das Management von simulierten Traumasituationen zu üben. Benutzen Sie hierzu die im Kurs unterrichteten Techniken und den Algorithmus. Wiederholen Sie Kapitel 2.

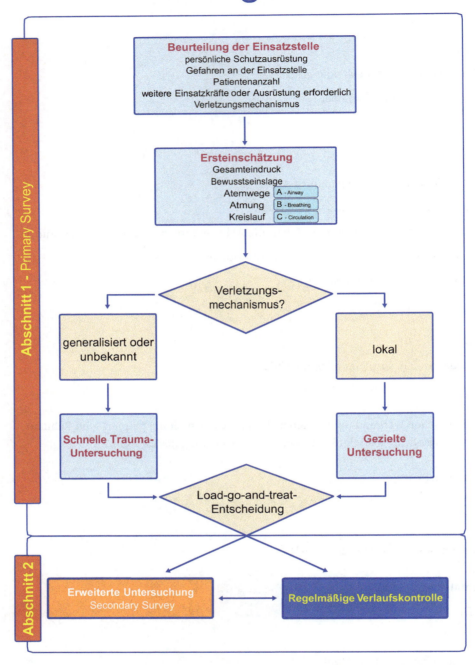

Abbildung 3.1: Schritte der Untersuchung und Behandlung von Traumapatienten nach dem ITLS-Algorithmus.

Grundregeln des Unterrichtens und der Bewertung 3.5

1. Sie werden während der praktischen Übungsszenarien und der Testszenarien in Teams aus drei Personen eingeteilt. (Andere Teamstärken sind optional.)
2. Sie werden drei Übungsszenarien durchlaufen, so dass jeder von Ihnen einmal die Rolle des Einsatzleiters übernehmen kann.
3. Sie werden einmal als Einsatzleiter bewertet.
4. Während zweier weiterer Testszenarien arbeiten Sie als Teamkollege mit, während ein anderes Teammitglied als Einsatzleiter bewertet wird. Sie assistieren hierbei dem Teamleiter, der alle Untersuchungen durchführt und die kritischen Entscheidungen trifft. Sie durchlaufen insgesamt sechs Szenarien: drei Übungsszenarien, eine Bewertung und zwei Szenarien, in denen Ihre Teammitglieder bewertet werden.
5. Warten Sie vor der Tür, bis der Instruktor zu Ihnen kommt und Ihnen Ihr Szenario vorstellt.
6. Sie dürfen vor dem Szenario Ihre Ausrüstung überprüfen.
7. Vergewissern Sie sich danach, ob der Einsatzort als sicher gilt, bevor Sie sich dem Patienten nähern.
8. Tragen Sie Ihre Schutzausrüstung.
9. Kommunizieren Sie mit dem Falldarsteller wie mit all Ihren Patienten. Erklären Sie Ihre Schritte, während Sie den Patienten untersuchen. Seien Sie selbstsicher und beruhigend.
10. Bei Informationen, die Sie nicht von dem Patienten erfahren können, hilft Ihnen der Instruktor weiter. Beispiele: Blutdruck, Puls, Atemgeräusche.
11. Wunden und Frakturen müssen wie in der Realität abgedeckt und geschient werden. Alle Maßnahmen müssen korrekt durchgeführt werden (Blutdruckmessung, achsengerechtes Drehen, Bewegungseinschränkung der Wirbelsäule, Schienung etc.).
12. Fall Sie einen Gegenstand benötigen, der nicht vorhanden ist, fragen Sie Ihren Instruktor danach. Er hilft Ihnen dann weiter.
13. Sie werden während der praktischen Übungen zu Ihrem jeweils nächsten Szenario geführt. Sie können jedoch keine Station zweimal durchlaufen.
14. Sie werden nach den folgenden Gesichtspunkten bewertet:
    a. Einschätzung der Einsatzstelle.
    b. Patientenuntersuchung.
    c. Behandlung des Patienten.
    d. Effiziente Zeitnutzung.
    e. Teamführung.
    f. Beurteilungsfähigkeit.
    g. Fähigkeit, Probleme zu lösen.
    h. Kommunikation mit dem Patienten.
15. Nachdem Sie Ihr Prüfungsszenario durchlaufen haben, gibt es keine Nachbesprechung des Szenarios. Wenn Sie noch weitere Fragen haben sollten, können Sie diese am Ende des Kurses nach dem Instruktorentreffen stellen.

Merke: Patientenuntersuchung

1. Nähern Sie sich dem Patienten nicht, ohne eine Beurteilung der Einsatzstelle durchgeführt zu haben.
2. Unterbrechen Sie den ersten Abschnitt des ITLS-Algorithmus nicht. Außer bei:
   a. Atemwegsobstruktion.
   b. Herz-Kreislauf-Stillstand.
   c. Gefahren an der Einsatzstelle.
   Ihre Teammitglieder können invasive Maßnahmen durchführen, während Sie den Algorithmus abarbeiten.
3. Sobald Sie die Atemwege und die Atmung untersucht haben, weisen Sie Maßnahmen hierzu an.
4. Die prophylaktische Hyperventilation bei bewusstseinseingetrübten Patienten wird nicht mehr empfohlen. Sie wird nur noch bei Patienten mit Schädel-Hirn-Trauma angewandt, wenn diese zerebrale Einklemmungszeichen aufweisen und eine Hypoxämie und Hypotonie behoben wurden.
5. Jeder Patient, der hypoventiliert (< 8/min), muss assistiert beatmet werden.
6. Verabreichen Sie jedem schwer verletzten Patienten Sauerstoff. Sind Sie im Zweifel über den Zustand Ihres Patienten, verabreichen Sie ebenfalls hoch dosiert Sauerstoff.
7. Der Goldstandard der Atemwegssicherung und der Beatmung ist die endotracheale Intubation. Sie soll nur vom darin Geübten (über 100 endotracheale Intubationen) durchgeführt werden. An den frühzeitigen Einsatz von supraglottischen Atemwegshilfen sollten Sie insbesondere beim schwierigen Atemweg denken.
8. Nach Durchführung der Schnellen Trauma-Untersuchung wird der Patient achsengerecht auf ein Spineboard gedreht oder mit Hilfe der Schaufeltrage auf einer Vakuummatratze gelagert. Vergessen Sie die Untersuchung des Rückens nicht.
9. Wenn Sie den ersten Abschnitt des ITLS-Algorithmus abgeschlossen haben, müssen Sie sich entscheiden, ob der Patient stabil oder kritisch ist. Die folgende Aufzählung stellt kritische Traumasituationen dar:
   a. Eingeschränkter Bewusstseinszustand.
   b. Probleme mit den Atemwegen oder der Atmung.
   c. Schock.
   d. Thoraxverletzung.
   e. Druckschmerz des Abdomens.
   f. Instabiles Becken.
   g. Bilaterale Femurfrakturen.
   h. Risikogruppe.
10. Wenn der erste Abschnitt des Algorithmus ergibt, dass es sich um eine kritische Traumasituation handelt, dann muss der Patient in den RTW gebracht und befördert werden.
11. Einige Maßnahmen müssen vor der Beförderung durchgeführt werden. Denken Sie daran, dass Sie hierfür Minuten des „goldenen Zeitraums" verbrauchen, und wägen Sie daher gut ab.

12 Damit die Entlastung eines Spannungspneumothorax indiziert ist, muss der Patient *mehr als einen* der folgenden Punkte erfüllen (siehe Kapitel 7):
   a. Atemnot und Zyanose.
   b. Verlust des Radialispulses (als spätes Schockzeichen).
   c. Verschlechterung des Bewusstseinszustandes.

13 Die intravenösen Zugänge werden während der Beförderung ins Krankenhaus gelegt, es sei denn, der Patient ist eingeklemmt oder der RTW, der die Beförderung durchführen soll, ist noch nicht an der Einsatzstelle eingetroffen.

14 Die Erweiterte Untersuchung wird, wenn es die Zeit erlaubt, bei kritischen Patienten während der Beförderung ins Krankenhaus durchgeführt.

15 Bei stabilen Patienten kann die Erweiterte Untersuchung noch am Einsatzort erfolgen (auf dem Spineboard/der Vakuummatratze).

16 Sollten Sie einen zunächst stabilen Patienten am Einsatzort mittels Erweiterter Untersuchung evaluieren und stellen eine lebensbedrohliche Verletzung fest, müssen Sie sofort die Beförderung einleiten.

17 Bei kritischen Patienten kann aus Zeitmangel keine Schienung am Einsatzort erfolgen.

18 Melden Sie Ihren Patienten rechtzeitig in der Zielklinik an. Es müssen Ärzte verschiedener Fachdisziplinen (eventuell sogar von zu Hause) alarmiert werden.

19 Führen Sie regelmäßig die Verlaufskontrolle durch:
   a. Wenn sich der Zustand des Patienten ändert.
   b. Nachdem Sie Maßnahmen am Patienten durchgeführt haben.
   c. Nach jeder Umlagerung des Patienten.

20 Bewusstlose Patienten ohne Schluckreflexe können ihre Atemwege nicht offen halten.

21 Schwangere Frauen werden während der Beförderung mit dem Spineboard/der Vakuummatratze auf der linken Seite gelagert. Achten Sie dabei darauf, dass die Patientinnen nicht von der Trage rollen.

22 Bleiben Sie ruhig und handeln Sie mit Bedacht. Ihr Wissen, Ihre Erfahrung und trainierten Fähigkeiten sind neben Ihrer Aufmerksamkeit Ihre wichtigsten Werkzeuge.

Einschätzung des Traumapatienten – Entscheidungshilfen

3.6

Beurteilung der Einsatzstelle/Ersteinschätzung	Tätigkeit
BEURTEILUNG DER EINSATZSTELLE	
Sicherheit	Tragen Sie Handschuhe, Einsatzkleidung und gegebenenfalls Schutzbrillen und Gesichtsschutz. Beseitigen Sie Gefahren an der Einsatzstelle oder retten Sie Patienten aus Gefahrenzonen.
Patientenanzahl	Fordern Sie Hilfe nach, wenn nötig.
Befreiung von eingeklemmten Personen	Fordern Sie spezielles Equipment nach.
Verletzungsmechanismus	Vermuten Sie wahrscheinliche Verletzungen, wenn diese nicht offensichtlich sind (z. B. HWS-Verletzungen).
GESAMTEINDRUCK	Beginnen Sie, Prioritäten zu setzen.
Alter, Geschlecht, Gewicht	
Position (Umgebung, Körperposition/Körperhaltung)	
Tätigkeiten	
Offensichtliche, äußere Blutungen/Verletzungen	
Starke äußerliche Blutungen	Eskalierendes Vorgehen: direkter Druck, Druckverband, Tourniquet, Hämostyptika
BEWUSSTSEINSZUSTAND	
Wach/Reaktion auf Ansprache	Stabilisieren Sie manuell die HWS.
Keine Reaktion auf Ansprache	Modifizierter Esmarch-Handgriff
ATEMWEGE	
Schnarchen	Modifizierter Esmarch-Handgriff
Gurgeln	Absaugung
Stridor	Fremdkörperentfernung, Atemwegssicherung (supraglottische Atemwegshilfe, endotracheale Intubation); Einsatz der Kapnometrie zur Erfolgskontrolle und Verlaufsbeurteilung
Stille	Versuchen Sie, den Patienten zu beatmen. Wenn dies nicht erfolgreich ist: ■ Verlegung der Atemwege: Befreien Sie den Patienten sofort (z. B. aus dem Auto) ■ Inspektion des Mundraumes ■ Absaugung ■ Erwägen Sie den Heimlich-Handgriff ■ Atemwegssicherung (supraglottische Atemwegshilfe, endotracheale Intubation) und Beatmung; Einsatz der Kapnometrie zur Erfolgskontrolle und Verlaufsbeurteilung
ATMUNG	
Fehlend	Bei fehlendem oder nicht sicher nachweisbarem Karotispuls Reanimation nach den aktuellen Reanimationsleitlinien; bei vorhandenem Puls kontrollierte Beatmung mit einer Frequenz von 8–10 und Sauerstoffgabe
< 8/min	Assistierte Beatmung mit eine Frequenz von 8–10 und Sauerstoffgabe
Niedriges Atemzugvolumen	Assistierte Beatmung
Angestrengte Atmung	Sauerstoffgabe mit einer Maske mit Reservoir bei einem Sauerstoffflow von 15 l/min
Normale oder schnelle Atmung	Erwägen Sie die Sauerstoffgabe.
RADIALISPULS	
Fehlend	Tasten Sie den Karotispuls (siehe unten). Spätes Schockzeichen.
Vorhanden	Ermitteln Sie Frequenz und Qualität.
Bradykardie	Ziehen Sie einen möglichen spinalen Schock oder ein Schädel-Hirn-Trauma in Betracht.
Tachykardie	Beruhigen Sie Ihren Patienten, um die Frequenz zu senken. Ziehen Sie ein Schockgeschehen in Betracht.

3.6 Einschätzung des Traumapatienten – Entscheidungshilfen

Beurteilung der Einsatzstelle/Ersteinschätzung	Tätigkeit
KAROTISPULS (Tasten, wenn Radialispuls fehlt)	
Fehlend	Bei fehlendem oder nicht sicher nachweisbarem Karotispuls Reanimationsbeginn nach den aktuellen Reanimationsleitlinien. Load-go-and-treat-Situation bei Entschluss zur Reanimationsbehandlung. Zum Abbruch der Reanimation vgl. Kapitel 21.
Vorhanden	Ermitteln Sie Frequenz und Qualität.
Bradykardie	Ziehen Sie einen möglichen spinalen Schock oder ein Schädel-Hirn-Trauma in Betracht.
Tachykardie	Ziehen Sie ein Schockgeschehen in Betracht.
HAUT	
Farbe und Spannungszustand	
Blass, kühl, feucht	Ziehen Sie ein Schockgeschehen in Betracht.
Zyanose	Erwägen Sie die Intubation/Beatmung; kontrollieren Sie die Sauerstoffgabe.
STARKE BLUTUNGEN	Direkter manueller Druck; Druckverband. Bei andauernder Blutung trotz Druckverband Anlage eines Tourniquet, gegebenenfalls Verwendung von Hämostyptika.
Schnelle Trauma-Untersuchung	**Tätigkeit**
KOPF	
Starke Gesichtsverletzungen	Erwägen Sie die Intubation.
HALS	
Schwellung/Prellungen	Erwägen Sie die Intubation.
Stauung der Halsvenen	Ziehen Sie eine Herzbeuteltamponade oder einen Spannungspneumothorax in Betracht.
Trachealverschiebung	Ziehen Sie einen Spannungspneumothorax in Betracht.
Deformität/Druckschmerz/Unfallmechanismus	**Legen Sie so frühzeitig wie möglich eine HWS-Orthese an.**
INSPIZIEREN/PALPIEREN SIE DEN THORAX	
Symmetrisch/stabil	Fahren Sie mit der Untersuchung fort.
Prellmarken/Krepitationen	Erwägen Sie frühes EKG-Monitoring.
Penetrierende Verletzungen	Luftdichte Abdeckung.
Paradoxe Atembewegung	Stabilisieren Sie das bewegliche Fragment; erwägen Sie die frühe Intubation.
ATEMGERÄUSCHE	
Bilateral vorhanden	Fahren Sie mit der Untersuchung fort.
Ungleich	Perkutieren Sie den Thorax, um zwischen einem Pneumothorax und einem Hämatothorax zu unterscheiden.
Bei eingeschränktem Bewusstsein, fehlenden Radialispulsen, Zyanose, gestauten Halsvenen, möglicher Trachealverschiebung	Erwägen Sie eine Entlastungspunktion.
HERZTÖNE	
Gedämpft bei gestauten Halsvenen und bilateralen Atemgeräuschen	Ziehen Sie eine Perikardtamponade in Betracht.
ABDOMEN, BECKEN, OBERSCHENKEL	
Bei Druckschmerz im Abdomen, instabilem Becken oder bilateralen Femurfrakturen	Rechnen Sie mit Schock.
Bei schmerzhaftem Becken oder klinischem Verdacht auf Beckenfraktur	Anlage einer Beckenschlinge (Sam Sling)
BEWEGUNG/SENSIBILITÄT DER EXTREMITÄTEN	
Vorhanden	Dokumentieren Sie dieses.
Abgeschwächt oder fehlend	Vermuten Sie eine Verletzung des Rückenmarks.

Schnelle Trauma-Untersuchung	Tätigkeit
RÜCKEN	Angemessene Behandlung der festgestellten Verletzungen.
	Lagern Sie den Patienten auf einem Spineboard oder mit Hilfe einer Schaufeltrage auf einer Vakuummatratze.
	Befördern Sie sofort bei kritischen Traumasituationen.
SAMPLE-ANAMNESE	Dokumentieren Sie diese.
VITALZEICHEN	
Puls, Atemfrequenz	Dokumentieren Sie diese.
Auskultieren Sie den Blutdruck	
Systolisch < 90 mit Schockzeichen	Erwägen Sie die intravenöse Flüssigkeitsgabe während der Beförderung.
Systolisch < 80	Intravenöse Flüssigkeitsgabe während der Beförderung.
Systolisch < 60	Intravenöse Flüssigkeitsgabe während der Beförderung.
Pulsamplitude > 60 bei eingeschränktem Bewusstsein	Ziehen Sie einen erhöhten Hirndruck in Betracht. Halten Sie den systolischen Blutdruck zwischen 110 – 120 mmHg.

Neurologische Untersuchung beim eingeschränkten Bewusstseinszustand	Tätigkeit
PUPILLEN	
Ungleich groß	Ein Schädel-Hirn-Trauma ist wahrscheinlich, es sei denn, der Patient ist wach, dann könnte eine Augenverletzung vorliegen. Verabreichen Sie 100 % Sauerstoff.
Ungleich groß oder geweitet und fixiert bei einer GCS $\leq$ 8	Verabreichen Sie 100 % Sauerstoff; lassen Sie den Patienten nicht hypoton werden (Zielwert zwischen 110 – 120). Die Intubation mit Hyperventilation ist indiziert, wenn Hypoxämie und Hypotonie ausgeglichen wurden (ungleich große Pupillen oder geweitete fixierte Pupillen bei einem GCS-Score von $\leq$ 8 weisen auf eine zerebrale Einklemmung hin).
Stecknadelkopfgroß bei einer Atemfrequenz < 12	Erwägen Sie die Naloxongabe.
Geweitet/reagibel (bei einer GCS $\leq$ 8)	Verabreichen Sie 100 % Sauerstoff. Erwägen Sie die Intubation.
GLASGOW COMA SCALE	
$\leq$ 8	Verabreichen Sie 100 Prozent Sauerstoff. Lassen Sie den Patienten nicht hypoton werden (Zielwert ist ein Blutdruck zwischen 110 – 120 mmHg systolisch).
	Die Intubation während der Beförderung ist indiziert.
	Die Hyperventilation wird nur bei Zeichen von zerebraler Einklemmung durchgeführt:
	a. GCS $\leq$ 8 mit Strecksynergismen.
	b. GCS $\leq$ 8 bei Asymmetrie der Pupillen oder bei keiner Lichtreaktion.
	c. GCS $\leq$ 8 mit einem anschließendem Abfall von über zwei Punkten.
ALLE PATIENTEN MIT EINGESCHRÄNKTEM BEWUSSTSEIN	Suchen Sie nach Hinweisen auf z. B. medizinische Ausweise, Medikamentenlisten, vorbestehende Grunderkrankungen oder Notfallkettchen/-armbänder.
	Kontrollieren Sie den Blutzucker.

Initiales Atemwegsmanagement

4.1	Anatomie	73
4.2	A – Der freie, sichere Atemweg	79
4.3	B – Belüftung durch normale Atmung	85
4.4	B – Oxygenierung durch zusätzlichen Sauerstoff	85
4.5	B – Belüftung durch (Überdruck-)Beatmung	86
4.6	B – Beatmung und Compliance	87
4.7	B – Beatmungstechniken	88
	Zusammenfassung	93
	Literaturhinweise	93

ÜBERBLICK

Lernziele für ITLS-Basic-Anwender

Nach dem Lesen dieses Kapitels sollten Sie in der Lage sein:

1 Die Anatomie und Physiologie des respiratorischen Systems zu beschreiben.

2 Folgende Begriffe zu definieren:
   a. Hyperventilation.
   b. Hypoventilation.
   c. Tidalvolumen und Atemtiefe.
   d. Atemminutenvolumen.
   e. Appliziertes Volumen.
   f. Compliance.

3 Die Bedeutung der Beobachtung für die Atemwegskontrolle zu erklären.

4 Die Möglichkeiten des zusätzlichen Verabreichens von Sauerstoff zu beschreiben.

5 Die Indikationen und Kontraindikationen sowie Vor- und Nachteile für die folgenden Atemwegshilfen kurz zu erläutern:
   a. Wendl-Tubus.
   b. Guedel-Tubus.
   c. Beutel-Masken-Beatmung.

6 Das Sellick-Manöver zu beschreiben.

7 Die wichtigsten Bestandteile eines Atemwegs-Sets zu benennen.

Zusätzliche Lernziele für ITLS-Advanced-Anwender

Nach dem Lesen dieses Kapitels sollten Sie zusätzlich in der Lage sein:

1 Die Indikation und Kontraindikation sowie Vor- und Nachteile für die folgende Atemwegshilfe kurz zu beschreiben: Endotracheale Intubation.

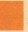
FALLBEISPIEL

Sie besetzen heute einen RTW in einem ländlichen Einsatzgebiet. Zusammen mit Ihren beiden Kollegen werden Sie zu einem Wohnungsbrand alarmiert. Ihre Ersteinschätzung vom Einsatzort ergibt, dass die Feuerwehr bereits vor Ort ist. Der Einsatzort ist sicher und es ist nur eine Patientin vorhanden. Sie war schlafend in einem rückwärtigen Zimmer entdeckt worden. Die Feuerwehrleute haben sie durch ein Fenster gerettet. Die Patientin ist völlig verrußt und hustet. Wie würden Sie die Patientin ansprechen? Wie ist der Verletzungsmechanismus? Wie würden Sie die Patientin versorgen? Was würden Sie zuerst tun? Ist dies eine Load-go-and-treat-Situation? Behalten Sie diese Fragen in Erinnerung, wenn Sie dieses Kapitel lesen. Das Fallbeispiel wird am Ende des Kapitels fortgesetzt.

Von allen Aufgaben, die auf ein Rettungsteam bei der Versorgung eines Traumapatienten zukommen, ist keine wichtiger als die Kontrolle des Atemwegs. Die Aufrechterhaltung eines freien Atemwegs und ausreichender Atmung kann für sich schon eine Herausforderung darstellen. Fast unmöglich kann die Atemwegssicherung aber in einer schwierigen Einsatzsituation mit wenig Licht, schwer erreichbarem Patienten und dem Chaos, das oft eine Einsatzstelle umgibt, erscheinen. Erschwerend kommen vielleicht noch Schaulustige dazu.

Die Kontrolle über den Atemweg ist eine Aufgabe, die Sie meistern müssen und die zumeist keinen Aufschub duldet, bis man im Krankenhaus ist. Patienten, die zyanotisch oder ateminsuffizient oder sogar beides sind, benötigen dringend Hilfe, die nur Sie in der ersten Phase der Versorgung leisten können. Es wird von Ihnen erwartet, dass Sie sich in den grundlegenden Strukturen und Funktionen der Atemwege bestens auskennen – darin, wie man einen Atemweg freimacht und freihält und wie man einen Patienten mit Sauerstoff versorgt und beatmet (oxygeniert und ventiliert).

Die äußeren Bedingungen am Einsatzort sind unvorhersehbar. Sie werden gerufen, um Atemwege bei Patienten in jeder nur erdenklichen Lage zu sichern: in zertrümmerten Fahrzeugen, hoch auf einem Baugerüst, im Herzen eines Einkaufscenters oder am Rand einer viel befahrenen Autobahn. Dafür brauchen Sie mehrere Optionen und Alternativen, aus denen Sie dann auswählen können. Was dem einen Patienten hilft, wird bei einem anderen nicht funktionieren. Der eine Patient benötigt z. B. nur einen simplen Zug am Kinn, um die Atemwege zu öffnen, während der nächste nur durch invasive chirurgische Maßnahmen vor dem sonst unausweichlichen Erstickungstod gerettet werden kann.

Welche Methode letztlich auch immer erforderlich wird, Sie müssen stets mit den Basismaßnahmen beginnen. Es ist wenig sinnvoll und in vielen Fällen sogar ausgesprochen gefährlich, erweiterte Maßnahmen der Atemwegssicherung durchführen zu wollen, bevor nicht zuerst die Basismaßnahmen angewendet wurden. Die umfangreiche Diskussion um das Atemwegsmanagement beim Traumapatienten basiert auf den folgenden fundamentalen Grundlagen: *Luft muss rein und raus, Sauerstoff ist gut und blau ist schlecht*! Alles Weitere ergibt sich aus dieser Grundforderung. Damit haben Ventilation und Oxygenierung des Patienten höchste Priorität.

Anatomie 4.1

Der Atemweg beginnt an der Nasenspitze und den Lippen und endet an der *alveolokapillären Grenzmembran*, durch die der Gasaustausch zwischen den Luftbläschen der Lunge (den *Alveolen*) und dem Netzwerk der Lungenkapillaren stattfindet. Der Atemweg besteht aus Räumen und Röhren, die während der Einatmung Luft mit 21 % Sauerstoff zu den Alveolen leiten und das anfallende *Kohlendioxid*, das aus dem Blut in die Alveolen diffundiert, abtransportieren. Die luftgefüllten Räume und Röhren, die nicht am Gasaustausch teilnehmen, werden als Totraum bezeichnet.

Nasopharynx

Der Anfang des Respirationstrakts, sprich die *Nasenhöhle* und der *Rachen*, üben wichtige Funktionen aus (▶ Abbildung 4.1). Sie sind mit *Schleimhaut* ausgekleidet und stark durchblutet. Zudem enthalten sie Lymphgewebe und sorgen somit als Klimaanlage für die Erwärmung und Filterung der Einatemluft. Die Überbrückung dieser natürlichen Abwehrmechanismen des Respirationstrakts mit einem Endotrachealtubus reduziert natürlich die Schutzfunktion der empfindlichen Lunge und muss ersetzt werden. Daher sind auch das Absaugen von Sekreten sowie die Anwärmung und Befeuchtung der Atemgase bei intubierten Patienten so wichtig. Die

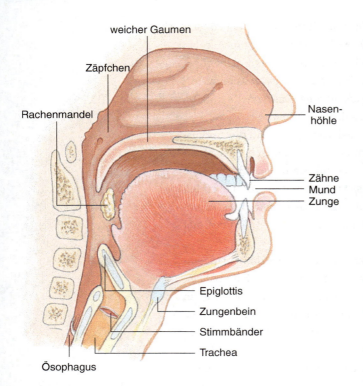

Abbildung 4.1: Anatomie des oberen Atemwegs. Beachten Sie, dass Zunge, Zungenbein und Epiglottis durch Muskeln und Bänder am Unterkiefer befestigt sind. Ein Vorschieben des Unterkiefers wird somit all diese Strukturen aufrichten und den Atemweg öffnen.

Wandstrukturen des Respirationstrakts sind hochempfindlich, leicht verletzlich und stark durchblutet. Höchste Vorsicht ist geboten, um Verletzungen in den Atemwegen und somit Blutungen und Schwellungen zu verhindern. Also großzügig eingegelte Wendl-Tuben verwenden und kein unsinniges Herumstochern! Die *Nasenhöhle* ist mittig durch ein stark durchblutetes *Septum*, die Nasenscheidewand, geteilt. An den Außenseiten finden sich muschelförmige Vorwölbungen, auch *Conchae* genannt, welche die Schleimhautoberfläche vergrößern. Diese Nasenmuscheln können Atemhilfsmittel, die durch die Nasenlöcher eingeführt werden, behindern. Gut eingegelte Wendl-Tuben sollten streng senkrecht zum Gesicht (in Richtung Rachen, nicht Richtung Mittelhirn!) eingeführt werden. Gefühlvolles Vorgehen und leichte Drehung bei Passage des Septums und entlang des Nasenbodens helfen, Blutungen sowie Verletzungen der Nasenmuscheln zu verhindern.

Oropharynx

Die Zähne sind die erste Enge des oralen Atemwegs und bei einigen Patienten mehr im Weg als bei anderen. In jedem Fall gilt aber das gleiche Grundprinzip: *Patienten sollten am Ende des Atemwegsmanövers dieselbe Anzahl und Qualität von Zähnen haben wie zuvor.*

Die Zunge ist ein dickes Bündel von Muskeln und bildet die nächste potenzielle Enge. Diese Muskeln sind angeheftet am vorderen Kieferknochen und durch eine Serie von Muskeln und Bändern am *Zungenbein* befestigt, einer spangenförmigen Struktur direkt unter dem Kinn, wo auch das knorpelige Skelett des *Larynx* (Kehlkopf) des oberen Atemwegs aufgehängt ist. Die *Epiglottis (Kehldeckel)* ist also verbunden mit dem Zungenbein und ein Anheben des Zungenbeins zieht die Epiglottis aufwärts und gibt den Atemweg (durch die *Glottisöffnung*) frei.

Hypopharynx

Die Epiglottis ist einer der wichtigsten anatomischen Bestandteile des Atemwegs. Sie müssen also gut mit ihr vertraut sein und sie immer sicher erkennen und ertasten können. Sie ist ein weiches Stück Knorpel, von Schleimhaut bedeckt, und fühlt sich an wie der Tragus, das Knorpelteil am Eingang des äußeren Gehörgangs. Ihre Funktion ist unklar und sie mag ein Überbleibsel der anatomischen Entwicklung sein. Sie ist enorm wichtig, wenn Sie die Kontrolle über einen Atemweg gewinnen wollen. Die Epiglottis ist befestigt am Zungenbein und zugleich am Unterkiefer mit einer Reihe von Muskeln und Bändern. Bei Patienten, deren Bewusstseinslage Sie bei der Ersteinschätzung nur mit S oder B in der WASB-Skala bewerten, müssen Sie damit rechnen, dass die Zunge durch Zurückfallen gegen den weichen Gaumen und die Rachenhinterwand eine partielle Atemwegsverlegung verursacht. Es ist jedoch die Epiglottis, die eine komplette Verlegung der Atemwege solcher bewusstseinsgetrübten SB-Patienten hervorruft. Ist deren Kinn ohne Muskelspannung und liegt ihr Kopf in Neutralposition, rutscht die Epiglottis herab gegen die Glottisöffnung und verhindert Atmung und Beatmung.

Es ist essenziell, genau diese Fakten im Management der Atemwege zu kennen. Um einen freien Atemweg beim Bewusstlosen in Rückenlage zu erreichen, können Sie nämlich das Zungenbein durch einfaches Anheben bzw. Vorziehen des Kinns vorschieben. Ebenso ist dies durch

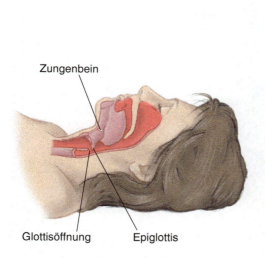

Abbildung 4.2a: Die Epiglottis ist befestigt am Zungenbein und somit am Unterkiefer. Ist der Unterkiefer ohne Muskelspannung und fällt zurück, rutscht die Zunge gegen den weichen Gaumen und die Rachenhinterwand. Die Epiglottis senkt sich über die Glottisöffnung.

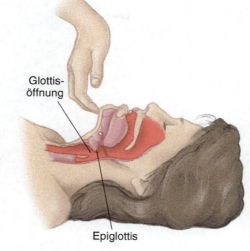

Abbildung 4.2b: Durch Überstrecken des Kopfes und Anheben des Kinns werden Zunge und Epiglottis aufwärts und nach vorn gezogen. Dadurch wird die Glottisöffnung frei und der Atemweg sicher geöffnet. Beim Traumapatienten sollten nur der Unterkiefer und das Kinn aufwärts bewegt werden, während Kopf und Hals in Neutralposition bleiben.

Aufschieben der Kinnlade mit dem modifizierten Esmarch-Handgriff oder durch Zug an der Zunge möglich. So wird die Zunge aus dem Weg gezogen und die Epiglottis von der Glottisöffnung und der Rachenhinterwand abgehoben (▶ Abbildung 4.2a und b). Sowohl die nasotracheale als auch die orotracheale Intubation erfordern das Anheben der Epiglottis mit Hilfe eines Laryngoskops oder Fingers.

Larynx

Beidseits der Epiglottis liegt jeweils eine Falte, die *Recessus piriformis* genannt wird und in der sich z. B. Fischgräten verfangen können. Ein Endotrachealtubus oder eine Magensonde können ebenfalls dort hineingelangen und bei gewaltsamem Vorschieben die Schleimhaut perforieren. Das wäre eine verheerende Komplikation einer sorglosen Intubation. Eine Tubuslage im Recessus piriformis kann von außen an einer zeltartigen Vorwölbung der Haut seitlich des oberen Anteils des *Adamsapfels* erkannt werden. Wird eine spezielle Intubationshilfe, die Transillumination (Lightstilet), oder ein Bronchoskop zur Intubation genutzt, ist bei trachealer Lage in diesem Bereich ein Lichtschein sichtbar.

Stimmbänder werden durch den *Schildknorpel* geschützt, eine Knorpelplatte, die wie ein nach hinten offenes C geformt und von Muskulatur bedeckt ist. Durch die Vibration der Stimmbänder werden Geräusche erzeugt. Bei einigen Patienten können die Stimmbänder ganz verschlossen werden, wie etwa beim *Laryngospasmus*, einem totalen Atemwegsverschluss. Wie Sie beim Schluckvorgang beobachten können, ist der Schildknorpel verschieblich: Er „hüpft" beim Schlucken hoch. Die Kehlkopfvorwölbung, der so genannte Adamsapfel, an der vorderen Halsseite ist dadurch von außen leicht sicht- und tastbar. Durch Verschieben des Schildknorpels von außen können Sie dem Intubateur die Sicht auf den Kehlkopfeingang verbessern. Dieses Manöver nennt sich ELM (externe Larynxmanipulation). Das Akronym BURP bedeutet, nach unten (rückenwärts, backwards), kopfwärts (nach oben, upwards) und nach rechts (rightwards) zu drücken (Pressure).

4 Initiales Atemwegsmanagement

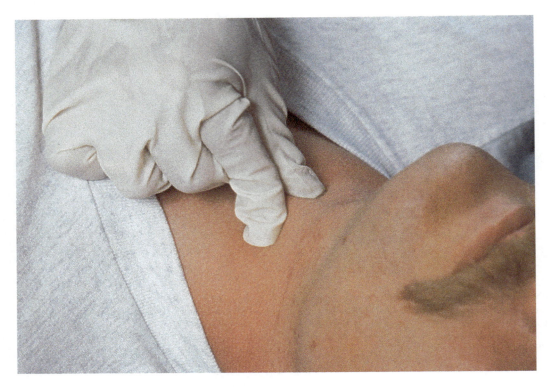

Abbildung 4.3: Das Sellick-Manöver: Ösophagusverschluss durch rückenwärts gerichteten Cricoiddruck.

Externes Larynxmanöver:
Dies entspricht einem BURP-Manöver zur Verbesserung der Einsicht in die Stimmbandebene für die endotracheale Intubation (BURP = Backwards, upwards, rightwards Pressure).

Sellick-Manöver:
Duchr rückenwärts gerichteten Druck auf den Ringknorpel (Cricoid) sollen Mageninsufflation und Apiration verhindert werden.

Der *Ringknorpel*, ein wie ein Siegelring mit der runden Seite nach außen geformter Anteil des Kehlkopfs, befindet sich direkt unterhalb des Schildknorpels. Er lässt sich als kleine Ausbeulung an der Halsvorderseite direkt unter der Kehlkopfvorwölbung ertasten. Der Ösophagus (Speiseröhre) befindet sich direkt hinter der Rückwand des Ringknorpels. Durch rückenwärts gerichteten Druck auf den Knorpelring soll der Ösophagus gegenüber Drücken von bis zu 100 cmH_2O abgedichtet werden können. Dieses Sellick-Manöver (▶ Abbildung 4.3) ist inzwischen umstritten und wird für die medikamentengestützte Blitzintubation (RSI) nicht mehr empfohlen. Neben dem nicht eindeutig nachgewiesenen Nutzen können Einstellbarkeit und Sicht bei der Intubation eingeschränkt werden. Das Sellick-Manöver kann aber möglicherweise bei Mund-zu-Mund-Ventilation oder bei BMV die Luftinsufflation in den Magen verringern oder Regurgitation von Mageninhalt in die Lunge verhindern. Falls der Verdacht auf eine begleitende HWS-Verletzung besteht, müssen Sie den Hals vorsichtig unterstützen und stabilisieren, während Sie das Sellick-Manöver durchführen.

Die Unterkante des Schildknorpels und die Oberkante des Ringknorpels werden durch die *Membrana cricothyroidea* verbunden – eine wichtige Struktur, auch *Ligamentum conicum* genannt, die Sie kennen müssen. Durch diese Membran hindurch kann man einen direkten Zugang zum Atemweg unterhalb der Stimmbänder schaffen (Koniotomie). Sie kann bei den meisten Menschen leicht ertastet werden, wenn zunächst der vorspringendste Teil des *Schildknorpels* aufgesucht wird. Dann mit dem Zeigefinger hinunterrutschen, bis Sie eine zweite Beule tasten, kurz bevor Ihr Finger eine letzte Vertiefung oberhalb der Sternumgrube findet. Diese zweite Ausbeulung ist der Ringknorpel, an dessen oberer Kante die *Membrana cricothyroidea* ansetzt (▶ Abbildung 4.4a und b).

Die Sternumgrube ist ebenfalls ein wichtiger Orientierungspunkt, denn in dieser Höhe sollte der Cuff eines korrekt positionierten Endotrachealtubus zu liegen kommen (▶ Abbildung 4.5). Sie ist einfach zu fühlen an der Kreuzung der Schlüsselbeine mit dem oberen Sternumanteil.

4.1 Anatomie

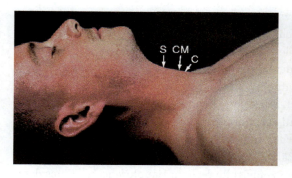

Abbildung 4.4a: Erkennen Sie und tasten Sie bei sich selbst und anderen die eingezeichneten Orientierungspunkte: Schildknorpel (S), Cricothyroidmembran (CM) und Cricoid (C).

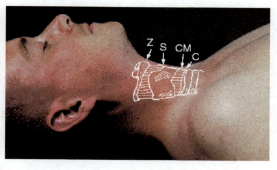

Abbildung 4.4b: Hier sind die Orientierungspunkte von Kehlkopf und oberem Atemweg nochmals eingezeichnet: Zungenbein (Z), Schildknorpel und Cricothyroidmembran, schließlich Cricoid. Haben Sie sie sicher gefunden?

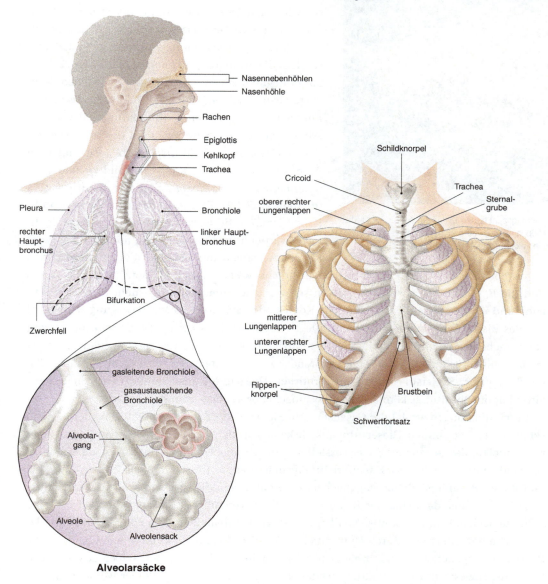

Abbildung 4.5: Prägen Sie sich die Begriffe gut ein. Verdecken Sie die Beschriftungen und testen Sie sich selbst. Die Anatomie ist interessant und wichtig. Die Schlüsselbeingrube z. B. markiert den Punkt, an dem der Cuff eines Endotrachealtubus liegen sollte. Das ganze luftleitende System oberhalb des gasaustauschenden Bronchus leitet nur die Luft und bildet den Totraum.

Unterhalb des Ringknorpels wird die Trachea von *Knorpelspangen* gestützt. Wie ein rückwärts geöffnetes C umgeben sie schützend die Trachea, die sich alsbald in den *linken* und *rechten Hauptbronchus* aufteilt. Der offene Teil der Knorpelspange liegt rückwärts dem Ösophagus an. Ein verschluckter Fremdkörper, der im Ösophagus steckt, oder gar der Cuff eines fehlplatzierten Endotrachealtubus können durch Kompression der weichen, ungeschützten Trachealhinterwand den Atemweg beträchtlich einengen! Der Punkt, an dem sich die Trachea aufteilt, wird *Bifurkation* genannt. Es ist wichtig anzumerken, dass der rechte Hauptbronchus in einem flacheren Winkel als der linke abzweigt und somit eher der fortgesetzten Richtung der Trachea entspricht. Tuben, abgebrochene Zähne oder andere Fremdkörper, die hinunterrutschen oder vorgeschoben werden, landen daher zumeist im rechten Hauptbronchus. Eines der Ziele einer fachgerecht durchgeführten endotrachealen Intubation ist, eine ungewollte rechte (oder linke) Hauptbronchusintubation zu verhindern.

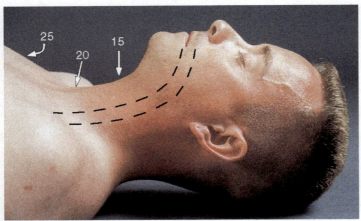

Abbildung 4.6: Die wichtigsten Orientierungspunkte und Distanzen ab der Zahnreihe: 15 cm von den Zähnen zu den Stimmlippen, 20 cm von den Zähnen zur Sternalgrube, 25 cm von den Zähnen zur Bifurkation in linken und rechten Hauptbronchus.

Sie müssen unbedingt wissen, wie weit einige dieser wichtigen Orientierungspunkte von den Zähnen entfernt sind. Dieses Wissen wird Ihnen nicht nur helfen, einen Endotrachealtubus korrekt zu platzieren, sondern die Erinnerung an nur drei Zahlen (15, 20 und 25) ermöglicht Ihnen, einen zu tief oder einen nicht ausreichend tief eingeführten Tubus zu erkennen. *Fünfzehn* ist der Abstand (in Zentimetern) von den Zähnen bis zu den Stimmbändern des durchschnittlichen Erwachsenen. *Zwanzig* (also 5 cm tiefer im Atemweg) liegt die Sternumgrube. Und weitere 5 cm tiefer bei *Fünfundzwanzig* finden wir die Bifurkation (▶ Abbildung 4.6). Dies sind natürlich durchschnittliche Distanzen für Erwachsene, die um einige Zentimeter variieren können. Beugung und Streckung des Kopfes bei einem intubierten Patienten werden den Tubus ebenfalls um 2–2,5 cm herauf- oder herabbewegen. Tuben können leicht dislozieren und die Entdeckung einer Fehllage kann schwierig werden, wenn Sie nicht Sauerstoffsättigung und etCO$_2$ messen. Festkleben des Kopfes oder Sicherung gegen Bewegung wird nicht nur das Risiko der sekundären Tubusfehllage (umso wichtiger bei Kindern!) senken, sondern auch tracheale Schleimhautverletzungen reduzieren. Weniger Bewegung des Tubus bedeutet auch weniger Stimulation der Atemwegsreflexe des Patienten und führt somit zu mehr Stabilität von Herz-Kreislauf-System und Hirndruck. Diese unerwünschten Begleiterscheinungen eines Endotrachealtubus können mit Lidocaingel oder -spray vermindert werden.

Durch die Lungen erfolgt der Gasaustausch. Sie werden umfasst von den Rippen, die einen schützenden Käfig bilden. Diesen Rippenkäfig kann man sich wie die verbundenen Henkel mehrerer aufeinander gestapelter Eimer vorstellen. Durch Anheben der herunterhängenden Henkel schwenken diese nach vorn. Das führt zur Ausdehnung des Brustkorbs (des Rippenkäfigs) bei Einsatz der Atemmuskulatur. Die gleichzeitige Kontraktion des kuppelförmigen Diaphragmas bewirkt ebenfalls, dass sich der Raum im Brustkorb vergrößert. Die Lungen haben nur eine Öffnung nach außen: die Glottis (Kehlkopföffnung), den Spalt zwischen den Stimmlippen. Da die Lunge normalerweise durch Unterdruck in der Verschiebeschicht der Pleurablätter an die Brustwand angeheftet ist, dehnt sie sich bei Ausdehnung des Brustkorbs ebenfalls aus, und Luft wird eingesaugt. Die Luft strömt weiter abwärts durch die stetig kleiner werdenden Röhren bis hin zu den Alveolen, wo dann der Gasaustausch stattfindet. Erschlafft die Muskulatur, klappen die Eimerhenkel wieder herunter, das Zwerchfell wölbt sich wieder nach oben. Der Raum im Brustkorb wird kleiner und die Luft wird wieder aus den Lungen herausgedrückt. So funktioniert Ventilation: die Be- und Entlüftung der Lunge.

4.2 A – Der freie, sichere Atemweg

Eine der ersten grundlegenden Handlungen bei der Behandlung eines Patienten ist es, einen *sicheren, offenen Atemweg* zu gewährleisten, ohne den alle weiteren Behandlungen sinnlos wären. Dies muss äußerst rasch geschehen, denn Patienten tolerieren die Hypoxie (Sauerstoffmangel) nicht länger als einige Minuten. Die Auswirkungen der Hypoxie auf einen bewusstlosen Verletzten können verheerend sein. Wenn aber die Hypoxie mit unzureichender Durchblutung kombiniert ist, kann der Patient rasch in allergrößte Not geraten. Menschen, die ein Schädel-Hirn-Trauma erlitten haben, werden durch die Atemwegsbeeinträchtigung dann nicht nur hypoxische Hirnschäden davontragen. Möglicherweise werden sie ebenfalls hohe Konzentrationen an Kohlendioxid ansammeln, was wiederum zu einem erhöhten zerebralen Blutfluss im verletzten Gehirn führt. Dies würde ein Hirnödem und einen erhöhten Hirndruck verstärken.

Die Sicherstellung eines offenen Atemwegs kann die Hauptaufgabe einer präklinischen Versorgung sein. Verletzungen können nicht nur die Anatomie von Gesicht und Atemweg zerreißen, sondern einsetzende Blutungen können auch Atemstromverlegungen verursachen und unsere wichtigen Orientierungspunkte im Atemweg verdecken – dazu noch das Risiko einer HWS-Verletzung, und die Herausforderung ist komplett. Sie müssen ebenfalls bedenken, dass einige Atemwegsmanöver, wie Absaugung oder das Einführen von Guedel- oder Wendl-Tuben, die Schutzreflexe des Patienten stimulieren. Dadurch erhöht sich die Wahrscheinlichkeit von Erbrechen, Aspiration und Herz-Kreislauf-Reaktion sowie erhöhtem Hirndruck zusehends. Der erste Schritt zur Schaffung eines freien Atemwegs bei einem bewusstlosen Patienten ist, sicherzustellen, dass Zunge und Epiglottis vorwärts gehoben wurden und in dieser Position gehalten werden. Dies ist durch Kinnladenschub während der Inline-Bewegungseinschränkung, den nach ITLS modifizierten Esmarch-Handgriff oder Vorziehen des Unterkiefers am Kinn zu erreichen (▶ Abbildung 4.7a bis c).

Jedes dieser Manöver schützt die Zunge vor dem Zurückfallen gegen den weichen Gaumen oder die Rachenhinterwand. Zudem wird der Zug am Zungenbein die Epiglottis aufrichten und damit aus dem Wege halten. Modifizierter Esmarch-Handgriff, Kinnlade Aufschieben und Kinn Vorziehen sind die grundlegenden Manöver sowohl für einfache als auch für erweiterte Atemwegsmaßnahmen. Sorgfältig ausgeführt werden sie den Atemweg öffnen, ohne den Kopf zurückzukippen oder den Hals zu bewegen. Dauerhafte Wachsamkeit ist erforderlich, um den freien Atemweg bei Ihrem Patienten aufrechtzuerhalten. Hier einige Grundregeln für diese Aufgabe:

> **A – freier Atemweg:**
> Ohne freien, offenen Atemweg sind alle anderen Maßnahmen zwecklos. Die Vitalfunktion A mit Freimachen, Freihalten und Sichern des Atemwegs hat daher die höchste Priorität.

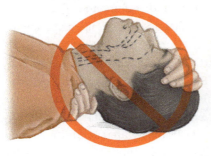
Ist die HWS eventuell verletzt, überstrecken Sie niemals den Hals, um die Atemwege zu öffnen.

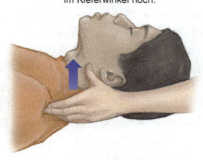
Schieben Sie den Unterkiefer unter anhaltender Stabilisierung der HWS mit beiden Daumen im Kieferwinkel hoch.

Abbildung 4.7a: Atemweg öffnen ohne angelegte HWS-Orthese: Kinnladenschub mit gleichzeitiger Bewegungseinschränkung der HWS.

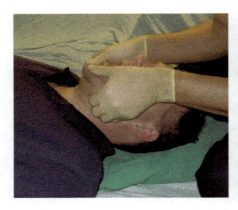
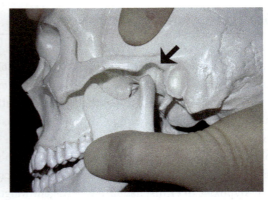

Abbildung 4.7b: Der Esmarch-Handgriff. Beide Daumen liegen am Kinn, die übrigen Finger greifen den Unterkiefer. Klappen Sie den Kiefer etwas nach vorn und schieben Sie den Unterkiefer dann vor (links). Am Skelett (rechts) wird deutlich, dass der Mund gegebenenfalls etwas geöffnet werden muss, um den im Kiefergelenk eingehakten Unterkiefer vorschieben zu können.

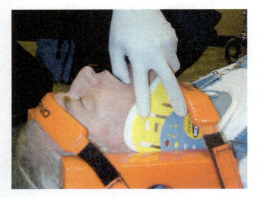

Abbildung 4.7c: Unterkiefer vorziehen bei angelegter HWS-Orthese: in den Mund fassen und so den Unterkiefer vorziehen.

1. Kontinuierliche und vorausschauende Überwachung des Patienten (als Verlaufskontrolle im RTW, unterstützt durch Pulsoxymetrie und Kapnografie).
2. Geeignete Absaugmöglichkeit mit großlumigem Schlauch und Zubehör nutzen.
3. Atemwegszubehör, Atemwegshilfsmittel bereithalten.

Überwachung

Ein Verletzter ist durch Atemwegsprobleme gefährdet, auch wenn sein Bewusstsein nicht eingeschränkt ist. Diesem Hinweis liegt zu Grunde, dass viele Patienten einen vollen Magen haben, aufgeregt sind und zum Erbrechen neigen. Einige Patienten werden zudem im Rachenbereich bluten und daher zunächst Blut schlucken. In Anbetracht dieser Tatsache sollten Sie also Ihren Patienten durchgehend auf Atemprobleme überwachen, die oftmals Verletzungen nachfolgen können. Ein Teammitglied muss sowohl für den freien Atemweg als auch für die ausreichende Atmung eines jeden Patienten verantwortlich sein, der in Gefahr ist, Atemstörungen zu entwickeln. Bei der Ersteinschätzung müssen Atemfrequenz, Atemtiefe und jedwede Atembeschwerden festgestellt und zugeordnet werden. Überprüfen Sie bei spontan atmenden Patienten die ausreichende Atemtiefe und -frequenz durch Fühlen über Mund und Nase sowie durch Beobachtung der Symmetrie der Bewegungen des Brustkorbs. Kontrollieren Sie die Leitungen der Sauerstoffzufuhr regelmäßig, um sicherzustellen, dass der eingestellte Sauerstoffstrom auch wirklich beim Patienten ankommt. Klären Sie die Herkunft von Blut und Sekreten und entfernen Sie diese zügig. Sie müssen ferner auf Geräusche achten, die Gefahr bedeuten. Seien Sie wachsam, denn: *Lautes Atmen ist verlegtes Atmen.*

Wenn dem Patienten ein Endotrachealtubus eingeführt wurde, kontrollieren Sie regelmäßig die Lungendehnbarkeit (*Compliance*) und forschen Sie bei jedweder Veränderung nach der Ursache. Wann immer möglich, sollte die endotracheale Tubuslage mittels kontinuierlicher Pulsoxymetrie und Messung des $etCO_2$ (siehe Kapitel 5) verifiziert werden. Betrachten Sie abwehrende Patienten so lange als hypoxisch, bis eine Schnelle Trauma-Untersuchung oder eine Gezielte Untersuchung den Verdacht ausgeräumt haben. Dabei würde Ihnen das Pulsoxymeter am Einsatzort nicht helfen. Suffizient Spontanatmende bekommen Sauerstoff, und nicht ausreichend Atmende werden mit Sauerstoff beatmet. Ein Pulsoxymeter würde dabei nichts ändern.

Tidalvolumen:
Das Tidalvolumen entspricht dem Atemzugvolumen, der Menge an Luft, die in einem Atemzyklus einmal ein- und einmal ausgeatmet wird. Sie können es bei der Ersteinschätzung nur durch Beobachtung der Atemtiefe abschätzen.

Kapnografie:
Die Kapnografie stellt den im Luftstrom gemessenen Verlauf des Kohlendioxidanteils in der Ausatemluft dar.

Compliance der Lunge:
Darunter versteht man das „Nachgeben" der Lunge bei kontrollierter Beatmung während der Inspiration (Ausdrücken des Beatmungsbeutels).

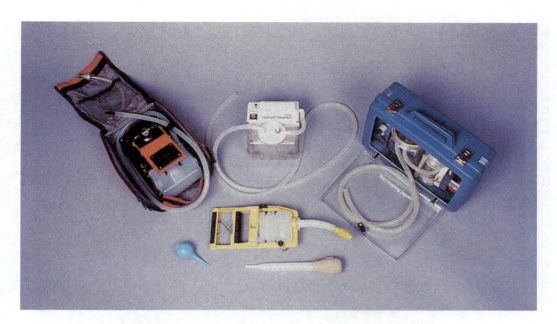

Abbildung 4.8: Verschiedene Absaugeinheiten.

Eine Verlaufskontrolle im RTW ist aber bei allen Traumapatienten unbedingt erforderlich (siehe Kapitel 5).

Absaugung

Alle Patienten, die verletzt sind und deren HWS immobilisiert ist, sollten als hochgefährdet für Atemwegsprobleme betrachtet werden. Eine der größten Gefahren für einen freien Atemweg stellen Erbrechen und Aspiration dar, insbesondere bei Patienten, die kürzlich eine opulente Mahlzeit mit großen Mengen an Alkohol hinuntergespült haben. Daher sollten transportable Absaugeinheiten Basisausrüstung der Versorgung am Einsatzort sein und folgende Merkmale aufweisen (▶ Abbildung 4.8):

1. Sie sollten als eine Einheit mit Sauerstoffflasche und der übrigen Atemwegsausrüstung transportiert, also nicht getrennt vom Sauerstoff irgendwo anders gelagert werden, denn dann wären sie ein zusätzlicher Ausrüstungsgegenstand, dessen Transport weiterer Hände bedarf.

2. Sie sollten eher von Hand oder elektrisch als sauerstoffbetrieben sein. Dennoch muss bei batteriebetriebener Absaugeinheit eine mechanische Pumpe als Absicherung vorhanden sein.

3. Sie sollten einen ausreichenden Sog und eine ausreichende Saugmenge gewährleisten, um Essensbrocken, Blutklumpen und dickflüssige Sekrete aus dem Rachen entfernen zu können.

4. Sie sollten über einen Absaugschlauch von ausreichend großem Lumen (0,8 – 1 cm) verfügen.

Geeignete Saugeransätze sind von großem Kaliber und können großer Blutklumpen und starker Blutungen Herr werden. In einigen Fällen kann der Saugerschlauch selbst benutzt werden, um große Blutansammlungen oder Mageninhalt wegzusaugen. Auch ein Sechser-Endotrachealtubus kann notfalls über einen Konnektor als großlumiger Absaugkatheter benutzt werden. Die seitliche Öffnung verhindert ein Festsaugen und macht die Steuerung mittels Fingertips überflüssig. Üblicherweise übernimmt der zweite Teampartner (siehe Kapitel 2) die Verantwor-

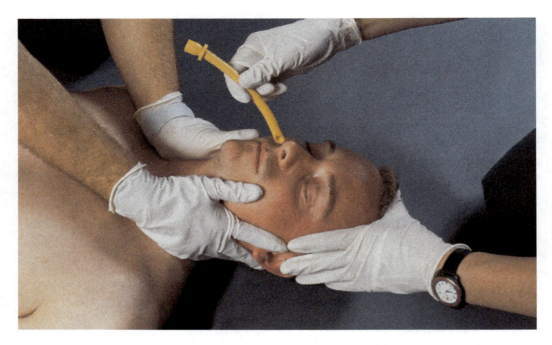

Abbildung 4.9a: Der nasopharyngeale Wendl-Tubus wird senkrecht zum Gesicht eingeführt. Die abgeschrägte Seite zeigt zum Septum oder Nasenbogen.

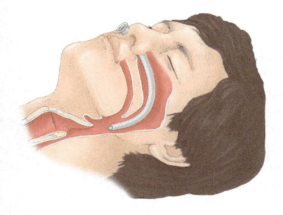

Abbildung 4.9b: Der nasopharyngeale Luftweg liegt zwischen Zunge und Rachenhinterwand.

tung für den Atemweg. Seine Aufgabe ist es, als V.O. (*Vomit Officer*) wachsam zu sein, um eine Aspiration rechtzeitig zu verhindern und die Offenheit der Atemwege zu garantieren.

Atemwegshilfsmittel

Ausrüstung, die helfen soll, einen offenen Atemweg zu sichern, besteht aus Wendl- und Guedel-Tubus, blind einzuführenden Atemwegshilfsmitteln wie Larynxtubus, Larynxmaske oder Combitubus sowie letztlich dem endotrachealen Atemweg. Einführen dieser Hilfsmittel ist nur bei solchen Patienten angezeigt, deren Schutzreflexe so weit herabgesetzt sind, um eben diese zu tolerieren. Es muss sorgsam darauf geachtet werden, dass kein Erbrechen oder Würgen provoziert wird, da beides dem Patienten schadet.

Nasopharyngeale Atemwege Nasopharyngeale Atemwege, z. B. Wendl-Tuben, sollten weich und von richtiger Länge sein. Sie wurden entwickelt, um das Zurückfallen von Zunge und Epiglottis gegen die hintere Rachenwand zu verhindern (siehe Kapitel 5).

Bei behutsamem Einführen werden wenige Probleme mit dem Wendl-Tubus auftreten (▶ Abbildung 4.9a und b). Dennoch sind Blutungen und Verletzungen der Nasenschleimhaut nicht selten. Leichte nasale Blutung nach Einführung eines Wendl-Tubus ist kein Grund, diesen hektisch wieder herauszuziehen, denn dadurch wird die Gerinnselbildung gestört und die Blutung meist reaktiviert. Der nasale Wendl-Tubus wird meist besser als der orale Guedel-Tubus toleriert und kann somit bei Patienten benutzt werden, die noch einen Würgreflex besitzen.

Oropharyngeale Atemwege Oropharyngeale Atemwege, z. B. der Guedel-Tubus, wurden eingeführt, um die Zunge von der Rachenhinterwand fern und somit den Atemweg offen zu halten (▶ Abbildung 4.10; siehe auch Kapitel 5).

Patienten, die problemlos einen Guedel-Tubus tolerieren, haben aufgrund der verminderten Schutzreflexe ein erhöhtes Aspirationsrisiko. Eine endotracheale Intubation ist anzustreben. Der Zeitpunkt der Intubation (präklinisch oder innerklinisch) hängt unter anderem von der Erfahrung im Team und den zu erwartenden Intubationsbedingungen ab.

Blind einzuführende Atemwegshilfsmittel *Larynxtubus, Larynxmaske* und *Combitubus* sind die bekanntesten blind einzuführenden Atemwegshilfsmittel. Sie sind, was den Aspirationsschutz oder die sichere tracheale Beatmung angeht, dem Endotrachealtubus unterlegen. Sie bieten aber eine interessante Alternative, wenn keine endotracheale Intubation erfolgt, etwa mangels Manpower, Ausrüstung, Erfahrung oder Abwägung von Nutzen und Risiko für den Patienten. Der Einsatz des Larynxtubus wird auch von anderen Fachgesellschaften, wie dem ERC (European Resuscitation Council), zunehmend als alternatives Atemwegshilfsmittel empfohlen.

Endotracheale Intubation Die endotracheale Intubation ist der Goldstandard für Patienten mit erloschenen Schutzreflexen oder diejenigen, deren Atembemühungen nicht ausreichend sind und die beatmet werden müssen. Viele Probleme können Ihnen begegnen, wenn Sie sich dazu entschließen einen traumatisierten Patienten zu intubieren. Das Erlernen verschiedenster Methoden kann hilfreich sein, wenn Sie die Atemwege eines Patienten am Straßenrand oder unter schwierigsten Umständen, z. B. eingeklemmt in einen Fahrzeug oder unter einem Zug, mittels der endotrachealen Intubation sichern wollen. Erschwerend kommt bei den meisten ernsthaft verletzten Menschen hinzu, dass die HWS zu jedem Zeitpunkt der Atemwegsmanipulation in ihrer Bewegung eingeschränkt werden soll. Wir erschweren also die Intubationsbedingungen im Punkt A der MMAP-Einschätzung (siehe unten). Uns sollte bewusst sein, dass durch konsequente Bewegungseinschränkung z. B. durch MILS (manuelle Inline-Stabilisierung) die Darstellung der Glottis erheblich eingeschränkt wird. Die optimale Intubationslagerung in Schnüffelposition (Kopf beim Erwachsenen 3–10 cm angehoben und leicht überstreckt) ist nicht möglich. Der Kopf sollte aber zumindest in Neutralposition gelagert werden (siehe Abbildungen 11.5, 11.12 und 11.13).

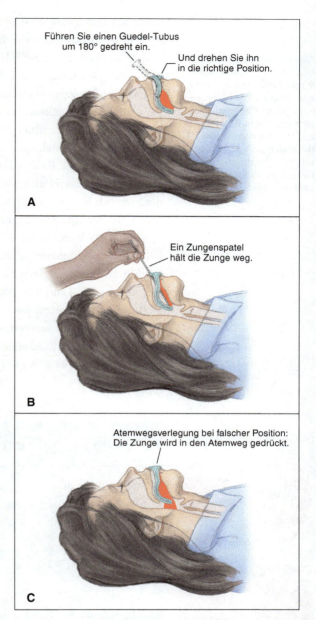

Abbildung 4.10: Einführen des oropharyngealen Guedel-Tubus.

So ist die endotracheale Intubation nicht für alle Patienten der Atemwegszugang der ersten Wahl. Häufig muss auch ein alternativer Atemwegszugang oder eine spezielle Technik eingesetzt werden. Es ist daher durchaus sinnvoll, auch polytraumatisierte Patienten ohne Endotrachealtubus in einen Schockraum zu bringen und die Intubation bewusst auf das Zielkrankenhaus zu verschieben. Die ursprüngliche Methode der endotrachealen Intubation war die digital-taktil-blinde Intubation (siehe Anhang A.3). Diese Methode wird in Deutschland aufgrund der hohen Fehlerquote nicht regelhaft eingesetzt.

Es existieren verschiedene Wege einen Traumapatienten zu intubieren. Diese reichen von der Wachintubation mit topisch angewendeten Rachenanästhetika über die Intubation in tiefer Sedierung bis hin zur medikamentengestützten Blitzintubation (RSI, Rapid Sequence Intuba-

Blind einzuführende Atemwegshilfsmittel:

Larynxtubus, Larynxmaske und Combitubus sind blind einzuführende Atemwegshilfsmittel, d. h., sie werden ohne Darstellung des Larynxeingangs eingeführt. Sie passieren nicht die Stimmritze (Glottis) und werden daher auch als supraglottische Atemwegshilfen bezeichnet.

4 Initiales Atemwegsmanagement

Rapid Sequence intubation (RSI): Die medikamentengestützte Blitzintubation (RSI) ist eine Technik zur schnellen endotrachealen Intubation eines nicht nüchternen Patienten. Sie darf nur vom darin Geübten durchgeführt werden, da nach Verabreichung der Medikamente keinerlei Spontanatmung mehr vorhanden ist.

tion). Sie beschreibt eine feste Sequenz von Medikamentengaben und Maßnahmen, um das Aspirationsrisiko unter der Intubation zu minimieren (siehe Anhang A: Optionale Fähigkeiten). Ihnen als Anwender sollte klar sein, dass sowohl die tiefe Sedierung als auch die Muskelrelaxierung im Rahmen der RSI den physiologischen Muskeltonus herabsetzen und die BMV erschweren, ja sogar verhindern können. In solch einer Situation ist es immens wichtig, dass der Patient endotracheal intubiert wird, um eine sichere Oxygenierung wieder herzustellen. Aus diesem Grund sollten Sie mögliche Intubationsschwierigkeiten erkennen und abschätzen können, bevor Sie sich entschließen, einen Patienten zu intubieren, der noch selbstständig und ausreichend atmet. Es ist allemal besser einen Patienten zu betreuen, der inadäquat, aber spontan atmet, als einen Patienten, den Sie weder mit dem Beutel-Masken-System beatmen können noch zu intubieren vermögen (KiKo-Desaster: kann nicht intubieren, kann nicht oxygenieren; im englischen Sprachraum als „cannot ventilate, cannot intubate" bezeichnet).

Trotz aller Vorsicht ist es oftmals nicht einfach abzuschätzen, welcher Patient Schwierigkeiten bei der Atemwegssicherung bieten wird. Einige physiognomische Parameter geben uns allerdings Hinweise darauf, ob bei der Laryngoskopie oder der Intubation mit Problemen gerechnet werden kann. Das Akronym MMAP fasst diese Parameter zusammen (▶ Tabelle 4.1).

Das präklinische Atemwegsmanagement und die Entscheidung, welcher Patient zu welchem Zeitpunkt intubiert werden soll, sind abhängig von den verschiedensten Faktoren; diese sind unter anderem die Zugänglichkeit zum Patienten, der momentane klinische Zustand, die Fertigkeiten des anwesenden Rettungsdienstpersonals und das System, in dem Sie gerade arbeiten.

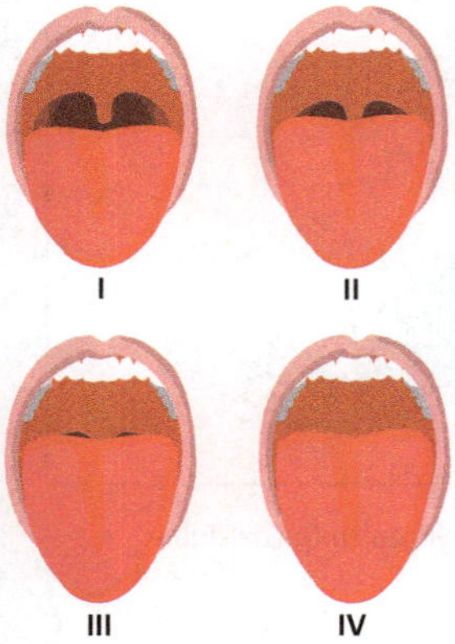

Abbildung 4.11: MMAP-Einschätzung

MMAP:
Diese Parameter lassen eine schwierige Intubation erkennen: M = Mallampati-Einteilung, M = Messung 3-3-1, A = Bewegung des Atlantookzipitalgelenks, P = Pathologie.

Tabelle 4.1

MMAP-Einschätzung

M – Mallampati	Die Mallampati-Einteilung (▶ Abbildung 4.1) reicht von Grad 1 bis Grad 4 und ist abhängig von den sichtbaren Strukturen im Rachen, wenn der Mund geöffnet wird. Je höher der Grad, desto wahrscheinlicher ist mit Intubationsschwierigkeiten zu rechnen.
MM – Messung 3-3-1	Diese Messung dient ebenfalls zur Abschätzung möglicher Intubationsschwierigkeiten: Idealerweise sollten mehr als 3 Patientenfinger zwischen Kinn und Zungenbein passen. Wenn der Patient den Mund öffnet, sollten 3 seiner Finger quer zwischen die oberen und unteren Schneidezähne passen. Und letztendlich sollte der Unterkiefer so weit nach vorn geschoben werden können, dass die untere Zahnreihe 1 cm vor der oberen steht.
A – Atlantookzipitalgelenk	Bei Patienten ohne HWS-Beteiligung sollte der Kopf im Atlantookzipitalgelenk so beweglich sein, dass er in Schnüffelposition gebracht werden kann. Konsequente HWS-Bewegungseinschränkung erschwert also die Intubation!
P – Pathologie	Zuletzt sollte auf Umstände geachtet werden, die Hinweise auf eine Atemwegsobstruktion geben könnten. Atemwegsobstruktionen können sowohl aus medizinischen als auch aus traumatischen Begleitumständen entstehen. Diese sind Ödembildung, Infektion, Verbrennungen, penetrierende oder stumpfe Verletzungen. Das Wissen um die Pathologie ist deshalb wichtig, weil die obere Atemwegsobstruktion als relative Kontraindikation für die RSI gilt.

Ein entscheidender Faktor im präklinischen Bereich allerdings bleibt die Zeit. Eine suffiziente BMV (Beutel-Masken-Ventilation) und eine unverzügliche Beförderung des Traumapatienten ist oft eine bessere Lösung als die Durchführung einer zeitraubenden RSI.

Auch die Koniotomie kann einen schnellen, sicheren Zugang zum Atemweg unterhalb der Stimmbandebene schaffen, wenn der Atemweg anders nicht gesichert werden kann oder der Zugang durch Verlegung oder Schwellung zwingend unterhalb der Stimmbandebene erfolgen muss.

4.3 B – Belüftung durch normale Atmung

Die Ventilation, die Bewegung von Luft oder vielmehr von Gasen in die und aus der Lunge, heißt Atmung. Erwachsene ziehen 400–600 ml mit jedem Atemzug. Dieses Volumen, das Sie bei der Ersteinschätzung nur durch Beobachtung der Atemtiefe beurteilen können, bezeichnet man als Atemzugvolumen. Multipliziert mit der Anzahl der Atemzüge pro Minute ergibt es das Atemminutenvolumen. Das ist eine wichtige Größe, die Sie nur durch Erhebung von Atemtiefe und Atemfrequenz abschätzen können. Das Atemminutenvolumen beträgt etwa 5–12 l. Normale Atmung und gesunde Lungen ergeben je nach Alter eine Sauerstoffspannung (paO_2) von etwa 100 mmHg und Kohlendioxid von 35–40 mmHg im arteriellen Blut. Die Begriffe *Hypoventilation* und *Hyperventilation* beziehen sich nicht auf die Oxygenierung, sondern vielmehr auf den Partialdruck des Kohlendioxids (CO_2). Ein Kapnometriewert unter 30 mmHg wird als Hyperventilation und ein Wert über 40 mmHg wird als Hypoventilation bezeichnet. Es ist für Kohlendioxid wesentlich einfacher, die alveolokapilläre Lungenmembran zu passieren, als für Sauerstoff. Das macht es einfacher, Kohlendioxid auszuscheiden, als Blut zu oxygenieren. So kommt es, dass der Körper, wenn Brustkorb oder Lungen verletzt sind, zwar eventuell noch normale Kohlendioxidwerte aufrechterhalten kann, aber trotzdem hypoxisch ist. Andererseits kann ein Patient mit reduzierter Belüftung oder Durchblutung der Lunge z. B. bei einem Pneumothorax unter hoch dosierter Sauerstoffgabe zwar eine normale Sättigung aufweisen, aber durchaus hyperkapnisch werden, weil es ihm nicht gelingt, CO_2 abzuatmen. Bei vermindertem Gasaustausch (Pneumothorax, einseitige Intubation) steigt der CO_2-Gehalt der Ausatemluft an. Bei herabgesetzter Perfusion der Lunge (Schock, Lungenembolie) sinkt der CO_2-Gehalt der Ausatemluft trotz hohem CO_2-Anteil im Blut stark ab. Ein Patient mit einer Lungenkontusion hat z. B. eine Atemfrequenz von 36/min, eine Kohlendioxidkonzentration von 30 mmHg und nur eine Sauerstoffspannung von 80 mmHg. Während die Person hyperventiliert, bleibt sie weiter hypoxisch. Sie muss also nicht schneller atmen, sondern braucht zusätzlichen Sauerstoff. Im Zweifel geben Sie Ihrem Patienten also immer Sauerstoff!

Pulsoxymeter können die Sauerstoffsättigung und Kapnometer die CO_2-Konzentration der Ausatemluft inzwischen auch bei Spontanatmenden messen. Sie sollten zur Verlaufskontrolle von Spontanatmung bzw. Beatmung und Tubuslage im RTW bei jedem Traumapatienten eingesetzt werden. Sie werden in Kapitel 5 näher erläutert.

Minutenvolumen:
Das Minutenvolumen ist das Atemvolumen, das in 1 min ein- bzw. ausgeatmet wird. Es berechnet sich aus der Atemfrequenz multipliziert mit dem Zugvolumen und liegt zwischen 5 und 10 l/min. Dieses Produkt aus Atemfrequenz und Atemtiefe können Sie nur abschätzen, wenn Sie bei der Ersteinschätzung Atemfrequenz und Atemtiefe beurteilen!

Normoventilation:
Die Atemtätigkeit sorgt für einen CO_2-Wert von 35–45 mmHg im Blut (entspricht etwa einem $etCO_2$-Wert von 30–40 mmHg). Auch bei jeder Beatmungsform wird Normoventilation angestrebt.

Hypoventilation:
Der CO_2-Wert steigt auf Werte über 45 mmHg im Blut an.

4.4 B – Oxygenierung durch zusätzlichen Sauerstoff

Patienten, die verletzt sind, benötigen zusätzlichen Sauerstoff, insbesondere, wenn sie bewusstlos sind. Es wurde beobachtet, dass Patienten mit Schädel-Hirn-Verletzungen häufig hypoxisch sind. Zusätzlicher Sauerstoff kann über eine einfache Gesichtsmaske mit einem Flow von 10–12 l/min appliziert werden. Der Patient wird dann mit 40–50 % Sauerstoff versorgt. Nicht-

Tabelle 4.2

Hoch dosierte Sauerstoffgabe (Quelle: ITLS)

Hilfsmittel	Sauerstoff (%)	Flussrate (l/min)
Nasenbrille	25–30	2–6
Einfache Sauerstoffmaske	40–50	10–12
Nichtrückatemmaske	60–90	12–15
Beatmungsmaske mit Demandventil	100	
Beutel-Masken-System	40–50	12–15
Beutel-Masken-System mit Reservoirbeutel	90–100	12–15

rückatemmasken mit Reservoir dagegen können bei einem Flow von 12–15 l/min 60–90 % Sauerstoff zuführen. Sie sind erforderlich bei allen Traumapatienten, die zusätzlichen Sauerstoff benötigen. Nasenbrillen oder Sauerstoffsonden werden gut toleriert, liefern dem Patienten aber nur 25–30 % Sauerstoff. Sie sind eine schlechte Alternative und nur für diejenigen empfohlen, die absolut keine Sauerstoffmaske tolerieren.

Zusätzlicher Sauerstoff muss außerdem verwendet werden, um beim Beatmeten eine ausreichende Oxygenierung zu gewährleisten. Sauerstoff muss selbstverständlich genauso zugeführt werden bei der Beatmung mittels Taschenmaske über den Sauerstoffanschluss oder eine unter die Maske gelegte Sonde. Bei der Beatmung ohne Hilfsmittel erhöht schon eine in die eigene Nase eingebrachte Sauerstoffsonde die Sauerstoffkonzentration von 17 auf 30 %.

Über die BMV mit Sauerstoffanschluss erhält der Patient statt den 21 % in der Raumluft dann etwa 40–50 % Sauerstoff. Mit zwischengeschaltetem Reservoirbeutel und Sauerstoffflow von 12–15 l oder besser noch Demandventil erhöht sich das Sauerstoffangebot jedoch auf 90 bis zu 100 %. Daher sollten sie auch zwingend benutzt werden! (▶ Tabelle 4.2)

4.5 B – Belüftung durch (Überdruck-)Beatmung

Vitalfunktion Belüftung: Ventilation ist der Strom von Luft oder Gasen in die und aus der Lunge.

Normale Atmung funktioniert überhaupt erst, weil bei Ausdehnung des Brustkorbs ein negativer Druck innerhalb des potenziellen Pleuraraums Luft von außen durch den oberen Atemweg einsaugt. Bei Menschen, die nicht dazu in der Lage sind, muss man intermittierend Luft oder Sauerstoff durch die Glottisöffnung hineinblasen. Das nennt sich dann IPPV (Intermittant positive Pressure Ventilation) und bedeutet, abwechselnd mit positivem Druck zu beatmen. IPPV kann als Mund-zu-Mund-Beatmung, Maskenbeatmung oder über den Endotrachealtubus erfolgen. Bläst man Luft in den Rachen, gibt es keine Garantie, dass sie durch die Glottisöffnung auch tatsächlich in die Lungen gelangt. Der Rachenbereich mündet genauso in den Ösophagus und Druckwerte über 25 cmH$_2$O überwinden den gastralen Verschlussmechanismus, sodass die Luft geradewegs in den Magen gelangt (Mageninsufflation). BMV kann bei Ausdrücken des Beutels weitaus größere Drücke bis zu 60 cmH$_2$O erzeugen. Sie erzwingt geradezu die Mageninsufflation und all ihre nachfolgenden Komplikationen. Wenn man einen Patienten mit Überdruck (IPPV) beatmet, muss man auch ungefähr wissen, wie viel Luft man pro Atemhub applizieren soll *(Atemhubvolumen).* Durch Multiplikation mit der Anzahl der Atemfrequenz lässt sich dann das Atemminutenvolumen abschätzen.

Ein durchschnittlicher Beatmungsbeutel fasst zwischen 1,5 und 1,8 l, die verabreicht werden können, wenn der Beutel mit beiden Händen ganz ausgedrückt würde. Mit einer Hand lassen sich maximal 1,2 l, von den meisten Benutzern aber etwa 0,8 – 1,0 l, applizieren. Verabreichtes Atemhubvolumen entspricht aber hier nicht wie bei intubierten Patienten dem tatsächlichen Atemhubvolumen, denn gerade bei der Maskenbeatmung sind durch Undichtigkeiten Verluste bis zu 40 % zu erwarten. Wenn Sie also IPPV mit Maske beatmen, beherzigen Sie folgende Grundlagen:

1. Der Patient bedarf zusätzlichen Sauerstoffs während einer Beatmung.
2. Absaugung muss *jederzeit* greifbar sein.
3. Die Beatmung muss vorsichtig erfolgen, um Magenüberblähung und das Risiko von Regurgitation und Aspiration zu verringern.
4. Neben den klinischen Zeichen sind Pulsoxymetrie und CO_2-Monitoring sichere Methoden, die Effektivität der Beatmung einzuschätzen. Mit Hilfe der CO_2-Messung können Sie Ihre Beatmung dem Patienten anpassen: Halten Sie das CO_2 zwischen 35 und 40 mmHg. Letztlich kann es vom Säugling bis zum Greis nicht verkehrt sein, wenn sich der Brustkorb normal hebt und senkt wie bei einem Schlafenden.

Bei der BMV müssen trotz Zweihandtechnik und gutem Material bis zu 40 % Leckage einkalkuliert werden. Daher gilt für die BMV eine höhere Beatmungsfrequenz von 10 – 12/min. Der Intubierte wird dagegen mit 8 – 10 Atemhüben/min beatmet. In einer Notfallsituation werden Sie automatisch den Patienten eher zu schnell und mit zu geringem Atemhubvolumen beatmen. Die Beatmungsfrequenz sollte höchstens 18 – 24/min betragen. Achten Sie sorgsam auf das applizierte Atemhubvolumen. Wie Sie gelernt haben, kann hohe Atemfrequenz allein kein zu geringes Atemvolumen kompensieren.

B – Beatmung und Compliance 4.6

Wenn Luft oder sauerstoffangereicherte Luft durch positiven Druck in die Lungen eines Patienten gelangen soll, beeinflussen die Nachgiebigkeit oder Elastizität der Lunge und der Brustwand entscheidend, wie einfach oder schwer die Beatmung wird. Führen Sie eine Maskenbeatmung durch, wird die normale Elastizität von Lunge und Brustwand die Luft leicht die Glottis passieren lassen und es kommt zu geringer Mageninsufflation. Ist die Elastizität dagegen vermindert, wird die Beatmung schwieriger. Die Fähigkeit von Lunge und Brustwand, sich auszudehnen und dadurch einen Patienten überhaupt beatmen zu können, wird als *Compliance (Lungendehnbarkeit)* bezeichnet. Es ist einfacher, von guter oder schlechter Compliance als von hoher oder niedriger Compliance zu sprechen, zumal letzterer Begriff irreführend ist.

Compliance ist eine wichtige Größe, denn sie bestimmt, ob Sie einen Patienten ausreichend beatmen können. Die Compliance kann schlechter werden bei bestimmten Erkrankungen der Lunge oder bei Verletzungen der Brustwand. Beim Herzstillstand wird die Compliance aufgrund der mangelhaften Blutversorgung der Muskulatur ebenfalls schlechter sein. Die Beatmung ist enorm erschwert. Der ERC empfiehlt daher auch in diesem Fall niedrigere Tidalvolumen. Ist ein Endotrachealtubus platziert, so wird die Compliance verlässlich messbar durch die Luftmenge, die sich bei einem bestimmten Beatmungsdruck hineinblasen lässt. Oder es wird bei schlechter werdender Compliance ein höherer Beatmungsdruck erforderlich, um dieselbe Luftmenge zu applizieren – ein wichtiges klinisches Zeichen, das auf Atemwegsprobleme hinweisen kann. Wenn Sie einen Beatmungsbeutel mit Druckbegrenzung einsetzen, müssen Sie gegebenenfalls das Druckventil inaktivieren, damit Sie den Patienten überhaupt oxygenieren können. Ein erhöhter Beatmungsdruck kann aber auch das erste Anzeichen eines Spannungspneumothorax sein. Niedrige Compliance wird ebenso bei der zu tiefen linken (oder rechten) Hauptbronchusintubation auffallen. Zurückziehen des Tubus wird einen prompten Anstieg der Compliance verursachen und zu einer deutlich leichteren Beatmung führen.

B – Beatmungstechniken

Mund zu Mund

Dies ist eine höchst zuverlässige, effektive Beatmungsmethode, die keiner Ausrüstung bedarf und leicht erlernbar ist. Zudem ist das verabreichte Atemhubvolumen durchgehend verlässlich, denn die Dichtigkeit Mund-zu-Mund ist leicht erreichbar. Zudem kann die Compliance direkt gefühlt werden. Zu hohe Beatmungsdrücke im Oropharynx sind dabei ebenfalls wenig wahrscheinlich. Diese Methode wird aber wegen des Infektionsrisikos so gut wie nie angewandt. Trotzdem sollten Sie in der Lage sein, eine Mund-zu-Mund-Beatmung durchzuführen. Es ist eine Alternative.

Mund zu Maske

Die meisten Nachteile der Mund-zu-Mund-Beatmung können durch Zwischenschalten einer Gesichtsmaske zwischen Ihrem und dem Mund des Patienten umgangen werden. Kommerziell erhältliche Taschenmasken (▶ Abbildung 4.12) passen klein zusammengefaltet in einem Etui in jede Tasche. Sie sind insbesondere für die Beatmung verschiedenster Patienten bei der Ersten Hilfe oder im Rahmen einer First-Responder-Tätigkeit geeignet. Einige Modelle haben auch einen seitlichen Sauerstoffanschluss. Es hat sich gezeigt, dass mit Taschenbeatmungsmasken größere Atemhubvolumen als mit Beutel-Masken-Systemen appliziert werden können – und das mit höherem Sauerstoffanteil als bei der Mund-zu-Mund-Beatmung. Die Mund-zu-Maske-Beatmung hat also signifikante Vorteile gegenüber anderen Beatmungsmethoden und sollte durchaus öfter zur Anwendung kommen (siehe Kapitel 5).

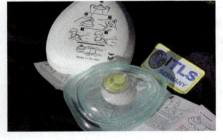

Abbildung 4.12: Beispiel einer Taschenmaske.

Beutel-Masken-Ventilation

Dieser Nachkomme des Narkosebeatmungsbeutels ist ein volumenkontrolliertes, handbetriebenes Beatmungsgerät mit einem durchschnittlichen Atemhubvolumen von 0,8 l. Mit beiden Händen bedient, kann auch über 1 l pro Atemhub appliziert werden. Zwingend sollte ein Reservoirbeutel oder Schlauch, besser noch ein Demandventil angeschlossen werden, da ansonsten auch mit Sauerstoffanschluss nur 40–50 % Sauerstoffkonzentration erreicht werden.

Das größte Problem bei der Beatmung mit Beutel-Maske-Systemen ist das applizierte Hubvolumen. Maskenleckage ist ein ernstes Problem und reduziert das applizierte Volumen um bis zu 40 % oder mehr. Beatmungsmasken älterer Bauart haben zudem einen hohen Totraumanteil, was die suffiziente Beatmung noch erschwert. Moderne Ballonmasken haben einen geringen Totraum und dichten an Mund und Nase besser ab. Studien haben gezeigt, dass sie Maskenleckage vermindern und die Beatmung verbessern (▶ Abbildung 4.13). Im Extremfall sieht Ihr Patient, bzw. dessen Gesicht, etwa durch Abriss von Nase, Unterkiefer, offenen Halsverletzungen, nach Schuss- oder Explosionsverletzung nicht so aus, wie

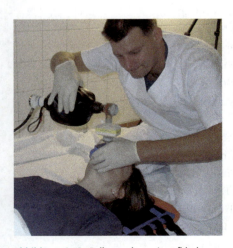

Abbildung 4.13: Ballonmasken mit aufblasbarem Wulst dichten zwar besser ab, beachten Sie aber die unbequeme Haltung durch den Beatmungsfilter, der zu Leckagen führen kann.

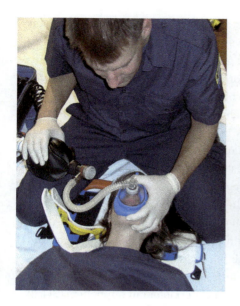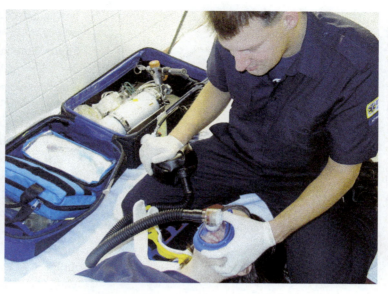

Abbildung 4.14a: Eine Verlängerung (Gänsegurgel) zwischen Maske und Beutel erleichtert die Handhabung und führt zu weniger Leckage.

Abbildung 4.14b: Bei längeren Konstruktionen muss der Totraum bedacht und das Patientenventil angebracht werden.

es Ihre Beatmungsmaske erforderlich macht. Spätestens dann ist die Kissenmaske eine interessante Alternative.

Der über einen starren Konnektor, manchmal noch mit dazwischengebautem Filter, mit der Maske verbundene Beutel führt oft über die Hebelwirkung zum Verkanten und Verrutschen der Maske. Ein Verlängerungsschlauch oder eine „Gänsegurgel" zwischen Beutel, Filter und Maske ermöglicht eine wesentlich einfachere Handhabung der Maske ohne Zug und somit eine bedeutend bessere Abdichtung und höheres Atemhubvolumen. Der Beutel kann dadurch noch einfacher komprimiert werden, beispielsweise durch einen weiteren Helfer oder gegen das Knie oder den Oberschenkel gedrückt. Neben der bequemeren Handhabung kann somit das applizierte Atemhubvolumen erhöht und jedwede Maskenleckage kompensiert werden (▶ Abbildung 4.14). Bei längeren Konstruktionen (>20 cm) oder Kindern ist jedoch der Totraum zu bedenken. Das Nichtrückatemventil muss dann patientennah an der Maske sitzen.

Eine gute BMV erfordert ein hohes Maß an Geschick und Übung und ist nicht bei jedem Patienten problemlos möglich. Um eventuelle Schwierigkeiten bei der Beatmung mit dem Beutel und der Maske abschätzen zu können, hat sich die Eselsbrücke „MASKE" bewährt:

M	Maske schwierig abzudichten	Bartträger, Kiefer-, Gesichtsschädelfrakturen
A	Alte Menschen	Kiefergelenksarthrose, anatomische Veränderungen
S	Schnarcher, Stridor	COPD (chronisch-obstruktive Lungenerkrankungen), obstruierte Atemwege (Trauma, Fremdkörper, Verbrennungen)
K	Keine Zähne	Fest sitzende Prothesen bei Intubation belassen
E	Erhöhtes Körpergewicht	Hohe Beatmungsdrücke

All diese Zeichen können darauf hinweisen, dass Ihr Patient schwierig mit der Maske zu beatmen sein könnte. So ist die Kombination aus Gesichtsbehaarung und Zahnlosigkeit ein sicherer Prädiktor für eine erschwerte Maskenbeatmung. Adipositas verschlechtert sowohl die Lungen- als auch die Thoraxcompliance. Bei älteren Patienten, bei denen es auch auf eine

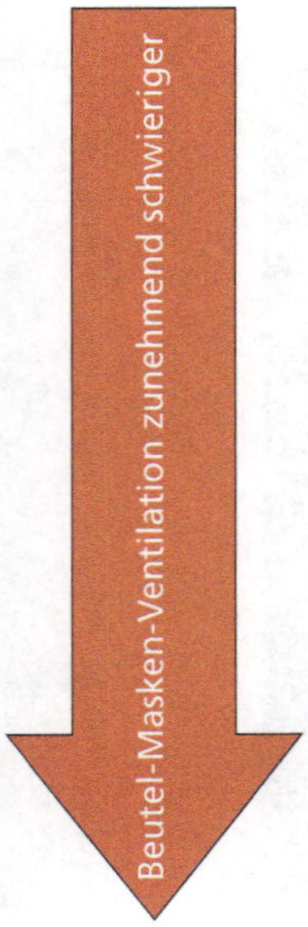

4 Initiales Atemwegsmanagement

Beutel-Masken-Ventilation zunehmend schwieriger ⬇

- Maske neu positionieren
- A-Problem ausschließen (Atemwegsverlegung durch Zunge, Sekret, Fremdkörper?)
- Modifizierter Esmarch-Handgriff, Wendl-/Guedel-Tubus
- Zweihandtechnik
- Blind einzuführende Atemwegshilfsmittel
- Laryngoskopie und Intubation

Abbildung 4.15: Stufenschema bei schwieriger BMV.

Bewegungseinschränkung der HWS ankommt, kann es schwierig werden, die optimale Kopfposition zu finden. Und zu guter Letzt sollte Sie ein schnarchendes oder stridoröses Atemgeräusch aufmerksam für eine Atemwegsobstruktion machen.

Wenn Sie Schwierigkeiten haben, Ihren Patienten mit der Maske zu beatmen, sollte der erste Schritt sein, die Vitalfunktion A zu prüfen: Ist der Atemweg frei? Die dichteste Gesichtsmaske nützt nichts bei verlegtem Atemweg. Nach dem Stufenschema (▶ Abbildung 4.15) sollten Sie neben dem Esmarch-Handgriff den Einsatz von oralen bzw. nasopharyngealen Atemwegshilfsmitteln erwägen. Ist der Atemweg frei und die Maske auch nach Neupositionierung nicht abzudichten, ist es hilfreich, dass Sie zwei Hände haben: Versuchen Sie, den Unterkiefer mit doppeltem C-Griff an die Maske zu ziehen und das System abzudichten. Ein Helfer muss dann das Ausdrücken des Beutels übernehmen, denn akrobatische Übungen mit Kompression des Beutels durch Gesäß, Oberschenkel oder in der Achsel werden Sie von der Bewegungseinschränkung des Kopfes ablenken. Bleibt die BMV ineffektiv oder ist die Atemwegsobstruktion nicht zu beheben, informieren Sie Ihr Team. Sie brauchen Hilfe, denn meist ist dann die endotracheale Intubation oder eine blind einzuführende Atemwegshilfe das Mittel der Wahl, um Ihren Patienten in diesem „Worst-Case-Szenario" überhaupt oxygenieren zu können.

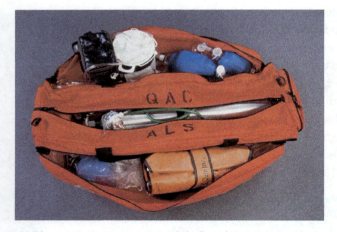

Abbildung 4.16: Ein Atemwegs-Set enthält alle wichtigen Gegenstände, die zum Atemwegsmanagement erforderlich sind. Beachten Sie die enthaltene transportable Absaugeinheit. Das Gesamtgewicht (inklusive Sauerstoffflasche aus Aluminium) beträgt ca. 10 kg – so viel, wie sonst schon eine einzelne Sauerstoffflasche aus Stahl wiegt.

Atemwegsausrüstung

Die wichtigste Regel in Bezug auf die Atemwegsausrüstung ist, dass sie stets in bestem Zustand und sofort greifbar sein muss. Es wird dem Patienten nicht gut tun, wenn Sie erst laufen müssen, um die Absaugeinheit zu holen. Kurz gesagt: Seien Sie vorbereitet! Das ist nicht schwer, denn nur fünf unverzichtbare Ausrüstungsbestandteile sind für die Erstversorgung aller Unfallverletzten am Einsatzort nötig:

1. Persönliche Schutzausrüstung.
2. Langes Spineboard oder Schaufeltrage mit Kopfbewegungseinschränkung.
3. HWS-Orthese.
4. Atemwegsausrüstung (siehe unten).
5. Notfallkoffer oder Rucksack.

Die *Atemwegsausrüstung* sollte schützend eingepackt sein und wirklich alles enthalten, was benötigt wird, um den Atemweg bei jedem Patienten zu sichern. Heutzutage ist die Ausrüstung wesentlich leichter und tragbarer geworden. Sauerstoffflaschen aus Aluminium oder Karbon und Absauggeräte sind kleiner und leichter als früher. Es ist also nicht länger vertretbar, wuchtige Absaugpumpen vorzuhalten, die separat von der transportablen Sauerstoffeinheit gelagert und getragen werden müssen. Absaugeinheiten sollten in einem Set zusammen mit der transportablen Sauerstoffquelle und der übrigen Atemwegsausrüstung vorgehalten werden. Eine leichte, gut tragbare Atemwegsausrüstung (▶ Abbildung 4.16) besteht aus:

1. Sauerstoffflasche, bevorzugt aus Aluminium oder Karbon.
2. Tragbare batterie- oder handbetriebene Absaugeinheit.
3. Sauerstoffschläuche und Masken.
4. Beatmungsbeutel mit Reservoir oder Demandventil, Beatmungsmasken, Verlängerungsschlauch bzw. Gänsegurgel.
5. Blind einzuführende Atemwegshilfsmittel, wie z. B. Larynxtubus, Larynxmaske oder Combitubus.
6. Intubationsset.
7. Pulsoxymeter.
8. CO_2-Monitor.
9. Hilfsmittel für den schwierigen Atemweg, Kopflagerungskissen oder Ring.

Die Vollständigkeit eines Atemwegs-Sets ist eine lebenswichtige Angelegenheit und die gesamte Ausrüstung sollte daher in jeder Schicht kontrolliert werden. Dokumentiert werden sollte das z. B. durch Abzeichnung auf einer angehängten Karte.

Merke: Ersticken und Hypoxie verhindern

1 Lernen Sie, sofort zu erkennen, wann:
   a. A-Probleme den Patienten bedrohen und Atemwegsverlegung unmittelbar zu beheben ist.
   b. B-Probleme durch Oxygenierung bzw. assistierte oder kontrollierte Beatmung gelöst werden müssen.

2 Nutzen Sie die Kapnografie, um suffiziente Ventilation zu gewährleisten und unbeabsichtigte Hyperventilation zu verhindern. Kontrollieren Sie die korrekte Lage eingebrachter Atemwegshilfsmittel. Seien Sie immer darauf vorbereitet, falls diese dislozieren sollten!

3 Eignen Sie sich die Fähigkeit an, die Trachea auch unter schwierigen Bedingungen zu intubieren. Schätzen Sie Ihre Kompetenz realistisch ein und machen Sie sich mit der Handhabung alternativer Atemwegshilfsmittel vertraut (Larynxtubus, Larynxmaske, Combitubus).

4 Verhindern Sie Aspiration von Mageninhalt. Absaugungsbereitschaft muss jederzeit gewährleistet sein. Haben Sie einen Alternativplan bei Geräteausfall oder -defekt.

5 Fehler im Atemwegsmanagement sind fatale, meist todbringende Versäumnisse.

FALLBEISPIEL – Fortsetzung

Sie sind mit Ihrem RTW zu einem Hausbrand gerufen worden. Ihre Einschätzung vom Einsatzort ergibt, dass die Feuerwehr bereits vor Ort, der Einsatzort sicher und nur eine Person verletzt ist. Sie hatte im rückwärtigen Zimmer geschlafen und die Feuerwehrleute haben sie durch ein Fenster gerettet. Sie ist mit Ruß verschmiert und hustet. Der Ersteindruck ist schlecht, da die Patientin hustet und offenbar Probleme beim Atmen hat. Sie sind der Teamführer. Sie und Ihre Kollegen tragen Ihre persönliche Schutzkleidung, schnappen sich Ihre Ausrüstung und wenden sich der Patientin zu.

Sie schlug die Tür wieder zu und versuchte dann, aus dem Fenster zu klettern, als just die Feuerwehr eintraf. Die Frage nach Asthma oder früheren Lungenerkrankungen wird verneint und sie raucht auch nicht. Sie beklagt starkes Kopfweh, anhaltenden Husten und Kurzatmigkeit. Sie bemerken, dass Frau Gloer mit heiserer Stimme spricht und ihre Atmung flach und beschleunigt ist. Sie tasten einen kräftigen, schnellen Puls am Handgelenk. Ihr Praktikant, ein Rettungsassistent im Anerkennungsjahr, hat die Trage vorbereitet und die Patientin wird darauf gelagert. Aufgrund des Schädigungsmechanismus entschließen Sie sich zu einer Schnellen Trauma-Untersuchung. Sie haben nach der ersten Einschätzung bereits entschieden, dass es sich um eine vital gefährdete Patientin handelt. Aufgrund der Atemprobleme handelt es sich ebenfalls um eine Load-go-and-treat-Situation, so dass Sie unverzüglich mit der Beförderung Ihrer Patientin beginnen. Während der Fahrt setzen Sie den ITLS-Algorithmus fort. Die kurze Untersuchung von Kopf und Gesicht ergibt Rötungen und Blasenbildung an Gesicht und Lippen. Die Haare sind angesengt. Es findet sich Ruß in Mund und Nase mit deutlich versengten Nasenhaaren. Ihr Kollege merkt an, dass die Pupillen 4 mm weit sind und beidseitig prompt reagieren. Die Halsvenen sind flach und die Trachea in der Mittellinie tastbar. Es zeigt sich ferner eine Hautrötung am Hals, keine Verhärtung oder Deformität am Hals und keine Verbrennungen am Brustkorb. Die Atemgeräusche sind beidseitig gleich laut auskultierbar, aber es fällt ein dezentes Keuchen bei der Ausatmung auf. Die Herztöne sind unauffällig, das Abdomen zeigt keinerlei SSV-PPFAD und ist weich ohne Abwehrspannung. Das Becken ist stabil und die Patientin zeigt keine Abwehr. Die Untersuchung der Extremitäten zeigt Rötungen, aber keine Blasenbildung an den unbedeckten Körperstellen, außerdem sind die Härchen dort teilweise verbrannt. Frau Gloer kann die Finger bewegen, mit den Zehen wackeln und hat Gefühl in allen Extremitäten.

Ihr fahrender Kollege arrangiert per Funk ein Rendezvous mit dem NEF, während Sie und Ihr Praktikant die Patientin weiter versorgen. Sie beenden die SAMPLE-Anamnese, legen eine Infusion, schließen Pulsoxymeter und EKG an, das eine Sinustachykardie zeigt. Die Patientin gibt zwar an, dass ihr der Sauerstoff hilft, doch Ihr Praktikant bemerkt bei ihr eine zunehmende Heiserkeit. Sie hat keine Allergien oder relevanten Vorerkrankungen und nimmt keinerlei Medikamente ein. Ihre letzte Mahlzeit war das Frühstück um 6 Uhr, mittlerweile ist es Mittag.

Die Vitalzeichen sind: Blutdruck 120/70 mmHg, Puls 130/min, Atemfrequenz 36/min mit exspiratorischem Keuchen, das Pulsoxymeter misst 100 % bei Zufuhr von 100 % Sauerstoff, aber Ihr Praktikant bemerkt richtig, dass es in dieser Situation nicht verlässlich ist. Der Notarzt kommt dazu und Sie fassen das Geschehene kurz zusammen: Patientin, die zunächst schlafend in geschlossenem Raum einer Rauchexposition und später noch Flammeneinwirkung ausgesetzt war. Sie ist nunmehr kurzatmig, hustet, hat auskultatorisch beidseitig exspiratorisches Keuchen sowie zunehmende Heiserkeit. Zudem ist sie tachykard und klagt über Kopfschmerzen. Inzwischen hat Ihr Praktikant noch eine Inhalation über den Adrenalinvernebler begonnen, die nur wenig Besserung bringt. Mit dem Notarzt zusammen fällt schnell die Entscheidung zur definitiven Atemwegssicherung durch die endotracheale Intubation, da die Gefahr besteht, den freien Atemweg zu verlieren.

Nach Ankunft im Krankenhaus wird im Rahmen der initialen Diagnostik ein Carboxyhämoglobinanteil im Blut von 25 % bestimmt. Ferner finden sich Verbrennungen der oberen Atemwege. Die Patientin muss schließlich einige Tage intubiert und beatmet bleiben, bis die Schwellung der Atemwege zurückgeht.

FALLBEISPIEL – Zusammenfassung

Hier wird ein Fall von Verbrennung der oberen Atemwege samt Rauchgasinhalation beschrieben. Die Vergiftung durch Kohlenmonoxyd kann mit 100 % Sauerstoff behandelt werden, klinisch mit hyperbarer Sauerstofftherapie, falls vorhanden. Atemwegssicherung und Oxygenierung sind der Schlüssel zur Genesung. Das Pulsoxymeter ist wertlos in dieser Situation, da es Carboxyhämoglobin oder Zyanidvergiftungen nicht erkennt und fälschlicherweise hohe Sauerstoffsättigung anzeigt. Falls keine Möglichkeit zur Crush-Intubation (Blitzintubation) besteht, muss in dieser Situation die alternative nasotracheale Blindintubation in Betracht gezogen werden.

ZUSAMMENFASSUNG

Traumapatienten stellen die größte Herausforderung beim Atemwegsmanagement dar. Um erfolgreich zu sein, müssen Sie ein tiefgreifendes Verständnis der Atemwegsanatomie besitzen. Um akute A-Probleme in den Griff zu bekommen, bedarf es großer Übung in den Techniken, den Atemweg frei zu machen, frei zu halten und zu sichern. Sie brauchen neben Ihren geschulten Sinnen und Ihren geübten Händen natürlich auch die richtige Ausrüstung, verstaut in einem jederzeit greifbaren Set, wenn Sie die Behandlung eines Traumapatienten übernehmen. Um B-Probleme zu erkennen und zu beheben, ist die Einschätzung von Atemfrequenz und Atemtiefe essenziell. Dazu müssen Sie die Zusammenhänge von Tidalvolumen, Minutenvolumen und Lungencompliance verstanden haben. Letztlich müssen Sie mit mehreren Alternativen der Atemwegssicherung vertraut sein und sich Erfahrung in deren Durchführung aneignen.

LITERATURHINWEISE

American Heart Assosiation Comittee on Emergency Carciac Care. „Guidelines for Cardiopulmonary Resuscitation and Emergency Care." *Journal of the American Medical Association*, Vol. 268 (1992), Seite 2200.

Biebuyck, J. F. „Management of the difficult Adult Airway." *Anesthiology*, Vol. 75 (1991), Seite 1087–1110.

Boidin, M. P. „Airway Patency in the Unconscious Patient." *British Journal of Anaesthiology*, Vol. 57 (1985), Seite 306–310.

German Resuscitation Council (GRC). „ERC-Leitlinien 2010: Kardiopulmonale Reanimation, Notfall + Rettungsmedizin". Heidelberg: *Springer*, Vol. 13 (7) (2010).

International Liaison Committee on Resuscitation. „International Consensus on Cardiopulmonary. Resuscitation and Emergency Cardiovascular Care Science with Treatment Recommendations". *Circulation*, Vol. 112 (2005), Seite III-1-III-136.

Jesudian, M. C. S., R. R. Harrison, R. L. Keenan und andere. „Bag-Valve-Mask Ventilation: Two Rescuers Are Better Than One: Preliminary Report." *Critical Care Medicine*, Vol. 14 (1985), Seite 403–406.

Kovacs, G., A. Law. *Airway Management in Emergencies*. New York: McGraw-Hill, 2007.

Langeron, O., E. Masso et al. „Prediction of difficult mask ventilation". *Anesthesiology*, Vol. 92, No. 5 (2000), Seite 1229–1236.

Martin, S. E., G. Ochsner und andere. „Laryngeal Mask Airway in Air Transport When Intubation Fails: Case Report." *The Journal of Trauma: Injury, Infection, and Critical Care*, Vol. 42, No. 2 (1997), Seite 333–336.

Mosesso, V. N., K. Kukitsch und andere. „Comparison of Delivered Volumes and Airway Pressures when Ventilating Through an Endotracheal Tube with Bag-Valve Versus Demand- Valve." *Prehospital and Disaster Medicine*, Vol. 9, No. 1 (1994), Seite 24–28.

O'Connor, R. E., R. A. Swor. „Verification of endotracheal tube placement following intubation. National Association of EMS Physicians Standards and Clinical Practice Committee". *Prehospital Emergency Care*, Vol. 3 (1999), Seite 248–250.

Ravussin, P. und J. Freeman. „A New Transtracheal Katheter for Ventilation and Resuscitation." *Canadian Anaesthesiology Society Journal*, Vol. 32 (1985), Seite 60–64.

Rich, J.M. „SLAM: Street level airway management". New Jersey: *Pearson*, 2008.

Robinson, N., M. Clancy. „In patients with head injury undergoing rapid sequence intubation, does pretreatment with intravenous lignocaine/lidocaine lead to an improved neurological outcome? A review of the literature". *Emergency Medicine Journal*, Vol. 18, No. 6 (2001), Seite 453–457.

Salem, M. R., A. Y. Wong, M. Mani und andere. „Efficacy of Cricoid Pressure in Preventing Gastric Inflation During Bag-Mask Ventilation in Pediatric Patients." *Anesthesiology*, Vol. 40 (1974), Seite 96–98.

Sivestri, S., G. Ralls, B. Krauss et al. „The effectiveness of out-of-hospital use of continuous end-tidal carbon dioxide monitoring on the rate of unrecognized misplaced intubation within a regional emergency medical services system". *Annals of Emergency Medicine*, Vol. 45, No. 5 (2005), Seite 497–503.

Steinmann, D., Priebe, H. J. „Krikoiddruck". *Anaesthesist*, Vol. 58 (7) (2009), Seite 695–707, Review.

Steward, R. D., R. M. Kaplan, B. Pennock und andere. „Influence of Mask Design on Bag-Mask Ventilation." *Annals of Emergency Medicine*, Vol. 14 (1985), Seite 403–406.

Stockinger, Z. T., N. E. McSwain. „Prehospital endotracheal intubation for trauma does not improve survival over bag-valve-mask ventilation". *Journal of Trauma*, Vol. 56, No. 3 (2004), Seite 531–536.

Timmermann, A., Byhahn, C. „Krikoiddruck: Schützender Handgriff oder etablierter Unfug? (Editorial)". *Anaesthesist*, Vol. 58 (7) (2009), Seite 663–664.

Timmermann A., Byhahn C., et al., „Handlungsempfehlung für das präklinische Atemwegsmanagement für Notärzte und Rettungsdienstpersonal", *Anästhie und Intensivmedizin*, Vol. 53 (2012), Seite 294–308.

Ufbert J., J. Bushra, D. Karras et al. „Aspiration of gastric contents: Association with prehospital intubation". *The American Journal of Emergency Medicine*, Vol. 23 (2005), Seite 379–382.

Walls, R., Murphy, M. „Manual of emergency airway management". Philadelphia: *Lippincott, Williams & Wilkins*, 2008.

Wang, H., T. Sweeney, R. O'Conner et al. „Failed prehospital intubations: An analysis of emergency department courses and outcomes". *Prehospital Emergency Care*, Vol. 5, No. 2 (2001), Seite 131–141.

White, S. J., R. M. Kaplan und R. D. Steward. „Manual Detection of Decreased Lung Complience as a Sign of Tension Pneumothorax" (abst). *Annals of Emergency Medicine*, Vol. 16 (1987), Seite 518.

Youngberg, J. A., G. Graybar und D. Hutchings. „Comparison of Intravenous and Topical Lidocaine in Attenuating the Cardiovascular responses to Endotracheal Intubation." *Southern Medical Journal*, Vol. 76 (1983), Seite 1122–1124.

Maßnahmen zum Atemwegsmanagement

5.1	Basismaßnahmen des Atemwegsmanagements 96
5.2	Erweitertes Management der Atemwege 100
5.3	Larynxtubus 112
5.4	Fiberoptische Intubation und Videolaryngoskopie 115

5 Massnahmen zum Atemwegsmanagement

Lernziele für ITLS-Basic-Anwender

Nach dem Lesen dieses Kapitels sollten Sie in der Lage sein:

1. Die Atemwege abzusaugen.
2. Einen Guedel- und Wendl-Tubus korrekt zu platzieren.
3. Eine Taschenmaske zu benutzen.
4. Den Umgang mit Beatmungsbeutel und Maske zu erläutern.
5. Den Gebrauch des Pulsoxymeters und dessen Grenzen zu verstehen.
6. Bei der Vorbereitung der endotrachealen Intubation zu unterstützen.
7. Die endotracheale Tubuslage zu kontrollieren, inklusive einer CO_2-Kontrolle
8. Einen Endotrachealtubus sicher zu fixieren.
9. Indikationen, Kontraindikationen und die korrekte Anwendung des Larynxtubus zu beschreiben.

Zusätzliche Lernziele für ITLS-Advanced-Anwender

Nach dem Lesen dieses Kapitels sollten Sie in der Lage sein:

1. Intubationsvorbereitungen zu treffen.
2. Eine endotracheale Intubation durchzuführen.
3. Algorithmen und Hilfsmittel für den schwierigen Atemweg zu beherrschen.

5.1 Basismaßnahmen des Atemwegsmanagements

Schritt für Schritt

Absaugung des Atemwegs

Die Benutzung einer handbetriebenen Absaugeinheit sollte hier ebenfalls geübt werden.

1. Anschließen von Saugerschlauch, Fingertip und Absaugkatheter an das Gerät.
2. Anschalten und Saugung überprüfen.
3. Einführen der Katheterspitze ohne Sog (Fingertip offen oder Schlauch abknicken) durch Nase oder Mund bis in den Rachen.
4. Saugung aktivieren (Fingertip schließen, Schlauch entknicken), Katheter langsam zurückziehen.
5. Wiederholen des Manövers, falls nötig.

Bedenken Sie: Obwohl etwas anderes abgesaugt werden soll, werden genauso Atemluft und Sauerstoff weggesaugt. Saugen Sie daher nicht länger als 15 s am Stück und führen Sie dann wieder Sauerstoff zu.

Einführen eines nasopharyngealen Tubus (Wendl-Tubus)

1. Geeignete Größe auswählen: Einerseits so dick wie möglich, soll der Wendl-Tubus andererseits leicht durch das Nasenloch passen. Die Dicke des kleinen Fingers gibt einen guten Anhalt. Eine verlässliche Längenabmessung ist nach aktuellem Kenntnisstand nicht vorhanden.
2. Einschmieren von Schlauch und größerem Nasenloch (meist rechts) mit wasserlöslichem Gleitgel.
3. Einführen ins rechte Nasenloch streng rückenwärts im 90°-Winkel zum Gesicht und nicht entlang des Nasenrückens. Die abgeschrägte Öffnung zeigt zum Septum hin.
4. Zur Rachenpassage den Schlauch leicht drehen, ansonsten kann ein Widerstand durch Anstoßen an die Hinterwand entstehen. Vorschieben, bis die Markierung am Nasenloch liegt.
5. Für das linke Nasenloch ebenfalls mit der abgeschrägten Seite zum Septum hin einführen, bei der Rachenpassage jedoch eine 180°-Drehung durchführen, damit die Öffnung wieder richtig herum liegt.

Achtung: Versperrt die Zunge den Atemweg, so muss sie durch Vorziehen des Kinns oder Vorschiebung des Kiefers (modifizierter Esmarch-Handgriff nach ITLS) angehoben werden, damit der Wendl *unter die Zunge* gleiten kann!

Einführen eines oropharyngealen Tubus (Guedel-Tubus)

1. Größe auswählen. Die Strecke Mundwinkel bis Ohrläppchen ist ein guter Anhalt für die Länge des Tubus.
2. Atemweg öffnen:
    a. Kiefer vorschieben mit modifiziertem Esmarch-Handgriff.
    b. Offen halten mit Kreuzgriff.
    c. Ein Zungenspatel kann ebenfalls hilfreich sein.
3. Behutsames Einführen, ohne die Zunge in den Rachen zu drücken, entweder
    a. unter direkter Sicht mit Hilfe des Zungenspatels (bevorzugte Methode und sicher bei Erwachsenen und Kindern), oder
    b. zunächst um 180° gedreht oder quer, dann am Zungenrücken unter die Zunge drehen. Diese bekanntere Methode sollte aber nicht bei Kindern angewandt werden!
4. Bei Würgreiz oder Abwehr den Guedel wieder entfernen und gegebenenfalls Wendl-Tubus einführen.

Benutzung der Taschenmaske mit zusätzlichem Sauerstoff

1. Kopf in Neutralposition stabilisieren.
2. Maske mittels Schlauch mit der Sauerstoffflasche verbinden. Bei Maske ohne Sauerstoffanschluss: O_2-Sonde unter die Maske legen.
3. Sauerstoffflasche aufdrehen, Flow auf mindestens 12 l/min einstellen.
4. Atemweg öffnen, wiederum Unterkiefer vorschieben mit modifiziertem Esmarch-Handgriff oder Kinn vorziehen.
5. Guedel- und/oder Wendl-Tubus einführen.
6. Maske vom Nasenrücken her aufsetzen und abdichten mit CE-Griff. Daumen und Zeigefinger bilden ein C, die restlichen Finger der Hand ein E (▶ Abbildung 5.1a und b).
7. Mund zu Maske beatmen mit ausreichend Volumen (etwa 800–1000 ml Atemhubvolumen), um normales Heben und Senken des Brustkorbs zu erreichen. Die Einatemphase

5 Massnahmen zum Atemwegsmanagement

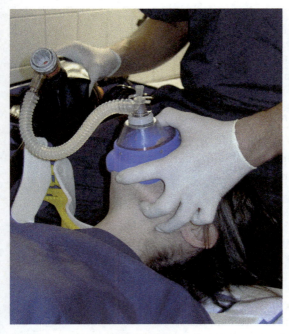

Abbildung 5.1a: BMV mit CE-Griff für Einhandtechnik. Daumen und Zeigefinger als C dichten die Maske ab, die übrigen Finger ziehen als E den Unterkiefer vor zur Maske. Zur besseren Sichtbarkeit ist die HWS-Orthese abgenommen und die manuelle in-line-Stabilsierung der HWS pausiert.

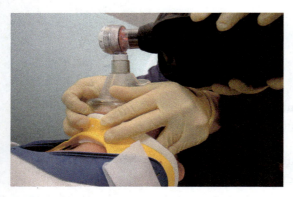

Abbildung 5.1b: BMV mit beiden Händen. Die Finger ziehen den Unterkiefer vor zur Maske.

sollte 1,5–2 s dauern, lassen Sie den Patienten dann 1,5–4 s ausatmen. Einfacher gesagt: genau wie Ihre normale Ruheatmung.

Durchführung der Beutel-Masken-Ventilation

1. Kopf in Neutralposition stabilisieren.
2. Beatmungsbeutel mit Sauerstoffschlauch/Demandventil und Sauerstoffflasche verbinden.
3. Sauerstoffreservoir anschließen (falls kein Demandventil vorhanden).
4. Sauerstoffflasche öffnen und Flow von 12 l/min einstellen.
5. Passende Beatmungsmaske auswählen und an den Beutel anschließen.
6. Atemweg öffnen, z. B. mit modifiziertem Esmarch-Handgriff.
7. Guedel-Tubus oder bei Würgereflex Wendl-Tubus einführen, wenn keine Kontraindikationen bestehen.
8. Maske vom Nasenrücken her auf das Gesicht aufsetzen. Nicht die Maske auf das Gesicht pressen, sondern das Kinn zur Maske ziehen, um eine bessere Abdichtung zu erreichen. CE-Griff. Wenn möglich sollten Sie die Maske mit beiden Händen zum Gesicht hin abdichten und ein weiterer Helfer den Beatmungsbeutel bedienen.
9. Beide Hände benutzen (siehe Abbildung 5.1b) und mit 800–1000 ml Sauerstoff pro Atemhub beatmen.
10. Sind Sie gezwungen, ohne Helfer zu beatmen, halten Sie mit einer Hand die Maske und in der anderen Hand den Beutel (siehe Abbildung 5.1a). Hierbei wird das Atemhubvolumen deutlich geringer sein.

Gebrauch des Pulsoxymeters Ein Pulsoxymeter ist ein nichtinvasives, fotoelektrisches Gerät, das die arterielle Sauerstoffsättigung und Pulsrate in peripheren Arterien misst. Es besteht aus einem tragbaren Monitor und einem Sensorclip, der an Fingern, Zehen oder Ohrläppchen des Patienten angebracht wird (▶ Abbildung 5.2a). Das Gerät zeigt die Pulsfrequenz und die periphere Sauerstoffsättigung in Prozent (S_pO_2) an. Es ist ein überaus nützliches Hilfsmittel, das bei allen Patienten mit Atemstörungen eingesetzt werden sollte. Das Pulsoxymeter ist hilfreich, den respiratorischen Status des Patienten einzuschätzen und die Effektivität der Sauerstofftherapie sowie der Beatmung zu kontrollieren.

Denken Sie gerade als Kliniker stets daran: Das Gerät misst die prozentuale Sauerstoffsättigung, nicht den arteriellen Partialdruck des Sauerstoffs (PaO_2). Das Sauerstoff transportierende Hämoglobinmolekül ist so effizient, dass es noch mit 90 % gesättigt ist, obwohl der Partialdruck z. B. nur noch kritische 60 mmHg (normal sind ca. 100) beträgt. Die Messgenauigkeit der Pulsoxymeter variiert um bis zu ±2 %. Wenn Sie sich an den raschen Abfall der dazugehörigen Sauerstoffbindungskurve erinnern, kann gerade diese Varianz im kritischen Bereich um 90 % fatal sein. Bleiben Sie also auf der sicheren Seite und betrachten Sie eine Entsättigung auf 92 % schon als Alarmzeichen, das nach unmittelbarer Intervention schreit. Sie müssen dann an das Öffnen des Atemwegs, gegebenenfalls Absaugen, Sauerstoffgabe, assistierte oder kontrollierte Beatmung, Intubation oder Entlastung eines Spannungspneumothorax denken. Um eine aus-

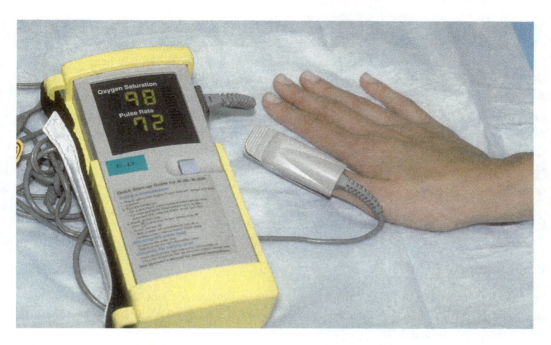

Abbildung 5.2a: Tragbares Pulsoxymeter.

reichende Oxygenierung des Gewebes zu gewährleisten, streben Sie einen Sättigungswert über 95 % an. Enthalten Sie aber keinesfalls einem Patienten mit einer Sättigung über 95 % den Sauerstoff vor, der Zeichen einer Hypoxie oder Atembeschwerden hat.

Unter folgenden Bedingungen ist die Messung des Pulsoxymeters unzuverlässig und irreführend:

1. Schlechte periphere Durchblutung (Schock, Vasokonstriktion, Hypotonie). Bringen Sie den Clip möglichst nicht an einer verletzten Extremität an. Bringen Sie den Clip besser nicht an dem Arm an, an dem Blutdruck gemessen wird. Denken Sie daran, dass sonst die gemessene Sättigung bei jedem Aufpumpen der Manschette abfällt.
2. Schwere Anämie, starker Blutverlust.
3. Hypothermie.
4. Starke Bewegung des Patienten.
5. Helles Umgebungslicht (gleißende Sonne, grelles Licht im Messbereich oder extrem helle Umgebung).
6. Nagellack oder verdreckte Fingernägel. Wenn Sie den Fingerclip benutzen, müssen Sie eventuell erst Nagellack, Verschmutzungen oder Blutanhaftungen mit Desinfektionsmittel entfernen.
7. Kohlenmonoxidvergiftung: Die meisten Pulsoxymeter können mit Sauerstoff beladenes Hämoglobin nicht von mit Kohlenmonoxid gesättigtem Hämoglobin unterscheiden und zeigen eine falsch hohe Sauerstoffsättigung an. Carboxyhämoglobin können nur spezielle Pulsoxymeter messen.
8. Cyanidvergiftung: Cyanwasserstoff (Blausäure) blockiert auf Zellebene die sauerstoffabhängige Energiegewinnung. Da der Körper den Sauerstoff im zirkulierenden Blut nicht ausschöpfen kann, ist sogar das venöse Blut gut mit Sauerstoff angereichert. Der Patient stirbt trotz hoher Sauerstoffsättigung und rosigem Hautkolorit an Sauerstoffmangel auf Zellebene.

Zur Benutzung des Pulsoxymeters stellen Sie das Gerät an, reinigen Sie die vorgesehene Stelle (Ohrläppchen, Fingernagel, Zehennagel) und bringen Sie den Sensor an.

Beim Benutzen des Pulsoxymeters beachten Sie bitte Folgendes: So sinnvoll das Pulsoxymeter auch immer ist, es ist nur ein Werkzeug, das Ihnen hilft, den Patienten zu überwachen. Es ersetzt keinesfalls Ihre Beobachtung, z. B. die Erhebung von Atemfrequenz und Atemtiefe. Suffizient Spontanatmende bekommen Sauerstoff, und nicht ausreichend Atmende werden mit Sauerstoff beatmet. Das Pulsoxymeter würde dabei nichts ändern, also ist es am Einsatzort entbehrlich. Zur Verlaufskontrolle im RTW ist es aber bei allen Traumapatienten unbedingt erforderlich.

Erweitertes Management der Atemwege 5.2

Vorbereitung

Welche Intubationsmethode auch immer zur Anwendung kommt, Patient und Personal müssen gleich gut vorbereitet sein. Die folgende Ausrüstung sollte als Basis für alle Intubationsmethoden gelten (▶ Abbildung 5.2b):

1. *Handschuhe*: Infektionsschutzhandschuhe (müssen nicht steril sein) sollten getragen werden.

2. *Augenschutz*: Brille oder Gesichtsvisier.

3. *Präoxygenierung*: Alle Patienten sollten zuvor für mindestens 3 min oder 8 Atemzüge hoch dosiert (12 l/min) Sauerstoff erhalten, ob spontan atmend oder beatmet.

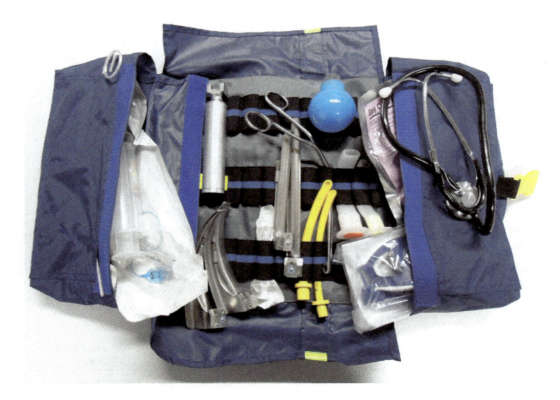

Abbildung 5.2b: Dieses Set enthält alle zur endotrachealen Intubation erforderlichen Gegenstände. Die hier abgebildete Rolle ist kompakt und schafft entfaltet eine saubere, übersichtliche Arbeitsfläche.

4. *Ausrüstung*: Überprüfen Sie die Ausrüstung und haben Sie diese in einem übersichtlichen Set zur Hand. Für die orale laryngoskopische Intubation sollte der Tubus mit einem Führungsstab in die Form eines Hockeyschlägers oder eines offenen J gebracht werden. Führungsstab vorher gut einschmieren (damit er später auch wieder herauszuziehen ist) und *fast* bis zum Ende bzw. bis zur seitlichen Öffnung einführen. Prüfen Sie den Cuff durch Blocken mit 10 ml Luft. Ziehen Sie die Luft *restlos* wieder ab und lassen Sie die gefüllte Spritze stecken. Schmieren Sie den Cuff und das distale Ende des Tubus mit Gleitgel ein.

5. *Absaugung:* Absaugemöglichkeit muss sofort zur Hand und getestet sein.

6. *Assistenz:* Ein Helfer sollte bereitstehen, um z. B. das Sellick-Manöver während der Beatmung durchzuführen. Der Helfer sollte auf Ansage die ELM (Externe Larynx-Manipulation) übernehmen. Um die Sicht auf den Kehlkopfeingang zu verbessern, wird der Schildknorpel dazu nach dem BURP-Memo rückwärts (backwards), aufwärts (upwards) und nach rechts (rightwards) gedrückt (Pressure). Falls die Bewegungseinschränkung zur Intubation geöffnet werden muss, soll der Assistent die MILS übernehmen. Brechen Sie den Intubationsvorgang nach ca. 30 s ab, spätestens jedoch, wenn die Sättigung absinkt, und beatmen Sie wieder. Mitunter wird der Assistent auch gebeten, laut bis 30 zu zählen. Oder halten Sie mit Beginn der Maßnahme die Luft an. Wenn Sie wieder Luft holen müssen, braucht der Patient sie *umso dringender*.

7. *Medikamente:* Im angloamerikanischen Bereich ist es üblich, dass Lidocain intravenös 4–5 min vor dem Intubationsversuch appliziert wird, was die Herz-Kreislauf-Wirkungen und den Hirndruckanstieg während der Intubation dämpfen soll. Wenn es die Zeit erlaubt, werden 1,0–1,5 mg/kg für erwachsene Patienten 1–2 min vor Intubation empfohlen. Untersuchungen haben allerdings gezeigt, dass dieses Verfahren keine Vorteile hat. In Deutschland hat sich eher das Verfahren der medikamentengestützten Blitzintubation etabliert. Diese auch als Crush-Intubation, Ileuseinleitung oder RSI bezeichnete, rasche Sequenz zur Narkoseeinleitung und Atemwegssicherung dient der Verhinderung von Aspirationen bei der Intubation kritischer bzw. nicht nüchterner Patienten. Dazu sollten ein schnell wirksames Hypnotikum und ein Muskelrelaxans mit kurzer Anschlagzeit sowie gegebenenfalls ein Opiat vorbereitet werden. Bei schlechten Kreislaufverhältnissen, Hypovolämie oder wenn ein Blutdruckabfall (z. B. Schädel-Hirn-Trauma, Schwangere) unbedingt vermieden werden muss, bietet sich auch die Kombination von Ketamin und einem Benzodiazepin an. Die elektive präklinische Narkoseinduktion sollte aber immer in den Händen von erfahrenem und trainiertem Fachpersonal liegen.

Intubationstechniken

Laryngoskopisch orotracheale Intubation Bei dieser Standardmethode werden oberer Atemweg und Glottisöffnung dargestellt und der Tubus sachte zwischen den Stimmlippen hindurch eingeführt (▶ Abbildung 5.3). Diese Methode bietet den Vorteil, Atemwegsverlegungen und die korrekte Tubusplatzierung direkt einzusehen. Sie erfordert aber einen relaxierten Patienten ohne große Muskelspannung mit unveränderter Anatomie und ohne große Blutungen oder Sekretansammlungen. Bei erhaltenem Würgreflex sollte eine Blitzintubation mit Gabe eines Hypnotikums und eines Muskelrelaxans durch erfahrenes und trainiertes Fachpersonal erfolgen. Ausrüstung:

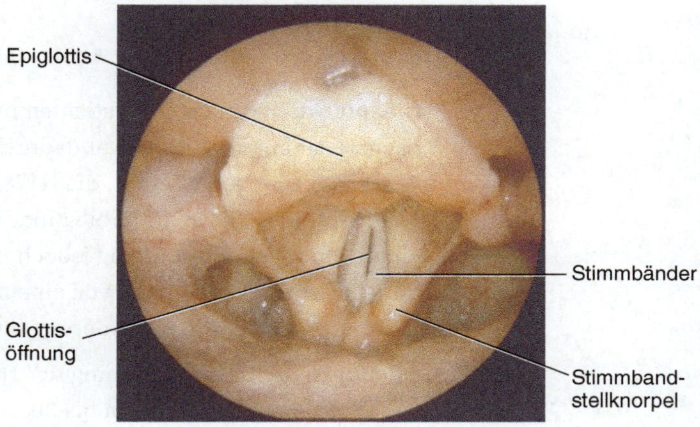

Abbildung 5.3: Wichtige Landmarken während des Intubationsvorgangs.

1. Laryngoskop, bestehend aus Batteriegriff und passendem Spatel. Dieser kann entweder der gebogene und hier häufiger benutzte Macintosh oder der gerade Spatel nach Miller sein. Die Funktion sollte täglich geprüft werden.
2. Endotrachealtuben von 7,0, 7,5 und 8,0 mm Innendurchmesser für erwachsene Patienten.
3. Führungsstab, der den Tubus in der gewünschten Form und Funktion hält.
4. Wasserlösliches Gleitmittel, das kein Lokalanästhetikum zu enthalten braucht.
5. 10-ml-Blockerspritze.
6. Magill-Zange.
7. Mullbinde, Pflastermaterial oder fertigen Tubushalter (z. B. „Thomas Holder").
8. Funktionstüchtige Absaugmöglichkeit.
9. Pulsoxymeter und CO_2-Monitor.
10. Hilfsmittel für schwierige Intubation, Kopfunterlage, Bougie.
11. Alternativer Atemweg, z. B. Larynxtubus, Combitubus, Larynxmaske oder Ähnliches.

Das ganze Geheimnis der Intubation besteht darin, die Winkel von Mund, Larynx und Pharynx Ihrer Blickachse anzunähern. Das gelingt (falls keine HWS-Beteiligung vorliegt) durch Lagerung des Kopfes in Schnüffelposition mit einem 3–10 cm dicken Polster unter dem Kopf. Kommt der Larynx auch durch Anheben des Zungengrunds mit dem Laryngoskop nicht in Ihre Blickachse, lassen Sie ihn sich durch ELM dorthin rücken. Bei BURP-Manöver hilft der rückenwärts und aufwärts gerichtete Druck, um den Larynx zu kippen und in Ihre Blickachse zu bringen. Der Druck nach rechts erfolgt, weil Ihnen links die Zunge und das Profil des Laryngoskops im Weg liegen.

Schwieriger wird die Intubation unter Bewegungseinschränkung der HWS. Durch Lagerung des Kopfes in Neutralposition (siehe Abbildung 11.5, 11.12 und 11.13) liegen andere Winkelverhältnisse von Pharynx bzw. Larynx und Blickachse vor. Durch Verwendung eines geraden Miller-Spatels können Sie auch bei geringer Mundöffnung und unter kompletter Bewegungseinschränkung zumindest die Epiglottis aufladen und die Stimmbandebene einsehen. Die Larynxachse knickt jedoch fast quer zu Ihrer Blickachse ab. Der Tubus wird dieser Kurve nicht folgen können und abgleiten oder nicht vorzuschieben sein. Eine Schienung dieser Kurve durch einen Bougie, mit dessen abgeknicktem Ende Sie sich unter der Epiglottis in die steil abzweigende Larynxachse tasten können, hilft dem Tubus, seinen Weg zu finden.

Schritt für Schritt
Orotracheale Intubation (▶ Abbildung 5.4)

Die Intubation des Traumapatienten unterscheidet sich von der Vorgehensweise beim internistischen Patienten in der Regel dadurch, dass die HWS durchgehend stabilisiert werden muss. Es ist also kein guter Grund, die HWS-Orthese zu öffnen, nur um sich den Kopf des Patienten so hinzubiegen, dass die Intubation leichter wird. Wenn die durch eine HWS-Stabilisierung eingeschränkte Mundöffnung jedoch nicht ausreicht, ist das ein triftiger Grund, die Orthese zu öffnen. Der Kopf muss dann von einem Helfer in MILS (manueller Inline-Stabilisation) gehalten werden. Nach der Präoxygenierung und Vorbereitung gehen Sie wie folgt vor:

1 Ein Helfer hält bei Öffnung der HWS-Orthese den Kopf in Neutralposition und zählt (auf Ihr Kommando) langsam bis 30.

5.2 Erweitertes Management der Atemwege

2 Öffnen Sie den Mund des Patienten durch Vorziehen des Kinns und Aufklappen des Unterkiefers. Reicht die Mundöffnung nicht aus, öffnen Sie die HWS-Orthese. Halten Sie den Mund mit der rechten Hand weit geöffnet, z. B. mit dem Kreuzgriff. Führen Sie dann den Spatel vom rechten Mundwinkel her ein, drücken Sie die Zunge nach links und schieben Sie den Spatel langsam zum Zungengrund hinab. Die wichtigste Bewegung besteht jetzt darin, das Laryngoskop vorwärts, von sich weg gegen den Zungengrund zu drücken. So

Abbildung 5.4: Orotracheale Intubation Schritt für Schritt.

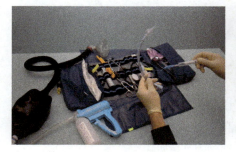

1. Ausrüstung vorbereiten, testen und ordnen. Aufgabenverteilung und Absprache im Team.

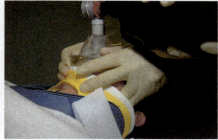

2. Präoxygenieren Sie Ihren Patienten 3 min oder 8 Atemzüge lang mit 100 % O_2.

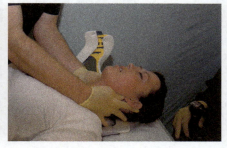

3. Positionierung des Kopfes in Schnüffelstellung nur, wenn ein HWS-Trauma sicher ausgeschlossen ist. Sonst in Neutralposition (siehe Abbildungen 11.5, 11.12 und 11.13) Kopffixierung belassen. Bei zu geringer Mundöffnung: HWS-Orthese öffnen unter MILS.

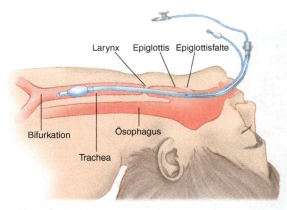

4. Bringen Sie Pharynx und Larynxachse in eine Linie mit der Blickachse (bei Verdacht auf ein HWS-Trauma Kopf in Neutralposition belassen).

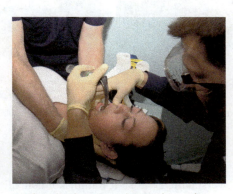

5. Führen Sie den Laryngoskopspatel im rechten Mundwinkel ein.

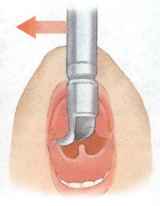

6. Schieben Sie die Zunge aus dem Weg.

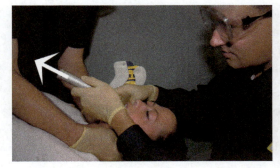

7. Positionieren Sie den Laryngoskopspatel (gebogener Spatel in Epiglottisfalte, gerader Spatel lädt die Epiglottis auf). Üben Sie Zug aus, um die Glottisöffnung in Sicht zu bringen.

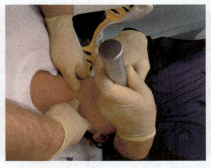

8. Ein Helfer kann durch ELM rückenwärts und aufwärts die Einstellung verbessern.

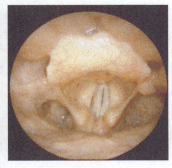

9. Stellen Sie die Glottisöffnung dar, wenden Sie den Blick nicht mehr ab.

5 Massnahmen zum Atemwegsmanagement

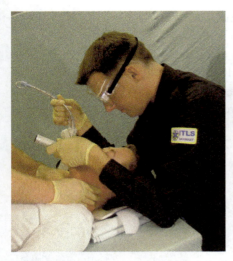

10. Führen Sie den Tubus mit Führungsstab unter Sicht ein.

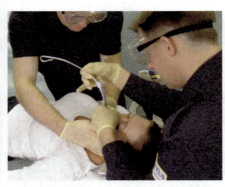

11. Halten Sie den Tubus fest, ziehen Sie Führungsstab und Laryngoskopspatel heraus. Blocken Sie den Cuff.

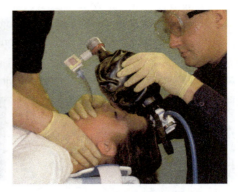

12. Schließen Sie einen Beatmungsbeutel an und halten Sie den Tubus fest. Übernehmen Sie gegebenenfalls auch die Kopffixierung, damit Ihr Helfer auskultieren kann.

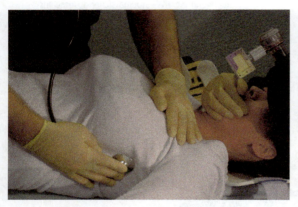

13. Prüfen Sie die Tubuslage durch Auskultieren über Magen und Lungen. Setzen Sie die CO_2-Messung ein.

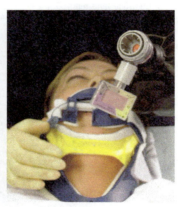

14. Sichern Sie den Tubus, sobald die korrekte Lage verifiziert ist.

verschaffen Sie sich Raum, können die Epiglottis aufrichten und den Larynxeingang in Ihre Blickachse bringen. Dabei ist es hilfreich, wenn Ihr Helfer durch ELM den Kehlkopf rückenwärts, aufwärts und nach rechts drückt: BURP-Manöver.

3 Nutzen Sie den Laryngoskopgriff und ziehen Sie aufwärts und vorwärts von sich weg, um den Zungengrund anzuheben und damit die Epiglottis aufzurichten. Der häufigste Fehler: Durch Hebeln am Griff des Laryngoskops versperren Sie sich geradewegs Ihre Blickachse oder brechen Zähne aus. Das Laryngoskop ist im Wesentlichen ein Haken, um Zunge und Epiglottis aufwärts und aus dem Weg zu ziehen, damit die Glottisöffnung sichtbar wird.

4 Sobald die Glottis eingestellt ist, wenden Sie den Blick nicht mehr ab. Lassen Sie sich den Tubus in die rechte Hand reichen oder greifen Sie ihn blind und schieben ihn von der rechten Rachenseite her ins Blickfeld vor. Wenn die Glottisöffnung oder zumindest die Stellknorpel sichtbar sind, führen Sie den Tubus unter Sicht bis 5 cm unterhalb der Stimmlippen ein.

5 Während Sie den Tubus gut festhalten, entfernen Sie den Führungsstab, blocken den Cuff und kontrollieren die Tubuslage, wie im folgenden Absatz beschrieben.

Abbildung 5.5: Schwierige orotracheale Intubation mit Bougie.

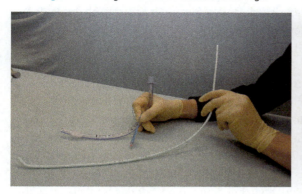
1. Weicher Bougie.

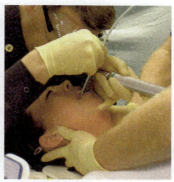
2. Einführen des Bougies in die Trachea.

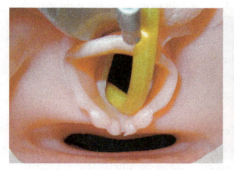
3. Der Bougie passiert die Glottisöffnung. Lassen Sie den Spatel in Position.

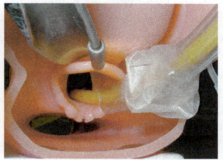
4. Tubus gleitet über den Bougie in die Trachea. „Hängenbleiben" der Tubusspitze an Epiglottis oder Stimmband lässt sich durch Drehung um 90° verhindern.

6 Beginnen Sie die Beatmung mit ausreichender Sauerstoffkonzentration und Tidalvolumen.

7 Bei schwieriger Intubation, wenn Sie die Stimmlippen nicht sehen können oder ein steiler Winkel das Einführen des Tubus behindert, kann ein Bougie hilfreich sein (▶ Abbildung 5.5). Führen Sie den Bougie durch die Stimmlippen in die Trachea ein, werden Sie das „Klacken" bei der Passage der Trachealspangen und Widerstand an der Bifurkation spüren. Widerstand beim Einführen des Tubus über den Bougie resultiert meist aus dem „Hängenbleiben" der Tubusspitze an Epiglottis oder Stimmband. Können Sie die Stimmbandebene nicht einstellen, brechen Sie konsequent ab, wenn Ihr Helfer bis 30 gezählt hat oder die Sättigung kritische 92 % beträgt. Während Sie den Patienten z. B. mit BMV oxygenieren, überlegen Sie, welche der folgenden Faktoren Sie optimieren können, Spatel (Größe, Typ), Lagerung, Relaxierung, Assistenz und/oder Intubateur, und erwägen Sie Alternativen (BMV, Larynxtubus, Larynxmaske, Combitubus). Geraten Sie in ein KiKo-Desaster („kann nicht intubieren, kann nicht oxygenieren"), bleibt nur die chirurgische Atemwegssicherung (Koniotomie), um ein Ersticken zu verhindern. Drehen Sie dann den Tubus einfach um 90° im Uhrzeigersinn und nach der Passage wieder zurück.

5.2.1 Alternative Intubationstechniken: Intubation Auge-in-Auge oder von Angesicht zu Angesicht

In bestimmten Situationen (z. B. bei eingeklemmten Patienten) ist der Zugang zu den Atemwegen eingeschränkt und Sie können Ihre gewohnte Intubationsposition nicht einnehmen. Eine Intubation in seitlicher oder dem Patienten gegenüber sitzender Position ist dennoch gerade bei sitzenden Patienten möglich und wird von Geübten erfolgreich praktiziert. Sie wird auch als „Eispickel"- oder „Tomahawk"-Methode beschrieben. Prüfen Sie zuvor kritisch, ob der Patient zu diesem Zeitpunkt wirklich unbedingt einen Tubus benötigt oder nicht die BMV oder alternative Atemwegshilfsmittel, wie Larynxtubus, Larynxmaske bzw. Combitubus, und eine Schnelle Rettung die bessere Lösung darstellen.

Zumeist wird ein gebogener Macintosh-Spatel verwendet. Halten Sie das Laryngoskop so in der linken Hand, dass der Daumen Ihrer Faust zum Spatel hin zeigt, damit Sie die Zunge „einhaken" und ziehen können. Genau wie sonst auch führen Sie den Spatel vom rechten Mundwinkel her ein und verdrängen die Zunge nach links. Kinn und Zungengrund werden dann mit dem Laryngoskop vom Patienten weg und nach unten gezogen, um Sicht auf den Kehlkopfeingang zu erlangen und den Tubus einzuführen.

Auch bei besonders schwergewichtigen Patienten, bei denen die Kraft des Intubateurs vielleicht nicht ausreicht, um den Atemweg einzustellen, kann es eine Alternative sein, wenn ein Helfer das Laryngoskop übernimmt, der breitbeinig in Höhe von Becken bis Bauch über dem Patienten steht. Das Laryngoskop wird wie gewohnt vom Intubateur eingeführt und an den Helfer übergeben. Hält der vorgebeugte Helfer das Laryngoskop mit beiden Händen am Griff und gestreckten Armen, zieht er dabei genau in die richtige Richtung. Der Intubateur kann ihn dabei instruieren und oftmals unter Sicht den Tubus einführen. Im RTW mit Tragentisch oder im Operationssaal ist das eine eindrucksvolle akrobatische Übung für den Helfer, aber es funktioniert!

Solche abenteuerlichen Methoden und Taschenspielertricks können genau wie das blinddigital-taktile Einführen des Tubus oder die blinde nasale Intubation bei geübten Rettern eine Alternative sein. Die Präklinik ist aber nicht der Ort, solche Dinge zu üben. Diese Techniken sollten daher dem Erfahrenen und speziellen, sonst ausweglosen Situationen vorbehalten bleiben.

5.2.2 Kontrolle der Tubuslage

Eine der größten Herausforderungen der Intubation ist die sichere und regelmäßig wiederholte Verifizierung der korrekten endotrachealen Tubuslage. Eine unentdeckte ösophageale Intubation ist die zumeist tödliche Komplikation einer eigentlich lebensrettenden Maßnahme. Auch im Zusammenhang mit der präklinischen Behandlung ist dies unentschuldbar. Alle technisch möglichen Vorkehrungen müssen getroffen werden, um diese Katastrophe zu verhindern, und eine strikte Abfolge sollte eingeführt und eingehalten werden, um das Risiko einer unerkannten Fehllage zu minimieren. Neben dem CO_2-Nachweis bleibt die verlässlichste Methode, eine korrekte endotracheale Lage zu sichern, die direkte Sicht, wenn der Tubus die Stimmlippen passiert. Die ist aber oftmals ein Luxus, auf den wir beim Traumapatienten nicht immer zählen können. Sicht auf die Stimmbandstellknorpel ist manchmal mehr, als wir erwarten können. Dies gilt insbesondere bei Patienten, deren Kopf und Hals stabilisiert wird und bei denen hohe Gefährdung durch Bewegung der HWS besteht. Ein Ablaufschema zur Verifizierung der korrekten Tubuslage sollte die Unzuverlässigkeit der Auskultation als alleinige Kontrolle berücksichtigen. Sichere Tubuslagezeichen sind die Intubation unter Sicht und der CO_2-Nachweis. Die folgenden Hinweise weisen auf eine korrekte Tubuslage hin, aber keinesfalls beweisend:

1. Bewegung der Kehlkopfvorwölbung, wenn der Tubus abwärts gleitet. Bei der ELM kann Ihr Helfer Bewegung des Larynx und ein „Gnurpseln" des an den Trachealspangen entlang gleitenden Tubus spüren.

2. Husten oder heftige Abwehrbewegung des Patienten. Merke: Phonation – jegliche Geräusche, die mit den Stimmlippen gemacht werden – sind der sichere Beweis dafür, das sich der Tubus im Ösophagus befindet. Entfernen Sie den Tubus sofort.

3. Beschlagen des Tubus bei jedem Atemzug: keinesfalls zu 100 % verlässlich, aber ein Hinweis für die tracheale Lage.

4. Normale Compliance bei Beutelbeatmung. Der Beutel kollabiert nicht plötzlich widerstandslos, sondern der normale Widerstand der Lungenbeatmung ist spürbar.

5. Keine Leckage des Cuffs nach Blockung. Wiederholter Druckverlust der Blockung deutet auf eine Fehllage oder einen defekten Cuff hin. Vielleicht hebeln Sie auch gerade den Tubus durch wiederholtes Nachblocken aus dem Kehlkopfeingang heraus.

6. Normale, atemsynchrone Thoraxexkursion bei der Beatmung.

Der folgende Ablauf sollte anschließend *sofort* durchgeführt werden, um die korrekte Tubuslage zu überprüfen:

Schritt für Schritt
Erste Tubuslagekontrolle

1 Auskultieren Sie an den drei in ▶ Abbildung 5.6 dargestellten Arealen.
   a. Das Epigastrium ist am Wichtigsten. Es sollten hier keine Geräusche hörbar sein.
   b. Thorax rechts und links im Bereich der mittleren Axillarlinie.

2 Überprüfen Sie die vollständige, seitengleiche und atemsynchrone Thoraxbewegung bei der Beatmung.

Achten Sie auf jedwede Veränderung der Hautfärbung des Patienten, insbesondere eine Lippenzyanose. Eine Veränderung von Pulsoxymetrie und EKG tritt bei Fehlintubation erst mit Latenz auf! Saugbälle oder Spritzen sind als Hilfsmittel zur Tubuslagekontrolle erhältlich (▶ Abbildung 5.7a und b).

Zur Benutzung des Ballondetektors drückt man den Ball zusammen, setzt ihn auf den Tubuskonnektor und lässt ihn los. Befindet sich der Tubus in der Trachea, entfaltet sich der Ballon prompt, bei ösophagealer Lage bleibt er zusammengedrückt. Setzt man die Detektorspritze in entleertem Zustand auf den Tubuskonnektor, so lässt sich analog dazu bei trachealer Lage leicht Luft aspirieren und bei ösophagealer Lage nicht. Liegt der Tubus aber beispielsweise im Rachen, wäre genauso leicht Luft zu aspirieren.

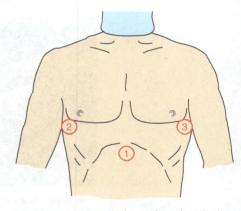

Abbildung 5.6: Zur initialen Prüfung der Tubuslage auskultieren Sie nacheinander an diesen drei Punkten.

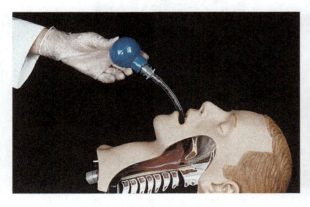

Abbildung 5.7a: Tubuslagekontrolle mittels Ballon. Er entfaltet sich nach Zusammendrücken nicht bei ösophagealer Lage.

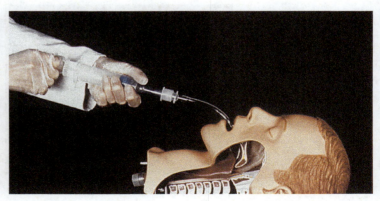

Abbildung 5.7b: Tubuslagekontrolle mit Spritze. Bei ösophagealer Lage ist eine freie Luftaspiration nicht möglich.

Gebrauch der Kapnografie zur Kontrolle von Tubuslage und Beatmung

In immer mehr Rettungsdienstbereichen werden neben den CO_2-Detektoren auch Monitore mit integrierter Kapnometrie eingeführt. Das bedeutet eine deutliche Verbesserung für die Beurteilung und Therapie des beatmeten Patienten, sofern Sie den folgenden Grundsatz beherrschen: Luft muss rein und raus, denn wenn Ihr Patient nicht atmet oder beatmet wird, ist auch kein CO_2 zu messen! Denken Sie daran, dass ein positiver CO_2-Nachweis eine auch im Verlauf auftretende Hauptstammintubation nicht ausschließt. Genau wie die akzidentielle Extubation fällt sie nur durch kontinuierliche Beobachtung des Parameters oder der Kurve auf.

Farbindikatoren (qualitative Messung)

Die qualitative CO_2-Messung, z. B. mit dem Einmalprodukt Easy-Cap II (▶ Abbildung 5.8), basiert auf der Verfärbung des Indikatorpapiers von pink (= Problem) nach gelb (= gut) und zeigt so das Vorhandensein von CO_2 an. Zur Überprüfung der Tubuslage sind diese Indikatoren ein einfaches, billiges und lebensrettendes Hilfsmittel, sofern man folgende Fallstricke kennt.

1. Minderperfusion: Bei Schock oder Herzstillstand wird nur wenig CO_2 zur Abatmung in die Lunge transportiert. Es bedarf also anderer, nicht CO_2-basierter Tubuslagekontrollen. CO_2-Nachweis bei Herzstillstand beweist aber eine effektive Herzdruckmassage.

2. Gerade im Fall einer vorhergegangenen Mund-zu-Mund-Beatmung bedarf es sechs Atemzüge vor der sicheren Beurteilung der Tubuslage.

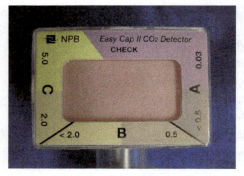

1. Nach Entnahme aus der unbeschädigten Verpackung: Indikatorfarbe mit „CHECK" vergleichen.

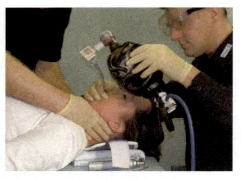

2. Detektor zwischen Tubus (Filter) und Beatmungsbeutel stecken.

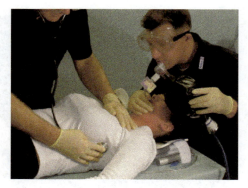

3. Sechs Atemzüge abwarten …

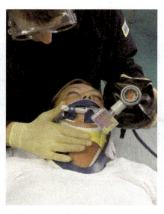

4. Exspiratorische Färbung beurteilen: CO_2-Gehalt A, B oder C? **Gelb** = **gut**, **pink** = **Problem**!

Abbildung 5.8: Tubuslagekontrolle mit CO_2-Detektor.

3. Ist der Detektor nass, werfen Sie ihn weg! Adrenalin oder Erbrochenes im Filter sorgen sogar für eine falsch-positive CO_2-Anzeige!

4. Ändert sich die Färbung nicht mehr atemsynchron, bleibt die Anzeige gelb, ist der Detektor verbraucht.

5. CO_2-Konzentration in % statt des bei uns häufiger angegebenen Partialdrucks (mmHg).

Quantitative Kapnometrie

Über den bloßen Nachweis hinaus gibt die Kapnometrie Auskunft über die genaue Konzentration von CO_2 in der Ausatemluft. Sie wird angegeben als Partialdruck in mmHg oder seltener als prozentualer Anteil. Mittels der Kapnometrie kann so die Beatmung dem Patienten angepasst erfolgen. Gerade bei Schädel-Hirn-Traumatisierten ist die Normokapnie (CO_2 30–40 mmHg) wichtig (siehe Kapitel 10). Wird das Kapnometer zur Tubuslagekontrolle eingesetzt, beachten Sie Folgendes:

1. Bei Minderperfusion der Lunge oder Kreislaufstillstand ist das exspiratorische CO_2 niedrig, es kann bis zu 30 s dauern, bis überhaupt ein Wert erscheint. Wählen Sie eine alternative Tubuslagekontrolle, belassen Sie die Kapnometrie zur Verlaufskontrolle.

2. Normale CO_2-Werte unter Herzdruckmassage sprechen für deren suffiziente Ausführung. Die Kapnografie dient laut ERC als früher Indikator für den ROSC (Return of spontaneous Circulation).

3. Genau wie bei den Farbindikatoren: Tubuslagekontrolle erst nach sechs Atemzügen sicher.

Kapnografie

Die Darstellung der CO_2-Konzentration als Kurve auf einer Zeitachse ist Standard in der Anästhesie und findet immer größere Verbreitung auch im Rettungsdienst. Inzwischen ist die CO_2-Messung auch nicht mehr nur auf Intubierte beschränkt: Auch Spontanatmende lassen sich mittels Kapnografie überwachen, um Hypoventilation oder Hyperventilation (z. B. unter Analgosedierung oder bei Schädel-Hirn-Trauma bzw. Intoxikation) zu erkennen. Die Ausatmung des Patienten mit dem dabei ansteigenden CO_2-Gehalt sorgt für die charakteristische, eckige Wellenform, die wie das Profil eines Elefanten oder einer umgedrehten Badewanne aussieht. Sie erscheint etwa 2 s nach jedem Atemzug bzw. Atemhub. Diese Wellenform kann eine sichere Tubuslage auch bei Minderperfusion anzeigen (▶ Abbildung 5.9).

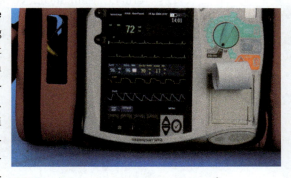

Abbildung 5.9: Monitor mit integrierter Kapnografie.

1. Minderperfusion oder Hyperventilation führen zu niedrigen exspiratorischen CO_2-Werten und somit zu einer flachen Welle.

2. Veränderung der typischen Wellenform bei Gegenatmen des Patienten („Elefant wird zum Kamel") oder Atemwegsobstruktion.

3. Je nach Gerät bedarf die Kapnografieeinheit einer Aufwärmzeit von 10–30 s. In manchen Monitoreinheiten muss die Kapnografie erst im Display aktiviert werden.

Seien Sie also mit der Technik vertraut und benutzen Sie die Kapnografie routinemäßig. Stellen Sie den Monitor nicht erst an, wenn Sie intubiert haben und sich über die Tubuslage im Zweifel sind. Weder Sie (noch Ihr hypoxischer Patient) haben die Zeit dazu, jetzt erst das Gerät kennen zu lernen.

Schritt für Schritt
Kontrolle und Verlaufsbeobachtung von korrekter Tubuslage und Beatmung mittels Kapnografie

1 Ausrüstung zur Intubation vorbereiten, testen und ordnen. Monitor einschalten. Küvette, Kabel oder Schlauchleitung am Monitor anschließen.

2 Platzieren und Blocken des Endotrachealtubus.

3 Anschließen der Kapnografieküvette patientennah an den Tubus, dann Gänsegurgel, Beatmungsbeutel.

4 Patienten beatmen. Das Erscheinen der typischen „eckigen" Wellenform zeigt die sichere endotracheale Intubation an, die durch Ausdruck dokumentiert werden sollte (▶ Abbildung 5.10). Erscheinen stattdessen irreguläre oder kleiner werdende Kurven, befindet sich der Tubus vielleicht in Ösophagus oder Rachen.

5 Auskultieren beidseits, um einseitige Hauptstammintubation auszuschließen.

6 Tubus sichern und kontinuierlich die Wellenform der CO_2-Kurve beobachten, insbesondere nach Umlagerung und bei der Regelmäßigen Verlaufskontrolle.

7 Bei der Übergabe im Krankenhaus, an Notarzt oder anderes Rettungsmittel: abschließender Ausdruck oder Speicherung der CO_2-Kurve als Beweis der korrekten Tubuslage. In der Einsatzdokumentation ferner Einsehbarkeit der Stimmbandebene und Auskultation der Lungen beidseits notieren.

Wenden Sie die vorgegebene Abfolge zur Tubuslagekontrolle sofort nach der Intubation an und erneut, wenn Sie einige Minuten beatmet haben. Wiederholen Sie die Kontrolle ebenfalls nach jedem Umlagern und jeweils bei der Regelmäßigen Verlaufskontrolle.

Wenn Sie die Erweiterte Untersuchung durchführen oder wenn nach der oben angegebenen Tubuslagekontrolle noch Zweifel an der korrekten Lage bestehen, sollten Sie wie folgt vorgehen:

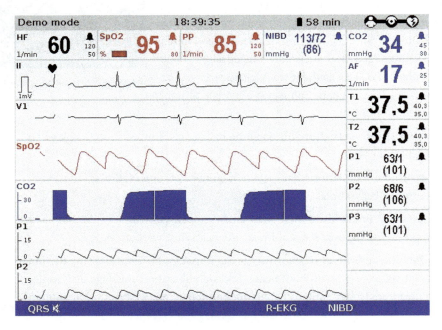

Abbildung 5.10: Die „eckige" Wellenform der CO_2-Kurve (Elefant im Profil oder umgedrehte Badewanne) ist normal und sollte dokumentiert werden.

Schritt für Schritt
Erweiterte Tubuslagekontrolle

1 Auskultation der folgenden sechs Areale (▶ Abbildung 5.11):
  a. Epigastrium, es sollten keine Geräusche hörbar sein.
  b. Rechte und linke Lungenspitze.
  c. Rechts und links in der mittleren Axillarlinie.
  d. Die Sternalgrube, tracheale Geräusche sollten hörbar sein.

2 Schauen Sie auf vollständige, seitengleiche und atemsynchrone Thoraxbewegungen bei der Beatmung.

3 Tasten Sie behutsam den Tubuscuff in der Sternalgrube, während Sie sachte den Blockungsballon mit Daumen und Zeigefinger drücken. Die Pulsation sollte in der Sternalgrube fühlbar sein.

4 Benutzen Sie Hilfsmittel, wie den Detektorballon oder die CO_2-Messung, um die korrekte Tubuslage zu verifizieren.

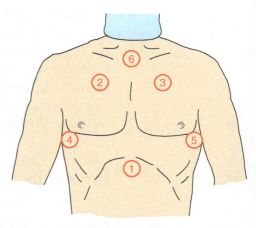

Abbildung 5.11: Areale und Reihenfolge zur Auskultation während der Erweiterten Untersuchung oder wenn die Tubuslage unklar ist.

Wann immer die sichere endotracheale Lage des Tubus trotz der vorstehenden Abfolge zweifelhaft bleibt, schauen Sie direkt nach oder entfernen Sie ihn. Mutmaßen Sie nie, ob ein Tubus richtig liegt. Seien Sie jederzeit sicher und vergewissern Sie sich, ob die Abfolge korrekt abgearbeitet wurde.

Fixierung des Tubus

Dies kann ein frustrierendes Unterfangen sein. Mit Handschuhen scheint es oft, als hätte man zwei linke Hände, insbesondere, wenn gleichzeitig noch Beatmung, Umlagerung oder Rettung aus dem Fahrzeug vonstatten gehen. Merken Sie sich dazu: *Es gibt keinen Ersatz für den menschlichen Tubushalter.* Das heißt, dass eine Person dafür verantwortlich ist, den Tubus festzuhalten, damit er keinesfalls in den Atemweg hinein- oder gar aus ihm herausrutscht. Einen Tubus zu verlieren kann eine Katastrophe sein, insbesondere, wenn der Patient schwer zugänglich ist oder die Intubation schwierig war.

Die sichere Fixierung des Tubus ist aus vielerlei Gründen enorm wichtig. Zunächst verursacht die kleinste Bewegung in der Trachea Schleimhautschäden und erhöht das Risiko von Problemen nach der Extubation. Ferner führt die Bewegung zu Hustenreiz, Pressen und Abwehrreaktionen, denen kardiovaskuläre Stressreaktionen und verheerende Hirndrucksteigerungen folgen können. Das Risiko eines verrutschten Tubus und der Verlust über die sichere Kontrolle eines freien Atemwegs ist gerade in der präklinischen Phase sehr hoch, wenn dieser nicht sicher fixiert wurde.

Der Endotrachealtubus kann gesichert werden durch eine Mullbinde, ein Pflaster, Improvisation mit einer Sauerstoffbrille etc. – Hauptsache, es hält! Obwohl die Pflasterfixierung bequem und einfach durchzuführen ist, bleibt sie selten effektiv. Meist ist die Haut feucht durch Regen, Schweiß, Blut, Erbrochenes oder andere Sekrete und auch braunes Pflaster kann nicht haften. Bei der Pflasterfixierung sollten Sie Folgendes beachten:

1. Führen Sie als Beißschutz z. B. einen Guedel-Tubus ein.
2. Die Haut muss trocken gewischt und entfettet werden (z. B. mit Hautdesinfektionsmittel), damit das Pflaster kleben kann.
3. Das Pflaster sollte einmal rund um den Hals herum geklebt werden. Dabei den Kopf nicht bewegen und nicht so fest ziehen, dass die Jugularvenen komprimiert werden.
4. Den Tubus im Mundwinkel und nicht in der Mitte fixieren.

Aufgrund der oben genannten Schwierigkeiten, die mit Einschränkung auch für die Fixierung mit einer Mullbinde gelten, sollte den kommerziellen Tubushaltern der Vorzug gegeben werden. Der Tubus wird dort mit einem Klebestreifen oder einer Schraubzwinge in einem Plastikhalter fixiert, der gleichzeitig als Beißschutz dient. Bei Beugung und Streckung des Kopfes wird sich der tracheale Tubusteil trotzdem 2–3 cm in den oder aus dem Atemweg bewegen. Das gilt insbesondere bei Kindern, daher sollten Kopf und Hals bei jedem beförderten intubierten Patienten auch ohne HWS-Verletzung stabilisiert werden.

Larynxtubus 5.3

Bereits in den 70er Jahren des 20. Jahrhunderts wurden blind einzuführende Atemwegshilfsmittel für Rettungsdienstmitarbeiter entwickelt, die nicht in der endotrachealen Intubationstechnik trainiert waren. All diese Hilfsmittel (Larynxmaske, Larynxtubus, Easy Tube, Combitubus oder Ähnliches) wurden so konzipiert, dass sie in den unteren Pharynxbereich eingeführt werden können, ohne dass die Passage durch ein Laryngoskop visualisiert werden muss. Sie sind alle mit einem Cuff ausgestattet, der sich in oder vor den Ösophagus legt und dabei helfen soll, den Atemweg vor Aspiration von Mageninhalt während der BMV zu schützen. Ein weiterer Grundgedanke dieses Designs ist, dass durch den Verschluss des Ösophaguseingangs effektiv mehr Luft in die Atemwege gelangen kann. Jedoch haben all diese Hilfsmittel ihre eigenen Tücken und Gefahren und es bedarf recht viel Übung und Erfahrung, um die korrekte Platzierung zu beherrschen und sich ihrer sicher zu sein. Keines der auf dem Markt vertriebenen, blind einzuführenden Atemwegshilfsmittel ist der endotrachealen Intubation gleichwertig, die weiterhin die Atemwegssicherung erster Wahl für alle erfahrenen Retter darstellt – weltweit.

Im Folgenden wird exemplarisch die Handhabung des Larynxtubus vorgestellt. In allen deutschen ITLS-Kursen werden Sie hiermit trainieren.

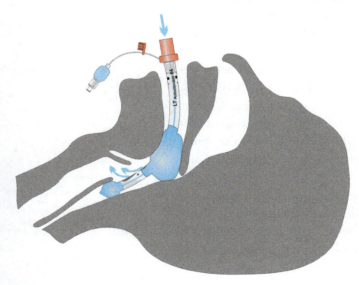

Abbildung 5.12: Positionierung des Larynxtubus.

Der Larynxtubus ist eine der inzwischen zahlreichen blind einzuführenden Atemwegshilfen. Als Besonderheit vereint der Tubus die beiden Cuffs ähnlich denen des Combitubus (Aspirationsschutz) mit der einfachen Einführung der Larynxmaske (▶ Abbildung 5.12). In Studien hat der Larynxtubus gezeigt, dass er selbst durch minimal ausgebildetes Personal einfach und sicher anzuwenden ist. Beatmungsvolumina, die denen nach einer endotrachealen Intubation vergleichbar sind, können mit dem Larynxtubus erreicht werden. Der Larynxtubus ist ein- und zweilumig verfügbar. Während beim einlumigen Modell nur eine Beatmung möglich ist, kann beim zweilumigen LTS II eine Magensonde bis maximal 16 CH eingeführt werden. Beide Modelle sind in Ausführungen zur einmaligen und mehrfachen Verwendung erhältlich. Zudem deckt der Larynxtubus alle Größen vom Neugeborenen bis zum großen Erwachsenen ab. Wie jedes Hilfsmittel weist auch dieses Kontraindikationen und Gefahren auf. Anwender müssen trotz der einfachen Handhabung mit dem Gerät üben und zumindest Grundkenntnisse im Umgang erwerben, bevor es beim schwierigen Atemweg als Alternative zum Endotrachealtubus eingesetzt wird.

Tabelle 5.1

Größen des Larynxtubus

Größe	Patient	Broselow-Farbcode	Patientengröße	Konnektorfarbe
0	Kleinkinder	Grau	< 5 kg	Transparent
1	Kleinkinder	Pink, rot, lila	5–12 kg	Weiß
2	Kinder	Gelb, weiß, blau	12–25 kg	Grün
2,5	Kinder/Jugendliche	Orange, grün	125–150 cm	Orange (nur LTS II)
3	Kinder/kleine Erwachsene		< 155 cm	Gelb
4	Erwachsene		155–180 cm	Rot
5	Große Erwachsene		> 180 cm	Violett

Größenauswahl

Um den Larynxtubus korrekt platzieren zu können, müssen Sie zunächst die für Ihren Patienten richtige Größe wählen. Die Konnektoren am proximalen Ende der Larynxtuben sind farblich gekennzeichnet und erleichtern so die Auswahl. Mit der gleichen Farbkodierung ist die mitgelieferte Blockerspritze versehen. Mithilfe dieser Farbkodierung lassen sich die Cuffs leicht mit dem korrekten Volumen füllen. Die zur Verfügung stehenden Größen und die entsprechende Farbmarkierung sind in ▶ Tabelle 5.1 gegenübergestellt. Sie entsprechen in etwa denen der Larynxmaske.

Indikationen

Der Basic-Anwender sollte den Larynxtubus nur beim tief bewusstlosen Patienten ohne Atmung einsetzen. Der in Studien belegte minimale Trainingsaufwand bei gleichzeitig erfolgreicher Einführung im ersten Versuch kann dazu führen, dass der Larynxtubus nicht nur zur Atemwegsicherung, sondern auch als Alternative zur BMV eingesetzt werden kann. Dies gilt besonders für den Basic-Anwender, der gelegentlich nur wenig Training in der Beatmung mit Beutel und Maske besitzt. Hierüber sollte der zuständige Ärztliche Leiter entscheiden. Als Advanced-Anwender können Sie den Larynxtubus als Alternative in allen Situationen einsetzen, in denen Sie auch eine endotracheale Intubation versuchen würden.

Kontraindikationen

Bei jeder supraglottischen Atemwegshilfe bestehen letztlich die gleichen Kontraindikationen. Beim Larynxtubus sind dies:

1. Der Larynxtubus sollte nur bei Patienten eingesetzt werden, die bewusstlos oder ohne Schutzreflexe sind. Bei erhaltenem Würgreflex kann er Laryngospasmus und Erbrechen auslösen.
2. Keine Anwendung bei Verletzung des Ösophagus, z. B. nach Säuren- oder Laugenverätzungen.

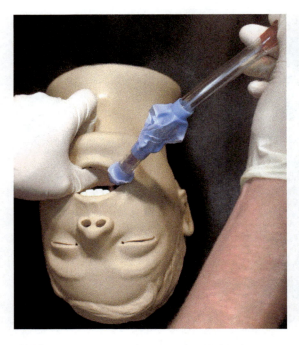

Abbildung 5.13: Fassen Sie den Larynxtubus mit Ihrer dominanten Hand – ähnlich wie einen Stift – an. Mit der anderen Hand führen Sie das Chin-Lift-Manöver durch und öffnen die Kinnlade.

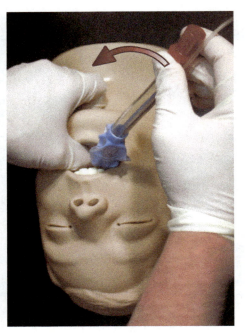

Abbildung 5.14: Führen Sie den leicht im Uhrzeigersinn gedrehten Larynxtubus entlang des Gaumens in den Rachen.

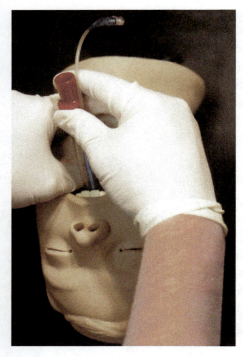

Abbildung 5.15: Dabei drehen Sie den Tubus wieder zurück, so dass die blaue Linie wieder zum Kinn zeigt, und schieben ihn vor, bis die breite schwarze Markierung an der Zahnreihe liegt. Blocken Sie dann mit der farbkodierten Spritze.

Durchführung

1. Bereiten Sie Ihr Equipment vor. Legen Sie sich den passenden Larynxtubus, Blockerspritze, Gleitgel und Fixierung zurecht.
2. Entlüften Sie mit Hilfe der Blockerspritze beide Cuffs über die gemeinsame Zuleitung, so dass sie eng am Tubus anliegen.
3. Öffnen Sie den Mund mit dem Kreuzgriff, fassen Sie den Tubus wie einen Stift am oberen Ende und führen Sie ihn entlang des Gaumens blind bis zur breiten Markierung am proximalen Ende ein (▶ Abbildung 5.13 bis 5.15).
4. Blasen Sie die beiden Cuffs mit der beigelegten Spritze auf. Achten Sie dabei auf die erforderliche Luftmenge entsprechend der Farbkodierung.
5. Schließen Sie einen Beatmungsbeutel an den Konnektor an. Lässt sich der Patient im weiteren Verlauf nicht ausreichend beatmen, kann die Einführtiefe zwischen der oberen und unteren Zahnmarkierungslinie variiert werden.
6. Verifizieren Sie die Tubuslage wie vorgestellt.
7. Jetzt können Sie den Larynxtubus mit Beißschutz und Fixierband sichern.

Wie alle blind einzuführenden Atemwegshilfen muss auch der Larynxtubus entfernt werden, wenn der Patient wach wird und sich gegen den Tubus wehrt. Die Extubation kann Erbrechen auslösen. Seien Sie darauf vorbereitet, den Pharynx abzusaugen und das Spineboard zu drehen. Wenn es Ihre Fähigkeiten erlauben und der Patient sich über den Tubus sicher beatmen ließ, kann alternativ auch eine Narkose durchgeführt werden

Tipps zur Anwendung

Folgende Tipps werden Ihnen den Umgang mit dem Larynxtubus erleichtern und gelegentlichen Anwendungsschwierigkeiten vorbeugen:

1. Vor dem Einführen des Larynxtubus sollten Sie den Pharynx einsehen. Ist der Muskeltonus des Patienten gering, kann eine in den Rachenraum zurückgesunkene Zunge das Einführen verhindern. Ziehen oder schieben Sie die Zunge, z. B. mit den Fingern oder einem Laryngoskop, einfach hoch und nach vorn.

2. Aufgrund der zwei Cuffs ist eine unmittelbare Fixierung nicht nötig. Sie sollte im Verlauf des Einsatzes aber so früh wie möglich durchgeführt werden, um einer versehentlichen Entfernung oder Dislokation vorzubeugen. Auch beim Larynxtubus hilft eine Verlängerung oder Gänsegurgel, die Zug- und Hebelwirkung durch den Beatmungsbeutel auszuschalten.

3. Der Larynxtubus ist einfach anzuwenden. Dennoch empfiehlt der Hersteller, die korrekte Anwendung des Larynxtubus alle drei Monate an einem Atemwegtrainer zu üben.

5.4 Fiberoptische Intubation und Videolaryngoskopie

Inzwischen werden in Europa auch präklinisch vereinzelt schon batteriebetriebene Einmalbronchoskope zur fiberoptischen Intubation verwendet. Die bronchoskopische Intubation ist in Krankenhäusern schon seit Jahren Standard bei instabiler HWS oder schwierigem Atemweg. Sie erfolgt nasotracheal (teils auch als Wachintubation unter topischer Analgesie oder in Analgosedierung) oder durch einen speziellen Guedel-Tubus hindurch auch als orotracheale Intubation.

In den letzten Jahren werden auch in der präklinischen Versorgung immer häufiger Videolaryngoskope eingesetzt. Man verlässt damit die direkte laryngoskopische Einstellung und führt den Endotrachealtubus kontrolliert durch Optik oder kameragesteuert in den Atemweg ein. Blickachse, Larynx- und Pharynxachse brauchen dabei nicht mehr auf einer Linie zu liegen. Die Epiglottis muss aber dennoch durch Zug des Spatels nach oben und fußwärts aufgerichtet werden.

Im Rettungsdienst zunehmend verbreitet sind auch optische Systeme, wie das Einmalprodukt Airtraq® (▶ Abbildung 5.16), das über eine beleuchtete Optik die Darstellung des Larynxeingangs und ein Vorschieben des in einer Führung angebrachten Tubus unter Sicht ermöglicht. Limitierend ist dabei die erforderliche Mundöffnung. Wie bei allen Systemen, bei denen die Optik oder ein Bildschirm direkt am Laryngoskopgriff angebracht ist, erfordert die Einstellung des Atemwegs manuelles bis artistisches Geschick, um gleichzeitig Optik bzw. Videobild zu betrachten, das Laryngoskop in Position zu halten und den Tubus vorzuschieben.

Die Videosysteme Glydescope® von Verathon (▶ Abbildung 5.17 und ▶ Abbildung 5.18) und C-Mac® von Storz (▶ Abbildung 5.19) verfügen dagegen über einen separaten, vom Laryngoskop getrennten kleinen Monitor. Das Einführen des Tubus gelingt meist nur mit den dafür vorgesehenen Führungsstäben, die an die Biegung der Spatel (zum „um die Ecke Schauen") angepasst sind.

Diverse Arbeiten belegen eine hohe Erfolgsrate für viele dieser Geräte. Sie haben sich als dankbare Hilfen bei der Intubation von Patienten mit schwierigem Atemweg, bei Eingeklemmten mit limitiertem Zugang und bei Patienten mit Bewegungseinschränkung der HWS erwiesen.

Sie sollten daher in die lokalen Protokolle der Atemwegssicherung implementiert und in die Ausbildungskonzepte integriert werden. Dennoch sind diese Hilfsmittel bei Weitem noch nicht so verbreitet, dass sie als Standard betrachtet werden können. Diese reizvolle technische Spielerei darf uns also nicht von den Basismaßnahmen Freimachen und Freihalten des Atemwegs und HWS-Bewegungseinschränkung ablenken.

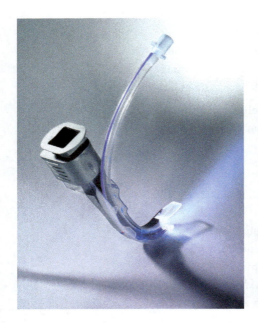

Abbildung 5.16: Beispiel für eine fiberoptische Intubationshilfe: Airtraq®

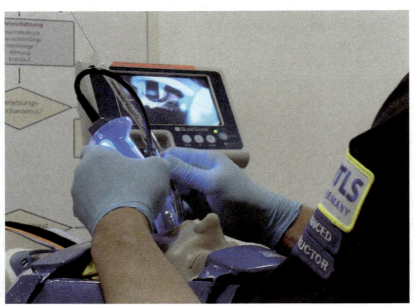

Abbildung 5.17: Intubation mit dem Glydescope®: Abschied von der direkten Einstellung hin zur videoassistierten Platzierung des Tubus.

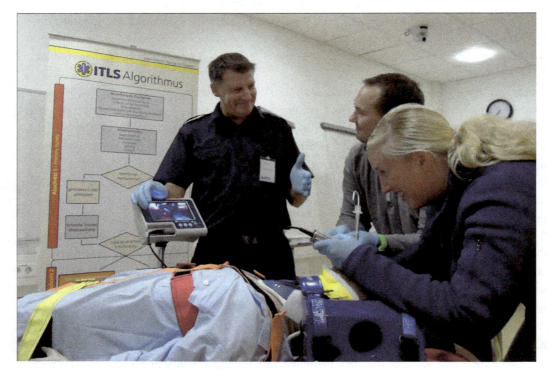

Abbildung 5.18: Mit dem Teaching-Spatel des Glydescope® kann der Kursteilnehmer direkt laryngoskopieren und der Instruktor kann korrigieren. Durchführung und Erfolg der ELM können am Monitor verfolgt werden.

5.4 Fiberoptische Intubation und Videolaryngoskopie

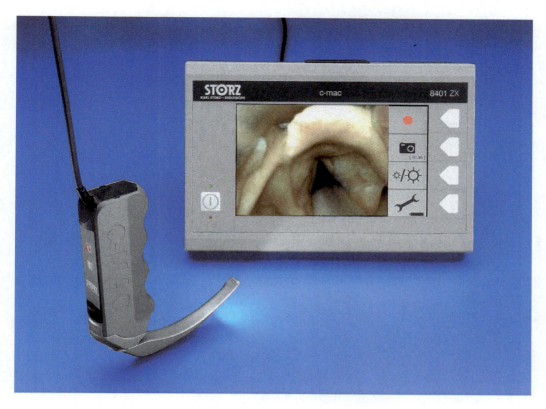

Abbildung 5.19: Storz-Videolaryngoskop C-Mac®.

Thoraxtrauma

6.1	Anatomie	121
6.2	Pathophysiologie	122
6.3	Untersuchung	123
	Zusammenfassung	139
	Literaturhinweise	139

6 Thoraxtrauma

Lernziele für ITLS-Basic-Anwender

Nach dem Lesen dieses Kapitels sollten Sie in der Lage sein:

1. Die Hauptsymptome eines Thoraxtraumas zu identifizieren.
2. Die Anzeichen für ein Thoraxtrauma zu beschreiben.
3. Die lebensbedrohlichen thorakalen Verletzungen zu nennen.
4. Den Pathomechanismus und die Therapie eines offenen Pneumothorax zu erklären.
5. Die klinischen Zeichen eines Spannungspneumothorax und die damit verbundene angemessene Behandlung zu beschreiben.
6. Die Pathophysiologie der Hypovolämie und der respiratorischen Beeinträchtigung sowie die Behandlung bei einem massiven Hämatothorax zu erklären.
7. Ein bewegliches Thoraxfragment zu definieren und die dazugehörigen Veränderungen in der Atemmechanik zu benennen sowie dessen Therapie zu beschreiben.
8. Die Trias bei der Diagnose einer Perikardtamponade zu identifizieren.
9. Die Beteiligung des Herzes und die Behandlung in Verbindung mit stumpfem Thoraxtrauma zu erklären.
10. Weitere Thoraxverletzungen und deren angemessene Behandlung zusammenzufassen.

Zusätzliche Lernziele für ITLS-Advanced-Anwender

Nach dem Lesen dieses Kapitels sollten Sie zusätzlich in der Lage sein:

1. Drei Indikationen für die Durchführung einer Entlastungspunktion aufzulisten.

> **FALLBEISPIEL**
>
> Sie werden zu einer örtlichen Bar gerufen. Dort soll ein Patient eine Stichverletzung erlitten haben. Die Einschätzung der Einsatzstelle ergibt, dass die Polizei vor Ort ist, die Bar geräumt hat und nun Zeugen befragt. Sie nähern sich Ihrem Patienten und wissen, dass die Einsatzstelle sicher ist und der Verletzungsmechanismus auf eine Stichverletzung schließen lässt. Sie tragen Ihre persönliche Schutzausrüstung und führen Ihr Einsatzmaterial mit sich. Wie würden Sie sich dem Patienten nähern? Welche Untersuchung würden Sie durchführen? Was würden Sie als Erstes tun? Stellt dies eine Load-go-and-treat-Situation dar? Denken Sie darüber nach, während Sie dieses Kapitel lesen. Das Fallbeispiel wird am Ende des Kapitels fortgeführt.

58 % aller Traumapatienten in Deutschland erleiden ein Thoraxtrauma. 25 % der Traumatoten sind allein auf Thoraxverletzungen zurückzuführen. Zwei Drittel der Patienten mit einem potenziell tödlichen Thoraxtrauma leben, wenn sie die Notaufnahme erreichen, und nur 15 % benötigen eine Operation. Deshalb sind diese Traumapatienten gut zu behandeln und können meist mit präklinischen Maßnahmen und Therapien in der Notaufnahme gerettet werden. Das Ziel dieses Kapitels ist, es Ihnen zu ermöglichen, Zeichen und Symptome der wichtigsten Thoraxverletzungen zu erkennen und angemessene Versorgung leisten zu können. Thoraxverletzungen entstehen z. B. durch Verkehrsunfälle, Stürze, Schusswunden, Einklemmungen und Stichwunden.

Pleuraspalt:
Der Pleuraspalt ist im Thorax ein potenzieller Raum zwischen Pleura visceralis und Pleura parietalis. Bei einer Erkrankung oder Verletzung in diesem Bereich kann sich dort Luft, Flüssigkeit oder Blut ansammeln.

Mediastinum:
Das Mediastinum ist eine anatomische Region im Thorax, die sich zwischen den Lungenflügeln befindet und das Herz, die großen Gefäße, die Trachea, die Hauptbronchen und den Ösophagus beinhaltet.

Anatomie 6.1

Der knöcherne Thorax wird aus 12 Rippenpaaren gebildet, die posterior mit der Wirbelsäule zusammenlaufen und auf der Vorderseite an das Sternum angrenzen. Die interkostalen Gefäße und Nerven verlaufen im Zwischenrippenraum an der unteren Seite jeder Rippe (▶ Abbildung 6.1).

Die Innenseite des knöchernen Thorax und die Lunge sind jeweils mit einer dünnen Gewebeschicht (Pleura) überzogen. Zwischen beiden Schichten befindet sich im physiologischen Zustand nur ein potenzieller Spalt. Dieser Spalt kann sich sowohl mit Luft als auch mit Blut füllen und somit einen Pneumothorax oder einen Hämatothorax bilden. Der Pleuraspalt kann bei einem Erwachsenen bis zu 3 l Flüssigkeit auf jeder Seite fassen.

Ein Lungenflügel füllt jeweils eine knöcherne Thoraxhälfte aus (▶ Abbildung 6.2). Zwischen diesen Lungenflügeln sitzt das Mediastinum, welches das Herz, die Aorta, die V. (Vena) cava inferior und superior, die Trachea, die Hauptbronchen und den Ösophagus beinhaltet. Das Rückenmark wird durch die Wirbelsäule geschützt. Der Thorax wird durch das Zwerchfell von der Bauchhöhle abgegrenzt. Die oberen Bauchorgane

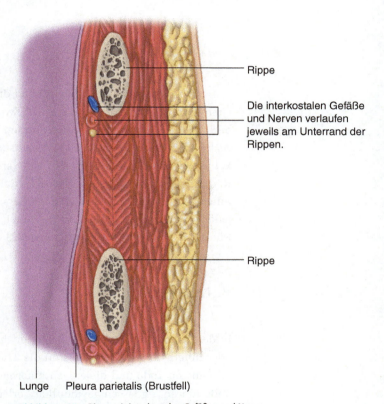

Abbildung 6.1: Rippe mit interkostalen Gefäßen und Nerven.

wie Milz, Leber, Nieren, Pankreas und Magen werden durch die unteren Rippenbögen geschützt (▶ Abbildung 6.3). Bei jedem Patienten mit einer penetrierenden Verletzung auf Höhe der Brustwarzen (vierter Interkostalraum) oder darunter wird angenommen, dass sowohl eine abdominelle als auch eine thorakale Verletzung vorliegt. Das Gleiche gilt für Verletzungen durch Abbremsung wie z. B. Lenkradverletzungen. Hier werden oftmals sowohl thorakale als auch abdominelle Strukturen verletzt.

Penetrierende Verletzungen, die quer durch das Mediastinum verlaufen, sind besonders lebensbedrohlich, da die lebensnotwendigen kardiovaskulären Strukturen sowie die unteren Atemwege hier entlanglaufen. Massive Bremsmechanismen, wie z. B. Frontalkollisionen oder Sturz aus großer Höhe, können auch in tödlichen Verletzungen der Aorta enden. Alle stumpfen oder penetrierenden Verletzungen unterhalb der Mamillen (Th4 oder vierter Interkostalraum) können sowohl zu intrathorakalen als auch zu intraabdominellen Verletzungen führen.

Penetrierende Thoraxverletzungen:
Patienten mit penetrierenden Thoraxverletzungen und Schock sind in die Kategorie der Load-go-and-treat-Patienten einzuordnen. Der Transport in die adäquate Zielklinik zur definitiven Versorgung sollte nicht verzögert werden.

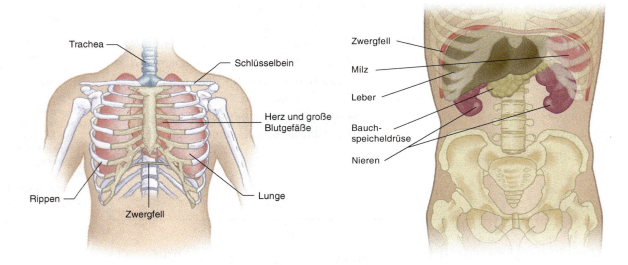

Abbildung 6.2: Der Thorax.

Abbildung 6.3: Innere Organe des oberen Abdomens.

Der untere Bereich der Brust schützt die oberen abdominellen Organe (Magen, Milz, Leber, Nieren und Pankreas), die durch das Zwerchfell von der Brusthöhle getrennt sind (siehe Abbildung 6.3). Das Zwerchfell (eine dünne Muskelschicht) hat seinen Ursprung an den unteren sechs Rippenpaaren und dem Processus xyphoideus des Sternums. Es ist der Hauptatemmuskel; er wird innerviert durch den N. (Nervus) phrenicus, der in Höhe von C3 bis C5 aus dem Rückenmark entspringt. Dies ist sehr wichtig, da eine Rückenmarksverletzung im Halsbereich unterhalb des fünften Halswirbelkörpers zwar eine Lähmung vom Hals abwärts verursacht, jedoch dem Verunglückten noch erlaubt, mit Hilfe des Zwerchfells zu atmen, während eine Rückenmarksverletzung oberhalb von C3 eine Atmung unmöglich macht.

Pathophysiologie 6.2

In der trimodalen Verteilung der traumabedingten Tode (unmittelbar, innerhalb von Stunden oder innerhalb von Wochen) sind die Thoraxverletzungen verantwortlich für die meisten unmittelbaren Tode und diejenigen innerhalb weniger Stunden. Ursachen, die unmittelbar zum Tode führen, umfassen gewöhnlich Verletzungen des Herzes oder der großen Gefäße. An der zweiten Stelle der häufigsten Todesursachen durch Thoraxtrauma liegen meist Atemwegsobstruktion, Spannungspneumothorax, Blutung oder Perikardtamponade. Nur 10–15 % der Patienten mit einem Thoraxtrauma benötigen eine operative Intervention. Dies bedeutet, dass eine rechtzeitige präklinische Versorgung Leben retten kann.

Thoraxverletzungen können das Ergebnis verschiedener Unfallmechanismen sein. Ein stumpfes Trauma ist das Ergebnis von schnellen Bremsmechanismen, Scherkräften oder Quetschungen. Typischerweise werden die Aorta, die Lungen, die Rippen und seltener auch das Herz und der Ösophagus durch ein stumpfes Trauma verletzt. Im Gegensatz dazu sind penetrierende Verletzungen nicht vorhersehbar. Eine Kugel kann einen unberechenbaren Weg nehmen und über diesen zu Schädigungen führen, die abhängig von der Schussdistanz, der Geschwindigkeit, der Eintrittsstelle und der Ablenkung sind. Die Tiefe und die Richtung einer Stichverletzung sind bei einer rein äußerlichen Untersuchung schwierig einzuschätzen. Jedoch kann ein offensichtlicher Eintrittswinkel einen Hinweis auf die Organe geben, die wahrscheinlich verletzt sind.

Wenn Sie einen Patienten mit möglichem thorakalen Trauma einschätzen wollen, folgen Sie dem ITLS-Algorithmus (siehe Kapitel 2), um keine lebensbedrohlichen Verletzungen zu übersehen. Suchen Sie zuerst nach den gefährlichsten Verletzungen, während Sie den ersten Abschnitt des Algorithmus durchgehen, um Ihrem Patienten die beste Überlebenschance zu geben. Genau wie bei jedem anderen Trauma ist es auch beim Thoraxtrauma immens wichtig, den Verletzungsmechanismus zu kennen. Am Ende jeder thorakalen Verletzung steht die Gewebshypoxie. Diese ist das Ergebnis von:

1. Unzureichendem Sauerstofftransport in das Gewebe durch Atemwegsobstruktion.
2. Hypoxie durch Blutverlust.
3. Missverhältnis von Ventilation und Perfusion durch Verletzungen des Lungengewebes.
4. Beeinträchtigung von Ventilation und Perfusion durch einen Spannungspneumothorax.
5. Pumpversagen durch Myokardverletzungen oder Perikardtamponade.

6.3 Untersuchung

Die Hauptsymptome von Thoraxverletzungen umfassen Kurzatmigkeit, Thoraxschmerz und respiratorische Erschöpfung. Die Zeichen, die auf eine Thoraxverletzung schließen lassen, sind Schock, Bluthusten, Zyanose, Prellmarken auf dem Thorax, ein bewegliches Thoraxfragment, offene Wunden, gestaute Halsvenen, Trachealverschiebung oder subkutane Emphysembildung. Auskultieren Sie die Lunge, um das beidseitige Vorhandensein der Atemgeräusche zu beurteilen. Thoraxverletzungen, die lebensbedrohlich sind, müssen sofort erkannt werden. Die häufigsten Thoraxverletzungen, die festzustellen sind, können Sie sich als die „Todbringenden Zwölf" („Deadly Dozen") merken.

Die folgenden Verletzungen müssen Sie während des ersten Abschnitts des Algorithmus erkennen:

1. Atemwegsverlegung.
2. Offener Pneumothorax.
3. Spannungspneumothorax.
4. Massiver Hämatothorax.
5. Bewegliches Thoraxfragment.
6. Perikardtamponade.

Lebensbedrohliche Thoraxverletzungen, die wahrscheinlich erst während der Erweiterten Untersuchung oder sogar erst bei der Untersuchung in der Klinik herausgefunden werden, sind folgende:

7. Aortenruptur.
8. Tracheal- oder Bronchusverletzung.
9. Myokardkontusion.
10. Zwerchfellruptur.
11. Ösophagusverletzung.
12. Lungenkontusion.

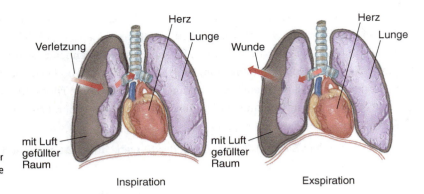

Abbildung 6.4: Offener Pneumothorax. Wenn der Durchmesser der Wunde größer ist als der der Trachea, wird die Luft nicht in die Lunge gesaugt, sondern in den Pleuraspalt.

Atemwegsverlegung

Das Atemwegsmanagement stellt weiterhin die größte Herausforderung bei jedem Polytraumapatienten dar. Darauf wurde in Kapitel 4 eingegangen. Denken Sie immer daran, dass Sie von einer HWS-Verletzung ausgehen müssen, wenn Sie die Atemwege sichern.

Offener Pneumothorax

Dieser wird durch eine penetrierende Thoraxverletzung hervorgerufen und kann sich durch eine Luft saugende Wunde darstellen. Die Zeichen und Symptome hängen von der Größe der Brustwandverletzung ab (▶ Abbildung 6.4).

Damit eine physiologische Atmung möglich ist, wird im Pleuraspalt ein negativer Druck benötigt, der durch das Absenken des Zwerchfells entsteht. Wenn daraufhin die Luft durch die oberen Atemwege fließt, dehnen sich die Lungen aus. Wenn die offene Wunde des Thorax groß genug ist (größer als der Durchmesser der Trachea – in etwa die Größe des kleinen Fingers des Patienten), folgt der Luftstrom dem Weg des kleinsten Widerstands durch die Thoraxverletzung hindurch. In dem Moment, in dem die Luft durch die Öffnung im Thorax ein und aus strömt, entsteht ein schmatzendes Geräusch, welches typisch für eine Luft saugende Wunde ist (sucking chest wound). Diese Luft wird nur in den Pleuraspalt eindringen, nicht aber in die Lunge. Somit ist kein Gasaustausch möglich. Die Ventilation ist eingeschränkt und es kommt zur Hypoxie.

Offener Pneumothorax:
Ein offener Pneumothorax ist eine Ansammlung von Luft im Pleuraspalt, verursacht durch eine penetrierende Verletzung, die sich als offene oder Luft saugende Thoraxwunde darstellt.

Schritt für Schritt
Behandlung eines offenen Pneumothorax

1 Sichern Sie die Atemwege.

2 Verschließen Sie sofort mit allen verfügbaren Mitteln die offene Wunde. Hierbei ist nur wichtig, dass es ein luftdichter Verschluss ist. Hierzu eignen sich Defibrillationspads und alle Plastik- oder Papierverpackungen. Dieser luftdichte Verschluss birgt die Gefahr, dass sich ein Spannungspneumothorax bildet. Um dieses Problem zu umgehen, kleben Sie die luftdichte Abdeckung an drei Seiten des Thorax fest, um einen Ventilmechanismus herzustellen: Luft kann somit aus dem Thorax entweichen, aber nicht eindringen (▶ Abbildung 6.5). Das *Asherman Chest Seal* mit seinem Ventilmechanismus bietet momentan die beste Möglichkeit, eine offene Thoraxverletzung zu verschließen (▶ Abbildung 6.6). Zur definitiven Versorgung in der Klinik wird eine Thoraxdrainage benötigt, auf die ein operativer Verschluss der offenen Thoraxwunde folgt.

3 Verabreichen Sie Sauerstoff.

4 Legen Sie einen großlumigen Venenzugang.

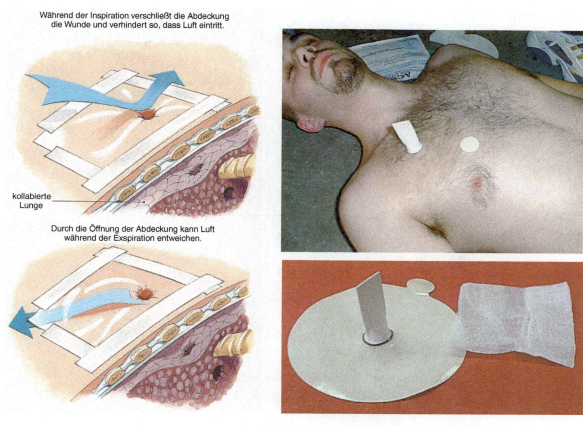

Abbildung 6.5: Abdeckung einer Luft saugenden Thoraxwunde.

Abbildung 6.6: Abdeckung einer Luft saugenden Thoraxwunde mit einem *Asherman Chest Seal*.

5 Führen Sie ein EKG-Monitoring durch.

6 Messen Sie die Sauerstoffsättigung mit einem Pulsoxymeter.

7 Befördern Sie den Patienten unverzüglich in eine geeignete Klinik.

Spannungspneumothorax

Ein Spannungspneumothorax entsteht durch die Bildung eines Ventilmechanismus; entweder durch penetrierendes oder stumpfes Trauma. Die Luft kann in den Pleuraspalt eindringen, aber nicht entweichen (▶ Abbildung 6.7). Dies hat zur Folge, dass der intrathorakale Druck ansteigt und der betroffene Lungenflügel kollabiert. Der Druck wird auf das Mediastinum übertragen und drückt die untere und obere V. cava ab, so dass es zur Abnahme des venösen Rückstroms zum Herz kommt. Eine Verschiebung der Trachea und des Mediastinums von der betroffenen Seite weg führt ebenfalls zu einer Beeinträchtigung der Belüftung des anderen Lungenflügels. Dies ist jedoch ein spätes Zeichen, das meist nur durch Röntgenaufnahmen festgestellt werden kann.

Klinische Zeichen eines Spannungspneumothorax sind Atemnot, Angst, Tachypnoe, abgeschwächte Atemgeräusche und ein hypersonorer Klopfschall bei der Perkussion der betroffenen Seite, Hypotonus sowie gestaute Halsvenen. Eine Verschiebung der Trachea ist ein spätes (und seltenes) Zeichen und das Fehlen schließt keinen Spannungspneumothorax aus. Bei einer Auswertung von 108 präklinischen Patienten, bei denen ein Spannungspneumothorax diagnostiziert wurde und eine Entlastungspunktion erforderlich war, wies kein Patient eine Trachealverschiebung auf. Wenn bei der Beatmung von intubierten Patienten sich eine Abnahme der

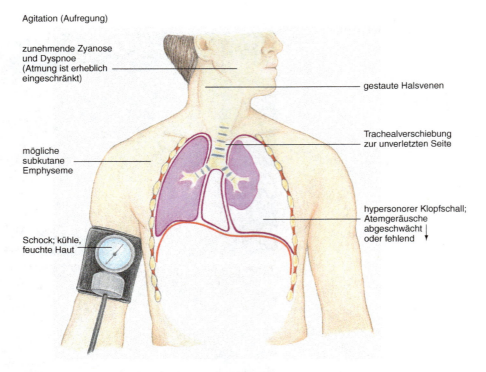

Abbildung 6.7: Klinische Zeichen eines Spannungspneumothorax.

Compliance entwickelt (erhöhter Beatmungsdruck beim Zusammenpressen des Beutels), müssen Sie immer daran denken, dass ein Spannungspneumothorax vorliegen kann. Bei intubierten Patienten mit COPD oder Asthma besteht ein erhöhtes Risiko für die Entstehung eines Spannungspneumothorax durch positive Druckbeatmung.

Schritt für Schritt
Behandlung eines Spannungspneumothorax

1. Schaffen Sie offene Atemwege.

2. Verabreichen Sie hoch dosierten Sauerstoff.

3. Entlasten Sie die betroffene Thoraxseite durch eine der Techniken, die in Kapitel 7 dargestellt werden. Die Indikation für eine Entlastungspunktion sind die Verdachtsdiagnose eines Spannungspneumothorax und mindestens zwei der folgenden Dekompensationsmerkmale:
    a. Atemnot und Zyanose.
    b. Verlust des Radialispulses (als spätes Schockzeichen).
    c. Verschlechterung des Bewusstseinszustandes.

4. Legen Sie einen Venenzugang.

5. Legen Sie ein Pulsoxymeter an.

6. Befördern Sie den Patienten unverzüglich in eine geeignete Klinik.

7. Informieren Sie rechtzeitig die Zielklinik über Ihre Ankunft.

Bei Ankunft in der Klinik ist das Legen einer Thoraxdrainage notwendig. Die Entlastungspunktion ist nur eine temporäre, aber lebensrettende Maßnahme.

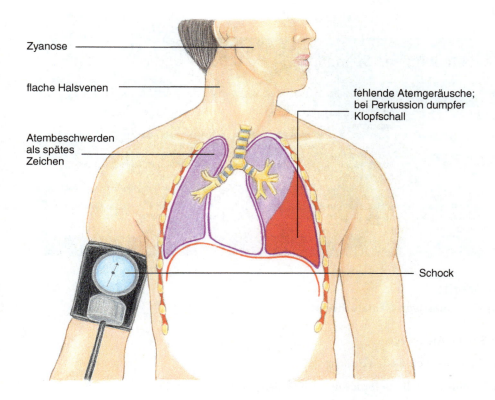

Abbildung 6.8: Klinische Zeichen eines massiven Hämatothorax.

Massiver Hämatothorax

Wenn sich Blut im Pleuraspalt sammelt, wird von einem Hämatothorax gesprochen. Ein massiver Hämatothorax besteht dann, wenn der Blutverlust in die Brusthöhle mindestens 1500 ml beträgt (▶ Abbildung 6.8). Jede Thoraxhälfte kann bis zu 3000 ml Blut fassen. Ein Hämatothorax entsteht häufiger durch penetrierende als durch stumpfe Traumen. In jedem Fall ist ein großes Gefäß entweder in der Lunge oder im übrigen Kreislauf rupturiert. Durch die Ansammlung des Blutes im Pleuraspalt wird der Lungenflügel auf der betroffenen Seite komprimiert. Bei großen Blutansammlungen wird das Mediastinum verdrängt (selten). Die obere und untere Hohlvene sowie die gegenüberliegende Lunge werden zusammengepresst. Somit wird der enorme Blutverlust durch eine Hypoxämie verkompliziert.

Die Zeichen und Symptome des massiven Hämatothorax entstehen sowohl durch den erheblichen Blutverlust als auch durch die Beeinträchtigung der Atemfunktion. Der Patient kann entweder durch den Blutverlust, durch die Quetschung des Herzes oder der großen Gefäße im Thorax hypoton sein. Die Angst und Verwirrtheit sind Folge der Hypovolämie und Hypoxämie. Schockzeichen können auftreten. Meistens sind die Halsvenen aufgrund des Blutverlustes nicht gestaut, können selten aber durch die Kompression des Mediastinums prall gefüllt sein. Weitere Zeichen des Hämatothorax umfassen abgeschwächte Atemgeräusche und einen dumpfen Klopfschall bei der Perkussion auf der betroffenen Seite. In ▶ Tabelle 6.1 finden Sie einen Vergleich zwischen Spannungspneumothorax und massivem Hämatothorax.

Tabelle 6.1

Gegenüberstellung von Spannungspneumothorax und Hämatothorax

	Spannungspneumothorax	Hämatothorax
Erste Symptome	Atembeschwerden, dann Schocksymptomatik	Schock, dann Atembeschwerden
Halsvenen	Meist gestaut	Meist flach
Atemgeräusche	Abgeschwächt oder fehlend auf der betroffenen Seite	Abgeschwächt oder fehlend auf der betroffenen Seite
Perkussion des Brustkorbs	Hypersonor	Dumpf
Trachealverschiebung von der verletzten Seite entfernt	Selten, ein spätes Zeichen	Meist nicht vorhanden

Schritt für Schritt
Behandlung eines massiven Hämatothorax

1. Sichern Sie die Atemwege.
2. Verabreichen Sie hoch dosiert Sauerstoff.
3. Führen Sie eine schnelle Beförderung in eine geeignete Klinik durch.
4. Messen Sie die Sauerstoffsättigung mit einem Pulsoxymeter.
5. Führen Sie, nachdem Sie einen Venenzugang während der Beförderung geschaffen haben, eine gemäßigte Volumensubstitution durch. Richten Sie sich dabei nach dem Blutdruck. Dieser muss gerade hoch genug sein, um einen peripher tastbaren Puls aufrechtzuerhalten (80–90 mmHg). Ein ausgeprägter Hämatothorax führt zwangsläufig zum Volumenmangelschock. Eine Erhöhung des Blutdrucks verstärkt jedoch die Blutung im Thorax.
6. Melden Sie Ihre Ankunft rechtzeitig in der Zielklinik an.
7. Achten Sie genau auf die mögliche Entstehung eines Spannungspneumothorax, was eine sofortige Entlastungspunktion notwendig machen würde.

Bewegliches Thoraxfragment

Eine solche Verletzung entsteht, wenn drei oder mehr zusammenhängende Rippen an mindestens zwei Stellen brechen (▶ Abbildung 6.9). Das Ergebnis ist die Entstehung eines beweglichen Thoraxfragments. Dieses kann entweder seitlich oder an der vorderen Thoraxseite (Sternumabtrennung) entstehen. Bei einer solchen Verletzung an der Hinterseite verhindert die stark ausgeprägte Rückenmuskulatur das Auftreten eines beweglichen Fragments. Sie sehen eine paradoxe Atmung (▶ Abbildung 6.10 und 6.11). Da eine gewaltige Kraft notwendig ist, um diese Verletzung hervorzurufen, ist die unter dem knöchernen Thorax befindliche Lunge geprellt. Diese Lungenkontusion trägt zur Hypoxie bei. Außerdem kann der Patient einen Hämatothorax oder Pneumothorax entwickeln. Durch das lose Rippenfragment befindet sich der Patient in starker Atemnot. Die Schmerzen verstärken die ohnehin schon beeinträchtigte Atemfunktion aufgrund der paradoxen Atembewegung und der Lungenkontusion. Eine Palpation des Thorax kann zusätzlich zu den anomalen Atembewegungen Krepitationen aufdecken (▶ Abbildung 6.12).

Rippenfrakturen:
Mehrfache Rippenfrakturen mit oder ohne bewegliches Thoraxwandfragment können durch mechanische Beeinträchtigung der Atmung sowie durch Lungenquetschung zur Hypoxie führen. Die Patienten, insbesondere ältere, müssen engmaschig auf Hypoxie und respiratorische Erschöpfung kontrolliert werden. Eine Überwachung mittels Pulsoxymetrie und Kapnografie ist hierbei hilfreich.

Bewegliche Thoraxfragmente:
Das sind Frakturen von zwei oder mehr benachbarten Rippen an zwei oder mehreren Stellen, die zu einer Instabilität der Thoraxwand und paradoxen Bewegungen beim spontan atmenden Patienten führen.

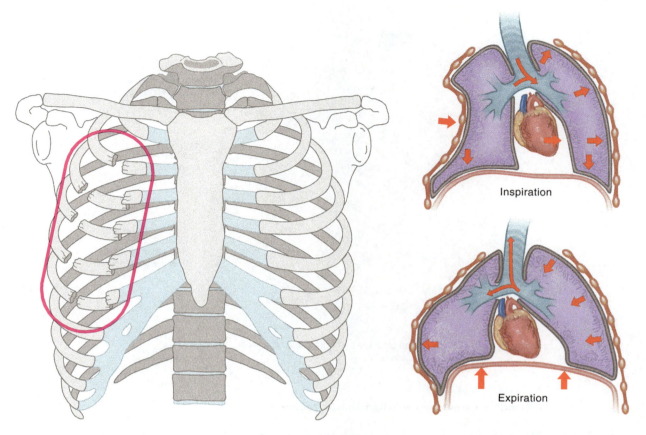

Abbildung 6.9: Ein bewegliches Thoraxfragment entsteht durch Rippenfrakturen bei drei oder mehr untereinander liegenden Rippen an mindestens zwei Stellen.

Abbildung 6.10: Pathophysiologie eines beweglichen Thoraxfragments.

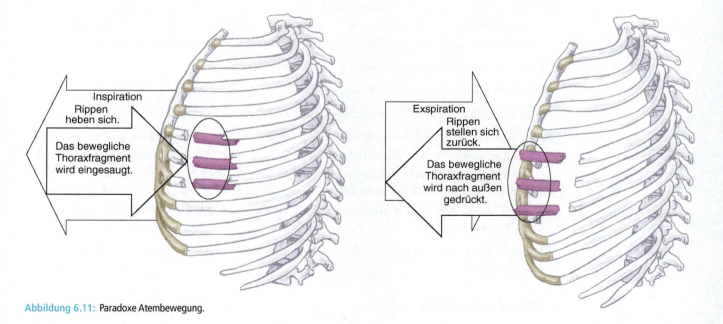

Abbildung 6.11: Paradoxe Atembewegung.

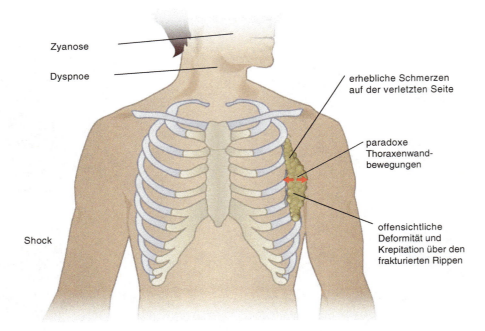

Abbildung 6.12: Klinische Zeichen bei einem beweglichen Thoraxfragment.

Schritt für Schritt
Behandlung eines beweglichen Thoraxfragments

1. Sichern Sie die Atemwege.
2. Verabreichen Sie Sauerstoff.
3. Führen Sie eine assistierte Beatmung durch oder intubieren Sie den Patienten, wenn nötig. Denken Sie daran, dass ein bewegliches Thoraxfragment oft mit einem Spannungspneumothorax einhergeht und eine Entlastungspunktion vonnöten sein könnte.
4. Messen Sie die Sauerstoffsättigung.
5. Führen Sie eine schnelle Beförderung in eine geeignete Klinik durch.
6. Melden Sie den Patienten rechtzeitig in der Zielklinik an.
7. Erwägen Sie eine frühzeitige Intubation, um eine PEEP-Beatmung (PEEP = positiver endexspiratorischer Druck) sicherzustellen. Wenn verfügbar, kann eine CPAP-Beatmung (CPAP = Continuous positive Airway Pressure) durchgeführt werden. Bedenken Sie, dass eine Intubation mit positiver Druckbeatmung die beste Möglichkeit zur Stabilisation des losen Fragments bietet. Dies kann jedoch eine Narkose bei Patienten mit vorhandenen Schutzreflexen nötig machen.
8. Sorgen Sie für eine ausreichende Schmerzreduktion, um ein respiratorisches Versagen zu vermeiden.

Perikardtamponade

Perikardtamponade: Eine Perikardtamponade ist eine Ansammlung von Blut zwischen Herzmuskel und Perikard. Der zunehmende Druck reduziert die mögliche Füllung des Herzes und dadurch die kardiale Auswurfleistung.

Diese Verletzung entsteht meist durch ein penetrierendes Trauma. Das Perikard ist eine kaum dehnbare Haut, die das Myokard umschließt. Wenn sich aufgrund einer Verletzung des Herzes Blut zwischen dem Herzmuskel und dem Perikard ansammelt, führt dies zur Kompression der Ventrikel. Es reicht schon eine geringe Menge Blut aus, um die Füllung zu beeinträchtigen. Dadurch, dass sich die Ventrikel schlechter füllen können, sinkt der Auswurf des Herzes.

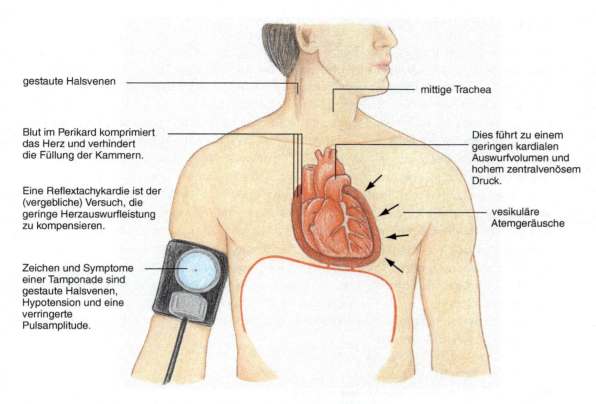

Abbildung 6.13: Pathophysiologie und klinische Zeichen bei einer Perikardtamponade.

Die Diagnose einer Perikardtamponade lässt sich durch die Trias von Hypotonus, gestauten Halsvenen und abgeschwächten Herztönen stellen (Beck-Trias). Das Feststellen von abgeschwächten Herztönen lässt sich präklinisch nicht ganz leicht durchführen. Wenn Sie jedoch kurz die Herztöne während der Schnellen Trauma-Untersuchung auskultieren, könnten Sie im Verlauf eine Veränderung bemerken. Der Patient kann einen paradoxen Puls aufweisen. Hierbei verliert er bei der Einatmung den peripheren Puls. Die wichtigste Differenzialdiagnose ist präklinisch der Spannungspneumothorax. Im Fall einer Perikardtamponade befindet sich der Patient im Schockgeschehen mit einer mittigen Trachea und seitengleichen Atemgeräuschen (▶ Abbildung 6.13), es sei denn, es liegt gleichzeitig ein Pneumothorax oder Hämatothorax vor.

Beck-Trias:
Diese beschreibt die drei Leitsymptome einer Perikardtamponade (gestaute Halsvenen, gedämpfte Herztöne und paradoxer Puls).

Paradoxer Puls:
Bei einem paradoxen Puls sinkt der Blutdruck, im Gegensatz zur Norm, in der Inspirationsphase ab und steigt bei der Exspiration wieder an.

Schritt für Schritt
Behandlung einer Perikardtamponade

1. Sichern Sie die Atemwege des Patienten und verabreichen Sie Sauerstoff.
2. Diese Verletzung führt sehr schnell zum Tod und kann präklinisch nicht behandelt werden. Bringen Sie den Patienten schnellstmöglich in eine geeignete Klinik.
3. Intravenöse Volumengabe während der Fahrt kann das Füllungsvermögen des Herzes steigern und somit den kardialen Auswurf erhöhen. Es können jedoch zusätzliche intrathorakale Verletzungen vorliegen, so dass die Volumengabe nur bis zum Aufrechterhalten eines peripheren Pulses (90–100 mmHg systolisch) erfolgt.
4. Melden Sie Ihren Patienten in der Zielklinik an.
5. Messen Sie die Sauerstoffsättigung mit einem Pulsoxymeter.
6. Führen Sie ein EKG-Monitoring durch.

Traumatische Aortenruptur

Diese Verletzung stellt die häufigste Todesursache bei Motorradunfällen oder Stürzen aus großer Höhe dar. 90 % dieser Patienten versterben sofort. Bei den Überlebenden ist eine Rettung möglich, wenn eine schnelle Diagnose gestellt wird und eine zügige Operation folgt. Zu einer Ruptur der Aorta kommt es meist durch Abbremsungen, wobei das Herz und der Aortenbogen plötzlich nach vorne schnellen (dritte Kollision) und die Aorta an ihrer Aufhängung, dem Ligamentum arteriosum, durchtrennt wird. Bei den 10 % der Patienten, die nicht sofort versterben, sorgen das umliegende Gewebe und die Adventitia dafür, dass der Riss vorübergehend gedeckt wird. Dieser Zustand hält jedoch nur bis zu einigen Stunden an, wenn er nicht operiert wird.

Die Diagnosestellung einer gedeckt-rupturierten thorakalen Aorta ist präklinisch unmöglich und kann sogar in der Klinik übersehen werden. Daher sind Hinweise über die Einsatzstelle und den Verletzungsmechanismus von großer Wichtigkeit, da die meisten Patienten keine offensichtlichen Zeichen eines Thoraxtraumas aufweisen. Informationen über die Schädigung des Autos beziehungsweise des Lenkrads oder die Höhe, aus welcher der Patient fiel, sind somit lebensrettend. Gelegentlich werden bei den Patienten ein Hypertonus der oberen Extremitäten und abgeschwächte periphere Pulse der unteren Extremitäten festgestellt. Thoraxschmerzen oder ein Stechen zwischen den Schulterblättern können ebenfalls unspezifische klinische Hinweise auf einen Aorteneinriss sein.

Schritt für Schritt
Behandlung von potenziellen Aortenrupturen

1. Sichern Sie die Atemwege des Patienten.
2. Verabreichen Sie hoch dosiert Sauerstoff.
3. Führen Sie eine schnellen Beförderung in eine geeignete Klinik durch.
4. Führen Sie, nachdem Sie einen Venezugang geschaffen haben, eine gemäßigte Volumensubstitution durch. Richten Sie sich dabei nach dem Blutdruck. Dieser muss gerade hoch genug sein, um einen peripher tastbaren Puls aufrechtzuerhalten (80–90 mmHg). Eine Erhöhung des Blutdrucks könnte die Blutung verstärken.
5. Melden Sie Ihren Patienten in der Zielklinik an.
6. Messen Sie die Sauerstoffsättigung mit einem Pulsoxymeter.
7. Führen Sie ein EKG-Monitoring durch.

Tracheal- oder Bronchusverletzung

Diese Verletzungen können sowohl durch penetrierende als auch durch stumpfe Traumen entstehen. Penetrierende Verletzungen der oberen Atemwege gehen oft mit Verletzungen der Hauptgefäße und ausgeprägter Gewebsschädigung einher. Stumpfes Trauma führt gewöhnlich zu Trachea- oder Hauptbronchusrupturen in der Nähe der Bifurkation. Zeichen bei stumpfen oder penetrierenden Verletzungen sind subkutane Emphyseme der Brust, des Gesichts oder Halses oder ein zusätzlicher Pneumothorax oder Hämatothorax.

Management der Atemwege bei trachealen Verletzungen Die Sicherung der Atemwege bei Patienten mit Verletzungen, welche die Luftröhre oder den Larynx betreffen, stellt selbst für den Erfahrensten im Rettungsdienst eine Herausforderung dar. Im Idealfall sollte ein Tubus mit Cuff hinter die Ruptur vorgeschoben werden. Dies ist jedoch nicht immer möglich, so dass ein notfallmäßiger chirurgischer Eingriff nötig ist, um die Atemwege offen zu halten. Deshalb ist eine schnelle Beförderung in die Klinik wichtig. Außerdem muss der Patient auf Zeichen eines Pneumothorax oder Hämatothorax hin untersucht werden.

Myokardkontusion

Diese potenziell lebensbedrohliche Verletzung entsteht durch stumpfe Thoraxtraumen. Die Energie bei stumpfen Thoraxtraumen wird von der vorderen Brust über das Sternum zum Herzen geleitet, welches sich direkt hinter dem Sternum befindet (▶ Abbildung 6.14). Durch diesen Verletzungsmechanismus können kardiale Verletzungen wie Klappenrupturen, Perikardtamponade und Rupturen des Herzmuskels entstehen. Am häufigsten treten jedoch Kontusionen des rechten Vorhofs und des rechten Ventrikels auf (▶ Abbildung 6.15). Diese Prellung des Myokards ist mit einem Herzinfarkt zu vergleichen und stellt sich ebenso mit Thoraxschmerz, Arrhythmien oder selten auch einem kardiogenen Schock dar. Präklinisch kann ein kardiogener Schock nicht von einer Perikard- tamponade unterschieden werden. Der ischämische Thoraxschmerz ist für den Patienten eventuell schwer von den muskulären Schmerzen, die durch die Verletzung entstehen, zu unterscheiden. Deshalb sollte bei allen Patienten mit einem stumpfen Thoraxtrauma von einer Myokardkontusion ausgegangen werden.

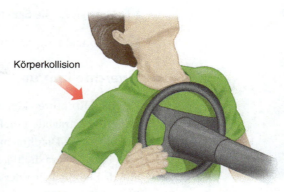

Abbildung 6.14: Pathophysiologie einer Myokardkontusion.

Schritt für Schritt
Behandlung einer Myokardkontusion

1. Verabreichen Sie Sauerstoff.
2. Befördern Sie den Patienten in eine geeignete Klinik.
3. Schaffen Sie einen Venenzugang.
4. Führen Sie ein EKG-Monitoring durch.

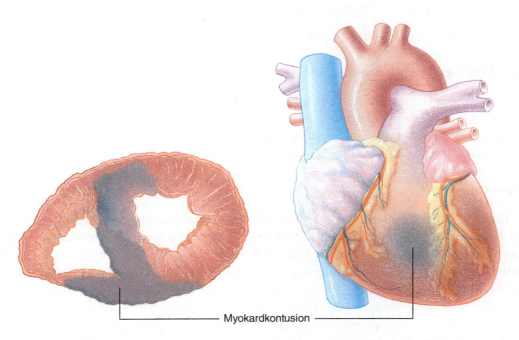

Abbildung 6.15: Bei Myokardkontusionen sind meistens der rechte Vorhof und der rechte Ventrikel betroffen, da diese gegen das Sternum prallen.

5 Messen Sie die Sauerstoffsättigung mit einem Pulsoxymeter.

6 Behandeln Sie, wenn nötig, Arrhythmien.

Zwerchfellruptur

Zwerchfellrupturen können durch starke Tritte oder Schläge in das Abdomen entstehen. Dabei steigt der intraabdominelle Druck plötzlich an, z. B. durch Anschnallgurte, und führt so zum Zerreißen des Diaphragmas. Es kommt dann zu Einklemmungen von Organen aus dem Abdomen in der Thoraxhöhle. Dieses Phänomen tritt häufiger auf der linken als auf der rechten Seite auf, da hier die Leber das Zwerchfell schützt. Durch stumpfes Trauma entstehen große längliche Zerreißungen, während durch penetrierende Traumen zumeist kleine Löcher im Zwerchfell entstehen.

Eine Zwerchfellruptur ist selbst im Krankenhaus schwer zu diagnostizieren. Durch die Vorwölbung bzw. Verlagerung abdomineller Organe in den Thorax kommt es zu merklichen Atembeschwerden. Bei der Untersuchung können abgeschwächte Atemgeräusche hörbar sein und eventuell sind Darmgeräusche im Thorax zu hören. Das Abdomen wirkt dagegen nach innen gewölbt, wenn eine ausreichende Menge des Bauchinhalts in den Thorax gewandert ist.

Schritt für Schritt
Behandlung von Zwerchfellrupturen

1 Sichern Sie die Atemwege des Patienten.

2 Verabreichen Sie Sauerstoff.

3 Befördern Sie Ihren Patienten in eine geeignete Klinik.

4 Schaffen Sie einen Venenzugang, da häufig zusätzliche Verletzungen vorliegen und so eine Hypovolämie auftreten kann.

5 Messen Sie die Sauerstoffsättigung mit einem Pulsoxymeter.

6 Melden Sie Ihren Patienten in der aufnehmenden Klinik an.

Verletzung des Ösophagus

Diese Verletzung entsteht meist durch penetrierendes Trauma. Die Behandlung von zusätzlichen Verletzungen, welche die Atemwege oder Gefäße betreffen, steht im Vordergrund, da diese dringlicher sind. Trotzdem sind ösophageale Verletzungen letal, wenn sie im Krankenhaus nicht bemerkt werden. Eine operative Behandlung ist unerlässlich.

Lungenkontusion

Diese häufig auftretende Verletzung entsteht durch stumpfes Trauma, was zu einer Einblutung in das Lungenparenchym führt. Begleitend treten häufig Rippenfrakturen und gegebenenfalls ein bewegliches Thoraxfragment auf. Bei Kindern können schwere Lungenkontusionen auch ohne Rippenfrakturen vorkommen, da der kindliche Brustkorb noch sehr flexibel ist. Allerdings tritt die Lungenkontusion erst Stunden nach dem Ereignis auf, so dass sie in der präklinischen Behandlung, außer bei langer Transportzeit oder spätem Entdecken des Patienten, selten vorkommt. Bei der Lungenkontusion kommt es zu erheblicher Hypoxämie. Deshalb zielt die Behandlung, wenn dies indiziert ist, auf eine Intubation und/oder eine assistierte Beatmung ab und macht Sauerstoffgabe, Beförderung und das Legen eines venösen Zugangs unumgänglich.

Explosionsverletzungen

Auf Grund der zunehmenden Gefahr von terroristischen Anschlägen ist es wichtig, die Besonderheiten bei Explosionsverletzungen zu verstehen. Das Ausmaß der Druckwelle hängt von der Größe der Explosion bzw. der Umgebung ab. Geschlossene Räume, in denen die Explosion stattfindet, z. B. Busse, erzeugen durch die massive Druckwelle eine hohe Letalität.

Der Verletzungsmechanismus ist auf drei (in besonderen Fällen fünf) Faktoren zurückzuführen (siehe Kapitel 1):

1. Der erste Verletzungsmechanismus wird allein durch die unmittelbare Wirkung des Überdrucks hervorgerufen, den die Explosion auslöst. Luft ist im Vergleich zu Wasser leichter zu komprimieren. Daher betrifft der erste Verletzungsmechanismus fast immer luftgefüllte Organe, wie die Lunge, die Ohren und den Gastrointestinaltrakt. Abhängig von der Druckwelle kann es zu einer Lungenkontusion, einem Pneumothorax oder einem Spannungspneumothorax kommen.
2. Der Patient wird durch Gegenstände, wie Schrapnelle oder Granatsplitter, getroffen, die durch die Explosionskraft angetrieben werden.
3. Der Körper des Patienten wird durch die Druckwelle auf den Boden oder gegen andere Objekte geschleudert. Diese Verletzungen inklusive der Quetschungen können auch bei Einstürzen auftreten.
4. Weitere Verletzungen können durch thermische Verbrennungen, Strahlung durch radioaktives Material, das durch die Explosion frei wird (sog. „Dirty Bomb"), oder respiratorische Schädigungen aufgrund der Inhalation von Rauch oder giftigen Gasen auftreten.
5. Zusätzlich sind hyperinflammatorische Zustände durch Chemikalien oder biologische Agenzien möglich, die bei der Herstellung von Bomben verwendet oder diesen hinzugefügt werden (eine weitere Form der „Dirty Bomb").

Schritt für Schritt
Behandlung von Explosionsverletzungen

1. Sichern Sie die Atemwege.
2. Verabreichen Sie hoch dosiert Sauerstoff. Denken Sie daran, dass eine positive Druckbeatmung einen Pneumothorax bzw. einen Spannungspneumothorax verursachen oder einen bereits bestehenden verschlechtern kann.
3. Befördern Sie den Patienten unverzüglich in eine geeignete Klinik.
4. Melden Sie den Patienten rechtzeitig in der Zielklinik an.
5. Versorgen Sie mögliche zusätzliche Verletzungen.
6. Führen Sie nach Anlage von zwei peripheren Venenzugängen eine gemäßigte Volumensubstitution durch. Richten Sie sich dabei nach dem Blutdruck. Dieser muss gerade hoch genug sein, um einen peripher tastbaren Puls aufrechtzuerhalten (80–90 mmHg).

Weitere thorakale Verletzungen

Durch jeden scharfen Gegenstand, meist jedoch durch Messer, können Pfählungsverletzungen entstehen. Wie in jedem anderen Körperteil soll auch hier der Gegenstand präklinisch nicht entfernt werden. Stabilisieren Sie den Gegenstand, sichern Sie die Atemwege, legen Sie einen venösen Zugang und befördern Sie Ihren Patienten.

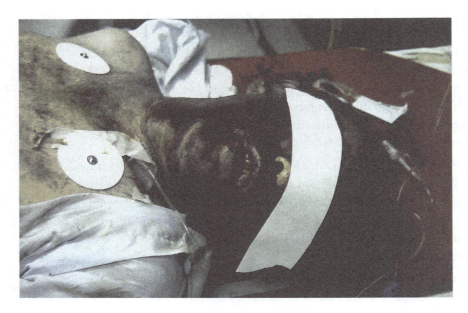

Abbildung 6.16: Traumatisches Ersticken.

Die traumatische Erstickung entsteht durch eine heftige Quetschung des Thorax, wie z. B. durch ein Lenkrad, ein Förderband oder einen schweren Gegenstand (▶ Abbildung 6.16). Die Bezeichnung dieses Zustands ist jedoch irreführend, da er nicht durch eine Erstickung im eigentlichen Sinn hervorgerufen wird. Durch die plötzliche Quetschung von Herz und Mediastinum wird die Kraft auf die Kapillaren des Halses und des Kopfes übertragen. Die Symptome ähneln denen einer Strangulation: Zunge und Lippen sind geschwollen und es kommt zu Blutungen aus den Bindehäuten der Augen. Wenn keine weiteren Verletzungen vorliegen, ist die Haut unterhalb der Kompression bis zur Brust rosig. Wird bei einem Patienten eine traumatische Erstickung festgestellt, zeigt dies, dass ein schweres stumpfes Thoraxtrauma vorliegt, das mit erheblichen Verletzungen einhergeht. Die Behandlung beinhaltet die Sicherung der Atemwege, die zügige Beförderung, die Sicherung eines Venenzugangs und die Behandlung weiterer Verletzungen.

Sternumfrakturen zeigen, dass der Patient eine enorme Gewalteinwirkung auf den Thorax erlitten hat. Bei diesen Patienten muss eine Myokardkontusion angenommen werden. Der Verdacht auf eine Sternumfraktur ergibt sich bei Druckschmerzhaftigkeit oder tastbarer Krepitation im Bereich des Brustbeins.

Wenn es zu *Frakturen des Schulterblatts* und *Frakturen der ersten oder zweiten Rippe* kommt, hat eine signifikant hohe Kraft gewirkt. Die Gefahr von Verletzungen der großen thorakalen Gefäße ist groß und deshalb müssen diese Patienten sofort befördert werden.

Der *einfache Pneumothorax* kann sowohl durch stumpfes als auch durch penetrierendes Trauma verursacht werden. Bei stumpfen Traumen entsteht der Pneumothorax meist durch Rippenfrakturen. Hierbei gelangt Luft in den Pleuraspalt, wodurch die Lunge teilweise oder vollständig kollabiert. Bei einem gesunden Patienten führt dies nicht zur Beeinträchtigung der Atmung, wenn sich kein Spannungspneumothorax entwickelt. Ältere oder Patienten mit chronischen Lungenerkrankungen hingegen, die eine eingeschränkte respiratorische Reserve aufweisen, tolerieren einen Pneumothorax nicht.

Die Diagnose eines Pneumothorax umfasst einen pleuritischen Thoraxschmerz, Dyspnoe, abgeschwächte Atemgeräusche auf der betroffenen Seite und einen hypersonoren Klopfschall. Es ist eine engmaschige Überwachung dieser Patienten notwendig, da sich leicht ein Spannungspneumothorax entwickeln kann.

Die häufigste Verletzung des Thorax sind *einfache Rippenfrakturen*. Wenn der Patient keinen zusätzlichen Pneumothorax oder Hämatothorax aufweist, ist der Schmerz das Hauptproblem. Durch diesen Schmerz wird der Patient daran gehindert, adäquat zu atmen. Beim Palpieren wird der Bereich der Rippenfraktur schmerzempfindlich und eventuell instabil sein. Verabreichen Sie Sauerstoff und achten Sie auf die Entstehung eines Pneumothorax oder Hämatothorax, während Sie den Patienten zum tiefen Atmen auffordern.

> **Merke: Thoraxtrauma**
>
> 1. Die Diagnosestellung eines Pneumothorax erfordert mehrere Symptome. Patienten mit einfachen Rippenfrakturen, jedoch ohne Pneumothorax, weisen aufgrund der Ruhigstellung zur Schmerzlinderung abgeschwächte Atemgeräusche auf der betroffenen Seite auf. Führen Sie deshalb niemals eine Thoraxentlastungspunktion ohne Indikation hierfür durch. Suchen Sie nach Dyspnoe, Tachypnoe, abgeschwächten Atemgeräuschen, hypersonorem Klopfschall auf der betroffenen Seite, gestauten Halsvenen und einer verminderten Compliance bei intubierten Patienten. Eine Verschiebung der Trachea ist ein spätes Zeichen und wird häufiger auf Röntgenbildern als klinisch erkannt.
>
> 2. Führen Sie bei Patienten mit Thoraxverletzungen regelmäßig Verlaufskontrollen durch, um die Veränderung von einem normalen Pneumothorax oder offenen Pneumothorax zu einem Spannungspneumothorax zu verhindern. Hierbei ist ein Pulsoxymeter sehr hilfreich.
>
> 3. Patienten, die ein penetrierendes Thoraxtrauma erlitten haben und sich im Schockgeschehen befinden, stehen oben auf der Prioritätsliste der Load-go-and-treat-Patienten. Nichts sollte die Beförderung verzögern.
>
> 4. Multiple Rippenfrakturen, ob mit oder ohne bewegliches Thoraxfragment, können sowohl durch mechanische Belüftungsprobleme als auch durch eine Lungenkontusion zu einer Hypoxie führen. Deshalb muss bei diesen Patienten, besonders bei Senioren, genauestens auf eine Hypoxie und einen Atemstillstand geachtet werden. Auch hierbei ist das Pulsoxymeter sehr hilfreich.

FALLBEISPIEL – Fortsetzung

Sie werden in eine ortsbekannte Bar alarmiert, wo ein Gast eine Stichverletzung erlitten haben soll. Ihre Beurteilung der Einsatzstelle ergibt, dass die Polizei vor Ort ist, die Bar geräumt hat und nun Zeugenaussagen vor der Bar aufnimmt. Das männliche Opfer sitzt auf einem Stuhl und hält sich die Brust. Da die Einsatzstelle sicher ist und der Verletzungsmechanismus klar (Stichverletzung), tragen Sie Ihr Equipment zum Patienten. Der Patient berichtet, dass ihm von seinem Freund zweimal in den linken Brustkorb gestochen wurde, bevor Umstehende den Täter überwältigen konnten. Er verneint, gestürzt zu sein oder weitere Verletzungen aufzuweisen.

Als Sie als Einsatzleiter Ihre Ersteinschätzung durchführen, ist Ihr Eindruck zunächst gut. Der Patient ist jung, wach und reagiert angemessen auf Fragen. Die Atmung ist schnell und flach und als er seine Hand von der Brust nimmt, sind zwei Stichwunden sichtbar. Eine der Wunden ist klein, die zweite circa 5 cm lang und lässt ein schmatzendes Geräusch bei der Einatmung hören. Der Radialispuls ist schnell, aber kräftig. Sie bitten Ihren Kollegen, eine Sauerstoffmaske anzulegen und als Nächstes die Brust zu säubern, um ein *Asherman Chest Seal* aufzukleben. Aufgrund der Verletzungsart entscheiden Sie sich, eine Gezielte Untersuchung durchzuführen. Die

Untersuchung der Atemwege ist ohne Befund. Der Patient kann normal sprechen sowie die Luft gut ein- und ausatmen. Die Halsvenen sind flach und die Trachea ist mittig. Die Atemgeräusche fehlen links (außer den Geräuschen aus der saugenden Wunde), sind jedoch auf der rechten Seite normal. Die Atmung ist unverändert schnell und flach. Die beiden Wunden bluten nicht mehr und stellen sich wie oben beschrieben dar. Bei der Perkussion links ergibt sich ein dumpfes Klopfgeräusch. Die Herztöne sind normal, aber schnell. Das Abdomen ist weich und schmerzunempfindlich. Es gibt keine weiteren Verletzungen. Vitalzeichen: Puls 140/min, Atemfrequenz 36/min, Blutdruck 90/60. Nachdem Ihr Kollege die offenen Thoraxwunden abgedichtet hat, wird der Patient auf die Trage und in den RTW gebracht (ohne jegliche Bewegungseinschränkung).

Der Patient bekommt weiterhin nahezu 100 % Sauerstoff durch die Maske mit Reservoir. Während der Fahrt legen Sie zwei großlumige Zugänge. Da der Blutdruck nicht unter 90 mmHg systolisch liegt, lassen Sie die kristalloide Flüssigkeit nur mit einer geringen Tropfrate laufen, um die Venen offen zu halten. Sie wollen auf keinen Fall mögliche intrathorakale Blutungen verstärken. Die Anamnese ergibt:

- S – Schmerzen im linken Thorax, Kurzatmigkeit, Schwäche.
- A – Keine.
- M – Keine.
- P – Keine vorherigen ernsthaften Krankheiten.
- L – Hat gerade einen Burger gegessen sowie „drei Bier" getrunken.
- E – Er gibt an, dass er mit seinem Freund etwas trinken war. Als der Patient meinte, dass Bayern München die beste Fußballmannschaft der Welt sei, wurde sein Freund wütend. Plötzlich und unverhofft stach er mit einem großen Taschenmesser auf den Patienten ein. Jetzt ist der Täter draußen und wird von der Polizei vernommen. Er gibt an, dass er seinem Freund nicht wehtun wollte.

Ihr Praktikant führt die EKG-Überwachung durch und legt ein Pulsoxymeter an (98 % bei 100 % Sauerstoffgabe). Sie melden Ihren Patienten, einen jungen Mann mit einer Luft saugenden Thoraxwunde, einem Hämatothorax und frühem Schockzeichen, in der Klinik an. Jetzt führen Sie die Erweiterte Untersuchung durch. Diese ergibt keine neuen Erkenntnisse, nur das, was Sie während der Gezielten Untersuchung schon herausgefunden haben. Die Regelmäßige Verlaufskontrolle führen Sie nicht mehr durch, da Sie schon am Ziel angelangt sind und keine Zeit verbleibt. In der Notaufnahme wird eine Thoraxdrainage gelegt, welche sofort 900 ml Blut fördert. Da kein weiterer Blutverlust folgt, muss der Patient nicht operiert werden. Er verbleibt fünf Tage im Krankenhaus und hat eine ereignislose Genesung.

FALLBEISPIEL – Zusammenfassung

Dieses ist eines der wenigen Beispiele, in denen die Gezielte Untersuchung für einen Traumapatienten adäquat ist. Beachten Sie, dass auch bei einer Gezielten Untersuchung der Thorax und das Abdomen untersucht werden müssen, da eine Stichverletzung in der Thoraxmitte durch das Zwerchfell hindurchgehen kann und so zu Verletzungen im Bauchraum führt. Eine Luft saugende Thoraxwunde muss mit einer luftdichten Abdeckung, die an drei Seiten festgeklebt ist, verschlossen werden. So kann die Luft aus dem Pleuraspalt entweichen (beugt der Entstehung eines Spannungspneumothorax vor), aber nicht in den Brustraum eindringen. Das kommerzielle *Asherman Chest Seal* hat einen eingebauten Ventilmechanismus und ist zurzeit die beste Möglichkeit, offene Thoraxverletzungen abzudichten oder Thoraxpunktionsnadeln zu verschließen. Studien haben ergeben, dass hohe Gaben kristalloider Flüssigkeit bei penetrierenden Thoraxverletzungen die Überlebenschancen erheblich verschlechtern (siehe Kapitel 8). Deshalb sollten intravenöse Flüssigkeiten nur genutzt werden, um eine ausreichende Zirkulation, die zum Überleben des Patienten bis in die Klinik nötig ist, aufrechtzuerhalten.

ZUSAMMENFASSUNG

Thoraxverletzungen kommen häufig vor und sind bei Polytraumapatienten oft lebensbedrohlich. Wenn Sie sich an den ITLS-Algorithmus halten, werden Sie diese Verletzungen während des ersten Abschnitts des ITLS-Ablaufschemas feststellen. Diese Patienten sind meist Load-go-and-treat-Patienten. Die wichtigsten Ziele in der Behandlung von Patienten mit einem Thoraxtrauma sind die folgenden:

1. Sichern Sie die Atemwege des Patienten, während Sie eine HWS-Bewegungseinschränkung durchführen.
2. Verabreichen Sie hoch dosiert Sauerstoff.
3. Stabilisieren Sie ein bewegliches Thoraxfragment und versorgen Sie eine Luft saugende Thoraxwunde.
4. Führen Sie eine Entlastungspunktion durch, wenn dies indiziert ist.
5. Führen Sie frühzeitig die Beförderung in eine geeignete Klinik durch.
6. Schaffen Sie einen Venenzugang.
7. Führen Sie ein EKG-Monitoring sowie die Messung der peripheren Sauerstoffsättigung durch.

Die oben genannten Thoraxverletzungen sind lebensbedrohlich, aber dennoch behandelbar, wenn Sie schnell handeln und den Patienten zügig in eine geeignete Klinik befördern. Um diese Patienten zu retten, ist es unerlässlich, dass die vorhandenen Verletzungen präklinisch erkannt und adäquat behandelt werden.

LITERATURHINWEISE

American College of Surgeons Committee on Trauma. „Thoracic Trauma". In: Advanced Trauma Life Support. 8th ed. Chicago: *American College of Surgeons*, 2008.

Ball, C. G. et al. „Thoracic needle decompression for tension pneumothorax: clinical correlation with catheter length". *Can J Surg*, Vol. 53 (3) (2010), Seite 184.

DePalma, R. G. et al. „Blast injuries". *New Engl J Med*, Vol. 352 (2005), Seite 1335–1342.

Livingston, D. H., C. J. Hauser. „Chest wall and lung". In: Feliciano, D. V., K. L. Mattox, W. W. Moore, eds. Trauma. 6th ed. New York: *McGraw-Hill*, 2008.

Harcke, H. T. et al. „Chest wall thickness in military personnel: implications of needle thoracentesis in tension pneumothorax". *Mil Med*, Vol. 172 (2007), Seite 1260–1263.

Netto, F. A. C. S. et al. „Are needle decompressions for tension pneumothoraces being performed appropriately for appropriate indications?" *Am J Emerg Med*, Vol. 26 (2008), Seite 597.

Peitzman, A. B. et al. „Thoracic injury„. In: Pryon, J. P., J. A. Asensio, eds. The trauma manual: trauma and acute care surgery. 3rd. ed. Philadelphia: *Lippincott Williams & Wilkins*, 2008.

Invasive Maßnahmen beim Thoraxtrauma

7

7.1 **Thoraxentlastungspunktion** 142

Literaturhinweise 149

ÜBERBLICK

Lernziele für ITLS-Basic- und Advanced-Anwender:

Nach dem Lesen dieses Kapitels sollten Sie in der Lage sein:

1 Die Indikationen für eine notfallmäßige Entlastungspunktion bei einem Spannungspneumothorax zu beschreiben.

2 Die Vorteile, Nachteile und Komplikationen einer Thoraxentlastungspunktion durch einen anterioren und lateralen Zugang zu erklären.

3 Eine Entlastungspunktion bei einem Spannungspneumothorax durch einen anterioren und lateralen Zugang durchzuführen.

Thoraxentlastungspunktion 7.1

Seit vielen Jahren wird die Entlastungspunktion bei einem Spannungspneumothorax als lebensrettende Maßnahme befürwortet. In der präklinischen Notfallmedizin wurde hierfür meistens der anteriore Zugang (im zweiten bzw. dritten Interkostalraum medioclavicular) gewählt. In den letzten Jahren wurde beim Militär der laterale Zugang favorisiert, da er durchgeführt werden kann, ohne die Schutzausrüstung der Soldaten zu entfernen. Darüber hinaus haben mehrere Studien gezeigt, dass die gebräuchlichen Katheter für eine Entlastungspunktion des Brustkorbes bei vielen Patienten zu kurz sind. Es werden großlumige Kanülen (über 14 G) mit einer Länge von 6–9 cm empfohlen. Da es Vor- und Nachteile für die verschiedenen Punktionsorte gibt, werden in diesem Kapitel beide Entlastungsstellen beleuchtet.

7.1.1 Indikationen zur Durchführung einer Thoraxentlastungspunktion

Die konservative Behandlung bei einem Spannungspneumothorax besteht aus Sauerstoffgabe, assistierter oder kontrollierter Beatmung und zügiger Beförderung in eine geeignete Klinik.

Die Indikation für eine Entlastungspunktion ist gegeben, wenn der Patient, bei der gesicherten Diagnose eines Spannungspneumothorax, mehr als eines der folgenden Merkmale einer Dekompensation aufweist:

- Atemnot und Zyanose
- Verlust des Radialispulses (als spätes Schockzeichen)
- Verschlechterung des Bewusstseinszustands

7.1.2 Durchführung einer Entlastungspunktion über einen lateralen Zugang

Vorteile Die seitliche Brustwand ist dünner als die vordere (durchschnittlich 2,6 cm), so dass eine Entlastung mit einem kürzeren Katheter einfacher durchzuführen ist. Zusätzlich ist eine unbeabsichtigte Blutung durch die Punktion von intrathorakalen Gefäßen weniger wahrscheinlich.

Das Militär bevorzugt diesen seitlichen Zugangsweg außerdem, da er in einsatztaktischen Situationen den Vorteil bietet, eine Dekompression bei anliegender Schutzausrüstung durchführen zu können.

Nachteile und Komplikationen

- Es besteht die Gefahr der Dislokation, wenn der Patient oder dessen Arm bewegt wird. Bei der Benutzung eines Asherman Chest Seals müsste dieses ebenso gegen Dislokation vom Katheter geschützt werden.

- Es kann schwierig werden, diese Stelle im RTW zu erreichen (besonders, wenn der Spannungspneumothorax auf der linken Seite ist).

- Die Verletzung von interkostalen Gefäßen kann zu einer Blutung führen. Die Gefäße und Nerven verlaufen an der Unterseite der Rippenbögen (▶ Abbildung 7.1). Eine fehlerhafte Platzierung der Kanüle kann diese Strukturen verletzen.

- Wenn die laterale Punktion der Kanüle zu tief angesetzt wird, können Leber oder Milz verletzt werden. Falls der Punktionsort zu weit oben liegt, können axilläre Gefäße oder der Plexus brachialis getroffen werden.

- Durch die Punktion kann ein Pneumothorax erst entstehen. Das bedeutet, wenn Ihre Diagnose eines Spannungspneumothorax falsch war, können Sie dem Patienten einen Pneumothorax zufügen.

- Verletzungen der Lunge sind möglich. Eine mangelhafte Durchführung oder eine nicht indizierte Punktion (kein Pneumothorax vorhanden) können zur Verletzung der Lunge mit Blutungen und Luftaustritt führen.

- Bei einer invasiven Maßnahme wie einer Entlastungspunktion muss das Risiko einer Infektion bedacht werden. Daher ist eine adäquate Hautdesinfektion im Bereich der Einstichstelle erforderlich.

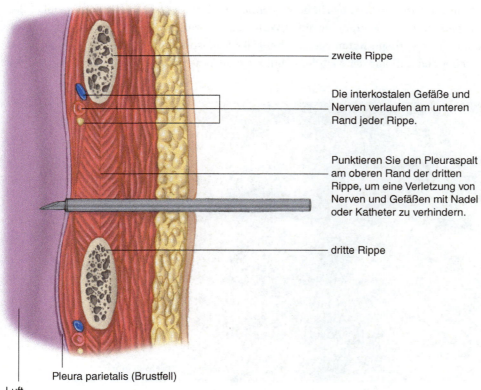

Abbildung 7.1: Entlastungspunktion eines Spannungspneumothorax.

7 Invasive Massnahmen beim Thoraxtrauma

Schritt für Schritt
Thoraxentlastungspunktion über lateralen Zugang

1 Untersuchen Sie zuerst Ihren Patienten und vergewissern Sie sich, dass sein Zustand durch einen Spannungspneumothorax hervorgerufen wird. Zeichen und Symptome sind:
   a. Schlechte Belüftung der Lungen, obwohl die Atemwege frei sind.
   b. Erhöhter Atemwegswiderstand bei assistierter bzw. kontrollierter Beatmung.
   c. Stauung der Halsvenen (eventuell nicht sichtbar, wenn gleichzeitig eine massive Blutung vorliegt).
   d. Trachealverschiebung zur gesunden Seite hin (ist präklinisch nur sehr selten sichtbar).
   e. Keine oder abgeschwächte Atemgeräusche auf der betroffenen Seite.
   f. Hypersonorer Klopfschall auf der betroffenen Seite.
   g. Schock.

2 Verabreichen Sie dem Patienten hoch dosiert Sauerstoff und führen Sie, wenn nötig, eine assistierte Beatmung durch.

3 Überprüfen Sie die Indikation für eine Entlastungspunktion.

4 Ertasten Sie (auf der Seite des Spannungspneumothorax) die Kreuzung einer gedachten Linie auf Höhe der Mamillen mit der vorderen Axillarlinie (▶ Abbildung 7.2).

5 Desinfizieren Sie die Punktionsstelle.

6 Entfernen Sie die Plastikhülle einer 14-G-Kanüle mit einer Länge von 5 cm. Führen Sie die Nadel an der Oberseite der Rippe in einem 90°-Winkel in den Interkostalraum ein (▶ Abbildung 7.3). Wenn der Patient sehr muskulös oder fettleibig ist, benötigen Sie hierfür eine Kanüle mit 6–9 cm Länge. In welche Richtung die Abschrägung der Nadel zeigt, ist hierbei nicht entscheidend. Entfernen Sie die Verschlusskappe am Ende der Venenverweilkanüle, damit Sie den späteren Luftaustritt hören können. In dem Moment, in dem die Nadel in den Pleuraspalt eindringt, werden Sie einen Widerstandsverlust spüren. Wenn ein Spannungspneumothorax vorliegt, hören Sie während der Entlastung ein zischendes Geräusch der entweichenden Luft aus der Kanüle. Wenn Sie eine Venenverweilkanüle benutzen, führen

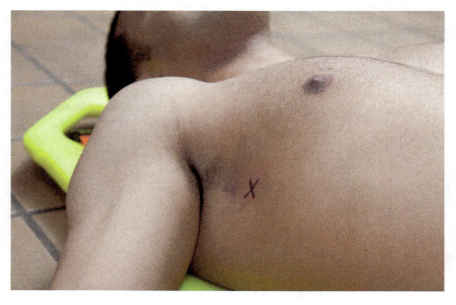

Abbildung 7.2: Markierung des Punktionsortes bei einem lateralen Zugangsweg (mit freundlicher Genehmigung von Louis B. Mallory, MBA, REMT-P).

7.1 Thoraxentlastungspunktion

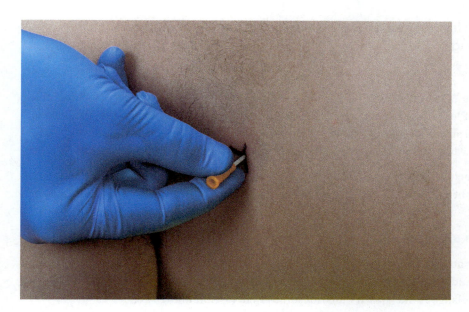

Abbildung 7.3: Entlastungspunktion über einen lateralen Zugangsweg. Führen Sie den Katheter in den Interkostalraum und sichern Sie ihn anschließend (mit freundlicher Genehmigung von Louis B. Mallory, MBA, REMT-P).

Sie diese in die Haut ein. Entfernen Sie den Stahlmandrin und belassen Sie den Kunststoffkatheter im Thorax. Fixieren Sie ihn mit Klebestreifen.

7 Setzen Sie, wenn vorhanden, nach erfolgreicher Punktion ein Ventil am Ende der Kanüle auf. Das Asherman Chest Seal lässt sich über der Kanüle platzieren und kann als Ventil genutzt werden (▶ Abbildung 7.4). Es können auch alternative Ventilmechanismen verwendet werden. Diese müssen jedoch vor Benutzung getestet werden (eine Nadel, die durch den Finger eines Schutzhandschuhs gestochen wird, funktioniert nicht als Ventilverschluss). Ein Ventil ist aber nicht zwingend erforderlich, da der Kanülendurchmesser geringer ist als der Durchmesser der Trachea. Junge, gesunde Patienten tolerieren die Entlastungspunktion ohne jeden Ventilmechanismus.

8 Belassen Sie den Plastikkatheter im Thorax, bis er durch eine Thoraxdrainage im Krankenhaus ersetzt wird.

9 Intubieren Sie Ihren Patienten, wenn nötig. Beobachten Sie engmaschig, ob sich erneut ein Spannungspneumothorax entwickelt. Nach Möglichkeit nutzen Sie die Kapnografie zur Überwachung. Ein Anstieg des CO_2 ist ein frühes Zeichen für eine Tubusblockierung oder einen Spannungspneumothorax. (Eine 14-G-Kanüle reicht unter Umständen nicht aus, um eine große Leckage zu entlasten.)

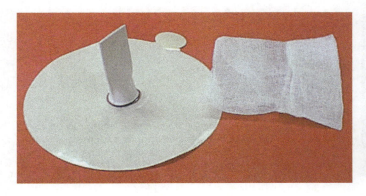

Abbildung 7.4: Ein Asherman Chest Seal kann dazu genutzt werden, den Katheter nach einer Entlastungspunktion mit einem Ventil zu sichern (Bild mit freundlicher Genehmigung von Teleflex Incorporated [all rights reserved]; das Bild darf ohne vorherige schriftliche Genehmigung von Teleflex Incorporated nicht anderweitig genutzt werden).

7.1.3 Durchführung einer Entlastungspunktion durch einen anterioren Zugang

Vorteile

- Der anteriore Zugangsweg wird von vielen für eine Entlastungspunktion bevorzugt, da sich die Luft im Pleuraspalt bei einem auf dem Rücken liegenden Patienten an der Vorderseite der Brust ansammelt. Daher ist die Wahrscheinlichkeit größer, den Pneumothorax entlasten zu können, wenn die Punktion in der Medioclavicularlinie durchgeführt wird.
- Eine Überwachung dieser Punktionsstelle ist einfacher durchzuführen, da ein Katheter hier nicht so leicht unbeabsichtigt disloziert werden kann, wenn der Patient oder dessen Arm bewegt wird.

Nachteile und Komplikationen

- Wenn keine ausreichend lange Nadel benutzt wird, ist es möglich, dass der Katheter den Pleuraspalt nicht erreicht und der Pneumothorax dadurch nicht entlastet wird. Die empfohlene Kanülenlänge ist für diesen Punktionsort 6–9 cm (▶ Abbildung 7.5).
- Wenn die Kanüle zu weit medial der Medioclavicularlinie angesetzt wird, besteht die Gefahr, das Herz oder die großen Gefäße zu verletzen.
- Die Verletzung von interkostalen Gefäßen kann zu einer Blutung führen. Die Gefäße und Nerven verlaufen an der Unterseite der Rippen. Eine fehlerhafte Platzierung der Kanüle kann diese Strukturen verletzen.

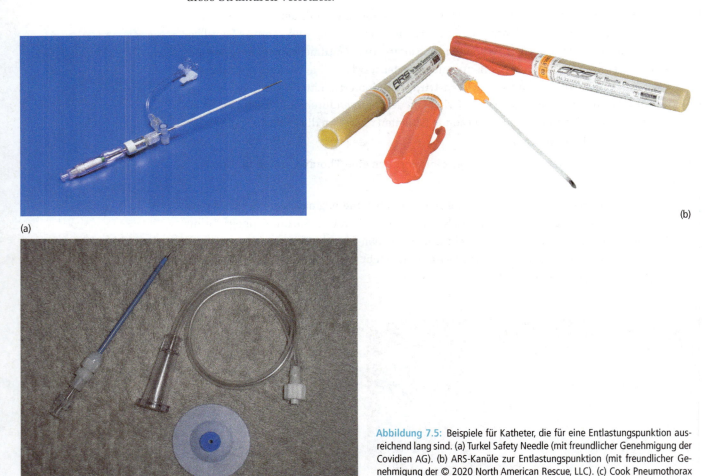

Abbildung 7.5: Beispiele für Katheter, die für eine Entlastungspunktion ausreichend lang sind. (a) Turkel Safety Needle (mit freundlicher Genehmigung der Covidien AG). (b) ARS-Kanüle zur Entlastungspunktion (mit freundlicher Genehmigung der © 2020 North American Rescue, LLC). (c) Cook Pneumothorax Needle (mit einem integrierten Draht, um ein Abknicken zu verhindern).

- Durch die Punktion kann ein Pneumothorax erst entstehen. Das bedeutet, wenn Ihre Diagnose eines Spannungspneumothorax falsch war, können Sie dem Patienten einen Pneumothorax zufügen.
- Verletzungen der Lunge sind möglich. Eine mangelhafte Durchführung oder eine nicht indizierte Punktion (kein Pneumothorax vorhanden) können zur Verletzung der Lunge mit Blutungen und Luftaustritt führen.
- Bei einer invasiven Maßnahme, wie einer Entlastungspunktion, muss das Risiko einer Infektion bedacht werden. Daher ist eine adäquate Hautdesinfektion im Bereich der Einstichstelle erforderlich.

Schritt für Schritt

Thoraxentlastungspunktion über anterioren Zugang

1. Untersuchen Sie zuerst Ihren Patienten und vergewissern Sie sich, dass sein Zustand durch einen Spannungspneumothorax hervorgerufen wird. Zeichen und Symptome sind:
   a. Schlechte Belüftung der Lungen, obwohl die Atemwege frei sind.
   b. Erhöhter Atemwegswiderstand bei assistierter bzw. kontrollierter Beatmung.
   c. Stauung der Halsvenen (eventuell nicht sichtbar, wenn gleichzeitig eine massive Blutung vorliegt).
   d. Trachealverschiebung zur gesunden Seite hin (ist präklinisch nur sehr selten sichtbar).
   e. Keine oder abgeschwächte Atemgeräusche auf der betroffenen Seite.
   f. Hypersonorer Klopfschall auf der betroffenen Seite.
   g. Schock.

2. Verabreichen Sie dem Patienten hoch dosiert Sauerstoff und führen Sie, wenn nötig, eine assistierte Beatmung durch.

3. Überprüfen Sie die Indikation für eine Entlastungspunktion.

4. Ertasten Sie (auf der Seite des Spannungspneumothorax) den zweiten oder dritten Interkostalraum in der Medioclavicularlinie. Die Einstichstelle sollte etwas lateral der Medioclavicularlinie liegen, um die Verletzungsgefahr des Herzes oder der großen Gefäße im Mediastinum zu reduzieren (▶ Abbildung 7.6).

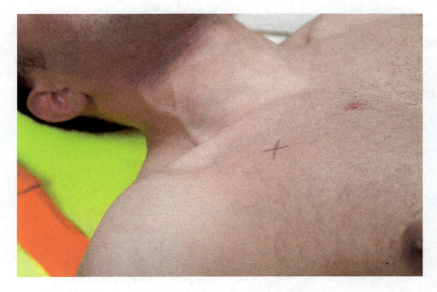

Abbildung 7.6: Markierung des Punktionsortes für einen anterioren Zugangsweg. Die gestauten Halsvenen sind hier deutlich zu erkennen (mit freundlicher Genehmigung von Louis B. Mallory, MBA, REMT-P).

5 Desinfizieren Sie die Punktionsstelle gründlich.

6 Entfernen Sie die Plastikhülle einer 14-G-Kanüle mit einer Länge von 6–9cm. Führen Sie die Nadel an der Oberseite der Rippe in einem 90°-Winkel in den Interkostalraum ein (▶ Abbildung 7.7). Dabei ist es wichtig, dass die Kanüle nicht in Richtung des Mediastinums vorgeschoben wird. Auf welcher Seite die Abschrägung der Nadel liegt, ist hierbei jedoch nicht entscheidend. Entfernen Sie die Verschlusskappe am Ende der Venenverweilkanüle, damit Sie den späteren Luftaustritt hören können. In dem Moment, in dem die Nadel in den Pleuraspalt eindringt, werden Sie einen Widerstandsverlust spüren. Wenn ein Spannungspneumothorax vorliegt, hören Sie während der Entlastung ein zischendes Geräusch der entweichenden Luft aus der Kanüle. Wenn Sie eine Venenverweilkanüle benutzen, führen Sie diese in die Haut ein (▶ Abbildung 7.8). Entfernen Sie den Stahlmandrin und belassen Sie den Kunststoffkatheter im Thorax. Fixieren Sie ihn mit Klebestreifen.

7 Setzen Sie, wenn vorhanden, nach erfolgreicher Punktion ein Ventil am Ende der Kanüle auf. Das Asherman Chest Seal lässt sich über der Kanüle platzieren und kann als Ventil

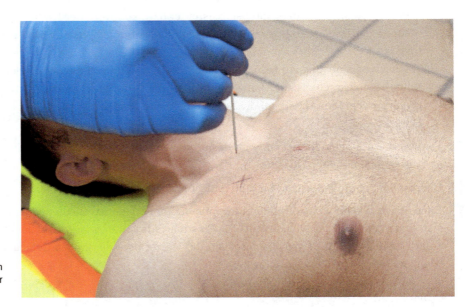

Abbildung 7.7: Einführung des Katheters in einem 90°-Winkel an der Oberseite der Rippe (mit freundlicher Genehmigung von Louis B. Mallory, MBA, REMT-P).

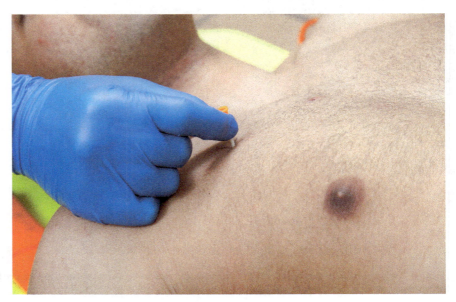

Abbildung 7.8: Einführung des Katheters in den Thorax. Bei erfolgreicher Punktion entweicht nun die Luft. Danach wird der Katheter fixiert (mit freundlicher Genehmigung von Louis B. Mallory, MBA, REMT-P).

genutzt werden. Es können auch alternative Ventilmechanismen verwendet werden. Diese müssen jedoch vor Benutzung getestet werden (eine Nadel, die durch den Finger eines Schutzhandschuhs gestochen wird, funktioniert nicht als Ventilverschluss). Ein Ventil ist aber nicht zwingend erforderlich, da der Kanülendurchmesser geringer ist als der Durchmesser der Trachea. Junge, gesunde Patienten tolerieren die Entlastungspunktion ohne jeden Ventilmechanismus.

8 Belassen Sie den Plastikkatheter im Thorax, bis er durch eine Thoraxdrainage im Krankenhaus ersetzt wird.

9 Intubieren Sie Ihren Patienten, wenn nötig. Beobachten Sie engmaschig, ob sich erneut ein Spannungspneumothorax entwickelt.

LITERATURHINWEISE

American College of Surgeons Committee on Traum. „Thoracic Trauma". In: Advanced trauma life support. 8th ed. Chicago: *American College of Surgeons* (2008), Seite 85–101.

American College of Surgeons Committee on Traum. „Chest trauma management". In: Advanced trauma life support. 8th ed. Chicago: *American College of Surgeons* (2008), Seite 107–108.

Ball, C. G. et al. „Thoracic needle decompression for tension pneumothorax: clinical correlation with catheter length". *Can J Surg*, Vol. 53 (3) (2010), Seite 184–188.

Butler, F. K. „Supplement. Tactical combat casualty care: update." *J Trauma*, Vol. 69(1) (2010), Seite 10–13.

DePalma R. G. et al. „Blast injuries". *New Engl J Med*, Vol. 352 (2005), Seite 1335–1342.

Harcke H. T. et al. „Chest Wall thickness in military personell: implication of needle thoracentesis in tension pneumothorax". *Mil Med*, Vol. 172 (2007), Seite 1260–1263.

Livingston, D. H., C. J. Hauser. „Chest wall and lung". In: Feliciano, D. V. et al., eds. „Trauma". 6th ed., New York: *McGraw-Hill* (2008), Seite 525–552.

Netto, F. A. C. S. et al. „Are needle decompressions for tension pneumothorax being performed appropiately for appropriate indications?" *American J Emrg Med*, Vol. 26 (2008), Seite 597–602.

Peitzman, A. B. et al. „Thoracic injury". In: Pryon, J. P., J. A. Asensio, eds. „The trauma manual: trauma and acute care surgery". 3rd ed. Philadelphia: *Lippincott Williams & Wilkins* (2008), Seite 209–229.

Schock – Beurteilung und Behandlung

8.1 Grundlagen der Pathophysiologie ... 153

8.2 Beurteilung: Zeichen und Symptome des Schocks ... 154

8.3 Bewerten einer Tachykardie ... 157

8.4 Kapnografie ... 158

8.5 Schocksyndrome ... 158

8.6 Behandlung des Schocks nach Trauma ... 162

8.7 Behandlung von Blutungen nach Trauma ... 163

8.8 Spezielle Situationen ... 167

8.9 Behandlung nicht hämorrhagischer Schocksyndrome ... 167

Zusammenfassung ... 171

Literaturhinweise ... 171

Lernziele für ITLS-Basic-Anwender

Nach dem Lesen dieses Kapitels sollten Sie in der Lage sein:

1. Die vier notwendigen Komponenten für eine adäquate Gewebeperfusion aufzuzählen.
2. Frühe und späte Zeichen und Symptome des hämorrhagischen Schocks zu beschreiben.
3. Die Pathophysiologie des hämorrhagischen Schocks zu erläutern und mit der des mechanischen und neurogenen Schocks zu vergleichen.
4. Die drei typischen klinischen Schockzeichen zu beschreiben.
5. Die Behandlung folgender Situationen zu beschreiben:
   a. Kontrollierbare Blutungen.
   b. Nicht kontrollierbare Blutungen.
   c. Nicht hämorrhagische Schocksyndrome.
6. Prioritäten bei der Behandlung des Schocks zu diskutieren.
7. Die Möglichkeiten der Kapnografie bei der Beurteilung von Schockpatienten zu beschreiben.
8. Indikationen für die Nutzung von Tourniquets bei unkontrollierbaren Extremitätenblutungen zu beschreiben.
9. Indikationen für die Nutzung von Hämostyptika bei unkontrollierbaren Blutungen nach außen zu beschreiben.

Zusätzliche Lernziele für ITLS-Advanced-Anwender

Nach dem Lesen dieses Kapitels sollten Sie zusätzlich in der Lage sein:

1. Die aktuellen Indikationen für die intravenöse Applikation von Flüssigkeiten zu diskutieren.

> **FALLBEISPIEL**
>
> Sie werden als First Responder spät in der Nacht zu einem Verkehrsunfall gerufen. Es soll sich um eine seitliche Kollision mit hoher Geschwindigkeit handeln. Während Sie allein durch die Nacht fahren, kommen Ihnen ein paar Fragen in den Sinn: Welche Verletzungen können Sie bei dieser Art von Unfall erwarten? Wie unterscheiden sich frühe und späte Schockzeichen? Welche Maßnahmen werden Sie in wenigen Minuten einleiten müssen? Denken Sie über diese Fragen nach, während Sie das Kapitel lesen. Das Fallbeispiel wird am Ende des Kapitels fortgeführt.

Die Beurteilung und Behandlung von Patienten im Schock stellen seit Jahrzehnten Kliniker und Wissenschaft gleichermaßen vor große Herausforderungen. Die wissenschaftlichen Arbeiten über Behandlung von Patienten im hämorrhagischen Schock lassen vor allem das frühzeitige Erkennen einer beginnenden Schockentwicklung und eine konsequente Therapie als ein zentrales Element in der Traumaversorgung neu bewerten. Neue Erkenntnisse für die Behandlung schwerster Blutungen sammelten Forscher im Rahmen der beiden Konflikte im Irak und in Afghanistan. Dieses Kapitel stellt den aktuellen Stand der Wissenschaft in den Bereichen Pathophysiologie, Beurteilung und Behandlung des Patienten im Schock übersichtsartig dar.

Grundlagen der Pathophysiologie   8.1

Die physiologische Durchblutung (Perfusion) von Zellen erfordert vier intakte Komponenten:

1. Ein intaktes Gefäßsystem, um den Körper mit oxygeniertem Blut zu versorgen.
2. Einen angemessenen Austausch von Luft in den Lungen, damit Sauerstoff in das Blut diffundieren kann und CO_2 abgeatmet wird.
3. Ein adäquates Blutvolumen im Gefäßsystem, das ausreichend Blutzellen und Plasma enthalten muss.
4. Eine funktionierende Pumpe: das Herz.

Bitte erinnern Sie sich daran, dass alle vier Komponenten sich ständig in einem stabilen Zustand befinden müssen. Das Herz muss pumpen. Die Blutgefäße müssen intakt und angemessen mit Blut gefüllt sein. Die Lungen müssen das Blut oxygenieren und CO_2 aus dem Blut entfernen. Nur so kann ein angemessener Kreislauf aufrechterhalten und jede Körperzelle adäquat mit Sauerstoff und Nährstoffen ver- und von Abfallstoffen entsorgt werden. Dieses Prinzip wird mit zwei einfachen Formeln beschrieben:

$$\text{Blutdruck} = \text{Herzzeitvolumen} \times \text{peripherer Gefäßwiderstand}.$$

Die Formel für das Herzzeitvolumen lautet:

$$\text{Herzzeitvolumen} = \text{Herzfrequenz} \times \text{Schlagvolumen}.$$

Setzen Sie beide Formeln miteinander in Beziehung, kommen Sie schnell zum entscheidenden Ergebnis: Wenn das Herzzeitvolumen abnimmt (durch eine verminderte Herzfrequenz oder ein mangelhaftes Schlagvolumen) oder wenn der periphere Gefäßwiderstand sinkt (durch weitgestellte Gefäße wie beim neurogenen Schock), wird der Blutdruck fallen.

Aus der Notwendigkeit, zumindest einen lebenserhaltenden Minimalkreislauf aufrechtzuerhalten, leiten sich die grundlegenden Prinzipien der Notfallmedizin ab.

1. Halten Sie den Atemweg offen.
2. Stellen Sie Oxygenierung und Ventilation sicher.
3. Kontrollieren Sie Blutungen.
4. Erhalten Sie den Kreislauf.

Der Begriff Schock beschreibt einen Zustand, der entsteht, wenn die Versorgung der Zellen mit Sauerstoff, Elektrolyten, Glucose und Flüssigkeit unzureichend wird. Verschiedene Störungen können die Versorgung beeinträchtigen. Der Verlust von roten Blutkörperchen (Erythrozyten) bei blutenden Patienten führt zu einem verminderten Sauerstofftransport zu den Zellen. Ein vermindertes zirkulierendes Blutvolumen ist die Ursache für weniger Glucose, Flüssigkeit und

Grundregeln der Schockbehandlung:
Schock tötet! Suchen Sie nach frühen Zeichen des Schocks und behandeln Sie diese angemessen:
- Atemweg offenhalten.
- Ventilation und Sauerstoffversorgung sicherstellen.
- Blutungen kontrollieren.
- Kreislauf durch angemessenes Herzzeitvolumen und ein adäquates intravasales Volumen sicherstellen.

Elektrolyte in den Zellen. Die vorhergehend genannten Störungen im zirkulatorischen System führen dazu, dass Zellen „geschockt" werden. Tödliche Veränderungen in den Zellen des Körpers beginnen. Am Ende dieser Veränderungen steht der Tod der Zelle.

Bei Sauerstoffmangel greifen Zellen auf ein Rückfallsystem zurück. Energiequellen werden weniger effektiv genutzt und gleichzeitig fallen giftige Nebenprodukte wie Milchsäure an. Obwohl dieses Rückfallsystem den Zelltod für eine gewisse Zeit hinausschiebt, wird der Sauerstoffmangel (Hypoxie) durch die giftigen Nebenprodukte noch verstärkt. Die entstehende Milchsäure behindert bestimmte Zellfunktionen, z. B. die Produktion von Energie in den Mitochondrien. Irgendwann verursacht der steigende Milchsäurespiegel im Blut und den Organen eine systemische Azidose, welche die Zellaktivität weiter hemmt. Dadurch werden z. B. auch Muskeln schwächer – darunter auch die, die für die Atmung notwendig sind. Hierüber entwickelt sich eine Verschlechterung der Atemfunktion, die wiederum die bereits bestehende Hypoxie, aber auch die Azidose verstärkt.

Die Antwort des Körpers auf die unzureichende Sauerstoffversorgung ist eine erhöhte Aktivität des Sympathikus, dem das Ausschütten von Katecholaminen (Adrenalin und Noradrenalin) folgt. Beide Hormone erhöhen Herzfrequenz und Herzkraft. Periphere Gefäße reagieren ebenfalls: Sie ziehen sich zusammen. Das Gehirn reagiert auf die zunehmende Hypoxie und Azidose zusätzlich mit einer Erhöhung der Atemfrequenz.

Wie Sie sehen, ist Schock ein Prozess, der mit einer Verletzung beginnt, sich im Körper als universeller Störfaktor in allen großen Organen verbreitet und an ganz spezifischen Zeichen und Symptomen zu erkennen ist, während der Patient zunehmend kränker wird.

Der neurogene Schock wird durch eine Verletzung des Rückenmarks hervorgerufen, bei der die nervale Verbindung vom Gehirn zu den Nebennieren durchtrennt wird. Die Katecholamine Adrenalin und Noradrenalin werden nicht mehr produziert und ausgeschüttet. Ohne die vasokonstriktorische Wirkung der Katecholamine weiten sich die Blutgefäße, und das Blut fließt durch ein zu „großes" Gefäßsystem. Es liegt ein relativer Volumenmangel vor.

Schock ist eine vital gefährdende Störung, die auf Zellebene stattfindet und sich dem Untersucher in klinischen Zeichen und Symptomen erkennbar macht. Der Patient im Schock kann blass, schwitzend und tachykard sein. Auf Zellenebene schreien die Zellen im wahrsten Sinne des Wortes nach Sauerstoff und Nährstoffen. Folglich kann Schock durch eine schlechte Durchblutung des Gewebes Organe schwer und dauerhaft beschädigen. Dies kann wiederum zu Behinderung oder Tod führen. Die klinischen Zeichen und Symptome des Patienten im Schock zeigen deutlich, dass kritische Prozesse jede einzelne Zelle im Körper des Patienten bedrohen, besonders die in lebenswichtigen Organen. Ein Großteil der Folgen eines manifesten Schockgeschehens ist für den präklinischen Retter nur selten zu sehen und spielt sich nach der eigentlichen Akutsituation im klinischen Geschehen ab. Erst Tage nach dem hämorrhagischen Schock an der Einsatzstelle erleidet der Patient auf der Intensivstation ein Multiorganversagen. Das frühzeitige Erkennen und Behandeln eines Patienten im Schock nach aktuellen Standards sowie der schnelle Transport in ein geeignetes Krankenhaus sind daher für den weiteren Verlauf und die Überlebenschancen des Patienten essenziell.

Beurteilung: Zeichen und Symptome des Schocks 8.2

Zunächst müssen wir festhalten, dass die Erkrankung Schock Zeichen und Symptome hervorruft, die Sie bereits während Ihrer Ersteinschätzung feststellen können. Die Arbeitsdiagnose Schock kann allein durch eine körperliche Untersuchung gestellt werden. Das Messen des Blutdruckes ist zwar wichtig, um die Durchblutung der Organe einschätzen zu können; der

Blutdruckwert sollte im Einsatzablauf regelmäßig überprüft werden. *In der ersten Phase der Behandlung ist das Erheben von Messwerten aber überflüssig.*

Der erforderliche Blutdruck für eine angemessene Organdurchblutung ist von Mensch zu Mensch unterschiedlich. Der minimal erforderliche Blutdruckwert, bei dem noch eine ausreichende Durchblutung der Organe aufrecht erhalten bleibt, ist bis heute wissenschaftlich nicht etabliert. Bei jungen, gesunden Patienten ist eine gute Organdurchblutung auch bei niedrigen Blutdruckverhältnissen bekannt. Alte Patienten, Patienten mit schlecht eingestelltem Hypertonus und Patienten mit Schädel-Hirn-Trauma sowie schwangere Frauen tolerieren häufig selbst kürzeste Perioden niedrigen Blutdrucks nicht. Sie müssen sich durch Angaben Ihres Ärztlichen Leiters und die Fachpresse zum aktuellen Stand bezüglich des erforderlichen Blutdrucks im Schock informieren und so Ihre Behandlung „up to Date" halten.

Dieses Buch handelt zwar von Traumapatienten, Schock ist jedoch ein Zustand, der seinen Ursprung auch in anderen medizinischen Ursachen haben kann. Es existieren verschiedene Schocksyndrome. Viele davon werden durch traumatologische Ereignisse verursacht. Wichtig zu behalten ist, dass der Körper *üblicherweise* auf die verminderte Gewebeperfusion im Schock mit gleichen Zeichen und Symptomen reagiert. Die Folge ist, dass der blutende Patient mit einer Stichverletzung gleiche Zeichen und Symptome zeigt wie der schwerverbrannte oder dehydrierte Patient mit verringertem Blutvolumen, und dies, obwohl Letztere *nicht* bluten. Abweichungen von diesem Grundsatz werden auch bei der Beschreibung des Patienten mit neurogenem Schock deutlich.

> **Hypotonie:**
> Das Schockgeschehen ist gekennzeichnet durch Minderperfusion, nicht durch lediglich Blutdruckabfall. Hypotension stellt ein spätes Zeichen dar, wenn die Kompensationsmechanismen bereits erschöpft sind.

Kompensierter und dekompensierter Schock

Allgemein erscheinen die Zeichen und Symptome eines hypovolämischen Schocks in folgender Reihenfolge:

Kompensierte Phase

1. *Schwäche und Benommenheit*: Verursacht durch verringertes Blutvolumen.
2. *Durst*: Verursacht durch Volumenmangel, besonders bei relativ geringen Flüssigkeitsmengen in den Gefäßen.
3. *Blässe* (blasse, weiße Hautfarbe): Verursacht durch Vasokonstriktion (Katecholaminwirkung) und/oder den Verlust roter Blutkörperchen.
4. *Tachykardie*: Verursacht durch die Effekte der Katecholamine am Herz.
5. *Schwitzen*: Verursacht durch die Effekte der Katecholamine an den Schweißdrüsen.
6. *Tachypnoe* (erhöhte Atemfrequenz): Verursacht durch Stress, Katecholamine, Azidose und Hypoxie.
7. *Verminderte Urinproduktion*: Verursacht durch Hypovolämie, Hypoxie und Katecholamine (wichtig beim Interhospitaltransfer).
8. *Schwache periphere Pulse („fadenförmiger" Puls)*: Verursacht durch Vasokonstriktion, Tachykardie und Blutverlust.

Die vorhergehend aufgezählten Zeichen und Symptome sind analog des typischen Schockverlaufs geordnet. Mit zunehmendem Schockgeschehen nehmen die Kompensationsversuche des Körpers ebenfalls zu. Mit dem ersten Punkt in der folgenden Liste – Hypotension – beginnt die dekompensierte Phase des Schocks. Der Körper ist nicht mehr in der Lage, die Perfusion aufrechtzuerhalten. Der Blutdruck bricht ein.

Dekompensierte Phase

1. *Hypotension:* Verursacht durch relative oder absolute Hypovolämie. Eine weitere Ursache kann ein mangelhaftes Herzzeitvolumen durch einen mechanischen Schock sein.

2. *Veränderte Bewusstseinslage* (Konfusion, Ruhelosigkeit, Streitlust, Bewusstlosigkeit): Verursacht durch verminderte Durchblutung des Gehirns, Azidose und Katecholamine.

3. *Herz-Kreislauf-Stillstand*: Verursacht durch Versagen wichtiger Organe nach Blut- oder Flüssigkeitsverlust, Hypoxie. Gelegentlich sind auch kardiale Arrhythmien durch Katecholaminwirkung oder geringe kardiale Perfusion möglich.

Bei Betrachtung des Ursprungs der vielen Zeichen und Symptome wird schnell klar, dass viele durch die Katecholaminausschüttung verursacht werden, so auch die Zeichen und Symptome des klassischen hämorrhagischen Schocks. Wenn das Gehirn einen Zustand insuffizienter Durchblutung des Gewebes feststellt, sendet es über das Rückenmark Signale an das sympathische Nervensystem und die Nebennierenrinde, was wiederum zum Ausschütten von Katecholaminen (Adrenalin und Noradrenalin) führt. Die im Blut zirkulierenden Katecholamine verursachen die Tachykardie, Ängstlichkeit, das Schwitzen und die Vasokonstriktion. Die Vasokonstriktion der Arteriolen lenkt Blut weg von der Haut und dem Magen-Darm-Trakt hin zu Lunge, Herz und Gehirn. Bei engmaschiger Untersuchung im frühen Schockstadium können Sie eventuell einen Anstieg des Blutdrucks durch eben dieses Umlenken feststellen. Das Umlenken des Bluts von der Haut weg und der Verlust von Erythrozyten verursachen die typische Blässe beim Schock.

Der Pulsdruck (Pulsamplitude) ist der Druck, der das Blut durch das Gefäßsystem treibt. Er wird aus der Differenz zwischen systolischem Spitzendruck und diastolischem Minimaldruck berechnet. Bei einem durchschnittlichen Blutdruck von 120/80 liegt er z. B. bei 40 mmHg. Fast immer ist im frühen Schockstadium (kompensierter Schock) eine initiale Verringerung der Pulsamplitude zu beobachten, da der diastolische Wert durch die Vasokonstriktion stärker ansteigt als der systolische.

Eine verminderte Durchblutung verursacht zuerst Schwäche und Durst, später Bewusstseinsstörungen (Konfusion, Ruhelosigkeit oder Streitlust) und zunehmende Blässe. Bei anhaltendem Schockzustand führt die andauernde Hypoxie zu einer Verstärkung der Azidose. Diese Azidose wiederum verschlechtert die Reaktionen des Körpers auf Katecholamine, was einen Blutdruckabfall verstärkt. Dies ist häufig der Punkt, an dem der Patient im bisher „kompensierten" Schock plötzlich einbricht. Irgendwann führen dann Hypoxie und Azidose zu Fehlfunktionen des Herzes, zu einem Herz-Kreislauf-Stillstand und damit zum Tod.

Obwohl die individuelle Reaktion auf eine Blutung nach einem Trauma variieren kann, zeigen viele Patienten das folgende klassische Muster von „frühem" und „spätem" Schock:

Früher Schock (Verlust von etwa 15–25 % des Blutvolumens): Genug, um eine milde bis moderate Tachykardie auszulösen, Blässe, verringerte Pulsamplitude, Durst, Schwäche und möglicherweise verminderte Reperfusionszeit. In der frühen Schockphase setzen Kompensationsmechanismen ein. Der Körper versucht, dem Problem (z. B. dem Blutverlust oder dem Spannungspneumothorax) entgegenzuwirken.

Später Schock (Verlust von etwa 30–45 % des Blutvolumens): Der Blutverlust ist so hoch, dass die Kompensationsmöglichkeiten des Körpers versagen und Hypotension sowie die Symptome des frühen und späten Schocks erkennbar werden.

Bedenken Sie während Ihrer Ersteinschätzung, dass Patienten im frühen Schockstadium einen schnellen Puls mit Blässe und Schwitzen zeigen. Im späten Schockstadium stehen ein schwacher Puls oder sogar eine periphere Pulslosigkeit im Vordergrund.

Pulsdruck:
Der Pulsdruck (Pulsamplitude) ist der Druck, der das Blut durch das Gefäßsystem treibt. Er wird aus der Differenz zwischen systolischem und diastolischem Blutdruck berechnet.

Bei der schnellen Einschätzung des Blutdruckes ohne Messgeräte helfen ein paar einfache Grundsätze: Den Puls in der A. radialis können Sie ab einem systolischen Blutdruck von etwa 80 mmHg tasten. In der A. femoralis ist der Puls ab einem Druck von etwa 70 mmHg, in der A. carotis ab ungefähr 60 mmHg tastbar. Behandeln Sie also einen Traumapatienten mit fehlendem Radialispuls, aber vorhandenem Karotispuls, können Sie in etwa von einem Blutdruck zwischen 60 und 80 mmHg systolisch ausgehen. Eine wissenschaftliche Untersuchung (Demetriades et al., 1998) zeigt, dass diese Werte geringfügig zu hoch gegriffen sein könnten. Gleichwohl sollten Sie bei schlecht tastbaren peripheren Pulsen zusammen mit weiteren Zeichen und Symptomen des Schocks annehmen, dass Ihr Patient sich bereits in der dekompensierten Schockphase befindet. Wie aggressiv Sie den Schock behandeln, hängt von einigen wenigen Faktoren ab und wird durch den systolischen Blutdruck Ihres Patienten gesteuert.

Eine verlängerte Reperfusionszeit wurde bisher als nützlich zum Entdecken eines frühen Schockstadiums angesehen. Die Reperfusionszeit wird durch Druck in die Handfläche oder bei Kindern durch das Drücken eines ganzen Fußes getestet. Der Test weist auf einen Schock hin, wenn das jetzt blasse Hautareal länger als 2 s blass bleibt. Wissenschaftliche Untersuchungen dieses Tests haben ergeben, dass er im späten Schock verlässlich ist. Zur Erkennung der so wichtigen frühen Schockphase trägt der Test jedoch nicht bei. Bei der Durchführung kommt es regelmäßig zu sowohl falsch-positiven als auch falsch-negativen Ergebnissen. Ein geringes zirkulierendes Blutvolumen, Kälte und eine durch Katecholamine verursachte Vasokonstriktion können eine verlängerte Reperfusionszeit und damit pathologische Testergebnisse verursachen. Das Messen der Reperfusionszeit ist nützlich bei kleinen Kindern, bei denen es schwierig ist, einen genauen Blutdruck zu ermitteln. Bei Erwachsenen ist der Test jedoch wenig geeignet, die frühe Schockphase festzustellen.

Bestimmung der Reperfusionszeit:
Die Messung der Reperfusionszeit (kapilläre Füllungszeit; Rekapillarisierungstest) ist ein Test auf einen Schockzustand. Nach Druck für 5 s auf die Handfläche, das Brustbein oder das Nagelbett wird gemessen, wie lange es dauert, bis das erbleichte Hautareal wieder rosig durchblutet ist. Eine Reperfusionszeit von über 2 s kann auf einen Schockzustand hinweisen. Der Test ist nicht zuverlässig für den frühen Schock und kann durch Faktoren wie Alter und Kälte gestört werden.

Bewerten einer Tachykardie 8.3

Eines der ersten Zeichen vieler Erkrankungen und eines der häufigsten Zeichen bei Kranken überhaupt ist die Tachykardie. Sie werden regelmäßig mit tachykarden Patienten konfrontiert werden, bei denen Sie die Ursache eingrenzen müssen. Versuchen Sie immer eine Erklärung für eine Tachykardie zu finden. Eine erhöhte Pulsfrequenz beim Traumapatienten ist nie physiologisch. Bei Menschen erhöht sich die Pulsfrequenz vorübergehend bei Angst. Eine Tachykardie dieser Ursache kehrt jedoch schnell zu üblichen Frequenzen zurück oder schwankt, wenn die Angst steigt oder abnimmt. *Eine kontinuierlich erhöhte Pulsfrequenz in Ruhe ist immer ein Hinweis auf ein medizinisches Problem inklusive einer möglichen, bisher unentdeckten Blutung.*

Außerdem ist eine Tachykardie eines der ersten Zeichen eines Schocks. Jeder erwachsene Traumapatient mit einer anhaltenden Pulsfrequenz über 100/min muss auf den Verdacht einer versteckten Blutung behandelt werden, bis das Gegenteil bewiesen ist. Während Ihrer kurzen Ersteinschätzung sollten Sie eine Pulsfrequenz über 120 als ein überdeutliches Signal für einen möglichen Schock ansehen. Nur in seltenen Fällen entwickeln Patienten im Schock keine Tachykardie. In einigen Berichten ist die Rede von einer so genannten relativen Bradykardie. Diese paradoxe Reaktion ist besonders bei bereits bestehender Hypotension beschrieben. Das Fehlen einer Tachykardie schließt einen Schock folglich nicht sicher aus.

Ein weiterer Grund für das Ausbleiben einer Tachykardie kann in der Medikation des Patienten zu finden sein. Betablocker und Calciumkanalblocker können selbst bei massivem Blutverlust eine Tachykardie verhindern.

Kinder können zudem ihr Schlagvolumen nicht erhöhen. Ihr kardialer Auswurf wird daher von der Herzfrequenz bestimmt (Herzzeitvolumen = Schlagvolumen × Herzfrequenz). Kinder

Tachykardie:
Eine kontinuierlich erhöhte Herzfrequenz in Ruhe ist immer ein Hinweis auf ein medizinisches Problem inklusive einer möglichen, bisher unentdeckten Blutung. Das Fehlen einer Tachykardie schließt einen Schock allerdings nicht aus.

im dekompensierten Schockzustand können Bradykardien entwickeln, die entsprechend verheerende Auswirkung auf ihre Fähigkeit haben, einen konstanten Blutfluss zu den lebenswichtigen Organen aufrechtzuerhalten.

8.4 Kapnografie

Kapnografie bei Schock: Ein kontinuierliches Absinken der Kapnografiekurve kann einer der ersten Hinweise auf einen beginnenden Schock sein.

Die weitere Entwicklung eines Schocks kann im Rahmen der Erweiterten Untersuchung gut mithilfe der Kapnografie eingeschätzt werden. Warum das funktioniert, zeigt uns ein kurzer Abstecher in die Physiologie: Das Herz pumpt Blut und damit Sauerstoff und Glucose zu den Zellen. In den Zellen wird Glucose mithilfe des Sauerstoffs in Energie umgewandelt. Dabei fallen Wasser und Kohlendioxid (CO_2) an. Letzteres wird von den Erythrozyten im Blut zur Lunge transportiert und während der Ausatmung über die Lunge ausgeschieden. Die Menge des anfallenden CO_2 steht in direktem Verhältnis zum Stoffwechsel in den Zellen. Ist der Stoffwechsel hoch, fällt viel CO_2 an. Ist er niedrig, fällt wenig an.

Auf vielen Rettungsmitteln sind inzwischen Kapnografiegeräte vorhanden, die das CO_2 in der ausgeatmeten Luft kontinuierlich messen können. Ausgeatmetes CO_2 wird in mmHg gemessen, der physiologische Wert liegt um 40. Ein fallender CO_2-Wert kann zweierlei bedeuten: Ihr Patient hyperventiliert (durch Angst oder Azidose) oder aber die Menge des verfügbaren Sauerstoffs in den Zellen nimmt ab. Patienten im Schock weisen durch den Kompensationsmechanismus Zentralisation schon früh eine Sauerstofftransportstörung zu Zellen auf. In diesen erlahmt dann auch der Stoffwechsel. Wenn Sie einen Patienten im Schock oder mit einem drohenden Schockgeschehen behandeln, überwachen Sie das ausgeatmete CO_2. Fällt es deutlich unter 35 mmHg, kann dies Ausdruck eines beginnenden Kreislaufversagens sein. Dies gilt besonders, wenn der CO_2-Wert unter 20 mmHg fällt. Die kontinuierliche Messung des ausgeatmeten CO_2 eignet sich daher auch gut zur dauerhaften Überwachung von Schockpatienten. Ein Anstieg des CO_2-Wertes kann entsprechend Zeichen einer Kreislaufstabilisierung sein.

8.5 Schocksyndrome

Onwohl die üblichen Ursachen eines Schocks bei Traumapatienten mit Blutungen und der damit verbundenen Hypovolämie in Verbindung stehen, gibt es eigentlich drei Kategorien. Diese können nach ihrer Ursache eingeteilt werden:

1. *Volumenmangelschock* (absolute Hypovolämie): Verursacht durch Blutungen oder anderen ausgedehnten Flüssigkeitsverlust.

2. *Relativer Volumenmangelschock* (relative Hypovolämie): Verursacht durch Verletzungen des Rückenmarks, vasovagale Synkopen, Sepsis und Überdosierung bestimmter Medikamente oder Drogen.

3. *Mechanischer (obstruktiver oder kardiogener) Schock*: Verursacht durch Perikardtamponade, Spannungspneumothorax oder Myokardkontusion.

Es gibt einige beachtenswerte Unterschiede im Erscheinungsbild dieser drei Schocksyndrome. Sie müssen sich der Zeichen und Symptome bewusst sein, um die Syndrome voneinander unterscheiden zu können.

Volumenmangelschock (absolute Hypovolämie)

Der Verlust von Blut durch eine Verletzung wird *posttraumatische Hämorrhagie* genannt und ist zusammen mit dem Schädel-Hirn-Trauma die Nummer eins bei den *vermeidbaren* Todesfällen nach Verletzungen. Die Blutgefäße sind in der Lage, einige Liter Flüssigkeit mehr aufzunehmen, als tatsächlich durch die Gefäße fließt. Der Sympathikus sorgt ständig für eine gewisse Wandspannung der Blutgefäße. So wird deren Lumen reduziert und ein ausreichend hoher Blutdruck erzeugt. Geht Blutvolumen verloren, signalisieren Sensoren in den großen Gefäßen der Nebenniere und den Nerven des sympathischen Systems, Katecholamine auszuschütten. Diese wiederum verursachen eine Vasokonstriktion, verringern also das Lumen der Gefäße. Eine angemessene Durchblutung von Herz und Gehirn wird dadurch so lange wie möglich aufrechterhalten. Ist der Blutverlust nur gering, kann der Sympathikus das Lumen der Gefäße so stark verringern, dass der erforderliche Blutdruck aufrechterhalten wird. Wenn jedoch der Blutverlust zu große Ausmaße annimmt, können die Gefäße nicht eng genug gestellt werden. Der Blutdruck bricht ein.

Normalerweise sind Blutgefäße elastisch und können von fließendem Blut gedehnt werden. Auf Grund dieser Tatsache können wir einen kräftigen Radialispuls tasten. Bei einem Blutverlust vermindert die Arterie ihre lichte Weite und wird mehr wie ein Faden – daher der Begriff „fadenförmiger" Puls beim Schocksyndrom.

Opfer eines hypovolämischen Schocks sind üblicherweise blass, tachykard und zeigen flache, schlecht gefüllte Halsvenen. Begegnen Sie einem Traumapatienten, der blass und tachykard ist und zusätzlich noch einen schlecht tastbaren peripheren Puls und flache Halsvenen aufweist, wird mit sehr großer Wahrscheinlichkeit eine relevante Blutung vorliegen. Patienten im hypovolämischen Schock können innerhalb des ersten Abschnitts des ITLS-Algorithmus schnell erkannt werden.

Relativer Volumenmangelschock (relative Hypovolämie)

Wie im vorhergehenden Absatz schon erläutert, können die Blutgefäße viele Liter mehr Blutvolumen halten, als sie es tatsächlich tun. Zur Wiederholung: Es ist der Sympathikus, der die Gefäße in einem ständigen Spannungszustand hält, um die Durchblutung des Gehirns und des Herzes aufrechtzuerhalten. Jeglicher Zustand, der den Sympathikus stört und zu einer Vasodilatation führt, hat gravierende Folgen: Die vorhandenen etwa 5 l Blut beim erwachsenen Patienten reichen dann eventuell nicht aus, das vergrößerte Lumen der Gefäße zu füllen. Der Blutdruck wird fallen, die Durchblutung des Gewebes wird vermindert. Der beschriebene Vorgang (ausgeprägte Vasodilatation) führt zu einem *relativen Volumenmangel* oder *relativer Hypovolämie*. Auch wenn es zahlreiche verschiedene Ursachen für einen relativen Volumenmangel gibt (z.B. Sepsis oder Überdosierung bestimmter Medikamente), wird im Folgenden der *neurogene Schock* diskutiert.

Der neurogene Schock ist eine mögliche, aber seltene Folge einer Verletzung des Rückenmarks. Obwohl bereits vor der Verletzung zirkulierende Katecholamine den Blutdruck für eine gewisse Zeit aufrechterhalten können, hat die Unterbrechung der Signale aus dem sympathischen Nervensystem durch die Verletzung des Rückenmarks unter Umständen dramatische Folgen: Der normale Spannungszustand der Gefäße geht genauso verloren wie die Möglichkeit, auf einen Blutverlust durch andere, zusätzlich bestehende Verletzungen mit Vasokonstriktion zu reagieren. Die Zeichen und Symptome des neurogenen Schocks unterscheiden sich vom hämorrhagischen Schock dahingehend, dass keine Katecholamine ausgeschüttet werden. Es gibt also keine Tachykardie, keine Blässe und auch kein Schwitzen. Der Patient mit neurogenem Schock wird einen niedrigen Blutdruck haben. Aber die Pulsfrequenz wird normal oder langsam, die Haut warm, trocken und rosig sein. Zusätzlich können durch die Verletzung des Rückenmarks

Lähmungen oder Gefühlsstörungen auftreten. Sie können vielleicht zusätzlich fehlende Thoraxbewegungen oder nur geringe Bewegungen des Zwerchfells feststellen. Der wichtigste Punkt ist jedoch, dass der neurogene Schock zu keiner Zeit die typischen Zeichen und Symptome eines hämorrhagischen Schocks zeigt, selbst wenn zusätzlich eine schwere Blutung existiert. Die Untersuchung Ihres Patienten ist deshalb extrem wichtig und Sie sollten sich nicht allein auf die typischen Zeichen und Symptome eines Schocks verlassen, um eine innere Blutung oder einen Schock zu diagnostizieren. Gerade der Patient im neurogenen Schock kann viel besser aussehen, als sein Zustand tatsächlich ist.

Bestimmte Intoxikationen (und auch der Konsum von Alkohol) können ebenfalls eine Vasodilatation und eine relative Hypovolämie auslösen. Häufig erleiden Patienten Verletzungen nach Intoxikationen. Die zusätzlichen Effekte auf die typischen Zeichen und Symptome (wie neurogener Schock) sollten Sie bedenken. Weitere Beispiele für Medikamente, die eine relative Hypovolämie verursachen können, sind Nitroglyzerin und Calciumkanalblocker. Auch manche Chemikalien, wie z. B. Cyanide, können einen relativen Volumenmangel durch Gefäßweitstellung verursachen. Patienten mit neurogenem Schock durch eine Verletzung der Wirbelsäule sind also eher bradykard, zeigen flache Halsvenen sowie rosige und warme Haut.

Mechanischer (obstruktiver oder kardiogener) Schock

Mechanischer Schock oder relativer Volumenmangelschock:
Suchen Sie nach Symptomen eines mechanischen Schocks oder relativen Volumenmangelschocks; besonders, wenn keine offensichtlichen Blutungen vorliegen.

Unser Kreislauf ist ein geschlossenes System, durch das das Herz beim Erwachsenen pro Minute etwa 5 l Blut pumpt. Um ausreichend Blut in die arterielle Seite des Kreislaufs pumpen zu können, muss es die gleiche Menge aus dem venösen Teil auch wieder zurückbekommen. Diese physiologische Grundlage wird auch mit den Begriffen „Nachlast" und „Vorlast" beschrieben. Das Problem ist leicht ersichtlich: Fließt in diesem geschlossenen System nicht genügend Blut zum Herz zurück, kommt es zu Pumpstörungen in die Arterien. Sauerstoffmangel breitet sich in den Zellen aus. Schock ist bei schweren Pumpstörungen die Folge! Die nachstehenden Verletzungen können den Blutfluss zum Herz oder durch das Herz behindern und so einen mechanischen Schock auslösen.

Der *Spannungspneumothorax* hat seinen Namen von dem Druck, der sich im Pleuraraum (zwischen der Lunge und der Innenseite des Thorax) aufbaut. Dieser hohe positive Druck wird auf die Hohlvenen und das rechte Herz übertragen und verhindert den venösen Rückstrom von Blut. Das Verdrängen des Mediastinums kann ebenfalls den venösen Rückstrom behindern. Achten Sie auf ▶ Abbildung 8.1 und lesen Sie die Kapitel 6 und 7 für eine umfassende Beschreibung der Zeichen und Symptome sowie der Behandlung eines Spannungspneumothorax.

Eine *Perikardtamponade* entsteht, wenn sich Blut in dem Raum um das Herz herum sammelt, Druck auf das Herz ausübt und so das Herz beim Pumpen behindert (▶ Abbildung 8.2). Das Gesamtergebnis ist: Das Herz ist bei der Füllung der Kammern behindert und das Herzminutenvolumen fällt. Schock entsteht. Die Zeichen und Symptome werden mit der Trias nach Beck beschrieben: Schock, gestaute Halsvenen und dumpfe Herztöne. Eine Perikardtamponade tritt bei penetrierenden Herzverletzungen in mehr als 75 % der Fälle auf. *Maßnahmen an der Einsatzstelle sollten bei Verdacht auf eine Perikardtamponade vermieden werden, weil vergeudete Zeit an der Einsatzstelle den Tod Ihres Patienten verursachen kann.* Die chirurgische Dekompression des Perikards in der nächsten geeigneten Klinik kann die einzig mögliche lebensrettende Intervention sein. Das Verabreichen von intravenösen Flüssigkeiten, um den Fülldruck des Herzes zu erhöhen, kann möglicherweise helfen. Bei Blutungen aus thorakalen Gefäßen kann es die Situation aber auch verschlechtern. Infusionen sollten während der Fahrt verabreicht werden. In Kapitel 6 wird die beschriebene Situation näher diskutiert.

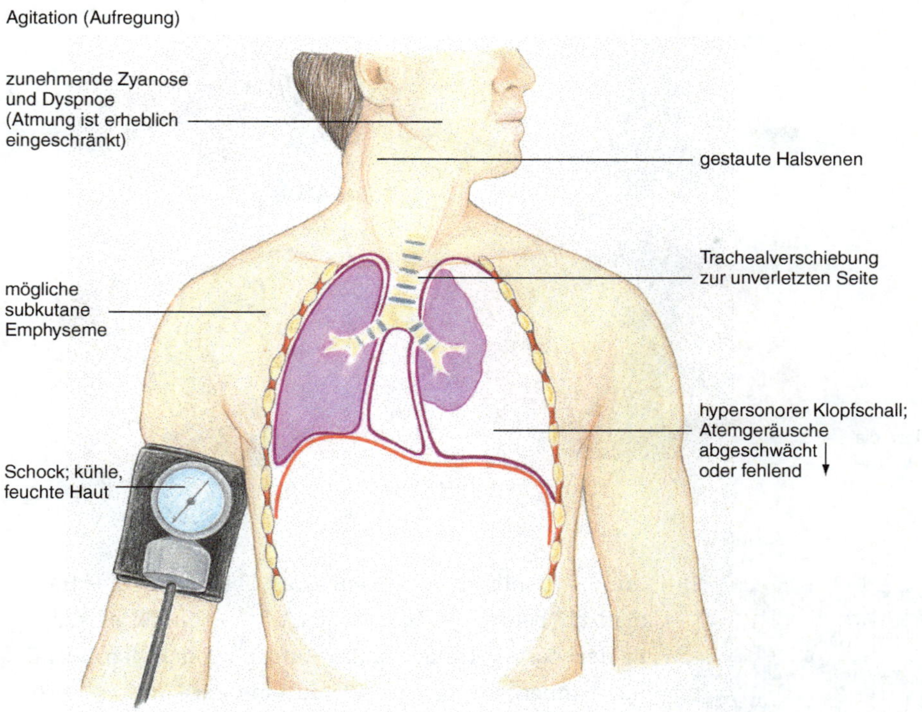

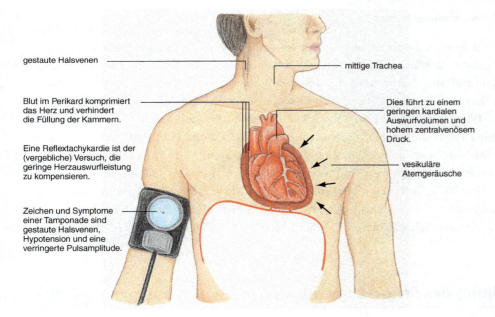

Abbildung 8.1: Zeichen und Symptome eines Spannungspneumothorax.

Abbildung 8.2: Pathophysiologie, Zeichen und Symptome einer Perikardtamponade.

Auch eine *Myokardkontusion* kann zur Verminderung des Herzminutenvolumens führen, wenn das Herz durch direkte Verletzung die Fähigkeit zu pumpen verliert (▶ Abbildung 8.3) oder Arrhythmien entstehen (▶ Abbildung 8.4). Eine Myokardkontusion kann außerhalb der Klinik häufig nicht von einer Perikardtamponade unterschieden werden. Deswegen sind eine schnelle Beförderung, unterstützende Maßnahmen und die Überwachung der elektrischen Reizleitung des Herzes (EKG-Überwachung) die wichtigsten Säulen der Behandlung.

An diesem Punkt sei noch ein warnendes Wort angebracht: Patienten im Schock mit mechanischer Ursache können mit einem Fuß im Grab stehen. *Vergeuden Sie Zeit an der Einsatzstelle, kann das die Rettung Ihres Patienten verhindern.* Studien aus ländlichen Gebieten zeigen, dass die Zeit von der Entwicklung einer Perikardtamponade bis zum Herz-Kreislauf-Stillstand

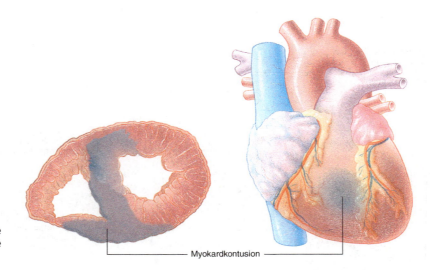

Abbildung 8.3: Myokardkontusionen betreffen häufiger die rechte Herzseite. Kollisionen mit dem Sternum sind die Ursache dafür.

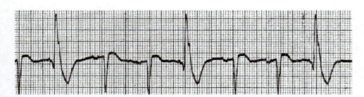

Abbildung 8.4: Myokardkontusionen können ventrikuläre Extrasystolen auslösen.

nur 5–10 min betragen kann. Das Überleben eines traumatisch bedingten Herz-Kreislauf-Stillstands ist selbst in den besten Traumazentren unwahrscheinlich, wenn nicht innerhalb von 5–10 min eine Perikardiozentese, gefolgt von einer operativen Versorgung, durchgeführt werden kann.

Ein mechanischer Schock wird durch ein mangelhaftes Herzzeitvolumen ausgelöst, nicht durch Blutverlust und Volumenmangel. Deswegen präsentieren sich diese Patienten anders als solche mit hämorrhagischem Schock. Durch das Pumpversagen staut sich das Blut in das venöse System – daher die oft prominent gestauten Halsvenen. Die Durchblutung der Lungen ist ebenso vermindert, Patienten zeigen dies mit einer Zyanose an. Da der Patient sich im Schock befindet und das Rückenmark intakt ist, werden Katecholamine ausgeschüttet. Sie verursachen Blässe, Tachykardie und lassen Ihren Patienten schwitzen. Deshalb ist er im mechanischen Schock blass-zyanotisch, tachykard und zeigt gestaute Halsvenen. Ein Patient nach Trauma mit diesen Zeichen ist dem Tod nah. Er benötigt vor allem eine schnelle Beförderung in ein Traumazentrum. Ist ein Spannungspneumothorax die Ursache, kann eine einfache Entlastungspunktion auf der betroffenen Seite lebensrettend sein.

Den mechanischen Schock können Sie während des ersten Abschnitts des ITLS-Algorithmus identifizieren.

Behandlung des Schocks nach Trauma 8.6

Kontrollieren Sie Blutungen Rote Blutkörperchen sind notwendig, um Sauerstoff zu transportieren. Kontrollieren Sie Blutungen entweder durch direkten Druck oder den Einsatz von Tourniquets, gegebenenfalls auch von Hämostyptika. Der schnelle Transport zur definitiven chirurgischen Versorgung ist indiziert.

Geben Sie Sauerstoff Zyanose ist ein extrem spätes Zeichen von Hypoxämie. Ihr Auftreten kann bei ausgedehnten Blutverlusten sogar ganz unterbleiben. Es sind 5 g deoxygeniertes Hämoglobin pro 100 ml Blut erforderlich, damit Zyanose entsteht. Verblutende Patienten könnten schlicht zu wenig Blut besitzen, um eine Zyanose auszubilden. Geben Sie allen Patienten mit einem Risiko für Schock Sauerstoff. Versuchen Sie, eine periphere Sättigung von über 95 % zu erhalten.

Befördern Sie Patienten mit Schock gehören in die Load-go-and-treat-Kategorie. Befördern Sie, sobald Sie den ersten Abschnitt des ITLS-Algorithmus abgeschlossen haben. Praktisch alle lebensrettenden Maßnahmen sollten im Rettungsfahrzeug stattfinden (siehe Kapitel 2).

Behandlung von Blutungen nach Trauma 8.7

Besonders die prähospitale Behandlung des Schocks ist zugleich Thema kontroverser Diskussionen und erheblicher Forschung. Die Notwendigkeit, Blutungen zu kontrollieren, Sauerstoff zu verabreichen und die frühe Beförderung stehen nicht in Frage. Aber Indikationen für die meisten anderen Maßnahmen werden noch immer diskutiert. So sponsort das National Institute of Health eine große, international angelegte Studie, um die bestmögliche Behandlung von Schockpatienten nach Trauma zu erforschen. Die europäische Leitlinie zum Umgang mit blutenden Traumapatienten gibt Antworten auf die drängendsten Fragen, die dem derzeitigen Stand der Wissenschaft entsprechen. Seit den frühen Tagen der modernen Schockbehandlung (in etwa Mitte des letzten Jahrhunderts) wurde die Gabe intravenöser kristalloider (und manchmal kolloidaler) Flüssigkeiten getestet oder genutzt, um die Effekte der Hypovolämie umzukehren. Aktuelle Arbeiten schlagen heute einen modifizierten Ansatz vor. Patienten im hypovolämischen Schock durch Blutungen können grundsätzlich in zwei Kategorien eingeteilt werden: Patienten mit Blutungen, die Sie kontrollieren können (z. B. Verletzungen der Extremitäten), und Patienten mit Blutungen, die Sie nicht kontrollieren können (z. B. innere Verletzungen). Wir werden beide Kategorien beleuchten und aktuelle Konzepte für die Behandlung vorstellen.

Kontrollierbare Blutungen

Ein Patient mit kontrollierbaren Blutungen ist recht einfach zu behandeln. Die meisten lassen sich durch direkten Druck stoppen. In seltenen Situationen (z. B. nach Explosionen oder in der taktischen Umgebung) können erhebliche Blutungen auftreten, die durch direkten Druck nicht zu beherrschen sind. Zögern Sie dann nicht, eine Abbindung mit einem Tourniquet anzulegen. Im zivilen Bereich mag diese Konstellation selten auftreten. Ist ein Tourniquet jedoch erforderlich, sollte es schnell und früh benutzt werden.

Ergreifen Sie die folgenden Maßnahmen, wenn Ihr Patient nach dem Stoppen einer Blutung weiterhin klinische Zeichen eines Schocks zeigt.

Schritt für Schritt
Kontrollierbare Blutungen

1. Lagern Sie den Patienten flach.
2. Verabreichen Sie hoch dosierten Sauerstoff, am besten über eine Maske mit Reservoir.
3. Leiten Sie umgehend und schnell eine Beförderung ein.
4. Legen Sie Venenzugänge mit großlumigen Venenverweilkanülen. Verschwenden Sie keine Zeit vor Ort, um einen venösen Zugang zu etablieren. Nutzen Sie den intraossären Zugangsweg, wenn der Patient kritisch ist oder nicht schnell genug ein intravenöser Zugang etabliert werden kann.
5. Geben Sie kristalloide Infusionen in einer Dosierung von 20 ml/kg Körpergewicht als Bolus. Führen Sie eine regelmäßige Verlaufskontrolle durch. Bleiben die Schocksymptome bestehen, verabreichen Sie einen weiteren Bolus und überprüfen danach wiederum den

Erfolg. In sehr seltenen Fällen schwerster Blutungen können Schocksymptome durch den großen Verlust von roten Blutkörperchen und die damit verbundene Gewebehypoxie trotz Stoppen der Blutung und Infusionstherapie fortbestehen. *Diese Patienten benötigen eine schnelle Transfusion von Blut oder Blutbestandteilen.*

6 Überwachen Sie die elektrische Reizleitung des Herzes (EKG)

7 Legen Sie eine Pulsoxymetrie an und nutzen Sie die Kapnografie.

8 Führen Sie Regelmäßige Verlaufskontrollen durch. Kontrollieren Sie, ob alle Blutungen weiterhin unter Kontrolle sind.

Nicht kontrollierbare Blutungen

Blutungen nach außen Patienten mit dieser Art von Blutungen müssen schnell in eine geeignete Klinik befördert werden, in der die notwendigen operativen Maßnahmen zur Blutungsstillung durchgeführt werden können. Die entscheidene Maßnahme zur Abwendung der vitalen Bedrohung ist die schnelle und effektive Kontrolle einer massiven Extremitätenblutung. Dieser Maßnahme wird höchste Priorität eingeräumt, weswegen der ABC-Algorithmus (Atemwege, Atmung, Kreislauf) zu C-ABC modifiziert wird (das erste „C" steht für „Control Bleeding", also die Blutungskontrolle).

Die Infusionstherapie orientiert sich an der Aufrechterhaltung einer ausreichenden Gesamtperfusion, so dass bei Fehlen von Kontraindikationen (schweres Schädel-Hirn-Trauma etc.) ein Zieldruck von 80–90 mmHg anzustreben ist.

Schritt für Schritt
Nicht kontrollierbare Blutungen

1 Üben Sie so viel Druck wie möglich auf die Blutungsquelle aus.

2 Lagern Sie den Patienten flach.

3 Nutzen Sie Abbindungen (Tourniquets) nur, um lebensbedrohliche Blutungen zu stoppen, die durch direkten Druck nicht zu kontrollieren sind.

4 Können Sie eine Blutung nicht durch direkten Druck stoppen und ist das Anlegen eines Tourniquets nicht möglich (bei Blutungen aus Leiste, Achselhöhle, am Hals, im Gesicht oder der Kopfschwarte), nutzen Sie Hämostyptika wie QuickClot, TraumaDEX, Cleox etc. Beachten Sie dabei die Anwendungsvorschriften der Hersteller.

5 Verabreichen Sie hoch dosierten Sauerstoff, am besten über eine Maske mit Reservoir.

6 Leiten Sie umgehend und schnell eine Beförderung ein.

7 Legen Sie Venenzugänge während der Fahrt. Denken Sie auch an den intraossären Zugangsweg, wenn Sie innerhalb kurzer Zeit keinen intravenösen Zugang installieren können. Geben Sie nur so viel kristalloide Lösung, um einen für die periphere Durchblutung ausreichenden Blutdruck aufrechtzuerhalten. Eine ausreichende periphere Durchblutung kann definiert werden als ein tastbarer peripherer Puls, ausreichender Bewusstseinszustand und ausreichender Blutdruck. Die Definition eines ausreichenden Blutdrucks (Wie niedrig kann ich gehen?) wird zur Zeit kontrovers diskutiert und kann sich durch weitere Forschung ändern. Mit Sicherheit kann bei den meisten Patienten eine ausreichende Perfusion bei einem systolischen Blutdruck zwischen 80 und 90 mmHg erreicht werden. Einige Experten befürworten zurzeit sogar noch niedrigere Drücke. Erwachsene Patienten mit schwerem Schädel-Hirn-Trauma und erhöhtem Hirndruck (GCS-Wert < 9) sowie solche mit einem unzureichend eingestellten Hypertonus in der Anamnese und schwangere Frauen benötigen

---

Hämostyptika:
Hämostyptika sind chemische oder physikalische Materialien, die helfen, die Blutung zu stoppen, indem sie die Blutgerinnung in der Wunde fördern.

einen höheren Zieldruck. Zurzeit wird hier ein systolischer Blutdruck von 110–120 mmHg empfohlen. Ihr Ärztlicher Leiter sollte hierfür allgemein gültige Richtlinien herausgeben. Die frühe Transfusion von Blut ist die wichtigste Maßnahme, um den Kreislauf in schweren Fällen zu stützen.

8 Überwachen Sie die elektrische Reizleitung des Herzes (EKG) und legen Sie ein Pulsoxymeter an. Nutzen Sie die Kapnografie.

9 Führen Sie Regelmäßige Verlaufskontrollen durch.

Achtung: Wenn Sie alleine arbeiten müssen, hat das Stoppen der Blutung höchste Priorität, selbst wenn Ihre Bemühungen die Blutung nur minimal verringern. Alle anderen Maßnahmen sind jetzt zweitranging, wenn diese Sie in Ihren Bemühungen behindern. Im militärischen Umfeld wurde die Reihenfolge der Behandlungen bei Patienten mit lebensbedrohlichen Blutungen von ABC zu C-ABC geändert (siehe oben). So wird die hohe Priorität der Blutungskontrolle betont. ITLS hat daher sein Vorgehen bei Blutungen präzisiert. Es sieht vor, dass sofort Maßnahmen zur Blutungskontrolle durchzuführen sind, wenn der Retter bei der Annäherung an den Patienten lebensbedrohliche Blutungen wahrnimmt (siehe auch Kapitel 2).

Blutungen nach innen Der Patient mit nicht kontrollierbarer innerer Blutung ist der klassische kritische Traumapatient. Er wird mit großer Wahrscheinlichkeit sterben, wenn Sie ihn nicht schnell genug in eine geeignete Klinik befördern, in der die Blutung operativ gestillt werden kann. Die Ergebnisse der jüngsten Forschung über die Behandlung von Patienten mit bedrohlichen inneren Blutungen zeigen, dass es keine Alternative zur operativen Versorgung der Blutungsquelle gibt. Neue Studien zur Benutzung von Antischockhose und Infusionslösungen bei Patienten im Schock mit vermuteter innerer Blutung schlagen folgendes Vorgehen vor:

1. Die Benutzung der Antischockhose bei unkontrollierten, inneren Blutungen durch penetrierende Traumen kann die Mortalität erhöhen. Dies ist der Fall bei Blutungen in der Brusthöhle. Die Antischockhose erhöht den Blutdruck und eben dies verstärkt Blutungen aus Gefäßen innerhalb der Brusthöhle, des Abdomens und des Beckens. Die Wahrscheinlichkeit, an den Verletzungen zu verbluten, steigt.
2. Über einen ganz ähnlichen Mechanismus erhöht die Verabreichung von *großen* Mengen intravenöser Flüssigkeit wahrscheinlich innere Blutungen und die Mortalität. Verabreichte Infusionen erhöhen den Blutdruck, zusätzlich verschlechtern sie durch Verdünnung die Blutgerinnung. Außerdem transportieren Infusionslösungen praktisch keinen Sauerstoff und sind somit kein Ersatz für rote Blutkörperchen. Die frühe Transfusion von Blut ist folglich extrem wichtig in schweren Fällen von Schock.
3. Jegliches Verzögern einer schnellen Beförderung dieser Patienten muss ausgeschlossen werden, es sei denn, es ist *absolut* nicht zu vermeiden, z. B. bei Einklemmung nach einem Verkehrsunfall.
4. Moribunde, schwerstverletzte Traumapatienten (solche in tiefem Schock mit Blutdrücken unter 50 mmHg systolisch) sterben mit größter Wahrscheinlichkeit. Hier kann das Verabreichen von Flüssigkeiten indiziert sein, um zumindest einen gewissen Grad an Zirkulation aufrechtzuerhalten. Die Behandlung dieser extremen Blutungen kann die Vorbehalte gegen den Einsatz von großen Flüssigkeitsmengen relativieren. Dieser Ansatz ist allerdings immer noch kontrovers. Ihr Ärztlicher Leiter sollte die Therapie für diese Situationen festlegen.

Aus den oben genannten Gründen lauten die Empfehlungen für Patienten mit nicht kontrollierbaren Blutungen nach penetrierendem Trauma wie folgt:

Schritt für Schritt
Behandlung von Blutungen nach innen

1. Leiten Sie sofort eine Beförderung in die nächste geeignete Klinik ein.
2. Lagern Sie den Patienten flach.
3. Verabreichen Sie hoch dosierten Sauerstoff, am besten über eine Maske mit Reservoir.
4. Legen Sie Venenzugänge mit großlumigen Venenverweilkanülen. Denken Sie auch an den intraossären Zugangsweg, wenn Sie innerhalb kurzer Zeit keinen intravenösen Zugang installieren können.
5. Verabreichen Sie ausreichende Mengen kristalloider Infusionslösung, um die periphere Durchblutung aufrechtzuerhalten. Ihr Ärztlicher Leiter sollte festlegen, welche Blutdruckwerte anzustreben sind. Viele Experten empfehlen, Infusionslösung zurückhaltend einzusetzen, bis die Blutung operativ gestillt ist. ITLS empfiehlt einen systolischen Zieldruck von 80–90 mmHg, sofern keine Einschränkungen vorliegen (Schädel-Hirn-Trauma mit GCS-Wert < 9 etc.). Hämostyptika können zurzeit nicht zum Stoppen innerer Blutungen eingesetzt werden.
6. Überwachen Sie die elektrische Reizleitung des Herzes (EKG) und legen Sie ein Pulsoxymeter an. Nutzen Sie die Kapnografie.
7. Führen Sie Regelmäßige Verlaufskontrollen durch.

Die Behandlung von Patienten mit vermuteter innerer Blutung nach stumpfen Traumen (Verkehrsunfälle, Stürze) wurde bisher nicht angemessen erforscht. Dies erzeugt ein Dilemma, weil viele Patienten mit stumpfen Traumen einen signifikanten Blutverlust in den Bereichen von Frakturen großer Knochen (Hämatome und Ödeme) erleiden können. Dieser Blutverlust kann stark genug sein, um einen Schock zu verursachen. Trotzdem limitiert sich diese Blutung üblicherweise selbst.

Beckenfrakturen sind hier allerdings eine wichtige Ausnahme. Beckenfrakturen können zum vollständigen Ausbluten nach innen und damit zum Tod führen. Jeder Verdacht einer Beckenfraktur (besonders, wenn das Becken schmerzhaft oder instabil ist) ist als Hinweis auf eine drohende Verschlechterung des Patientenzustands zu werten und veranlasst zu einer schnellen Stabilisierung mittels Beckenschlinge und zu einer frühzeitigen Transportentscheidung.

Theoretisch sollten diese Situationen mit der Verabreichung von Sauerstoff und Infusionslösungen behandelt werden. Wenn Ihr Patient nach stumpfem Trauma allerdings einen Riss in einem großen Gefäß oder ein rupturiertes oder abgerissenes Organ aufweist, kann das Anheben des Blutdrucks vor einer chirurgischen Intervention das Ausbluten Ihres Patienten beschleunigen. Deswegen sollten Sie, wenn eine innere Blutung ausgeschlossen werden kann (Ihr Patient ist wach und orientiert und hat keine offensichtlichen Verletzungen des Thorax, Abdomens oder Beckens), Infusionslösungen in angemessener Weise für Frakturen und kontrollierbare äußere Blutungen verwenden. Liegt ein signifikanter Verletzungsmechanismus vor, sollten Sie Flüssigkeiten vorsichtig einsetzen. Dies gilt auch, wenn Sie Ihren Patienten nicht richtig untersuchen können. Verabreichen Sie dann ausreichende Flüssigkeitsmengen, um eine periphere Durchblutung aufrechtzuerhalten. Denken Sie daran, dass eine frühe Bluttransfusion der beste Flüssigkeitsersatz für schwere Blutungen ist. *Die Ergebnisse der Regelmäßigen Verlaufskontrollen und die Richtlinien Ihres Ärztlichen Leiters sollten Ihre Therapie leiten.*

Spezielle Situationen   8.8

Der Patient mit schwerem Schädel-Hirn-Trauma (GCS-Wert < 8) und einem Schock ist in einer speziellen Situation (siehe Kapitel 10). Diese Patienten tolerieren keine Hypotension. Deswegen sollten erwachsene Patienten intravenöse Flüssigkeiten bis zu einem systolischen Blutdruck von 120 mmHg erhalten, um einen intrazerebralen Perfusionsdruck von mindestens 60 mmHg aufrechtzuerhalten.

Der Patient im absoluten Volumenmangelschock ohne Blutung kann im Allgemeinen auf dieselbe Art behandelt werden wie ein Patient im Schock mit einer kontrollierbaren Blutung. Patienten dieses Typs sind z. B. Menschen mit Flüssigkeitsverlust durch Verbrennungen oder Diarrhö. Der Volumenmangelschock ist bei diesen Patienten üblicherweise die Todesursache. Da der Flüssigkeitsverlust in diesem Fall nicht aus Verletzungen des Gefäßsystems resultiert, ist es sinnvoll, diese Patienten aggressiv mit kristalloiden Flüssigkeiten zu behandeln und die Vitalfunktionen wieder in den Bereich normaler physiologischer Werte zu bringen.

Behandlung nicht hämorrhagischer Schocksyndrome   8.9

Die Behandlung der anderen Schocksyndrome, obstruktiver Schock und relativer Volumenmangelschock, weicht gering von den bisherigen Empfehlungen ab. Diese Patienten benötigen eine hoch dosierte Sauerstoffgabe, schnelle Beförderung, Lagerung in der Schocklage und großlumige Gefäßzugänge (üblicherweise auf der Fahrt in die Klinik).

Obstruktiver Schock

Der Patient im obstruktiven Schock muss zuerst genau untersucht werden, um die Ursache des Problems festzustellen. Patienten mit Spannungspneumothorax benötigen eine sofortige Dekompression. In Kapitel 7 können Sie die Indikationen und das Vorgehen nachlesen.

Der Patient mit Perikardtamponade muss schnell in eine geeignete Klinik befördert werden, weil der Zeitraum vom Beginn der Tamponade bis zum Herz-Kreislauf-Stillstand nur wenige Minuten betragen kann. Einige Beispielfälle in der Literatur unterstützen den Gebrauch intravenöser Flüssigkeitsboli als temporäre Maßnahme bei diesen Patienten. Es existiert aber kein klarer Beweis dafür, dass diese Behandlung die Überlebensrate verbessert. Intravenöse Flüssigkeiten sollten in diesen Situationen während der Fahrt in die Klinik und nur auf Anweisung des Ärztlichen Leiters verabreicht werden. Das Schaffen eines Gefäßzuganges darf auf keinen Fall die Beförderung oder Maßnahmen des Atemwegsmanagements verzögern.

Bedenken Sie, dass nicht nur ein Trauma eine Herzbeuteltamponade verursachen kann. Auch metastasierende Krebserkrankungen und andere, mit Perikardergüssen einhergehende Krankheiten können zu einer Tamponade führen.

Eine Myokardkontusion verursacht nur selten einen Schock. Neuere Forschungsberichte deuten darauf hin, dass die meisten Myokardkontusionen keine klinischen Zeichen hervorrufen. Allerdings können schwere Kontusionen ein akutes Herzversagen mit gestauten Halsvenen, Tachykardien und Arrhythmien auslösen. Das sind die gleichen Zeichen, die Sie auch in Zusammenhang mit einer Perikardtamponade feststellen können. Diese Patienten benötigen eine schnelle Beförderung in eine Klinik, in der eine der Situation angemessene Behandlung eingeleitet werden kann. Verabreichen Sie diesen Patienten hoch dosiert Sauerstoff und überwachen Sie die Reizleitung ihres Herzes mit einem EKG-Monitor. Massive Infusionen könnten den Zustand des Patienten weiter verschlechtern.

Relativer Volumenmangelschock

Ein relativer Volumenmangelschock ähnelt in der Theorie insoweit einer kontrollierten Blutung, als es hier einen relativen Volumenmangel bei intaktem Gefäßsystem (kein Leck) gibt. Deswegen schließt die Behandlung dieser Schockart den Gebrauch von intravenösen Flüssigkeitsboli ein. Denken Sie hier auch an die Möglichkeiten, die intraossäre Zugänge bieten. Weist Ihr Patient kein Schädel-Hirn-Trauma auf, ist sein Bewusstseinszustand der beste Indikator für die Wirksamkeit Ihrer Maßnahmen. Achten Sie auf mögliche innere Verletzungen. Denken Sie daran, dass ein Anheben des Blutdrucks innere Blutungen verstärken kann. Bei einem Schock durch Vasodilatation können Vasopressoren eingesetzt werden. Sepsis oder eine Überdosis von Calciumkanalblockern wären entsprechende Situationen.

Aktuelle Forschung

Viele Arbeiten versuchen weiterhin, die „ideale" Infusionslösung zur Schockbekämpfung zu finden. Nach wie vor gibt es keine optimale Infusionslöung, so dass zum aktuellen Zeitpunkt kein spezielles Produkt präferiert werden kann. Gegenwärtig erscheint es weiterhin sinnvoll, die Infusionstherapie beim Traumapatienten mit „normalen" balancierten Vollelektrolytlösungen zu beginnen.

Wie bereits beschrieben, konnte das ROC (Resuscitation Outcome Consortium) bei Patienten mit schwerem hämorrhagischem Schock keine Überlegenheit von hypertonen Infusionslösungen gegenüber balancierten Vollelektrolytlösungen nachweisen. Hyperosmolare Lösungen basieren auf dem Prinzip, über einen osmotischen Gradienten Flüssigkeit aus dem Interstitium in das Gefäßsystem zu mobilisieren. Die ROC-Studie konnte zwar eine leichte Verbesserung des Patientenzustands durch hyperosmolare Lösungen bei Krankenhausaufnahme zeigen, die Gesamtmortalitätsrate im Vergleich zu den Patienten in der Gruppe mit konventionellen Infusionslösungen konnte allerdings nicht verringert werden.

Neue Methoden zur Einschätzung und Überwachung von Patienten im traumatisch bedingten Schock werden entwickelt. Eine wichtige Methode ist die Einschätzung von Zustand und Gefährdung von Schockpatienten in der Präklinik durch Bestimmung des Serumlaktats. Erste Studien konnten hier zeigen, dass ein erhöhter Serumlaktatspiegel signifikant mit einem schlechteren Outcome korreliert. Erhöhtes Serumlaktat könnte daher in Zukunft als Marker für die Triagierung und Einschätzung von Patienten in Traumazentren Verwendung finden.

Es ist zu betonen, dass blutstillende Mittel (Hämostyptika) nur im Rahmen einer multimodalen Blutungskontrolle eingesetzt werden sollten und nicht als alleiniges Mittel, um Blutungen zu stoppen.

Mit der Entwicklung neuer Produkte sind weitere Änderungen der Therapieempfehlungen zu erwarten. Es ist daher sinnvoll, sich über den Ärztlichen Leiter und die aktuelle Fachliteratur kontinuierlich zu informieren.

Tourniquets sind lebensrettende Hilfsmittel, die Gegenstand der rettungsdienstlichen Ausbildung sein müssen. Die schnelle Kontrolle von massiven äußeren Blutungen – wenn nötig, mittels Tourniquet – ist ein herausragender Bestandteil der Patientenversorgung.

Die Rolle der kontrollierten Hypothermie in der Versorgung von kritisch kranken Patienten ist Gegenstand aktueller Forschung. Die Empfehlungen der Fachgesellschaften für die Hypothermiebehandlung in der Postreanimationsphase von nicht traumatisch bedingten Herz-Kreislauf-Stillständen ist allerdings auf Traumapatienten nicht übertragbar. Patienten mit vorhergehenden oder gegenwärtigen Blutungen schadet eine Hypothermie hingegen nachweislich.

Schockräume der Traumazentren sind häufig auf Körpertemperatur geheizt, um eine weitere Auskühlung der Traumapatienten zu verhindern. Erwärmte Infusionslösungen können ebenfalls dabei helfen, die Körpertemperatur des Patienten aufrechtzuerhalten. Der Nutzen erwärmter Infusionslösungen, eingesetzt in der Initialphase der Schocktherapie, wird weiterhin untersucht.

Der Verwendung der Kapnografie ($etCO_2$-Messung in Kurvenform) ist für die Versorgung und Überwachung kritisch verletzter, aber auch erkrankter Patienten von großer Wichtigkeit. Trotzdem ist bei Patienten mit hämorrhagischem Schock und gleichzeitiger traumatischer Hirnverletzung (Schädel-Hirn-Trauma) die Kapnografie nicht immer ein zuverlässiges Mittel, um die Ventilation (Atemzugvolumen und Atemfrequenz) zu steuern. Ursächlich hierfür ist wahrscheinlich der Umstand, dass nicht abzuschätzen ist, wie viel CO_2, das im Schock produziert wird, auch tatsächlich zur Lunge zurück transportiert und abgeatmet wird. Bei diesen speziellen Patienten muss zur Steuerung der Beatmung daher die Blutgasanalyse als grundlegendes Messinstrument hinzugezogen werden. In den meisten Rettungsdienstbereichen hat dieser Umstand wenig Relevanz, ist aber z. B. für die Durchführung von Interhospitaltransfers wichtig.

> **Merke: Schockbehandlung**
>
> 1. Schock tötet. Achten Sie auf frühe Schockzeichen und behandeln Sie Ihren Patienten entsprechend.
>
> 2. Schock ist unzureichende Perfusion, nicht Hypotension.
>
> 3. Stoppen Sie Blutungen. Wenn Sie dies außerhalb der Klinik nicht erreichen können, benötigt Ihr Patient sofort einen Operationssaal.
>
> 4. Achten Sie auf Zeichen und Symptome des obstruktiven oder relativen Volumenmangelschocks, besonders, wenn Sie keine Blutungen finden können.
>
> 5. Vergeuden Sie keine Zeit an der Einsatzstelle, um einen Venenzugang zu schaffen. Denken Sie an den intraossären Weg.
>
> 6. Richtige Zieldrücke sind entscheidend: Patienten mit unstillbarer Blutung benötigen einen systolischen Blutdruck zwischen 80 und 90 mmHg. Alle Patienten mit schwerem Schädel-Hirn-Trauma und Hirndruckzeichen (GCS-Wert < 9) brauchen einen systolischen Blutdruck zwischen 110 und 120 mmHg, ebenso wie schwangere Frauen und Patienten mit nicht ausreichend medikamentös behandelter Hypertonie. Für Kinder existieren keine Zahlen, sie sollten auf altersentsprechende normotone Werte gebracht werden.

FALLBEISPIEL – Fortsetzung

Sie wurden als First Responder zu einem Verkehrsunfall mit seitlichem Aufprall bei hoher Geschwindigkeit gerufen. Noch auf der Anfahrt informiert Sie die Leitstelle darüber, dass die Feuerwehr mit einem Rüstwagen bereits vor Ort sei, ein Patient sei eingeklemmt und die Befreiung eingeleitet. Mit Ihnen zusammen sind ein RTW und ein NEF zur Einsatzstelle unterwegs. Da Sie allein sind, werden Sie zunächst für die medizinische Behandlung verantwortlich sein.

Bei Eintreffen nehmen Sie HWS-Orthesen, eine Traumatasche und Sauerstoff sowie eine Absaugeinheit mit zu Ihrem Patienten. Angemessene Schutzkleidung tragen Sie bereits. Sie sehen, dass die Einsatzstelle sicher ist, die Feuerwehr hat ausreichende Sicherungsmaßnahmen gegen den fließenden Verkehr getroffen, auslaufenden Flüssigkeiten wird begegnet und beide Fahrzeuge sind gegen Lageveränderungen gesichert. Der verantwortliche Zugführer der Feuerwehr empfängt Sie. Der Zugführer vermutet Aquaplaning als Ursache. Das Fahrzeug überschlug sich einige Male, kollidierte dann seitlich mit einem Baum und blieb danach auf den Rädern direkt an dem Baum stehen. Der

Fahrer wurde bereits aus seiner Zwangslage befreit, ist aber offensichtlich tödlich verletzt. Sie leiten bei ihm keine weiteren Maßnahmen ein. Die angeschnallte Beifahrerin ist frei zugänglich, wach und voll kommunikationsfähig. Sie klagt über Thorax- und Abdominalschmerzen. Das Feuerwehrpersonal ist gerade dabei, die Beifahrerin achsengerecht mit Hilfe eines Spineboards zu retten. Nach wenigen Sekunden liegt Ihre Patientin achsengerecht gelagert vor Ihnen. Die HWS wird weiterhin manuell stabilisiert, Gurte werden angelegt. Ihre Ersteinschätzung ergibt eine wache, krank aussehende Patientin mit freien Atemwegen. Die Atemfrequenz ist bei ausreichendem Atemzugvolumen wenig erhöht. Das Hautkolorit ist etwas blass, ein rhythmischer, kräftiger Puls ist mit geschätzt 110 Schlägen/min am Handgelenk tastbar. Ausgedehnte Blutungen fallen Ihnen nicht auf. Sie führen auf Grund des Mechanismus nach der Rettung aus dem Fahrzeug eine Schnelle Trauma-Untersuchung durch, erklären Ihre Patientin jedoch bereits jetzt als kritisch. Ihre Untersuchung ergibt Schnittverletzungen im Gesicht, druckempfindliche Rippen ohne Krepitation, vesikuläre Atemgeräusche und ein auf Druck schmerzhaftes Abdomen. Das Becken ist stabil und unempfindlich, der rechte Oberschenkel ist deformiert, geschwollen und ebenfalls druckempfindlich. Während Ihrer Untersuchung bitten Sie eine Feuerwehrfrau, der Patientin eine Sauerstoffmaske mit einem Flow von 12 l/min aufzusetzen. Einen Feuerwehrmann ermutigen Sie, eine HWS-Orthese anzulegen und die manuelle Bewegungseinschränkung der HWS mit Hilfe von Kissen und Gurten abzuschließen. Während Sie Ihre Untersuchung abschließen, treffen das NEF und der RTW ein. Der Notarzt kommt auf Sie zu. Sie machen eine kurze Übergabe und er erklärt die Übernahme der Behandlung. Auf Grund Ihrer Übergabe entschließt sich der Notarzt zur sofortigen Beförderung der Patientin, ohne weitere Maßnahmen durchzuführen. Während die Kollegen des RTW die Patientin mit dem Spineboard auf eine Fahrtrage heben und in den RTW verbringen, dankt der Notarzt Ihnen für die zielgerichtete Behandlung. Nur 1 min später sind beide Fahrzeuge auf dem Weg in das nächste Krankenhaus der Regelversorgung. Auf Befragung des Notarztes gibt die Patientin an, sie habe weder Allergien noch eine Dauermedikation und sei immer gesund gewesen. Ihre letzte Mahlzeit habe sie vor etwa vier Stunden eingenommen. Der Notarzt führt eine Regelmäßige Verlaufskontrolle durch, die leicht erhöhte Werte bei Atem- und Pulsfrequenz ergibt. Ein Rettungsassistent misst die Vitalparameter: Blutdruck 120/95 mmHg, Puls 108/min. Danach legen beide zusammen zwei großlumige Venenverweilkanülen und schließen kristalloide Infusionen an, die jedoch nur sehr langsam tröpfeln. Das Monitoring zeigt eine Sinustachykardie mit 110 Schlägen/min, Pulsoxymetrie liegt bei 99 % und die Kapnografie ergibt einen Wert von 40 mmHg. Auf eine Erweiterte Untersuchung wird verzichtet, die Fahrtzeit wird weniger als 7 min betragen. Der Notarzt telefoniert parallel mit der Notaufnahme und meldet eine Patientin mit vermuteten Rippenfrakturen sowie einem Abdominaltrauma und frakturiertem Oberschenkel an. Er gibt an, dass die Patientin in einen Hochgeschwindigkeitsunfall mit Überschlagen und folgendem Seitenaufprall auf der Fahrerseite verwickelt war. Er berichtet weiter, dass die Patientin als angeschnallte Beifahrerin in den Unfall verwickelt war und der Fahrer getötet wurde. Die Notaufnahme bittet den Notarzt, die Infusionsflüssigkeiten auf geringe Mengen zu reduzieren und erst ab einem Blutdruck unter 80 mmHg Volumen zu verabreichen. Wenige Minuten später ändern sich Herzfrequenz und Kapnografiewert dramatisch. Eine sofort durchgeführte Regelmäßige Verlaufskontrolle ergibt ebenfalls eine weiterhin wache Patientin mit freien Atemwegen, die über „ein wundes Gefühl" im Bauch klagt. Die Atemfrequenz ist leicht, die Pulsfrequenz ist auf 130/min gestiegen. Die Patientin wirkt blasser und schwitzt offensichtlich. Halsvenen und Trachea sind ebenso wie die Atem- und Herzgeräusche unverändert, lediglich die Frequenz hat zugenommen. Das Abdomen ist jedoch deutlich empfindlicher, auch der Oberschenkel hat an Volumen zugenommen. Die bisher getroffenen Maßnahmen zeigen ebenso wenige Veränderungen wie die anderen bisher festgestellten Verletzungen. Der Rettungsassistent misst parallel einen Blutdruck von 70/40 mmHg. Der Notarzt bittet daraufhin, wiederholt Flüssigkeitsboli von 250 ml zu geben, bis der Blutdruck 80 mmHg beträgt. Die Leitstelle informiert das Rettungsteam, dass der Schockraum für die Patientin bereitsteht. Nach Übernahme der Behandlung durch das Schockraumteam stellt sich heraus, dass die Patientin eine rupturierte Leber und einen gebrochenen Oberschenkel hat. Weitere größere Verletzungen können nicht festgestellt werden. Sie benötigt einige Einheiten Blut und ihre gerissene Leber wird aufwendig repariert. Auch der Oberschenkel kann in seiner Funktionalität voll wieder hergestellt werden. Nach einigen Wochen Klinkaufenthalt wird sie vollständig wiederhergestellt entlassen.

FALLBEISPIEL – Zusammenfassung

Der Verletzungsmechanismus ist in diesem Fall ein Überschlagen mit zusätzlichem Seitenaufprall, wobei der Fahrer dem größten Teil der wirkenden Kräfte ausgesetzt war. Er starb auf Grund schwerster Thoraxverletzungen. Die Beifahrerin wurde ebenfalls schwer verletzt, der Sicherheitsgurt verhinderte aber tödliche Verletzungen. Obwohl ihre Vitalzeichen zunächst nicht auffällig waren, haben Sie richtig erkannt, dass ein druckempfindliches Abdomen ein Hinweis auf innere Verletzungen ist. Deswegen waren Sie auf das Auftreten eines hämorrhagischen Schocks vorbereitet. Intravenöse Flüssigkeiten wurden verabreicht, um eine ausreichende Perfusion lebenswichtiger Organe sicherzustellen. Der Notarzt vermied es jedoch richtigerweise, den Blutdruck zu stark anzuheben, da dies mögliche intraabdominelle Blutungen noch verstärken kann. Ein weiteres Problem war die Fraktur des Oberschenkels. Frakturen können durchaus zu Blutungen von bis zu 1 l in das umliegende Gewebe führen.

ZUSAMMENFASSUNG

Die Diagnose Schock wird sehr häufig nicht früh genug getroffen. Ein Schock kann so lange völlig undramatisch verlaufen, bis der Patient dem Tod nahe ist. Die Wichtigkeit einer genauen Untersuchung und Regelmäßiger Verlaufskontrollen kann nicht genug betont werden. Sie müssen die Gefahren aller Schockstadien für Ihre Patienten genau kennen. Außerdem müssen Sie die verschiedenen Schocksyndrome auswendig kennen, insbesondere die korrekte Behandlung von Situationen wie inneren Blutungen, Perikardtamponade und Spannungspneumothorax. Außerdem sollten Sie von den Kontroversen bezüglich der intravenösen Flüssigkeitsgabe bei *unkontrollierbaren* Blutungen wissen. Wenden Sie sich an Ihren Ärztlichen Leiter, um zu jeder Zeit über das aktuelle Wissen in diesen Bereichen zu verfügen.

LITERATURHINWEISE

Bickell, W. H., M. J. Wall, P. E. Pepe und andere. „Immediate Versus Delayed Fluid Resuscitation for Hypotensive Patients with Penetrating Torso Injury." *New England Journal of Medicine*, Vol. 331 (October 1994), Seite 1105–1109.

Champion, H. „Combat fluid resuscitation". *Supplement of the Journal of Trauma*, Vol. 54 (2003).

Chestnut, R. M., L. F. Marshall, M. R. Klauber und andere. „The Role of Secondary Brain Injury in Determining Outcome from Severe Head Injury." *Journal of Trauma*, Vol. 34 (1993), Seite 216–222.

Chiara, O., P. Pelosi, L. Brazzi et al. „Resuscitation from hemorrhagic Shock: Experimental model comparing normal saline, dextran, and hypertonic saline solutions". *Critical Care Medicine*, Vol. 31 (2003), Seite 1915–1522.

Demetriades, D., L. Chan, P. Bashin et al. „Relative bradycardia in patients with traumatic hypotension". *Journal of Trauma*, Vol. 45, No. 3 (1998), Seite 534–539.

Haut, E. R. et al. „Spine immobilization in penetrationg trauma: More harm than good?". *Journal of Trauma*, Vol. 68 (1) (2010), Seite 115–121.

Kowalenko, T., S. Stern, S. Dronen und X. Wang. „Improved Outcome with Hypotensive Resuscitation of Uncontrolled Hemorrhagic Shock in a Swine Model." *Journal of Trauma*, Vol. 33 (1992), Seite 349–353.

Mapstone, J., I. Roberts, P. Evans et al. „Fluid resuscitation strategies: A systematic review of animaltrials". *Journal of Trauma*, Vol. 55 (2003), Seite 571–591.

Mattox, K. L., W. H. Bickell, P. E. Pepe und andere. „Prospective MAST Study in 911 Patients." *Journal of Trauma*, Vol. 29 (1989), Seite 1104–1112.

Moore, E. „Blood substitutes: The future is now". *Journal of the American College of Surgeons*, Vol. 196 (2003), Seite 1–16.

Pigula, F. A., S. L. Wald, S. R. Shackford und andere. „The Effect of Hypotension and Hypoxia on Children with Severe Head Injuries." *Journal of Pediatric Surgery*, Vol. 28 (1993), Seite 310–316.

Schringer. D. L. und L. J. Baraff. „Capillary Refill – Is it a Useful Predictor of Hypovolemic States?" *Annals of Emergency Medicine*, Vol. 20 (June 1991), Seite 601–605.

Spahn, D., V. Cerny, T. Coats et al. „Management of Bleeding following major trauma: A European guideline". *Critical Care*, Vol. 11 (2007), Seite 1–22.

Vassar, M. J., R. P. Fischer, P. E. O'Brien und andere. „A Multicenter Trial for Resuscitation of Injured patients with 7.5% Sodium Chloride. The Effect of Added Dextran 70. The Multicenter Group for the Study of Hypertonic Saline in Trauma Patients." *Archives of Surgery*, Vol. 128 (1993), Seite 1003–1011.

Warner, K. et al. „The utility of early end-tidal capnography in monitoring ventilation status after server injury". *Journal of Trauma*, Vol. 66 (2009), Seite 26–31.

Applikation intravenöser Flüssigkeiten

9.1	Punktion der Vena jugularis externa	174
9.2	Intraossäre Punktion	175
9.3	Hilfsmittel zur Bestimmung von Dosierungen	182

Lernziele für ITLS-Advanced-Anwender

Nach dem Lesen dieses Kapitels sollten Sie in der Lage sein:

1. Die Technik zur Punktion der V. jugularis externa durchzuführen.
2. Indikationen für die intraossäre Punktion zu nennen.
3. Die intraossäre Punktion durchzuführen.
4. Ein auf Körperlänge basierendes Maßband zur Gewichtsbestimmung bei Kindern zu nutzen.

Von allen Teilnehmenden eines Advanced-Kurses wird erwartet, dass sie mit der Punktion von Venen am Unterarm oder in der Ellenbeuge vertraut sind. Deswegen werden diese Bereiche hier nicht behandelt.

Punktion der Vena jugularis externa 9.1

Indikation

Indikation ist ein kindlicher oder erwachsener Patient, der einen Venenzugang benötigt, bei dem aber keine periphere Vene am Unterarm oder in der Ellenbeuge dargestellt werden kann.

Anatomie

Die V. jugularis externa verläuft in einer Linie vom Kieferwinkel zum mittleren Drittel des Schlüsselbeins (Clavicula) (▶ Abbildung 9.1). Diese Vene ist üblicherweise leicht darzustellen. Das Zusammenpressen der Vene mit einem Finger direkt oberhalb der Clavicula lässt sie prall hervorstehen. Die V. jugularis externa mündet in die V. subclavia.

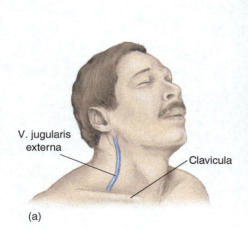
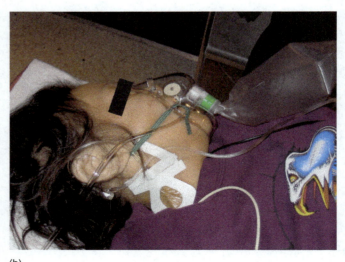

Abbildung 9.1: (a) Anatomie der V. jugularis externa. (b) Punktierte V. jugularis externa.

Schritt für Schritt
Punktion der V. jugularis externa

1. Der Patient sollte sich in Rückenlage, vorzugsweise in Kopftieflage befinden. Eine Tieflagerung des Kopfes lässt die Vene prall hervorstehen und verhindert eine Luftembolie.

2. Wenn kein Verdacht auf eine Verletzung der HWS besteht, sollten Sie den Kopf Ihres Patienten auf die der Punktionsstelle gegenüber liegende Seite drehen. Besteht die Gefahr einer HWS-Verletzung, muss ein Helfer den Kopf stabilisieren (er darf nicht gedreht werden!), während der Gefäßzugang gelegt wird. Die HWS-Orthese muss geöffnet oder das Vorderteil abgenommen werden, während die Punktion durchgeführt wird.

3. Bereiten Sie die Punktion mit einer Desinfektion der Haut vor. Nehmen Sie eine Venenverweilkanüle und richten Sie diese entlang der Vene aus. Die Spitze der Kanüle sollte auf das mittlere Drittel der Clavicula zeigen.

4. Pressen Sie die Vene mit einem Finger direkt oberhalb der Clavicula zusammen. Das sollte die Vene prall hervorstehen lassen.

5. Punktieren Sie die Vene etwa mittig zwischen Kieferwinkel und Clavicula. Sie können den Venenzugang jetzt wie bei der Punktion einer Vene am Unterarm legen. Ist der Venendruck gering, kann ein Rücklauf von Blut fehlen, obwohl Sie die Kanüle korrekt platziert haben. Hier kann eine aufgesetzte Spritze helfen. Wenn Sie die V. jugularis externa unter Sog punktieren, werden Sie bei richtiger Lage Blut aspirieren können.

6. Falls noch nicht geschehen: Nehmen Sie Blut ab, wenn dies in Ihrem Rettungsdienstbereich in der gegebenen Situation üblich ist.

7. Sichern Sie die Venenverweilkanüle. Wenn die Gefahr einer HWS-Verletzung besteht, kann eine HWS-Orthese auch über der Punktionsstelle angelegt werden.

Intraossäre Punktion   9.2

Die Technik, Infusionsflüssigkeiten und Medikamente in eine Knochenhöhle zu verabreichen, ist nicht neu. Sie wurde im Jahr 1922 zuerst beschrieben und war in den 30er und 40er Jahren des 20. Jahrhunderts eine weit verbreitete Alternative zur intravenösen Applikation von Blut, Infusionslösungen und Medikamenten. Die Technik wurde in den 80er Jahren des 20. Jahrhunderts wiederentdeckt und Studien haben den Applikationsweg als schnelle, sichere und effektive Möglichkeit für die Applikation von Medikamenten, Infusionslösungen und Blut bestätigt. Der intraossäre Weg kann bei Kindern und Erwachsenen gleichermaßen genutzt werden. Da die Flussgeschwindigkeiten nicht so groß sind wie bei der Nutzung von peripheren Venen, kann ein intraossärer Zugang nicht für die schnelle Gabe großer Flüssigkeitsmengen bei Erwachsenen genutzt werden. Neuere Techniken wie z. B. EZ-IO (siehe unten) können etwas höhere Infusionsraten bieten. Intraossäre Gefäßzugänge können schnell und einfach gelegt werden. Sie haben zudem den Vorteil, so einen sicheren Gefäßzugang (im Knochen verankert) zu bieten, dass er selbst während der Beförderung nicht leicht gezogen wird.

Intraossäre Infusion:
Tritt Flüssigkeit an der Punktionsstelle aus (selten), entfernen Sie den Zugang und nutzen Sie denselben Knochen nicht für einen erneuten Zugangsversuch. Es muss ein anderer Knochen gewählt werden, da die infundierte Flüssigkeit wieder aus dem alten Loch austreten würde. Versorgen Sie die Wunde mit einem Druckverband und sichern Sie diesen mit einer elastischen Binde. Platzieren Sie niemals einen intraossären Zugang in einer frakturierten Extremität. Ist das Femur frakturiert, nutzen Sie das andere Bein.

Indikationen für den intraossären Zugangsweg

1. Der kindliche oder erwachsene Patient im Herz-Kreislauf-Stillstand, bei dem ein peripherer Venenzugang nicht schnell geschaffen werden kann.

2. Hypovolämische kindliche oder erwachsene Patienten mit verlängerten Beförderungszeiten (sie benötigen keinen Venenzugang, wenn die Beförderungszeit kurz ist), bei denen ein peripherer Venenzugang nicht innerhalb von 90 s geschaffen werden kann.

Kontraindikationen für den intraossären Zugangsweg

1. Infektionen im Bereich des Punktionsortes.
2. Legen Sie keine intraossären Zugänge in frakturierte Extremitäten.
3. Im Punktionsbereich eingebrachte Prothesen sind, soweit in der gegebenen Situation bekannt, ebenfalls eine Kontraindikation.
4. Ein in den letzten 24 Stunden eingebrachter intraossärer Zugang in dieselbe Extremität.
5. Das Fehlen der anatomischen Landmarken zum Aufsuchen des korrekten Punktionsortes.

Bedenken Sie, dass die Kontraindikationen jeweils für die gewählte Extremität gelten. Bestehen Kontraindikationen für das eine Bein, versuchen Sie das andere.

Mögliche Komplikationen

1. Subperiostale Applikation durch mangelhafte Platzierung der Nadel.
2. Osteomyelitis.
3. Sepsis.
4. Fettembolie.
5. Beschädigung des Knochenmarks.
6. Fraktur der Tibia, wenn die Nadel zu lang ist.
7. Kompartmentsyndrom.
8. Versagen (Geräte- oder Anwenderfehler).
9. Dislokation.

Studien haben gezeigt, dass die genannten Komplikationen selten sind. Trotzdem ist eine saubere, aseptische Arbeitsweise notwendig, genau wie bei der Punktion jeder peripheren Vene auch.

Schritt für Schritt
Intraossärer Zugang mit dem EZ-IO-System (Erwachsene und Kinder)

Sie benötigen folgendes Material, um einen intraossären Zugang mit dem EZ-IO-System zu etablieren:
1. EZ-IO-Bohrer.
2. EZ-IO-Erwachsenen- oder EZ-IO-Pädiatrie-Nadel-Set.
3. Desinfektionsmittel zu Hautdesinfektion.
4. EZ-IO-Stabilizer und EZ-IO Connect (oder Infusionsverlängerung).
5. Zwei 10-ml-Spritzen.
6. NaCl-Lösung (Kochsalzlösung) 0,9 % oder vergleichbare kristalloide (Vollelektrolyt-)Lösung.
7. Druckinfusionsmanschette.
8. Lidocain 2 % oder vergleichbares Lokalanästhetikum (ohne Konservierungsstoffe und ohne Adrenalin).
9. Dreiwegehahn.

Anlage des intraossären Zugangs mit dem EZ-IO-System (▶ Abbildung 9.2 und ▶ Abbildung 9.3):

1. Stellen Sie die Indikation zur Durchführung dieser Maßnahme. Wenn der Patient bei Bewusstsein ist, klären Sie Ihn über die Maßnahmen auf und sichern Sie sich seine Einwilligung.
2. Tragen Sie angemessene Schutzausrüstung (Handschuhe, Schutzbrille).
3. Stellen Sie die Indikation zur Anwendung des EZ-IO-Erwachsenen- oder des EZ-IO-Pädiatrie-Systems sicher.
4. Schließen Sie Kontraindikationen aus.
5. Suchen Sie eine geeignete Punktionsstelle auf.
6. Bereiten Sie die Punktionsstelle vor, indem Sie sie nach geltenden Vorschriften desinfizieren.
7. Bereiten Sie den EZ-IO-Bohrer vor und wählen Sie das geeignete Nadel-Set:
    a. EZ-IO 15 mm bei einem Körpergewicht von 3–39 kg.
    b. EZ-IO 25 mm bei einem Körpergewicht von 40 kg und größer.
    c. EZ-IO 45 mm bei einem Körpergewicht von über 40 kg und massivem Oberhautfettgewebe.

   Entfernen Sie den Deckel der Nadelhülle und setzen Sie die Nadel auf den EZ-IO Bohrer.
8. Stabilisieren Sie die gewählte Extremität für die Punktion (Tücher unterlegen etc.).
9. Entfernen Sie die Nadelhülle. Setzen Sie die Nadel auf der Punktionsstelle auf, ohne die Nadel mit den Fingern zu berühren. Positionieren Sie Nadel und Bohrer in einem 90°-Winkel zur Knochenoberfläche.
10. Durchstoßen Sie vorsichtig, aber zügig Haut und Unterhautgewebe, bis Sie auf dem Knochen aufsetzen. Die schwarze Linie auf der Nadel sollte noch sichtbar sein. Durchbohren Sie Knochenhaut und Knochen, indem Sie den Bohrer betätigen und gleichmäßigen, sanften Druck ausüben. Erlauben Sie dem Bohrer, die Arbeit zu tun. Üben Sie keine Gewalt aus. Bei manchen Patienten kann dieser Vorgang bis zu 10 s dauern. Sollte sich das Bohrgeräusch anhören, als würde es langsamer werden, reduzieren Sie den Druck und lassen Sie die speziell gefertigte Nadelspitze die Arbeit verrichten. Sollte die Batterie versagen, können Sie die Punktion wie bei einem manuellen intraossären Zugang beenden.
11. Stoppen Sie den Bohrvorgang, wenn Sie einen plötzlichen Widerstandsverlust spüren oder die gewünschte Tiefe erreicht ist. Üben Sie jetzt auch keinen Druck mehr aus. Sie haben die Knochenmarkhöhle erreicht.
12. Entfernen Sie den EZ-IO-Bohrer von der Nadel, während Sie diese manuell stabilisieren.
13. Entfernen Sie den Trokar, indem Sie ihn im Uhrzeigersinn drehen. Platzieren Sie den Trokar in einem geeigneten Abwurfbehälter für spitze und scharfe Gegenstände.
14. Versichern Sie sich, dass der Zugang richtig liegt. Konnektieren Sie den vorbereiteten EZ-IO-Stabilizer und den EZ-IO-Connect-Schlauch. Spülen Sie den EZ-IO-Katheter und die Nadel kräftig mit der angemessenen Menge Flüssigkeit (10 ml bei Erwachsenen, 5 ml bei Kindern). Vergessen Sie nie: „No Flush = no Flow". Sie müssen die Knochenmarkhöhle von den beim Bohren entstandenen Knochensplittern frei spülen. Vergessen Sie dies, werden Sie keine oder nur sehr geringe Mengen infundieren können.
15. Ist der Patient ansprechbar oder klagt er über Schmerzen wenn Sie die Markhöhle spülen, applizieren Sie vorsichtig die angemessene Menge konservierungsfreies (für die intravenöse und die intraossäre Gabe zugelassenes) Lidocain oder ein vergleichbares geeignetes

9 Applikation intravenöser Flüssigkeiten

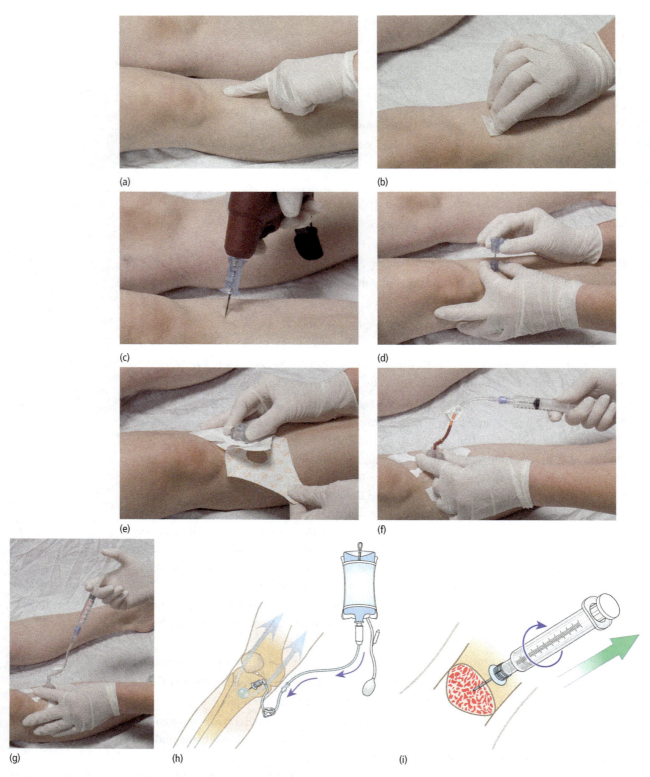

Abbildung 9.2: Intraossärer Zugang mit dem EZ-IO-System (mit freundlicher Genehmigung der Vidacare Corp.). (a) Suchen Sie die Punktionsstelle auf. (b) Desinfizieren Sie die Punktionsstelle nach aktuellen Vorgaben. (c) Punktieren Sie in einem 90°-Winkel von Nadel zu Knochenoberfläche. Berühren Sie die Nadel nicht mit Hand oder Fingern. (d) Entfernen Sie den Trokar, indem Sie ihn im Uhrzeigersinn drehen. Stabilisieren Sie dabei den Katheter manuell. (e) Befestigen Sie den EZ-IO-Stabilizer zur Sicherung des Katheters und den EZ-IO-Connect-Schlauch. (f) Versichern Sie sich, dass der Zugang richtig liegt, indem Sie Blut aspirieren. Können Sie kein Blut aspirieren, muss das aber nicht heißen, dass der Zugang nicht richtig liegt. (g) Spülen Sie den EZ-IO-Connect-Schlauch und den Katheter mit kristalloider Infusionslösung (10 ml für Erwachsene und 5 ml für Kinder): No Flush, no Flow! (h) Schließen Sie die Druckinfusion an. Es bietet sich an, einen Dreiwegehahn zwischenzuschalten. (i) Um den Katheter zu entfernen, setzen Sie eine sterile Luer-Lock-Spritze auf den Anschluss des Katheters. Drehen Sie im Uhrzeigersinn und ziehen Sie vorsichtig, während Sie das Bein stabilisieren.

9.2 Intraossäre Punktion

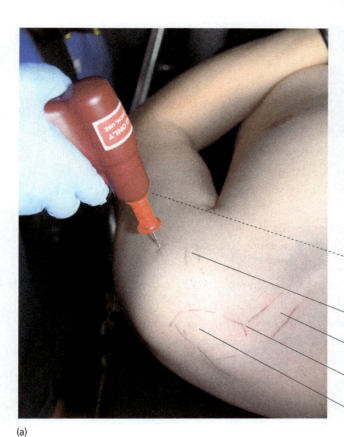

Zur sicheren Lokalisation des korrekten Ansatzpunktes für den intraossären Zugang sollte der Arm nach innen rotiert werden (Hand des Patienten liegt auf dem Bauch). Hierdurch werden die relevanten Strukturen besser an der (ventralen) Vorderseite des Oberarms tastbar.

Schritt für Schritt:

- Aufsuchen des Humerusknochens, vom Ansatz des Deltoidmuskels ausgehend nach kopfwärts, zwischen Trizeps- und Bizepsmuskel
- Unterhalb des Schulterecks (Acromion) lässt sich der Oberarmkopf mit den beiden Tubercula („Höckerchen") tasten. Im Gegensatz zum festen Acromion drehen sich die Tubercula bei Bewegung mit. Ansatzpunkt ist die gezeigte Stelle am Tuberculum majus.

Ansatzbereich des M. deltoideus (Deltoidmuskel)

lange Bizepssehne

Clavicula links

AC-Gelenk links

Acromion (Schultereck)

(a)

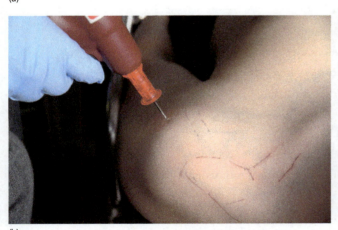

Alternativ kann der intraossäre Zugang am proximalen Humerus auch in gestreckter Position in Innenrotation des Oberarmes angelegt werden.
Auf die hierbei veränderte anatomische Lage des Tuberculum majus ist zu achten.

(b)

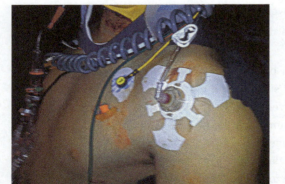

(c)

Abbildung 9.3: Alternativer intraossärer Zugangsweg: proximaler Humerus.

Lokalanästhetikum. Sie müssen die Markhöhle anästhesieren, um mit der Infusionstherapie fortfahren zu können.

   a. 20–40 mg Lidocain bei Erwachsenen.

   b. 0,5 mg/kg Körpergewicht bei Kindern.

   Warten Sie 15–30 s, bis der betäubende Effekt eintritt.

16 Befestigen Sie zwischen EZ-IO-Infusionsschlauch und dem Infusionssystem einen Dreiwegehahn, um eine Zuspritzmöglichkeit zu haben.

17 Beginnen Sie mit der Infusion bzw. Medikamentengabe. Nutzen Sie eine Druckinfusion bei 300 mmHg für die kontinuierliche Infusion und spülen Sie nach jeder Medikamentengabe nach.

18 Verbinden Sie die Punktionsstelle, sichern Sie die Nadel und befestigen Sie das beschriftete Armband (Datum und Zeit der Punktion) am Patientenarm.

19 Überwachen Sie die Punktionsstelle und den Patientenzustand während der Regelmäßigen Verlaufskontrolle und der Erweiterten Untersuchung.

20 Um den Katheter zu entfernen, setzen Sie eine sterile Luer-Lock-Spritze auf den Anschluss des Katheters. Drehen Sie im Uhrzeigersinn und ziehen Sie vorsichtig, während Sie das Bein stabilisieren. Entsorgen Sie den Katheter in einem geeigneten Abwurfbehälter. Lassen Sie einen intraossären Zugang nicht für länger als 24 Stunden im bzw. am Patienten.

21 Erwägen Sie eine prophylaktische Antibiotikatherapie nach Indikationsstellung.

Schritt für Schritt
Intraossäre Punktion bei Kindern

1 Stellen Sie die Indikation zur Durchführung dieser Maßnahme fest.

2 Bereiten Sie das gesamte benötigte Equipment vor der Punktion des Knochens vor:

   a. 16- bis 18-Gauge-Kanüle zur intraossären Punktion.

   b. 10-ml-Spritze.

   c. Desinfektionslösung.

   d. Infusionssystem und Infusion.

   e. P?aster und Verbandsmaterial zur Fixierung der Kanüle.

   f. Blutdruck- oder Druckinfusionsmanschette, um Infusions?üssigkeiten mit Druck infundieren zu können.

3 Suchen Sie den korrekten Punktionsort: proximale Tibia, eine Fingerbreite unter der Tuberositas tibiae, entweder mittig oder etwas seitlich abweichend von der Mittellinie (▶ Abbildung 9.4).

4 Desinfizieren Sie die Haut mit einem Hautdesinfektionsmittel (sehr wichtig).

5 Wählen Sie eine passende Nadel. Die Nadel muss einen Trokar haben, damit sie während des Bohrvorgangs nicht mit Knochenfragmenten verstopft wird. Obwohl 13-, 18- und 20-Gauge-Nadeln für die Lumbalpunktion auch funktionieren, sind diese schwierig und unzuverlässig zu greifen. Lange Spinalnadeln tendieren außerdem dazu, sich zu verbiegen oder abzuknicken. Nutzen Sie daher kurze Nadeln, wenn Sie Spinalnadeln verwenden.

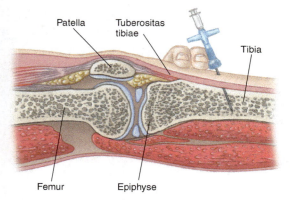

Abbildung 9.4: Punktionsort für einen intraossären Applikationsweg an der proximalen Tibia.

Die bevorzugte Nadel ist eine 14- bis 18-I.O.-Nadel, wobei ebenfalls Knochenmarksnadeln verwendet werden können.

9.2 Intraossäre Punktion

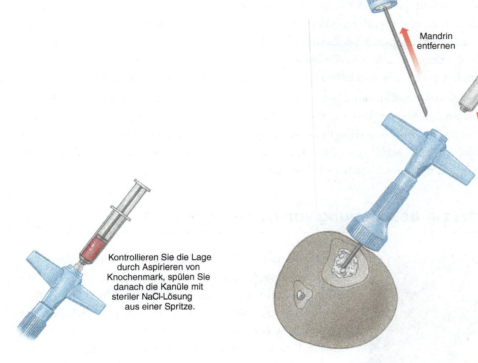

Abbildung 9.5: Aspirieren Sie etwa 1 ml Knochenmark, um die richtige Lage der Kanüle festzustellen.

Abbildung 9.6: Entfernen Sie den Mandrin, verbinden Sie die Kanüle dann mit einer Spritze.

6. Bringen Sie die Kanüle mit einer aseptischen Technik in die Markhöhle des Knochens ein. Setzen Sie die Kanüle senkrecht zur Haut an, von der Epiphyse wegweisend (▶ Abbildung 9.5). Bohren Sie sie dann in den Knochen. Beachten Sie dabei die Bedienungsanleitung der benutzten Kanüle. Penetrieren Sie den Knochen unter drehenden Bewegungen, bis Sie ein plötzliches Nachlassen des Widerstands verspüren. Dieser Verlust des Widerstands wird durch das Einbrechen in die Markhöhle verursacht. Sie können die korrekte Lage der Kanüle durch Aspiration von Blut und Knochenmark feststellen (▶ Abbildung 9.6 und ▶ Abbildung 9.7).

7. Spülen Sie die I.O.-Nadel mit 5 ml kristalloider Lösung. Denken Sie daran: No Flush, no Flow!

8. Ist der Patient ansprechbar oder klagt über Schmerzen wenn Sie die Markhöhle spülen, applizieren Sie vorsichtig die 0,5 mg/kg Körpergewicht konservierungsfreies (für die intravenöse und intraossäre Gabe zugelassenes) Lidocain 2 % (20 mg/ml) oder ein vergleichbares geeignetes Lokalanästhetikum. Sie müssen die Markhöhle anästhesieren, um mit der Infusionstherapie fortfahren zu können. Ein 10 kg schweres Kind würde beispielhaft 0,25 ml (5 mg einer 2,%igen Lidocainlösung) verabreicht bekommen. Warten Sie 15–30 s, bis der betäubende Effekt eintritt. Achten Sie bei jeder Injektion darauf, ob Komplikationen wie Schmerz oder Extravasation auftreten.

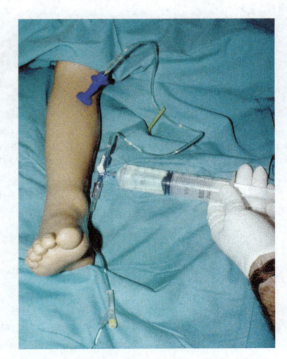

Abbildung 9.7: Fertige intraossäre Punktion der Tibia bei einem Kind zur Infusion von Flüssigkeit.

9. Verbinden Sie die Kanüle mit einem entlüfteten Infusionssystem und einem Infusionsbeutel. Es ist sinnvoll, zwischen Kanüle und Infusionssystem einen Dreiwegehahn zwischenzuschalten, um eine Zuspritzmöglichkeit zu haben. Jetzt können Sie Medikamente applizieren und Infusionslösung verabreichen (Abbildung 9.7). Es ist wahrscheinlich, dass Sie eine Blutdruckmanschette um die Infusion wickeln oder eine Druckinfusionsmanschette verwenden müssen, um eine adäquate Infusionsgeschwindigkeit zu erreichen.

10. Fixieren Sie die Kanüle und die Infusionsleitung mit Pflaster oder Binden. Sie erinnern sich, wie ein den Körper penetrierender Gegenstand fixiert wird? Die gleiche Technik können Sie auch zur Fixierung einer intraossär liegenden Nadel nutzen. Etabliert hat sich auch die Praxis, die Kanüle mit einer Pean-Klemme zu fixieren und diese dann mit einer elastischen Binde am Unterschenkel zu befestigen.

Hilfsmittel zur Bestimmung von Dosierungen 9.3

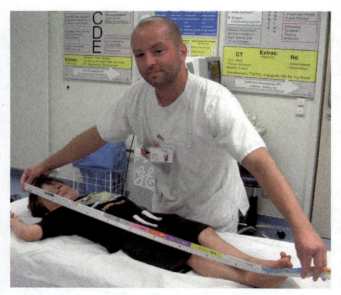

Abbildung 9.8: Mit dem farbcodierten Pediatape-Maßband können Kinder schnell längenbasiert kategorisiert werden. Auf ergänzenden Tabellen sind die entsprechenden Normwerte und Medikamentendosierungen schnell zu finden.

Die Dosierung von Infusionen und Medikamenten bei Kindern hängt stark vom Körpergewicht ab. In einer Notfallsituation können das Gewicht und die Größe eines Kindes oft nur geschätzt werden. Das Gewicht eines Kindes ist jedoch wiederum direkt abhängig von der Körpergröße. Die Industrie hat deswegen verschiedene Hilfsmittel zur Bestimmung der Länge und damit des durchschnittlichen Gewichts von Kindern entwickelt (*Broselow Tape* oder SPARC-System). Diese Hilfsmittel schlagen dem Anwender dann vorkalkulierte Dosierungen der wichtigsten Infusionslösungen und Notfallmedikamente in Abhängigkeit vom ermittelten Gewicht vor (▶ Abbildung 9.8). Sie empfehlen ebenfalls die Größe von Spateln oder Masken für jede Gewichtsklasse.

Schritt für Schritt
Bestimmung des Gewichts bei Kindern mit Hilfe eines Maßbandes

1. Bringen Sie Ihren Patienten in Rückenlage.

2. Nutzen Sie das Maßband und messen Sie die Körperlänge vom Schädeldach bis zu den Fersen. Achten Sie darauf, dass Sie den roten Pfeil in Höhe des Schädeldachs anlegen und das Maßband stramm bis zu den Fersen ziehen.

3. Die für Ihren Patienten ermittelte Größe und damit auch das Gewicht und die empfohlenen Dosierungen können Sie in dem Maßbandabschnitt ablesen, der sich in Höhe der Fersen Ihres Patienten befindet. Wenn Sie das SPARC nutzen, müssen Sie die in dem Bereich befindliche Farbe in der dazugehörigen Broschüre nachschlagen.

4. Fällt die Messung direkt zwischen zwei Maßbandbereiche, wählen Sie die näher zum roten Pfeil gelegene Box aus.

Merke: Intraossäre Punktion

1 Wenn aus dem durch die Punktion entstandenen Loch im Knochen Flüssigkeit in das umliegende Gewebe sickert, entfernen Sie die Kanüle. Nutzen Sie das andere Bein für eine erneute Punktion. Wenn zunehmend Flüssigkeit aus dem Loch sickert, können Sie einen Druckverband über dem Punktionsort anbringen.

2 Legen Sie niemals einen intraossären Zugang in eine frakturierte Extremität. Dies gilt auch, wenn die Fraktur weit vom Punktionsort entfernt liegt.

Schädel-Hirn-Trauma

10.1	**Anatomie des Kopfes**	187
10.2	**Pathophysiologie des Schädel-Hirn-Traumas**	188
10.3	**Kopfverletzungen**	191
10.4	**Untersuchung des Schädel-Hirn-Traumatisierten**	194
10.5	**Versorgung des Schädel-Hirn-Traumatisierten**	200
	Zusammenfassung	205
	Literaturhinweise	206

Lernziele für ITLS-Basic- und Advanced-Anwender

Nach dem Lesen dieses Kapitels sollten Sie in der Lage sein:

1. Die Anatomie von Kopf und Gehirn zu beschreiben.
2. Die Pathophysiologie der traumatischen Hirnverletzung zu beschreiben.
3. Den Unterschied zwischen primärer und sekundärer Hirnverletzung erklären zu können.
4. Den Entwicklungsmechanismus einer sekundären Hirnschädigung zu beschreiben.
5. Die Einschätzung eines Patienten mit einer Schädel-Hirn-Verletzung zu beschreiben.
6. Die präklinische Versorgung eines Patienten mit einer Verletzung des Kopfes zu erläutern.
7. Zerebrale Einklemmungszeichen zu erkennen und eine entsprechende Vorgehensweise zu erklären.
8. Probleme bei der Versorgung von Schädel-Hirn-Verletzten wahrzunehmen.

> **FALLBEISPIEL**
>
> RTW und NEF werden zu einer bewusstlosen Person nach häuslichem Sturz alarmiert. Das NEF erreicht zuerst den Einsatzort und wird von einer etwa 60-jährigen Frau an der Tür eines Mehrfamilienhauses erwartet. Ihr Gatte Hubert sei in der Dusche gefallen und wohl mit dem Kopf auf den Mosaikfliesenboden geprallt. Er war dann einige Minuten besinnungslos, woraufhin sie die Nummer 112 angerufen hatte. Jetzt gehe es ihm aber schon wieder besser, daher wollte sie gerade nochmal anrufen. Er kann sich jedoch an nichts erinnern, außer, dass er durch das Schütteln und die Ohrfeigen seiner Gattin Trudi in der Dusche liegend erwacht ist. Er klagt über Kopfweh und Nackenschmerzen und ihm ist schwindlig. Weitere Schmerzen nach dem Sturz werden verneint.
>
> Welches Verletzungsmuster erwarten Sie bei diesem Unfallmechanismus? Behalten Sie diese Frage im Hinterkopf während Sie das folgende Kapitel lesen. Das Fallbeispiel wird am Ende des Kapitels fortgeführt.

Verletzungen des Kopfes oder genauer gesagt traumatische Hirnverletzungen sind mit die Hauptursache für den Tod oder die bleibende Behinderung von Traumapatienten. Etwa 40 % der Polytraumatisierten weisen eine Verletzung des zentralen Nervensystems (ZNS) auf. Speziell diese Patienten haben eine zweimal höhere Todesrate als Polytraumatisierte ohne Verletzung des zentralen Nervensystems. Kopfverletzungen führen bei geschätzten 25 % aller Traumapatienten zum Tod, bei Verkehrsunfallopfern sind sie sogar bei bis zu jedem Zweiten die Todesursache. Weltweit sind die Kosten durch traumatische Hirnverletzungen, gerechnet in verlorenen Leben, zerstörten Familien und für die Behandlung aufgebrachten Summen, schwindelerregend hoch. Tragisch, da viele dieser Verletzungen hätten vermieden werden können. Auch Sie können helfen, das Risiko zu senken, indem Sie den Gebrauch von Helmen und Sicherheitsgurten in Fahrzeugen propagieren.

Sie werden gerufen werden, um Kopfverletzungen zu versorgen, die von der Platzwunde bis zu akut lebensbedrohlichen Situationen reichen. Durch das sichere Erkennen derjenigen Verletzungen, die sofortiges Handeln erfordern, haben Sie es in der Hand, die Chancen für ein Überleben oder eine gute Genesung des Patienten deutlich zu erhöhen.

Um Schädel-Hirn-Verletzte adäquat zu versorgen, bedarf es fundierten Wissens von Anatomie und Physiologie der Kopf- und Hirnregion. Die präklinische Abklärung einer Verletzung der HWS ist beispielsweise bei Patienten mit eingeschränktem Bewusstsein unmöglich. Da Kopfverletzungen aber oft zu Bewusstseinstrübungen führen, *müssen Sie stets davon ausgehen, dass eine schwerwiegende Kopfverletzung von einem Trauma der HWS oder des Rückenmarks begleitet wird.*

Die Lehraussagen und Therapievorgaben dieses Kapitels beruhen auf Empfehlungen der Brain Trauma Foundation. Das Ziel dieser interdisziplinären Organisation ist, die Behandlung Schädel-Hirn-Verletzter zu verbessern. Erreicht wird dies durch die Umsetzung evidenzbasierter, also bewiesener wissensgestützter Behandlungsregimes.

HWS-Verletzung:
Bis zum radiologischen Beweis des Gegenteils ist bei einem Schädel-Hirn-Trauma immer von einer HWS-Verletzung auszugehen.

Anatomie des Kopfes 10.1

Der Kopf, mit Ausnahme des Gesichts und dessen Strukturen, besteht aus (▶ Abbildung 10.1):

1. Kopfhaut (Skalp).
2. Schädel (Cranium).
3. Hirnhäuten (Dura mater, Arachnoidea, Pia mater).
4. Hirngewebe (Cerebrum).
5. Hirnwasser (Liquor cerebrospinalis).
6. Blutgefäßen.

Die Kopfhaut ist eine schützende Umhüllung des Schädels. Sie ist als „Klimaanlage des Gehirns" stark mit Blutgefäßen durchzogen und blutet erheblich bei kleinsten Verletzungen. Der Schädel als harte, geschlossene knöcherne Schale schützt das empfindliche Gehirn. Andererseits prädestiniert gerade diese Konstruktion zu bestimmten Schädigungsmustern beim Schädeltrauma. Genau wie ein verstauchter Knöchel schwillt nämlich auch das Gehirn bei Verletzungen an. Die einzig größere Öffnung des Schädels, durch die der Druck entweichen kann, bildet das Hinterhauptsloch (Foramen magnum) am Boden der hinteren Schädelgrube (▶ Abbildung 10.2). Dort geht der Hirnstamm in das Rückenmark über und setzt sich in der Wirbelsäule fort. Das Gehirn schwimmt sozusagen im Liquor, ist aber an der Basis befestigt. Deshalb ist es oben freier beweglich als am Stiel der Hirnbasis. Bei einem Aufprall bewegt sich das Gehirn innerhalb des Schädels ebenfalls und kann z. B. an knöcherne Vorsprünge prallen. Dabei handelt es sich um die in Kapitel 1 beim Verletzungsmechanismus beschriebene dritte Kollision. Der seitlich gelegene Temporalknochen ist dünner und verletzlicher als die stabile Schädelbasis. Die umhüllenden Häute des Gehirns bestehen aus der derben äußeren Dura mater („harte Mutter"), die das gesamte Gehirn umschließt. Die dünne Arachnoidea liegt darunter wie ein Spinnennetz ausgezogen im Liquor und führt Arterien und Venen. An der Oberfläche des Gehirns klebt die Pia mater („weiche Mutter") und bildet die innere Hülle des Liquorraums, der zwischen Arachnoidea und Pia mater liegt. Er setzt sich ebenso wie die Hirnhäute um das Rückenmark herum fort.

Das intrakranielle Volumen setzt sich zusammen aus Hirnsubstanz, Liquor und dem Blut in den Blutgefäßen. Diese drei Komponenten füllen den Hirnschädel komplett aus. Nimmt eine Komponente an Volumen zu, kann dies nur auf Kosten der anderen zwei Komponenten geschehen, oder der Druck innerhalb des Schädels steigt exponentiell an. Dieser als Monro-Kellie-Doktrin bereits im 19. Jahrhundert beschriebene Grundsatz ist von größter Wichtigkeit in der folgenden Pathophysiologie des Schädel-Hirn-Traumas. In Folge einer Verletzung wird das Ge-

10 Schädel-Hirn-Trauma

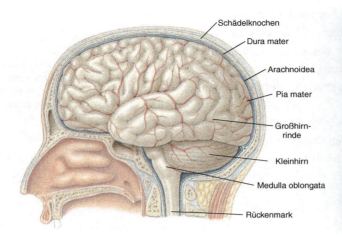

Abbildung 10.1: Anatomie des Kopfes.

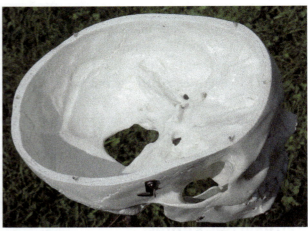

Abbildung 10.2: Ansicht der inneren Schädelbasis mit ihren Durchtrittsstellen für Nerven und Gefäße.

hirn, genau wie anderes verletztes Gewebe, auch anschwellen. Der Platz im Schädel ist aber limitiert und so wird die Volumenzunahme durch die Schwellung zu erhöhtem ICP (Intracranial Pressure, intrakranieller Druck) führen.

Der Liquor ist eine Art Nährlösung, in der Gehirn und Rückenmark (daher auch: Zerebrospinalflüssigkeit) schwimmen. In den Hirnventrikeln wird ständig neuer Liquor gebildet (0,33 ml/min), der dann in den Zotten der Arachnoidea wieder resorbiert wird. Alles, was den Abfluss behindert, wird durch Aufstau des Liquors zum so genannten Wasserkopf (Hydrocephalus) und somit ebenfalls zu erhöhtem ICP führen.

Pathophysiologie des Schädel-Hirn-Traumas 10.2

Primäre Hirnschädigung: Dies ist die direkte Schädigung des Hirnparechyms durch die einwirkende Gewalt.

Kopfverletzungen werden als offen oder geschlossen bezeichnet, je nachdem, ob das für die Verletzung verantwortliche Objekt den Schädelknochen und Hirnhäute durchdrungen und das Gehirn somit von seiner schützenden Umhüllung entblößt hat. Des Weiteren lassen sich Hirnverletzungen in primäre und sekundäre Schädigungen unterteilen. Die primäre Hirnschädigung ist das unmittelbare Resultat eines Traumas und auf die direkte Folge der einwirkenden Kräfte in genau diesem Moment beschränkt. Verhindern lassen sich primäre Hirnverletzungen einzig durch Prävention, durch Nutzung und ständige Verbesserung der Anschnallsysteme in Fahrzeugen, den Gebrauch von Helmen beim Radfahren und beim Sport usw.

Coup und Contrecoup: Ein Coup ist die Schädigung der Hirnstrukturen am Ort des Anpralls, ein Contrecoup die Schädigung der Hirnstrukturen auf der gegenüberliegenden Seite des Anpralls (vierte Kollision).

Penetrierende Kopfwunden verursachen immer eine direkte primäre Hirnschädigung. Viele primäre Hirnverletzungen sind auch die Folge einer Krafteinwirkung auf den äußeren Schädel oder werden durch Bewegung des Gehirns innerhalb des Schädels hervorgerufen. Bei Dezelerationsverletzungen prallt der Kopf meist gegen einen Gegenstand, wie z.B. die Windschutzscheibe, wodurch der Schädel eine plötzliche Abbremsung erfährt. Das im Liquor schwimmende Gehirn wird sich weiter vorwärts bewegen, bis es an den abgebremsten Schädel anprallt, dann zurückschwappt und an der entgegengesetzten Schädelseite wiederum anstößt (eine „vierte Kollision"). So kommt es zu Hirnverletzungen am Ort des direkten Aufpralls (Coup) und an der gegenüberliegenden Seite (Contrecoup). Die innere Oberfläche des Schädels ist durch Nervenaustrittsstellen, Knochenvorsprünge und Gefäßkanäle recht rau (siehe Abbildung 10.2). Bewegung des Gehirns über diese Oberfläche kann primäre Verletzungen von Hirngewebe und hirnversorgenden Blutgefäßen verursachen.

Eine suffiziente präklinische Versorgung hilft, der sekundären Hirnschädigung vorzubeugen. Diese sekundäre Hirnschädigung entsteht durch Hypoxie oder verminderte Durchblutung des Hirngewebes. Ebenso ist die sekundäre Hirnschädigung die Antwort des Gehirns auf die primäre Schädigung mit Schwellung, die verminderte Durchblutung verursacht. Die sekundäre Schädigung kann auch Folge von anderen Verletzungen sein, die zu Hypoxie und Hypotension geführt haben. Die prompte Reaktion des verletzten Gehirns ist es, anzuschwellen. Prellungen oder Verletzungen führen zu Vasodilatation mit erhöhtem Blutzustrom in das betroffene Gebiet. Diese Ansammlung von Blut nimmt natürlich Platz weg und drückt auf das umgebende Hirngewebe. Es ist aber kein freier Platz im Schädel vorhanden, daher führt die Schwellung zu einem Anstieg des Drucks innerhalb des Schädels. Dadurch wird die Blutversorgung des gesamten Gehirns schlechter und es kommt zu weiterer sekundärer Schädigung. Das Hirnödem entwickelt sich nicht plötzlich, sondern über Stunden. Frühe Maßnahmen, die die Hirndurchblutung aufrechterhalten, können somit lebensrettend sein.

Das Gehirn regelt normalerweise seinen Blutfluss je nach Nährstoffbedarf selbst. Diese *Autoregulation* der zerebralen Durchblutung wird gesteuert über den Gehalt an Kohlenstoffdioxid im Blut. Der normale CO_2-Partialdruck im Blut beträgt 35–45 mmHg. Ein Anstieg der CO_2-Konzentration (z. B. bei Hypoventilation) führt zur Vasodilatation der Hirngefäße und somit zu mehr Platzbedarf = erhöhtem Hirndruck. Andersherum führt eine niedrige CO_2-Konzentration (Hyperventilation) zur Vasokonstriktion und vermindertem Blutzustrom. Lange Zeit hat man versucht, durch Hyperventilation von Hirnverletzten über die Vasokonstriktion den Hirndruck zu senken und so die Blutzufuhr zu verbessern. Aktuelle Untersuchungen haben nunmehr gezeigt, dass die Hyperventilation nur geringen Effekt auf die Hirnschwellung hat, aber die zerebrale Blutversorgung stark herabsetzt, was zu vermehrter zerebraler Hypoxie führt. Das verletzte Gehirn toleriert aber keinerlei Hypoxie. So können *sowohl Hypoventilation wie auch Hyperventilation zerebrale Ischämie und erhöhte Sterblichkeit des Schädel-Hirn-Verletzten verursachen*. Aufrechterhaltung einer *Normoventilation mit Normokapnie (normalem CO_2-Wert) bei einer Atemfrequenz von 8–10/min mit hoch dosierter Sauerstoffzufuhr* ist angeraten. Die früher praktizierte generelle aggressive Hyperventilation bei Schädel-Hirn-Verletzten wird nicht länger empfohlen!

Intrakranieller Druck

Innerhalb des Schädels und der umhüllenden Häute des Gehirns finden sich Hirngewebe, Liquor und Blutgefäße. Ein Volumenanstieg einer dieser drei Kompartimente muss auf Kosten eines der anderen zwei Kompartimente gehen, da der Schädel des Erwachsenen (eine feste Schale) sich nicht ausdehnen kann. Zugegebenermaßen gibt es etwas Spielraum im Volumen des Liquors, aber dies vermag keinesfalls eine rasche Hirnschwellung zu kompensieren. Die Blutversorgung kann nicht eingeschränkt werden, denn das Gehirn bedarf konstanter Sauerstoff- und Glucosezufuhr, um zu überleben. Es kann also keines der drei Kompartimente eingeschränkt werden, daher hat eine Hirnschwellung auch oft rasch verheerende Auswirkungen.

Der innerhalb des Schädels (Cranium) auf das Gehirn und den übrigen Inhalt einwirkende Druck wird *ICP* genannt. Dieser Druckwert ist normalerweise niedrig und wird bei Anstieg über 15 mmHg schon als kritisch bezeichnet. Zerebrale Einklemmung droht bei Drücken über 25 mmHg. Der *CPP (zerebraler Perfusionsdruck)* ist der Druck, mit dem das Blut durch das Gehirn fließt, es durchblutet (perfundiert). Er ist natürlich umso größer, je niedriger der Hirndruck und je höher der *MAP (mittlerer arterieller Druck)* ist. So gilt also:

MAP = diastolischer Blutdruck + 1/3 (systolischer − diastolischer Blutdruck)
CPP = MAP − ICP

Sekundäre Hirnschädigung:
Das ist die nachfolgende Hirnschädigung durch Hypoxie oder unzureichende Perfusion im Anschluss an die primäre Hirnschädigung.

Hypoxie und Hypotension:
- Patienten mit schwerem Schädel-Hirn-Trauma können weder Hypoxie noch hypotensive Phasen tolerieren. Sorgen Sie für eine optimale Sauerstoffversorgung durch hoch dosierte O_2-Applikation und Sättigungskontrolle mittels Pulsoxymetrie.
- Kinder haben im Vergleich zu Erwachsenen eine bessere Prognose bei Schädel-Hirn-Trauma. Tritt im Behandlungsverlauf allerdings Hypoxie oder Hypotension auf, verschlechtern sich die Heilungschancen erheblich und werden im Vergleich zu erwachsenen Patienten noch schlechter.

Intrakranieller Druck (ICP):
Der intrakranielle Druck ist der auf das Gehirn und seine Bestandteile innerhalb des Schädels einwirkende physikalische Druck.

Zerebraler Perfusionsdruck (CPP):
Dabei handelt es sich um den Druck, mit dem das Blut das Gehirn perfundiert.

Mittlerer arterieller Druck (MAP):
Der mittlere arterielle Druck berechnet sich als Summe aus der Diastole und einem Drittel der Druckamplitude von Systole abzüglich Diastole.

Cushing-Reflex:
Der Cushing-Reflex oder die Cushing-Antwort ist die Reaktion des Körpers auf erhöhten Hirndruck: steigender Blutdruck bei sinkender Herzfrequenz.

Wenn das Gehirn anschwillt oder eine raumfordernde Blutung innerhalb des Schädels einsetzt, steigt der ICP und der CPP sinkt ab, was zu zerebraler Ischämie (Hypoxie) führt. Bei massiver Hirnschwellung, wenn sich der ICP dem MAP annähert, sistiert die Hirndurchblutung bei einem CPP von 0 komplett. Der Körper verfügt über einen Reflex (*Cushing-Reflex* oder *Cushing-Antwort*), der den CPP aufrechterhält. Bei steigendem ICP wird der MAP ebenfalls gesteigert, um die Hirndurchblutung zu gewährleisten. Der Körper misst wiederum diesen Blutdruckanstieg und das triggert einen Abfall der Herzfrequenz. Es kommt zur typischen Hypertension mit Bradykardie, dem so genannten Druckpuls oder auch Wasserhammerpuls. Bei weiterer Schwellung und Hypoxie gelingt es schließlich nicht mehr, das Gehirn mit Blut zu versorgen. Der ICP übersteigt dann selbst den maximal gesteigerten MAP und die Vitalfunktionen entgleiten, der Patient stirbt. Da der CPP sowohl vom ICP sowie vom MAP abhängt, hat Hypotension, z. B. durch Begleitverletzungen, verheerende Auswirkungen bei erhöhtem ICP. Das geschädigte Gehirn verliert die Fähigkeit zur Autoregulation seiner Blutversorgung. Somit ist die Hirndurchblutung direkt vom CPP abhängig. Sie sollten mindestens einen CPP von 60 mmHg anstreben, was beispielsweise einem systolischen Blutdruck von 110–120 mmHg bei massivem Hirntrauma entspricht. *Diesen aufrechtzuerhalten wird aber nur selten ein Problem sein, denn nur rund 5 % der Patienten mit einem Schädel-Hirn-Trauma und einem Score auf der GCS < 9 wiesen in Studien eine Hypotonie auf.* Aggressive Therapie mit Volumengabe und Vasopressoren (Adrenalin, Noradrenalin), um den CPP über 70 mmHg zu bringen, sollten wegen des Risikos eines ARDS (Acute Respiratory Distress Syndrome, schweres Lungenversagen) vermieden werden.

Zerebrale Einklemmung

Zerebrales Einklemmungssyndrom:
Durch zunehmende Schwellung des Hirngewebes werden Hirnanteile in das Foramen magnum gepresst. Die Kompression des Hirnstamms führt zu Koma, Pupillenerweiterung, kontralateraler Lähmung und Cushing-Reflex (Hypertension und Bradykardie).

Wenn das Hirn, insbesondere nach einem Schlag gegen den Kopf, anschwillt, folgt ein rascher Anstieg des ICP. Dadurch werden Anteile des Gehirns abwärts in das Foramen magnum gedrückt und behindern damit außerdem den Abfluss des Liquors, wodurch sich der Druck auf den Hirnstamm noch weiter erhöht. Im Gegensatz zum Schnellkochtopf, der genau wie unser Schädel einen rigiden, nicht expansiblen Körper darstellt, fehlt uns ein entscheidendes Konstruktionsmerkmal: das Überdruckventil, das uns vor der Einklemmung des Hirnstamms schützen könnte. Daher gibt es Neurochirurgen, die durch Anlage einer Ventrikeldrainage Liquor evakuieren und somit „Dampf ablassen" können. Durch eine Kraniotomie (teilweise Entfernung der Schädeldecke) kann der Neurochirurg den Deckel unseres Schnellkochtopfs öffnen, Druck entlasten, und der Schwellung Raum verschaffen, damit diese nicht zur Einklemmung führt. Die klassischen Untersuchungsbefunde in dieser lebensbedrohlichen Einklemmungssituation sind zunehmende Bewusstseinstrübung, die rasch zum Koma führt, und Pupillenerweiterung mit Blickabweichung auf der verletzten Seite nach außen und fußwärts. Zudem treten Lähmungen von Arm und Bein auf der gegenüberliegenden Körperseite der Schädigung bis zur Enthirnungsstarre mit gestreckten Armen und Beinen auf. Die Vitalparameter bei der Einklemmung entsprechen mit Bradykardie und exzessiv erhöhtem Blutdruck dem Cushing-Reflex. Der Patient wird alsbald alle Spontanbewegungen einstellen, aufhören zu atmen und sterben. Das Syndrom der Einklemmung ist oft die Folge einer epiduralen oder subduralen Hirnblutung. Entwickeln sich diese klinischen Zeichen bei einem am Kopf Verletzten, droht die unmittelbare zerebrale Einklemmung und erfordert sofortige aggressive Therapie. Wie zuvor beschrieben, vermindert die Hyperventilation die Weite der zerebralen Blutgefäße und vermag dadurch etwas den Hirndruck zu senken. In diesem akuten Moment überwiegt der Nutzen dieser Hirndrucksenkung den Nachteil der Ischämie durch die verminderte Hirndurchblutung. Die akute zerebrale Einklemmung ist die einzige Situation, in der Hyperventilation indiziert ist. Sie zahlen aber für den kurzfristigen Zeitgewinn, um mit Ihrem Patienten den Neurochirurgen zu erreichen, den hohen

Preis einer schlechteren Hirndurchblutung. Folglich müssen solche Patienten konsequent und ohne Zeitverlust dorthin befördert werden.

Sie müssen dazu bei Erwachsenen alle 3 s beatmen (Atemfrequenz = 20/min) und bei Kindern alle 2 s sowie bei Kleinkindern alle 1,7 s (Atemfrequenz = 35/min). Für die Praxis: *Die klinischen Zeichen einer zerebralen Einklemmung,* sofern Hypoxämie und Hypotension korrigiert wurden, *sind eine oder mehrere der folgenden:*

1. Schädel-Hirn-Trauma mit GCS-Score < 9 mit Enthirnungsstarre (Strecken/Auswärtsdrehen der Extremitäten).

2. Schädel-Hirn-Trauma mit GCS-Score < 9 mit asymmetrisch oder beidseitig erweiterter Pupille ohne Lichtreaktion.

3. Schädel-Hirn-Trauma mit GCS-Score < 9, wenn die GCS-Einschätzung um mehr als weitere zwei Punkte abfällt.

Von asymmetrischen Pupillen oder Pupillendifferenz sprechen wir bei mehr als 1 mm Unterschied in der Pupillenweite (siehe Abbildung 10.9). Eine lichtstarre Pupille zeigt keine Reaktion (oder < 1 mm) auf helles Licht. Beidseits erweiterte lichtstarre Pupillen sind oft Zeichen einer Hirnstammverletzung und mit einer hohen Sterblichkeit von 91 % vergesellschaftet. Eine einseitig weite lichtstarre Pupille dagegen ist mit einer besseren Prognose und einer Erholungsrate bis 54 % verbunden. Eine schlaffe Lähmung ist meist durch eine Rückenmarksverletzung bedingt. Bedenken Sie unbedingt, bevor Sie hyperventilieren, dass Hypoxie, Augenverletzung, Drogen, Medikamente, Blitzschlag und Hypothermie ebenso den Pupillenstatus beeinflussen. *Wenn ein Patient aber die oben genannten Zeichen der akuten zerebralen Einklemmung zeigt, hyperventilieren Sie und brechen Sie dann wieder ab, wenn die Zeichen rückläufig sind.*

Kopfverletzungen 10.3

Kopfhautverletzung

Die Kopfhaut als Wärmetauscher des Gehirns ist reich an Blutgefäßen und blutet stark bei Verletzungen. Da viele kleine Blutgefäße in kaum elastisches Stützgewebe eingebettet sind, kann der übliche Schutzmechanismus der Vasokonstriktion, durch den größerer Blutverlust sonst verhindert wird, nicht greifen. So kommt es zu lang anhaltendem erheblichem Blutverlust, insbesondere bei Kindern, die nahezu genauso stark bluten, aber weniger Blutvolumen haben. Obwohl bei Erwachsenen als Ursache eines Schocks ungewöhnlich, so können Kinder durch blutende Kopfhautverletzungen sehr wohl einen Schock entwickeln. Es gilt: *Haben Sie einen Erwachsenen im Schock mit blutender Kopfverletzung, dann suchen Sie nach einer anderen Ursache des Schocks* (z. B. innere Blutung). Trotzdem sollte der Blutverlust von Kopfwunden nicht unterschätzt werden. Die Blutung kann präklinisch am besten durch direkten Druck gestillt werden, sofern Ihre Untersuchung keine darunterliegende instabile Fraktur ergeben hat.

Unerklärlicher Schock: Bei einem unerklärlichen Schockgeschehen eines Patienten mit schwerem Schädel-Hirn-Trauma ist bis zum Beweis des Gegenteils von einem hypovolämischen Schock auszugehen. Behandeln Sie die Hypotension aggressiv.

Schädelverletzung

Schädelverletzungen können gerade, nicht verschobene, eingedrückte oder kombinierte Frakturen sein (▶ Abbildung 10.3).

Gehen Sie bei Erwachsen von einer darunterliegenden Schädelfraktur aus, wenn Sie mit einer großen Prellung oder dunklen Schwellung der Kopfhaut konfrontiert werden. Präklinisch kann bei Frakturen des Schädels wenig getan werden, außer Druck auf eine Impressionsfraktur zu vermeiden. Der springende Punkt ist aber, dass die Kräfte, die Schädelfrak-

Schädel-Hirn-Trauma

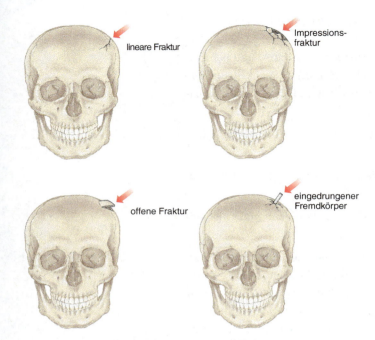

Abbildung 10.3: Die verschiedenen Arten von Schädelfrakturen.

turen erzeugen, ebenso Hirnverletzungen verursachen können. Behandeln Sie Schädel-Hirn-Traumen mit hinreichendem Sauerstoffangebot und halten Sie die Hirnperfusion stabil. Offene Schädelfrakturen sollen steril abgedeckt werden, wobei gerade, wenn eine Blutung gestillt werden muss, direkter Druck auf die Fraktur vermieden werden sollte. Penetrierende Fremdkörper belassen, in der vorgefundenen Position sichern (*nicht entfernen!*) und den Patienten rasch befördern. Falls Ihr Patient eine Schusswunde am Kopf aufweist und Sie keine Ein- und Austrittswunde in exakt gerader Linie vorfinden, so nehmen Sie an, dass die Kugel abgelenkt wurde und sich im Hals im Bereich des Rückenmarks befinden könnte.

Denken Sie an Kindesmisshandlung, wenn die Entstehung von Kopfverletzungen bei Kindern unklar ist und der geschilderte Hergang unrealistisch erscheint oder wechselt. Werden Sie hellhörig, wenn der verantwortliche Erwachsene von Handlungen berichtet, die ein Kind in dem Alter noch gar nicht ausführen kann. Nehmen Sie die Umgebung, aus der Sie das Kind retten, bewusst wahr. Im Zweifel sprechen Sie zumindest den aufnehmenden Kinderarzt an, wenn die Umstände auf Missbrauch eines Kindes hindeuten könnten.

Hirnverletzung

Gehirnerschütterung Eine Erschütterung verursacht keine mit üblicher Diagnostik nachweisbare strukturelle Verletzung des Hirngewebes. Es handelt sich um eine kurzzeitige Störung oder Unterbrechung der Hirnfunktion, die sich oft als Bewusstseinsverlust äußert. Klassischerweise findet sich in der Vorgeschichte eine Verletzung des Kopfes mit unterschiedlicher nachfolgender Bewusstseinstrübung oder Bewusstlosigkeit und anschließender Wiederkehr der normalen Hirnfunktion, oft in Kombination mit einer Amnesie, die für gewöhnlich über den Zeitpunkt der Verletzung hinausgeht (retrograde kurzzeitige Amnesie). Häufig werden sich die Patienten also nicht an den Unfallhergang erinnern. Das Kurzzeitgedächtnis ist betroffen und daher stellen die Betroffenen immer und immer wieder dieselben Fragen, so als hätten sie Ihnen nicht richtig zugehört. Zudem klagen sie oft über Schwindel, Kopfschmerz, Ohrensausen und Übelkeit.

Hirnkontusion Ein Patient mit einer Kontusion des Gehirns (geprelltes Hirngewebe) weist meist eine längere Phase der Bewusstlosigkeit oder lang anhaltende Bewusstseinstrübung auf, die sich als tiefgreifende Verwirrung, persistierende Amnesie oder anomales Verhalten zeigen kann. Eine Hirnschwellung kann schnell und fortschreitend einsetzen. Es lassen sich örtlich begrenzte neurologische Ausfälle feststellen (Schwäche, Sprachstörung), die an einen Schlaganfall erinnern. Je nach Lokalisation der Hirnkontusion können sich auch Veränderungen der Persönlichkeitsstruktur wie Agitiertheit, unangepasstes oder sogar rüpelhaftes Benehmen einstellen.

Subarachnoidalblutung Blut kann spontan (atraumatische Gefäßruptur) oder als Folge einer Verletzung in den Subarachnoidalraum eindringen. Das subarachnoidale Blut verursacht Irritationen, die zu einem Flüssigkeitsleck aus den Blutgefäßen in das Gehirn und somit zum Hirnödem führen. Plötzlich auftretende, stärkste (noch nie da gewesene) Kopfschmerzen und Erbrechen sind häufig. Das begleitende Hirnödem kann zum Syndrom der zerebralen Einklemmung führen.

Diffuse Axonschädigung Die diffuse Schädigung der Nervenfortsätze (Axone) führt zur so genannten *DIA (Diffuse Axonal Injury)*. Sie stellt die häufigste Schädigung bei der stumpfen Kopfverletzung dar und wird von einer generalisierten Hirnschwellung begleitet. Darüber hinaus lassen sich meist keine strukturellen Veränderungen nachweisen. Die Betroffenen sind bewusstseinsgetrübt oder bewusstlos ohne fokale neurologische Ausfälle.

Hypoxischer Hirnschaden Sauerstoffmangel (z. B. bei Herzstillstand, Atemwegsverlegung, Beinaheertrinken) führt in besonderem Maße zur schweren Schädigung der Hirnstrukturen. Nach einer Phase des Sauerstoffmangels wird oft die Blutversorgung des Gehirns durch einsetzende Spasmen der kleinen hirnversorgenden Arterien unterbrochen. Nach 4–6 min Anoxie führt das wieder einsetzende Blut- und Sauerstoffangebot nicht zum Wiedereinsetzen der Hirndurchblutung und es persistiert die anoxische Schädigung der Gehirnzellen. Bleibt das Gehirn für 4–6 min ohne Sauerstoff, kommt es zur schweren irreversiblen Schädigung, dem hypoxischen Hirnschaden.

No-Reflow-Phänomen:
Dieses Phänomen beschreibt die Erfolglosigkeit, durch Oxygenierung und durch Blutdruckanhebung die Perfusion des Hirnkortex nach einer vorangegangenen hypoxischen Phase von mehr als 4–6 min wiederherzustellen.

Hypothermie scheint vor diesem Phänomen zu schützen, es gibt eine Reihe von Berichten über unterkühlte Patienten, insbesondere Kinder, die nach bis zu fast einer Stunde Anoxie wiederbelebt wurden. Die aktuellen Forschungen haben zum Ziel, Medikamente zu entwickeln, die den persistierenden postanoxischen Gefäßspasmus verhindern oder mit kontrollierter Hypothermie die Hypoxietoleranz vergrößern.

Intrakranielle Blutung Einblutung kann zwischen der Schädelinnenseite und der Dura mater (der fibrösen Hülle des Gehirns), zwischen Dura mater und der Arachnoidea oder direkt in das Hirngewebe stattfinden.

1. *Akutes epidurales Hämatom.* Diese Schädigung ist meist bedingt durch einen Riss in der mittleren Meningealarterie, die entlang der Schädelinnenseite in die Temporalregion zieht. Die Gefäßverletzung ist häufig durch eine lineare Schädelfraktur in der Temporal- oder Parietalregion verursacht (▶ Abbildung 10.4). Da die Einblutung arteriell ist (es gibt aber auch Blutungen aus den venösen Blutleitern, die aus Doppelungen der Dura mater bestehen), kommt es zum raschen Anstieg des Hirndrucks und zur Einklemmung. Symptome einer akuten epiduralen Blutung beinhalten ein Trauma des Kopfes mit initialer Bewusstlosigkeit. Typischerweise folgt darauf eine Phase, in welcher der Patient wieder völlig wach und ansprechbar bzw. orientiert ist (symptomfreies Intervall). Minuten bis Stunden später setzen unter den Zeichen des erhöhten Hirndrucks (Erbrechen, Kopfschmerz, Bewusstseinstrübung) die Bewusstlosigkeit und Lähmungen der gegenüberliegenden Körperhälfte ein. Zudem sieht man oft eine erweiterte lichtstarre Pupille auf der Seite der Schädigung. Ohne Therapie verstirbt der zu Beginn meist absolut unbeeinträchtigte Patient dann rasch. Das klassische Beispiel ist der Boxer, der bewusstlos geschlagen wird, wieder aufwacht und nach Hause geschickt wird und am nächsten Morgen tot im Bett aufgefunden wird. Falls das darunterliegende Hirngewebe nicht geschädigt wurde, hätte die chirurgische Evakuierung der Blutansammlung und die Unterbindung der blutenden Arterie dem Boxer zur vollständigen Genesung gereicht.

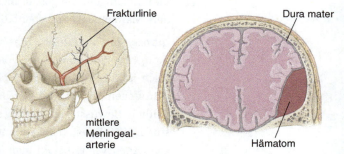

Abbildung 10.4: Akutes epidurales Hämatom. Diese Einblutung folgt meist Verletzungen der extraduralen Arterien. Das Blut sammelt sich zwischen Dura mater und dem Periost des Schädelknochens.

Veränderung des Bewusstseinszustands:
Denken Sie bei der Ursachenfahndung an Hypoglykämie, Hypoxie, Perfusionsstörung durch kardiale Arrhythmie und toxische Substanzen. Erheben Sie daher immer einen Blutzuckerwert, überwachen Sie Herz- und Atemfunktion. Falls keine Blutzuckermessung möglich ist, verabreichen Sie bei Verdacht auf Hypoglykämie Glucose.

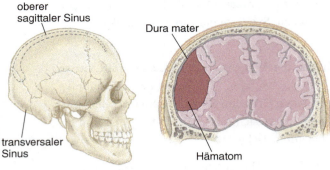
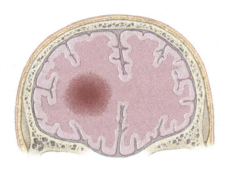

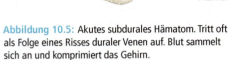

Abbildung 10.5: Akutes subdurales Hämatom. Tritt oft als Folge eines Risses duraler Venen auf. Blut sammelt sich an und komprimiert das Gehirn.

Abbildung 10.6: Intrazerebrale Blutung, spontan oder als Folge einer stumpfen oder penetrierenden Verletzung.

2. *Akutes subdurales Hämatom.* Diese Einblutung zwischen Dura mater und Arachnoidea ist verbunden mit einer Druckschädigung der darunterliegenden Hirnareale (▶ Abbildung 10.5). Da es sich um eine venöse Blutung handelt, steigt der Hirndruck nur allmählich an und die Diagnose wird erst nach Stunden oder Tagen gestellt. Die Anzeichen bestehen aus Kopfschmerzen, wechselnder Bewusstseinslage und örtlich begrenzten neurologischen Ausfällen (Schwäche einer Extremität oder Körperhälfte, Abschwächung der Sehnenreflexe und verwaschene Sprache). Durch die begleitende Schädigung der komprimierten umgebenden Hirnareale ist die Prognose oftmals nur mäßig. Die Sterblichkeit ist mit 60 – 90 % der Patienten, die komatös aufgefunden wurden, sehr hoch. Umso wichtiger ist eine frühe Diagnosestellung, daher denken Sie z. B. auch bei Alkoholikern mit Bewusstseinstrübung nach einem Sturz immer an das subdurale Hämatom. Ältere Patienten und diejenigen, die gerinnungshemmende Medikamente einnehmen (Aspirin, insbesondere Marcumar!), sind ebenfalls gefährdet.

3. *Intrazerebrale Blutung.* Diese Einblutung findet sich direkt im Hirngewebe (▶ Abbildung 10.6) und kann Folge von stumpfen oder penetrierenden Verletzungen sein. Chirurgisch ist diese Blutung nur schlecht therapierbar. Die Symptomatik hängt ganz von der betroffenen Region und dem Ausmaß der Schädigung ab und ist der eines Schlaganfalls ähnlich. Bewusstseinstrübung sowie Kopfschmerzen und Erbrechen bei wachen Patienten sind häufig. Speziell bei Patienten mit Bluthochdruck oder angeborenen Gefäßmissbildungen (Aneurysmen) sieht man auch spontane Blutungen. Sie rupturieren häufig bei Blutdruckanstiegen beim Heben schwerer Gegenstände, Stuhlgang oder sexueller Aktivität.

Untersuchung des Schädel-Hirn-Traumatisierten 10.4

Die exakte Zuordnung einer traumatischen Hirnverletzung oder Einblutung ist präklinisch nicht möglich. Dafür bedarf es moderner Röntgentechnik wie der CT (Computertomografie) oder der MRT (Magnetresonanz- oder Kernspintomografie). Es ist viel wichtiger, dass Sie das Vorhandensein einer Schädel-Hirn-Verletzung bemerken und bereit sind, unterstützende Maßnahmen durchzuführen, während Sie den Patienten zur geeigneten Zielklinik befördern. Traumatisch Hirnverletzte sind oft schwierig zu behandeln, da sie häufig unkooperativ und zudem gelegentlich noch unter Alkoholeinfluss stehen. Als erfahrener Retter wissen Sie, dass Sie außerordentlich viel Aufmerksamkeit aufwenden müssen und als Profi bei eskalierenden Situationen mit unkooperativen Patienten nie die Geduld verlieren dürfen. Erinnern Sie sich, dass

10.4 Untersuchung des Schädel-Hirn-Traumatisierten

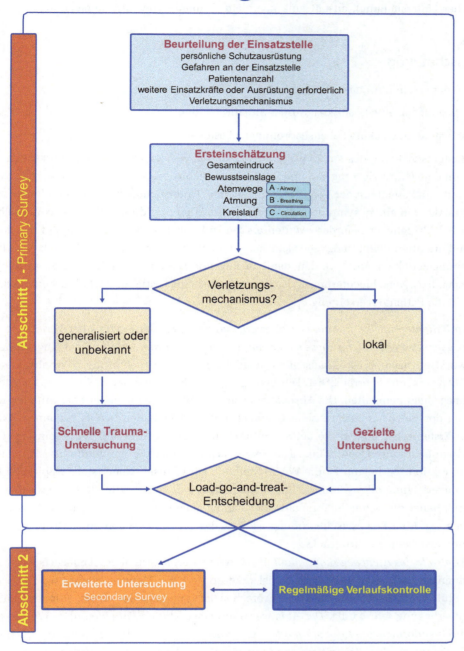

Abbildung 10.7: ITLS-Algorithmus zur Untersuchung und Behandlung von Traumapatienten.

nach dem ITLS-Algorithmus jeder Traumapatient zu Beginn in der immer gleichen Reihenfolge untersucht wird (▶ Abbildung 10.7).

Beurteilung der Einsatzstelle

Das Ergebnis der Beurteilung der Einsatzstelle bestimmt, ob Ihr Patient einer mit Transportpriorität ist. Ein gefährlicher generalisierter Verletzungsmechanismus (Verkehrsunfall, Sturz aus großer Höhe) erfordert eine komplette Untersuchung (Schnelle Trauma-Untersuchung) während des ersten Abschnitts des ITLS-Algorithmus. Ein gefährlicher örtlich begrenzter

Verletzungsmechanismus (Schlag auf den Kopf mit Baseballschläger) erlaubt Ihnen, die Untersuchung zu fokussieren (Ersteinschätzung mit fokussierter Untersuchung des Kopfes und neurologischer Untersuchung), anstatt eine komplette Schnelle Trauma-Untersuchung durchzuführen.

Ersteinschätzung

Die Ziele der ersten Einschätzung sind:

1. Festlegung, ob eine Load-go-and-treat-Situation besteht.
2. Herausfinden, ob akute Lebensbedrohungen bestehen.

In der Ersteinschätzung des am Kopf Verletzten sollten Sie schnell und sicher erkennen, ob der Patient eine Hirnverletzung hat, und falls dem so ist, ob der Zustand des Patienten sich verschlechtert. Ein Patient mit der Vorgeschichte und dem Untersuchungsbefund einer Bewusstlosigkeit, gefolgt von einem symptomfreien Intervall (mögliche epidurale Blutung), sollte selbstverständlich dringlicher befördert werden als jemand, der nach einem Schlag auf den Kopf wach und orientiert bleibt (mögliche Gehirnerschütterung). Es ist enorm wichtig, dass all Ihre Beobachtungen dokumentiert werden, denn die folgende Therapie wird durch festgestellte Veränderungen bzw. Verschlechterungen des Patientenzustands bestimmt. Unterbrechen Sie dazu aber nicht die Patientenversorgung.

Bei allen Patienten mit Kopf- oder Gesichtsverletzung muss so lange von einer Verletzung der HWS ausgegangen werden, bis diese sicher ausgeschlossen wurde. Aufgrund der eingeschränkten Bewusstseinslage ist es oftmals nicht möglich, in dieser Situation die HWS abzuklären, bevor das Krankenhaus erreicht ist. Die Bewegungseinschränkung der HWS sollte das Atemwegsmanagement beinhalten. Die Abschätzung einer Kopfverletzung hat mit der initialen Einschätzung der Bewusstseinslage beim Gespräch mit dem Patienten bereits begonnen. Während der Ersteinschätzung ist die neurologische Untersuchung auf die Bewusstseinslage und augenfällige Lähmungen beschränkt. Die Bewusstseinslage ist der empfindlichste Parameter der Hirnfunktion. Zu Beginn ist die WASB-Methode völlig ausreichend (siehe Kapitel 2). Bei einer Kopfverletzung oder wenn die Erstuntersuchung eine beeinträchtigte Bewusstseinslage ergibt, beinhaltet die Schnelle Trauma-Untersuchung auch eine vollständigere neurologische Untersuchung. Eine Bewusstseinstrübung ist stets das erste Anzeichen einer Hirnverletzung oder eines ansteigenden Hirndrucks.

Die Kontrolle des Atemwegs kann nicht überbewertet werden. Der in Rückenlage bewegungseingeschränkte und bewusstlose Patient ist prädestiniert für Atemwegsverlegung durch die Zunge, Blut, Erbrochenes oder Sekrete. Erbrechen ist innerhalb der ersten Stunde nach einer Kopfverletzung sehr häufig. *Der Atemweg eines bewusstlosen Patienten ohne Würgereflex muss durch endotracheale Intubation oder zumindest durch einen Wendl- oder Guedel-Tubus und ständige Absaugbereitschaft gesichert werden.* Die endotracheale Intubation des bewusstlosen Kopfverletzten sollte so schnell und schonend wie möglich erfolgen, um Unruhe, Abwehr und Hypoxie zu vermeiden, die allesamt zu erhöhtem Hirndruck führen können. Patienten mit Kopfverletzungen können krampfen und, wenn hypoxisch, die Zähne zusammenbeißen oder einen Kieferspasmus aufweisen, der die Intubation erschwert. Nasotracheale Intubation oder die medikamentengestützte Blitzintubation müssen dann in Betracht gezogen werden, je nach Kompetenz und lokalen Absprachen. Bevor Sie mit der Intubation beginnen, beatmen (nicht hyperventilieren!) Sie den Patienten mit hoch dosierter Sauerstoffzufuhr, um ihn zu präoxygenieren. Lassen Sie den kopfverletzten Patienten niemals hypoxisch werden, denn eine kurze Phase des Sauerstoffmangels kann alleine schon die Sterblichkeit erhöhen. Wie oben erwähnt ist es wichtig, den neurologischen Status des Patienten vor Blitzintubation festzustellen, da

---

Erbrechen:
Patienten mit Schädel-Hirn-Trauma erbrechen häufig. Seien Sie darauf vorbereitet und halten Sie die Atemwege stets frei und gesichert. Bei Verlust des Bewusstseins sollte eine Atemwegssicherung erfolgen. Absaugbereitschaft muss dauerhaft hergestellt sein.

Medikamentengestützte Blitzintubation:
Durch eine sofortige Atemwegssicherung nach Applikation von Hypnotikum und Relaxans werden die Intubationsbedingungen optimiert und Pressen, Husten (Anstieg des Hirndrucks) sowie Aspiration verhindert.

durch die Medikamentenwirkungen eine neurologische Beurteilung im Krankenhaus verhindert wird.

Schnelle Trauma-Untersuchung

Bei allen Patienten mit reduzierter Bewusstseinslage wird eine Schnelle Trauma-Untersuchung durchgeführt (siehe Kapitel 2).

Kopf Sobald die Ersteinschätzung abgeschlossen ist, fahren Sie mit der durch den Verletzungsmechanismus geleiteten Erstuntersuchung fort. Beginnen Sie mit der Kopfhaut und untersuchen Sie rasch, aber sorgfältig auf augenscheinliche Verletzungen wie Abschürfungen, Risswunden, eingedrückte oder offene Schädelfrakturen. Die Größe der Risswunden wird durch blutgetränkte Haare oft falsch eingeschätzt. Palpieren Sie die Kopfhaut vorsichtig nach offensichtlich instabilen Schädelarealen. Sind keine vorhanden, so können Sie einen komprimierenden Verband anlegen oder direkten Druck auf die Wundauflage ausüben, um Blutungen der Kopfhaut zu stillen.

Anzeichen einer Schädelbasisfraktur sind: Blutung aus Ohr oder Nase, klarer bis seriöser bzw. blutiger Ausfluss aus Nase oder Ohr, Schwellung oder Verfärbung hinter dem Ohr (Battle-Zeichen, ▶ Abbildung 10.8a), Schwellung, Verfärbung um die Augen.

Diese als Monokel- oder Brillenhämatom (▶ Abbildung 10.8b) bezeichneten Veränderungen sind Anzeichen einer vorderen Schädelbasisfraktur. Diese kann durch die dünne Knochenmembran der oberen Nasenhöhle ziehen und verursacht den nasalen Liquor oder Blutausfluss. *Monokel- oder Brillenhämatom mit oder ohne nasalen Ausfluss ist eine absolute Kontraindikation für die nasale Absaugung, nasale Magensondenanlage oder nasotracheale Intubation.* Die Tuben oder Sonden könnten geradewegs durch die frakturierte Knochenmembran in das Gehirn gelangen.

Pupillen Die Pupillen werden teilweise vom dritten Hirnnerv gesteuert. Dieser Nerv verläuft auf seinem langen Weg durch den Schädel beispielsweise über die Clivuskante (▶ Abbildung 10.9), wo er bei Hirnschwellung leicht komprimiert werden kann. Er wird durch erhöhten Hirndruck beeinflusst. Sind in Folge einer Kopfverletzung beide Pupillen erweitert und lichtstarr, hat der Patient eventuell eine Hirnstammläsion und die Prognose ist schlecht. Sind die Pupillen dagegen erweitert und reagieren noch auf Licht, ist die Veränderung oft vollständig umkehrbar, also sollte jede Möglichkeit genutzt werden, den Patienten schnellstens in ein Krankenhaus zu bringen, das geeignet ist, diese Verletzung zu versorgen.

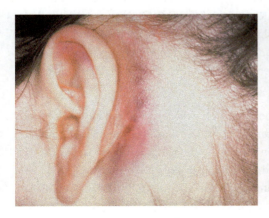

Abbildung 10.8a: Retroauriculäres Hämatom als Kampffolge, so genanntes Battle-Zeichen, zeugt von einer hinteren Schädelbasisfraktur.

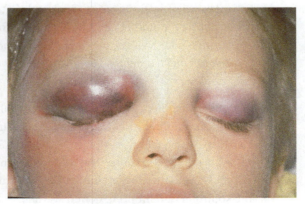

Abbildung 10.8b: Brillenhämatom, Zeichen einer vorderen Schädelbasisfraktur.

10 Schädel-Hirn-Trauma

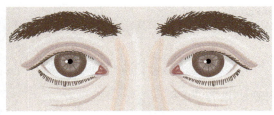
verengte Pupillen

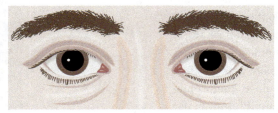
erweiterte Pupillen

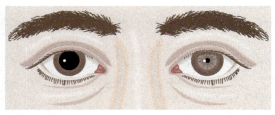
Pupillendifferenz

Abbildung 10.9: Untersuchung der Pupillen.

Eine einseitig erweiterte, auf Licht reagierende Pupille kann das erste frühe Anzeichen einer Hirnschwellung sein. Die Entwicklung einer einseitig lichtstarren Pupille während der Versorgung eines komatösen Patienten ist ein extremes Alarmzeichen und erfordert schnellstmögliche Beförderung und Hyperventilation. Weitere Ursachen der Pupillenerweiterung, sei sie lichtsensibel oder nicht, sind Hypothermie, Blitzschlag, Anoxie, Verletzung des Sehnervs, Medikamenten- oder Drogenwirkung (Atropin, Adrenalin) oder direkte Verletzung des Auges. *Bei Patienten mit normaler Bewusstseinslage ist die erweiterte Pupille nicht durch eine Kopfverletzung bedingt*, sondern eher durch Augenverletzung oder Drogen/Medikamente, z. B. Atropin.

Flatternde Augenlider werden oft bei Hysterie beobachtet, langsamer Lidschluss (wie ein fallender Vorhang) dagegen selten. Überprüfung des Blinzelreflexes (Cornealreflex) durch Berührung der Hornhaut mit der Ecke eines Tupfers oder Wattebausches oder Anwendung schmerzhafterer Reize, um die Schmerzreaktion zu überprüfen, sind unzuverlässige Methoden, die nicht in die präklinische Versorgung gehören.

Extremitäten Achten Sie auf Empfindung und Muskelfunktion der Extremitäten. Spürt der Patient, wenn Sie seine Hände und Füße berühren? Kann er mit Händen und Füßen wackeln? Ist der Patient bewusstlos, beachten Sie seine Reaktion auf Schmerzreize. Wenn der Patient wegzieht oder das Berühren seiner Finger und Zehen lokalisiert, kann man grob von intakter Empfindung und Muskelfunktion ausgehen. Im Allgemeinen spricht dies für eine normale oder kaum beeinträchtigte Großhirnfunktion. Dekortikationshaltung (mit gebeugten Armen und gestreckten Beinen) sowie Dezerebrationshaltung (Enthirnungsstarre: Arme und Beine gestreckt) sind Zeichen der schweren Hirnhämisphärenschädigung oder Hirnstammschädigung. Enthirnungsstarre ist ein schlechtes Zeichen und spricht normalerweise für eine Einklemmung des Hirnstamms. Es ist eine der Indikationen zur Hyperventilation. *Schlaffe Lähmung dagegen ist häufig Zeichen einer Rückenmarksschädigung.*

Neurologische Untersuchung Um die *Revised Trauma Scale* oder andere Triagesysteme anwenden zu können (siehe Anhang F), sollten Sie mit der *GCS* vertraut sein (▶ Tabelle 10.1). Sie ist einfach, leicht anzuwenden und hat Vorhersagekraft für das Ergebnis, sprich die Erholung des Patienten. Die Eselsbrücke G („Gucken"), C („Kommunizieren") S (Schmerzreiz) kann Ihnen vielleicht helfen und entspricht der Reihenfolge der ansteigenden Punktwerte 4/5/6. *Ein GCS-Wert von 8 oder weniger wird bei einem Schädel-Hirn-Verletzten als Beweis einer schweren Hirnschädigung betrachtet. Der am Einsatzort ermittelte GCS-Score dient als Ausgangswert für den Patienten.*

Vitalparameter (sollten von einem weiteren Helfer ermittelt werden, während Sie die Untersuchung durchführen) Vitalparameter sind extrem wichtig, um den weiteren Verlauf eines Schädel-Hirn-Verletzten zu verfolgen. In erster Linie können sie Veränderungen des ICP anzeigen (▶ Tabelle 10.2). Sie sollten beobachtet und am Ende des ersten Abschnitts des ITLS-Algorithmus, während der Erweiterten Untersuchung und jedes Mal, wenn Sie die Regelmäßige Verlaufskontrolle durchführen, notiert werden.

Tabelle 10.1

Glasgow Coma Scale

Augen öffnen	Punkte A	Verbale Reaktion auf Ansprache	Punkte V	Reaktion auf Schmerzreiz	Punkte S
Spontan	4	Kommunikationsfähig, orientiert	5	Auf Aufforderung	6
Auf Aufforderung	3	Kommunikationssfähig, desorientiert	4	Auf Schmerzreiz, gezielt	5
Auf Schmerzreiz	2	Inadäquate Äußerung (Wortsalat)	3	Auf Schmerzreiz, normale Beugeabwehr	4
Keine Reaktion	1	Unverständliche Laute	2	Auf Schmerzreiz, Beugesynergismen	3
		Keine Reaktion	1	Auf Schmerzreiz, Strecksynergismen	2
				Keine	1

Tabelle 10.2

Vitalwerte im Vergleich bei Schock und erhöhtem Hirndruck

	Schock	Hirnverletzung mit erhöhtem ICP
Bewusstseinslage	Eingeschränkt	Eingeschränkt
Atmung	Beschleunigt	Wechselnd, zumeist verlangsamt
Pulsfrequenz	Erhöht	Erniedrigt
Blutdruck	Erniedrigt	Erhöht
Pulsamplitude	Verkleinert	Vergrößert

1. *Atmung:* Ansteigender ICP verursacht einen Abfall der Atemfrequenz oder ein unregelmäßiges Atemmuster. Ungewöhnliche Atemmuster können den Grad der Ausdehnung einer Hirnstamm- oder Hirnschädigung anzeigen. Kurz bevor Ihr Patient verstirbt, entwickelt er ein schnelles, lautes Atemmuster, das als zentrale neurogene Hyperventilation bezeichnet wird. Weil die Atmung aber von so vielen Faktoren beeinflusst wird (Angst, Hysterie, Rückenmarkstrauma, Diabetes), ist sie als Indikator nicht so wichtig wie die übrigen Vitalwerte bei der Verlaufskontrolle eines Hirnverletzten. Ungewöhnliche Atemmuster können ebenso eine Thoraxverletzung oder andere Probleme aufzeigen, die unbehandelt zur Hypoxie führen.

2. *Puls:* Steigender Hirndruck verursacht sinkende Pulsfrequenz (Cushing-Reflex).

3. *Blutdruck:* Steigender Hirndruck verursacht massiv erhöhten Blutdruck. Diese Hypertension ist gewöhnlich verbunden mit einer vergrößerten Pulsamplitude (systolischer abzüglich diastolischem Blutdruck). Andere Gründe für Hypertension sind Angst oder Schmerz. *Hypotension in Gegenwart einer Hirnverletzung ist gewöhnlich durch Blutverlust oder neurogenen Schock verursacht und sollte als hämorrhagischer Schock behandelt wird.* Es ist ein seltener Befund (< 5 %) bei schwer traumatisch Hirnverletzten. Das geschä-

digte Gehirn toleriert keine Hypotension. Eine einzelne hypotone Phase (RR < 90 mmHg systolisch) bei einem Erwachsenen mit einer Hirnverletzung kann die Sterblichkeit um bis zu 150 % erhöhen. Der Anstieg der Sterblichkeitsrate für Hypotension bei hirnverletzten Kindern ist ebenso verheerend. Geben Sie Erwachsenen mit schwerem Schädel-Hirn-Trauma (GCS-Score 8 oder darunter) intravenös Flüssigkeit, um den Blutdruck bei zumindest 110 – 120 mmHg systolisch (oder 90 mmHg MAP) zu halten, gerade wenn diese zudem ein penetrierendes Trauma mit Blutung haben. Wie zuvor erwähnt ist das Ziel, den CCP über 60 mmHg zu halten. Kinder mit schwerer Hirnverletzung sollten mindestens bei dem für die Altersgruppe normalen Blutdruck gehalten werden.

Krampfanfälle:
Die meisten Krampfanfälle bei Schädel-Hirn-Trauma-Verletzten sind durch Sauerstoffmangel bedingt. Bei unzureichender Eigenatmung unterstützen Sie mit assistierter Beatmung und führen bei fehlender Spontanatmung eine kontrollierte Beatmung durch.

Anamnese Erheben Sie die Anamnese vor und während der Untersuchung. Es ist wichtig, eine möglichst genaue Schilderung des Ereignisses zu gewinnen. Die zu der Kopfverletzung führenden Umstände können extrem wichtig für die Behandlung und die prognostische Einschätzung des Betroffenen sein. Lenken Sie ein besonderes Augenmerk auf berichtetes Beinaheertrinken, auf Stromschlag, Blitzschlag, Drogen, Rauchgasinhalation, Hypothermie und Krämpfe. Informieren Sie sich auch über das Verhalten des Patienten vom Zeitpunkt der Kopfverletzung bis zu Ihrem Eintreffen. Versuchen Sie ebenfalls die Krankengeschichte zu erheben, denn nicht traumatische Ereignisse können auch Veränderungen der Bewusstseinslage hervorrufen.

Erweiterte Untersuchung

Schädel-Hirn-Verletzte mit eingeschränkter Bewusstseinslage sind Load-go-and-treat-Patienten. Die Erweiterte Untersuchung (siehe Kapitel 2) erfolgt während der Beförderung (oder auch gar nicht, bei kurzem Fahrweg).

Regelmäßige Verlaufskontrolle

Notieren und beachten Sie jedes Mal, wenn Sie die Regelmäßige Verlaufskontrolle wiederholen, den Grad der Bewusstseinstrübung, untersuchen Sie Pupillenweite und Lichtreaktion, GCS-Wert und achten Sie insbesondere auf das Auftreten bzw. den Verlauf von örtlich begrenzten Schwächen oder Lähmungen. Hierdurch gewinnen Sie in Kombination mit den Vitalparametern genug Informationen, um den Zustand des Hirnverletzten zu überwachen. Entscheidungen zur Versorgung des Kopfverletzten basieren auf Veränderungen all dieser Parameter der körperlichen und neurologischen Untersuchung. Sie nehmen den Ausgangszustand auf, auf den später alle weiteren Entscheidungen aufbauen. Dokumentieren Sie also Ihre Beobachtungen sorgfältig.

Versorgung des Schädel-Hirn-Traumatisierten 10.5

Ihre Aufgabe ist es, sekundären Hirnschäden vorzubeugen. Die korrekte, schnelle Ersteinschätzung und die schnellstmögliche Beförderung mit Anmeldung in einer geeigneten Zielklinik sind enorm wichtig. Die primäre Auswahl zumindest eines Schwerpunktkrankenhauses mit CT und Neurochirurgie oder eines Zentrums der Maximalversorgung hat großen Einfluss auf das Überleben und die Genesung des Patienten. Falls ein solches Haus nicht erreichbar ist, sollte jeder Chirurg in der Lage sein, durch eine Entlastungskraniotomie zumindest eine Notfallversorgung zu gewährleisten. Die wichtigsten Regeln zur Behandlung werden im Folgenden dargestellt. Die Trauma-Foundation-Richtlinien klassifizieren dabei den Evidenzgrad und somit die Beweiskraft bzw. die wissenschaftliche Stichhaltigkeit Ihrer Angaben wie folgt:

- *Grad-I-Empfehlungen:* Gestützt durch wissenschaftliche Beweise der Klasse I (Goldstandard, Richtliniencharakter).

- *Grad-II-Empfehlungen:* Gestützt durch wissenschaftliche Arbeiten der Klasse II (Leitlinie, Empfehlung).

- *Grad-III-Empfehlungen:* Nur gestützt durch Wissenschaft der Klasse III (Behandlungsmöglichkeiten).

Schritt für Schritt
Versorgung des Schädel-Hirn-Traumas

1 Sicherung des Atemwegs und Sicherstellung einer optimalen Oxygenierung: Das verletzte Gehirn toleriert keinerlei Hypoxie, also muss auch jedes Schädel-Hirn-Trauma frühestmöglich und konsequent mit Sauerstoff versorgt werden. Wenn möglich, sollte die Sauerstoffsättigung kontrolliert und ein Abfall unter 90 % unbedingt verhindert werden (Grad II). Halten Sie die Sättigung am besten über 95 %. Stellen Sie die suffiziente Atmung oder Beatmung (keine Hyperventilation) mit Reservoir oder Demandventil mit einer Frequenz von 8–10/min (alle 6–8 s ein Atemhub) sicher.

Studien haben gezeigt, dass wir dazu neigen, den Patienten eher unbemerkt zu hyperventilieren. Das können wir durch CO_2-Monitoring verhindern. Kontrollieren Sie damit den Patienten (▶ Tabelle 10.3) und sich selbst bzw. Ihre Beatmung: Halten Sie das CO_2 zwischen 30–40 mmHg. Endotracheale Intubation ist nur dann bei Erwachsenen erforderlich, wenn der Atemweg anders nicht frei gehalten werden kann oder die Oxygenierung Probleme bereitet. Es gibt keinen Grund, Patienten mit freien Atemwegen, die eine normale Sauerstoffsättigung aufweisen, aus blanker Routine zu intubieren. Studien haben gezeigt, dass die Subgruppe Schädel-Hirn-Traumatisierte, die präklinisch intubiert wurden, eine niedrigere Überlebensrate aufwiesen. Als Ursachen kommen versehentliche Hyperventilation, unbemerkte Fehlintubationen, Zeitverlust oder Blutdruckabfall bei Narkoseeinleitung in Betracht. Die Brain Trauma Foundation empfiehlt daher die Überwachung mit Kapnografie, Pulsoxymeter und Blutdruckmessung für alle Intubierten (Grad-III-Empfehlung).

Es ist nicht bewiesen, dass die endotracheale Intubation bei Schädel-Hirn-verletzten Kindern der BMV überlegen wäre (Grad II). Hirnverletzte neigen zum Erbrechen. Antiemetische Medikamente können die Bewusstseinstrübung verstärken und werden Erbrechen beim Schädel-Hirn-Trauma nicht verhindern. Insbesondere bei nicht Intubierten gilt daher: Seien Sie jederzeit bereit, Ihren bewegungseingeschränkten Patienten sofort auf die Seite zu drehen und den Mund-Rachen-Raum abzusaugen.

2 Führen Sie eine Bewegungseinschränkung mittels Spineboard oder Vakuummatratze inklusive HWS-Orthese und Kopffixierung durch.

3 Unruhe und Stress, etwa durch das Ankämpfen gegen Beatmung oder Bewegungseinschränkung, erhöhen den Hirndruck und das Risiko einer HWS-Schädigung. Hier sollten Sedativa eingesetzt werden, obwohl die neurologische Situation dadurch schwerer beurteilbar wird. Sinnvoll eingesetzte Sedativa, z. B. Benzodiazepine, können Unruhe und Agitation eindämmen, ohne einen Blutdruckabfall zu verursachen. Zudem wird Krampfanfällen vorgebeugt. Eine gute Alternative (je nach Vorgabe Ihres Ärztlichen Leiters) zur Krampfbehandlung des Schädel-Hirn-Traumatisierten wäre auch Phenytoin. Barbiturate dagegen können einen Blutdruckabfall verursachen.

Tabelle 10.3

Normale Atemfrequenz und Hyperventilation

	Normale Atmung	Hyperventilation
Erwachsener	8–10 Atemzüge/min	20 Atemzüge/min
Schulkind	15 Atemzüge/min	25 Atemzüge/min
Kleinkind	20 Atemzüge/min	30 Atemzüge/min

4 Dokumentation des Patientenstatus: Notieren Sie Vitalwerte (dazu gehören auch Atemfrequenz und Atemmuster!), Bewusstseinsgrad, Pupillengröße- und Reaktion sowie GCS. Achten Sie ferner auf bereits bestehende oder neu auftretende Lähmung oder Taubheit von Körperarealen. Stellen Sie einen Blutdruckabfall fest, denken Sie an Blutung und Wirbelsäulenverletzung. Bei jedem Patienten mit Bewusstseinstrübung sollte (im Rahmen der neurologischen Untersuchung) der Blutzucker bestimmt werden.

5 Kontrollieren Sie kontinuierlich alle 5 min den Verlauf der in Punkt 4 erhobenen Parameter.

6 Legen Sie zwei großlumige Venenwege. Gerade bei Schädel-Hirn-Traumatisierten müssen Sie Blutdruckabfälle etwa durch Infusionstherapie mit Kristalloiden unbedingt verhindern (Grad II). Die frühere Angst vor der Flüssigkeitstherapie beim Schädel-Hirn-Trauma aus Angst, ein Hirnödem zu verschlimmern, darf Sie nicht davon abhalten, Hypotension aggressiv zu behandeln. Es hat sich inzwischen gezeigt, dass der Blutdruckabfall ein viel größeres Risiko darstellt. Halten Sie den systolischen Blutdruck zwischen 110 und 120 mmHg. Hyperventilation ist nur empfohlen im Fall einer zerebralen Einklemmung, wenn Hypotension und Hypoxie bereits korrigiert sind (Grad III). Hyperventilieren Sie am besten CO_2-kontrolliert, indem Sie ein CO_2 von 30 mmHg anstreben. Weitere Forschung ist nötig, um etwa den Wert von hypertonen Salzlösungen (HyperHaes) in der Behandlung der Hypotonie beim Schädel-Hirn-Trauma zu beurteilen. Die routinemäßige Applikation von Cortison hat bislang keinen Vorteil gezeigt.

Merke: Schädel-Hirn-Trauma

1 *HWS-Trauma:* Bei einem Schädel-Hirn-Trauma müssen Sie immer auch eine Verletzung der HWS erwarten.

2 *Hypoxie:* Patienten mit schwerer Kopfverletzung können weder Hypoxie noch Hypotonie vertragen. Geben Sie hoch dosiert Sauerstoff und überwachen Sie die Oxygenierung mit dem Pulsoxymeter.

3 *Hyperventilation:* Retter neigen dazu, generell zu schnell assistiert oder kontrolliert zu beatmen. CO_2-Monitoring kann eine unbeabsichtigte Hyperventilation verhindern.

4 *Schock:* Jeder unklare Schock beim schwer Schädel-Hirn-Verletzten gilt zunächst als Volumenmangel. Behandeln Sie Hypotension aggressiv.

5 *Krämpfe:* Krampfanfälle bei Schädel-Hirn-Verletzten sind normalerweise durch Hypoxie bedingt. Hat der Patient einen freien Atemweg und Sie beatmen mit 100 % Sauerstoff, muss eine medikamentöse Terminierung des Krampfanfalls in Betracht gezogen werden. Bei einsetzenden Krämpfen sollten Sie immer reflexartig Atemweg, Atmung/Beatmung und Sauerstoffversorgung des Patienten überprüfen.

6 *Erbrechen:* Patienten mit Kopfverletzungen erbrechen häufig. Sie müssen stets wachsam bleiben, um eine Aspiration zu verhindern. Ist der Patient bewusstlos und ohne Schutzreflexe, sollte der Atemweg mit einem Endotrachealtubus gesichert werden. Falls nicht, so halten Sie stets eine Absaugeinheit parat und seien Sie vorbereitet, den Patienten bei aufrechterhaltener Bewegungseinschränkung sofort auf die Seite zu drehen.

7 *Zerebrales Einklemmungssyndrom:* Ein hirnverletzter Patient, dessen Zustand sich nach Korrektur von Hypoxie und Hypotension rapide verschlechtert (nicht ansprechbar mit weiten Pupillen, Enthirnungsstarre oder GCS-Abfall von 9 um mehr als 2 Punkte), muss schnellstmöglich in ein geeignetes Krankenhaus gebracht werden. Dies ist die einzige Situation, in der Hyperventilation angezeigt ist. Obwohl die Hypoxie verstärkt wird und die Hirndurchblutung sich verschlechtert, kann die Hirnschwellung kurzfristig zurückgedrängt werden. Mit diesen Nachteilen kann ein wenig Zeit erkauft werden, um den Patienten der lebensrettenden Operation zuzuführen. Folglich müssen solche Patienten konsequent und ohne Zeitverlust dorthin befördert werden. Ein hierzu geeignetes Schwerpunktkrankenhaus mit Neurochirurgie oder ein Zentrum der Maximalversorgung muss aber Kapazitäten haben, den schwer Hirnverletzten sofort zu behandeln. Ein Neurochirurg muss zur Stelle sein und CT und ein Operationsteam müssen ebenfalls frei sein. Melden Sie sich also mit erwarteter Eintreffzeit so früh als möglich an. Ist im ländlichen Bereich ein derartiges Zentrum nicht erreichbar, sollte jeder Chirurg in der Lage sein, zumindest eine Entlastungskraniotomie durchzuführen, bevor der Patient zur definitiven Versorgung weiterverlegt wird.

8 *Nicht traumatische Ursachen der Bewusstseinstrübung:* Erinnern Sie sich bei der Traumaversorgung stets daran, dass Hypoglykämie, Hypoxie, Herzrhythmusstörungen und Drogen oder Medikamente ebenfalls Bewusstseinsstörungen hervorrufen. Ist eine Opiatintoxikation möglich, so sollte bei eingeschränkter Bewusstseinslage die Antagonisierung mit Naloxon in Betracht gezogen werden. Überwachen Sie Herzfunktion und Oxygenierung und überprüfen Sie den Blutzuckerwert bei allen bewusstseinsgetrübten Patienten. Kann eine Blutzuckerbestimmung nicht durchgeführt werden und es ist eine Hypoglykämie zu vermuten (Diabetiker, Alkoholiker), sollte einfach Glucose gegeben werden.

9 *Kinder:* Kinder zeigen normalerweise eine schnellere Genesung von Schädel-Hirn-Verletzungen. Haben ein Kind und ein Erwachsener dieselbe Verletzung, so hat das Kind generell bessere Heilungschancen. Dennoch gilt: Hypoxie und Hypotension scheinen die speziell in jungem Alter vorhandenen hirnprotektiven Mechanismen auszuschalten. Wird ein Kind mit schwerwiegenden Schädel-Hirn-Verletzungen hypoxisch oder hypotensiv, ist seine Genesungswahrscheinlichkeit genauso schlecht wie bei einem Erwachsenen mit derselben Verletzung.

FALLBEISPIEL – Fortsetzung

RTW und NEF werden zu einer bewusstlosen Person nach häuslichem Sturz alarmiert. Das NEF erreicht zuerst den Einsatzort und wird von einer etwa 60-jährigen Frau an der Tür eines Mehrfamilienhauses erwartet. Ihr Gatte Hubert sei in der Dusche gefallen und wohl mit dem Kopf auf den Mosaikfliesenboden geprallt. Er war dann einige Minuten besinnungslos, woraufhin sie die Nummer 112 angerufen hatte. Jetzt gehe es ihm aber schon wieder besser, daher wollte sie gerade nochmal anrufen. Er kann sich jedoch an nichts erinnern, außer, dass er durch das Schütteln und die Ohrfeigen seiner Gattin Trudi in der Dusche liegend erwacht ist. Er klagt über Kopfweh, Nackenschmerzen und ihm ist schwindlig. Weitere Schmerzen nach dem Sturz werden verneint.

Der Notarzt stellt das Team vor und bittet den Patienten, sich während der Untersuchung nicht zu bewegen, während der NEF-Assistent die HWS manuell stabilisiert. Der Gesamteindruck wird vom Teamleiter als recht gut eingeschätzt, denn der etwa 65-jährige Patient ist wach, orientiert und bewegt alle Extremitäten.

Der Patient antwortet adäquat auf Fragen, kann sich an das Ereignis jedoch nicht erinnern. Er spricht, also ist der Atemweg offen. Es lässt sich ein kräftiger, aber unregelmäßiger Puls tasten. Die Atmung ist normal, also versorgt der NEF-Assistent den Patienten mit einer O_2-Maske, während er mit seinen Knien weiter den Kopf stabilisiert.

Aufgrund des Unfallmechanismus entscheidet sich der Notarzt für eine Schnelle Trauma-Untersuchung. Dabei fällt ein Hämatom im Okzipitalbereich auf; es sind keine Blutung aus Nase oder Ohren, kein Battle-Sign, oder Monokel- bzw. Brillenhämatom um die Augen festzustellen. Das Mittelgesicht ist stabil. Es fallen Druckschmerz und Muskelhartspann im Nacken auf, jedoch keine Deformität. Die Halsvenen sind sichtbar, aber nicht gestaut, die Trachea ist mittig tastbar. Der Brustkorb ist ebenfalls unauffällig und ohne Kompressionsschmerz. Das Atemgeräusch ist beidseits gleich und vesikulär. Die Herztöne sind gut hörbar, normofrequent, aber deutlich arrhythmisch. Der Bauch ist weich, das Becken stabil und nicht druckschmerzhaft. Auch die Oberschenkel sind unauffällig. Beim Überblicken fallen Knöchelödeme auf. Die Motorik und Sensibilität der Extremitäten ist intakt und seitengleich.

Parallel dazu trifft auch der RTW ein. Die Besatzung bringt gleich Ihr Spineboard mit. Nach Anlage einer HWS-Orthese kann der Patient darauf gedreht werden. Die Rückeninspektion bleibt unauffällig. Nach Fixierung und bei unauffälliger Motorik und Sensibilität wird er in den RTW gebracht.

Aufgrund der berichteten Bewusstlosigkeit beginnt der Notarzt als Erstes im RTW eine neurologische Untersuchung. Der ältere Herr ist wach und orientiert, jedoch mit retrograder Amnesie. Der GCS-Score beträgt 15 (G4, C5, S6). Die Pupillen sind beidseits etwa 4 mm weit und reagieren prompt auf Licht. Das Gefühl in Fingern und Zehen ist unbeeinträchtigt. Während der Notarzt die Regelmäßige Verlaufskontrolle durchführt, erhebt der Rettungsassistent des RTW folgende Vitalparameter: Herzfrequenz 95/min und unregelmäßig, Atemfrequenz 12/min, Blutdruck 140/80 mmHg, SpO_2 100 % unter 10 l O_2 per Maske, Blutzucker 95 mg-%.

Der Assistent des NEF hat derweil die Personalien aufgenommen und folgende Information eingeholt:

- **S:** Schmerzen im Nacken und Kopfschmerz okzipital.
- **A:** Keine Allergien.
- **M:** Digitalis, Furosemid, ASS 100, Marcumar (Ausweis anbei).
- **P:** Chronisches Vorhofflimmern, koronare Herzkrankheit, kleiner Apoplex vor Jahren ohne Residuen.
- **L:** Noch nicht gefrühstückt, zuletzt getrunken um 2 Uhr (vor mehr als 6 Stunden).
- **E:** Beim Duschen unbeobachtet gestürzt und mit dem Kopf auf den Fliesenboden geprallt.

Aufgrund des Unfallmechanismus und der Marcumarisierung entscheidet sich der Notarzt, den Patienten zu begleiten, und das Team bespricht, den Patienten lieber in das etwas weiter entfernte Traumazentrum mit Neurochirurgie, Stroke-Unit und Kardiologie zu bringen.

Unterwegs legt der Notarzt noch einen venösen Zugang, während der Rettungsassistent EKG und NIBP (Noninvasive Blood Pressure, indirekte arterielle Blutdruckmessung) anlegt. Dabei wird der Patient zunehmend unruhig, konfus und nestelt an Braunüle und Sauerstoffmaske herum. Dann beginnt er plötzlich, generalisiert zu krampfen. Der Rettungsassistent übernimmt sofort die Kopfposition. Der RTW hält kurz, der NEF-Assistent steigt in den RTW um und unterstützt das Team, während der Notarzt eine Regelmäßige Verlaufskontrolle durchführt: Der Patient ist bewusstlos, der Krampfanfall sistiert. Beide Pupillen sind jetzt etwa 8 mm weit und reagieren kaum auf Licht. Der Atemweg wird vom Rettungsassistenten gerade mit modifiziertem Esmarch-Handgriff geöffnet und die assistierte Beatmung vorbereitet, denn die Spontanatmung ist insuffizient. Der Puls ist kräftig und weiterhin arrhythmisch tastbar. Halsvenen, Trachea, Auskultation und Abdomen bleiben unverändert. Der Monitor zeigt einen Blutdruck von 170/80 mmHg, im EKG ein Vorhofflimmern mit einer Frequenz um 108/min und eine Sättigung von 86 %. Das Team entschließt sich, bei 12 min verbleibender Transportzeit und vermutetem HWS-Trauma, einen Larynxtubus einzuführen und die Fahrt fortzusetzen. Bei persistierenden Hirndruckzeichen auch unter optimierter Oxygenierung wird der Patient CO_2-kontrolliert hyperventiliert auf ein $etCO_2$ von etwa 30 mmHg.

Durch den Fahrer ist derweil eine standardisierte Schockraumanmeldung inklusive der geschätzten Eintreffzeit erfolgt: akute Einklemmung bei vermuteter intrazerebraler Blutung, Sturz unter Marcumar, ungesicherter Atemweg mit schwieriger Intubation bei HWS-Trauma.

So stand zur Übergabe im Schockraum ein passendes Team bereit. Im Rahmen der ABCDE-Versorgung wird der Patient unter erhaltener Immobilisation bronchoskopisch intubiert, während vorbereitetes Mannitol und PPSB (Prothrombinkonzentrat) appliziert werden. Weiter auf dem Spineboard immobilisiert, gelangt der Patient dann wenige Minuten später in das CT. Es zeigt sich ein ausgedehntes subdurales Hämatom, das sofort operativ entlastet wird. Nach einer langen Rehabilitationsphase hat sich der Patient wieder so gut erholt, dass er in sein häusliches Umfeld zurückkehren kann.

FALLBEISPIEL – Zusammenfassung

Der Unfallmechanismus, gepaart mit der gerinnungshemmenden Medikation, hat das Team schon vermuten lassen, dass Ihr Patient eine Hirnblutung erlitten haben könnte. Unfallmechanismus und Untersuchungsbefund hätten aber auch eine Verletzung der HWS bedeuten können; deshalb wurde der Patient für den Transport bewegungseingeschränkt. Die HWS wurde auch im Krankenhaus erst nach Entlastung des subduralen Hämatoms freigegeben.

Ganz typisch für dieses Verletzungsmuster war der zunächst stabil erscheinende Zustand des Patienten, der sich kurz darauf dramatisch verschlechterte. Es entwickelte sich rasch eine akute Hirndrucksymptomatik, die sogar die Hyperventilation als letztes Mittel erforderlich machte. Ohne die vorausschauende Entscheidung des Teams, ein Traumazentrum mit Neurochirurgie anzusteuern, hätte die unmittelbar lebensrettende chirurgische Entlastung der Blutung nicht so zeitnah erfolgen können.

ZUSAMMENFASSUNG

Das Schädel-Hirn-Trauma ist eine ernste Verletzung. Um Ihren Patienten die beste Chance einer Genesung zu ermöglichen, müssen Sie mit der Anatomie von Kopf und zentralem Nervensystem vertraut sein. Nur so können Sie verstehen, wie sich Schädigungen der einzelnen Regionen klinisch zeigen. Die wichtigsten Schritte in der Versorgung des Schädel-Hirn-Verletzten sind die rasche korrekte Einschätzung, gutes Management der Atemwege, Verhinderung der Hypotension und schnellstmögliche Beförderung in ein geeignetes Krankenhaus sowie die häufige Regelmäßige Verlaufskontrolle. In keinem anderen Bereich der Traumaversorgung ist die wiederholte exakte Statuserhebung so immens wichtig für weitere Therapieentscheidungen.

LITERATURHINWEISE

The Brain Trauma Foundation. „Guidelines for prehospital management of traumatic brain injury." 2nd ed. *Prehospital Emergency*, Vol. 12 (Suppl. 1) (2007).

The Brain Trauma Foundation, The American Association of Neurological Surgeons, The Joint Section on Neurotrauma and Critical Care. „Guidelines for the management of severe head injury". *Journal of Neurotrauma* (2007).

Chestnut, R. M., L. F. Marshall, M. R. Klauber und andere. „The Role of Secondary Brain Injury in Determining Outcome from Severe Head Injury." *Journal of Trauma*, Vol. 34 (1993), Seite 216–222.

Cruz, J., G. Minoja, K. Okuchi. „Improving clinical outcomes from acute subdural hematomas with the emergency preoperative administration of high doses of mannitol: A randomized trial". *Neurosurgery*, Vol. 49, No. 4 (2001), Seite 864–871.

Davis, D., D. Hoyt, M. Ochs et al. „The effect of paramedic rapid sequence intubation on outcome in patients with severe traumatic brain injury". *Journal of Trauma – Injury Infection & Critical Care*, Vol. 54, No. 3 (2003), Seite 444–453.

Davis, D., J. Dunford, J. Poste et al. „The impact of hypoxia and hyperventilation on outcome after paramedic rapid sequence intubation of severely head-injured patients". *Journal of Trauma*, Vol. 57, No. 1 (2004), Seite 1–8.

Davis, D., J. Dunford, M. Ochs et al. „The use of quantitative end-tidal capnometry to avoid inadvertent severe hyperventilation in patients with head injury after paramedic rapid sequence intubation". *Journal of Trauma – Injury Infection & Critical Care*, Vol. 56, No. 4 (2004), Seite 808–814.

Deutsche Gesellschaft für Unfallchirurgie. „S3-Leitlinie Polytrauma/Schwerverletzten-Behandlung". AWMF-Register Nr. 012/019. Stand 07/2011. Im *Internet*: http://www.awmf.org/uploads/tx_szleitlinien/012-019l_S3_Polytrauma_Schwerverletzten-Behandlung_2011-07_01.pdf (letzter Zugriff: 03.05.2012).

Franschman, G. et al. „Prehospital endotracheal intubation in patients with severe traumatic brain injury: Guidelines versus reality". *Resuscitation*, Vol. 80 (10) (2009), Seite 1147–1151.

La Haye, P. A., G. F. Gade und D. P. Becker. „Injury to the Cranium." In: *Trauma*, eds. K. L. Mattox, E. E. Moore und D. V. Feliciano, Seite 237–249. Norwalk, CT: Appleton & Lange, 1988.

Langlois, J. A. et al. „The epidemiology and impact of traumatic brain injury: a brief overview". *Journal of Head Trauma Rehabilitation*, Vol.+21 (5) (2006), Seite 375–378.

McCrory, P. et al. „Consensus statement on concussion in sport: the 3rd International Conference on Concussion in Sports". *British Journal of Sports Medicine*, Vol. 43 (2009), Seite 176–184.

McKeag, D. „Understanding sports-related concussion. Coming into focus but still fuzzy". *JAMA*, Vol 290 (2003), Seite 2604–2605.

Pigula, F., S. Wald, S. Shackford et al. „The effect of hypotension and hypoxia on children with severe head injuries". *Journal of Pediatric Surgery*, Vol. 28 (1993), Seite 310–316.

Rimel, R. W., J. A. Jane und R. F. Edlich. „An Injury Severità Scale for Comprehensive Management of Central Nervous System Trauma." *Annals of Emergency Medicine* (Dezember 1979), Seite 64–67.

Wang, H., A. Peitzman et al. „Out-of-hospital endotracheal intubation and outcome after traumatic brain injury". *Annals of Emergency Medicine*, Vol. 44 (2004), Seite 439–450.

Wissenschaftlicher Arbeitskreis Neuroanästhesie der Deutschen Gesellschaft für Anästhesiologie und Intensivmedizin; Arbeitsgemeinschaft Intensivmedizin und Neurotraumatologie der Deutschen Gesellschaft für Neurochirurg. „Primärversorgung von Patienten mit Schädel-Hirn-Trauma." *Notfallmedizin* (Oktober 1997), Seite 466 ff.

Wirbelsäulentrauma

11.1 Wirbelsäule und Rückenmark 209

11.2 Mechanismus des stumpfen Wirbelsäulentraumas 211

11.3 Neurogener Schock 214

11.4 Patientenuntersuchung 214

11.5 Behandlung 216

11.6 Atemwegsmanagement 224

11.7 Bewegungseinschränkung der Wirbelsäule in speziellen Situationen 225

Zusammenfassung 231

Literaturhinweise 231

Lernziele für ITLS-Basic und -Advanced-Anwender

Nach dem Lesen dieses Kapitels sollten Sie in der Lage sein:

1. Die Anatomie und Physiologie der Wirbelsäule und des Rückenmarks wiederzugeben.
2. Den Begriff *Bewegungseinschränkung der Wirbelsäule* zu definieren und zu erläutern, warum dieser dem Begriff *Immobilisation* vorgezogen werden sollte.
3. Verletzungsmechanismen zu beschreiben, die eine Bewegungseinschränkung der Wirbelsäule erfordern.
4. Den Prozess zur Bewegungseinschränkung der Wirbelsäule, von der Rettung bis zur Beförderung inklusive der Aufrechterhaltung freier Atemwege, zu beschreiben.
5. Die Unterschiede zwischen Notrettung und Schneller Rettung zu beschreiben und Beispiele zu geben, in denen die eine oder die andere Technik angemessen ist.
6. Während der Anamnese und der Untersuchung zu erhebende Kriterien zu beschreiben, die eine Bewegungseinschränkung der Wirbelsäule unnötig machen.
7. Beispiele für spezielle Situationen zu geben, in denen Techniken zur Bewegungseinschränkung der Wirbelsäule angepasst werden müssen.
8. Durch Nutzung klinischer Zeichen zwischen hämorrhagischem und neurogenem Schock unterscheiden zu können.

> **FALLBEISPIEL**
>
> Sie sind Mitarbeiter des örtlichen Rettungsdienstes und werden zum städtischen Schwimmbad alarmiert. Auf der Anfahrt wird Ihnen mitgeteilt, dass ein Patient vom Beckenrand gesprungen sei und sich dabei verletzt habe. Welche Verletzungen und welche Verletzungsmechanismen müssen Sie und Ihr Team erwarten? Muss mit einem Wirbelsäulentrauma gerechnet werden? Behalten Sie diese Fragen im Gedächtnis, während Sie das Kapitel lesen. Das Fallbeispiel wird am Ende des Kapitels fortgeführt.

Das spinale Trauma ist das oftmals verheerende, manchmal lebensgefährliche Resultat vieler Verletzungsmechanismen. In Deutschland leben etwa 100.000 Menschen mit einer Querschnittslähmung, pro Jahr werden circa 1200 Menschen durch ein Unfallereignis querschnittsgelähmt. Die Behandlung von Traumapatienten erfordert eine ständige Aufmerksamkeit in Bezug auf spinale Verletzungen, um Sekundärschäden während der Rettung und Behandlung zu verhindern.

In den letzten Jahren wurde eine Reihe von Begriffen benutzt, um den Prozess zur Vermeidung sekundärer Wirbelsäulenverletzungen zu beschreiben. Dieser Prozess wurde als „Zug aufnehmen", später dann als „Immobilisation" beschrieben. Der Begriff, der hier benutzt wird, ist „Bewegungseinschränkung der Wirbelsäule". Dieser Name soll sich einbürgern, um den Prozess am genauesten zu beschreiben. Denn bei einigen Patienten, und dies ist besonders in der Präklinik der Fall, kann die Wirbelsäule gar nicht komplett immobilisiert werden. Um Missverständnissen darüber vorzubeugen, was wir tatsächlich in der Präklinik erreichen können, sollte der Ausdruck „Bewegungseinschränkung der Wirbelsäule" den Begriff „Immobilisation" ersetzen.

Um zu entscheiden, bei welchen Patienten eine Bewegungseinschränkung der Wirbelsäule erforderlich ist, bedarf es einer sicheren und genauen Beurteilung. Eine zunehmende Anzahl von Studien zeigt, dass aufgrund des Zeitverlustes auch negative Folgen für den Patienten entstehen können. Insbesondere ist dies bei Patienten mit penetrierenden Körperstammverletzungen oder Atemstörungen zu erwarten. Bedenken Sie, dass Maßnahmen zur Bewegungseinschränkung der Wirbelsäule auch Komplikationen verursachen können.

Sie müssen den Verletzungsmechanismus und den Patienten untersuchen, um sichere und angemessene Maßnahmen zur Bewegungseinschränkung der Wirbelsäule durchführen zu können. Dieses Kapitel beschäftigt sich mit dem Prozess zur Einschätzung des Verletzungsmechanismus und stellt einen strukturierten Ablauf zur Untersuchung vor. Weiterhin sind Rettung, Behandlung und Beförderung von Patienten mit potenziellen oder gesicherten Verletzungen der Wirbelsäule und des Rückenmarks Schwerpunkte dieses Kapitels.

Wirbelsäule und Rückenmark 11.1

Wirbelsäule

Es ist wichtig, die Wirbelsäule vom Rückenmark zu differenzieren. Die Wirbelsäule ist vergleichbar mit einer knöchernen Röhre und besteht aus 33 oder 34 Wirbelkörpern (▶ Abbildung 11.1). Sie gibt uns den aufrechten Halt, ermöglicht unter anderem die Bewegung unserer Extremitäten und schützt das Rückenmark vor Kräften von außen. Die Wirbelkörper sind S-förmig angeordnet und werden je nach Lage unterteilt in: 7 Halswirbelkörper, 12 Brustwirbelkörper und 5 Lendenwirbelkörper. Die 5 Wirbelkörper des Kreuzbeines und die 4 oder 5 des Steißbeines sind miteinander verschmolzen und bilden so die hintere Region des Beckens.

Die Wirbelkörper sind in jeder Region nummeriert, beginnend vom Kopf bis hinunter zum Becken. Der dritte Halswirbelkörper von oben wird als C3 bezeichnet (C = zervikal), der sechste als C6 und so weiter. Die Brustwirbelkörper werden mit Th1 bis Th12 (Th = thorakal) bezeichnet. Jeder Brustwirbelkörper bietet den Ansatzpunkt zu einem der zwölf Rippenpaare. Die Lendenwirbelkörper werden mit L1 bis L5 bezeichnet, wobei L5 der letzte Wirbelkörper oberhalb des Beckens ist.

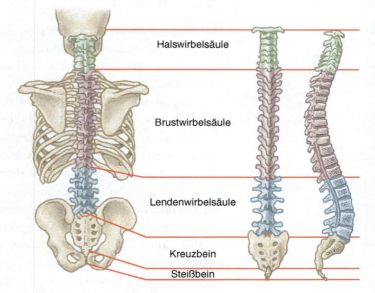

Abbildung 11.1: Die Anatomie der Wirbelsäule.

Die Wirbelkörper sind durch die Bandscheiben voneinander getrennt. Die Wirbelkörper werden durch starke Bänder in ihrer Position gehalten. Muskeln, die vom Schädel bis zum Becken reichen, stützen die gesamte Wirbelsäule. Wie schon gesagt, ist die Wirbelsäule in einer leichten S-Form ausgerichtet, welche im Erwachsenenalter am stärksten in den Regionen C5 bis C6 und Th12 bis L1 ausgeprägt ist. In diesen Bereichen ist die Wirbelsäule daher am anfälligsten für Verletzungen.

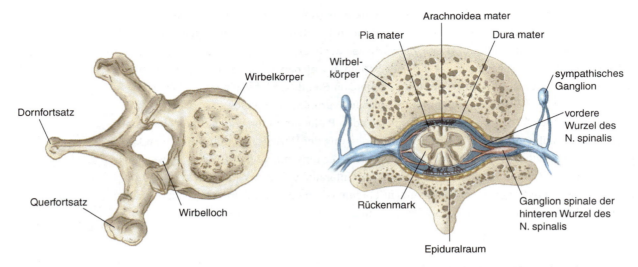

Abbildung 11.2a: Ein Wirbelkörper in der Draufsicht. Das Rückenmark verläuft im Wirbelloch.

Abbildung 11.2b: Ein Wirbelkörper mit darin verlaufendem Rückenmark.

Das Rückenmark

Das Rückenmark ist ein Teil des zentralen Nervensystems. Es verbindet das Gehirn und die Spinalnerven miteinander und dient zur elektrischen Reizübermittlung zwischen Gehirn und Spinalnerven. Der feste Rückenmarksstrang endet in Höhe von L1 und setzt sich von dort als so genannte „Cauda equina" (Pferdeschweif) nach unten fort. Der Rückenmarksstrang hat einen Durchmesser von 10–13 mm und verläuft durch den Wirbelkanal, der aus den Hohlräumen der einzelnen Wirbelkörper gebildet wird (▶ Abbildung 11.2).

Das Rückenmark ist weich und flexibel, ähnlich einem Strang aus Baumwolle. Es ist auf seiner gesamten Länge von Liquor umgeben. Die Flexibilität und der Liquor geben dem Rückenmark einen gewissen Schutz vor Verletzungen. Der Rückenmarksstrang besteht aus mehreren Nervensträngen, ähnlich einer Seilstruktur. Der Verlauf der Nervenstränge ist wie in einem Seil bekannt und vorhersagbar. Das Rückenmark zieht durch den Wirbelkanal nach unten und dabei verlassen in regelmäßigen Abständen Nervenwurzelpaare rechts und links das Rückenmark (▶ Abbildung 11.3). Die hintere Nervenwurzel wird auch als sensibles Neuron bezeichnet. Sie leitet Impulse aus dem Körper zur grauen Substanz des Rückenmarks. Die vordere Nervenwurzel, das motorische Neuron, leitet dann aus dem Rückenmark Impulse an die Muskeln des Körpers. Wenige Millimeter, nachdem die Nervenwurzeln das Rückenmark verlassen haben, vereinigen sie sich zu den Spinalnerven. Die Spinalnerven treten über das Zwischenwirbelloch aus dem Wirbelkanal aus (▶ Abbildung 11.4). Einige Impulse aus der Peripherie sind stark genug, um Aktionen direkt aus dem Rückenmark auszulösen. Man spricht dabei vom so genannten *Reflexsystem*. Gut demonstrieren kann man das Reflexsystem anhand der Berührung von heißen Gegenständen. Noch bevor die Information das Gehirn erreicht, wird im Rückenmark ein Reflexbogen geschaltet und die Hand wird aus dem Gefahrenbereich zurückgezogen.

Starke Schmerzimpulse können dazu führen, dass Impulse mit geringerer Intensität unterdrückt werden. Dies erklärt, warum z. B. ein Patient mit einer Hüftfraktur Schmerzen im Bereich des Knies äußern kann oder ein Patient mit einer Milzruptur lediglich über starke Schmerzen in der Schulter klagt.

Die Integrität des Rückenmarks kann durch Überprüfung von Motorik, Sensibilität und Reflexen kontrolliert werden und erlaubt einen direkten Rückschluss auf das Ausmaß bestehender Verletzungen. Des Weiteren bietet bei wachen Patienten ein Test der Muskelkraft eine gute Möglichkeit, Rückschlüsse auf die Verletzungsschwere zu ziehen. Reflextests ermöglichen, zwi-

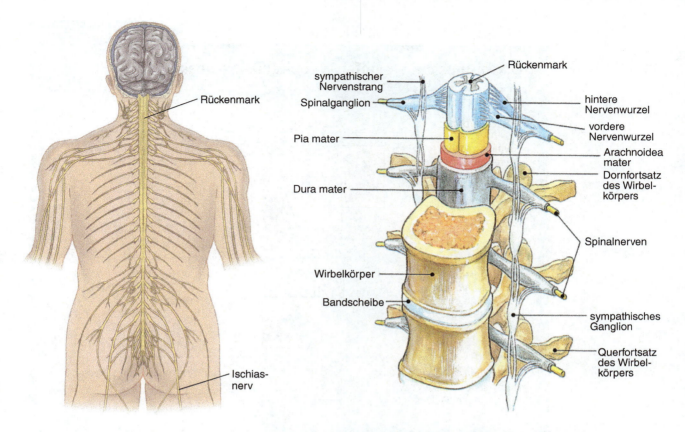

Abbildung 11.3: Das Rückenmark. Es ist die Fortsetzung des zentralen Nervensystems außerhalb des Schädels.

Abbildung 11.4: Die Beziehung zwischen Rückenmark und Wirbelkörpern. Beachten Sie die zwischen jedem Wirbelkörper austretenden Spinalnerven.

schen kompletten oder partiellen Rückenmarksverletzungen zu differenzieren, sollten jedoch aufgrund der Komplexität dem innerklinischen Bereich vorbehalten bleiben. Das Rückenmark beinhaltet wichtige Bereiche des autonomen Nervensystems, welche für die Steuerung der Herzfrequenz, des Gefäßtonus und somit der peripheren Durchblutung zuständig sind. Kommt es zu Verletzungen in diesem Bereich, so entsteht das klinische Bild des neurogenen Schocks, welcher zu einem späteren Zeitpunkt noch ausführlich besprochen wird.

Mechanismus des stumpfen Wirbelsäulentraumas 11.2

Eine gesunde Wirbelsäule kann heftig belastet werden, dabei heil bleiben und gleichzeitig eine Verletzung des Rückenmarks vermeiden. Einige Belastungsarten überschreiten jedoch die Belastungsgrenze der Wirbelsäule und führen zu knöchernen Schäden und/oder Verletzungen des Rückenmarks. Die am häufigsten zu beobachtenden Belastungsarten bei Wirbelsäulentraumen sind Hyperextension, Hyperflexion, Kompression und Rotation. Weniger häufig, jedoch ebenfalls bedeutend sind die seitlichen Krafteinwirkungen und Scherwirkungen bei Unfällen. Die genannten Belastungsarten mit den dazugehörigen Beispielen sind in ▶ Tabelle 11.1 dargestellt.

Verletzungen der knöchernen Wirbelsäule

Der Kopf ist vergleichbar mit einem großen Ball, der auf dem oberen Ende der Wirbelsäule ruht. Plötzliche starke Bewegungen von Kopf oder Rumpf können zu einer Flexion, Extension oder Scherung der Wirbelsäule führen, in deren Folge es zu Schäden an Knochen und/oder dem

Tabelle 11.1

Mechanismus des stumpfen Wirbelsäulentraumas

Beschreibung	Abbildung	Beispiele
Hyperextension Exzessive Rückwärtsbewegung von Kopf und/oder Hals		Gesicht gegen Windschutzscheibe bei Verkehrsunfall Sturz von älterer Person auf den Boden Tackling beim American Football Kopfsprung in flaches Wasser
Hyperflexion Exzessive Vorwärtsbewegung des Kopfes in Richtung Brustkorb		Abwurf vom Pferd nach vorn bzw. Sturz über den Lenker vom Motorrad Kopfsprung in flaches Wasser
Stauchung Kopf gegen Nacken bzw. Torso gegen Becken		Kopfsprung in flaches Wasser Sturz aus mehr als 3–6 m auf Kopf oder Füße
Rotation Exzessive Rotation von Kopf, Hals oder Torso; dabei Verdrehen der Wirbelkörper gegeneinander		Verkehrsunfall mit Überschlag Verkehrsunfall mit Motorrad
Seitliche Krafteinwirkung Direkte seitliche Krafteinwirkung auf die Wirbelsäule; typischerweise Abscherung von einem Bereich der Wirbelsäule zum anderen.		Verkehrsunfall mit Seitenaufprall Sturz
Auseinanderziehen Exzessive Dehnung der Wirbelsäule und des Rückenmarks		Erhängen Unsachgemäß angelegter Schultergurt im Bereich des Halses bei Kindern Unterfahren von tief hängenden Ketten oder Kabeln mit Motorrad oder Fahrrad

Muskel-Band-Apparat kommen kann. Verletzungen von Wirbelsäulenknochen sind von der Pathophysiologie her identisch mit anderen knöchernen Verletzungen im Körper. Um die Fraktur zu verursachen, wird ein hoher Kraftaufwand benötigt, es sei denn, es besteht im Vorhinein bereits eine Schädigung der Knochensubstanz. Aus diesem Grund erleiden ältere Menschen oder Personen mit bereits vorhandenen Muskel- und Knochenerkrankungen schon bei geringen Krafteinwirkungen Verletzungen der Knochen- und Bandstruktur. Wie bei jeder anderen knöchernen Verletzung ist Schmerz ein wichtiger Hinweis auf die Verletzung der Wirbelsäule. Er kann jedoch durch andere schwerwiegende Verletzungen unterdrückt werden. Im Bereich der Bruchstelle kann es zu Muskelkontrakturen und Verletzungen von einzelnen Nervensträngen durch Knochensplitter kommen. Dies wird deutlich durch einen lokalen Verlust von Motorik, Sensibilität sowie reduziertem Schmerzempfinden. Hinweise auf ein Wirbelsäulentrauma geben Rückenschmerzen, Schmerzen bei Bewegungen des Rückens, Gefühlsstörungen im Bereich der Wirbelsäule und der Extremitäten, Verformungen oder Wunden im Bereich der Wirbelsäule und Kraftverlust.

Glücklicherweise treten Verletzungen der Wirbelsäule auch ohne gleichzeitige Beschädigung des Rückenmarks auf. Statistisch gesehen bestehen bei nur 14 % aller *Wirbelsäulenverletzungen* auch Verletzungen des *Rückenmarks*. Im Bereich der HWS-Traumen kommt es in circa 40 % der Fälle zu einer Mitbeteiligung des Rückenmarks. Eine Rückenmarksverletzung kann jedoch auch ohne knöcherne Verletzungen entstehen. Dies ist am häufigsten im Kindesalter der Fall. Bei nur etwa 63 % der *Rückenmarksverletzungen* kommt es zu einer Mitbeteiligung der knöchernen *Wirbelsäule*. Das heißt, dass bei etwas weniger als der Hälfte der Patienten mit Sensibilitätsstörungen oder Kraftverlust keine Fraktur vorliegt und somit auch keine Frakturzeichen zu finden sind – auch nicht im Röntgenbild. Bewusstlose Traumapatienten zählen zur Hochrisikogruppe (15–20 %). Häufig erleidet diese Patientengruppe multiple Wirbelsäulen- und Rückenmarksverletzungen. Jeder bewusstlose Traumapatient sollte somit umgehend Maßnahmen zur Bewegungseinschränkung der Wirbelsäule erhalten.

Verletzungen des Rückenmarks

Rückenmarksverletzungen sind verheerend. Junge Erwachsene sind am häufigsten betroffen. Durch unsere alternde Gesellschaft mit lang andauernder Aktivität verletzen sich zunehmend auch ältere Menschen an der Wirbelsäule. In den Vereinigten Staaten kommt es jährlich zu 15.000–20.000 Patienten mit Rückenmarksverletzungen, 56 % verursacht durch Unfälle mit motorisierten Fahrzeugen, 19 % durch Stürze, 12 % durch penetrierende Verletzungen, 7 % durch Freizeitaktivitäten und 6 % durch sonstige Unfälle. Unterhalb von 16 Jahren sind Stürze die häufigste Ursache für Rückenmarksverletzungen. Unterhalb eines Alters von acht Jahren ist das obere Ende der HWS durch die Größe des Kopfes überproportional häufig von Verletzungen betroffen. Schwerwiegende Auswirkungen auf die weitere Lebensqualität sind hier möglich.

Verletzungen des Rückenmarks ziehen Störungen in der Reizweiterleitung nach sich. Diese können sich im Verlust von motorischen Fähigkeiten und Reflexen, in Änderungen in der Sensorik oder in neurogenem Schock äußern. Die empfindliche Struktur des Rückenmarks macht es im hohen Maße anfällig für jegliche Art von Trauma.

Der Begriff der „*primären Verletzung*" lässt sich einfach aus seiner Übersetzung erklären. Unter den Begriff der primären Verletzung versteht man sämtliche Verletzungen des Rückenmarks, die in der Initialphase des Unfalls entstehen (Scherverletzung, Kompression, Unterversorgung aufgrund der Abklemmung von Gefäßen etc.) Die „primäre Verletzung" ist zumeist irreversibel und kann lediglich durch Prävention verhindert werden. Unter der „*sekundären Verletzung*" versteht man Verletzungen, welche durch z. B. Hypotension, Hypoxie, Verletzung von Blutgefäßen oder Schwellung in Folge des Unfalls entstehen. Die präklinische Versorgung zielt darauf ab, diese sekundären Verletzungen durch die Sicherung der Vitalfunktionen, eine adäquate Medikation sowie eine gute Bewegungseinschränkung zu minimieren und im Optimalfall komplett zu verhindern.

Parästhesie:
Eine Parästhesie ist eine nicht nomale Empfindung; sie kann sich in Kribbeln oder Brennen äußern und wird in der Regel als unangenehm beschrieben.

Primäre Rückenmarksschädigung:
Darunter versteht man eine Schädigung des Rückenmarks zum Zeitpunkt der Gewalteinwirkung. Ursächlich sind scharfe oder stumpfe Verletzungen, Rotationsverletzungen oder Quetschung. Ein plötzlicher Abschnitt von der Blutversorgung löst ebenfalls eine primäre Rückenmarksschädigung aus.

Sekundäre Rückenmarksschädigung:
Dies ist eine Schädigung des Rückenmarks durch Hypotension, Hypoxie, Verletzung von Blutgefäßen, Schwellung, Einblutung, Kompression durch instabile Wirbelsäulenfragmente etc.

Neurogener Schock   11.3

Verletzungen im Bereich der HWS und der BWS (Brustwirbelsäule) können zu einem Schock durch relativen Volumenmangel führen (siehe Kapitel 8). Der neurogene Schock resultiert aus Nervenverletzungen, die wiederum zu Regulationsstörungen im Bereich des Gefäßtonus und des Herzminutenvolumens führen. Im Normalzustand werden der Blutdruck und die Herzaktivität über die Ausschüttung von Katecholaminen (Adrenalin und Noradrenalin) aus den Nebennieren reguliert. Diese Katecholamine sorgen unter anderem für eine Steigerung des Gefäßtonus, der Herzfrequenz sowie der Herzkraft und der Produktion von Schweiß. Den Impuls zur Ausschüttung der Katecholamine erhalten die Nebennieren aus dem zentralen Nervensystem, welches über Sensoren im arteriellen und venösen Gefäßsystem den Druckzustand misst und gegebenenfalls Signale an das zentrale Nervensystem zur Regulierung des Blutdruckes sendet. Im Falle des *hämorrhagischen Schocks* registrieren die genannten Sensoren den Druckabfall im Gefäßsystem und melden dies an das zentrale Nervensystem. Dieses wiederum sendet Impulse an die Nebennieren und sorgt somit für die Ausschüttung von Katecholaminen. Der Gefäßtonus erhöht sich und die Peripherie wird minderdurchblutet, die Herzfrequenz und die Herzkraft steigen. Beim neurogenen Schock sind diese Kompensationsmechanismen außer Kraft gesetzt. Aufgrund der verletzungsbedingten Unterbrechung zwischen zentralem Nervensystem und den Nebennieren kommt es zur Störung des Gefäßtonus und Vasodilatation ist die Folge. Das vorhandene Blutvolumen versackt in den weitgestellten Gefäßen. Eine Erhöhung der Herzfrequenz zur Kompensation bleibt ebenfalls aus. Die dadurch fallende Vorlast führt zur Hypotonie. Das Gehirn kann diesen Zustand nicht korrigieren, weil die entsprechenden Signale, Katecholamine auszuschütten, nicht zu den Nebennieren durchdringen. Somit erklärt sich die bei sonstigen Schockformen nicht zu findende Kombination aus Hypotonie – Bradykardie – warmer Haut. Der Patient im neurogenen Schock wird also eine rosige, warme Haut zusammen mit einer unangemessen langsamen Herzfrequenz aufweisen.

Der neurogene Schock scheint zunächst also leicht erkennbar zu sein. Diese Patientengruppe zeigt gelegentlich jedoch noch ein weiteres Problem: versteckte abdominelle Verletzungen mit Blutungen. Patienten mit neurogenem Schock weisen im Abdomen zumeist Gefühlsstörungen auf, die das Schmerzempfinden aufheben. Der polytraumatisierte Patient kann also gleichzeitig sowohl einen hämorrhagischen als auch einen neurogenen Schock entwickeln. Es fehlen ihm jedoch die Kompensationsmechanismen, die sich uns mit Blässe, Tachykardie und Schwitzen zeigen. Deswegen ist der neurogene Schock immer eine Ausschlussdiagnose. Es muss das Vorliegen insbesondere eines versteckten hämorrhagischen Schocks sicher ausgeschlossen werden, bevor die Diagnose „Neurogener Schock" gestellt wird. Dies wird präklinisch zurzeit kaum möglich sein. Deswegen wird in der Präklinik der neurogene Schock gleich wie der hämorrhagische Schock behandelt (siehe Kapitel 8).

> **Hoher Querschnitt:**
> Der auch „spinaler Schock" genannte hohe Querschnitt ist eine Verletzung auf hoher Rückenmarksebene mit Hypotension, normaler rosiger Hautfarbe und -temperatur, begleitet von einer inadäquaten Bradykardie.

Patientenuntersuchung   11.4

Die Beurteilung aller Traumapatienten läuft grundsätzlich nach dem gleichen Algorithmus ab. Die Evaluation des Wirbelsäulentraumas und einer eventuell vorhandenen Rückenmarksverletzung ist ein wichtiger Bestandteil dieses Arbeitsablaufs. Hinweise auf Rückenmarksverletzungen gibt die ▶ Tabelle 11.2. Erste Bestandteile der neurologischen Patientenbeurteilung werden bereits im ersten Abschnitt des ITLS-Algorithmus durchgeführt. Der restliche Teil wird im Bereich der Erweiterten Untersuchung durchgeführt, welche bei allen instabilen Patienten immer erst während der Beförderung stattfinden sollte.

Tabelle 11.2

Hinweise auf Rückenmarksverletzungen während der Patientenuntersuchung

Nachfolgend werden Hinweise auf eine Verletzung des Rückenmarks aufgezählt. Diese Patienten benötigen wahrscheinlich Maßnahmen zur Bewegungseinschränkung der Wirbelsäule (siehe Abbildung 11.8).

Verletzungsmechanismus
- Stumpfes Trauma oberhalb der Schlüsselbeine.
- Sprung kopfwärts in flaches Wasser.
- Kraftfahrzeug-, Motorrad- oder Fahrradunfall.
- Sturz.
- Stichverletzung oder penetrierender Fremdkörper in der Nähe der Wirbelsäule.
- Schuss- oder Explosionsverletzung im Bereich des Torsos.
- Jede schwerwiegende Verletzung mit Kräften, die an der Wirbelsäule oder dem Rückenmark wirken können.

Wenn Ihr Patient über Folgendes klagt
- Schmerzen im Hals oder Rücken.
- Taubheit oder Kribbeln.
- Bewegungsverlust oder Schwäche.

Wenn Sie bei der Untersuchung Folgendes finden
- Schmerzen bei Bewegung des Rückens oder der Wirbelsäule.
- Sichtbare Deformierung des Rückens oder der Wirbelsäule.
- Aktive Vermeidung von Bewegungen des Rückens durch Ihren Patienten (Schonhaltung).
- Sensibilitätsverlust.
- Kraftverlust der Muskulatur.
- Verlust der Steuerung von Rektum und Blase.
- Dauererektion des Penis (Priapismus).
- Neurogener Schock.

Patienten, die aus besonderen Lagen gerettet werden müssen, stellen eine spezielle Situation dar. Vor und direkt nach der Rettung müssen Sensibilität und Motorik an Händen und Füßen überprüft werden. Die Ergebnisse der Untersuchung sollten im Einsatzprotokoll notiert werden.

Diese initiale neurologische Untersuchung hat neben dem frühzeitigen Erkennen von Rückenmarksverletzungen zusätzlich den Sinn festzuhalten, ob und wann Anzeichen einer Rückenmarksschädigung bestanden. Bedauerlicherweise existieren einige Berichte von Patienten, die angeben, dass ihre Rückenmarksschädigung durch das Rettungsdienstpersonal verursacht wurde. Bei Unfällen, in denen eine Notrettung indiziert ist, muss auf diesen Untersuchungsschritt jedoch verständlicherweise verzichtet werden. Eine detaillierte Erklärung der neurologischen Untersuchung finden Sie in Kapitel 2 und 10. Im folgenden Teil dieses Kapitels finden Sie eine Beschreibung zur Funktionsüberprüfung des peripheren Nervensystems. Ist es einem wachen Patienten möglich, die Finger und Zehen zu bewegen, so sind die motorischen Nerven intakt. Sämtliche Ausfallerscheinungen (Kribbeln, Sensibilitätsstörungen etc.) müssen jedoch als Zeichen einer Rückenmarksverletzung gedeutet werden. Bei bewusstlosen Patienten kann anhand von Schmerzreizen an den Extremitäten eine Reaktion provoziert werden.

Prüfung der Motorik und Sensibilität:
Überprüfen Sie obere und untere Extremität auf Motorik und Sensibilität vor und nach Lagerungsmaßnahmen am Patienten.

Vorhandene Reaktionen deuten auf die Intaktheit der motorischen Nerven hin. Jedoch erhält jeder bewusstlose Patient, wie bereits erwähnt, eine komplette Bewegungseinschränkung der Wirbelsäule. Lähmungserscheinungen oder ein schlaffer Muskeltonus, auch beim bewusstlosen Schädel-Hirn-Trauma-Patienten, sind Anzeichen für eine Rückenmarksschädigung. Dokumentieren Sie diese wichtigen Befunde.

Behandlung 11.5

Basierend auf dem Verletzungsmechanismus ist es wichtig, den Kopf und die HWS des Patienten schon bei der ersten Patientenuntersuchung manuell in Neutralposition zu halten. Die Wirbelsäule wird behandelt wie ein langer Röhrenknochen, wobei der Kopf das obere Ende und das Becken das untere Ende darstellen. Die Bewegung der Wirbelsäule muss durch manuelle Bewegungseinschränkung, unterstützt durch die verbale Patientenführung, solange ruhiggestellt werden, bis der Patient auf dem Spineboard oder der Vakuummatratze gelagert und fixiert ist. Diese von Beginn an durchgeführte kontinuierliche Bewegungseinschränkung verhindert sekundäre Verletzungen des Rückenmarks. Die Vorbereitung auf eine bevorstehende Bewegungseinschränkung kann mental schon auf der Anfahrt zu Ereignissen wie Verkehrsunfällen, Stürzen, Explosionen oder Kopf- und Halsverletzungen begonnen werden.

In zwei speziellen Situationen ist eine Modifizierung der üblichen Maßnahmen zur Bewegungseinschränkung erforderlich – zum einen, wenn der Patient einer *unmittelbaren Lebensbedrohung* durch seine Umgebung ausgesetzt ist. Ein Beispiel hierfür wäre ein Patient, der sich noch in seinem brennenden PKW befindet. Kann das Feuer nicht unmittelbar gelöscht werden, entscheiden Sekunden über das Leben des Patienten. Eine *Notrettung* ist absolut gerechtfertigt. Jede Notrettung sollte exakt dokumentiert werden. Im Folgenden finden Sie einige Situationen, welche Sie bei der Beurteilung der Einsatzstelle vorfinden können und in denen die Durchführung einer Notrettung indiziert ist:

1. Feuer oder unmittelbare Brandgefahr.
2. Explosionsgefahr.
3. Gefahr des Ertrinkens in schnell fließendem Wasser.
4. Unmittelbare Einsturzgefahr von Gebäuden oder sonstigen Strukturen.
5. Nicht zu unterbindender Kontakt mit toxischen Substanzen.

Bei der zweiten Situation, welche eine Modifizierung der Maßnahmen zur Bewegungseinschränkung erfordert, handelt es sich um Patienten, die bei der Ersteinschätzung oder in der Schnellen Trauma-Untersuchung als kritisch mit einer anhaltenden Gefahr eingeschätzt werden. Hier sollte die Rettung nicht länger als 1–2 min dauern. In diesem Fall spricht ITLS von der Schnellen Rettung. Beispiele hierfür sind:

1. Atemwegsbehinderungen, die nicht durch den modifizierten Esmarch-Handgriff/manuelles Ausräumen behoben werden können.
2. Atem- oder Herz-Kreislauf-Stillstand.
3. Brustkorb- oder Atemwegsverletzungen, welche eine Beatmung erforderlich machen.
4. Ausgeprägter Schockzustand oder Blutungen, die nicht gestillt werden können.

Für die korrekte Durchführung der Schnellen Rettung werden möglichst viele Helfer benötigt, die den Patienten über seine Längsachse auf das Spineboard ziehen und ihn bis zur endgültigen Fixierung manuell in seiner Bewegung einschränken (siehe Beispiele in Kapitel 12). Kommt es

Notrettung:
Eine Notrettung ist die sofortige Rettung innerhalb von Sekunden aus dem Gefahrenbereich ohne Rücksicht auf Verletzungen zur Abwendung einer vitalen Gefährdung.

Schnelle Rettung:
Die Rettung des Patienten innerhalb von 1–2 Minuten aus einem Gefahrenbereich unter Beachtung der Bewegungseinschränkung der Wirbelsäule.

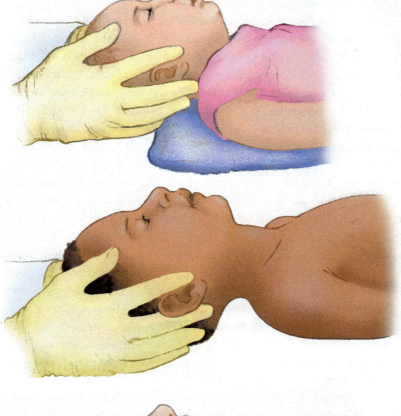

1. Durch den größeren Kopf von Kleinkindern kann ein Anheben der Schultern durch Unterpolsterung nötig sein.

2. Bei älteren Kindern erreichen Sie die Neutralposition durch Lagerung von Schulter und Kopf auf einer flachen Oberfläche.

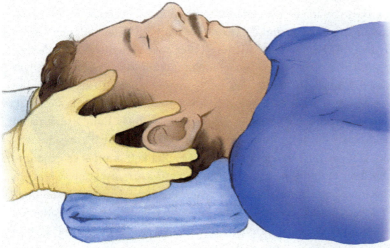

3. Erhöhen Sie beim Erwachsenen den Kopf um 3–5 cm.

Abbildung 11.5: Neutralposition bei Säuglingen, Kindern und Erwachsenen.

zur Anwendung der Schnellen Rettung, so erfordert diese, ebenso wie die Notrettung, eine exakte Dokumentation der durchgeführten Maßnahmen sowie der Indikation.

Die einfachste und ständig verfügbare Methode zur Bewegungseinschränkung des HWS-Bereichs stellt die manuelle Variante mit Händen und Knien dar. Die Hände fixieren den Kopf des Patienten in Neutralposition zur Längsachse und Querachse des Patienten (▶ Abbildung 11.5). Im präklinischen Bereich ist das Ausüben von Zug auf die HWS mittlerweile kontraindiziert und sollte deshalb nicht mehr durchgeführt werden. Durch eine achsengerechte

Zug an der Wirbelsäule: Üben Sie keinen Zug an Kopf oder Nacken aus. Stattdessen sollten Kopf und HWS in Neutralposition fixiert werden.

Lagerung des Patienten ohne Zug auf die Wirbelsäule erhält das Rückenmark die beste Sicherung und das größte Platzangebot im knöchernen Rückenmarkskanal.

Während des initialen Atemwegsmanagements kann die HWS durch eine HWS-Orthese stabilisiert werden. Eine HWS-Orthese, ganz gleich welches Modell, bietet jedoch keine ausreichend sichere Immobilisierung. Sie muss immer durch eine fortlaufende manuelle Bewegungseinschränkung bis zum Anlegen der Vakuummatratze oder der kompletten Fixierung auf dem Spineboard unterstützt werden. Bei wachen Patienten besteht die Möglichkeit, die Lagerung des HWS- und Kopfbereichs am Komfort des Patienten zu bestimmen. Achten Sie auf die sichere Fixierung des Kopfes. Ansonsten kann das Drehen des Patienten auf dem Wirbelsäulenbrett oder in der Vakuummatratze zu Bewegung im HWS-Bereich führen und gravierende Verletzungen verursachen.

Eine effektive Fixierung nimmt dem Patienten die Möglichkeit, im Fall des Erbrechens seine Atemwege eigenständig frei zu halten. Ist der Patient einmal auf dem Spineboard oder in der Vakuummatratze fixiert, muss ein Helfer immer bereit sein. Im Fall des Erbrechens kann der Patient rasch auf die Seite gedreht werden.

Eine ausreichende Bewegungseinschränkung ist erst erreicht, wenn sich Kopf, Hals, Torso und Becken sicher fixiert in einer Linie befinden. In der Vergangenheit wurde speziell die Kopffixierung durch die seitliche Anlage von Sandsäcken durchgeführt. Diese Methode erwies sich jedoch als risikoreich. Durch das Eigengewicht der Sandsäcke kam es beim seitlichen Kippen des Spineboards häufig zu Scherkräften im Bereich der HWS. Diese Methode sollte in modernen Rettungsdiensten keine Anwendung mehr finden. Eine sehr gute und preisgünstige Alternative stellen Handtücher oder Decken dar. Diese bieten in gerollter Form eine gute HWS-Stabilisierung und können durch ihre weiche Struktur sehr gut an die Anatomie des Patienten angepasst werden. Die bestmögliche Fixierung bieten jedoch kommerziell gefertigte Fixierungssets für den Kopf. Diese bestehen aus Schaumstoff und lassen sich somit anformen. Des Weiteren sind diese Kissen abwaschbar und entsprechen somit auch den gültigen Hygienevorschriften. Einige Patientengruppen, z. B. ängstliche Kinder oder Patienten mit verändertem Bewusstseinszustand, werden die Bewegungseinschränkung zumeist nur unter massiver Gegenwehr durchführen lassen. Für solche Fälle gib es leider keine Universalrezepte. Es steht jedoch fest, dass eine Bewegungseinschränkung unter Gegenwehr mehr schadet, als sie nutzt, und dass somit der Benefit der Maßnahmen vorher abgewogen werden muss. Für diese seltenen Fälle existieren jedoch spezielle Hilfsmittel, welche eine sichere Fixierung auch von schwierigen Patienten gewährleisten. Als derzeit beste und sicherste Möglichkeit gilt das so genannte „Reeves Sleeve" (siehe Abbildung 11.7a). Eine exakte Dokumentation der Situation, wenn ein Patient sich gegen bewegungseinschränkende Maßnahmen wehrt, ist von enormer Bedeutung.

Studien haben gezeigt, dass sich in den meisten Fällen die HWS bei erwachsenen Patienten erst nach Unterlegen des Hinterkopfs mit ca. 3–5 cm Polstermaterial richtig in Neutralposition befindet. Damit wird der Kopf leicht erhöht und die HWS achsengerecht gelagert. Diese Lagerung wird nicht nur von vielen Erwachsenen als angenehm empfunden, sie erleichtert auch die endotracheale Intubation. Ältere Patienten mit pathologischen Fehlstellungen der Wirbelsäule benötigen oft eine stärkere Polsterung. Bei jungen Kindern ist dagegen der Hinterkopf besonders prominent. Eine Unterpolsterung von den Schultern bis zu den Fersen ist erforderlich, um auch bei jungen Patienten eine Lagerung in Neutralposition sicherzustellen.

Einige Situationen erfordern ein seitliches Kippen des Patienten im bewegungseingeschränkten Zustand. Eine sicher angelegte und fest sitzende Fixierung verhindert ein Verrutschen des Patienten und das damit verbundene Auftreten von Scherkräften im Bereich der Wirbelsäule. Für dieses Manöver ist eine hochwertige Vakuummatratze dem Spineboard überlegen (▶ Abbildung 11.6). Durch das seitliche Anformen der Vakuummatratze wird ein Verrutschen des Patienten bereits deutlich vermindert. Auch bei schwangeren Patientinnen ab der 20. Schwanger-

> **Atemwegssicherung:**
> Insbesondere bei Patienten mit Bewegungseinschränkung der HWS ist eine sorgfältige Überwachung der Atemwege erforderlich.

schaftswoche ist eine Beförderung in 20°–30° Linksseitenlage zur Verhinderung des V.-cava-Kompressionssyndroms indiziert. Auch bewusstseinsgetrübte Patienten mit Blutungen im Mund-Rachen-Raum ohne definitive Atemwegsicherung sollten in achsengerechter Seitenlage befördert werden.

Achsengerechtes Drehen

Die Technik des achsengerechten Drehens wird benötigt, um einen Patienten schonend auf das Spineboard zu verbringen. Sie kann mit wenigen Helfern ausgeführt werden und ist sehr einfach. Bislang hat sich kein Manöver als schonender erwiesen, um einen Patienten auf das Spineboard zu verbringen. Korrekt ausgeführt, verringert die Technik des achsengerechten Drehens die Gefahr der Wirbelsäulenbewegung auf ein Minimum.

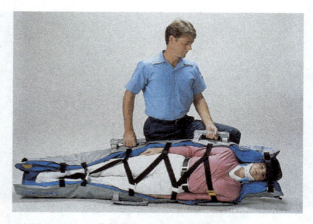

Abbildung 11.6: Auf die Seite gedrehte Patientin in einer Vakuummatratze. Der Körper bleibt achsengerecht ausgerichtet.

Kopf, Wirbelsäule und Becken werden als eine Einheit bewegt. Die Drehung sowohl aus der Rückenlage als auch aus der Bauchlage heraus ist problemlos möglich. Unter Zuhilfenahme von drei oder mehr Helfern, wobei der Kopfhelfer die Führung übernimmt, wird der Patient mit angelegten Armen auf die unverletzte Seite gedreht. Das Spineboard wird leicht nach oben versetzt hinter den Patienten geschoben. Nun wird der Patient auf das Spineboard gedreht. Korrekturen in der Lage des Patienten dürfen immer nur in Längsachse der Wirbelsäule durch Hinunter- und Hinaufschieben auf dem Spineboard erfolgen. Bei seitlichem Verschieben des Patienten kommt es unweigerlich zu Scherkräften, welche auf das Rückenmark einwirken und sekundäre Verletzungen verursachen können.

Auf welche Seite der Patient gedreht wird, obliegt dem Einsatzleiter und kann den örtlichen Gegebenheiten angepasst werden.

Bei den meisten Traumapatienten ist die Technik des achsengerechten Drehens möglich. Patienten mit einer instabilen Beckenfraktur sollen jedoch nicht auf die Seite gedreht werden. Durch die Drehung und die damit verbundene Gewichtsverlagerung im Beckenbereich kann es zu Komplikationen kommen. Bei dieser Patientengruppe sollte die Umlagerung auf das Spineboard oder in die Vakuummatratze unter Zuhilfenahme der Schaufeltrage erfolgen. Patienten, bei denen die Beckenfraktur stabil erscheint, können unter sehr behutsamer achsengerechter Drehung auf die unverletzte Seite (falls diese zu diagnostizieren ist) auf das Spineboard gelagert werden.

Hilfsmittel zur Bewegungseinschränkung der Wirbelsäule

Es existiert eine große Palette an Hilfsmitteln zur Bewegungseinschränkung der Wirbelsäule, angefangen von der Vakuummatratze über das Spineboard und die Schaufeltrage bis hin zum *Reeves Sleeve* (▶ Abbildung 11.7a bis f). Im Hinblick auf die Möglichkeiten zur Bewegungseinschränkung der Wirbelsäule hat ein Modell einer Schaufeltrage sich in einer Studie sogar als ebenbürtig zum Spineboard erwiesen. Bislang hat sich jedoch kein Hilfsmittel prinzipiell und deutlich von den anderen abgehoben. Jedes hat seine individuellen Vor- und Nachteile. Die Auswahl sollte sich immer am Patienten, dem Verletzungsmechanismus und dem Verletzungsmuster mit der daraus abzuleitenden Behandlung orientieren. Hinzu kommt, dass jedes Hilfsmittel nur so gut sein kann wie die Person, die damit arbeitet. Training ist das beste Mittel, um dem Patienten die bestmögliche Bewegungseinschränkung zuteil werden zu lassen.

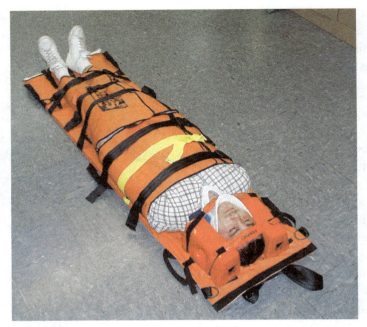
a. *Reeves Sleeve.*

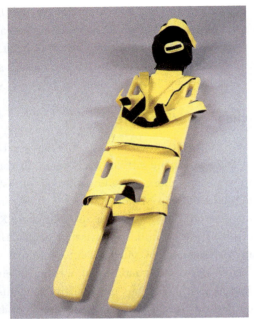
b. Miller Body Splint.

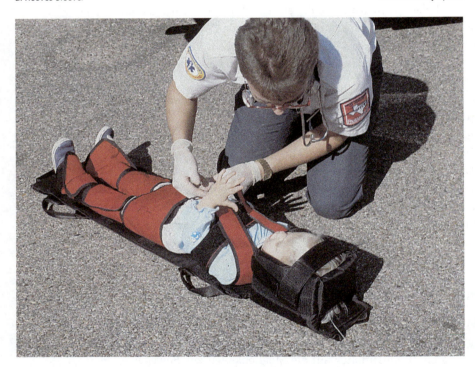
c. Spineboard für Kinder.

Abbildung 11.7: Hilfsmittel zur Bewegungseinschränkung der Wirbelsäule.

Komplikationen bei der Bewegungseinschränkung der Wirbelsäule

Die meisten Komplikationen finden sich im Bereich der Fixierung und beim Liegen auf dem harten Untergrund (Spineboard etc.). Bei der Fixierung auf dem Spineboard klagen die Patienten häufig über Kopf- und Rückenschmerzen, welche durch lange Liegezeiten in der weiterführenden klinischen Therapie dementsprechend zunehmen.

Da der Patient komplett bewegungseingeschränkt ist, ist die Aspiration eine gefürchtete Komplikation, der jedoch durch schnelles Reagieren des Personals sowie ein konsequentes

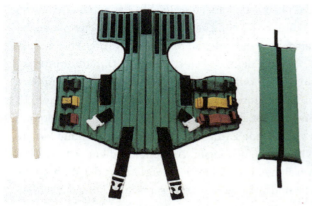

d. Rettungskorsett nach Kendrick (KED-System).

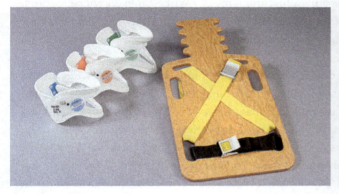

e. Kurzes Spineboard.

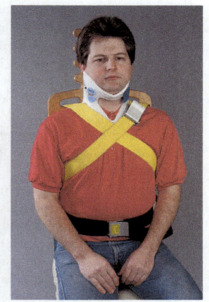

f. Kurzes Spineboard.

Abbildung 11.7: Hilfsmittel zur Bewegungseinschränkung der Wirbelsäule.

Atemwegsmanagement gut begegnet werden kann. Bei adipösen Patienten sowie Patienten mit Herzerkrankungen besteht erhöhte Gefahr einer lagebedingten Hypoxie. Bei älteren Patienten wurde auch schon nach kurzer Liegezeit auf einem Spineboard über erste Zeichen einer Dekubitusbildung berichtet. Eine weitere nicht zu verachtende Komplikation, welche sich aus der Bewegungseinschränkung eines Patienten entwickelt, stellt die erhöhte Verletzungsgefahr für die Helfer dar. Entstehende Belastungen für die Wirbelsäule der Helfer müssen durch vorher einstudierte Hebe- und Tragetechniken minimiert werden. Zu guter Letzt sollte festgehalten werden, dass eine Bewegungseinschränkung nicht bei jedem Traumapatienten indiziert ist. Die Indikation sollte genau geprüft werden. Bewegungseinschränkende Maßnahmen sollten nur bei den Patienten durchgeführt werden, die mit hoher Wahrscheinlichkeit davon profitieren.

Eine retrospektive Studie zeigte eine erhöhte Mortalität bei wirbelsäulenimmobilisierten Patienten mit penetrierendem Trauma. Als Ursache ist bei dieser Patientengruppe die verlängerte Zeit am Einsatzort durch die Bewegungseinschränkung der Wirbelsäule anzusehen.

Patienten mit einem penetrierenden Trauma ohne Verdacht auf Wirbelsäulenverletzung sollten daher unverzüglich transportiert werden.

Indikationen zur Bewegungseinschränkung der Wirbelsäule

Weltweit wird kontrovers diskutiert, wann und wie eine Bewegungseinschränkung der Wirbelsäule notwendig ist. Die Ansicht, Traumapatienten benötigten so lange Bewegungseinschränkende Maßnahmen, bis eine Verletzung der Wirbelsäule sicher ausgeschlossen werden kann, ist zurzeit die vorherrschende Meinung. Bislang gibt es jedoch keine evidenzbasierten Studien, die diese Ansicht belegen. Einige Länder verzichten auf die Bewegungseinschränkung nach einem Unfallereignis und sie berichten, dass keine Verschlechterung des Patientenoutcome zu verzeichnen ist. Eine Studie, welche die Traumaversorgung ohne Bewegungseinschränkung der Wirbelsäule (Malaysia) mit der Traumaversorgung mit solchen Maßnahmen (USA) bei stumpfem Wirbelsäulentrauma verglichen hat, kam zu dem Ergebnis, dass die Durchführung der Bewegungseinschränkung nur einen geringen bis keinen positiven Effekt hat. Das Aufführen dieser Studie hat nicht den Sinn, die durch uns durchgeführten Maßnahmen abzuwerten. Es soll deutlich machen, dass viele Maßnahmen nicht auf evidenzbasiertem Wissen, sondern auf gesundem Menschenverstand beruhen. Es gibt keine Zweifel darüber, dass bestimmte Patienten eine Bewegungseinschränkung der Wirbelsäule benötigen. Aktuelle Studienergebnisse geben mittlerweile klare Definitionen, unter welchen Umständen eine Verletzung der Wirbelsäule und des Rückenmarks unwahrscheinlich ist und auf eine Bewegungseinschränkung der Wirbelsäule verzichtet werden kann. Diese Studienergebnisse haben dazu geführt, dass durch Peter Goth, M.D., ein Algorithmus zur Bewegungseinschränkung der Wirbelsäule entwickelt wurde, welcher durch die *National Association of EMS Physicians* anerkannt ist und zu den Standardabläufen im angloamerikanischen Raum bei der Traumaversorgung zählt (▶ Abbildung 11.8 und ▶ Tabelle 11.3).

Hauptbestandteile dieses Algorithmus stellen die Beurteilung der Einsatzstelle, die Evaluierung des Verletzungsmechanismus sowie die Untersuchung und die Befragung des Patienten dar. Diese Punkte bilden den Grundstein zur Einschätzung, ob eine Bewegungseinschränkung der Wirbelsäule indiziert ist oder nicht. Zunächst wird der Verletzungsmechanismus bewertet. Handelt es sich um einen Verletzungsmechanismus, bei dem eine Verletzung der Wirbelsäule und des Rückenmarks ausgeschlossen werden kann, so besteht zunächst keine Indikation zur Bewegungseinschränkung der Wirbelsäule. Handelt es sich jedoch um ein Unfallgeschehen mit hohem Risiko einer Verletzung der Wirbelsäule und des Rückenmarks, so besteht die Indikation zur Bewegungseinschränkung der Wirbelsäule bereits ohne das Erheben weiterer Parameter.

Bei Unfallgeschehen mit hohem Risiko handelt es sich um Hochgeschwindigkeitsunfälle mit Motorfahrzeugen, Stürze aus einer Höhe ≥ dreifache Patientengröße, penetrierende Verletzungen im Bereich der Wirbelsäule, Sportverletzungen im Bereich des Kopfes oder des Nackens, Trauma nach Sprung ins Wasser und jedes Trauma bei bewusstlosen Patienten. Liegt eine Situation vor, die primär nicht eine sofortige Bewegungseinschränkung erfordert (Sturz aus geringer

> **Bewegungseinschränkung der Wirbelsäule:**
> Der Ausschluss einer Wirbelsäulenverletzung eines schwerverletzten Patienten hat präklinisch keine Priorität. Im Zweifel und bei passendem Unfallmechanismus muss eine Wirbelsäulenimmobilisation erfolgen. Die Abschätzung der Verletzungswahrscheinlichkeit anhand von Protokollen kombiniert die Abschätzung von Unfallmechanismus und klinischem Befund.

Tabelle 11.3

Positionspapier der *National Association of EMS Physicians* zur Bewegungseinschränkung der Wirbelsäule

Die Durchführung von Maßnahmen zur Bewegungseinschränkung der Wirbelsäule in der Präklinik ist indiziert, wenn ein Verletzungsmechanismus mit dem Potenzial, Rückenmarksverletzungen zu verursachen, vorliegt und mindestens eines der folgenden Kriterien erfüllt ist:

1. Vermindertes Bewusstsein.
2. Beweise für eine Intoxikation liegen vor.
3. Eine ablenkende, schmerzhafte Verletzung liegt vor (z. B. Fraktur einer Extremität).
4. Neurologische Ausfallerscheinungen liegen vor.
5. Schmerz oder Druckempfindlichkeit der Wirbelsäule.

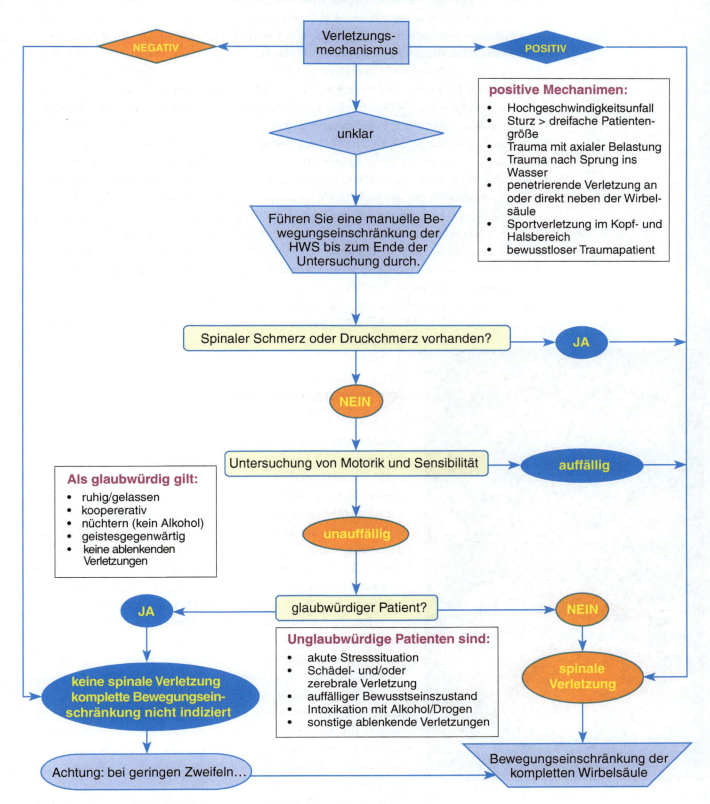

Abbildung 11.8: Ablaufschema zur Bewegungseinschränkung der Wirbelsäule.

Höhe, Unfälle mit geringer Geschwindigkeit), so wird zunächst eine manuelle Bewegungseinschränkung und eine Patientenbeurteilung mit der Suche nach Anzeichen auf ein Wirbelsäulentrauma durchgeführt. Der Patient muss auf das Rettungsdienstpersonal einen verlässlichen Eindruck machen und ihm gestellte Fragen adäquat beantworten. Unkooperative Kinder sowie Patienten mit veränderter Bewusstseinlage oder Patienten in akuten Stresssituationen bieten keine verlässlichen Informationen. Bei ihnen sollte die Indikation zur Bewegungseinschränkung bereits initial recht großzügig gestellt werden. Im weiteren Verlauf gilt es nun zunächst herauszufinden, ob der Patient Kontakt mit Substanzen (Alkohol, Drogen, sonstige Gifte etc.) hatte, welche seine Glaubwürdigkeit und Schmerzwahrnehmung einschränken. Kann der Kontakt mit den vorher genannten Substanzen ausgeschlossen werden, so wird der Patient nach Schmerzen im Bereich der Wirbelsäule befragt. Verneint der Patient Schmerzen im Bereich der Wirbelsäule und existieren keine anderweitigen gravierenden Verletzungen, welche von den Rückenschmerzen ablenken könnten, so kann unter weiterhin aufrechterhaltener manueller Bewegungseinschränkung die Wirbelsäule palpiert und mit der weiteren neurologischen Untersuchung fortgefahren werden. Zeigt sich bei der Palpation ein Druckschmerz im Bereich der Wirbelsäule oder klagt der Patient über Schmerzen bei Bewegungen des Rückens, so ist eine Bewegungseinschränkung indiziert. Fällt auch die weitere neurologische Untersuchung negativ aus, so kann die gegebenenfalls durchzuführende Beförderung ohne eine Bewegungseinschränkung der Wirbelsäule erfolgen.

Das zuvor beschriebene Ablaufschema hat bislang seine Effektivität und Sicherheit bewiesen, aber wie bei allen Ablaufschemata bedarf auch dieses der Genehmigung der jeweiligen Ärztlichen Leitung und einer ständigen Qualitätskontrolle.

Atemwegsmanagement 11.6

Sobald das Rettungsdienstpersonal Maßnahmen zur Bewegungseinschränkung durchführt, verliert Ihr Patient einige seiner Möglichkeiten zur selbstständigen Atemwegssicherung. Sie übernehmen ab diesem Moment die Verantwortung für die Sicherung der Atemwege Ihres Patienten bis zur definitiven Atemwegssicherung durch invasive Maßnahmen oder bis zur innerklinischen Entscheidung, dass die Bewegungseinschränkung aufgehoben werden kann (▶ Abbildung 11.9). Bei Kindern kommt der Obhut über die Atemwege eine noch größere Bedeutung zu. Kinder neigen nach einem Unfallgeschehen wesentlich eher zum Erbrechen und zur Aspiration.

Im Fall der Anwendung von Maßnahmen zur Beatmung von Traumapatienten ist besondere Vorsicht geboten. Aktuelle Forschungsergebnisse zeigen auf, dass jede Methode der Beatmung immer eine Manipulation der HWS verursacht. Manuelle Bewegungseinschränkung in Neutralposition ist der beste Weg, diese Bewegungen zu minimieren. HWS-Orthesen alleine nehmen nur einen Teil der Bewegungen auf, sind jedoch nur in Kombination mit einer manuellen Bewegungseinschränkung der HWS effektiv und sicher. Nasale und endotracheale Intubation sowie die Koniotomie verursachen allesamt Bewegungen im Bereich der HWS und müssen bei ihrer Durchführung immer durch die Anlage einer HWS-Orthese sowie durch eine manuelle Bewegungseinschränkung begleitet werden. Führen

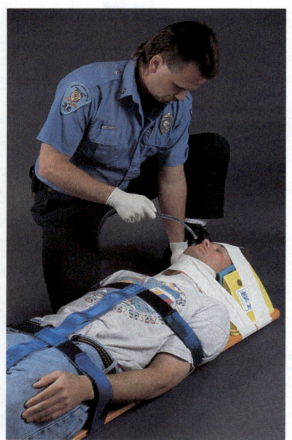

Abbildung 11.9: Sie sind für die Atemwege Ihres Patienten verantwortlich, sobald er auf einer Vakuummatratze oder auf einem Spineboard liegt.

Sie während des ersten Abschnitts des ITLS-Algorithmus zunächst eine manuelle Bewegungseinschränkung der HWS durch und nutzen Sie Methoden der Atemwegsicherung, mit denen Sie vertraut sind. Wenn Sie die Risiken mehrerer atemwegssichernder Maßnahmen beim HWS-verletzten Patienten abwägen, denken Sie daran: Das Risiko, an einem verlegten Atemweg zu sterben, ist deutlich größer, als durch ein stufenweises und vorsichtiges Atemwegsmanagement das Rückenmark zu verletzen.

11.7 Bewegungseinschränkung der Wirbelsäule in speziellen Situationen

Sie müssen darauf vorbereitet sein, eine Bewegungseinschränkung bei allen Traumapatienten durchzuführen. Bei manchen Patienten und in speziellen Situationen müssen Sie die traditionellen Vorgehensweisen modifizieren:

1. Patienten in engen, geschlossenen Räumen (Baugrube etc.).
2. Patienten im Wasser.
3. Patienten in gebeugter oder stehender Position.
4. Patienten im Kindesalter.
5. Senioren.
6. Patienten mit Helm.
7. Sehr große oder adipöse Patienten.
8. Patienten mit penetrierenden Verletzungen im Bereich der HWS.

Die Rettung aus engen, geschlossenen Räumen muss in einer Weise vonstatten gehen, die sich an den Zeichen und Symptomen des Patienten orientiert. Aufgrund der räumlichen Enge gibt es keine festgeschriebenen Vorgehensweisen. Als einzige sichere Regel gilt, dass es bei der Rettung lediglich zu Bewegungen in Richtung der Längsachse des Patienten kommen darf. Vermeiden Sie Querbewegungen (Scherkräfte!) (▶ Abbildung 11.10). Die Sicherheit für das Rettungspersonal hat, wie generell bei jeder Rettungsaktion, oberste Priorität.

Erstickungstod, toxische Gase und Verschüttung stellen tödliche Gefahren für das Rettungspersonal dar. Aus diesen Gründen sollte eine solche Einsatzstelle niemals betreten werden, wenn nicht die notwendige Ausbildung und die richtige persönliche Schutzausrüstung vorhanden sind.

Bei einer Wasserrettung (▶ Abbildung 11.11) gelten die gleichen Grundsätze wie bei der Rettung aus unsicheren Räumen. Zunächst hat Eigenschutz oberste Priorität! Retten aus Gewässern erfordert ein spezielles Training und birgt Gefahren für das Rettungspersonal.

Die Bewegung des Patienten sollte bei der Rettung immer in Längsrichtung erfolgen. Befindet sich der Patient dann in einer geraden Position, kann das Spineboard untergeschoben und der Patient auf diesem schonend und in Neutralposition aus dem Wasser gerettet werden.

Nach vorne gebeugte oder stehende Patienten werden so schonend wie möglich durch Anlegen des Spineboards und langsames Zurückkippen in Rückenlage verbracht. Sitzende Patienten können mit Hilfe eines kurzen Spineboards oder anderer Hilfsmittel (KED-System [Kendrick Extrication Device, Rettungskorsett] etc.) zunächst im HWS- und BWS-Bereich in ihrer Bewegung eingeschränkt werden. Nach der Lagerung auf dem Spineboard oder der Vakuummatratze erfolgt dann die komplette Bewegungseinschränkung.

Bei der Bewegungseinschränkung von Patienten im Kindesalter hat sich die manuelle Bewegungseinschränkung in der ersten Phase des Einsatzes als die beste Variante gezeigt. Im weite-

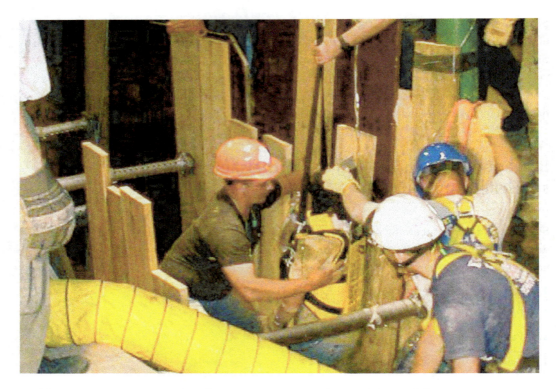

Abbildung 11.10: Ein Patient wird nach Verschüttung in einer Baugrube achsengerecht herausgehoben.

ren Verlauf sollten Handtücher oder Kissen dazu benutzt werden, das Kind auf dem Spineboard oder einer anderen geeigneten Unterlage zu fixieren. Als weitere sehr gute Option, je nach der Größe des Kindes, bietet sich eine Vakuumschiene an. In dieser kann das Kind sicher gelagert werden. Wie bereits angesprochen kann es erforderlich sein, aufgrund des größeren Kopfvolumens den *Schulter- und Rückenbereich* zu unterpolstern, um eine Neutralposition zu erreichen. Dies ist zumeist bei Kindern zwischen null und drei Jahren der Fall (siehe Abbildung 11.5 und ▶ 11.12). Des Weiteren erhöht eine Unterpolsterung den Liegekomfort und führt somit automatisch zu einer leichten Beruhigung. Wird keine Unterpolsterung durchgeführt, kommt es zu einer Hyperflexion der HWS mit entsprechenden Folgen. Kinder, die an einem Autounfall beteiligt waren und sich noch in ihrem Kindersitz befinden, können, sofern keine Behandlungsprioritäten dagegensprechen und der Sitz nicht beschädigt ist, in ihrem Sitz belassen werden.

Durch ein Auspolstern der Hohlräume zwischen Kind und Sitz und eine Fixierung mit Pflaster wird eine optimale Bewegungseinschränkung erreicht. Somit erhält man im weiteren Verlauf auch eine gute Möglichkeit, den pädiatrischen Patienten sicher im RTW zu transportieren (▶ Abbildung 11.13). Einige Kraftfahrzeughersteller versehen ihre Fahrzeugmodelle bereits mit fest eingebauten Kindersitzen. In diesen Fällen muss das Kind mit Hilfe des Spineboards oder anderer geeigneter Hilfsmittel aus dem Kindersitz befreit werden. Bei ängstlichen Kindern, die sich aktiv gegen eine Bewegungseinschränkung wehren, gilt die Devise „weniger ist manchmal mehr". Durch Kontakthalten zu Vertrauenspersonen, ruhiges Arbeiten und freundliches Auftreten gelingt es häufig, das Kind schon ein wenig zu beruhigen und bereits damit sekundäre Schädigungen zu verhindern.

Ältere Patienten erfordern eine hohe Flexibilität und ein hohes Können in der Technik der Bewegungseinschränkung. Durch altersbedingte Veränderungen des Bewegungsapparats und eine Verschlechterung der Hautbeschaffenheit ist diese Patientengruppe wesentlich schwieriger zu lagern und in der Bewegungsfreiheit einzuschränken.

11.7 Bewegungseinschränkung der Wirbelsäule in speziellen Situationen

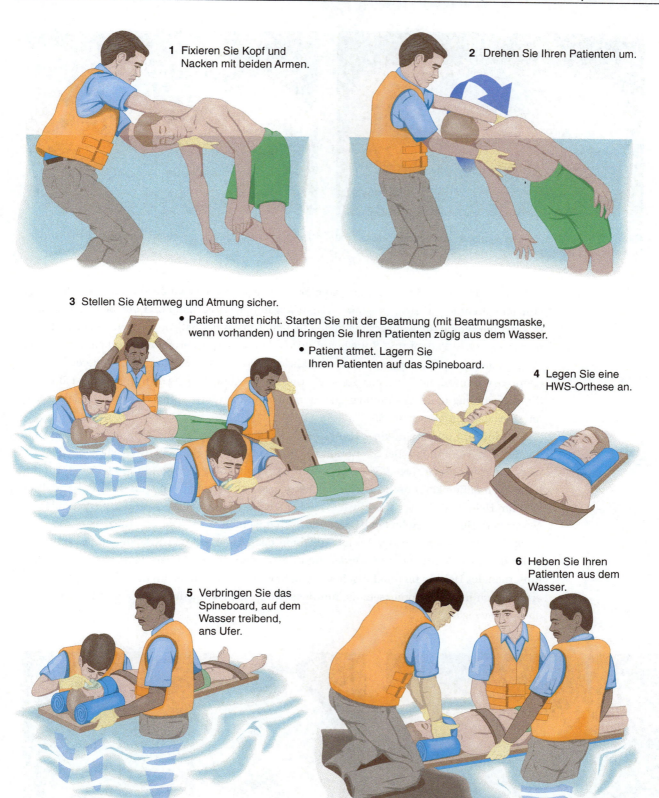

Abbildung 11.11: Rettung aus dem Wasser bei wahrscheinlicher Verletzung der Wirbelsäule.

11 Wirbelsäulentrauma

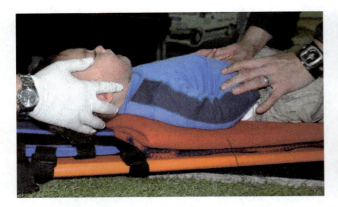

Abbildung 11.12: Viele Kinder benötigen eine Unterlage unter Schultern und Rücken, um eine Neutralposition der HWS zu erreichen.

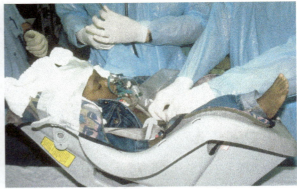

Abbildung 11.13: Bewegungseingeschränktes Kleinkind im Kindersitz.

Häufig wird über schlechten Liegekomfort und beginnende Dekubitusbildung berichtet. Bei einigen Patienten mit ausgeprägten Veränderungen der Wirbelsäule und des Bewegungsapparats ist eine gerade Rückenlagerung nicht möglich. Ist dies der Fall, so müssen auch hier Hohlräume zwischen Patient und Spineboard durch eine Unterpolsterung mit Decken, Kissen etc. ausgeglichen werden, um zum einen den Liegekomfort zu sichern und zum anderen eine sichere, bewegungsfreie Fixierung zu gewährleisten (▶ Abbildung 11.14). In solchen Fällen ist die Anwendung einer Vakuummatratze der Anwendung eines Spineboards vorzuziehen, sofern dies der Zeitfaktor zulässt.

Bei einigen Sportarten, wie z. B. American Football, Radsport und Motorsport, besteht für die Sportler Helmpflicht. Bei Sportarten wie Football sind die Helme teilweise besonders angepasst und die Spieler tragen Schulter- und Rückenpolsterung (▶ Abbildung 11.15 und 11.16). In solchen Fällen kann der Helm für das Rettungsdienstpersonal von Nutzen sein. Handelt es sich um Helme mit freiem Gesichtsfeld, so kann bei achsengerechter Lage der Wirbelsäule mit getragenem Helm der Helm am Patienten belassen werden.

Nach dem Röntgen in der Notfallaufnahme des aufnehmenden Krankenhauses kann der Helm dann vorsichtig entfernt werden und durch eine sichere Fixierung ersetzt werden. Ein Entfernen des Helmes im präklinischen Bereich würde ein Auspolstern des Hinterkopfbereichs erforderlich machen. Voraussetzung für dieses Vorgehen stellt jedoch immer ein frei zugänglicher Atemweg dar!

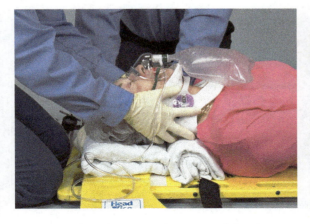

Abbildung 11.14: Um eine Neutralposition zu erhalten, kann eine Unterlagerung, z. B. mit zusammengerollten Decken oder Handtüchern, nötig sein.

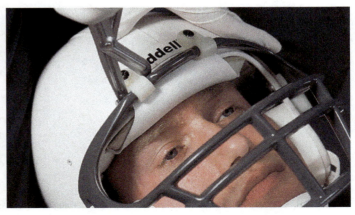

Abbildung 11.15: Der Gesichtsschutz eines Helmes kann mit einer Rettungsschere oder einem Schraubenzieher entfernt werden.

11.7 Bewegungseinschränkung der Wirbelsäule in speziellen Situationen

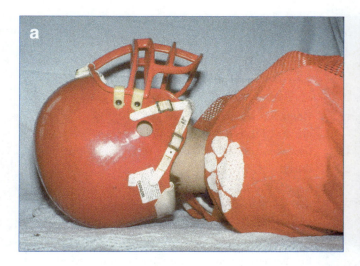
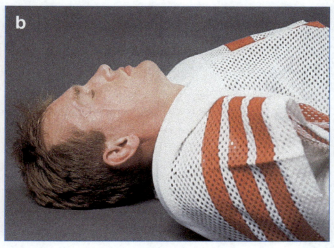

Abbildung 11.16: a. Patienten mit Schulterpolstern und Helmen sind gewöhnlich sehr gut stabilisiert, wenn der Helm nicht abgenommen wird. Mit minimaler Bewegung verbleibt die Wirbelsäule in Neutralposition. b. Falls der Helm bei Patienten mit Schulterpolstern entfernt wird, bedarf es einer Unterlagerung des Kopfes, um eine Neutralposition zu gewährleisten.

Im Gegensatz zu Sporthelmen müssen geschlossene Motorradhelme aus Gründen des Atemwegsmanagements im präklinischen Bereich immer entfernt werden. Die Technik zum Entfernen des Helmes variiert je nach Bauart des Helmes (siehe Kapitel 12). Die meisten Motorradhelme sind nicht individuell auf ihren Träger angepasst und bieten somit im Inneren des Helmes Platz für Bewegungen des Kopfes und der HWS des Patienten. Zudem kommt es durch die Bauart des Helmes zu einer deutlichen Hyperflexion der HWS bei der Lagerung auf einem Spineboard oder einer Vakuummatratze (▶ Abbildung 11.17).

Bei überdurchschnittlich großen oder adipösen Patienten kann es beim Arbeiten mit regulärem Equipment dazu kommen, dass keine sichere Fixierung gewährleistet ist. In diesen Fäl-

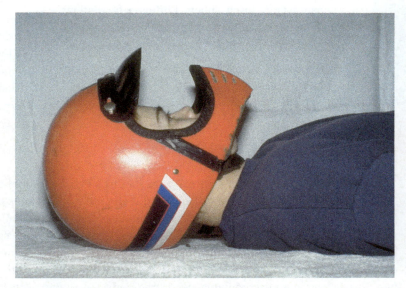

Abbildung 11.17: Integralhelme verwehren den Zugang zu den Atemwegen. Beachten Sie, dass der Helm die HWS bei den Patienten beugt, die keine Schulterpolster tragen.

len bedarf es wiederum der Flexibilität des Rettungsdienstpersonals in Sachen Bewegungseinschränkung. Patienten mit penetrierenden Verletzungen im Bereich der HWS oder des unteren Gesichtsfelds bedürfen der ständigen Überwachung in Hinblick auf das Atemwegsmanagement. HWS-Orthesen erschweren eine kontinuierliche Überwachung der HWS-Region und können im Zusammenspiel mit anschwellenden Wunden Atemwegsobstruktionen hervorrufen. Auch bei Verletzungen des Unterkiefers können HWS-Orthesen zu einer schmerzhaften Obstruktion der Atemwege führen. In solchen Fällen erscheint es sinnvoll, auf das Anlegen einer HWS-Orthese zu verzichten und die Bewegungseinschränkung des HWS-Bereichs manuell in Kombination mit dem Kopffixierungssystem des Spineboards durchzuführen.

Traumapatienten mit neurologischen Defiziten oder mit neurologischem Schock verlieren aufgrund der Pathophysiologie sehr viel Wärme an ihre Umgebung. Ein guter Wärmeerhalt gewinnt somit bei Traumapatienten noch viel mehr an Bedeutung und stellt eine der Basismaßnahmen durch Ersthelfer und das Rettungsdienstpersonal dar.

Merke: Wirbelsäulentraumen

1. Bei Traumapatienten mit Beteiligung der Wirbelsäule hat die Bewegungseinschränkung eine hohe Priorität.

2. Penetrierende Körperstammverletzungen, Verlegung der Atemwege oder Atemstörungen können Gründe sein, die Bewegungseinschränkung der Wirbelsäule zeitlich zu verschieben.

3. Die Art der Bewegungseinschränkung unterscheidet sich je nach Alter der Patienten.

4. Verletzungen des Rückenmarks können zum neurogenen Schock mit den Zeichen Hypotension, Bradykardie, warme Haut und normale Hautfarbe führen.

5. Eine Notrettung ist indiziert, wenn unmittelbare Lebensgefahr durch äußere Einflüsse für Patient und Retter besteht. Die Rettung des Patienten in eine sichere Umgebung hat höchste Priorität.

6. Die Schnelle Rettung ist bei allen Load-go-and-treat-Patienten indiziert.

7. Überprüfen Sie Motorik und Sensibilität an Fingern und Zehen des Patienten, bevor und nachdem Sie Ihren Patienten bewegen.

8. Üben Sie keinen Zug auf die HWS des Patienten aus. Führen Sie lediglich eine achsengerechte Bewegungseinschränkung in Neutralposition durch.

9. Sandsäcke haben keine Platz mehr in der präklinischen Bewegungseinschränkung. Nutzen Sie Alternativen wie Kissen, Decken, spezielle Kopffixierungssets etc.

10. Ein bewegungseingeschränkter Patient verliert einen großen Teil der Möglichkeit, seine Atemwege selbst zu sichern. Sie tragen die Verantwortung für die ständige Kontrolle und Sicherung der Atemwege Ihres Patienten.

11. Säuglinge und Kleinkinder, welche in einen Autounfall verwickelt waren und sich noch in ihrem Kindersitz befinden, können in diesem befördert werden, wenn keine Verletzungen dagegensprechen und der Sitz nicht beschädigt ist.

FALLBEISPIEL – Fortsetzung

Sie werden als Einsatzleiter eines RTW zum städtischen Schwimmbad alarmiert. Auf der Anfahrt wird Ihnen mitgeteilt, dass ein Patient von Beckenrand gesprungen sei und sich dabei verletzt habe. Bei Ihrer Ankunft stellen Sie fest, dass bereits ein Feuerwehrfahrzeug als First Responder vor Ort ist und Ersthelfer den Patienten ohne Maßnahmen zur Bewegungseinschränkung der Wirbelsäule aus dem Wasser gezogen haben. Die Ersthelfer berichten, dass der Patient beim Spielen mit Freunden im Nichtschwimmerbereich einen Kopfsprung ins Wasser gemacht habe und dabei mit dem Kopf auf dem Beckenboden aufgeschlagen sei. Sie berichten weiterhin, der Patient sei desorientiert, aber zu keiner Zeit bewusstlos gewesen. Die Gefahr des Beinaheertrinkens könne ausgeschlossen werden, da seine Freunde den Patienten sofort an die Wasseroberfläche und zum Beckenrand gebracht hätten.

Der Patient berichtet über Schmerzen im Nackenbereich und Taubheitsgefühle in beiden Armen und Beinen. Die Schnelle Trauma-Untersuchung ergibt eine Druckempfindlichkeit und einen Muskelspasmus im HWS-Bereich sowie eine Schwäche in allen Extremitäten. Es besteht keine komplette Lähmung und die Atembewegung erfolgt primär aus dem Diaphragma. Die Lunge ist beidseitig gut belüftet. Der Patient wird unter manueller Bewegungseinschränkung mit HWS-Orthese auf einem Spineboard gelagert und fixiert. Es werden 100 % Sauerstoff verabreicht und ein Helikoptertransport in das nächste Haus der Maximalversorgung durchgeführt. Sämtliche Vitalwerte waren bereits vor dem Abflug stabil.

Während der Beförderung fällt der Blutdruck auf 80/50 mmHg und der Puls liegt bei 72 Schlägen/min. Das im Krankenhaus gemachte CT zeigt eine Kompressionsfraktur des fünften Halswirbels mit Einklemmung des Rückenmarks.

Der Patient benötigt eine Entlastung der Kompressionsstelle und eine über mehrere Monate andauernde externe Fixierung der HWS. Die anschließende Physiotherapie zeigt eine langsame, aber kontinuierliche Verbesserung der Motorik und Sensibilität, so dass davon auszugehen ist, dass der Patient in Zukunft wieder mit Hilfe von Gehstöcken selbstständig gehen kann.

FALLBEISPIEL – Zusammenfassung

Unfälle nach Sprüngen ins Wasser oder Stürze, bei denen die Patienten mit dem Kopf zuerst auf dem Boden aufkommen, weisen eine hohe axiale Belastung auf die Wirbelsäule auf. Sie führen häufig zu Kompressionsfrakturen im Bereich der HWS sowie zu Schädigungen des Rückenmarks in diesem Bereich.

Stürze, bei denen der Patient mit den Füßen zuerst aufkommt, führen meistens zu Kompressionsfrakturen im Bereich der lumbalen Wirbelkörper sowie natürlich zu Frakturen der unteren Extremitäten. Ein vorsichtiges Vorgehen am Patienten, bei der Bewegungseinschränkung sowie die Gabe von 100 % Sauerstoff helfen, die Entwicklung von sekundären Schäden zu vermindern. Bei langen Beförderungszeiten sollte frühzeitig die Entscheidung zum luftgebundenen Transport getroffen werden. Bei Patienten, die ein Trauma durch einen Sprung ins Wasser erlitten haben, muss immer zusätzlich an die Möglichkeit des Beinaheertrinkens gedacht werden. Diese Patienten befinden sich häufig schon einige Zeit im Wasser, bevor ihre Notlage erkannt wird.

ZUSAMMENFASSUNG

Die Verletzung des Rückenmarks ist eine verheerende Folge von vielen „modernen" Unfallarten und nimmt analog dem steigenden Angebot an Freizeitaktivitäten zu.

Frakturen und Verletzungen des Rückenmarks können von außen schwer beurteilt werden. Deswegen sollten alle bewusstlosen Traumapatienten und Patienten, die hoher Energie im Bereich der Wirbelsäule ausgesetzt waren, eine vollständige Bewegungseinschränkung erfahren. Bei Patienten, die an Unfällen mit geringer Krafteinwirkung beteiligt waren, kann auf die Bewegungseinschränkung verzichtet werden, insofern sie das Ablaufschema zur Bewegungseinschränkung der Wirbelsäule ohne Auffälligkeiten durchlaufen haben. Spezielle Unfallsituationen erfordern spezielle Techniken zur Bewegungseinschränkung, mit denen Sie vertraut sein müssen. Des Weiteren übernehmen Sie bei einem bewegungseingeschränkten Patienten die Verantwortung für seine Atemwege und sollten mit den Methoden zur Atemwegssicherung und Intervention bei Erbrechen und der Gefahr von Aspiration vertraut sein.

LITERATURHINWEISE

Augustine, J. „Failure on the board". *EMS* (2004), Vol. 33, Seite 52–53.

Ben-Galim, P. J. et al. „Internal decapitation: survival after head to neck dissociation injuries". *Spine* (2008), Vol. 33, Seite 1744–1749.

Ben-Galim, P. J. et al. „Extrication collars can result in abnormal separation between vertebrae in the presence of a dissociative injury". *Journal of Trauma* (2010), Vol. 88 (1).

British Trauma Society. „Guidelines for initial management and assessment of spinal injury". Injury, International Journal of the *Injured* (2003), Vol. 34, Seite 405–425.

Cordell, W. H. et al. „Pain and tissue-interface pressures during spine-board immobilization". *Annals of Emergency Medicine* (1995), Vol. 26, Seite 31–36.

DeVivo, M. J. „Epidemiology of traumatic spinal cord injury". In: Kirshblum, S., Campagnolo, D. I., DeLisa, J. A. (eds.). „Spinal cord medicine". Baltimore, MD: *Lippincott Williams & Wilkins* (2002), Seite 69–81.

Dunham, C. M. et al. „Risks associated with magnetic resonance imaging and cervical collar in comatose, blunt trauma patients with negative comprehensive cervical spine computed tomography and no apparent spinal deficit". *Crit Care* (2008), Vol. 12, Seite R89.

Dunn, T. M. et al. „Are emergency medical technician-basics able to use a selective immobilization oft he cervical spine protocol?" *Prehospital Emergency Care* (2004), Vol. 8, Seite 207–211.

Goth, P. C. „Spine injury, clinical criteria for assessment and management". Augusta, ME: *Medical Care Development* (1994).

Haut, E. R. et al. „*Spine immobilization in penetrating trauma: more harm than good?*" *Journal* of Trauma (2010), Vol. 88 (1), Seite 115–121.

Kleiner D. M. et al. „Helmet hazards. Do's and don'ts of football helmet removal". *JEMS* (2001), Vol. 26, Seite 36–44, 46–48.

Knox, K. E., D. M. Kleiner. „The efficiency of tools used to retract a football helmet face mask". *Journal of Athletic Trainers* (1997), Vol. 32 (3), Seite 211–215.

Krell, J. M. et al. „Comparison of the Ferno scoop stretcher with the long backboard for spinal immobilization". *Prehospital Emergency Care* (2006), Vol. 10, Seite 46–51.

Kwan, I. et al. „Spinal immobilisation for trauma patients (review)". *Cochrane Library* (2008), Seite 1–19.

Manoach, S., L. Paladino. „Manual in-line stabilization for acute airway management of suspected cervical spine injury: historical review and current questions". *Annals of Emergency Medicine* (2007), Vol. 50 (3), Seite 236–245.

Milby, A. H. et al. „Prevalence of cervical spinal injury in trauma". *Neurosurg Focus* (2008), Vol. 25, Seite E10.

Rhee, P. et al. „Cervical spine injury is highly dependent on the mechanism of injury following blunt and penetrating assault". *Journal of Trauma* (2006), Vol. 61 (5), Seite 1166–1170.

Sekhon, L. H., M. G. Fehlings. „Epidemiology, demographics, and pathophysiology of acute spinal cord injury". *Spine* (2001), Vol. 26, Seite S2–S12.

Vitale, M. G. et al. „Epidemiology of pediatric spinal cord injury in the United States: years 1997 and 2000". *J Pediatr Orhtop* (2006), Vol. 26 (6), Seite 745–749.

Maßnahmen zur Bewegungseinschränkung der Wirbelsäule

12.1 Wichtigste Komponenten der Bewegungseinschränkung der Wirbelsäule 234

12.2 Patienten, die eine Bewegungseinschränkung der Wirbelsäule benötigen 235

12.3 Bewegungseinschränkung der Wirbelsäule mit dem kurzen Spineboard 235

12.4 Notrettung und Schnelle Rettung 238

12.5 Schutzhelme 245

12 Massnahmen zur Bewegungseinschränkung der Wirbelsäule

Lernziele für ITLS-Basic und -Advanced-Anwender

Nach dem Lesen dieses Kapitels sollten Sie in der Lage sein:

1. Die fünf notwendigen Einzelteile eines Systems zur kompletten Bewegungseinschränkung der Wirbelsäule zu beschreiben.
2. Die Indikationen zur Durchführung einer Bewegungseinschränkung zu erklären.
3. Die Bewegungseinschränkung mit einem KED-System oder kurzem Spineboard durchzuführen.
4. Einen Patienten achsengerecht auf ein Spineboard zu drehen.
5. Einen Patienten sicher auf dem Spineboard zu fixieren.
6. Eine fachgerechte Bewegungseinschränkung der Wirbelsäule am stehenden Patienten durchzuführen.
7. Den Kopf und Hals des Patienten zu fixieren, auch wenn der Kopf nicht in Neutralposition gelagert werden kann.
8. Eine Schnelle Rettung fachgerecht durchzuführen.
9. Zu erklären, wann ein Helm entfernt werden muss und wann er am Patienten belassen werden kann.
10. Eine Helmabnahme sicher durchzuführen.
11. Eine sichere Fixierung des Halses bei Patienten mit Schulterpolstern und Helm durchzuführen.

12.1 Wichtigste Komponenten der Bewegungseinschränkung der Wirbelsäule

Um eine komplette Bewegungseinschränkung der Wirbelsäule durchzuführen, bedarf es eines Systems aus fünf Einzelteilen:

1. *Spineboard*, *Vakuummatratze* oder *Schaufeltrage*: Geräte zur Bewegungseinschränkung des Torsos existieren in vielfältigen Ausführungen. Mit ihnen wird die Wirbelsäule von den Schultern bis zum Becken erreicht.
2. *HWS-Orthese*: Auch in diesem Bereich gibt es zahlreiche Modelle. Sämtliche HWS-Orthesen gewährleisten keine absolute Ruhigstellung des HWS-Bereichs. Sie verringern jedoch deutlich die Bewegungsfreiheit des Patienten.
3. *Fixiergurte*: Auch in diesem Bereich existiert eine große Auswahl. Alle haben den Sinn, den Rumpf und die Extremitäten des Patienten sicher auf dem Spineboard/der Schaufeltrage zu fixieren. Das jeweilige Gurtsystem sollte so angebracht werden, dass weder ein seitliches noch ein Verrutschen des Patienten in Längsachse möglich ist.
4. *Kopffixierungssystem*: Diese Systeme dienen der sicheren Kopffixierung des Patienten auf dem Spineboard/der Schaufeltrage. Die Anlage erfolgt immer nach der Rumpffixierung und schließt somit den Vorgang der Bewegungseinschränkung ab. Ist der Kopf sicher fixiert, kann eine angelegte HWS-Orthese, wenn nötig, entfernt werden.

5. *Gerät zum Freihalten der Atemwege:* Wenn Sie Kopf und Körper eines Patienten in Rückenlage fixieren, übernehmen Sie gleichzeitig die Verantwortung für die Atemwege. Alle notwendigen Gerätschaften zum Freihalten der Atemwege müssen nicht nur unmittelbar bereit stehen. Sie müssen die Anwendung der Geräte auch sicher beherrschen.

12.2 Patienten, die eine Bewegungseinschränkung der Wirbelsäule benötigen

Das Ziel bewegungseinschränkender Maßnahmen ist der Schutz der Wirbelsäule und des Rückenmarks vor weiteren Verletzungen. In ▶ Abbildung 12.1 werden die Indikationen dargestellt. Maßnahmen zur Bewegungseinschränkung müssen stattfinden, bevor der Patient sich bewegt oder bewegt wird. Im Fall eines Verkehrsunfalls muss die Wirbelsäule des Patienten stabilisiert werden, bevor der Patient aus dem Fahrzeug befreit wird, sofern der klinische Zustand des Patienten und die Umgebungsbedingungen dies zulassen. Der größte Anteil an Bewegungen des Patienten findet in der Phase der Befreiung aus Fahrzeugen statt. Somit muss eine Bewegungseinschränkung der Wirbelsäule gewährleistet sein, bevor eine Rettung durchgeführt wird. *Merke:* Das Ziehen an der Wirbelsäule kann bleibende Schäden verursachen. Ziel ist eine Stabilisierung der Wirbelsäule, nicht das Auseinanderziehen von Wirbelkörpern. Außer in Situationen, die eine Notrettung erfordern, sollte immer eine kurze, gezielte Kontrolle der Motorik und Sensibilität in den Extremitäten stattfinden. Diese muss nach der Rettung wiederholt werden. Abschließend sollte eine Dokumentation des Befunds vor sowie nach der Rettung erfolgen.

12.3 Bewegungseinschränkung der Wirbelsäule mit dem KED-System

Kurze Spineboards werden bei der Bewegungseinschränkung der Wirbelsäule bei sitzenden Patienten angewendet. Häufigstes Beispiel ist hier wohl der Patient, der sich nach einem Verkehrsunfall noch im Fahrzeug befindet. Hier gibt es viele verschiedene Ausführungen; die in Deutschland am meisten verbreitete ist sicherlich das KED-System (▶ Abbildung 12.2). Entscheidend ist die notwendige Kenntnis im Umgang mit den Systemen. Sie müssen Ihr Arbeitsgerät sicher beherrschen, bevor Sie es in der Einsatzsituation anwenden können.

> **Merke: Bewegungseinschränkung der Wirbelsäule**
>
> 1. Achten Sie darauf, keine Genitalien einzuklemmen, wenn Sie die Fixiergurte zwischen den Beinen eines männlichen Patienten durchführen.
> 2. Benutzen Sie kurze Spineboards nicht als „Griff", um Patienten zu bewegen. Bewegen Sie Patient und kurzes Spineboard nur als eine Einheit. Viele kurze Spineboards besitzen Griffe. Diese dürfen nicht *allein* zum Bewegen eines Patienten eingesetzt werden.
> 3. Führen Sie den oberen horizontalen Gurt bei Frauen oberhalb der Brüste und unterhalb der Arme entlang, nicht über die Brüste.
> 4. Führen Sie den unteren horizontalen Gurt bei schwangeren Frauen über das Becken, nicht über den Uterus.
> 5. Es kann sein, dass Sie Ihre Fixierungstechnik bestehenden Verletzungen anpassen müssen.
> 6. Sichern Sie Ihren Patienten so, dass nur sehr wenig oder keine Bewegung der Wirbelsäule auftritt, wenn Sie das Spineboard auf die Seite drehen. Ziehen Sie die Gurte nicht so fest, dass sie die Atmung einschränken.

12 Massnahmen zur Bewegungseinschränkung der Wirbelsäule

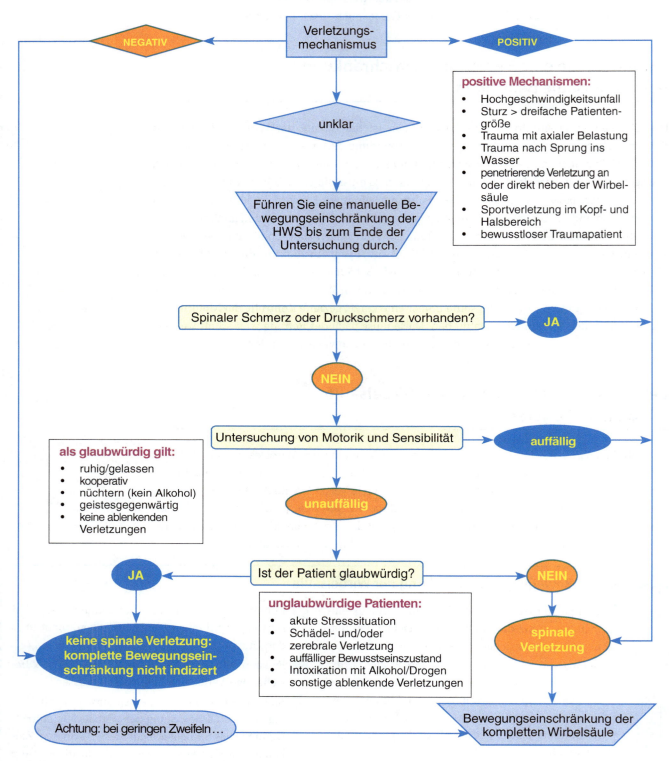

Abbildung 12.1: Ablaufschema zur Bewegungseinschränkung der Wirbelsäule.

12.3 Bewegungseinschränkung der Wirbelsäule mit dem KED-System

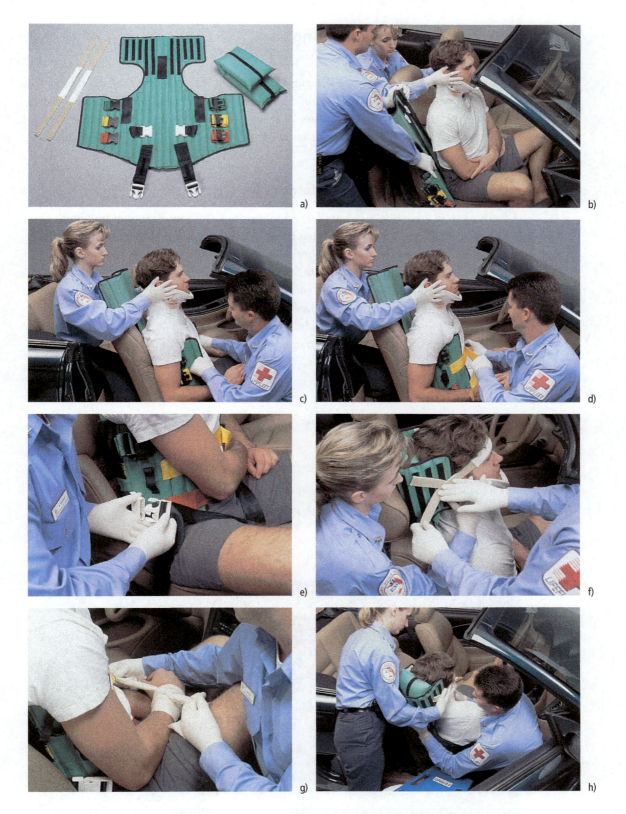

Abbildung 12.2: Anlegen eines KED. (a) Das Ferno-KED. (b) Legen Sie die HWS-Orthese an und schieben Sie das KED hinter den Patienten. (c) Positionieren Sie das KED hinter dem Patienten und umschließen Sie den Patienten mit den Seitenflügeln. Achten Sie darauf, dass diese in den Achselhöhlen zum Liegen kommen. (d) Ziehen Sie die Brustgurte fest. (e) Legen Sie die Sitzgurte um jedes Bein (auf der gleichen Seite) und schließen Sie den Gurt. Ziehen Sie die Gurte stramm. (f) Polstern Sie die Räume zwischen Kopf und Kopfteil aus; bringen Sie dabei den Kopf in Neutralposition. Legen Sie die Kopfflügel an und fixieren Sie den Kopf mit den beiliegenden Gurten. (g) Sichern Sie die Hände des Patienten. (h) Drehen Sie Patient und KED als eine Einheit und legen Sie ihn auf ein Spineboard. Lösen Sie die Beingurte und strecken Sie die Beine des Patienten. Fixieren Sie den Patienten wie üblich.

Notrettung und Schnelle Rettung 12.4

Patienten, die nach einer Kollision im Fahrzeug verbleiben, werden üblicherweise mit einem kurzen Spineboard oder KED fixiert und dann auf ein langes Spineboard oder in einer Vakuummatratze gelagert. Dies ist die schonendste, aber auch langsamste Art, einen Patienten mit möglichen Verletzungen der Wirbelsäule zu retten. Es existieren Situationen, in denen eine schnellere Vorgehensweise notwendig ist.

Situationen, die eine Notrettung erfordern

Diese Maßnahme wird ausschließlich genutzt, wenn für das Leben des Patienten *unmittelbare* Gefahr besteht. In manchen dieser Situationen haben Sie keine andere Möglichkeit, als Ihren Patienten ganz einfach in Sicherheit zu ziehen. Dies ist ein gutes Beispiel für den Lehrsatz: „Verzweifelte Situationen können verzweifelte Maßnahmen erfordern." Benutzen Sie Ihren Verstand: Setzen Sie nicht Ihr eigenes Leben in gefährlichen Situationen aufs Spiel. Wann immer Sie eine Notrettung durchführen, dokumentieren Sie dies und seien Sie bereit, diese auch zu rechtfertigen. Sie sollten eine Notrettung durchführen, wenn die Einschätzung der Einsatzstelle ergibt, dass Ihr oder das Leben Ihres Patienten unmittelbar (innerhalb von Sekunden) in Gefahr ist (siehe ▶ Abbildung 12.3).

Beispiele

1. Feuer oder unmittelbare Gefahr von Feuer.
2. Unmittelbare Explosionsgefahr.
3. Gefahr, von schnell fließendem Wasser weggetragen zu werden oder darin zu ertrinken.
4. Unmittelbare Einsturzgefahr, z. B. in Gebäuden.
5. Nicht zu beseitigende Gefahr durch toxische Substanzen.

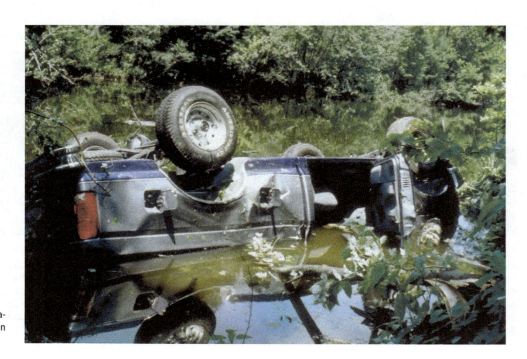

Abbildung 12.3: Beispiel für eine Situation, in der eine Notrettung notwendig sein kann.

12.4 Notrettung und Schnelle Rettung

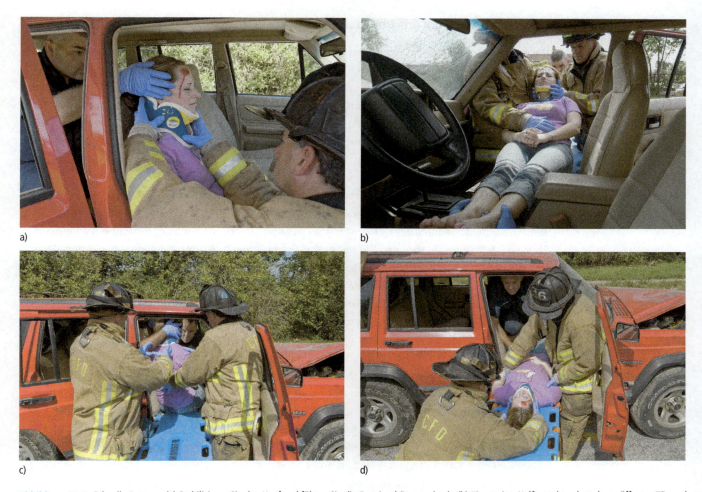

Abbildung 12.4: Schnelle Rettung. (a) Stabilisieren Sie den Kopf und führen Sie die Ersteinschätzung durch. (b) Ein zweiter Helfer steht neben der geöffneten Tür und übernimmt die Stabilisierung der HWS. Schieben Sie das lange Spineboard zwischen Sitz und Patienten. Drehen Sie den Patienten vorsichtig, unterstützen Sie dabei Kopf, Körperstamm und Beine. (c) Bringen Sie die Trage in Position und lagern Sie das Spineboard darauf. Lagern Sie den Patienten auf dem langen Spineboard. (d) Schieben und ziehen Sie den Patienten vorsichtig auf das lange Spineboard. Wenn möglich, bringen Sie den Patienten umgehend in den RTW. Fixieren Sie den Patienten auf dem langen Spineboard so früh wie möglich.

Nutzen Sie in den beschriebenen Situationen den bekannten Rettungsgriff nach Rautek oder ziehen Sie Ihren Patienten ganz simpel an einer Extremität oder der Kleidung in Sicherheit.

Situationen, die eine Schnelle Rettung erfordern

Eine Schnelle Rettung aus Fahrzeugen ist in allen Situationen indiziert, die Sie als Load-go-and-treat-Ereignis einschätzen. Sie müssen also sofort und schnell reagieren, haben aber Zeit, um den Patienten wenigstens einigermaßen in seiner Beweglichkeit einzuschränken, während Sie ihn retten (▶ Abbildung 12.4).

Beispiele

1. Atemwegsbehinderungen, die nicht durch den modifizierten Esmarch-Handgriff oder manuelles Ausräumen behoben werden können.
2. Atem- oder Herz-Kreislauf-Stillstand.
3. Brustkorb- oder Atemwegsverletzungen, welche eine Beatmung erforderlich machen.
4. Ausgeprägter Schockzustand oder Blutungen, die nicht gestillt werden können.

Bewegungseinschränkung der gesamten Wirbelsäule

Der beste Weg, die Bewegungsfreiheit eines Patienten mit potenzieller oder gesicherter Wirbelsäulenverletzung einzuschränken, ist die Fixierung von Kopf bis Fuß in einer Vakuummatratze, auf einer Schaufeltrage oder einem Spineboard. Ist zudem Zeit ein wesentlicher Faktor, bietet sich die achsengerechte Drehung auf ein Spineboard an. Diese muss koordiniert durchgeführt werden, um weitere Verletzungen zu vermeiden.

Wenn Sie einen Patienten mit Verletzungen im Brust- oder Bauchbereich drehen, versuchen Sie ihn über die unverletzte Seite zu drehen. Die Drehung sollte so schnell ausgeführt werden, dass die Ausdehnung des Brustkorbs zum Atmen nicht behindert wird. Müssen Sie einen Patienten mit einer oder mehreren Verletzungen der unteren Extremitäten drehen, positionieren Sie Helfer Nr. 3 an den Füßen. Er kann während des Drehens die unteren Extremitäten gut unterstützen. Versuchen Sie auch hier, über die unverletzte Seite zu drehen. Es ist nicht entscheidend, über welche Seite Sie drehen. Sie kann von Ihnen je nach Situation angepasst werden. Zum Beispiel kann dies nötig sein, wenn Sie das Spineboard nur auf einer Seite des Patienten ablegen können. Allerdings können Patienten in Bauchlage nur über eine Seite gedreht werden. Die Technik des achsengerechten Drehens kann in den meisten Situationen angewendet werden. Es muss allerdings bedacht werden, dass bei der Drehung ein Teil des Körpergewichts auf dem Becken lastet. Ist das Becken frakturiert, kann die Verletzung durch das Drehen negativ beeinträchtigt werden. Scheint eine Fraktur stabil zu sein, kann der Patient vorsichtig über die unverletzte Seite gedreht werden (wenn diese identifiziert werden kann). Patienten mit offensichtlich instabilen Beckenfrakturen sollten nicht gedreht, sondern mit mindestens vier Helfern auf ein langes Spineboard gehoben werden. Die Schaufeltrage (siehe Kapitel 2, Abbildung 2.4) ist ein gutes Werkzeug, um Patienten auf einem Spineboard oder auf einer Vakuummatratze zu lagern, wenn sie auf Grund ihrer Verletzungen nicht gedreht werden sollten. Zumindest ein Modell einer Schaufeltrage hat sich in einer Studie dem Spineboard gegenüber als ebenbürtig erwiesen. Sie kann folglich genauso wie ein Wirbelsäulenbrett eingesetzt werden und eignet sich zur kompletten Bewegungseinschränkung der Wirbelsäule.

Bewegungseinschränkung mit dem langen Spineboard, Teil I: achsengerechtes Drehen aus der Rückenlage bei sicheren Atemwegen

Siehe hierzu ▶ Abbildung 12.5.

Bewegungseinschränkung mit dem langen Spineboard, Teil II: achsengerechtes Drehen aus der Bauchlage bei intakten Atemwegen

Schritt für Schritt

1 Helfer Nr. 1 stabilisiert den Hals in Neutralposition. Wenn Sie die Hände an Kopf und Hals Ihres Patienten legen, müssen Ihre Daumen immer in Richtung Gesicht Ihres Patienten zeigen. Nur so vermeiden Sie beim Drehen das Kreuzen Ihrer Arme (▶ Abbildung 12.6).

2 Der erste Abschnitt des ITLS-Algorithmus wird durchgeführt und der Patient wird mit physiologisch ausgestreckten Beinen und Armen (Handflächen zum Körper) auf die Drehung vorbereitet. Der Patient wird seitlich auf einen Arm gedreht. Der Arm sorgt für eine Polsterung des Torso und dient gleichzeitig als Schiene.

3 Das lange Spineboard wird neben dem Patienten abgelegt. Legen Sie das Spineboard immer auf der dem Gesicht abgewandten Seite ab. Ist der Arm der Seite verletzt, legen Sie ihn vorsichtig über den Kopf, damit nicht über den Arm gedreht wird.

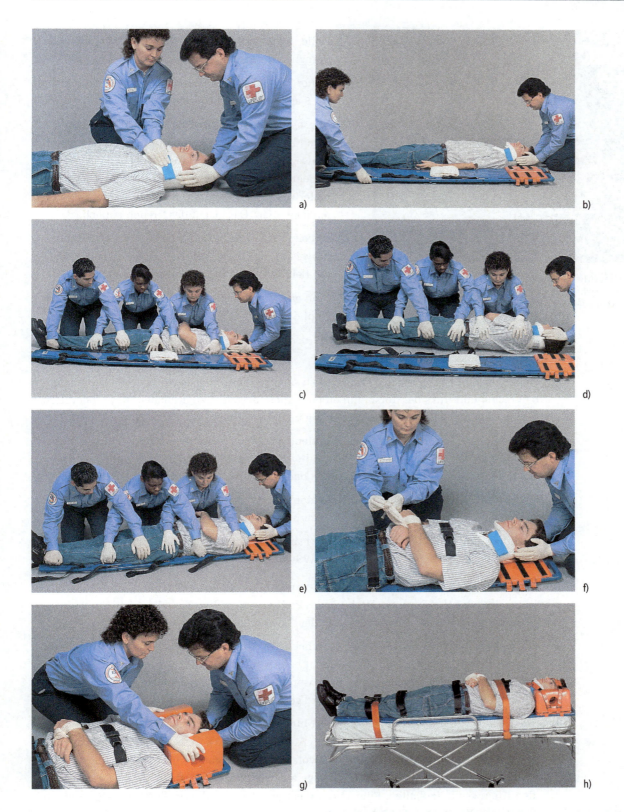

Abbildung 12.5: Achsengerechtes Drehen aus der Rückenlage auf ein langes Spineboard. (a) Stabilisieren Sie den Kopf des Patienten mit einer HWS-Orthese. (b) Legen Sie das lange Spineboard neben den Patienten. Helfer Nr. 1 stabilisiert den Kopf weiterhin in Neutralposition. (c) Helfer Nr. 2, 3 und 4 nehmen ihre Plätze gegenüber dem langen Spineboard ein und lassen etwas Platz, um den Patienten zu sich rollen zu können. (d) Auf Kommando von Helfer Nr. 1 drehen Sie den Patienten gemeinsam auf die Seite. Untersuchen Sie jetzt den Rücken des Patienten. (e) Der Helfer an der Taille des Patienten greift das Spineboard und drückt es an den Patienten. Dies kann auch durch einen fünften Helfer übernommen werden. Auf Kommando von Helfer Nr. 1 wird der Patient gemeinsam auf das Spineboard gelegt. (f) Fixieren Sie den Patienten auf dem langen Spineboard mittels des Gurtsystems. Sichern Sie auch die Hände des Patienten vorsichtig. (g) Sichern Sie den Kopf des Patienten mit Hilfe eines Kopffixierungssystems. (h) Sichern Sie den Patienten mit Spineboard auf der Trage.

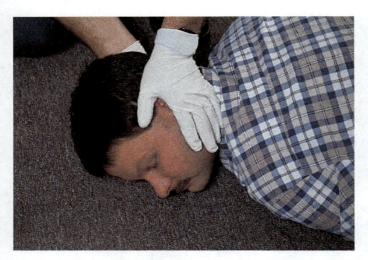

Abbildung 12.6: Wenn Sie den Hals eines Patienten n Bauch- oder Rückenlage stabilisieren, müssen Ihre Daumen immer in Richtung des Gesichts weisen, nicht in Richtung des Hinterhaupts. Nur so vermeiden Sie ein Kreuzen der Arme, wenn Ihr Patient gedreht wird.

4 Helfer Nr. 2 und 3 knien seitlich des Patienten, dem Spineboard gegenüber, nieder.

5 Helfer Nr. 2 befindet sich mittig des Torso, Helfer Nr. 3 auf Höhe der Oberschenkel.

6 Mit seinen Knien hält Helfer Nr. 2 den Arm des Patienten in Position. Er greift dann über den Patienten hinweg an Schulter und Hüfte. Der entfernte Arm des Patienten wird ebenfalls in Position gehalten. Normalerweise ist es möglich, die Kleidung des Patienten zu greifen. Das macht das Drehen einfacher.

7 Mit einer Hand greift Helfer Nr. 3 über den Patienten hinweg an die Hüfte, mit der anderen Hand hält er die Beine an den Unterschenkeln zusammen.

8 Sind alle Teammitglieder bereit, gibt Helfer Nr. 1 am Kopf das Kommando zum Drehen.

9 Helfer Nr. 1 hält Kopf und Hals während der Drehung in der Neutralposition (in der horizontalen wie in der vertikalen Achse!).

10 Helfer Nr. 2 und 3 drehen den Patienten zu sich auf die Seite. Die Arme des Patienten bleiben rechts und links des Torso, um einen Schienungseffekt zu erreichen. Kopf, Schultern und Becken bleiben während der Drehung in einer Achse.

11 Das Spineboard wird jetzt neben dem Patienten positioniert und von Helfer Nr. 4 in einem Winkel von 30–45° gehalten. Sind nur drei Helfer zur Stelle, wird das Spineboard von Helfer Nr. 2 in Position gezogen. Es bleibt dann allerdings flach am Boden liegen.

12 Ist das Team bereit, gibt Helfer Nr. 1 das Kommando, den Patienten auf das Spineboard zu drehen. Auch hierbei bilden Kopf, Schultern und Becken eine Achse.

13 Nachdem der Patient richtig positioniert auf dem Spineboard liegt, kann die Neutralposition der HWS hergestellt und eine HWS-Orthese abgemessen und angelegt werden.

Drehung eines Patienten mit unsicherem Atemweg Der Status der Atemwege ist in die Entscheidung über das Verfahren zur Drehung des Patienten einzubeziehen. Es existieren drei verschiedene Situationen, die das weitere Vorgehen bestimmen.

1. Ein Patient, der nicht atmet oder der erhebliche Atemnot aufweist, muss sofort gedreht werden. Wenn sich das Spineboard nicht bereits in richtiger Position befindet, muss der Patient zunächst in Rückenlage gedreht werden, seine Atemwege müssen behandelt werden und er kann dann auf das Spineboard gelagert werden.

2. Der Patient mit erheblicher Blutung aus Mund oder Nase darf nicht in Rückenlage gedreht werden. Starke Blutungen aus den oberen Atemwegen sind praktisch eine Garantie für eine Aspiration. Dieser Patient benötigt eine vorsichtige Bewegungseinschränkung der Wirbelsäule und muss in Bauch- oder Seitenlage befördert werden. Dann hilft die Schwerkraft, den Atemweg freizuhalten. Eine Vakuummatratze kann in dieser Situation sehr hilfreich sein (siehe Kapitel 11, Abbildung 11.6).

3. Der Patient mit freien Atemwegen und angemessener Atmung sollte direkt auf ein Spineboard gedreht werden.

Fixierung des Patienten auf dem Spineboard Es gibt verschiedene Methoden, Patienten mit Gurten auf einem Spineboard oder einer Schaufeltrage zu fixieren. Zwei Beispiele für kommerziell gefertigte Werkzeuge zur Fixierung der Wirbelsäule sind das *Reeves Sleeve* und das Spineboard nach Miller. Das *Reeves Sleeve* (übersetzt etwa „Laken nach Reeves") ist aus strapazierfähigem Material gefertigt. Ein langes Spineboard kann in das Laken hineingeschoben werden. An dem *Reeves Sleeve* ist Folgendes befestigt:

1. Ein Kopffixierungssystem.
2. Strapazierfähige Flügel aus Nylon, die über Thorax und Abdomen gelegt und mit Gurten gesichert werden.
3. Zwei Flügel, um die unteren Extremitäten zu sichern.
4. Laschen für die Arme.
5. Sechs Griffe, um den Patienten sicher tragen zu können.
6. Metallringe (mit 1250 kg belastbar), um den Patienten mit Seilen anheben zu können.

Wenn der Patient in diesem Gerät gesichert ist, bleibt seine Wirbelsäule achsengerecht, egal in welcher Position er getragen wird: horizontal, vertikal oder auf der Seite (wie ein Koffer). Das *Reeves Sleeve* ist auch gut geeignet für den verwirrten oder aggressiven Patienten, der zu seiner Sicherheit fixiert werden muss (▶ Abbildung 12.7).

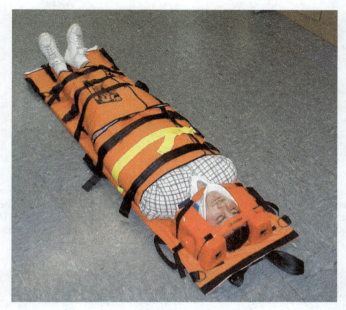

Abbildung 12.7: In einem *Reeves Sleeve* fixierter Patient.

Das Spineboard nach Miller ist eine Kombination aus Kopffixierung, Spineboard und Extremitätenschiene (siehe Kapitel 11, Abbildung 11.7b). Ähnlich wie das *Reeves Sleeve* ist es gut geeignet, die Wirbelsäule in ihrer Bewegungsfreiheit einzuschränken, und das mit geringem Zeitaufwand und wenig Mühe.

Weiterhin existieren viele verschiedene kommerziell gefertigte Gurtsysteme. Wie mit jedem Gerät sollten Sie mit dem für Ihre Patienten vorgehaltenen Gurtsystem vertraut sein, bevor Sie es anwenden müssen.

Stabilisierung von Kopf und Hals, wenn eine Neutralposition nicht sicher erreicht werden kann

Grundsätzlich sollten Sie den Kopf bei allen Traumapatienten in Neutralposition lagern. Doch auch hier gibt es Ausnahmen. Bereitet das Drehen des Kopfes zunehmende Schmerzen oder nehmen neurologische Ausfälle zu, sollten Sie den Kopf wieder in die Ausgangslage bringen. Das Gleiche gilt beim Bewusstlosen mit zur Seite geneigtem Kopf, der nicht ohne Widerstand gedreht werden kann. Sie können in dieser Situation keine HWS-Orthese und kein kommerziell gefertigtes Kopffixierungssystem verwenden. Benutzen Sie stattdessen gerollte Laken oder Handtücher und Pflaster, um Kopf und Hals vorsichtig in der vorgefundenen Position zu stabilisieren.

Bewegungseinschränkung mit dem langen Spineboard, Teil III: Anwendung am stehenden Patienten

Die ▶ Abbildung 12.8 und ▶ Abbildung 12.9 demonstrieren das Vorgehen mit drei und mit zwei Helfern.

12 Massnahmen zur Bewegungseinschränkung der Wirbelsäule

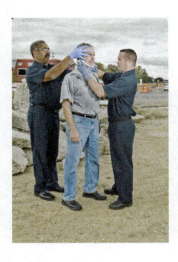 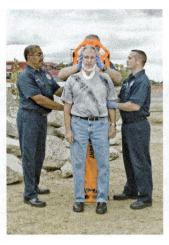 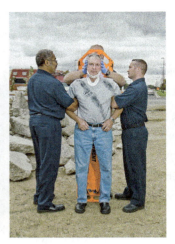 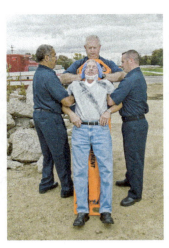

Abbildung 12.8: Anwendung eines langen Spineboard am stehenden Patienten mit drei Helfern. (a) Legen Sie dem Patienten eine HWS-Orthese an. (b) Stellen Sie ein langes Spineboard hinter den Patienten. Überprüfen Sie die korrekte Position des Boards von der Frontseite. (c) Die Helfer an der Seite greifen unter den Achseln des Patienten in die höchsterreichbare Griffmulde. Mit der anderen Hand greifen sie den Ellenbogen des Patienten, um ihn so weiter zu stabilisieren. (d) Erklären Sie dem Patienten genau Ihre weiteren Maßnahmen. Legen Sie den Patienten unter kontinuierlicher Inline-Immobilisation auf den Boden. Fixieren Sie den Patienten wie üblich.

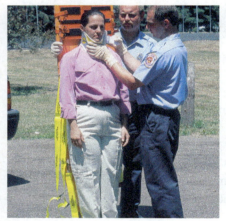 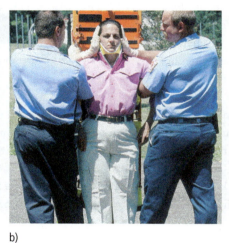 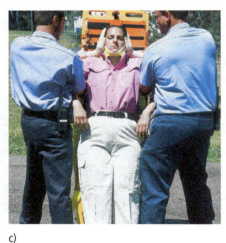

a)   b)   c)

d)

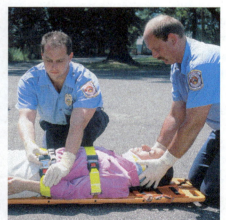

Abbildung 12.9: Anwendung eines langen Spineboard am stehenden Patienten mit zwei Helfern. (a) Legen Sie dem Patienten eine HWS-Orthese an und stellen Sie ein langes Spineboard hinter ihn. (b) Die Helfer an der Seite greifen unter den Achseln des Patienten in die höchsterreichbare Griffmulde. Mit der anderen Hand immobilisieren sie den Kopf des Patienten. (c) Erklären Sie dem Patienten genau Ihre weiteren Maßnahmen. Beide Helfer stellen nun einen Fuß hinter das Spineboard und legen es vorsichtig auf den Boden. (d) Ein Helfer übernimmt die Immobilisation des Kopfes, bis der Patient auf dem langen Spineboard fixiert ist.

Schutzhelme 12.5

Schritt für Schritt
Helmabnahme Teil I:
Abnahme eines Helms

Diese Schritte sind in den ▶ Abbildungen 12.10a bis 12.10g dargestellt.

1. Positionieren Sie Ihren Kollegen über oder hinter dem Patienten. Er sollte seine Hände an jede Seite des Helms legen und so Kopf und Hals manuell fixieren.

2. Sie positionieren sich an der Seite des Patienten und öffnen den Kinngurt. Kinngurte können in der Regel leicht geöffnet werden, Sie können sie auch zerschneiden.

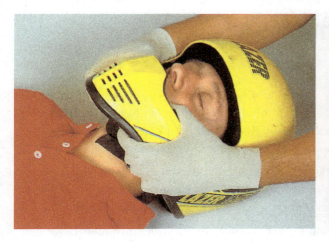

Abbildung 12.10a: Ein Helfer führt die Stabilisierung durch. Beide Hände werden an jede Seite des Helms gelegt, die Finger greifen an den Kiefer des Patienten. Sollte der Kinngurt locker sitzen, verhindert dies ein Hin-und-her-Rutschen des Kopfes.

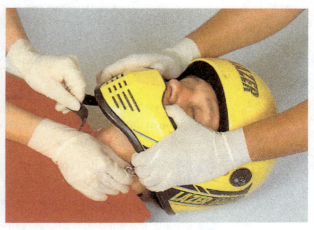

Abbildung 12.10b: Ein zweiter Helfer löst den Kinngurt.

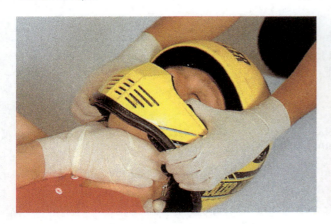

Abbildung 12.10c: Helfer Nr. 2 legt eine Hand an den Kiefer, Daumen auf der einen Seite, die Finger auf der anderen.

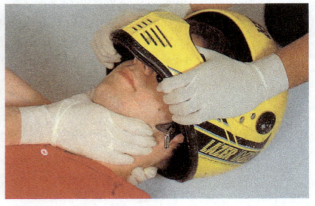

Abbildung 12.10d: Mit der anderen Hand fasst Helfer Nr. 2 in die Region um das Hinterhaupt. Dieses Manöver überträgt die Verantwortung für die Stabilisierung auf Helfer Nr. 2. Der Helfer am Kopfende entfernt den Helm in zwei Schritten. Das erlaubt Helfer Nr. 2, die Position seiner Hand am Hinterhaupt anzupassen, während der Helm von Helfer Nr. 1 abgezogen wird. Drei wichtige Grundsätze sollten Sie im Kopf behalten: (a) Ein Helm ist eiförmig und muss deswegen seitlich gedehnt werden, um dem Kopf Raum zu verschaffen. (b) Handelt es sich um einen Integralhelm, muss die Brille zunächst entfernt werden. (c) Bei Integralhelmen wird die Nase das Entfernen erschweren. Um den Helm abzunehmen, muss er leicht nach hinten gedreht werden.

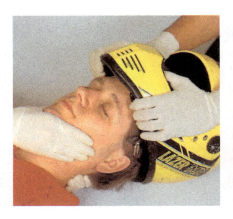 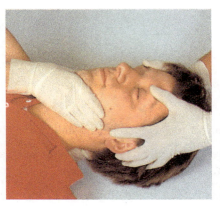 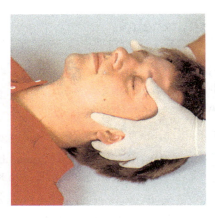

Abbildung 12.10e: Während des Abnehmens erhält Helfer 2 die Stabilisierung aufrecht und verhindert ein Kippen des Kopfes.

Abbildung 12.10f: Nachdem der Helm entfernt wurde, legt Helfer 1 seine Hände auf jede Seite des Kopfes und übernimmt die Stabilisierung in Neutralposition. Dabei liegen die Hände des Helfers oberhalb der Ohren.

Abbildung 12.10g: Die Stabilisierung wird aufrechterhalten, bis die Bewegungseinschränkung der Wirbelsäule komplettiert wurde.

3 Dann stabilisieren Sie den Hals. Sie greifen mit einer Hand in den Nacken in Höhe des Hinterhaupts und mit der anderen an das Kinn. Hierbei sollte der Zeigefinger an dem einen Kieferwinkel, der Daumen an dem anderen Kieferwinkel zu liegen kommen.

4 Ihr Kollege kann den Helm jetzt entfernen. Er sollte dabei etwas auseinander gezogen werden, um die Ohren zu befreien. Dann kann er gerade vom Kopf des Patienten gezogen werden. Integralhelme müssen etwas gedreht werden, um die Nase zu befreien.

5 Brillen müssen durch die Gesichtsöffnung von Ihrem Kollegen entfernt werden, bevor der Helm entfernt wird. Sie halten währenddessen die Stabilisierung des Halses aufrecht.

6 Nachdem der Helm entfernt ist, übernimmt Ihr Kollege die Stabilisierung des Halses. Hierzu greift er beidseitig den Kopf, seine Finger sollten am Kieferwinkel und in der Nähe des Hinterhaupts liegen.

7 Sie sollten nun Ihre Untersuchung fortführen. Ist ein weiterer Helfer anwesend, können Sie das Anlegen einer HWS-Orthese an ihn delegieren. Die HWS-Orthese muss spätestens vor der achsengerechten Drehung angelegt werden.

Schritt für Schritt
Helmabnahme II:
alternatives Verfahren zur Abnahme eines Helms

Diese Schritte sind in den ▶ Abbildungen 12.11a bis 12.11d dargestellt. Das Alternativverfahren hat den Vorteil, dass eine Person die HWS durch den gesamten Prozess der Abnahme hindurch stabilisieren kann. Das Verfahren funktioniert nicht bei Integralhelmen.

1 Positionieren Sie Ihren Kollegen über oder hinter dem Patienten. Er sollte den Kopf manuell beidseitig in Höhe der Schädelbasis greifen. Wenn nötig, kann er so auch einen modifizierten Esmarch-Handgriff durchführen.

2 Sie positionieren sich an der Seite des Patienten und öffnen den Kinngurt.

3 Sie können den Helm jetzt entfernen. Ziehen Sie ihn seitlich etwas auseinander, um die Ohren zu befreien. Ihr Kollege hält die Stabilisierung des Halses während der gesamten Prozedur aufrecht.

12.5 Schutzhelme

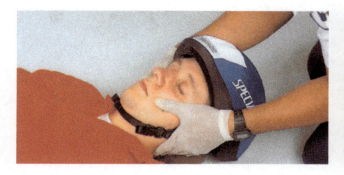

Abbildung 12.11a: Ihr Kollege stabilisiert den Kopf.

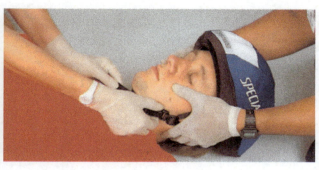

Abbildung 12.11b: Der Kinngurt wird entfernt.

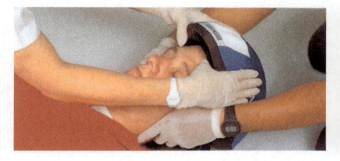

Abbildung 12.11c: Der Helm wird abgenommen. Seitlicher Zug am Helm kann notwendig sein.

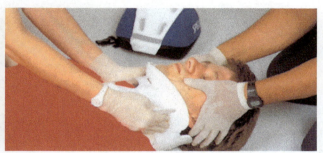

Abbildung 12.11d: Setzen Sie Ihre Untersuchung fort. Eine passende HWS-Orthese muss vor der Drehung angelegt werden.

4 Sie sollten nun Ihre Untersuchung fortführen. Ist ein weiterer Helfer anwesend, können Sie das Anlegen einer HWS-Orthese an ihn delegieren. Die HWS-Orthese muss spätestens vor der achsengerechten Drehung angelegt werden.

> ### Merke: Helmabnahme
>
> **1** Patienten, die Helme und Schulterpolster zusammen tragen (z. B. beim American Football), können ihre Wirbelsäule in der Regel selbst in einer Neutralposition halten. Es ist hier häufig besser, den Helm in Position zu lassen und mit Tape am Spineboard zu befestigen.
>
> **2** Die Wirbelsäule von Patienten, die Helme tragen, aber keine Schulterpolster, kann besser in eine Neutralposition gebracht werden, wenn der Helm entfernt wird.
>
> **3** Gesichtsmasken können üblicherweise mit einem Schraubenzieher oder einer Rettungsschere entfernt werden.
>
> **4** Integralhelme müssen entfernt werden, um die Atemwege untersuchen und behandeln zu können.

Abdominaltrauma

13.1	**Anatomie**	251
13.2	**Verletzungsarten**	252
13.3	**Untersuchung und Behandlung**	253
	Zusammenfassung	257
	Literaturhinweise	257

Lernziele für ITLS-Basic-Anwender

Nach dem Lesen dieses Kapitels sollten Sie in der Lage sein:

1. Die grundlegende Anatomie des Abdomens zu kennen und erklären zu können, wie Verletzungen des Abdomens und des Thorax zusammenhängen.

2. Den Zusammenhang zwischen äußeren Verletzungen des Abdomens und Verletzungen tiefer liegender Strukturen zu benennen.

3. Den Unterschied zwischen penetrierenden und stumpfen Verletzungen zu benennen und die jeweiligen Komplikationen zu identifizieren.

4. Mögliche intraabdominelle Verletzungen aufgrund der Anamnese, der körperlichen Untersuchung und des Verletzungsmechanismus zu beschreiben.

5. Die Behandlung von Patienten mit heraustretenden Bauchorganen zu erläutern.

Zusätzliche Lernziele für ITLS-Advanced-Anwender

Nach dem Lesen dieses Kapitels sollten Sie zusätzlich in der Lage sein:

1. Invasive Maßnahmen bei Patienten mit abdominellen Verletzungen zu diskutieren.

> **FALLBEISPIEL**
>
> Sie werden zu einem Verkehrsunfall gerufen, bei dem ein LKW mit einem Baum kollidiert ist. Der Patient ist angeschnallt und befindet sich noch im Fahrzeug. Welche Verletzungen erwarten Sie bei diesem Mechanismus? Denken Sie darüber nach, während Sie das Kapitel lesen. Das Fallbeispiel wird am Ende des Kapitels fortgeführt.

Verletzungen des Abdomens sind häufig selbst in der Klinik schwer zu diagnostizieren. Dennoch stellen *intraabdominelle Verletzungen die zweithäufigste abwendbare Todesursache* dar. Deshalb muss die Möglichkeit von intraabdominellen Verletzungen erkannt und dokumentiert sowie sich diesen sofort zugewandt werden. Penetrierende Verletzungen des Bauchs müssen sofort chirurgisch versorgt werden; stumpfe mögen subtiler sein, sind jedoch genauso tödlich. Penetrierende oder stumpfe intraabdominelle Verletzungen bergen zwei Gefahren: Blutung und Infektion. Während die Blutung sofortige Konsequenzen hat und Sie somit bei allen Patienten mit Verletzungen des Abdomens auf Zeichen und Symptome des frühen Schocks achten müssen, ist die Infektion genauso tödlich. Sie erfordert jedoch keine präklinischen Maßnahmen, da der Prozess der Infektion langsamer einsetzt.

Die Rolle des präklinischen Personals in der Behandlung von abdominellen Traumen wird kontrovers diskutiert. Studien Mitte der 80er Jahre des 20. Jahrhunderts ergaben, dass fachgerechte und zeitnahe Maßnahmen durch gut ausgebildetes, präklinisches Personal den Kreislauf von kritisch Traumatisierten mit penetrierenden abdominellen Verletzungen verbessern können. Neuere Studien zeigten, dass die Benutzung von Antischockhosen sowie die großzügige Volumentherapie – präklinisch angewandt – die Situation von Patienten mit penetrierendem Trauma eher verschlechtert als verbessert (siehe Kapitel 8 und die Literaturhinweise am Ende dieses Kapitels). Die Auswirkungen beider Maßnahmen bei stumpfen Traumen sind nicht gut erforscht.

Während Ihrer präklinischen Arbeit ist das zügige Erkennen und die Behandlung des Schocks bei Patienten mit abdominellen Verletzungen das Entscheidende, da der Blutverlust aus einer abdominellen Verletzung bei Verzögerung oder Ineffektivität Ihrer Behandlung fatal sein kann.

Anatomie 13.1

Das Abdomen wird in vier Quadranten unterteilt. Das obere Abdomen grenzt an das Zwerchfell, welches Thorax- und Bauchhöhle voneinander trennt, und wird von den unteren Rippenbögen umschlossen (▶ Abbildung 13.1). Hier liegen Leber, Gallenblase, Milz, Magen und das quer verlaufende Kolon. Verletzungen der Leber und der Milz können mit lebensbedrohlichen Blutungen einhergehen.

Das untere Abdomen beinhaltet den Dünndarm und die Harnblase (▶ Abbildung 13.2). Verletzungen des Darms können zu Infektionen, Peritonitis und Schock führen. Bei Frauen befinden sich zusätzlich der Uterus, die Eileiter und die Eierstöcke im unteren Abdomen.

Neben der Einteilung in vier Quadranten existiert eine weitere Einteilung in drei Regionen: das obere oder intrathorakale Abdomen, das eigentliche Abdomen und den retroperitonealen Anteil des Abdomens.

Hinter dem eigentlichen Abdomen, welches mit dem Peritoneum ausgekleidet ist, befindet sich das Retroperitoneum (▶ Abbildung 13.3). Hier liegen Nieren, Harnleiter, Pankreas, der

Intrathorakales Abdomen:
Dies ist der Anteil des Abdomens, der von den unteren Rippen umschlossen ist. Er enthält Leber, Gallenblase, Magen, Milz und Colon transversum.

Eigentliches Abdomen:
Das eigentliche Abdomen ist der Anteil des Abdomens unterhalb der Rippen bis zum Becken vor dem Retroperitoneum. Es enthält Dünn- und Dickdarm sowie einen Anteil der Leber und der Gallenblase. Bei Frauen sind Uterus, Eierstöcke und Eileiter Bestandteil des eigentlichen Abdomens.

Retroperitoneales Abdomen:
Darunter versteht man den Anteil des Abdomens hinter dem thorakalen und dem eigentlichen Abdomen, durch die retroperitoneale Membran von den übrigen Bauchorganen abgetrennt. Es beinhaltet Nieren, Harnleiter, Pankreas, das hintere Duodenum, das Colon ascendens und das Colon descendens, die Bauchaorta und die untere V. cava.

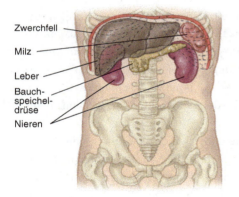

Abbildung 13.1: Bauchorgane des oberen Quadranten.

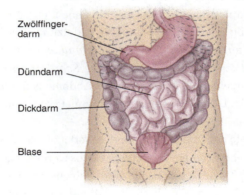

Abbildung 13.2: Bauchorgane.

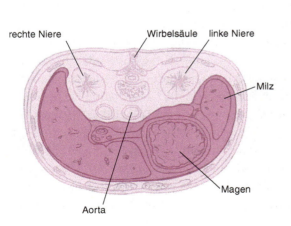

Abbildung 13.3: Retroperitonealraum.

hintere Teil des Duodenums, aufsteigendes und absteigendes Colon, abdominelle Aorta und die V. cava inferior. Verletzungen in diesem Bereich sind schwer zu diagnostizieren, da sich das Retroperitoneum weit von der Körperoberfläche entfernt befindet. Während es bei Blutungen im Intraperitonealraum eventuell zu einer Ausdehnung der vorderen Bauchwand kommt, könnte eine Blutung im Retroperitoneum, die ein Schockgeschehen auslösen könnte, ohne dieses sichtbare Zeichen verlaufen. Zusätzlich befinden sich im Beckenbereich des Retroperitoneums große Gefäße, die durch abdominelle Gewalteinwirkung oder durch Beckenfrakturen verletzt werden können. Rupturen dieser Gefäße führen zu gravierenden Blutungen mit nur wenigen frühen Zeichen.

Verletzungsarten 13.2

Verletzungen des Abdomens sind entweder stumpf oder penetrierend, wobei stumpfes Trauma den häufigsten Verletzungsmechanismus bei abdominellen Verletzungen darstellt. Grundsätzlich können beide Arten auch in Kombination auftreten. Die penetrierenden Verletzungen werden weiter in Schuss- und Stichverletzungen unterteilt. Beim stumpfen Trauma liegt die relativ hohe Mortalitätsrate zwischen 10 und 30 %, weil begleitende Verletzungen des Kopfes, des Thorax oder der Extremitäten bei 70 % der Verkehrsunfälle vorliegen. Stumpfe abdominelle Verletzungen können zum einen durch direkte Kompression des Abdomens mit Aufbrechen der festen Organe und Zerplatzen der Hohlorgane (Leber bzw. Milz) oder zum anderen durch Abbremsung mit Zerreißung von Organen oder deren Blutgefäßen erfolgen. Patienten, die ein stumpfes Bauchtrauma erlitten haben, empfinden eventuell keine Schmerzen und zeigen nur wenig äußere Hinweise auf die Verletzung, was Sie in falscher Sicherheit wiegen könnte. *Patienten mit multiplen Frakturen der unteren Rippen weisen regelmäßig schwere intraabdominelle Verletzungen ohne signifikanten Schmerz im Abdomen auf.* In diesem Fall wird der weniger wahrgenommene Schmerz des Abdomens durch den starken Schmerz der Rippenfraktur überdeckt. Dieser Patient könnte komplett verbluten, wenn Sie die Verletzung des Abdomens übersehen.

Die meisten penetrierenden Verletzungen des Abdomens werden durch Schuss- oder Stichverletzungen hervorgerufen. Schussverletzungen verursachen dabei in der Regel auch Organ- oder Gefäßverletzungen, die allein durch das Projektil oder Fragmente davon, jedoch auch durch dessen Geschwindigkeit und Masse hervorgerufen werden können. Diesen Effekt nennt man „Blast Effect" (Druckwelleneffekt).

Schussverletzungen des Abdomens werden im Regelfall chirurgisch in der Klinik versorgt. Diese Patienten weisen eine Sterblichkeitsrate zwischen 5 und 15 % auf. Die Sterblichkeit ist damit deutlich höher als bei Stichverletzungen. Der Grund hierfür: Bei Schussverletzungen wird mehr Energie auf die Bauchorgane übertragen (siehe Kapitel 1).

Die Sterblichkeitsrate nach Stichverletzungen dagegen ist deutlich geringer (1–2 %). Sofern das Messer kein großes abdominelles Gefäß oder Organ penetriert hat, wie z. B. die Leber oder die Milz, wird Ihr Patient initial am Einsatzort keine Schockzeichen zeigen. Trotzdem können diese Patienten innerhalb der nächsten Stunden eine lebensbedrohliche Peritonitis entwickeln. Die Wunden müssen in der Klinik untersucht werden, da circa ein Drittel dieser Patienten operiert werden muss.

Sie sollten immer daran denken, dass der Weg des penetrierenden Objekts durch die Lokalisation der Wunde alleine nicht ersichtlich wird. Ein Einstich im Thorax könnte das Abdomen mit betreffen und umgekehrt. Ein Projektil kann einen Weg durch zahlreiche Strukturen in unterschiedlichen Körperregionen nehmen. Es ist deshalb unbedingt notwendig, die Rückseite des

---

Vorgehen bei Abdominalverletzung:
- Liegen ein signifikanter Verletzungsmechanismus des Abdomens oder Begleitverletzungen wie Frakturen der unteren Rippen vor, so lassen Sie sich bei Verdacht auf intraabdominelle Verletzung nicht vom vermeintlich guten Patientenzustand in die Irre führen. Auch bei fehlender Abwehrspannung und Schmerzangabe ist ein ausgeprägter hypovolämischer Schock jederzeit durch versteckte intraabdominelle Blutungen möglich.
- Bei Patienten mit stumpfem Abdominaltrauma (mit oder ohne Abwehrspannung) muss von einer schweren Verletzung ausgegangen werden, die jederzeit in ein dramatisches Schockgehen münden kann. Schneller Transportbeginn und frühzeitige Vorbereitung zur Schockbehandlung sind auch bei noch unauffälligen Vitalparametern indiziert.

Patienten zu inspizieren, da *penetrierende Traumen in der Gesäßregion (Darmbeinschaufeln bis zur Gesäßfalte, das Rectum mit eingeschlossen) in 50 % der Fälle zusammen mit signifikanten intraabdominellen Verletzungen auftreten. Sowohl bei stumpfen wie auch bei penetrierenden Traumen in der Präklinik sollten Sie auf intraabdominelle Blutungen einhergehend mit hämorrhagischem Schock achten.*

13.3 Untersuchung und Behandlung

Einschätzung der Einsatzstelle

Sie können wichtige Informationen von der Einsatzstelle erhalten, indem Sie das nähere Umfeld Ihres Patienten betrachten. Eine genaue und zügige Einschätzung der Einsatzstelle wird Sie in der Regel auf die Möglichkeit einer intraabdominellen Verletzung hinweisen. Sprechen die Umstände am Einsatzort für einen Sturz aus großer Höhe oder ist Ihr Patient von einem vorbeifahrenden Auto angefahren worden? Gab es eine Explosion, die den Patienten gegen feste Gegenstände geschleudert haben kann, oder sind innere Organe durch die Druckwelle verletzt worden? Trug der Insasse eines verunglückten PKW seinen Sicherheitsgurt unter der Achsel anstatt über der Schulter? Oder wurde der Beckengurt zu hoch angelegt, so dass er über dem weichen Abdomen verlief anstatt über den Darmbeinschaufeln? Jeder dieser Mechanismen kann sowohl zu stumpfen als auch zu penetrierenden abdominellen Verletzungen führen.

Wenn der Patient in einen Verkehrsunfall verwickelt war, werfen Sie während der Einschätzung der Einsatzstelle einen kurzen Blick auf Schäden am Fahrzeug. Achten Sie auf Verformungen der Fahrgastzelle, zerborstene Scheiben, verbogenes Lenkrad bzw. verformte Lenksäule und auf die Lokalisation der Insassen. Falls der Patient aus dem Auto befreit werden muss, achten Sie auf die Position des Sicherheitsgurts; obwohl sie Leben retten, führen falsch angelegte Gurte zu stumpfen abdominellen Verletzungen, indem sie die inneren Bauchorgane gegen die Wirbelsäule drücken.

Opfer einer Stich- oder Schussverletzung sind eventuell in der Lage, die Größe des benutzten Gegenstands zu benennen oder über die Richtung, aus der geschossen wurde, Auskunft zu geben. Bei Schussverletzungen ist es weiter von großer Bedeutung, das Kaliber, den Abstand, aus dem geschossen wurde, und die Anzahl der Schüsse zu kennen. Augenzeugen oder die Polizei können solche Informationen liefern. Wenn Sie das Krankenhaus erreichen, ist es unbedingt notwendig, jeden Verletzungsmechanismus zu benennen, der auf ein intraabdominelles Trauma hinweisen kann. Dennoch muss davon abgesehen werden, am Einsatzort viel Zeit mit der Anamneseerhebung zu vergeuden. *Die Hauptursache für vermeidbare Sterblichkeit durch abdominelles Trauma ist die verspätete Diagnose und Behandlung.*

Untersuchung

Genau wie bei der Behandlung von anderen Traumapatienten sollten Sie Ihren Patienten zunächst mit Hilfe des ersten Abschnitts des ITLS-Algorithmus untersuchen. Sobald ein Schockzustand festgestellt wurde (siehe Kapitel 8), der sich nicht durch andere Verletzungen erklären lässt, muss von intraabdominellen Verletzungen als Ursache ausgegangen werden. Das Wesentliche der präklinischen Untersuchung des Abdomens während des ersten Abschnitts des ITLS-Algorithmus beinhaltet die zügige Inspektion und Palpation. Untersuchen Sie den Torso auf Fehlstellungen, Prellmarken, Abschürfungen und Penetrierungen sowie auf Heraustreten von inneren Organen und Ausdehnung des Abdomens. Achten Sie auf jegliche Abwehrspannung und Druckschmerz. Der Thorax wird nur durch eine dünne Muskelschicht (Zwerchfell) zum Abdomen hin abgegrenzt. Außerdem sind wichtige Bauchorgane von den unteren Rippen umschlossen. Folglich sind Verletzungen beider Regionen, Brustkorb und Abdomen, nicht ungewöhnlich.

Stumpfe oder penetrierende Verletzungen im Bereich des Thorax unterhalb der Malleolarlinie (vierte oder fünfte Rippe) sollten Sie bezüglich thorakaler oder abdomineller Verletzungen misstrauisch werden lassen. Rippenfrakturen lassen also durchaus auch den Schluss zu, dass eine Verletzung von Leber, Milz oder Zwerchfell vorliegt.

Erinnern Sie sich daran, dass sich Verletzungen der Milz durch Schmerzen im linken und Verletzungen der Leber durch Schmerzen im rechten Schulterblatt äußern können. Eine Gurtmarke, ein großes Hämatom oder Abschürfungen über dem Abdomen sind in etwa 25 % der Fälle deutliche Hinweise auf eine intraabdominelle Verletzung. Kleine Einblutungen in der Nabelgegend (Cullen-Zeichen) können außerdem auf einen retroperitonealen Blutverlust hinweisen. Allerdings tritt dieses Symptom für gewöhnlich erst nach Stunden auf. *Die Ausdehnung des Abdomens sollte genauso wie abdomineller Druckschmerz und die Abwehrspannung als ein Zeichen von hohem Blutverlust interpretiert werden.*

Ein vorsichtiger Druck auf die Darmbeinschaufeln und auf das Schambein kann Druckschmerz oder Krepitationen auslösen. Beckenfrakturen führen oftmals zum hämorrhagischen Schock. Zeichen von intraabdominellen Verletzungen treten gewöhnlich nicht früh auf. Deshalb sind Zeichen von intraabdominellen Verletzungen, die präklinisch auftreten, ein Hinweis auf eine signifikante Verletzung. Schock steht dann unmittelbar bevor (siehe Kapitel 8). Eine Abwehrspannung und Ausdehnung des Abdomens sind Indikationen für die sofortige Beförderung ins Krankenhaus. Denken Sie jedoch daran, dass der Druckschmerz ein unzuverlässiger Indikator für Verletzungen bei Patienten mit eingeschränktem Bewusstsein und/oder spinalen Verletzungen auf Höhe des Abdomens oder darüber ist. Die präklinische Auskultation und Perkussion des Abdomens verschwendet kritische Zeit und bringt wenig nützliche Informationen. Verletzungen des Bauchraums sollten nie mit dem Finger oder anderen Instrumenten untersucht werden.

Falls die Kleidung entfernt werden muss, um die Verletzung erkennen zu können, versuchen Sie, um die Penetration herum zu schneiden, damit mögliche Beweise erhalten bleiben.

Behandlung

Die Behandlung wird nach dem bekannten ITLS-Algorithmus aus Kapitel 2 durchgeführt. Die Reihenfolge der Untersuchung bleibt hierbei gleich: Atemwege, Atmung und Kreislauf (lediglich bei unkontrollierten äußeren Blutungen ist es empfehlenswert, diese vorrangig zu behandeln – C-ABC). Bei kritischen Patienten sollte die Untersuchung und Behandlung gleichzeitig in der richtigen Reihenfolge durchgeführt werden. Das heißt, dass Patienten mit einem isoliertem Bauchtrauma entweder eine Sauerstoffinhalation über eine Maske erhalten oder intubiert werden, nachdem die Atemwege frei gemacht wurden. Es muss darauf geachtet werden, dass der Patient ausreichend atmet. Sollte das nicht der Fall sein, muss eine adäquate Ventilation erfolgen. Erst jetzt wird sich der Behandlung der abdominellen Verletzung zugewandt, da es sich um ein Kreislaufproblem handelt.

Verabreichen Sie dem Patienten 12–15 l Sauerstoff über eine Inhalationsmaske mit Reservoir (siehe Kapitel 4). Der Patient sollte auf einen schnellen Transport mit Hilfe einer geeigneten Wirbelsäulenimmobilisation vorbereitet werden; bei penetrierenden Traumen des Thorax oder des Abdomens ohne Anzeichen einer neurologischen Störung empfiehlt sich der Verzicht auf eine umfangreiche Immobilisation auf dem Spineboard zugunsten des schnellen Transportes in eine Fachklinik. Dann legen Sie zwei großlumige Zugänge an nicht verletzten oberen Extremitäten und verabreichen zunächst kristalloide Infusionslösung mit einer Tropfgeschwindigkeit, bei der die Venen offen gehalten werden. Diese Maßnahme sollten Sie während der Beförde-

13.3 Untersuchung und Behandlung

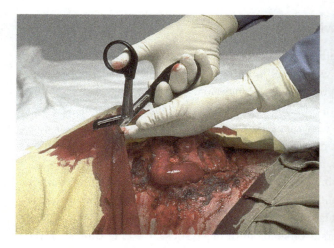

a. Entfernen Sie die Kleidung um die Verletzung herum.

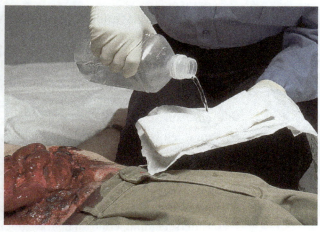

b. Decken Sie die Wunde mit einer sterilen, feuchten (z. B. mit NaCl-Lösung getränkten) Kompresse ab.

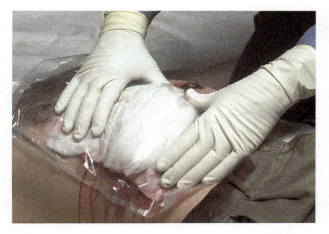

c. Decken Sie die feuchte Kompresse mit einer sterilen, nicht saugenden Auflage ab, um ein Austrocknen zu verhindern.

Abbildung 13.4: Behandlung von ausgetretenen Bauchorganen.

rung in die Klinik durchführen, es sei denn, Sie können diese Maßnahme vor Ort durchführen, ohne die Beförderung zu verzögern (z. B. wenn Sie auf das zu befördernde Rettungsmittel warten oder wenn der Patient erst aus einem Fahrzeug befreit werden muss und es aufgrund der technischen Rettung Behandlungsspielraum gibt). Der Patient muss zügig in die Klinik befördert werden. Sollte der Blutdruck unter 80 mmHg systolisch fallen, verabreichen Sie intravenös ausreichend Volumen, um einen Blutdruck zwischen 80 – 90 mmHg systolisch zu halten (siehe Kapitel 8).

Sollten Bauchorgane heraustreten, werden diese vorsichtig steril abgedeckt und mit sterilen Lösungen oder Wasser feucht gehalten. Im Fall einer länger andauernden Beförderung können Sie die Wundabdeckung zusätzlich mit nicht saugfähigem Material abdecken, um die Organe vor Austrocknen und irreversiblen Schäden zu bewahren (▶ Abbildung 13.4). Hervortretende Organe des Abdomens sollen nicht wieder zurückgedrückt werden. Dasselbe gilt für Fremdkörper wie Messer oder Glassplitter, die im Abdomen stecken. Diese werden nicht entfernt oder bewegt, sondern vorsichtig in der vorgefundenen Position stabilisiert. Auf die besondere Behandlung von Schwangeren wird in Kapitel 19 eingegangen.

Aktuelle wissenschaftliche Entwicklung

Die Entscheidung, welcher Patient in ein Krankenhaus der Regelversorgung und welcher besser in ein Traumazentrum transportiert werden sollte, kann schwierig sein, wenn man bedenkt, dass für diese Entscheidung allenfalls grobe Informationen über die Patientengeschichte, über das zugrundeliegende Ereignis und den Allgemeinzustand des Patienten vorliegen. Wie soll ein Patient, dessen Verletzungen entweder nicht akut oder nicht zeitkritisch sind, von dem unterschieden werden, dessen Verletzungen Folgen eines signifikanten Verletzungsmechanismus sind und primär stabil erscheinen, später aber dekompensieren und demnach einen zügigen Transport in ein Zentrum der Maximalversorgung erfordern? Es wäre für die prähospitale Versorgung traumatisierter Patienten außerordentlich hilfreich, wenn es Tests gäbe, die ohne Zeitverlust im RTW oder an der Einsatzstelle durchgeführt werden können und eine solche Unterscheidung ermöglichen. Es gibt erste Versuche mit Finger-Sticks, die eine Untersuchung des Serums erlauben. Andere Studien zur präklinischen Ultraschalluntersuchung erscheinen durchaus vielversprechend. Im Kapitel 2 wird auf diese Studien näher eingegangen.

Merke: Abdominaltraumen

1 Wenn der Verletzungsmechanismus oder die Begleitverletzungen (Frakturen der unteren Rippen, penetrierende Gesäßwunden) auf eine intraabdominelle Blutung schließen lassen, sollten Sie sich nicht durch das Fehlen von Bauchschmerzen oder Druckschmerzen auf die falsche Fährte locken lassen. Seien Sie auf Schock durch innere Blutungen vorbereitet.

2 Der Patient, der ein stumpfes Bauchtrauma erlitt und während des ersten Abschnitts des ITLS-Algorithmus Schmerzen oder Druckschmerz angibt, hat wahrscheinlich ein schweres abdominelles Trauma erlitten. Die schnelle Entwicklung eines Schocks ist anzunehmen (auch wenn die initialen Vitalwerte im Normbereich liegen). Führen Sie deshalb Load-go-and-treat durch und seien Sie auf die Entstehung eines hämorrhagischen Schocks gefasst.

FALLBEISPIEL – Fortsetzung

Sie werden als Einsatzleiter auf einem RTW einem Verkehrsunfall gerufen, bei dem ein LKW mit einem Baum kollidiert ist. Sie stellen sich auf einen Patienten mit möglichen thorakalen und abdominellen Verletzungen sowie mit eventuellem Extremitäten- und Spinaltrauma ein. Als Sie und Ihr Teampartner eintreffen, sehen Sie, dass die Einsatzstelle von der Polizei abgesperrt ist und somit keine Gefahr für Ihr Team besteht. Der Fahrer des alten LKW ist Ihr einziger Patient. Er war nur mit einem Beckengurt gesichert, Airbags sind nicht vorhanden. Als der Patient die Kontrolle über seinen LKW verlor und es zum Aufprall kam, wirkten so große Kräfte, dass der Motor fast bis in die Fahrgastzelle eindrang. Die schon vor Ort befindliche Feuerwehr hilft Ihnen, Ihren Patienten aus dem LKW zu befreien.

Sie stellen fest, dass er wach ist, nach Alkohol riecht und verwirrt erscheint. Vor Beginn der Befreiung aus dem LKW ist er in der Lage, auf Befehle zu reagieren, und kann alle vier Extremitäten bewegen. Sie ziehen den Patienten zusammen mit den Kollegen der Feuerwehr auf die Schaufeltrage und schränken seine Beweglichkeit darauf ein, so gut es geht. Bei der Befreiung aus dem LKW können Sie keine Verletzungen am Rücken feststellen. Die Ersteinschätzung ergibt, dass es sich bei dem Patienten um einen jungen, schwergewichtigen Mann handelt, der wach, aber konfus ist. Er kann sprechen und hat offene Atemwege.

Das Atmen scheint ihm Schmerzen zu verursachen, die Atmung ist zudem deutlich angestrengt. Weiterhin hat er einen kräftigen, aber schnellen Radialispuls. Sie schätzen den Patienten aufgrund des Verletzungsmechanismus, des veränderten Bewusstseinszustands und der Tachykardie als kritisch ein. Sie führen die Schnelle Trauma-Untersuchung durch, während Ihr Teamkollege dem Mann eine Sauerstoffmaske mit hohem Flow aufsetzt und absaugbereit die Atemwege kontrolliert. Es sind keine Verletzungen des Kopfes oder Halses zu erkennen. Atemgeräusche sind vorhanden, jedoch abgeschwächt auf der linken Seite. Es sind keine Thoraxverletzungen zu erkennen. Das Abdomen weist ein großes Hämatom durch den Sicherheitsgurt auf und ist diffus druckschmerzhaft. Es sind keine offensichtlichen Verletzungen der Extremitäten zu erkennen.

Nachdem Sie den Patienten mit Hilfe der Feuerwehr in den RTW verbracht und die Beförderung eingeleitet haben, führen Sie eine kurze neurologische Untersuchung durch und stellen fest, dass Ihr Patient einen GCS-Score von 14 hat (Patient wach, aber konfus, Augen öffnen spontan, befolgt Befehle). Sie kontrollieren die Vitalzeichen, während Ihr Teampartner zwei großlumige Zugänge legt. Der Blutdruck liegt bei 140/90, der Puls bei 130/min; der Patient hat eine Atemfrequenz von 30/min, und das Pulsoxymeter zeigt 93 % unter 100 % Sauerstoffgabe an. Der Patient gibt Schmerzen im Thorax und Abdomen an und glaubt, ihm sei ein Reh vor den LKW gelaufen und er habe beim Ausweichen die Kontrolle verloren. Er gibt an, keine Allergien zu haben, keine Dauermedikation zu nehmen und niemals ernsthaft krank gewesen zu sein. Er aß zwei Schnitzel und trank „drei Bier" vor dem Zusammenstoß.

Die Erweiterte Untersuchung, die Sie während der Beförderung durchführen, ergibt keine weiteren Verletzungen. Kurz vor der Ankunft in der Klinik (20 min Beförderungszeit) wird der Patient blass, kaltschweißig, der Blutdruck fällt auf 70/40 mmHg. Sie geben dem Patienten intravenös kristalloide Infusionslösung (Bolus 20 ml/kg KG), bis der Blutdruck wieder bei 90/50 mmHg liegt. Als Sie im Zielkrankenhaus ankommen, wird der Patient direkt in den Operationssaal gebracht. Hier werden eine linksseitige Zwerchfellhernie, eine rupturierte Milz sowie eine Prellung der Leber festgestellt.

FALLBEISPIEL – Zusammenfassung

Ein Verkehrsunfall durch Kollision mit prompter Abbremsung kann jegliche Verletzungen des gesamten Körpers hervorrufen. Patienten, die nur einen Beckengurt tragen, sind hierbei prädestiniert für LWS-Frakturen (Klappmesserprinzip). Wird der Sicherheitsgurt über dem Abdomen getragen und nicht über den Darmbeinschaufeln, sind intraabdominelle Blutungen zudem meist vorprogrammiert. Die plötzliche Kompression des Abdomens kann zur Zwerchfellruptur und zur Einklemmung von Bauchorganen führen. Dieser Vorgang passiert meist auf der linken Seite, da rechts die massive Leber das Zwerchfell schützt. Jeder Patient mit signifikantem abdominellem Trauma kann jederzeit einen hämorrhagischen Schock entwickeln. Seien Sie darauf vorbereitet.

ZUSAMMENFASSUNG

Die effektive Behandlung von Patienten mit intraabdominellem Trauma beinhaltet:

1. Ersteinschätzung der Einsatzstelle auf Hinweise über den Verletzungsmechanismus sowie eine zweckmäßige Eigen- oder Fremdanamnese.
2. Schnelle Trauma-Untersuchung.
3. Schnelle Beförderung in ein geeignetes Krankenhaus.
4. Intravenöse Zugänge und weitere notwendige Maßnahmen während der Beförderung.

Kritisch für den Patienten mit abdominellem Trauma sind Blutungen und eine große Zeitspanne zwischen der Verletzung und der Behandlung im Krankenhaus. Wenn Sie die Zeit an der Einsatzstelle minimieren, maximieren Sie die Überlebenschancen Ihres Patienten.

LITERATURHINWEISE

Aprahamian, C., B. M. Thompson, J. B. Towne und andere. „The Effect of Paramedic System on Mortality of Major Ofen Intra-Abdominal Vascular Trauma." *Journal of Trauma*, Vol. 23 (1983), Seite 687–690.

Bickel, W. H., M. J. Wall, P. E. Pepe und andere. „Immediate Versus Delayed Fluid Resuscitation for Hypotensive Patients with Penetrating Torso Injury." *New England Journal of Medicine*, Vol. 331 (Oktober 1994), Seite 1105–1109.

Mattox, K., P. Bickell et al. „Prospective MAST study in 911 patients". *Journal of Trauma*, Vol. 29 (1989), Seite 1104–1112.

Newgard, C. et al. „Steering wheel deformity and serious thoracic or abdominal injury among drivers and passengers involved in motor vehicle crashes". *Annals of Emergency Medicine*, Vol. 45 (2005), Seite 43–50.

Pepe, P. et al. „Prehospital fluid resuscitation of the patient with major trauma". *Prehospital Emergency Care* Vol. 6 (2002), Seite 81.

Pons, P. T., B. Honigman, C. E. Moore und andere. „Prehospital Advanced Trauma Life Support for Critical Penetrating Wounds to the Thorax and Abdomen." *Journal of Trauma*, Vol. 25 (1985), Seite 828–832.

Scalea, T. et al. „Trauma of the abdomen". In: *Tintinalli's emergency medicine. A comprehensive study guide.* 6th ed. New York: McGraw-Hill, 2004, Kapitel 260.

Stone, C., L. Rodriguiz et al. „Immediate management of life-threatening injuries". In: *Current emergency diagnosis and treatment.* 5th ed. New York: McGraw-Hill, 2004.

Todd, S. „Critical concepts in abdominal injury". *Critical Care Clinics*, Vol. 20 (2004), Seite 119–134.

Extremitätentrauma

14.1	**Verletzungen der Extremitäten**	261
14.2	**Untersuchung**	266
14.3	**Behandlung**	266
Zusammenfassung		281
Literaturhinweise		282

14 Extremitätentrauma

Lernziele für ITLS-Basic- und -Advanced-Anwender

Nach dem Lesen dieses Kapitels sollten Sie in der Lage sein:

1 Extremitätentraumen bei der Behandlung von lebensbedrohlichen Verletzungen eine Priorität zuzuordnen.

2 Behandlung und bedeutende Komplikationen der folgenden Extremitätenverletzungen zu diskutieren:
   a. Frakturen.
   b. Dislokationen/Dislozierungen.
   c. Amputationen.
   d. Offene Wunden.
   e. Neurovaskuläre Verletzungen.
   f. Zerrungen und Verstauchungen.
   g. Eingedrungene Objekte.
   h. Kompartmentsyndrom.

3 Die Pathophysiologie des Kompartmentsyndroms zu diskutieren und abzuschätzen, welche schwerwiegenden Verletzungen diese Komplikation begünstigen.

4 Den möglichen Blutverlust bei Becken- und Extremitätenfrakturen abzuschätzen

5 Bedeutende Verletzungsmechanismen und deren dazugehörige Verletzungen, mögliche Komplikationen und die Behandlung der folgenden Körperregionen zu diskutieren:
   a. Becken.
   b. Oberschenkel.
   c. Hüfte.
   d. Knie.
   e. Schien-/Wadenbein.
   f. Schlüsselbein und Schulter.
   g. Ellenbogen.
   h. Unterarm und Handgelenk.
   i. Hand oder Fuß.

FALLBEISPIEL

Sie werden als RTW zu einem Wanderer gerufen, der einen großen Gesteinsbrocken auf sein Bein bekommen hat. Von der Leitstelle erhalten Sie die Information, dass der Wanderer bei Bewusstsein ist. Welche Verletzungen erwarten Sie bei einem Verletzungsmechanismus dieser Art? Sind Kopf- und Wirbelsäulenverletzungen möglich? Denken Sie darüber nach, während Sie das Kapitel lesen. Das Fallbeispiel wird am Ende des Kapitels fortgesetzt.

Sie sollten sich nie durch deformierte oder verletzte Extremitäten ablenken lassen, solange der Patient noch andere lebensbedrohliche Verletzungen hat. Diese dramatisch aussehenden Verletzungen sind leicht zu identifizieren, wenn Sie den Patienten das erste Mal sehen. Sie können langfristig Funktionsbeeinträchtigungen nach sich ziehen, sind aber nur sehr selten wirklich lebensbedrohlich. Beim kritisch kranken Traumapatienten sind die Sicherung freier Atemwege, das Gewährleisten einer suffizienten Atemarbeit, die Aufrechterhaltung der Blutzirkulation sowie eine frühzeitige Schockbekämpfung von übergeordneter Priorität. Eine Schienung und Wundversorgung von Extremitätenverletzungen kann während der Fahrt erfolgen; eine Ausnahme stellen massive, lebensbedrohende Extremitätenblutungen dar, die sofort unterbunden werden müssen (durch Druckverband, gegebenenfalls Tourniquet oder Hämostyptika).

Der hämorrhagische Schock stellt eine große Gefahr bei einigen wenigen Verletzungen des Bewegungsapparats dar. Lediglich die Ruptur von Arterien und Frakturen des Beckens oder des Oberschenkels können einen so starken Blutverlust verursachen, dass Ihr Patient einen Schock erleidet. Verletzungen der Nerven oder Gefäße, die Füße oder Hände versorgen, sind die gängigsten Komplikationen von Frakturen oder Dislozierungen. Diese Verletzungen verursachen den Verlust von Funktionen, was wir unter dem Begriff neurovaskuläre Beeinträchtigung zusammenfassen. Die Beurteilung der peripheren DMS ist also sehr wichtig.

Verletzungen der Extremitäten 14.1

Frakturen

Frakturen sind generell schmerzhaft und bedürfen möglicherweise einer Analgesie. Frakturen können offen sein, wobei Knochenenden immer noch aus der Haut herausragen können oder vorher einmal herausgeragt haben (▶ Abbildung 14.1a). Oder Frakturen können ohne Verbindung nach außen geschlossen sein (▶ Abbildung 14.1b). Frakturierte Knochenenden sind sehr scharfkantig und können an jeglichem Gewebe, welches den Knochen umgibt, schwere Schäden verursachen. Da Nerven und Arterien oft direkt am Knochen, am Gelenk oder direkt unter der Haut (Hände oder Füße) verlaufen, werden sie oft verletzt. Solche neurovaskulären Verletzungen werden häufig durch Risswunden von Knochenenden oder durch Druck von Schwellungen oder Hämatomen ausgelöst.

Geschlossene Frakturen können mindestens genauso gefährlich sein wie offene Frakturen, da verletztes Gewebe oft stark blutet. Es ist wichtig, jede Verletzung der Haut in Frakturnähe wegen der Kontaminationsgefahr wie eine offene Fraktur zu betrachten.

Eine geschlossene Fraktur des Oberschenkels kann einen Blutverlust von bis zu 1 l verursachen. Also können zwei frakturierte Oberschenkel einen lebensbedrohlichen hämorrhagischen Schock auslösen (▶ Abbildung 14.2). Eine Beckenfraktur kann eine intensive Blutung in das Abdomen oder in den Retroperitonealraum verursachen. Das Becken bricht für gewöhnlich an mehreren Stellen und verursacht so einen Blutverlust von mehr als 1 l. Abhängig von der Lokalisation können Beckenfrakturen außerdem den Harntrakt, die Blase oder den Darm verletzen. Hintere Beckenfrakturen, insbesondere mit Beteiligung des Iliosakralgelenkes, gehen außerdem mit hoher Wahrscheinlichkeit mit Verletzungen der großen Blutgefäße des Beckens einher und resultieren schließlich in massiven Blutungen in das Abdomen oder den Retroperitonealraum. Aufgrund der enormen Kraft, die nötig ist, um einen Beckenknochen zu frakturieren, erleidet circa ein Drittel aller Patienten zusätzlich intraabdominelle Verletzungen. Bedenken Sie, dass mehrere Frakturen ohne eine nach *außen sichtbare Blutung* einen lebensbedrohlichen hämorrhagischen Schock auslösen können.

14 Extremitätentrauma

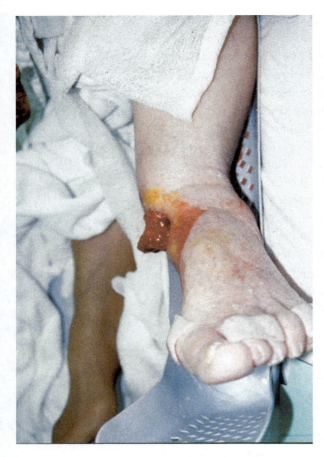

Abbildung 14.1a: Offene Knöchelfraktur.

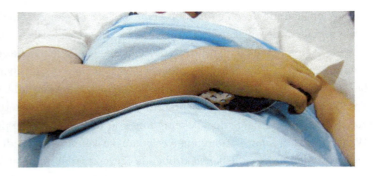

Abbildung 14.1b: Geschlossene Unterarmfraktur.

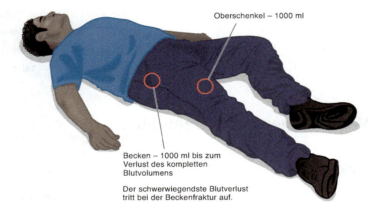

Abbildung 14.2: Innerer Blutverlust bei Frakturen.

Offene Frakturen vereinigen die Gefahren einer Infektion und des externen Blutverlusts. Wenn die Knochenenden beim achsengerechten Lagern wieder unter die Haut zurückgezogen werden, werden Anhaftungen von Bakterien mit in die Wunde gezogen. Eine dadurch verursachte Infektion kann die Heilung des Knochens verzögern oder verhindern.

Grundsätzlich sind Frakturen sehr schmerzhaft. Wenn Sie also den Patienten untersucht und stabilisiert haben, sollte eine Schienung zu den weiteren Maßnahmen gehören; dies nicht nur, um weitere Verletzungen zu vermeiden, sondern auch für den Komfort des Patienten. Außerdem sollten Sie eine Analgesie in Erwägung ziehen, wenn es keine konkreten Kontraindikationen gibt und die Situation es zulässt.

Luxationen

Luxationen von Gelenken sind sehr schmerzhaft. Sie sind in der Regel leicht zu erkennen, da sie meist mit einer deutlichen Fehlstellung verbunden sind (▶ Abbildung 14.3). Häufig sind Gelenkluxationen von Frakturen begleitet, die entsprechend als Luxationsfrakturen bezeichnet werden. Gelenkdislozierungen sollten, obwohl sie meist nicht lebensbedrohlich sind, als dringende Notfälle betrachtet werden. Wenn sie nicht

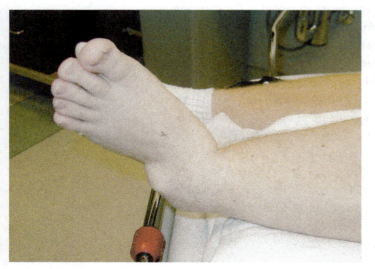

Abbildung 14.3: Disloziertes Sprunggelenk.

schnell genug behandelt werden, können sie durch die neurovaskuläre Beeinträchtigung bis zu einer Amputation der betroffenen Extremität führen. Es ist wichtig zu erkennen, ob eine Fraktur mit einer Dislozierung einhergeht. Es ist zudem sehr wichtig, die DMS distal einer Gelenkdislozierung zu überprüfen. Üblicherweise werden diese Verletzungen in der Position geschient, in der sie vorgefunden werden. Eine Analgesie ist auch hier in Erwägung zu ziehen, immer unter der Voraussetzung, dass es die Situation zulässt. Es gibt aber bestimmte Ausnahmen für diese Regel, insbesondere dann, wenn distale Pulse fehlen. In diesem Fall, wenn Sie außerdem eine lange Transportzeit zur aufnehmenden Klinik zu erwarten haben, sollten Sie einen leichten axialen Zug auf die fehlgestellte Extremität ausüben, um eine annähernd anatomische Position zu erreichen und die distale Durchblutung wiederherzustellen. Wenn es Ihr Zeitmanagement erlaubt, sollten Sie den Patienten vor dieser Maßnahme analgosedieren.

Offene Wunden

Blutungen können Sie in der Regel mit direktem Druck oder einem Druckverband zum Stillstand bringen. Wichtig dabei ist, direkten manuellen Druck auf die Blutungsquelle auszuüben. Es genügt nicht, nur auf das Verletzungsgebiet zu drücken. Wenn erforderlich, benutzen Sie ein Tourniquet oder eine Blutdruckmanschette zur Blutstillung. Ist also eine Extremität so schwer verletzt, dass Ihr Patient zu verbluten droht und Sie keine Chance haben, dieser Blutung allein durch Druck zu begegnen, sollten Sie nicht zögern, ein Tourniquet einzusetzen. Sehen Sie sich dagegen einer Blutung gegenüber, die weder mit manuellem Druck noch mit einem Tourniquet gestoppt werden kann (wie z. B. eine Blutung im Bereich der Achseln, des Halses oder der Leiste), sollten Sie,

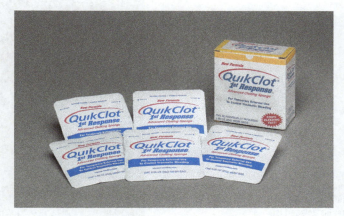

Abbildung 14.4: QuickClot 1st Response ist ein kostengünstiges hämostyptisches Mittel, das verwendet werden kann, um bei einer Extremitätenverletzung eine massive Blutung zu stoppen.

wenn verfügbar, ein hämostatisches Hilfsmittel verwenden (▶ Abbildung 14.4). Richtig eingesetzt können diese hämostatischen Stoffe in Verbindung mit direktem Druck oder einem Tourniquet bei einer Blutung durch eingedrungene Gegenstände oder durch Risswunden sehr effektiv sein. Beachten Sie aber, dass diese Hilfsmittel ungeeignet sind, um Blutungen im Abdomen oder am Thorax zu behandeln und Sie durchaus unter Umständen die Art der Wundversorgung der Art der Wunde anpassen müssen. Patienten mit akutem Blutverlust sollten direkt nach der Durchführung des ersten Abschnitts des ITLS-Algorithmus transportiert werden. Eine offensichtliche lebensbedrohliche Blutung ist die einzige Indikation, um vom ABC- zum C-ABC-Schema zu wechseln (siehe Kapitel 2).

Eine anfangs stark blutende Wunde, die von Ihnen schließlich unter Kontrolle gebracht werden konnte, sollten Sie vorsichtig mit einer sterilen Kompresse und einer Binde versorgen. Grobe Verschmutzungen können Sie vorher vorsichtig entfernen, wenn dies möglich ist. Kleinere Schmutzpartikel können Sie, ähnlich wie bei einer chemischen Verunreinigung der Augen, mit Wasser oder isotoner NaCl-Lösung aus einer Infusion spülen.

Amputationen

Amputationen sind Verletzungen, die manchmal lebensgefährlich sein können oder eine dauerhafte Behinderung verursachen. Sie können eine starke Blutung auslösen, die aber leicht durch einfachen Druck auf den Stumpf kontrolliert werden kann. Der Stumpf sollte mit einer dichten sterilen Auflage bedeckt und mit einer elastischen Binde verbunden werden, die einen durchgehend gleichmäßigen Druck auf den vollständigen Stumpf ausüben sollte. Wenn die lebensbedrohliche Blutung durch das Ausüben von Druck allein nicht kontrolliert werden kann,

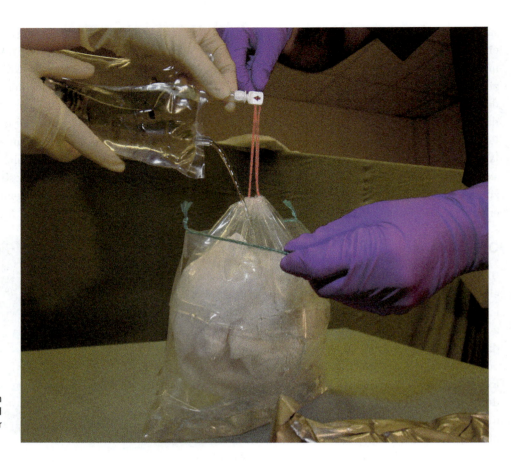

Abbildung 14.5: Amputierte Teile sollten in einem trockenen, gut verschlossenen Beutel aufbewahrt werden, der wiederum in Wasser mit Eis gelagert ist.

sollten Sie mit einem kommerziellen Tourniquet abbinden. Ein Tourniquet kann bei dieser Art von Verletzung mitunter lebensrettend sein.

Sie sollten sich bemühen, das amputierte Körperteil zu finden und in die Klinik mitzubringen, solange Ihr Patient stabil ist und es zu keiner signifikanten Verzögerung kommt. Dieses häufig vernachlässigte Detail kann für den Patienten in der Zukunft schlimme Folgen haben, da abgetrennte Körperteile häufig wieder transplantiert werden können. Es ist also wichtig, ein Amputat zu sichern, auch wenn eine Reimplantation unmöglich erscheint. Es gibt Beispiele, in denen abgetrennte Körperteile auch nach mehr als 24 Stunden erfolgreich replantiert werden konnten. Kleinere amputierte Teile sollten in einem Plastikbeutel aufbewahrt werden (▶ Abbildung 14.5). Wenn Eis zur Verfügung steht, lagern Sie diesen Beutel gut verschlossen in einem größeren Beutel oder Behälter, in dem Eis und Wasser enthalten sind. Besonders hilfreich und zeitsparend ist hier die Verwendung von vorgefertigten Replantatbeuteln. *In jedem Fall darf niemals nur Eis oder Trockeneis verwendet werden*. Die Kühlung des Amputats verzögert die chemischen Prozesse und verlängert seine Chance, erfolgreich replantiert zu werden.

Neurovaskuläre Verletzungen

Nerven und größere Blutgefäße verlaufen generell direkt nebeneinander, manchmal in den beweglichen Teilen der größeren Gelenke. Meist werden sie zusammen verletzt. Der Verlust der Durchblutung und/oder der Sensibilität wird durch Ruptur, Schwellung, Druck durch Knochenfragmente oder Hämatome ausgelöst. Fremdkörper oder Knochenenden können leicht in empfindliche Strukturen eindringen und dort Fehlfunktionen auslösen. Überprüfen Sie also die DMS vor und nach jeder Extremitätenbewegung, Schienung oder Unterzugnahme. Bei Verlust der Durchblutung oder der Sensibilität sollte der Patient zügig in eine Fachklinik mit einer orthopädischen Abteilung transportiert werden. Wenn eine Fehlstellung der Extremität die Ursache dieser Störungen ist, können Sie vor Ort einen Repositionsversuch unternehmen. Generell ist es aber besser, die Extremität in der vorgefundenen Position zu schienen, um den Transport nicht unnötig hinauszuzögern. Haben die Schienung oder der ausgeübte Zug die Störung verursacht, müssen Sie entweder die Schienung wiederholen oder anders Zug ausüben.

Verstauchungen und Zerrungen

Eine Verstauchung ist eine Überdehnung oder Zerreißung eines Bandes in einem Gelenk durch eine plötzliche Drehung. Sie verursacht Schmerzen und Schwellungen. An der Einsatzstelle ist es nahezu unmöglich, eine Verstauchung von einer Fraktur klar abzugrenzen. Sie sollten sie also genauso behandeln wie eine Fraktur.

Eine Zerrung ist eine Überdehnung oder Zerreißung eines Muskels oder seiner Sehne. Auch sie verursacht Schmerzen und sehr oft auch eine Schwellung. Hier hat die Schienung vorrangig die Aufgabe, den Komfort des Patienten zu verbessern. Zerrungen können für gewöhnlich (jedoch nicht immer) von einer Fraktur recht gut abgegrenzt werden. Dennoch sollten Sie beim Schienen genauso vorgehen, wie Sie es bei einer Fraktur tun würden.

Eingedrungene Objekte

Eingedrungene Objekte dürfen nicht entfernt werden. Ausgeschlossen hiervon sind Objekte, die in den Hals oder das Gesicht eingedrungen sind und die Atemwege verlegen. In diesem Fall müssen Sie das Objekt entfernen, andernfalls stirbt der Patient an einer Hypoxie. Stabilisieren Sie das Objekt z. B. mit einem voluminösen Verband und befördern Sie dann Ihren Patienten. Die Haut ist in diesen Fällen als Drehpunkt des Objekts anzusehen. Jede Bewegung des Objekts außerhalb des Körpers wird so auch auf das darunterliegende Gewebe übertragen oder gar verstärkt, so dass empfindliche Strukturen verletzt oder geschädigt werden können. Die Wangen sind die einzige Ausnahme dieses Vorgehens, da man durch den Mund Druck auf eine mögliche Blutung ausüben kann. Aus dem Hals entfernte Objekte können akute Blutungen hervorrufen; deshalb kann es notwendig sein, mit vorsichtigem Druck und einer hämostatischen Substanz die Blutung unter Kontrolle zu bringen.

Kompartmentsyndrom

Das Muskelgewebe in den Extremitäten ist von einer festen Membran (Faszie) eingeschlossen, die sich nicht ausdehnen lässt. Die von der Membran umgegebenen Räume werden Kompartimente genannt. Verletzungen (Quetschungen, geschlossene oder offene Frakturen, dauerhafter Druck) dieser Regionen (meist Unterarm oder Unterschenkel) können Blutungen oder Schwellungen in diesen fest umschlossenen Räumen verursachen. Diesen Zustand nennt man Kompartmentsyndrom. Unterschenkelverletzungen haben das größte Risiko, ein Kompartmentsyndrom zu entwickeln. Aber auch im Unterarm, dem Oberschenkel, den Händen und den Füßen kann es zu dieser Komplikation kommen. Mit einer Schwellung wird dann Druck auf alle Bestandteile des Kompartiments ausgeübt, einschließlich der Blutgefäße, der Nerven und der Muskeln. Dieser Druck kann so auf die Venen wirken, dass der venöse Rückstrom gestört wird. Nimmt der Druck weiter kontinuierlich zu, wird auch irgendwann die arterielle Durchblutung gestört werden. Die Nerven werden ebenfalls durch den ausgeübten Druck und den verminderten Blutfluss betroffen sein. Diese Verletzungen entwickeln sich für gewöhnlich über einen Zeitraum von mehreren Stunden. Späte Symptome sind unter anderem *Schmerzen, Blässe, Pulslosigkeit, Parästhesien* und *Lähmung*. Die frühen Symptome sind gewöhnlich Schmerzen und Parästhesien. Genau wie beim Schock sollten Sie an diese Möglichkeit denken, bevor sich die späteren Symptome entwickeln.

Verschüttungen

Konzentrieren Sie sich bei Patienten mit solchem Verletzungsmechanismus auf die Evaluierung und Behandlung eventueller Atemwegs-, Atmungs- oder Kreislaufprobleme (ABC-Schema) und seien Sie auf etwaige Komplikationen auf Grundlage der Quetschungsverletzung vorbereitet, um das beste Outcome für den Patienten zu ermöglichen.

Großer und dauerhaft auf eine Extremität ausgeübter Druck kann Blutgefäße zerstören, welche in der Folge einen anaeroben Stoffwechsel im Gewebe begünstigen. Nach der Rettung kommt der Blutfluss wieder in Bewegung und transportiert die im Wundgebiet entstandenen Toxine durch den restlichen Körper, was dort zu schwerwiegenden Komplikationen führt. Die freigesetzten Toxine enthalten Myoglobin, Kalium, Phosphor, Milchsäure und Harnsäure, welche schlimmstenfalls kardiale Arrhythmien und Nierenschäden verursachen. Die durch diese Toxine hervorgerufene Übersäuerung des Körpers nennt man Verschüttungssyndrom.

14.2 Untersuchung

Beurteilung der Einsatzstelle und des Unfallhergangs

Beim Extremitätentrauma ist es sehr wichtig, ein Bild vom Unfallhergang zu bekommen, da Ihnen der Verletzungsmechanismus und der Zustand der Extremität bei Ihrem Eintreffen wichtige Informationen über die Schwere der Verletzungen liefern können. Wenn Sie genug Personal am Einsatzort zur Verfügung haben, kann einer der Retter sich um den Unfallhergang bemühen, während Sie den ersten Abschnitt des ITLS-Algorithmus durchführen. Falls nicht, sollten Sie nicht versuchen, eine Anamnese vom Patienten zu erheben, bis Sie die Untersuchung der Atemwege, der Atmung und des Kreislauf abgeschlossen haben. Beim bewusstseinsklaren Patienten sollten Sie die Anamnese am Ende des ersten Abschnitts des ITLS-Algorithmus erheben.

Fußverletzungen durch tiefe Stürze (auf den Füßen gelandet) gehen häufig mit Verletzungen der LWS einher. Wenn der Patient sitzt (z. B. in einem PKW), ist eine Verletzung des Knies meist mit einer Verletzung der Hüfte verbunden. Auf die gleiche Art verursachen Hüftverletzungen häufig Schmerzen im Knie, so ist das Knie eng mit der Hüfte verbunden und muss zusammen statt einzeln untersucht werden. Stürze auf das Handgelenk verletzen meist auch die Elle, also müssen auch Handgelenk und Elle zusammen untersucht werden. Das Gleiche gilt für das Sprunggelenk und die proximale Fibula an der Außenseite des Unterschenkels.

Jede Verletzung, die scheinbar die Schulter betrifft, muss genau untersucht werden, da sie auch Hals, Thorax und Schulter mit betreffen kann. Beckenfrakturen gehen meist mit einem hohen Blutverlust einher. Wann immer eine Beckenfraktur erkannt wird, muss mit einem hämorrhagischen Schock gerechnet und eine angemessene Behandlung begonnen werden.

14.3 Behandlung

Beim ersten Abschnitt des ITLS-Algorithmus müssen Sie auf mögliche Frakturen des Beckens und großer Knochen der Extremitäten achten. Sie sollten außerdem schwere Blutungen an den Extremitäten ausfindig machen und kontrollieren.

Während der Erweiterten Untersuchung sollten Sie schnell die ganze Extremität untersuchen. Achten Sie auf SSV-PPFAD. Ertasten Sie Instabilitäten und Krepitationen (siehe Kapitel 2 und 3). Überprüfen Sie die Gelenke auf Bewegung und Schmerz. Prüfen und dokumentieren

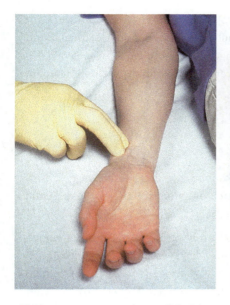 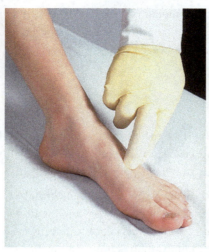 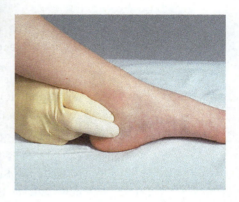

Abbildung 14.6a: Ertasten des A.-radialis-Pulses.   Abbildung 14.6b: Ertasten des A.-dorsalis-pedis-Pulses.   Abbildung 14.6c: Ertasten des A.-tibialis-posterior-Pulses

Sie die periphere DMS. Pulse können an der Stelle, an der sie am besten ertastet werden konnten, mit einem Stift gekennzeichnet werden (▶ Abbildung 14.6a–c). *Krepitationen oder das Reiben von Knochenenden sind sichere Frakturzeichen. Wenn sie gefunden werden, müssen sie zügig geschient werden, um weitere Gewebeschäden zu vermeiden.* Beim Überprüfen nach Krepitationen sollten Sie sehr behutsam vorgehen, besonders beim Untersuchen des Beckens. Krepitation bedeutet, dass Knochenenden aneinander reiben und umliegendes Gewebe weiter schädigen.

Behandlung von Extremitätenverletzungen

Schmerzen, eine Behinderung und andere ernsthafte Komplikationen können durch eine angemessene Behandlung von Frakturen verringert werden. Die präklinische Behandlung bezieht sich hauptsächlich auf eine angemessene Bewegungseinschränkung der betroffenen Stelle mit geeignetem Schienungsmaterial. Auch bei einer einwandfreien Immobilisation einer Fraktur kann eine Analgesie nötig sein.

Zweck des Schienens Das Ziel des Schienens ist es zu verhindern, dass frakturierte Knochenenden sich bewegen. Die Nerven, die den meisten Schmerz verursachen, befinden sich innerhalb der Membran, die den Knochen umschließt. Die Irritation dieser Nerven durch die Knochenenden verursacht einen starken und peinigenden Schmerz. Schienen vermindert durch das Verhindern weiterer Knochenbewegungen nicht nur Schmerzen, sondern auch zusätzliche Verletzungen von Blutgefäßen, Nerven und Gewebe.

Indikation des Schienens Es gibt keine Regel, die eine genaue Anwendung des Schienens für jeden Traumapatienten festlegt. Generell gilt, dass schwer verletzten Patienten besser geholfen ist, wenn vor der Beförderung nur die Wirbelsäule in ihrer Beweglichkeit eingeschränkt wird (langes Spineboard). Bei Patienten, bei denen eine Load-go-and-treat-Entscheidung getroffen wird, genügt es, Extremitätenfrakturen durch vorsichtige Lagerung auf das lange Spineboard zu immobilisieren. Dieses bedeutet nicht, dass Sie nicht verpflichtet sind, Extremitätenfrakturen zu suchen und zu versorgen, aber manchmal ist es sinnvoller, Frakturen erst im RW auf dem Weg ins Krankenhaus zu schienen. Es ist niemals angebracht, eine Extremität zu schienen, um eine *Behinderung* zu vermeiden, wenn Sie diese Zeit dringender benötigen, um das *Leben* des Patienten zu retten. Wenn Ihr Patient stabil ist, sollten Extremitätenfrakturen geschient werden, bevor Sie den Patienten bewegen.

Schritt für Schritt
Regeln des Schienens

1 Sie müssen das verletzte Körperteil gut untersuchen können. Kleidung sollte weggeschnitten und nicht ausgezogen werden, außer es handelt sich um eine isolierte Verletzung, die kein Problem für eine Bewegungseinschränkung darstellt.

2 Überprüfen und dokumentieren Sie Sensibilität und Durchblutung distal der Verletzung vor und nach der Schienung. Überprüfen Sie die Motorik distal der Fraktur wenn möglich (z. B. indem Sie den Patienten bitten, die Finger zu bewegen, oder indem Sie bei einem bewusstlosen Patienten einen Schmerzreiz auslösen). Pulse sollten mit einem Stift markiert werden, wo sie als Letztes gut tastbar waren.

3 Hat eine Extremität mehrfache Fehlstellungen, keine tastbaren Pulse und der Weg zur nächsten Klinik ist sehr lang, sollten Sie vorsichtig Zug ausüben, um sie achsengerecht zu bekommen (▶ Abbildung 14.7). Wenn Sie dabei Widerstand verspüren, sollte die Extremität in der vorgefundenen Lage geschient werden. Wenn Sie versuchen, eine Extremität achsengerecht zu bekommen, sollten Sie dringend auf einen möglichen Widerstand ach-

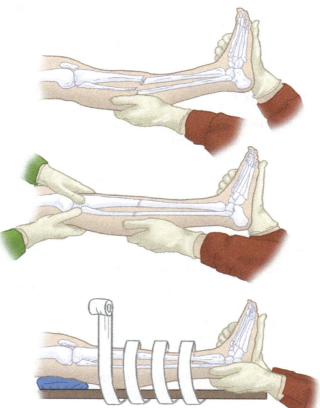

1. Bestätigen Sie den Verlust des Pulses.
2. Umfassen Sie behutsam die Extremität ober- und unterhalb der Fraktur.
3. Üben Sie stetig und sanft Zug aus.
4. Halten Sie während der Schienung den Zug aufrecht.
5. Überprüfen Sie erneut Puls, Motorik und Sensibilität.

Abbildung 14.7: Fehlgestellte Frakturen achsengerecht lagern, um die Pulse wieder herzustellen.

ten. Sie benötigen nur wenig Kraft, um die Wand eines Blutgefäßes zu verletzen oder die Blutzufuhr zu einem großen Nerv zu unterbrechen. Wenn die Notaufnahme in der Nähe ist, schienen Sie immer in der vorgefundenen Position.

4 Offene Wunden sollten mit einer sterilen Wundauflage versehen werden, bevor die Schiene angelegt wird. Extensionsschienen sollten immer auf der von der Verletzung abgewandten Seite der Extremität angelegt werden, um Drucknekrosen zu verhindern.

5 Nutzen Sie die passende Schiene, die auch das Gelenk über und unter der Fraktur immobilisiert.

6 Polstern Sie die Schiene gut. Dies ist besonders wichtig, wenn Hautdefekte oder Knochenerhebungen gegen die harte Schiene drücken könnten.

7 Versuchen Sie nicht, Knochenenden unter die Haut zurückzuschieben. Wenn Sie Zug ausüben und das herausragende Knochenende trotzdem wieder aus der Wunde austritt, erhöhen Sie den Zug nicht. Benutzen Sie nicht Ihre Hände oder andere Werkzeuge, um das Knochenende wieder zurückzuschieben, aber informieren Sie den aufnehmenden Arzt hierüber. Polstern Sie das Knochenende sorgfältig mit Wundauflagen, bevor Sie an den unteren Extremitäten Luftkammerschienen anlegen. Es verbessert die Heilung des Knochens, wenn die Knochenenden während längerer Beförderungszeiten feucht gehalten werden.

8 In lebensbedrohlichen Situationen sollten Verletzungen erst im RTW auf dem Weg ins Krankenhaus geschient werden. Wenn der Zustand des Patienten stabil ist, schienen Sie alle Verletzungen, bevor der Patient bewegt wird.

9 Schienen Sie im Zweifel alle potenziellen Frakturen.

Schienentypen

In ▶ Abbildung 14.8 sehen Sie verschiedene Schienentypen.

Starre Schienen Diese Schienen können aus unterschiedlichen Materialien wie Pappe, Kunststoff, Metall oder Holz hergestellt sein. Formbare Vakuumschienen, die durch Evakuieren der Luft fest werden, zählen ebenfalls zu den starren Schienen. Starre Schienen müssen immer gut gepolstert werden und sollten stets das nächste Gelenk über- und unterhalb der Fraktur mitschienen.

Weiche Schienen Hierzu gehören Luftkammerschienen, Kissen, Schlingen und Binden. Luftkammerschienen eignen sich gut für Frakturen der Unterarme oder Unterschenkel. Sie bieten den Vorteil, dass sie Druck ausüben und so Blutungen verringern können. Aber sie haben den Nachteil, dass sie sich unter größerer Wärme oder steigender Höhe ausdehnen. *Sie sollten nicht an fehlgestellten Frakturen angelegt werden*, da sie durch ihren Druck die Extremität unkontrolliert in eine achsengerechte Lage bringen würden.

Andere wichtige Nachteile von Luftkammerschienen sind, dass die Pulse der Extremitäten nicht überwacht werden können, wenn sie angelegt sind. Die Schienen kleben auch häufig an der Haut und sind so oft nur schmerzhaft zu entfernen.

Die Schienen müssen mit dem Mund, der Hand oder einer Fußpumpe (nie mit Druckluft) aufgeblasen werden, bis sie guten Halt bieten. *Sie müssen in dieser Lage trotzdem mit einem Finger leicht eingedrückt werden können*. Wenn Sie eine Luftkammerschiene nutzen, müssen Sie den richtigen Druck dauerhaft überwachen, um sicherzugehen, dass sie nicht zu stramm wird oder Luft verliert.

Bedenken Sie, dass sich die Schiene im warmen RTW aufwärmt und ausdehnen kann, wenn sie in einer kalten Umgebung angelegt wurde. Wenn RTH (Rettungshubschrauber) verfügbar

14 Extremitätentrauma

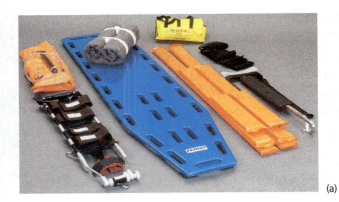
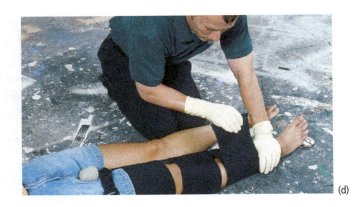
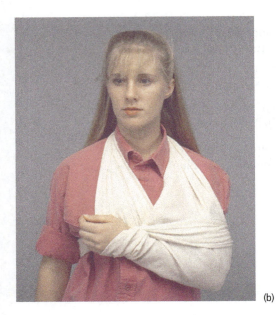
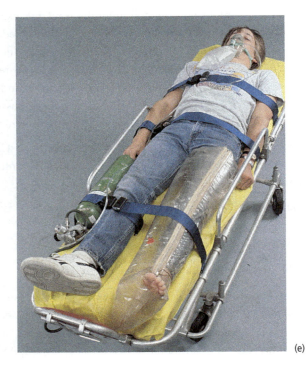
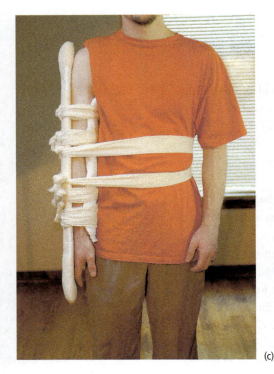
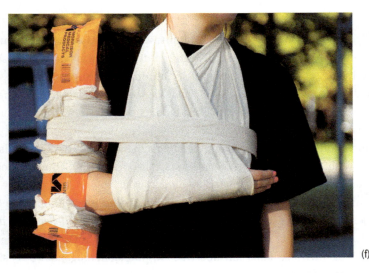

Abbildung 14.8a–f: Schienenarten. (a) Schienungsmaterial. (b) Schlinge mit Dreiecktuch. (c) Starre Schiene, fixiert mit einer breiten Binde. (d) Traktionsschiene. (e) Luftkammerschiene. (f) Fixation mit einem Dreiecktuch und einer starren Schiene.

14.3 Behandlung

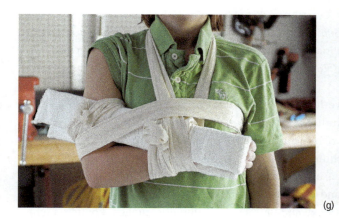

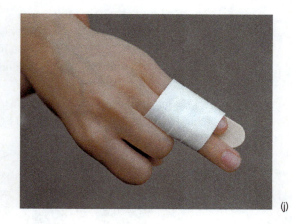

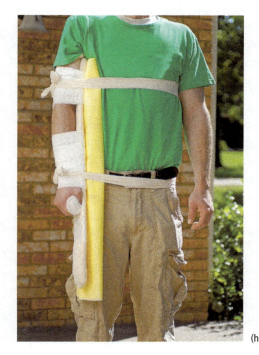

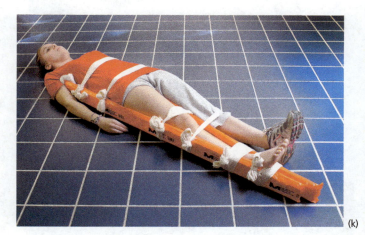

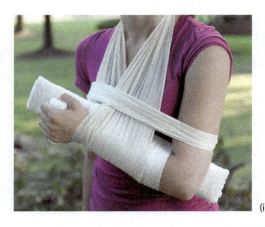

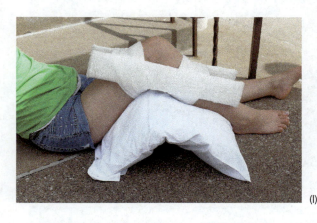

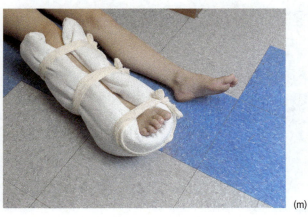

Abbildung 14.8g–m: Schienenarten (Forts.). (g) Ellenbogenverletzung, stabilisiert in einer gebeugten Stellung. (h) Ellenbogenverletzung, in einer geraden Position immobilisiert. (i) Immobilisation einer Unterarm-, Handgelenk- oder Handverletzung. (j) Verwendung eines Zungenspatels als Schiene in Verbindung mit einem benachbarten Finger zur Stabilisierung. (k) Immobilisierung einer hohen Oberschenkelfraktur mit Hilfe einer Fixationsschiene. (l) Geschientes Knie. (m) Gerollte Decke als Schienung von Sprunggelenk und Fuß.

sind, sollten Sie bedenken, dass die Schienen sich ausdehnen, wenn sie am Boden angelegt wurden und der Patient anschließend ins Krankenhaus geflogen wird. Wird der Druck in der Schiene während des Flugs reduziert, könnte er anschließend am Boden nicht mehr ausreichend sein.

Kissen können gute Schienen für Verletzungen von Fuß oder Sprunggelenk sein. Sie sind ebenfalls hilfreich, eine dislozierte Schulter mit Schlingen und Binden zu stabilisieren.

Schlingen und Binden sind gut für Verletzungen des Schlüsselbeins, der Schulter, des Oberarms, des Ellenbogens und manchmal des Unterarms. Sie nutzen die Thoraxwand als feste Basis und schienen den Arm so gegen die Thoraxwand. Einige Schulterverletzungen können nicht nah genug an die Thoraxwand herangebracht werden, ohne größere Kraft aufzuwenden. In diesen Fällen werden Kissen dafür verwendet, um den Raum zwischen Oberarm und Thoraxwand auszupolstern.

Traktionsschienen Diese Schiene wurde für die Fraktur des Oberschenkels entwickelt. Sie immobilisiert die Fraktur durch einen konstanten Zug am Sprunggelenk, während Gegenzug am Sitzbein und an der Leistenbeuge ausgeübt wird. Dieser konstante Zug durchbricht die Neigung des sehr starken Oberschenkelmuskels, zu verkrampfen. Wenn kein Zug ausgeübt wird, wird der Schmerz dadurch verstärkt, dass die Knochenenden aufeinanderstoßen oder aneinanderreiben. Der Zug verhindert ebenso die Verletzung des Femoralnervs, der Femoralarterie oder der Femoralvene durch die Knochenenden. Es gibt mehrere Typen und Ausführungen von Schienen, um Zug auf die untere Extremität auszuüben (▶ Abbildung 14.9a–c). Jede von ihnen muss sorgfältig gepolstert werden, um Druck auf das weiche Gewebe im Beckenbereich zu verhindern. Ebenso muss man sehr sorgfältig beim Anlegen der Sprunggelenkschlaufe vorgehen, um die Durchblutung im Fuß nicht zu beeinträchtigen.

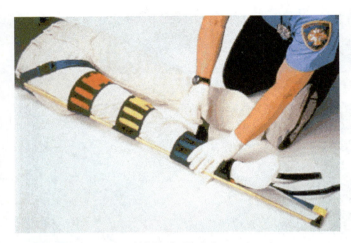

Abbildung 14.9a: *KTD* (Kendrick Traction Device).

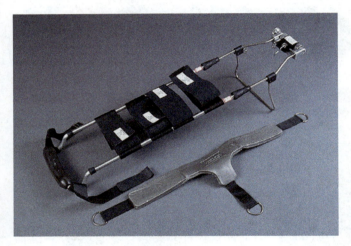

Abbildung 14.9b: *Hare*-Traktionsschiene.

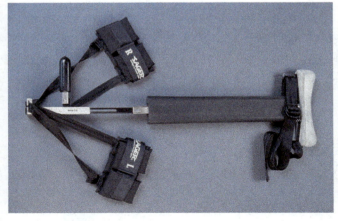

Abbildung 14.9c: *Sager*-Traktionsschiene.

Tourniquets

Tourniquets wurden ursprünglich für das Militär entwickelt, um extreme und unkontrollierbare Blutverluste zu behandeln. Es hat sich gezeigt, dass sie in der Tat helfen, das Überleben und das allgemeine Outcome des Patienten zu verbessern, wodurch auch die Akzeptanz für den Einzug in den zivilen medizinischen Sektor gegeben ist. Sie verbessern das Überleben eines Patienten im hämorrhagischen Schock ebenso wie bei isolierten Extremitätenverletzungen mit starken Blutungen deutlich. Allerdings ergeben sich aus dem Gebrauch von Tourniquets, geschuldet der Tatsache, dass sie bemerkenswerten Druck auf Gewebe und Blutgefäße ausüben, einige Konsequenzen, und ihre Anwendung sollte zwei Stunden nicht überschreiten.

Komplikationen werden nach dieser Zeit deutlich zunehmen, und die Möglichkeiten, die verletzte Extremität zu retten, nehmen nachweislich ab.

Empfohlen wird die Anwendung eines Tourniquets bei schweren Extremitätentraumen in Verbindung mit Auffälligkeiten während der Ersteinschätzung (behandlungsbedürftige A-, B- und/oder C-Probleme), Gefahren an der Einsatzstelle, Hochenergietraumen oder bei Blutungen, die auf herkömmliche Weise nicht unter Kontrolle zu bringen sind. Grundsätzlich sollten Sie ein Tourniquet allerdings nicht entfernen, wenn eine der genannten Indikationen zur Anlage vorlag.

Folgen Sie immer den Anweisungen des Herstellers des jeweiligen, von Ihnen verwandten Tourniquets. Eine der wichtigsten Maßnahmen ist, das gesamte, Ihren Patienten übernehmende Personal über die Anlage des Tourniquets (inklusive Zeitpunkt des Anbringens) zu informieren.

Kommerzielle Tourniquets bieten gegenüber den improvisierten den Vorteil, dass sie abgerundete Kanten und ein breiteres Profil aufweisen. Dadurch kann der erzeugte Druck gleichmäßiger verteilt und schwerwiegenden Gewebeschäden vorgebeugt werden. Haben Sie ein Tourniquet angelegt, sollten Sie zeitnah den Transport in eine Traumaklinik einleiten.

Hämostatische Substanzen

Sehen Sie sich einer auch durch Druck und Tourniquet nicht kontrollierbaren Blutung gegenüber, haben sich hämostatische Substanzen zur Unterstützung der Blutgerinnung als sehr effektiv erwiesen. Die Form der Hämostatika (Puder, Verband, Kompresse etc.) ist abhängig vom jeweiligen Produkt, für das Sie sich entscheiden. Ungeachtet dessen ist es wichtig, die Substanz mit ausreichendem Druck direkt am Ort der Gefäßverletzung (nicht einfach einer umschriebenen Wunde) zu platzieren, um einen maximalen Erfolg herbeizuführen. Der direkte Druck sollte danach noch mindestens für 2 min gleichmäßig aufrechterhalten werden, es sei denn, die Blutung sistiert bereits vorher sichtbar. Anschließend wird wie üblich ein Druckverband angelegt. Um den Erfolg auch im weiteren Verlauf sicherzustellen, ist es unerlässlich, dass sich das Rettungsdienstpersonal mit den in ihrem Bereich verwendeten Hämostatika vertraut macht und den jeweiligen Herstelleranweisungen genau folgt.

Behandlung spezieller Verletzungen

Wirbelsäule Dieses Thema wird schon an anderen Stellen im Buch behandelt. Es soll aber noch einmal erwähnt werden, dass, sobald die Vermutung einer Wirbelsäulenverletzung besteht, die Wirbelsäule komplett in ihrer Beweglichkeit eingeschränkt werden muss, um eine lebenslange Querschnittslähmung oder gar den Tod durch eine Rückenmarksverletzung zu verhindern. In dringenden Fällen genügt es für die meisten Verletzungen, die Bewegungseinschränkung des Patienten behutsam auf dem langen Spineboard vorzunehmen. Bedenken Sie den Verletzungsmechanismus, z. B. kann es durch Sturz aus größerer Höhe auf die Füße zu einer Lendenwirbelkörperfraktur kommen, da die Kraft durch den Körper nach oben übertragen wird.

Becken Es ist vorteilhaft, Beckenverletzungen bei den Extremitätenverletzungen mit aufzuführen, weil sie häufig zusammenhängen. Beckenverletzungen werden oft bei Verkehrsunfällen oder anderen schweren Traumen, z. B. Stürzen aus Höhe, verursacht. *Man kann sie während der Patientenuntersuchung durch leichten Druck auf die Beckenkämme, die Hüften und das Schambein erkennen.* Dabei besteht immer die Möglichkeit eines massiven Schockgeschehens, verursacht durch eine starke Blutung. Der Transport eines solchen Patienten muss unverzüglich erfolgen (Load-go-and-treat-Situation). Eine innere Blutung, die durch ein instabiles Becken verursacht wird, kann durch eine umlaufende Stabilisation des Beckens vermindert werden.

14 Extremitätentrauma

Open-Book-Beckenfraktur:
Eine schwere Beckenfraktur mit Symphysensprengung und dorsaler Läsion, die ein Auseinanderdrehen der vorderen Beckenanteile bewirkt wie bei eine geöffnetem Buch. Meist mit einer beidseitigen ISG-Verletzung kombiniert. Durch eine Beckenschlinge kann der Blutverlust verringert werden.

Heute sind verschiedene kommerzielle Beckenschlingen verfügbar, die insbesondere bei den sog. „open-book"-Frakturen eine gute Stabilisierung und einen geringeren Transfusionsbedarf bewirken können (▶ Abbildung 14.10). Patienten mit einer Beckenfraktur sollten immer auf dem Spineboard oder einer Schaufeltrage befördert werden (▶ Abbildung 14.11). Die Vakuummatratze ist hierfür besonders geeignet, da sie komfortabler als das harte Spineboard ist. Das Drehen des Patienten auf das Spineboard kann die Verletzung verschlimmern, weshalb es angebrachter ist, hierfür eine Schaufeltrage oder genügend Helfer zum Umlagern auf das Spineboard zu nutzen.

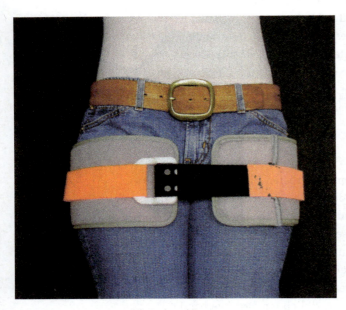

Abbildung 14.10: Kommerzielle Beckenschlinge.

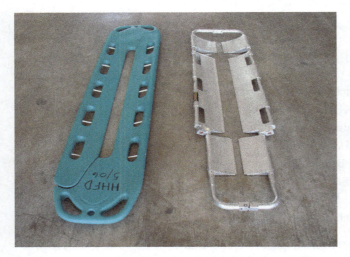

Abbildung 14.11: Diese Schaufeltrage kann die Wirbelsäule ebenso stabilisieren wie das Spineboard.

Oberschenkel Der Oberschenkelknochen bricht zumeist im Schaftbereich, wobei Hüftfrakturen genauso häufig vorkommen. Oberschenkelfrakturen können mit offenen Wunden einhergehen. Wenn dies so ist, müssen sie als offene Frakturen betrachtet werden. Der Oberschenkelknochen ist von großen Muskelstrukturen umgeben. Wenn diese Muskeln nach einer Fraktur verkrampfen, können die Knochenenden aneinanderreiben, was die Verletzung des Muskels wiederum verschlimmert. Deshalb werden für diese Verletzung Traktionsschienen zur Stabilisierung der Fraktur verwendet, um ein Zusammenziehen zu vermeiden. Wegen der großen Muskelmasse kann es zu schweren Blutungen im Gewebe des Oberschenkels kommen. Beidseitige Oberschenkelfrakturen können einen Blutverlust von bis zu 50 % der gesamten Blutmenge verursachen.

Hüfte Hüftfrakturen befinden sich meist im schmalen Schenkelhals, wo starke Bänder es bei diesen Frakturen gelegentlich erlauben, Gewicht zu tragen. Die Bänder sind sehr stark ausgebildet, weshalb bei den meisten Hüftfrakturen nur sehr wenig Bewegung in den Knochenenden stattfindet.

Sie müssen Hüftfrakturen bei jeder älteren Person erwarten, die gestürzt ist und Schmerzen in Knie, Hüfte oder im Beckenbereich äußert. Diese Art der Schmerzangabe muss wie eine Fraktur behandelt werden, bis durch Röntgen das Gegenteil bewiesen ist. In dieser Patientengruppe wird der Schmerz oft besser ertragen oder wird manchmal ignoriert und manchmal sogar verneint. Bei älteren Patienten ist das Gewebe meist empfindlicher und es wird wenig Kraft benötigt, um vorhandene Strukturen zu schädigen. Bei Kindern und älteren Patienten ist ein auf das Knie begrenzter Schmerz ein Zeichen für eine Hüftverletzung. Traktionsschienen dürfen bei Hüftfrakturen nicht verwendet werden.

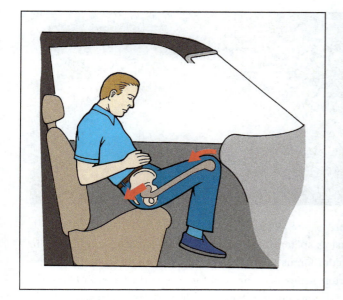

Abbildung 14.12: Mechanismus der posterioren Luxation der Hüfte, „Eintauchen".

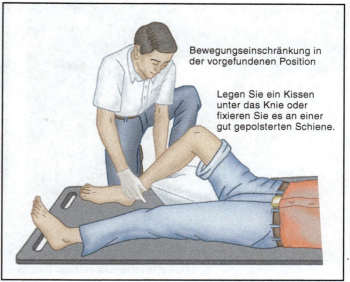

Abbildung 14.13: Schienung der posterioren Luxation der Hüfte.

Hüftluxationen sind anders zu betrachten. Sie beruhen meist darauf, dass die Knie gegen das Armaturenbrett stoßen, dabei wird die relativ lose aufgehängte, entspannte Hüfte auf der posterioren Seite aus ihrer Pfanne geschoben (▶ Abbildung 14.12). Dies bedeutet, dass bei jedem Patienten, der in einen Verkehrsunfall verwickelt wurde und eine Knieverletzung hat, die Hüfte besonders sorgfältig untersucht werden muss. Die Hüftluxation ist ein chirurgischer Notfall, es ist sehr wichtig, dass sie so schnell wir möglich reponiert wird, um eine Schädigung des Ischiasnervs und Nekrosen des Oberschenkelkopfes, verursacht durch die unterbrochene Blutversorgung, zu verhindern. Die Reposition ist für den Ungeübten schwierig, da der dafür nötige Kraftaufwand sehr groß ist und die Bewegungen sehr präzise sein müssen.

Die dislozierte Hüfte wird normalerweise gebeugt gehalten und der Patient wird es nicht tolerieren, das Bein zu strecken. Das betroffene Bein wird fast ausnahmslos zur Mittellinie rotiert sein. Die posteriore Hüftluxation sollte in der für den Patienten angenehmsten Position gelagert und durch Kissen gepolstert werden. Es kann außerdem an das unverletzte Bein geschient werden (▶ Abbildung 14.13). Die anteriore Hüftluxation ist aufgrund des komplizierten Unfallmechanismus, der nötig ist, um eine solche Verletzung zu verursachen, eher selten. Beim Patienten mit einer anterioren Hüftluxation tritt wie bei der Hüftfraktur eine Außenrotation des betroffenen Beines auf mit der Ausnahme, dass Sie das betroffene Bein nicht in eine achsengerechte Position mit dem Körper bringen können. Es wird schwierig werden, den Patienten in Rückenlage auf dem Wirbelsäulenbrett oder auf der Trage im RTW zu lagern. Während die posteriore Hüftluxation auf den Ischiasnerv drückt, übt die anteriore Hüftluxation Druck auf Femoralarterie und -vene aus. Wenn die Vene kollabiert, kann sich distal ein Blutgerinnsel bilden, das zu einem großen pulmonalen Embolus führen kann, sobald die Hüfte wieder reponiert wird. Patienten mit anteriorer oder posteriorer Hüftluxation benötigen eine zügige Beförderung.

Knie Frakturen oder Luxationen des Knies (▶ Abbildung 14.14a und b) sind ernsthafte Verletzungen, da die Arterien über und unter dem Kniegelenk fest eingebunden sind und deshalb häufig verletzt werden oder rupturieren, wenn das Knie in eine anomale Haltung gerät. Es ist präklinisch nicht möglich festzustellen, ob ein Knie in einer anomalen Haltung frakturiert ist. In jedem Fall sollte Ihre Entscheidung darüber von der Durchblutung und der Neurologie unterhalb des Knies abhängen. Die Hälfte der Knieverletzungen geht mit Verletzungen der Blutgefäße

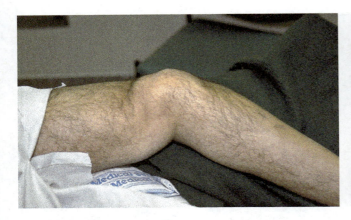

Abbildung 14.14a: Erscheinungsbild einer Knieluxation.

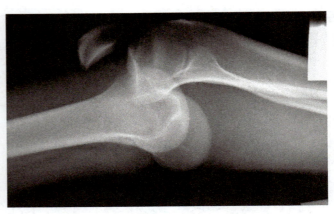

Abbildung 14.14b: Röntgenbild der Luxation.

einher und bei einigen Verletzungen ist es später nötig, zu amputieren. Es ist sehr wichtig, die Durchblutung unterhalb des Knies wiederherzustellen, wann immer es möglich ist.

Die schnelle Reposition des luxierten Knies ist sehr wichtig. Bei Verlust des Pulses oder der Sensibilität sollten Sie die Extremität vorsichtig unter Zug nehmen. Dies kann sowohl von Hand als auch durch eine Traktionsschiene geschehen. Sie müssen dabei aufpassen, *nicht mehr als 5 kg Zug aufzunehmen*. Dieser Zug muss in Richtung der Längsachse des Beines erfolgen. Sollten Sie beim Strecken des Knies Widerstand verspüren, schienen Sie es in der Position, in der Sie die Extremität vorgefunden haben, und leiten Sie eine zügige Beförderung ein. Diese Verletzung kann als schwerwiegender chirurgischer Notfall betrachtet werden. Verwechseln Sie diese Verletzung nicht mit einer Patellaluxation. Die Patella luxiert zur Seite und das Knie wird meist leicht gebeugt gehalten. Man kann leicht erkennen, dass sich die Patella nicht an der ursprünglichen Stelle befindet. Obwohl die Verletzung sehr schmerzhaft ist, ist sie nicht schwerwiegend. Sie sollte mit einem Kissen unter dem Knie geschient werden. Ein Strecken des Beines reponiert die Luxation für gewöhnlich.

Tibia/Fibula Bei Frakturen des Unterschenkels handelt es sich bedingt durch die nur dünne Hautschicht an der Vorderseite des Schienbeins häufig um offene Frakturen. Dabei kommt es regelmäßig zu einem starken inneren oder äußeren Blutverlust. Wenn sich ein Kompartmentsyndrom entwickelt, kann der innere Blutverlust die Durchblutung des Fußes unterbrechen. In seltenen Fällen ist es möglich, dass Patienten die Tibiafraktur belasten können. Frakturen der distalen Fibula werden fälschlicherweise häufig für Verstauchungen gehalten. Frakturen der unteren Tibia/Fibula werden mit starren Schienen, Luftkammerschienen oder Kissen geschient (▶ Abbildung 14.15). Mit einer Luftkammerschiene kann man obere Tibiafrakturen angemessen schienen. Auch hier ist es wieder wichtig, alle Wunden abzudecken und Knochenenden zu polstern, die unter der Luftkammerschiene verborgen werden.

Clavicula Dieser am häufigsten frakturierte Knochen im Körper verursacht nur selten Probleme (▶ Abbildung 14.16). Die Fraktur wird am besten mit Schlinge und Binde immobilisiert. In seltenen Fällen kommt es bei Verletzungen in diesem Bereich zu Schädigungen der A. oder V. subclavia oder der Nerven des Armes. Es ist ebenfalls wichtig, dass Rippen und Thorax vorsichtig untersucht werden, wenn Sie eine Verletzung der Schulter oder der Clavicula bemerken.

Schulter Die meisten Schulterverletzungen sind nicht lebensbedrohlich. Sie gehen jedoch oft mit weiteren Verletzungen, z. B. des Thorax und der HWS, einher. Viele Schulterverletzungen sind Dislozierungen oder Abtrennungen des Gelenkspalts und sehen aus wie ein Defekt im oberen äußeren Teil der Schulter. Der obere Humerus wird hierbei gelegentlich in Mitleidenschaft gezogen. Der Radialisnerv verläuft direkt an dem Humerus anliegend und könnte bei dessen Fraktur verletzt werden. Eine Verletzung des Radialisnervs verursacht, dass der Pati-

14.3 Behandlung

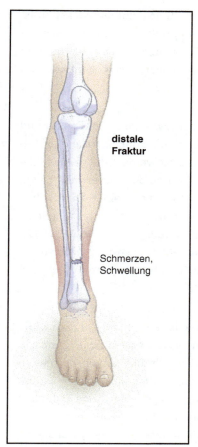
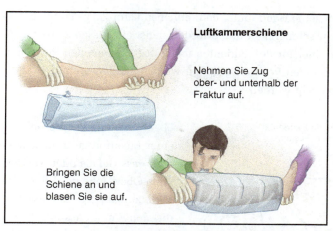
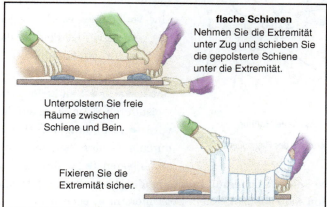

Abbildung 14.15: Schienung der Unterschenkelfraktur mit starren und weichen Schienen.

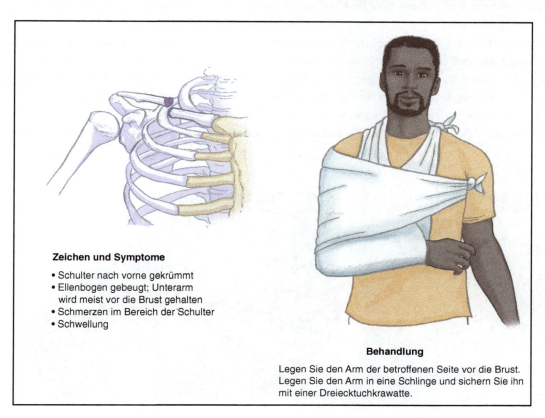

Abbildung 14.16: Claviculafraktur.

ent seine Hand nicht mehr anheben kann (so genannte Fallhand). Eine Schulterdislokation ist sehr schmerzhaft und erfordert meist ein Kissen zwischen Arm und Rumpf, um den Oberarm in einer für den Patienten möglichst angenehmen Position zu halten. Schultern, die in einer abnormen Position gehalten werden, sollten nie mit Kraft in eine anatomische korrekte Lage gebracht werden.

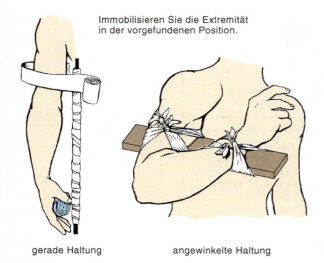

Abbildung 14.17: Frakturen oder Dislozierungen des Ellenbogens.

Ellenbogen Es ist oft problematisch, zwischen einer Fraktur und einer Luxation zu unterscheiden. Beide können wegen der Gefahr, dass Gefäße oder Nerven verletzt werden, die über die flexible Oberfläche des Ellenbogens verlaufen, sehr ernsthaft sein. Verletzungen des Ellenbogens sollten nach einer gründlichen distalen Funktionskontrolle in einer für den Patienten möglichst angenehmen Position geschient werden (▶ Abbildung 14.17). Eine Verletzung des Ellenbogens sollte nie gestreckt oder unter Zug genommen werden, da das Gewebe sehr empfindlich und die Struktur sehr kompliziert ist.

Unterarm und Handgelenk Dies ist eine häufige Fraktur, die meist durch einen Sturz auf den ausgestreckten Arm verursacht wird (▶ Abbildung 14.18). Für gewöhnlich ist sie am besten durch eine starre Schiene oder eine Luftkammerschiene zu immobilisieren (▶ Abbildung 14.19). Legen Sie Ihrem Patienten eine Rolle Verbandmull in die Hand des betroffenen Armes, um ihn in einer angenehmen Position schienen zu können. Der Unterarm ist ebenso anfällig für innere Blutungen, welche die Blutzufuhr zu den Fingern und der Hand unterbrechen können (Kompartmentsyndrom).

Hände oder Füße Viele Betriebsunfälle, die Hände oder Füße betreffen, verursachen multiple offene Frakturen und Abrisse. Diese Verletzungen sind grausig anzusehen, gehen aber selten mit lebensbedrohenden Blutungen einher. Ein Kissen wird die Lage der betroffenen Verletzung am besten unterstützen (▶ Abbildung 14.20). Eine andere Möglichkeit, die Hand zu verbinden, ist, eine Rolle Verbandmull in die Handfläche zu legen und dann die Finger einzeln in ihrer normalen Lage darüberzulegen. Danach wird die vollständige Hand verbunden, als wäre sie

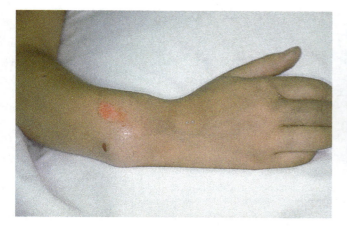

Abbildung 14.18a: Unterarmfraktur: Eine Fraktur zeigt häufig eine Fehlstellung.

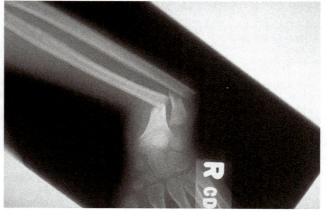

Abbildung 14.18b: Röntgenbild einer Unterarmfraktur.

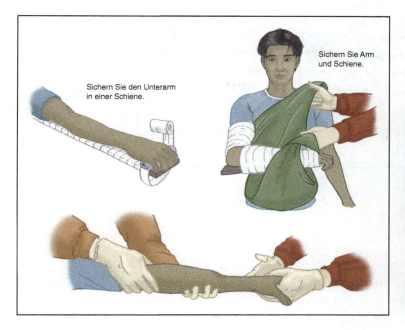
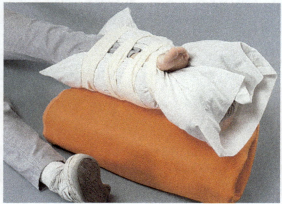

Abbildung 14.19: Frakturen des Unterarms und des Handgelenks.

Abbildung 14.20: Schienung eines verletzten Fußes mit einem Kissen.

ein Ball in einem großen Verband. Ein Anheben der verbundenen Hand oder des Fußes über Herzniveau wird die meisten Blutungen während der Beförderung deutlich reduzieren.

Quetschverletzungen (Crush-Injury)

Bei Patienten mit Quetschverletzungen sollten Sie Regelmäßige Verlaufskontrollen und ein engmaschiges Monitoring durchführen. Um den Schädigungsgrad der durch die Gewebezerstörung freigesetzten Toxine zu verringern und das Risiko eines Quetschungssyndroms zu minimieren, ist eine ausreichende Volumengabe sinnvoll. Das Prinzip der permissiven Hypotension beim zeitkritischen Polytraumapatienten hat allerdings Vorrang vor der Volumengabe. Ist die Gabe von Volumen oder Medikamenten vor der Befreiung einer massiv eingeklemmten Extremität nicht möglich, sollten Sie die Anlage eines Tourniquets proximal der Verletzung in Erwägung ziehen.

> **Merke: Extremitätentrauma**
>
> 1. Schenken Sie dem Verletzungsmechanismus besondere Beachtung, damit Sie wissen, welche Verletzungen Sie erwarten könnten und wie Sie auf mögliche Komplikationen reagieren müssen.
> 2. Folgen Sie dem ABC-Schema und dem ITLS-Algorithmus. Lassen Sie sich nicht von imponierenden Extremitätenverletzungen ablenken. Eine massive Blutung stellt die Ausnahme dar. Gehen Sie hier nach C-ABC statt ABC vor. Vergessen Sie aber nicht Atemweg und Atmung zu untersuchen.
> 3. Machen Sie sich ein Bild von der Verletzung.
> 4. Seien Sie bei Becken- oder Oberschenkelfrakturen auf einen hämorrhagischen Schock vorbereitet.
> 5. Wiederholen Sie die initiale Prüfung auf Sensibilität und Durchblutung nach jeder Bewegung und Schienung einer Extremität.
> 6. Polstern Sie Gelenke und harte Stellen gut ab und stellen Sie sicher, dass alle Schienen gut gepolstert sind.
> 7. Untersuchen und immobilisieren Sie immer auch das Gelenk ober- und unterhalb der Frakturstelle.

8. Bei schwerem Trauma wird immer eine komplette Wirbelsäulenbewegungseinschränkung mit dem langen Spineboard durchgeführt. Im Zweifel müssen mögliche Frakturen geschient werden.

9. Schienen Sie zum angebrachten Zeitpunkt. Die Bewegungseinschränkung der Wirbelsäule erfolgt immer nach dem ersten Abschnitt des ITLS-Algorith6mus. Die Extremitätenschienung sollte in kritischen Situationen erst während der Fahrt vorgenommen werden.

10. Verschenken Sie keine Zeit des goldenen Zeitraums. Seien Sie vorsichtig, aber gehen Sie zügig vor. Leben zu retten hat Priorität vor der Rettung einer Extremität.

FALLBEISPIEL – Fortsetzung

Sie werden als RTW-Besatzung zu einem Wanderer gerufen, der einen großen Gesteinsbrocken auf sein Bein bekommen hat. Bei Ihrer Ankunft werden Sie bereits von anderen Wanderern erwartet, die Ihnen berichten, dass der Verletzte nicht mehr in der Lage ist zu laufen und circa 15 min entfernt im Unterholz liegt. Als Sie den Patienten schließlich erreichen, liegt dieser auf dem Waldboden und hält sein linkes Bein. Die Einsatzstelle ist sicher und es handelt sich nur um einen Patienten.

Im Rahmen der Ersteinschätzung sind für Sie keine Auffälligkeiten erkennbar. Der Patient ist in einem guten Allgemeinzustand, wach, kooperativ und hat offensichtlich starke Schmerzen. Er berichtet Ihnen, dass er ausgerutscht und gestürzt sei, als er die Spitze eines Felsens erklimmen wollte. Dabei habe sich ein recht großer Felsen gelöst und sei ihm auf den Unterschenkel gefallen. Im Rahmen der Ersteinschätzung sind Atemwege und Atmung unauffällig, der Radialispuls ist beidseits tachykard gut tastbar.

Aufgrund des beschriebenen Unfallmechanismus (Sturz aus größerer Höhe) entscheidet sich Ihr Teampartner für eine Schnelle Trauma-Untersuchung. Diese ergibt keine Auffälligkeiten an der HWS und flache Halsvenen. Der Thorax ist stabil, die Atemgeräusche sind beidseitig vesikulär. Auch die Herztöne sind klar und rein. Das Abdomen ist bei näherer Untersuchung weich, vom Patienten werden in dieser Region keinerlei Schmerzen beschrieben. Das Becken ist stabil, aber es imponiert eine deutliche Deformierung des linken Unterschenkels und des Fußes. Der Patient erinnert sich, dass der Unfall vor mehr als einer Stunde geschehen ist. Er musste in der Wildnis allerdings warten, bis Wanderer mit Mobiltelefonen seinen Weg kreuzten, um den Rettungsdienst zu verständigen. Da sich im Rahmen der Ersteinschätzung und der Schnellen Trauma-Untersuchung keine lebensbedrohlichen Zustände zeigten, entscheidet sich Ihr Teampartner, das verletzte linke Bein genauer zu untersuchen.

Ihr Teampartner entfernt mit einer Schere die Hose bis über das Knie, während er den distalen Unterschenkel stabilisiert. Anschließend werden vorsichtig der Schuh und die Strümpfe entfernt, um den DMS-Status zu erheben.

Nach der Untersuchung kann festgestellt werden, dass der Unterschenkel und das Sprunggelenk frakturiert und disloziert sind. Sie sehen keine offene Wunde, aber einige Abschürfungen und eine deutliche Schwellung des gesamten linken Fußes. Der Patient kann seine Zehen unter Schmerzen bewegen, allerdings sind die Pulse sehr schlecht auffindbar. Die Rekapillarisierungszeit ist deutlich verlangsamt. Die Sensorik ist ohne Befund.

Die mangelhafte Durchblutung distal der Verletzung macht Ihnen Sorge. Ebenso beunruhigt Sie die Zeit, die seit dem Unfall bisher verstrichen ist. Bevor Sie den Patienten jedoch gefahrlos aus dem Wald retten können, entscheidet sich Ihr Partner, durch dosierten Zug an der Extremität die distale Zirkulation wiederherzustellen. Da das auf Anfahrt befindliche NEF noch über 20 min entfernt ist, legen Sie nach Vorgabe des regionalen Ärztlichen Leiters Rettungsdienst dem Patienten einen intravenösen Zugang und verabreichen ein Analgetikum. Nach aufgebauter Traktion können Sie nun den Puls an der A. dorsalis pedis tasten, während sich die Rekapillarisierungszeit deutlich verkürzt hat. Da Sie das dislozierte Sprunggelenk wieder in eine Neutralposition bringen konnten, ist es nun möglich, die Verletzung mit Unterstützung geeigneter Polsterung zu schienen und den Patienten aus dem Wald zu retten. Im Rahmen der Regelmäßigen Verlaufskontrolle

RTW berichtet der Patient, dass der Schmerz wieder zunehme und er ein Kribbeln in den Zehen verspüre. Im Zusammenhang mit der langen Zeit bis zu Ihrem Eintreffen und der geschlossenen Fraktur des Unterschenkels vermuten Sie, dass sich ein Kompartmentsyndrom entwickelt. Ihr Partner entscheidet sich deshalb, das verletzte Bein über das Herzniveau des Patienten zu lagern, um den venösen Rückstrom zu unterstützen und ein weiteres Anschwellen zu verhindern. Zusätzlich verabreicht er ein weiteres Mal ein Analgetikum.

Als Sie schließlich das Krankenhaus erreichen, sind mehr als zwei Stunden seit dem Ereignis verstrichen, die Pulse und die Motorik sind unverändert vorhanden. Eine Röntgenuntersuchung bestätigt eine reponierte Sprunggelenksluxationsfraktur. Aufgrund eines bestätigten Kompartmentsyndroms erfolgt neben der chirurgischen Versorgung der Sprunggelenksfraktur durch einen Fixateur externe eine Fasziotomie zur Entlastung des Kompartmentsyndroms. Nach einer erneuten operativen Versorgung und Rehabilitationsmaßnahmen kann der Patient wieder seiner Wanderleidenschaft nachgehen.

FALLBEISPIEL – Zusammenfassung

Auch bei initial imponierenden Extremitätenfrakturen ist die Beurteilung der Einsatzstelle erforderlich, um anhand des Unfallmechanismus die Gewalt abschätzen zu können, die auf den Patienten eingewirkt hat. Auf Grund des generalisierten Unfallmechanismus (Sturz aus großer Höhe) musste die Untersuchung der Extremitätenverletzung zunächst zugunsten der Erfassung vital bedrohender Verletzungen zurückgestellt werden. Nach unauffälligem Ergebnis der Schnellen Trauma-Untersuchung konnte das Team die Sprunggelenksluxationsfraktur versorgen, indem nach Durchführung der Analgesie unter achsengerechtem Zug die Reposition der Luxationsfraktur gelang. Bei Extremitätenfrakturen ist besonderes Augenmerk auf die Überprüfung von peripherer Durchblutung, Motorik und Sensibilität zu legen. Neben der Ruhigstellung von Frakturen ist insbesondere bei Störungen von Sensibilität und Durchblutung kontinuierlicher Zug in der Längsachse auszuüben. Die Reposition einer dislozierten Fraktur sollte bei Durchblutungsstörung oder Sensibilitätsverlust durch den Geübten bereits präklinisch erfolgen.

ZUSAMMENFASSUNG

Während Extremitätenverletzungen meist nicht lebensbedrohlich sind, verursachen sie dennoch häufig Behinderungen. Diese Verletzungen sind wesentlich offensichtlicher als ernsthaftere innere Verletzungen. Lassen Sie sich nicht durch Extremitätenverletzungen davon ablenken, dem ersten Abschnitt des ITLS-Algorithmus zu folgen. Becken- und Oberschenkelfrakturen können mit lebensbedrohlichen inneren Verletzungen gleichgesetzt werden, also fallen diese Patienten in die Load-go-and-treat-Kategorie. Die geeignete Schienung ist wichtig, um die betroffene Extremität vor weiteren Verletzungen zu bewahren. Dislozierungen von Ellenbogen, Hüfte und Knie müssen vorsichtig geschient und schnell reponiert werden, um eine ernsthafte Schädigung der betroffenen Extremität abzuwenden.

LITERATURHINWEISE

Abarbanell, N. „Prehospital midthigh trauma and traction splint use: Recommendations for treatment protocols". *American Journal of Emergency Medicine*, Vol. 19, No. 2 (2001), Seite 137–140.

American College of Surgeons Committee on Trauma. *Advanced trauma life support*. Chicago: American College of Surgeons, 2004, Seite 205–230.

Baek, S. M., S. S. Kim. „Successful digital replantation after 42 hours of warm ischemia". *J Reconstr Microsurg*, Vol. 8 (1992), Seite 455–458.

Bledsoe, B. E. et al. „Paramedic care; principles and practice". 3rd.+ed. Upper Saddle River, NJ: *Pearson Education* (2009), Seite 884–886.

Bledsoe, B., D. Barnes. „Traction splint. An EMS relic?" *Journal of Emergency Medical Services*, Vol. 29, No. 8 (2004), Seite 64–69.

Brodie, S. et al. „Tourniquet use in combat trauma: UK military experience". *J R Army Med Corps*, Vol. 153 (2007), Seite 310–313.

Brown, M. A. et al. „Experience with chitosan dressings in a civilian EMS system". *Journal of Emergency Medicine*, Vol. 37 (2009), Seite 1–7.

Cross, D., J. Baskerville. „Comparison of perceived pain with different immobilization techniques". *Prehospital Emergency Care*, Vol. 5, No. 3 (2001), Seite 270–274.

Dayan, L. et al. „Complications associated with prolonged tourniquet application on the battlefield". *Military Medicine*, Vol. 173 (1) (2008), Seite 63–66.

Demtriades, D. et al. „Pelvic fractures: epidemiology and predictors of associated abdominal injuries and outcomes". *J Am Coll Surg*, Vol. 195 (2002), Seite 1–10.

Dischinger, P., K. Read, J. Kerns et al. „Consequences and costs of lower extremity injuries". *Annual Proceedings of the Association for the Advancement of Automotive Medicine*, Vol. 48 (2004), Seite 339–353.

Doyle, G. S., P. P. Taillac. „Tourniquets: a review of current use with proposals for expanded prehospital use". *Prehospital Emergency Care*, Vol. 12 (2008), Seite 241–256.

Friese, G., G. LeMay. „Emergency stabilization of unstable pelvic fractures". *Emergency Medical Services*, Vol. 34, No. 5 (2005), Seite 67–71.

Greaves, I. et al. „Consensus statement on the early management of crush injury and prevention of crush syndrome". *J R Army Med Corps*, Vol. 149 (4) (2003), Seite 255–259.

Heightman, A. „From the editor: Out of sight, out of mind". *Journal of Emergency Medical Services*, Vol. 31, No. 7 (2006).

Krell, J. et al. „Comparison of the Ferno scoop stretcher with the long backboard for spinal immobilization". *Prehospital Emergency Care*, Vol. 10 (2006), Seite 46–51.

Roberts, J. R. Prehospital immobilization: lower extremity splinting. In: „Clinical procedures in emergency medicine". 5th ed. Philadelphia: *Saunders* (2009).

Walters, T. J., R. I. Mabry. „Issues related to the use of tourniquets on the battlefield". *Military Medicine*, Vol. 170 (9) (2005), Seite 770–775.

Wedmore, I. et al. „A special report on the chitosan-based hemostatic dressing: experience in current combat operations". *Journal of Trauma*, Vol. 60 (3) (2006), Seite 655–658.

Maßnahmen beim Extremitätentrauma

15.1 Verwenden von Traktionsschienen 284

15.2 Beckenstabilisierung 291

15.3 Vorgehensweise bei Blutungen 292

Literaturhinweise 297

15 Maßnahmen beim Extremitätentrauma

Lernziele für ITLS-Basic- und -Advanced-Anwender

Nach dem Lesen dieses Kapitels sollten Sie in der Lage sein:

1. Zu erklären, wann eine Traktionsschiene eingesetzt wird.
2. Die Komplikationen beim Verwenden von Traktionsschienen zu erklären.
3. Die gängigsten Traktionsschienen anzulegen:
   a. Thomas-Schiene.
   b. Hare-Schiene.
   c. Sager-Schiene.
   d. KTD.
4. Maßnahmen zur Beckenstabilisierung aufzuzeigen.
5. Die Anwendung des Tourniquets an einem Phantom zu erklären und korrekt durchzuführen.
6. Die Anwendung hämostatischer Produkte (z. B. QuickClot) an einem Phantom zu erklären und korrekt anzuwenden.

15.1 Verwenden von Traktionsschienen

Traktionsschienen wurden entwickelt, um Oberschenkelfrakturen zu schienen. Sie sind nicht gut geeignet, um Frakturen der Hüfte, des Knies oder Unterschenkels zu schienen. Ein frakturiertes oder disloziertes Knie unter Zug zu nehmen könnte die Blutgefäße auf der Rückseite des Knies schädigen. Wenn Verdacht auf eine Beckenfraktur besteht, dürfen Traktionsschienen ebenfalls nicht verwendet werden. Dies könnte eine weitere Verletzung des Beckens nach sich ziehen. Frakturen unterhalb des medialen Oberschenkels, die nicht fehlgestellt oder ernsthaft verkürzt sind, sollten ebenfalls mit einer Luftkammerschiene geschient werden.

Bei Traktionsschienen wird das gepolsterte Ende an der Beckenunterseite (Sitzbein) oder in der Leistenbeuge platziert. Eine Schlaufe wird um das Sprunggelenk gelegt und Gegenzug wird so lange aufgenommen, bis die Extremität achsengerecht ausgerichtet und ausreichend immobilisiert ist. Platzieren Sie die Schiene am Becken oder der Leistenbeuge sehr behutsam, um zu starken Druck auf die Genitalien zu vermeiden. Gehen Sie ebenso behutsam beim Anlegen der Schlaufe an Fuß oder Sprunggelenk vor, damit die Durchblutung des Fußes nicht beeinträchtigt wird. Um unnötige Bewegungen zu vermeiden, sollten Traktionsschienen nicht angelegt werden, bevor die Bewegungseinschränkung auf dem langen Spineboard erfolgt ist. Ausgenommen hiervon sind lediglich Patienten mit isolierten Femurschaftfrakturen. Wenn die angelegte Schiene über das untere Ende des Spineboards hinausragt, sollten Sie behutsam bei jeder Bewegung des Patienten und beim Schließen der Türen Ihres RTW vorgehen, um einen Schlag oder Stoß gegen die Schiene und damit eine Bewegung oder Manipulation der Fraktur zu vermeiden. Sie müssen die DMS im verletzten Bein überprüfen, also sollten Sie den Schuh auf der betroffenen Seite ausziehen, bevor die Schlaufe der Schiene am Sprunggelenk oder am Fuß angelegt wird. Es werden immer zwei Helfer benötigt, um die Schiene anzulegen. Einer muss leichten, aber dauerhaften Zug am Fuß ausüben, während der zweite Helfer die Schiene anlegt. Wenn es sich um eine Load-go-and-treat-Situation handelt, legen Sie die Schiene nicht an, bevor der Patient im RTW ist (außer der RTW hat den Einsatzort noch nicht erreicht, z. B. im Rahmen eines First-Responder-Einsatzes).

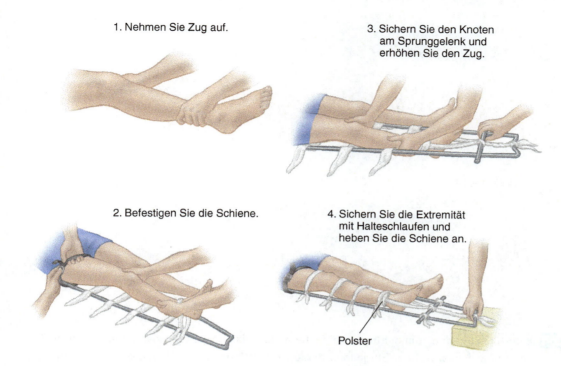

Abbildung 15.1: Anlegen einer Thomas-Traktionsschiene.

Schritt für Schritt

Anlegen einer Thomas-Traktionsschiene

Die Thomas-Traktionsschiene wurde ausschließlich vor der Entwicklung moderner Traktionsschienen verwendet. Während des Ersten Weltkriegs half sie, die Mortalitätsrate nach kriegsbedingten Oberschenkelfrakturen von 80 auf 40 % zu senken. In dieser Zeit wurde sie als größte Errungenschaft in der medizinischen Versorgung betrachtet. Sie wird in einigen Ländern oder beim Fehlen anderer Möglichkeiten noch immer verwendet. Zum korrekten Anlegen der Thomas-Traktionsschiene gehen Sie wie folgt vor (▶ Abbildung 15.1):

1. Lagern Sie den Patienten auf das Spineboard oder eine Trage, es sei denn, es handelt sich um eine isolierte Femurfraktur.

2. Unterstützen Sie das Bein und nehmen Sie es vorsichtig unter Zug, während Ihr Partner die Kleidung wegschneidet und den Schuh und den Strumpf entfernt, um die DMS am Fuß zu prüfen.

3. Platzieren Sie die Schiene unter dem betroffenen Bein. Der Ring gehört nach unten und die kurze Seite auf die Innenseite des Beines. Schieben Sie den Ring behutsam unter die Hüfte, wo er gegen das Sitzbein gepresst wird.

4. Legen Sie zwei Unterstützungslaschen jeweils oberhalb und unterhalb des Knies an.

5. Bringen Sie die Schlaufe am oberen Ring an.

6. Polstern Sie Fuß und Sprunggelenk.

7. Befestigen Sie die Zugschlaufe an Fuß und Sprunggelenk (▶ Abbildung 15.2).

8. Achten Sie darauf, weiterhin mit der Hand leichten Zug auszuüben.

9. Befestigen Sie die Zugschlaufe am Ende der Schiene.

10. Erhöhen Sie den Zug mit Hilfe einer Spanischen Winde, indem Sie einige übereinandergelegte Zungenspatel oder einen anderen geeigneten Knebel benutzen.

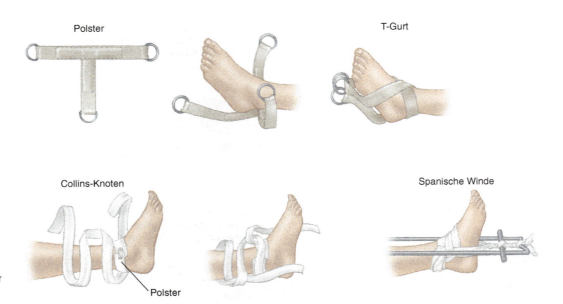

Abbildung 15.2: Anlegen einer Traktionsschiene am Fußgelenk.

11 Befestigen Sie nun zum Schluss zwei Sicherheitsschlaufen jeweils oberhalb und unterhalb des Kniegelenks. Achten Sie jedoch darauf, die frakturierte Stelle auszusparen. Danach können Sie Ihren manuellen Zug nachlassen und erneut die DMS überprüfen.

12 Schauen Sie noch einmal nach dem Ende der Schiene, um unangenehmen Druck auf die Ferse zu vermeiden.

Schritt für Schritt

Anlegen der Hare-Traktionsschiene

Die Hare-Traktionsschiene ist die moderne Version der Thomas-Schiene (▶ Abbildung 15.3).

1 Lagern Sie den Patienten auf dem Spineboard oder einer Trage.

2 Unterstützen Sie das Bein und nehmen Sie vorsichtig manuellen Zug auf, während Ihr Partner die Kleidung wegschneidet und Schuh und Strumpf entfernt, um die DMS zu überprüfen.

3 Nehmen Sie das unverletzte Bein als Maß und ziehen Sie die Schiene auf die passende Länge aus.

4 Platzieren Sie die Schiene unter dem betroffenen Bein. Der Ring gehört nach unten und die kurze Seite auf die Innenseite des Beines. Schieben Sie den Ring behutsam unter die Hüfte, wo er gegen das Sitzbein gepresst wird.

5 Legen Sie den Hüftgurt an.

6 Legen Sie die gepolsterte Zugschlaufe an Fuß und Sprunggelenk an.

7 Legen Sie zwei Gurte jeweils oberhalb und unterhalb des Knies an und ziehen Sie diese fest.

8 Achten Sie darauf, weiterhin leichten Zug auszuüben.

9 Verbinden Sie die Zugschlaufe mit dem S-Haken der Winde.

10 Drehen Sie an der Ratsche, bis der richtige Zug erreicht ist.

11 Überprüfen Sie die DMS des Fußes.

12 Lösen Sie den manuellen Zug, um erneut DMS zu überprüfen.

13 Um den Zug abzulassen, ziehen Sie den Knopf an der Ratsche heraus und drehen langsam an ihr, um sie zu lockern.

15.1 Verwenden von Traktionsschienen

Abbildung 15.3a: Anlegen einer Hare-Traktionsschiene.

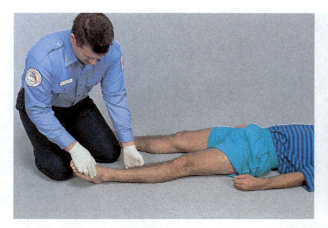

1. Überprüfen Sie die distale DMS.

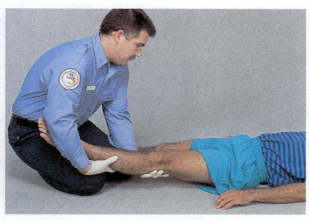

2. Stabilisieren Sie das verletzte Bein durch manuellen Zug. Platzieren Sie sich dabei so, dass ihnen ein Widerlager ermöglicht, einen leichten Zug aufzubauen.

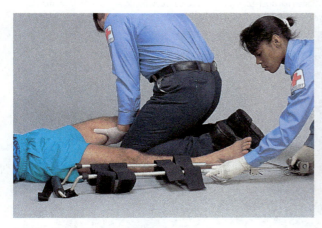

3. Stellen Sie die Schiene auf die richtige Länge ein.

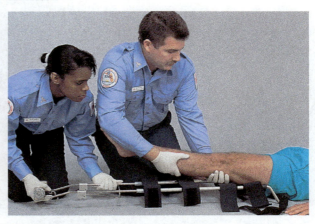

4. Schieben Sie die Schiene unter das verletzte Bein, bis das Sitzbein-Polster unter den knöchernen Strukturen des Gesäßes liegt. Klappen Sie den Ständer hinunter, sobald Sie die Schiene in die korrekte Position gebracht haben.

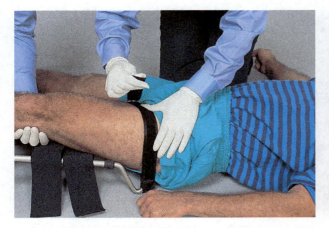

5. Legen Sie den Hüftgurt über die Leistenbeuge und den Oberschenkel.

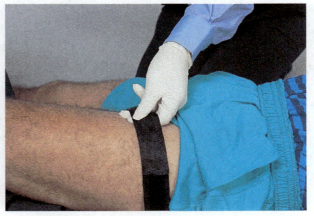

6. Stellen Sie sicher, dass der Hüftgurt fest, aber nicht so stramm ist, dass die distale Durchblutung beeinträchtigt wird.

Abbildung 15.3b: Anlegen einer Hare-Traktionsschiene.

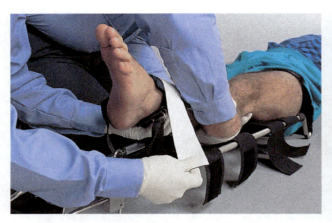

7. Sichern Sie die Sprunggelenkschlaufe, wenn der Fuß des Patienten in einer aufrechten Position ist.

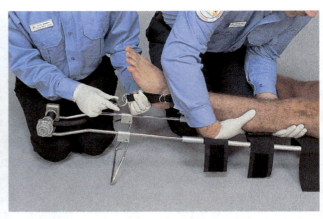

8. Verbinden Sie den S-Haken mit dem Ring der Zugschlaufe und nehmen Sie mechanischen Zug auf. Der volle Zug ist erreicht, wenn der mechanische Zug die Stärke des manuellen Zugs erreicht und die Schmerzen und die Muskelkontraktionen nachgelassen haben. Bei einem bewusstlosen Patienten nehmen Sie so viel Zug auf, bis das verletzte Bein die gleiche Länge hat wie das unverletzte.

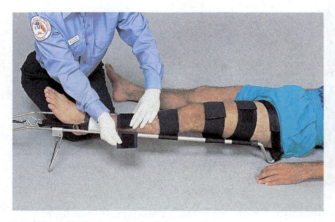

9. Befestigen Sie die Gurte, die das Bein unterstützen.

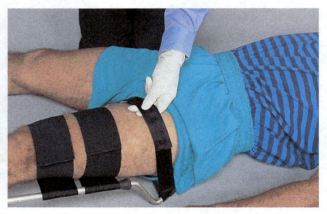

10. Überprüfen Sie erneut den Hüftgurt und die Sprunggelenkschlaufe, um sicherzustellen, dass beide sicher befestigt sind.

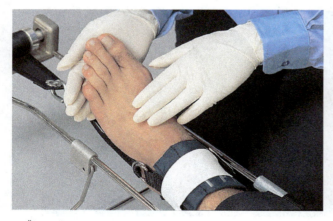

11. Überprüfen Sie erneut die distale DMS.

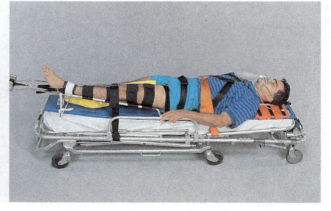

12. Lagern Sie den Patienten auf das lange Spineboard und sichern Sie ihn mit Gurten, wenn dies nicht bereits geschehen ist. Polstern Sie zwischen der Schiene und dem unverletzten Bein aus. Sichern Sie die Schiene am Spineboard. Mit Ausnahme von isolierten Verletzungen sollte der Patient bereits auf dem Spineboard gelagert sein, bevor die Schiene angelegt wird.

Schritt für Schritt
Anlegen einer Sager-Traktionsschiene

Diese Schiene weist einige Unterschiede zu den beiden vorhergehend beschriebenen Schienen auf. Sie funktioniert dadurch, dass sie Gegenzug gegen das Schambein und das Sitzbein medial bis zum Oberschenkelschaft ausübt. Diese Schiene muss nicht unter das verletzte Bein gelegt werden. Ebenso wird die Hüfte beim Anlegen nicht gebeugt. Die Sager-Schiene ist außerdem leichter und kompakter als andere Traktionsschienen. Auch beidseitige Oberschenkelfrakturen können mit einer dafür konzipierten Schiene immobilisiert werden. Die aktuellen Sager-Schienen sind gegenüber älteren Modellen bedeutend verbessert worden und repräsentieren den neuesten Stand der Traktionsschienen (▶ Abbildung 15.4).

1. Lagern Sie den Patienten auf dem langen Spineboard oder auf einer Trage.
2. Unterstützen Sie das Bein und nehmen Sie vorsichtig Zug auf, während Ihr Partner die Kleidung wegschneidet und Schuh und Strumpf entfernt, um die DMS zu überprüfen.
3. Nehmen Sie das unverletzte Bein als Maß und ziehen Sie die Schiene auf die passende Länge aus.
4. Positionieren Sie die Schiene auf der Innenseite des verletzten Beines und passen Sie den gepolsterten Bogen sanft an das Becken in der Leistenbeuge an. Legen Sie den Oberschenkelgurt an. Die Schiene kann auch auf der Außenseite des Beines benutzt werden, indem man mit dem Oberschenkelgurt Zug gegen das Schambein aufnimmt. Vermeiden Sie unbedingt, die Genitalien unter dem gepolsterten Bogen oder dem Oberschenkelgurt einzuklemmen.
5. Lassen Sie einen zweiten Helfer die gepolsterte Schlaufe um Fuß und Sprunggelenk anlegen, während Sie behutsam manuellen Zug ausüben. Die Zugkraft kann abgelesen werden und soll 10 % des Körpergewichts nicht überschreiten.
6. Lassen Sie Ihren Helfer die Schiene so weit ausziehen, bis Sie den richtigen Zug erhalten.
7. Legen Sie den elastischen Gurt an, um das Bein an der Schiene zu sichern.
8. Lösen Sie den manuellen Zug und überprüfen Sie erneut die DMS im Fuß des betroffenen Beines.

Abbildung 15.4a: Anlegen einer Sager-Traktionsschiene.

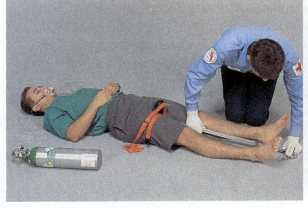

1. Platzieren Sie die Schiene zwischen dem verletzen und dem unverletzten Bein. Ziehen Sie die Schiene so weit aus, dass sie etwa 10 cm über die Ferse hinausragt.

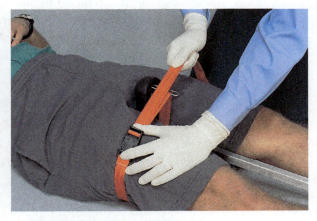

2. Sichern Sie den Gurt am Oberschenkel.

Abbildung 15.4b: Anlegen einer Sager-Traktionsschiene.

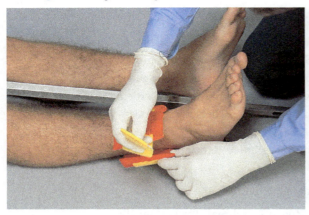

3. Legen Sie die Sprunggelenkschlaufe an und befestigen Sie diese an der Schiene.

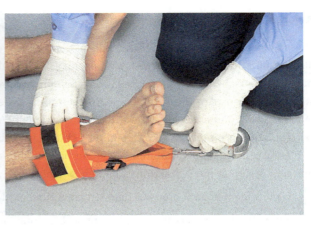

4. Bauen Sie durch Ausziehen der Schiene Zug auf. Stellen Sie die Zugkraft auf etwa 10 % des Körpergewichts des Patienten ein.

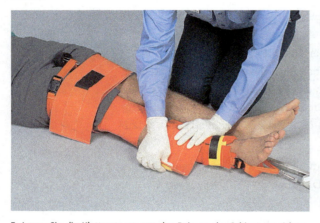

5. Legen Sie die Klettgurte an, um das Bein an der Schiene zu sichern. Überprüfen Sie erneut die distale DM.

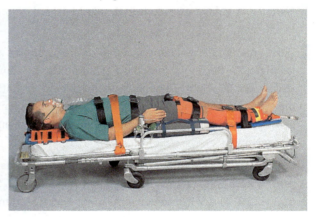

6. Lagern Sie den Patienten auf einem langen Spineboard. Gurten Sie die Sprunggelenke aneinander an das Spineboard. Mit Ausnahme von isolierten Verletzungen sollte der Patient bereits auf dem Spineboard gelagert sein, bevor die Schiene angelegt wird.

Schritt für Schritt

Anlegen einer KTD-Traktionsschiene

Ähnlich wie bei der Sager-Traktionsschiene muss auch beim Anlegen dieser Schiene das betroffene Bein nicht angehoben werden und auch die Hüfte muss nicht leicht gebeugt werden. Anders als bei der Sager-Traktionsschiene baut diese Schiene keinen Gegenzug über einen gepolsterten Bogen auf, der gegen das Sitzbein platziert wird. Hier wird der Zug mit Hilfe einer Schlaufe in der Leistenbeuge aufgenommen (siehe Abbildung 14.8a).

1 Lagern Sie Ihren Patienten auf dem langen Spineboard oder auf einer Trage.

2 Unterstützen Sie das Bein und nehmen Sie vorsichtig manuellen Zug auf, während Ihr Partner die Kleidung wegschneidet und Schuh und Strumpf entfernt, um die DMS zu überprüfen.

3 Legen Sie die Sprunggelenkschlaufe an und ziehen Sie die Schlaufe unter der Ferse fest, bis diese eng anliegt.

4 Legen Sie den Oberschenkelgurt an; dieser kann mit sägeartigen Bewegungen unter dem Oberschenkel vom Knie aus bis zur Leistenbeuge gezogen werden.

5 Klappen Sie den Traktionsstab aus und stellen Sie sicher, dass jeder Verbindungspunkt richtig eingerastet ist.

6 Platzieren Sie den Traktionsstab neben das Bein, so dass das untere Ende etwa 20 cm über die Fußsohle hinausragt. Stellen Sie dazu die Länge wie benötigt ein. Führen Sie die Stabenden in die dafür vorgesehenen Aufnahmen ein.

7 Sichern Sie die Schiene mit einem Klettriemen in Höhe des Knies.

8 Haken Sie die Schiene in den Haken der Sprunggelenkschlaufe ein und nehmen Sie Zug auf das verletzte Bein auf. Der Zug sollte 10 % des Körpergewichts nicht überschreiten und darf bei maximal 7,5 kg liegen.

9 Legen Sie je einen elastischen Klettgurt um den Oberschenkel und das Sprunggelenk.

10 Lösen Sie den manuellen Zug, um erneut die DMS zu überprüfen.

Beckenstabilisierung 15.2

Beckenfrakturen betreffen entweder die Beckenschaufeln oder den Beckenring. Frakturen der Beckenschaufeln weisen auf ein schwerwiegendes Trauma hin. Allerdings sind diese Frakturen weniger lebensbedrohlich, als das bei Beckenringfrakturen der Fall ist, denn diese gehen mit einem deutlich höheren Blutverlust einher. In beiden Fällen unterscheiden sich die gängigen Techniken zur Stabilisierung nicht.

Schritt für Schritt
Beckenstabilisierung mit einem Stecklaken oder einer Decke

1 Legen Sie ein Stecklaken oder eine Decke horizontal auf das Spineboard oder die Vakuummatratze, bevor Sie Ihren Patienten darauflagern.

2 Nutzen Sie die Schaufeltrage, um Ihren Patienten umzulagern. Sollte diese nicht verfügbar sein, muss Ihr Patient so schonend und vorsichtig wie möglich achsengerecht gedreht werden. Wenn Sie eine der neueren, stabileren Schaufeltragen haben (z. B. Ferno 65 EXL oder Combicarrier), können Sie diese auch anstelle des Spineboards nutzen. Dann müssen Sie das Laken allerdings erst nach dem Lagern auf der Schaufeltrage vorsichtig von den Füßen her unter Ihren Patienten schieben.

3 Knoten Sie nun zwei diagonal gegenüberliegende Ecken des Lakens mit dem Knoten über der einen Hüfte zusammen. Die beiden anderen Ecken verknoten Sie über der anderen Hüfte. Erhöhen Sie vorsichtig und sanft den Druck auf das Becken während des Knotens, bis eine feste Stabilisierung entsteht (▶ Abbildung 15.5).

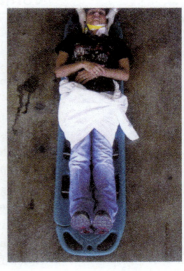

Abbildung 15.5: Manuelle Stabilisierung eines instabilen Beckens mithilfe eines Stecklakens.

Schritt für Schritt
Beckenstabilisierung mit einer kommerziellen Beckenschlinge

1 Öffnen Sie die Schlinge und legen Sie sie horizontal auf das Spineboard oder die Vakuummatratze, bevor Sie Ihren Patienten darauflagern.

2 Nutzen Sie die Schaufeltrage, um Ihren Patienten umzulagern. Sollte diese nicht verfügbar sein, muss Ihr Patient so schonend und vorsichtig wie möglich achsengerecht gedreht werden. Wenn Sie eine der neueren, stabileren Schaufeltragen haben (z. B. Ferno 65 EXL), können Sie diese auch anstelle des Spineboards nutzen. Dann müssen Sie die Beckenschlinge allerdings erst nach dem Lagern auf der Schaufeltrage vorsichtig von den Füßen her unter Ihren Patienten schieben.

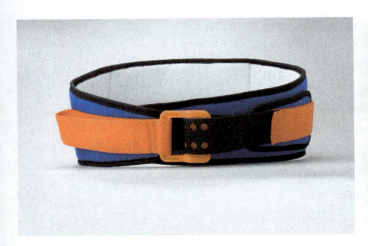 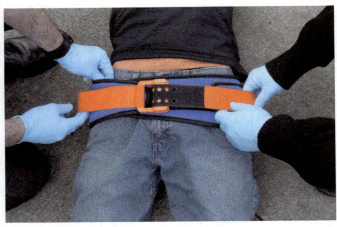

Abbildung 15.6: Stabilisierung eines instabilen Beckens mithilfe einer kommerziell gefertigten Beckenschlinge.

3 Schließen Sie die Schlinge und straffen Sie nach Vorgaben des Herstellers. Erhöhen Sie vorsichtig den Druck auf das Becken, bis eine feste Stabilisierung entsteht (▶ Abbildung 15.6).

15.3 Vorgehensweise bei Blutungen

Die sofortige Kontrolle äußerer Blutungen ist entscheidend für das Überleben und die Genesung eines Traumapatienten. Obwohl es verschiedene Aussagen zur Definition einer massiven Blutung gibt, können unabhängig davon Blutungen, die nicht allein durch direkten Druck, ausgeübt auf die Blutungsquelle, zum Stillstand gebracht werden können. Direkter Druck ist eine weit verbreitete und akzeptierte Methode, um Verletzungen aller Schweregrade zu kontrollieren. Allerdings gibt es kaum wissenschaftliche Untersuchungen, die die Anwendbarkeit und Effizienz dieser Methode bestätigen. Studien zur Bewertung der Wirksamkeit von Tourniquets und Hämostatika quantifizieren Blutungen im Rahmen einer Kontrolle im Design der Studien. In der Vergangenheit haben sowohl Basisanwendertrainings als auch Schulungen von Anwendern erweiterter Maßnahmen verschiedene Techniken zur Kontrolle äußerer Blutungen präsentiert. Angefangen von direktem Druck, dem Hochhalten der betroffenen Extremität in Verbindung mit direktem Druck, dem Abdrücken mit den Fingern oder sterilem Verbandsmaterial bis zum Druck auf bestimmte Druckpunkte sind viele Methoden beschrieben.

Ist direkter Druck, wie auch immer ausgeübt, nicht erfolgversprechend, ist die derzeitige Empfehlung, ein Tourniquet zur Blutstillung anzuwenden, vorausgesetzt, die Blutung befindet sich in einer Körperregion, in der es tatsächlich auch angebracht werden kann. Können Sie das Tourniquet nicht entsprechend platzieren, sollten Sie Hämostatika (z.B. QuickClot) anwenden. Alle diese Methoden, die der Kontrolle von Blutungen dienen, um den Blutfluss zu beschränken und die Reaktion des Körpers auf den Blutverlust zu unterstützen, haben Folgendes gemeinsam: Gefäßverengung, Thrombozytenaggregation und Blutgerinnung.

15.3.1 Anwendung eines kommerziellen Druckverbandes (Israeli Bandage/Emergency Bandage)

Neben der bekannten Möglichkeit eines selbst zusammengestellten Druckverbandes (üblicherweise aus Verbandspäckchen und Binde bestehend) existieren kommerzielle Druckverbände. Die Konstruktion des Israeli Bandage (oder Emergency Bandage) vereinigt die Komponenten

15.3 Vorgehensweise bei Blutungen

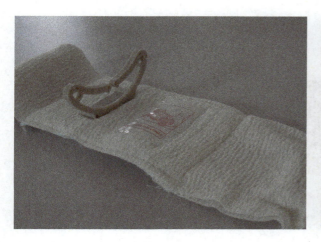

Abbildung 15.7a: Emergency Bandage (Israeli Bandage): kommerzieller Druckverband zur Blutungskontrolle bei massiven Extremitätenblutungen.

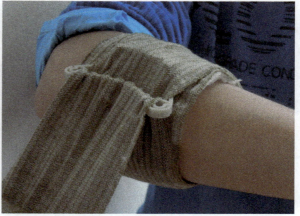

Abbildung 15.7b: Anlage der Emergency Bandage.

des klassischen Druckverbandes in einem Hilfsmittel zur Blutungskontrolle. Durch das Prinzip der gegenläufigen Wickelung kann über das eingebaute Kunststoff-Widerlager ein steuerbarer Druck auf die Wundfläche der Extremität oder sogar am Hals (Wickelung über die Achselhöhle) aufgebaut werden. Die ▶ Abbildung 15.7b zeigt die Anwendung am proximalen Unterarm.

15.3.2 Tourniquets

Bei Extremitätenverletzungen, wie beispielsweise Risswunden, Amputationen oder Platzwunden, und damit einhergehenden Blutungen, die nicht schnell genug durch direkten Druck kontrolliert werden können, ist es indiziert, ein Tourniquet anzuwenden. Tourniquets erzeugen eine ringförmige Kompression auf die Gefäße oberhalb einer stark blutenden Wunde und verringern oder unterbinden dadurch den Blutfluss.

Herkömmliche Hilfsmittel Grundsätzlich gibt es Empfehlungen für ein ideales Tourniquet, die besagen, dass ein effektiver arterieller Verschluss erreicht werden sollte und es einfach anzulegen sein muss. Weiterhin sollte es leicht, kompakt und dennoch stabil sein. Schlüsselelemente eines Tourniquets müssen die Breite des abbindenden Bandes und die Kraft sein, mit der weiches Gewebe zu überwinden ist. Die Kombination aus angemessener mechanischer Unterstützung und ausreichender Breite von mindestens 5 cm oder mehr sind entscheidend, um einen ausreichenden Druck auf das jeweilige Gewebe ausüben zu können. Hintergrund ist, eine Blutung zum Stillstand zu bringen, ohne dabei Gewebeschäden zu verursachen und dem Patienten Schmerzen zuzufügen. In der Zwischenzeit sind verschiedenste Arten von Tourniquets im Fachhandel erhältlich. Wenngleich ITLS kein spezielles Modell empfiehlt, haben Studien deutlich gezeigt, dass es Tourniquets mit größerer oder geringerer Effizienz gibt.

Schlüsselelemente eines Tourniquets müssen die Breite des abbindenden Bandes und die Kraft sein, mit der weiches Gewebe zu überwinden ist (Walters & Mabry, 2005). Die Kombination aus angemessener mechanischer Unterstützung und ausreichender Breite von mindestens 5 cm oder mehr sind entscheidend, um einen ausreichenden Druck auf das jeweilige Gewebe ausüben zu können. Hintergrund ist, eine Blutung zum Stillstand zu bringen, ohne dabei Gewebeschäden zu verursachen und dem Patienten Schmerzen zuzufügen. In der Zwischenzeit sind verschiedenste Arten von Tourniquets im Fachhandel erhältlich. Wenngleich ITLS kein spezielles Modell empfiehlt, haben Studien deutlich gezeigt, dass es Geräte mit größerer oder geringerer Effizienz gibt (Walters et al., 2005; Wenke et al., 2005; King et al., 2006).

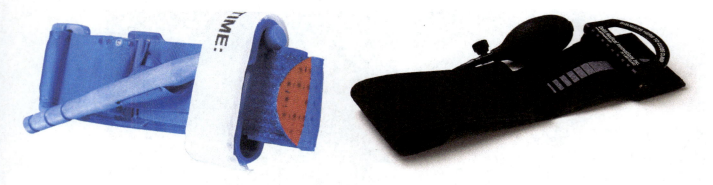

Abbildung 15.8: Combat Application Tourniquet © 2010 North American Rescue, LLC).

Abbildung 15.9: The Emergency and Military Tourniquet (mit freundlicher Genehmigung von Delphi Medical Innovations, Inc.).

Das CAT (Combat Application Tourniquet®) ist aus verschiedenen Materialien hergestellt und besteht im Wesentlichen aus Klettband sowie einem Verschluss, ebenfalls aus Klett, und ist mit einer Knebelstange und dem entsprechenden Clip zur Aufnahme des Knebels versehen (▶ Abbildung 15.8). Das Klettband ist nicht dehnfähig, dabei aber lang genug, um es auch an großen oder kräftigen, korpulenten Extremitäten anbringen zu können. Die Beschaffenheit der Oberfläche ist geeignet, um damit einen umlaufenden, gleichmäßigen Druck auf eine Extremität ausüben zu können.

Zum Anlegen des CAT wird das Klettband um die betroffene Extremität gelegt und das Ende durch den Verschluss gezogen. Mit sanftem Zug straffen Sie das Band und schließen es. Wenn Sie nun den stabilen Knebel in eine Richtung drehen, erzeugen Sie einen gleichmäßigen und zunehmenden Druck. Ist die starke Blutung zum Stillstand gekommen, befestigen Sie den Knebel in der dafür vorgesehenen Aufnahme und sichern ihn mit einem kleinen Stück Klettband. Auf diesem Sicherheitsverschluss haben Sie nun noch die Möglichkeit, die Uhrzeit der Abbindung zu notieren. Hintergedanke bei der Herstellung war es, ein Modell zu entwickeln, das vom Helfer mit einer Hand oder gar vom Betroffenen allein angelegt werden kann.

Das EMT (Emergency and Military Tourniquet®) von Delfi Medical (▶ Abbildung 15.9) dagegen ist ein pneumatisches System mit einer Blase und einem Einhandblasebalg (ähnlich einer Blutdruckmanschette). Auf diese Weise wird eine Blase in einer flexiblen Hülle aufgepumpt. Oberhalb des Blasebalges befindet sich ein kleines Rädchen, mit dessen Hilfe die Luft aus der Blase entfernt werden kann. Der Bügel sichert einen Teil der Blase auf der betroffenen Extremität und dichtet sie über eine bestimmte Weite ab, sodass nur der Teil der Blase mit Luft befüllt wird, der die Extremität direkt umschließt. Der restliche Teil der Blase bleibt dadurch luftleer. Das EMT gibt es nur in einer Größe, die es aber erlaubt, Extremitäten zwischen 7,5 und 85 cm Umfang zu umschließen. Eine Blutdruckmanschette kann auf die gleiche Weise Anwendung finden.

Sowohl das CAT als auch das EMT erzeugen einen minimalen Druck zur Behandlung starker Blutungen und sorgen damit für Diskussionen über höhere oder niedrigere Drücke durch solche Geräte.

Schritt für Schritt
Anwendung des Tourniquets

Unabhängig von den beschriebenen Geräten und deren Benutzung soll das im Folgenden beschriebene Vorgehen helfen, eine starke, mit herkömmlichen Methoden, wie direktem Druck, nicht zu stillende Blutung mittels eines Tourniquets unter Kontrolle zu bringen.

1. Identifizieren Sie zuerst eine durch Abriss, Amputation oder Risswunden verursachte extreme Blutung.

2. Üben Sie direkten Druck aus, um die Blutung zu kontrollieren. Sollten Sie nicht in der Lage sein, die Blutung zügig zu kontrollieren, entscheiden Sie sich frühzeitig für die Anwendung eines Tourniquets.

3. Positionieren Sie das Tourniquet proximal der Blutungsstelle. Vermeiden Sie dabei, das Hilfsmittel in Höhe eines Gelenks anzubringen.

4. Sichern Sie das Tourniquet an seiner vorgesehenen Position und beginnen Sie nun, gleichmäßigen, umlaufenden Druck aufzubauen, so wie es der Hersteller des Hilfsmittels empfiehlt.

5. Lassen Sie das Tourniquet so lange enger werden, bis die Blutung zum Stillstand gekommen ist.

6. Sicheren Sie das Tourniquet an seiner Position.

7. Notieren Sie den Zeitpunkt, zu dem Sie das Tourniquet angebracht haben.

8. Decken Sie das Tourniquet nicht ab.

9. Kontrollieren Sie regelmäßig die Blutungsstelle. Wenn nötig, erhöhen Sie den Druck durch das Tourniquet.

10. Informieren Sie die aufnehmende Klinik, vor allem auch darüber, dass Sie ein Tourniquet angelegt haben.

Die Anwendung eines Tourniquets ist keine harmlose oder ungefährliche Prozedur. Das Anlegen eines Tourniquets kann mitunter starke Schmerzen verursachen und sehr unangenehm in Höhe und distal der Anlagestelle sein. Wenn Sie das Tourniquet anwenden, sollten Sie eine Analgesie gegen die zu erwartenden Schmerzen in Erwägung ziehen. Weiterhin kann es zum Verrutschen oder im schlimmsten Fall zu Fehlfunktionen als Komplikationen kommen. Zusätzlich drohen Nekrosen im Muskel, hauptsächlich in Höhe der Anlage und distal, Kompartmentsyndrom und Nervenschädigungen. Wenn keine außergewöhnlichen Gründe vorliegen, sollte die Entfernung des Tourniquets und damit eine Reperfusion des Gewebes nur nach ärztlicher Rücksprache erfolgen.

15.3.3 Hämostatische Substanzen

Um Verletzungen zu versorgen, bei denen weder direkter Druck noch die Anwendung eines Tourniquets einen Erfolg erbringt, oder wenn es nicht möglich ist, ein Tourniquet anzulegen, wie z. B. am Hals, an den Achseln oder in der Leiste, ist es indiziert, hämostatische Substanzen in Verbindung mit direktem Druck einzusetzen. Labor- und Feldversuche bei der U.S.-Armee und vereinzelt bei amerikanischen Rettungsdiensten haben gezeigt, dass hämostatische Substanzen in Verbindung mit bekannten Methoden zur Blutstillung einen Benefit haben. Allerdings wurde in einer Studie von Brown und Mitarbeitern (2007) auch klar, dass es innerhalb der Ausbildung im Umgang mit diesen hämostatischen Substanzen eine Fehlerquote von 21 % bei der Anwendung durch Rettungsdienstpersonal gab. Dieses Ergebnis zeigt, dass eine genau vorgeschriebene Vorgehensweise befolgt werden muss, die auf der Schwere der Verletzung in Verbindung mit initialen und weiterführenden Schulungsmethoden für den Gebrauch hämostatischer Substanzen basiert.

Arten hämostatischer Stoffe Es handelt sich dabei um eine Technologie, die einem ständigen Wandel unterliegt. Inzwischen gibt es eine große Zahl konkurrierender Produkte. Verschiedene Arten Chitosan, Mineralien und nicht mineralische hämostatische Stoffe sind gegenwärtig für Rettungsdienste lieferbar. Produktbezeichnungen wie Celox™, QuickClot, Combat Gauze®, HemCon® oder TraumaDex® werben für Blutgerinnung (mit verschiedenen Graden der Effizienz) auf Grundlage verschiedener Wirkmechanismen. Die meisten hämostatischen Stoffe sind in Puderform, Granulatform oder als Binden erhältlich. Die U.S.-Armee nutz gegenwärtig QuickClot Combat Gauze.

Bei allen derzeit geprüften hämostatischen Stoffen, ungeachtet der Anwendungsform, ist es zwingend erforderlich, einen direkten Kontakt mit der primären Blutungsstelle herzustellen und eine äußerliche Kompression auf diese Stelle auszuüben. Die Gerinnungszeit ist dann schließlich noch abhängig vom Gefäßtyp, dessen Größe und dem Grad der bereits stattgefundenen Verblutung. Es dauert etwa 2 min mit direktem Druck, um eine Blutung zum Stillstand zu bringen. Ungeeignet sind diese Stoffe bei inneren Blutungen.

Schritt für Schritt
Anwendung hämostatischer Stoffe

Die folgende Methode kann genutzt werden, wenn Sie sich einer nicht kontrollierbaren Blutung gegenübersehen, die mit herkömmlichen Methoden wie direktem Druck nicht behandelbar ist oder wenn es anatomisch kontraindiziert ist, ein Tourniquet anzuwenden. Das Gleiche gilt, wenn Sie bereits eine der konventionellen Methoden oder ein Tourniquet erfolglos eingesetzt haben.

1. Identifizieren Sie zuerst eine durch Abriss, Amputation oder Risswunden verursachte extreme Blutung.
2. Versuchen Sie, direkten Druck auszuüben, um die Blutung unter Kontrolle zu bringen. Sollte es unmöglich sein, die Blutung auf diese Art zum Stillstand zu bringen, versuchen Sie umgehend, an einer geeigneten anatomischen Stelle ein Tourniquet zu platzieren.
3. Wenn auch dadurch kein Erfolg erzielt werden kann, verwenden Sie einen hämostatischen Stoff, indem Sie ihn direkt auf die Blutungsstelle aufbringen.
4. Mit Ihren Fingerspitzen und einer sterilen Kompresse sollten Sie nun einen Druck auf die Wunde und das eingebrachte hämostatische Mittel über mindestens 2 min ausüben. Achten Sie darauf, den Druck auf die Blutungsstelle kontinuierlich aufrechtzuerhalten, um den Stillstand der Blutung nicht zu verhindern.
5. Belassen Sie die Kompresse an ihrem Platz und kontrollieren Sie den Erfolg Ihrer Maßnahme. Die Blutung sollte stehen. Versorgen Sie die Wunde nun, wie Sie es üblicherweise tun, ohne die hämostatische Substanz zu entfernen.
6. Sollte die Blutung nicht zum Stillstand gekommen sein, entfernen Sie die Kompresse und platzieren Sie den hämostatischen Stoff und eine neue Kompresse erneut in der Wunde. Nun üben Sie wieder Druck auf die Blutungsquelle aus.

Komplikationen einschließlich der Wirkungslosigkeit des hämostatischen Stoffes, einer weiter bestehenden Blutung (erkennbar oder nicht erkennbar) und Gewebeschäden sind zweitrangig bei der Wahl des hämostatischen Stoffes. Jede unstillbare Blutung muss als Lebensgefahr betrachtet werden. Zögern Sie also nicht den Transport zugunsten einer Behandlung mit Tourniquet oder Hämostatika heraus. Laden Sie ihren Patienten zügig in den RTW, nachdem Sie die Schnelle Trauma-Untersuchung beendet haben, und führen Sie die weitere Behandlung während des Transportes in eine geeignete Klinik durch.

LITERATURHINWEISE

Acheson, E. M. et al. „Comparison of hemorrhage control agents applied to lethal extremity arterial hemorrhages in swine". *Journal of Trauma, Injury, Infection and critical Care* (2005), Seite 865–875.

Adams, D. B., C. W. Schwab. „Twenty-one-year experience with land mine injuries". *J Trauma*, Vol. 28 (1 Suppl) (1988), Seite S159–S162.

Alam, H. „Comparative analysis of hemostatic agents in an swine model of lethal groin injury". *J Trauma* (2003), Seite 1077–1082.

Alam, H. B. et al. „Hemorrhage control in the battlefield: role of new hemostatic agents". *Military Medicine*, Vol. 170 (1) (2005), Seite 63–69.

Bledsoe, B. et al. „Paramedic care principles and practices". 3rd. ed. Upper Saddle River, NJ: *Pearson* (2009).

Brown, M. et al. „Experience with chitosan dressings in a civilian EMS system". *Journal of Emergency Medicine*, Vol. 37 (2009), Seite 1–7.

Campbell, J. E. „International trauma life support for prehospital care providers". 6th ed. Upper Saddle River, NJ: *Pearson Prentice Hall* (2008).

Carr, M. E., Jr. „Monitoring of hemostasis in combat trauma patients". *Military Medicine*, Vol. 169 (12 Suppl.) (2004), Seite 11–15.

Friese, G., G. LeMay. „Emergency stabilization of unstable pelvic fractures." *Emergency Medical Services*, Vol. 34 (5) (2005), Seite 270–274.

Kheirabadi, B. S. et al. "High-pressure fibrin sealant foam: an effective hemostatic agent for treating severe parenchymal hemorrhage". *Journal of Surgical Sesearch*, Vol. 144 (1) (2008), Seite 145–150

King, K. „Hemostatic dressings for the first responder: a review". *Military Medicine*, Vol. 169 (9) (2004), Seite 716–720.

King, R. B. et al. „Evaluation of possible tourniquet systems for use in the Canadian forces". *J Trauma*, Vol. 60 (5) (2006), Seite 1061–1071.

Kragh, J. F., Jr. Et al. „Practical use of emergency tourniquets to stop bleeding in major limb trauma". *J Trauma*, Vol. 64 (2) (2008), Seite S38–S50.

Lawton, G. et al. „Novel hemostatic dressings". *J R Army Med Corps*, Vol. 155 (4) (2010), Seite 309–314.

Lee, C. et al. „Tourniquet use in the civilian prehospital setting". *Emerg Med J*, Vol. 24 (8) (2007), Seite 584–587.

McSwain, N. E. et al. „Prehospital trauma life support: military edition rev. 5th ed. St. Louis, MO: *Elsevier* (2005).

Pusateri, A. E. et al. „Making sense oft he preclinical literature on advanced hemostatic products". *J Trauma* (2006), Seite 674–682.

Walters, T. J., M. C. Mabry. „Issues related to the use of tourniquets on the battlefield". *Military Medicine*, Vol. 170 (9) (2005), Seite 770–775.

Walters, T. J. et al. „Effectiveness of self-applied tourniquets in human volunteers". *Prehospital Emergency Care*, Vol. 9 (4) (2005), Seite 416–422.

Ward, K. R. et al. „Comparison of a new hemostatic agent to current combat hemostatic agents in a swine model of lethal extremity arterial hemorrhage". *J Trauma* (2007), Seite 276–274.

Wenke, J. C. et al. „Physiological evaluation oft he U.S. army one-handed tourniquet". *Military Medicine*, Vol. 170 (9) (2005), Seite 776–781.

Verbrennungen

16.1 **Anatomie und Pathologie** 301

16.2 **Initiale Behandlung am Einsatzort** 306

16.3 **Spezielle Probleme bei der Behandlung von Verbrennungen** 309

Zusammenfassung 323

Literaturhinweise 323

16 Verbrennungen

Lernziele für ITLS-Basic- und -Advanced-Anwender

Nach dem Lesen dieses Kapitels sollten Sie in der Lage sein:

1. Die Basisanatomie der Haut zu erkennen, die Folgendes beinhaltet:
    a. Epidermale und dermale Schichten.
    b. Strukturen, die darin liegen.

2. Die Grundfunktionen der Haut aufzuzählen.

3. Die beschriebenen Verbrennungskategorien zu erkennen und hierbei die Verbrennungstiefe und den Umfang (Neunerregel) abzuschätzen.

4. Komplikationen zu erkennen und folgende Behandlungen zu erklären:
    a. Verbrennungen durch Hitze.
    b. Verbrennungen durch Chemikalien.
    c. Verbrennungen durch Strom.

5. Ereignisse, Zeichen und Symptome aufzuzählen,
    a. die auf ein Inhalationstrauma hinweisen oder
    b. eine Kohlenmonoxidvergiftung vermuten lassen.

6. Zu erklären, wie Kohlenmonoxid eine Hypoxie verursacht.

7. Die Behandlung der Kohlenmonoxidvergiftung zu erklären.

8. Anhand des Erscheinungsbildes der Haut die Tiefe der Verbrennung abzuschätzen.

9. Zu erkennen, welche Patienten eine Beförderung in ein Verbrennungszentrum benötigen.

FALLBEISPIEL

Es ist ein heißer Tag im Juli und Sie werden als RTW zu einem Suizidversuch alarmiert. Sie erfahren, dass eine junge Frau hierzu mit einem PKW in den Wald gefahren ist. Dort hat sie in das Fahrzeuginnere Benzin gegossen, sich dann in den PKW gesetzt und das Benzin entzündet. Kurz nach der Entzündung änderte sie ihre Meinung, hatte aber kein Handy dabei und musste nun zu Fuß 1 km aus dem Wald zum nächsten Haus gehen, um Hilfe zu holen. Welche Verletzungen sind bei diesem Mechanismus denkbar? Sind ein Inhalationstrauma oder Verbrennungen des tiefen Respirationstraktes wahrscheinlich? Behalten Sie diese Fragen im Gedächtnis, während Sie das Kapitel lesen. Das Fallbeispiel wird am Ende des Kapitels fortgesetzt.

In Deutschland gibt es etwa 18.000 Brandverletzte pro Jahr, davon etwa 1500 schwer brandverletzte Erwachsene und 400 schwer brandverletzte Kinder. Viele, die eine Brandverletzung überleben, bleiben schwer behindert oder entstellt. Während die Anzahl der getöteten oder verletzten Personen in den letzten 30 Jahren besonders durch die Verwendung von Rauchmeldern und durch Verbesserungen bei der Behandlung von Verbrennungen sank, zählen Brandverletzungen immer noch zu den großen Problemen unserer Gesellschaft. Die Anwendung der Grundsätze, die hier gelehrt werden, kann helfen, die Todes-, Behinderungs- und Entstellungsrate nach Brandverletzungen zu senken. Da die Rettung des Brandverletzten extrem gefährlich sein kann, ist es sehr wichtig, den Prinzipien der Sicherheit am Einsatzort zu folgen (siehe Kapitel 1). Brandverletzungen können vielerlei Ursachen haben (▶ Tabelle 16.1), aber generell ist die Hautverletzung unabhängig von der Ursache die Gleiche. Spezielle Unterschiede bei den Verbrennungsarten werden später einzeln diskutiert.

Tabelle 16.1

Verbrennungsarten

1. Durch thermische Einwirkung, z. B.
   a. Flammen
   b. Verbrühung
   c. Dampf
2. Durch Elektrizität
3. Durch chemische Einflüsse
4. Durch Strahlung

Anatomie und Pathologie 16.1

Die Haut

Das größte Organ des Menschen, die Haut, besteht aus zwei Schichten. Die äußere Schicht, die wir an der Oberfläche sehen können, wird *Epidermis* genannt. Sie bildet eine Barriere zwischen der äußeren Umwelt und Ihrem Körper. Unterhalb der dünnen Epidermis befindet sich eine dicke Gewebeschicht, die aus Kollagenverbindungen besteht, sie wird *Dermis* genannt. Zu dieser Schicht gehören die wichtigen Gefühlsnerven und ebenso die Versorgungsstrukturen wie Haarfollikel oder Schweiß- und Fettdrüsen (▶ Abbildung 16.1). Die Haut hat viele wichtige

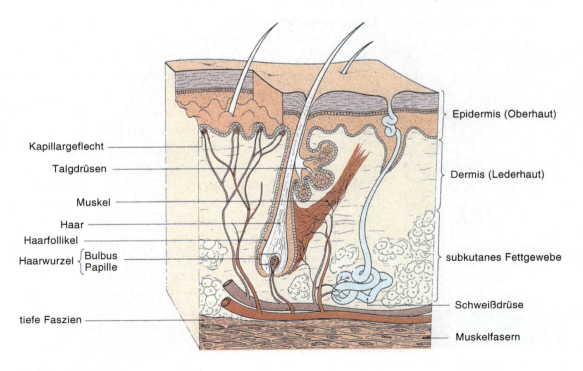

Abbildung 16.1: Die Haut.

Funktionen. Zum Beispiel fungiert sie als mechanische und schützende Barriere zwischen dem Körper und der äußeren Umwelt, sie schottet Flüssigkeit nach innen ab und verhindert, dass Bakterien oder andere Mikroorganismen ungehindert in den Körper eindringen können. Die Haut ist ebenso ein lebenswichtiges Sinnesorgan, das allgemeine oder spezielle Unwelteinflüsse an das Gehirn meldet. Außerdem spielt sie eine direkte Rolle bei der Temperaturregulierung des Körpers. Eine Verletzung der Haut macht es unmöglich für sie, diese Funktionen auszuführen, und setzt den Körper ernsthaften Problemen aus.

Brandverletzungen der Haut entstehen, wenn Hitze oder ätzende Chemikalien mit ihr in Kontakt kommen und ihre chemischen oder zellulären Komponenten schädigen. Zusätzlich zu der eigentlichen Verletzung des Gewebes antwortet der Körper mit einer SIRS (systemische Entzündungsreaktion) auf die Verletzung der Haut, was die Schwere der Brandverletzung noch erhöht. Die durch die thermische Schädigung nekrotisierten Bereiche der Haut werden als *Koagulationsbereich* bezeichnet und erleiden einen irreversiblen Schaden. Um diesen Bereich herum befindet sich der *Stauungsbereich*. Der Blutfluss ist beeinträchtigt und Gewebe wird sterben, wenn dieser nicht wieder hergestellt wird. Dieser Zustand wird in den tieferen Schichten von zweitgradigen (unvollständig tiefen) Verbrennungen beobachtet. Hier kann mit guter Verbrennungsbehandlung und Infusionstherapie geholfen werden. Der Stauungsbereich ist vom *hyperämischen Bereich* umgeben. Der Blutfluss im Gewebe ist erhöht, hervorgerufen durch den entzündlichen Prozess, der durch die Hautschädigung verursacht wird.

Einteilung der Verbrennungen nach der Tiefe

Verbrennungen werden anhand der Tiefe der Gewebeschädigung und der Hautreaktion wie folgt eingestuft: erstgradig (oberflächig), zweitgradig (unvollständig tief) oder drittgradig (volle Tiefe). Verbrennungen ersten Grades führen nur zu geringer Gewebeschädigung der Epidermis, aber sie verursachen intensive und schmerzhafte Entzündungsreaktionen. Die häufigste dieser Verletzungen ist der Sonnenbrand. Obgleich für gewöhnlich keine medizinische Behandlung notwendig ist, können verschiedene Medikamente verschrieben werden, die eine Heilung und die Verminderung der Entzündungsreaktion signifikant beschleunigen können.

Zweitgradige Verbrennungen verursachen Schädigungen durch die Epidermis hindurch in unterschiedlichen Tiefen der Dermis. Diese Verletzungen werden verheilen (meist ohne Narbenbildung), weil aus den Hautzellen in den tiefen Bereichen der Haarfollikel und Schweißdrüsen neue Haut für die Heilung wächst. Antibiotische Salben oder verschiedene spezielle Verbandstofftypen werden für gewöhnlich verwendet, um diese Verbrennungen zu behandeln. Daher sollten Patienten mit zweitgradigen Verbrennungen eine angemessene medizinische Untersuchung und Behandlung erhalten. Die Notfallbehandlung von zweitgradigen Verbrennungen besteht darin, diese schnell für 1–2 min mit fließendem raumtemperiertem Wasser zu kühlen und dann mit einer trockenen sterilen Auflage abzudecken.

Drittgradige Verbrennungen verursachen Schädigungen aller Schichten der Epidermis und der Dermis. Es bleiben keine Hautzellen zurück, weshalb eine Heilung durch Nachwachsen von Epidermiszellen unmöglich ist. Alle drittgradigen Verbrennungen lassen Narben zurück, die sich kontrahieren und somit die Bewegung von Extremitäten (oder die Atembewegungen des Thorax) einschränken können. Vollständig tiefe

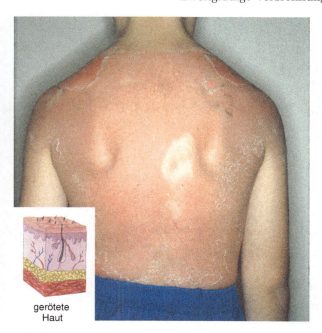

Abbildung 16.2: Erstgradige (oberflächliche) Verbrennung.

16.1 Anatomie und Pathologie

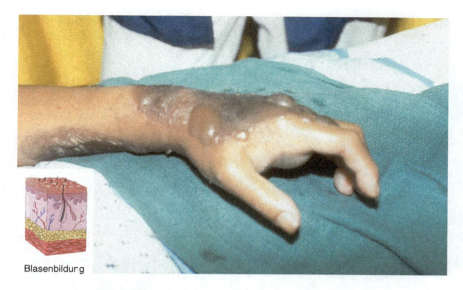

Abbildung 16.3: Zweitgradige (unvollständig tiefe) Verbrennung.

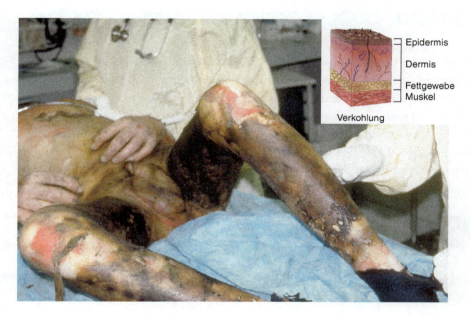

Abbildung 16.4: Drittgradige (vollständig tiefe) Verbrennung.

Verbrennungen verursachen meistens, dass Hautproteine denaturieren und hart werden, was eine feste, lederartige Oberfläche hinterlässt, die als Schorf bezeichnet wird. Die Besonderheiten dieser Verbrennungen sind in ▶ Tabelle 16.2 aufgeführt, die Tiefenangaben und Beispiele sind in den ▶ Abbildungen 16.2, 16.3 und 16.4 dargestellt.

Ermittlung der Schwere der Verbrennung

Die bei schwer Brandverletzten im Verlauf der nächsten 24 bis 48 Stunden auftretende SIRS kann zu einer weiteren Zunahme der Gewebeschädigung führen. Jeder Einfluss, der entweder die Durchblutung des geschädigten Gewebes verringert oder an sich zu einer weiteren Gewebeschädigung führt, wird zu einer zunehmenden Verbrennungstiefe führen. Wegen dieses Prozesses der fortschreitenden Verbrennungstiefe ist es nicht notwendig, die exakte Verbrennungstiefe am Einsatzort zu bestimmen. Sie sollten aber auf jeden Fall in der Lage sein, klar zwischen

Verbrennungstiefe:
Der Schweregrad einer Verbrennung lässt sich anhand der Klassifikation in drei Grade (plus Untergrade) abschätzen. Mit steigendem Grad ist eine zunehmende Schädigung der Haut verbunden: oberflächlich (I°), unvollständig tief (II°) und vollständig tief (III°).

Tabelle 16.2

Merkmale der verschiedenen Verbrennungstiefen

	Erstgradig (oberflächlich)	Zweitgradig (unvollständig tief)	Drittgradig (vollständig tief)
Ursache	Sonne oder kleine Stichflamme	Heiße Flüssigkeiten, Stichflammen oder Flammen	Chemikalien, Elektrizität, Flammen, heiße Metalle
Hautfarbe	Rot	Rot gefleckt	Weiß perlig und/oder verkohlt, durchscheinend und pergamentartig
Hautoberfläche	Trocken ohne Blasen	Nässende Blasen	Trocken mit verschlossenen Blutgefäßen
Empfinden	Schmerzhaft	Schmerzhaft	Taubheitsgefühl
Heilung	3–6 Tage	2–4 Wochen, abhängig von der Tiefe	Hauttransplantation notwendig

oberflächlichen und tiefen Verbrennungen zu unterscheiden. Weil die Beförderung in ein Verbrennungszentrum von der Tiefe und der Ausdehnung der Verbrennung abhängig ist, sollten Sie in der Lage sein, die von der Verbrennung betroffene Körperoberfläche zu abzuschätzen.

Am Einsatzort lässt sich die verbrannte Körperoberfläche am besten mit der Neunerregel bestimmen (▶ Abbildung 16.5). Die Körperoberfläche wird dabei in Gebiete unterteilt, die jeweils 9 oder 18 % der gesamten Körperoberfläche ausmachen. Durch grobes Überschlagen der verbrannten Regionen kann so die Ausdehnung der Verbrennung bestimmt werden. Nur zweit-

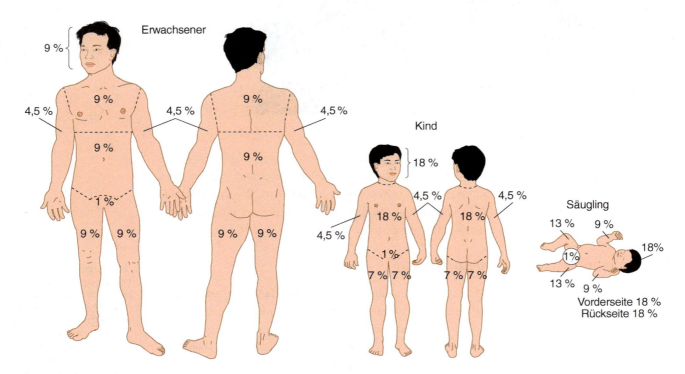

Abbildung 16.5: Die Neunerregel.

Tabelle 16.3

Lund-und-Browder-Karte

Körperregion	Alter in Jahren					% 2°	% 3°	% vollständig
	0–1	1–4	5–9	10–15	Erwachsene			
Kopf	19	17	13	10	7			
Hals	2	2	2	2	2			
Vorderer Rumpf	13	17	13	13	13			
Hinterer Rumpf	13	13	13	13	13			
Rechte Gesäßhälfte	2,5	2,5	2,5	2,5	2,5			
Linke Gesäßhälfte	2,5	2,5	2,5	2,5	2,5			
Genitalbereich	1	1	1	1	1			
Rechter Oberarm	4	4	4	4	4			
Linker Oberarm	4	4	4	4	4			
Rechter Unterarm	3	3	3	3	3			
Linker Unterarm	3	3	3	3	3			
Rechte Hand	2,5	2,5	2,5	2,5	2,5			
Linke Hand	2,5	2,5	2,5	2,5	2,5			
Rechter Oberschenkel	5,5	6,5	8,5	8,5	9,5			
Linker Oberschenkel	5,5	6,5	8,5	8,5	9,5			
Rechter Unterschenkel	5	5	5,5	6	7			
Linker Unterschenkel	5	5	5,5	6	7			
Rechter Fuß	3,5	3,5	3,5	3,5	3,5			
Linker Fuß	3,5	3,5	3,5	3,5	3,5			
					Gesamt			
Körpergewicht:	------							
Körpergröße:	------							

und drittgradige Verbrennungen fließen in diese Berechnung mit ein. Bei kleinen Kindern gibt es Unterschiede bei den Körperproportionen. Hier kann die Lund-und-Browder-Karte hilfreich sein (▶ Tabelle 16.3). Bei kleineren oder unregelmäßigen Verbrennungen können die Ausmaße mit der Handinnenfläche (einschließlich der Finger) des Patienten abgeschätzt werden, deren Größe etwa 1 % der gesamten Körperoberfläche entspricht. Auch kleinere Verbrennungen können besonders dann ernsthaft sein, wenn sie bestimmte Bereiche betreffen, die Funktionen oder das äußere Erscheinungsbild beeinflussen (▶ Abbildung 16.6).

Die initiale auf die Verbrennung gerichtete Behandlung sollte sich auf die Begrenzung jeglicher Ausbreitung der Brenntiefe und Ausdehnung konzentrieren.

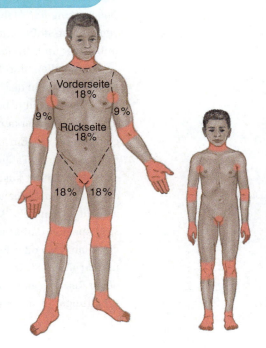

Abbildung 16.6: Körperregionen, in denen kleine Verbrennungen ernsthafter sein können. Zweit- und drittgradige Verbrennungen in diesen Regionen (schattierte Stellen) sollten im Krankenhaus behandelt werden.

Initiale Behandlung am Einsatzort 16.2

Untersuchung und Behandlung

Die Beurteilung des Verbrennungspatienten ist durch das dramatische Erscheinungsbild der Verbrennung häufig kompliziert. Der Anblick von ausgedehnten Verbrennungen kann Sie leicht überwältigen. Halten Sie sich vor Augen, dass selbst Patienten mit ausgedehnten Verbrennungen in der frühen Phase nach der Verbrennung selten versterben. Der Tod in der unmittelbaren Phase nach der Verbrennung ist meist die Folge eines gleichzeitigen Traumas oder anderer Einflüsse wie Beeinträchtigung der Atemwege oder Rauchgasinhalation. Ein vorsichtiges, systematisches Vorgehen bei der Beurteilung des Patienten wird es Ihnen ermöglichen, lebensbedrohliche Probleme zu identifizieren, zu behandeln und die Genesungschancen des Patienten zu verbessern.

Untersuchung des Patienten Führen Sie den ersten und zweiten Abschnitt des ITLS-Algorithmus, wie in Kapitel 2 beschrieben, durch.

Beurteilung der Einsatzstelle Das Vorgehen bei der Behandlung von schwer verbrannten Patienten ist das gleiche wie bei vielen anderen schwer traumatisierten Patienten. Beginnen Sie mit der Beurteilung der Einsatzstelle wie in Kapitel 1 beschrieben und legen Sie den Schwerpunkt auf Ihre Sicherheit. Wenn die Beurteilung der Einsatzstelle abgeschlossen ist, sollten Sie den nächsten Schwerpunkt darauf legen, dass Sie Patient und Hitzequelle trennen. Dies muss der erste Schritt bei der Behandlung sein. Achten Sie auch hierbei wieder auf die Sicherheit, und damit ist Ihre eigene Sicherheit *und* die Sicherheit des Patienten gemeint. Unabhängig von der Ursache der Brandverletzung gibt es bei jeder Verbrennung spezielle und erhebliche Gefahren, die Sie bei der Trennung von Hitzequelle und Patient beachten müssen. Feuer in Gebäuden schreitet fort und breitet sich aus und ab einem bestimmten Grad besteht die Gefahr einer Durchzündung. Eine Durchzündung ist eine *plötzliche* Entzündung von unvollständig verbrannten Brandgasen mit einer schnellen Ausbreitung von Flammen überall im Raum, die eine einmalige Temperatur von bis zu 2000 °C erreicht. Häufig passiert dieses ohne Vorwarnung, *weshalb die Entfernung von Patienten von brennenden Gebäuden Priorität vor jeder anderen Behandlung hat*. Halten Sie sich vor Augen, dass Feuer Sauerstoff verbraucht und große Mengen giftiger Stoffe und Rauch produziert. Deshalb sollte das eindringende und rettende Personal unbedingt umluftunabhängigen Atemschutz tragen, um nicht selbst zum Opfer zu werden.

Chemikalien sind häufig nicht einfach festzustellen, weder am Patienten noch auf anderen Gegenständen in der Umgebung. Eine Vielzahl von Verbrennungen durch Chemikalien, die sich Retter zugezogen haben, ist dadurch aufgetreten, dass Quellen von giftigen oder ätzenden Chemikalien nicht erkannt wurden und die entsprechende persönliche Schutzausrüstung nicht getragen wurde. Ein spezielles Training in der Handhabung von gefährlichem Material wird für alle präklinisch Tätigen empfohlen.

Elektrizität ist ausnahmslos gefährlich und das Hantieren mit Hochspannungsleitungen ist extrem riskant. Spezielles Training und Wissen werden benötigt, um in diesen Situationen fachgerecht zu handeln. Versuchen Sie nicht, elektrische Leitungen zu entfernen, es sei denn, Sie sind speziell darauf trainiert. Auch Dinge, die Sie gewöhnlich für sicher halten, wie Holzstöcke, Hanfseile oder Feuerwehrhandschuhe, könnten Sie eventuell nicht ausreichend schützen und zu einem Stromschlag führen. Wenn möglich, sollte die Stromquelle ausgeschaltet werden, bevor Rettungsversuche unternommen werden. Achten Sie auch auf den Schutz vor Wiedereinschaltung und schirmen Sie spannungsführende Teile sicher ab.

> **Untersuchung und Behandlung von Brandverletzten:** Brandverletzte sind wie Traumapatienten zu behandeln; sie weisen häufig neben den Verbrennungsverletzungen noch weitere Verletzungen auf.

Ersteinschätzung Menschen sterben eigentlich nicht plötzlich durch Brandverletzungen. Ein früher Tod bei Verbrennungspatienten ist meist durch Beeinträchtigung der Atemwege, eine Rauchgasvergiftung oder ein zusätzliches Trauma verursacht. Tod durch Schock verursacht durch Flüssigkeitsverlust auf Grund der Verbrennung werden Sie für viele Stunden (oder Tage) nicht antreffen, auch eine Sepsis entwickelt sich über mehrere Tage. Ein hämorrhagischer Schock (z. B. durch Begleitverletzungen) entwickelt sich verglichen mit dem Schock durch die Verbrennung sehr rasant. Deshalb ist es immens wichtig, bei der Behandlung Ihres Verbrennungspatienten dem ITLS-Algorithmus zu folgen. Obgleich die Verbrennung unübersehbar und der Anblick am Einsatzort gelegentlich sehr unschön ist, hat die Versorgung der Verbrennung eine niedrigere Priorität als die Behandlung der Atemwege. Sie sollten Verbrennungspatienten behandeln wie jeden anderen *Traumapatienten*. Führen Sie den ersten Abschnitt des ITLS-Algorithmus, wie in Kapitel 2 beschrieben, durch, sobald Ihr Patient in einen sicheren Bereich gebracht wurde.

Beginnen Sie mit der Untersuchung und wenn nötig der Atemwegesicherung, während gleichzeitig der Bewusstseinszustand beurteilt und die HWS manuell stabilisiert wird. Anschließend werden die Atmung und die Zirkulation beurteilt und schwere Blutungen kontrolliert.

Schnelle Trauma-Untersuchung Auf der Grundlage der Ergebnisse der Beurteilung der Einsatzstelle und der Ersteinschätzung wird eine Schnelle Trauma-Untersuchung durchgeführt, die ersten Vitalparameter werden eingeschätzt und wenn möglich eine Anamnese nach dem SAMPLE-Schema erhoben. An dieser Stelle wird entschieden, ob sofort befördert wird und lebensrettende Maßnahmen vorgenommen werden. Kritische Probleme bei Verbrennungspatienten, die ein sofortiges Eingreifen nötig machen, können eine Beeinträchtigung der Atemwege, reduzierter Bewusstseinszustand oder zusätzlich zu den Verbrennungen weitere schwere Verletzungen sein. Hinweise durch den Verletzungsmechanismus, die auf kritische Probleme hinweisen, schließen die Vorgeschichte ein z. B. der Aufenthalt des Patienten in einem geschlossenen Raum mit Feuer und Rauch, elektrische Verbrennungen, Chemikalieneinwirkung, Stürze aus Höhe oder andere stumpfe Gewalteinwirkung. Die Sauerstoffgabe (12–15 l/min über Maskeninhalationssystem) oder eine erforderliche Atemwegsicherung mittels Intubation sollten bei allen Schwerverbrannten so früh wie möglich veranlasst werden.

Die Schnelle Trauma-Untersuchung ist auf das Erkennen von Atemwegs- oder Kreislaufbeeinträchtigungen gerichtet. Außer den Anhaltspunkten auf den Verletzungsmechanismus deuten auch Verbrennungen des Gesichts und der Kopfhaut, rußiger Auswurf und versengte Nasenhaare oder Augenbrauen auf mögliche Atemwegprobleme hin. Halten Sie sich vor Augen, dass die Vorgeschichte „in einem geschlossenen Raum dem Rauch ausgesetzt sein" der beste Anhaltspunkt für eine Rauchgasinhalation oder andere Atemwegverletzungen ist! Untersuchen Sie die Mundhöhle und achten Sie dabei besonders auf Ruß, Schwellungen oder Hautrötungen. Bitten Sie den Patienten zu sprechen. Eine heisere Stimme oder anhaltender Husten deuten auf eine Schädigung tieferer Atemwegstrukturen hin. Sie sollten den Thorax auskultieren. Ein Stridor, giemende Atemgeräusche oder Rasselgeräusche sollten Sie auf eine tiefe Atemwegverletzung durch Inhalation heißer Gase aufmerksam machen. Untersuchen Sie die verbrannten Körperregionen ebenso wie die distalen Pulse.

Bei der Behandlung des Verbrennungspatienten beachten Sie die Art des Verbrennungsmechanismus und besondere Umstände, wie vom Feuer eingeschlossen zu sein, Explosionen sowie andere mögliche zusätzliche Verletzungsmechanismen und dokumentieren diese. Eine dazugehörige medizinische Vorgeschichte sollte ebenfalls schriftlich dokumentiert werden. Wenn der Patient nicht in der Lage ist zu sprechen, fragen Sie andere Zeugen oder Feuerwehrpersonal nach den Umständen der Verletzung.

Zweiter Abschnitt des ITLS-Algorithmus Führen Sie bei stabilen Patienten eine normale Erweiterte Untersuchung durch. Die Untersuchung sollte aus einer Beurteilung der Verbrennung, der Bestimmung der Verbrennungstiefe anhand des Erscheinungsbilds und der Bestimmung der verbrannten Körperoberfläche bestehen. Diese Befunde sind wichtig, um das Ausmaß der medizinischen Versorgung zu bestimmen, welches dieser Verbrennungspatient benötigt.

Behandlung Sobald Sie die unmittelbare Lebensgefahr abgewendet haben, sollten Sie sich der Brandverletzung selbst zuwenden. Sie sollten versuchen, die Ausbreitung der Brandwunde so weit wie möglich einzudämmen. Die schnelle und frühzeitige Kühlung einer oberflächigen Brandverletzung kann helfen, deren Ausbreitung zu begrenzen. Nach der Entfernung von der Brandquelle sind Haut und Kleidung immer noch heiß und diese Hitze setzt die weitere Schädigung des Gewebes fort, was die Einbrenntiefe und die Schwere der Verletzung erhöht. Eine Kühlung stoppt diesen Prozess und ist, wenn sie angemessen ausgeführt wurde, förderlich. Die Kühlung sollte mit sauberem und raumtemperiertem Wasser erfolgen, dabei aber nicht länger als 1–2 min durchgeführt werden. Eine längere Kühlung kann eine Hypothermie bewirken und die Mortalität des schwer Brandverletzten negativ beeinflussen.

Im Anschluss an die kurze Kühldauer handhaben Sie die Verbrennung so, dass Sie den Patienten mit sauberen und trockenen Laken und Decken abdecken, um ihn warm zu halten und einer Hypothermie vorzubeugen. *Es ist nicht unbedingt nötig, sterile Laken zu verwenden.* Der Patient soll auch dann zugedeckt werden, wenn die Umgebung nicht kalt ist, da die geschädigte Haut die Fähigkeit zur Wärmeregulation verliert. Patienten sollten niemals auf nassen Laken, nassen Handtüchern oder nasser Kleidung befördert werden. *Das Verwenden von Eis ist kontraindiziert.* Eis verschlimmert die Verletzung, da es eine Vasokonstriktion auslöst. Dadurch wird die Blutversorgung von ohnehin schon geschädigtem Gewebe verschlechtert. Eine unsachgemäße Kühlung kann eine Hypothermie auslösen und zu einer weiteren Gewebeschädigung führen. Dies kann für den Patienten von größerem Nachteil sein, als ihn nicht zu kühlen. Die initiale Behandlung von chemischen oder elektrischen Verbrennungen wird in den jeweiligen Abschnitten zu diesen Themen beschrieben.

Während der Bestimmung der verbrannten Körperoberfläche sollten lockere Kleidung und Schmuck des Patienten entfernt werden. Schneiden Sie um verbrannte und fest haftende Kleidung herum und versuchen Sie nicht, diese von der Haut abzuziehen. Das Legen eines intravenösen Zugangs ist am Einsatzort selten nötig, es sei denn, die Beförderung in eine geeignete Klinik muss aus anderen Gründen verzögert werden. Es dauert Stunden, bis sich ein Verbrennungsschock entwickelt; *deshalb ist der einzige Grund, einen Venenzugang zu legen, der, dass andere Umstände eine Volumentherapie oder Medikamentengabe nötig machen.* Es ist häufig schwierig, bei schwer verbrannten Patienten Venenzugänge zu legen, was für gewöhnlich die Beförderung und die Ankunft in der Klinik verzögert. Venenzugänge können auch während der Beförderung gelegt werden.

Die Gabe von Schmerzmedikamenten bei polytraumatisierten Patienten bleibt weltweit umstritten. Die Gegner einer präklinischen Schmerztherapie meinen, es bestünde das Risiko, dass ein gleichzeitiges Trauma nicht erkannt wird. Ebenfalls können Schmerzmedikamente auf das zentrale Nervensystem und den Kreislauf depressiv wirken. Die Befürworter hingegen sagen, dass bei Verbrennungen mit und ohne zusätzliches Trauma und langen Beförderungszeiten die Gabe von Schmerzmedikamenten in einer angebrachten Dosierung den Komfort des Patienten, aber auch die physiologische Stressantwort auf das traumatische Geschehen verbessert. Eine adäquate Analgesie ist das Grundrecht eines jeden Patienten. Deshalb ist es in Deutschland üblich, für eine ausreichende Schmerzfreiheit des Patienten zu sorgen. Ihnen sollte aber klar sein, dass die Analgesie auf keinen Fall die Beförderung eines lebensbedrohlich verletzten Patienten verzögern darf.

Tabelle 16.4

Verletzungen, die in einem Verbrennungszentrum behandelt werden sollten

- Zweitgradige Verbrennungen, mehr als 10 % Körperoberfläche
- Verbrennungen von Gesicht, Händen, Füßen, Genitalien, Damm und Haut über großen Gelenken
- Drittgradige Verbrennungen, jedes Alter
- Verbrennungen durch Elektrizität, inklusive Blitzschlag
- Verbrennungen durch Chemikalien
- Inhalationsverletzungen
- Verbrennungspatienten, die schwerwiegende Vorerkrankungen haben, die die Behandlung, die Genesung oder die Mortalität beeinflussen können
- Jeder Patient mit einer Brandverletzung und einhergehendem Trauma, bei dem die Verbrennung das größte Risiko für Morbidität und Mortalität darstellt. In den Fällen, in denen die Verletzung das größere Risiko darstellt, muss der Patient vorher in einer für die Behandlung von Traumen geeigneten Notaufnahme stabilisiert werden, bevor er in ein Verbrennungszentrum verlegt wird. In diesen Fällen ist eine klinische ärztliche Beurteilung und die Rücksprache mit einem Verbrennungszentrum erforderlich.
- Verbrennungen bei Kindern in Krankenhäusern ohne qualifiziertes Personal oder die Ausstattung zur Behandlung von Kindern
- Brandverletzungen bei Patienten, die spezielle soziale oder seelische Behandlung oder lange Zeit eine Rehabilitation benötigen

Quelle: American College of Surgeons, Commitee on Trauma. 2006. Guidelines for the operations of burn units (55–62); Resources for optimal care of the injured patient.

Es ist angemessen, dass Patienten mit Verbrennungen einem Arzt vorgestellt werden. Es gibt spezielle Therapieformen, die besondere Vorteile bei der Behandlung von erst-, zweit- und drittgradigen Verbrennungen bieten. Es ist möglich, dass sich zweitgradige Verbrennungen entzünden und sich wegen schlechter Behandlung zu drittgradigen Verbrennungen entwickeln. Je eher die spezielle Therapie der Brandverletzungen eingeleitet werden kann, desto schneller wird man zu besseren Ergebnissen kommen. In ▶ Tabelle 16.4 sind Bedingungen aufgelistet, unter denen Patienten von einer Behandlung in einem Verbrennungszentrum profitieren würden. In Deutschland werden die Behandlungsplätze zentral mittels Bettennachweis für schwer Brandverletzte in Hamburg organisiert. Es soll grundsätzlich eine koordinierte Zuweisung, gegebenenfalls ein Sekundärtransport erfolgen.

Spezielle Probleme bei der Behandlung von Verbrennungen 16.3

In den folgenden Absätzen wird die Behandlung von speziellen Verbrennungsarten auf Grundlage des Verletzungsmechanismus besprochen. Beachten Sie, dass mehr als eine Art bei einem Patienten vorliegen kann. Zum Beispiel kann eine Verbrennung durch Hochspannung auch

Verbrennungen durch Flammen verursachen, die durch die Entzündung der Patientenkleidung entstehen.

Zirkuläre Verbrennungen

Durch drittgradige Verbrennungen entsteht eine harte, unnachgiebige Hautoberfläche. Falls eine solche Verbrennung den gesamten Umfang einer Extremität oder des Thorax umfasst, kann es zu weiteren Problemen kommen. Hierbei kann die Durchblutung einer Extremität – vergleichbar einem Tourniquet – vermindert werden. Deshalb soll in der ersten Aufnahmeklinik eine Escharotomie durchgeführt werden. Falls der Thorax zirkulär verbrannt ist, kann es zu einer schweren Einschränkung der Atemexkursionen mit folgender Hypoventilation und Hypoxie kommen. In dieser Situation wird bereits präklinisch eine Intubation und Beatmung sowie gegebenenfalls eine Escharotomie notwendig.

Verbrennungen von Stichflammen

Stichflammen verursachen nahezu immer erstgradige oder zweitgradige Verbrennungen. Eine Stichflamme tritt nach einer Explosion meist ohne anschließendes Feuer auf. Die einzelne Hitzewelle, die sich vom Explosionsherd her ausbreitet, verursacht beim Patienten einen kurzen Hitzekontakt, der so gut wie nie drittgradige Verbrennungen verursacht. Nur Körperregionen, die der Hitzewelle direkt ausgesetzt wurden, werden verletzt. Üblicherweise sind Gesicht und Hände hiervon betroffen. Ein Beispiel hierfür: Wenn Spiritus über ein Kohlenfeuer gegossen wird, um das Anheizen zu beschleunigen, kann es leicht zu einer Stichflammenbildung kommen. *Beim Risiko einer Explosion sollen Sie immer geeignete Schutzausrüstung tragen und das Betreten von explosionsgefährdeten Bereichen vermeiden.* Andere Verletzungen (Frakturen, innere Verletzungen, Lungenverletzungen nach einer Explosion etc.) können ebenfalls als eine Folge der Explosion auftreten.

Inhalationsverletzungen

Inhalationsverletzungen machen mehr als die Hälfte der durch Verbrennungen verursachten Todesfälle aus. Inhalationsverletzungen werden in Kohlenmonoxidvergiftungen, Hitzeinhalationen oder Rauchgasinhalationen unterteilt. Am häufigsten treten Inhalationsverletzungen auf, wenn Patienten in einem geschlossenen Raum verletzt oder eingeschlossen sind; allerdings können auch Opfer von Verbrennungen in offenen Räumen Inhalationsverletzungen haben. Stichflammen (ohne anschließendes Feuer) verursachen praktisch nie Inhalationsverletzungen.

Kohlenmonoxidvergiftung Kohlenmonoxidvergiftungen und Ersticken sind bei Weitem die häufigsten Ursachen für das rasche Eintreten des Todes nach dem Erleiden einer Verbrennung. Kohlenmonoxid (CO) ist ein Abfallprodukt bei der Verbrennung und ist einer der zahlreichen Stoffe in gewöhnlichem Rauch. Es ist in hohen Konzentrationen in Autoabgasen alter Fahrzeuge und Brandgasen von Heizungen vorhanden. Da es farblos, geruchlos und geschmacklos ist, ist es praktisch unmöglich, es mit unseren Sinnen und ohne Spezialinstrumente zu entdecken. Kohlenmonoxid bindet sich an Hämoglobin (257-mal stärker als Sauerstoff), weshalb das Hämoglobin sich eher mit Kohlenmonoxid als mit Sauerstoff verbindet und dann nicht in der Lage ist, Sauerstoff zu transportieren. Patienten werden deshalb auch bei geringen Kohlenmonoxidkonzentrationen schnell hypoxisch. Eine zunehmende Bewusstseinstrübung ist das vorherrschende Zeichen dieser Hypoxie (▶ Tabelle 16.5). Eine kirschrote oder zyanotische Hautfarbe ist selten als Folge einer Kohlenmonoxidvergiftung anzutreffen und kann deshalb bei der Patientenuntersuchung zur Beurteilung nicht verwendet werden. Die Pulsoxymetrie wird normal bis hoch bleiben und ist für die Untersuchung bei diesen Patienten ebenfalls wert-

Tabelle 16.5

Symptome bei zunehmender Kohlenmonoxidbindung an das Hämoglobin

Prozentualer Anteil des mit CO besetzten Hämoglobins	Zeichen und Symptome
20	Gewöhnlich pochende Kopfschmerzen; kurzatmig bei Anstrengung
30	Kopfschmerz; verminderte Funktion des zentralen Nervensystems mit gestörtem Urteilsvermögen; Reizbarkeit, Schwindel; verminderte Sehkraft
40–50	Merkliche Veränderung des zentralen Nervensystems mit Konfusion, Stürzen; Ohnmachtsanfälle bei Anstrengung
60–70	Krampfanfälle; Bewusstlosigkeit; Apnoe bei langer Exposition
80	Rasch tödlich

los. Einige neuere Pulsoxymeter können speziell den Kohlenmonoxidgehalt im Hämoglobin messen. Sie sollten bei Verfügbarkeit bei allen Patienten verwendet werden, bei denen der Verdacht besteht, dass sie Kohlenmonoxid ausgesetzt waren. Der Tod tritt für gewöhnlich aufgrund zerebraler oder myokardialer Ischämie oder durch einen Myokardinfarkt, verursacht durch fortschreitende kardiale Ischämie, ein.

Behandeln Sie Patienten, bei denen der Verdacht auf eine Kohlenmonoxidvergiftung besteht, mit hoch dosiertem Sauerstoff über eine Maske mit Reservoir. Verliert Ihr Patient das Bewusstsein, müssen erweiterte Maßnahmen wie Intubation und Beatmung mit 100 % Sauerstoff ergriffen werden. Wenn der Patient lediglich von der Kohlenmonoxidquelle entfernt wird und er frische Luft atmen kann, dauert es bis zu sieben Stunden, bis die Kohlenmonoxid-Hämoglobin-Verbindung wieder auf einen nicht lebensbedrohlichen Level gefallen ist. Wenn der Patient 100 % Sauerstoff atmet, wird diese Zeit auf 90–120 min reduziert. Das Nutzen der hyperbaren Sauerstofftherapie (100 % Sauerstoff bei 2500 hPa Luftdruck) senkt diese Zeit noch einmal auf 30 min (▶ Abbildung 16.7). Alle Verdachtsfälle auf Kohlenmonoxidvergiftung oder Schadstoffinhalation sollten in ein dafür geeignetes Krankenhaus befördert werden. Allerdings besteht in Deutschland nur an sehr wenigen Orten die Möglichkeit einer 24-stündigen Druckkammerbereitschaft und der hyperbaren Sauerstofftherapie. Die Entscheidung, ob ein Patient einer Druckkammerbehandlung zugeführt wird, liegt auf Seiten des aufnehmenden Krankenhauses, selten beim Notarzt.

Hitzeinhalation Verletzungen durch Hitzeinhalation sind auf die oberen Atemwege begrenzt, weil das Einatmen der Flammen und heißer Gase nicht zu einem Hitzetransport herunter zum Lungengewebe selbst führt. Der Wasserdampf im Tracheal-Bronchial-Baum absorbiert diese Hitze effektiv. Die Dampfinhalation ist eine Ausnahme von dieser Regel, da Dampf überhitzter Wasserdampf ist. Eine zweite Ausnahme von dieser Regel ist, wenn der Patient brennbare Gase eingeatmet hat, welche sich dann entzünden und thermale Schädigungen auf Höhe der Alveolen verursachen (z. B. ein Lackierer in einem geschlossenen Raum, in dem die Lackdämpfe durch einen Funken entzündet werden).

Als ein Ergebnis dieser Hitzeschädigung tritt eine Schwellung des Gewebes wie bei einer oberflächigen Verbrennung auf. Die Stimmbänder selbst schwellen nicht an, da sie dichte

Verletzung der Atemwege bei Brandverletzten: Frühzeitige Todesfälle bei Brandverletzten sind meist nicht durch die Verbrennung selbst verursacht, sondern durch eine ödembedingte Atemwegsverlegung. Eine durchgehende Kontrolle der Atemfunktion und eine konsequente Therapie sind unumgänglich.

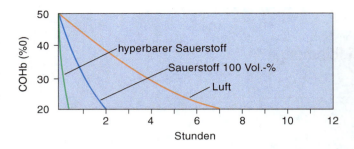
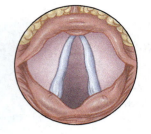
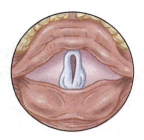

Abbildung 16.7: Abfallende Kurve des Kohlenmonoxidkonzentration am Hämoglobin von einem tödlichen Level (50 %) auf ein akzeptables Level (20 %) in der Luft, 1000 hPa Sauerstoff (100 %) und 2500 hPa Sauerstoff (hyperbarer Sauerstoff – 100 % bei 2500 hPa).

Abbildung 16.8: Eine Hitzeinhalation kann eine komplette Atemwegsverlegung durch Schwellung des Hypopharynx verursachen. Links: normale Anatomie; rechts: Schwellung proximal der Stimmbänder.

faserige Bänder aus verbundenem Gewebe sind. Allerdings tritt die Schwellung an der schlaffen Schleimhaut im Supraglottisbereich (Hypopharynx) auf und kann dort leicht zu einer kompletten Atemwegsobstruktion und zum Tod führen (▶ Abbildung 16.8). Es vergeht für gewöhnlich einige Zeit von der Hitzeeinwirkung bis zur Entwicklung eines Atemwegödems, also tritt eine komplette Zuschwellung der Atemwege in der präklinischen Phase nur selten auf. Es vergeht gewöhnlich einige Zeit zwischen der Hitzeeinwirkung und dem Entwickeln eines Atemwegödems. Es ist in der präklinischen Phase also eher selten, dass der Atemweg durch direkte thermische Schädigung komplett verlegt wird. Seien Sie sich aber bewusst: Wenn eine Schwellung erst einmal begonnen hat, können die Atemwege sich schnell verlegen. Eine aggressive Volumentherapie kann diese Schwellung beschleunigen. Eine heisere Stimme oder ein inspiratorischer Stridor sind entsprechende Hinweise und erfordern situationsabhängig eine Atemwegsicherung (endotracheale Intuation).

Besonder während einer Verlegung in ein Verbrennungszentrum kann das Risiko einer Schwellung der Atemwege bedeutungsvoll werden und eine Atemwegsverlegung verursachen, besonders wenn eine intravenöse Volumentherapie durchgeführt wird. Aus diesem Grund sollte der Patient mit einem Hitzeschaden der Atemwege vor der Verlegung narkotisiert, intubiert und beatmet werden. Es ist wesentlich sicherer, den Patienten elektiv in der Notaufnahme zu intubieren, als eine Crush-Intubation in einem RTW durchzuführen.

▶ Abbildung 16.9 zählt Zeichen auf, an denen Sie erkennen können, ob ein Patient eine Verbrennung der oberen Atemwege hat. An geschwollenen Lippen erkennen Sie eine thermische Schädigung am Eingang der Atemwege, Heiserkeit (Hinweis auf einen verminderten Luftstrom durch den Larynxbereich) ist die Warnung vor einer beginnenden Schwellung der Atemwege. Ein Stridor (hohe Einatmungsgeräusche) und/oder bellender Husten sind Zeichen einer ernsten Schwellung der Atemwege mit einer bevorstehenden Atemwegsverlegung, *was einen dringenden Notfall darstellt*. Die einzige angebrachte Behandlung ist eine Sicherung der Atemwege vorzugsweise durch eine endotracheale Intubation und/oder durch Narkoseeinleitung. Dieses Vorgehen kann wegen der erheblichen anatomischen Veränderungen durch die Schwellung weitaus schwieriger sein als im Normalfall. Zusätzlich könnte es durch die Irritation des verbrannten und geschädigten Gewebes zu einem tödlichen Laryngospasmus kommen, wenn der Endotrachealtubus das erste Mal den Larynxbereich berührt und der Patient hierbei nicht ausreichend narkotisiert und relaxiert ist. Deshalb sollte dieser Vorgang am besten in der Notaufnahme durchgeführt werden und am Einsatzort nur von ausgesprochen versiertem Personal, wenn es *absolut* notwendig ist. Sie sollten auf eine Koniotomie vorbereitet sein, falls die Intubation unmöglich ist.

16.3 Spezielle Probleme bei der Behandlung von Verbrennungen

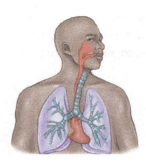

- Verbrennungen im Gesicht
- versengte Augenbrauen oder Nasenhaare
- Verbrennungen im Mund
- rußiger Auswurf
- positive Anamnese: Ihr Patient befand sich in einem geschlossenen Raum als er sich die Verbrennung zuzog.
- heißen Dämpfen ausgesetzt gewesen

Abbildung 16.9: Gefahrenzeichen bei Verbrennungen der oberen Atemwege.

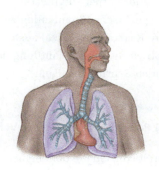

- Ihr Patient war in einem geschlossenen Raum Rauch ausgesetzt.
- Ihr Patient war bewusstlos, während er Rauch oder Feuer ausgesetzt war.
- Ihr Patient hustet, nachdem er Rauch oder Feuer ausgesetzt war.
- Ihr Patient ist kurzatmig, nachdem er Rauch oder Feuer ausgesetzt war.
- Ihr Patient klagt über Thoraxschmerz, nachdem er Rauch oder Feuer ausgesetzt war.

Abbildung 16.10: Patienten, bei denen Rauchgasinhalation erwartet werden muss.

Rauchgasinhalation Verletzungen durch Rauchgasinhalation (▶ Abbildung 16.10) sind ein Ergebnis giftiger Chemikalien, die eingeatmet werden und eine strukturelle Beschädigung des Lungengewebes verursachen. Rauch kann Hunderte von giftigen Chemikalien enthalten, welche die empfindlichen Alveolarzellen schädigen. Die Gewebezerstörung in den Bronchien und Alveolen verläuft langsam und kann mehrere Stunden oder Tage dauern. Da diese giftigen Stoffe im Rauch sehr aggressiv sein können, können sie einen Bronchospasmus oder bei empfindlichen Menschen sogar einen Spasmus der Koronararterien herbeiführen. Behandeln Sie den Bronchospasmus mit inhalierten Betamimetika (z. B. Salbutamol) und Sauerstoff.

Viele Gegenstände und Möbel im privaten und beruflichen Umfeld sind aus Plastik. Die beim Verbrennungsprozess entstehenden toxischen Gase können einen schweren pulmonalen Schaden verursachen. Eine wichtige toxische Komponente sind hierbei Cyanidgase. Diese sind hoch toxisch und verursachen eine zelluläre Hypoxie, indem dort die Verstoffwechselung des Sauerstoffs blockiert wird. Untersuchungen an Rauchgasvergifteten zeigten in einigen Fällen erhöhte Cyanidspiegel. Die Meinungen zur Behandlung von inhalativen Cyanidvergiftungen sind noch sehr unterschiedlich. Einige Studien empfehlen bei Patienten, die nicht auf die Therapie der Hypoxie und der Kohlenmonoxidvergiftung ansprechen, zusätzlich auf eine Cyanidintoxikation zu behandeln. Die Behandlungsempfehlung umfasst hierbei die Gabe von Hydroxycobolamin (Vitamin B_{12}), welches nach intravenöser Applikation schnell einen nicht toxischen Komplex (Cyanocobolamin) mit dem Cyanid eingeht. In diesem Bereich der Verbrennungsmedizin besteht noch weiterer Entwicklungs- und Studienbedarf.

Rauchgasinhalationstrauma: Schädigung der Lunge oder anderer Körperteile (z. B. obere Atemwege) durch toxische Substanzen, die im Rauch enthalten sind.

Inhalationstrauma:
- Jede Art von Verbrennung kann mit einem Inhalationstrauma verknüpft sein.
- Eine Rauchgasexposition in einem geschlossen Raum macht ein Inhalationstrauma auch bei noch geringer Symptomatik wahrscheinlich.

Chemische Verbrennungen

Es gibt Tausende unterschiedliche Arten von Chemikalien, die chemische Verbrennungen verursachen können. Chemikalien können nicht nur die Haut schädigen, sondern werden auch in den Körper absorbiert und können dort Organschäden auslösen (besonders Leber- und Nierenschäden). Flüchtige Formen von Chemikalien können eingeatmet werden und eine Schädigung von Lungengewebe mit einer folgenden ernsthaft lebensbedrohlichen respiratorischen Insuffizienz bewirken. Die Auswirkungen der Chemikalien auf andere Organsysteme wie Lunge oder Leber werden nach der Aufnahme nicht sofort sichtbar. Chemische Verbrennungen sehen häufig trügerisch klein aus, auch wenn es sich um ernsthafte Verletzungen handelt. Minimale Verbrennungen könnten nicht ersichtlich sein. Haben Sie keine geeigneten Schutzmaßnahmen ergriffen, könnten Sie sich selbst kontaminieren. Zu den Faktoren, die zu einer Schädigung des Gewebes führen, zählen die chemische Konzentration, die Menge, die Art, die Dauer des Hautkontakts und der Wirkmechanismus der Chemikalie. Der pathologische Prozess, der die

Schädigung des Gewebes verursacht, schreitet fort, bis die Chemikalie im Schädigungsprozess verbraucht ist, vom Körper entgiftet oder physisch entfernt wurde. Der Versuch, die Chemikalie durch andere spezifische Chemikalien zu neutralisieren, ist gefährlich, da der Neutralisationsprozess andere Reaktionen (Hitze) auslösen kann, welche die Verletzung verschlimmern würden. Daher sollten Sie Ihre Behandlung darauf abzielen, die Chemikalien zu entfernen, indem Sie die folgenden Schritte befolgen:

Schritt für Schritt
Vorgehen bei Patient mit chemischer Verbrennung

1. Entfernen Sie die Quelle der chemischen Verbrennung.
2. Tragen Sie wenn nötig geeignete Schutzhandschuhe, Schutzbrillen oder Atemschutz. In einigen Fällen muss auch ein Chemikalienschutzanzug getragen werden.
3. Entfernen Sie alle Kleidung vom Patienten. Verwahren Sie diese in geeigneten Plastikbeuteln, um weiteren Kontakt zu vermeiden.
4. Spülen Sie die Chemikalien vom Körper des Patienten. Benutzen Sie hierzu reichlich Wasser oder ein speziell vorgehaltenes Mittel zur Entfernung flüssiger Chemikalien. Wenn trockene Chemikalien auf der Haut sind, sollten diese zuerst gründlich abgebürstet werden, bevor die großzügige Spülung vorgenommen wird. „Die Lösung für die Verschmutzung ist die Verdünnung" (im Englischen: „The solution for pollution is dilution").
5. Entfernen Sie jegliche auf der Haut haftenden Chemikalien durch Wischen oder vorsichtiges Schaben mit geeigneten Mitteln. Führen Sie dies unter laufender Spülung durch (▶ Abbildung 16.11 und 16.12).

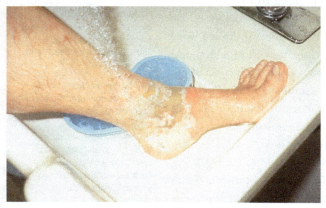

Abbildung 16.11: Eine Säureverätzung des Sprunggelenks wird gespült.

Idealerweise sollen alle kontaminierten Patienten vor der Beförderung dekontaminiert werden, um eine weitere Schädigung der Haut zu begrenzen *und* um eine Kontamination von RTW und Krankenhaus zu vermeiden. Lebensrettende Eingriffe, zu denen z. B. das Atemwegsmanagement gehört, können vor und während der Dekontamination durchgeführt werden. Wenn der Patient vor der Beförderung nicht vollständig dekontaminiert werden konnte, benachrichtigen Sie das aufnehmende Krankenhaus so früh wie möglich, damit man sich dort auf die Behandlung dieses Patienten vorbereiten kann.

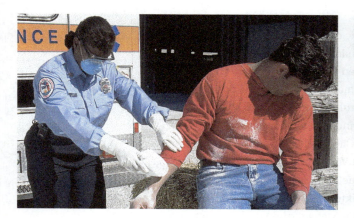
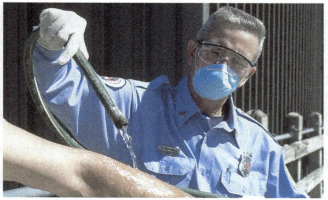

Abbildung 16.12: Bei chemischen Verbrennungen bürsten Sie trockene Pulver ab und spülen die Region dann mit Wasser.

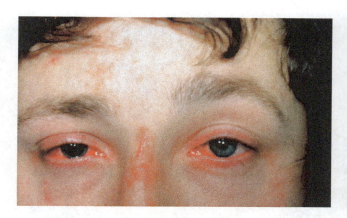 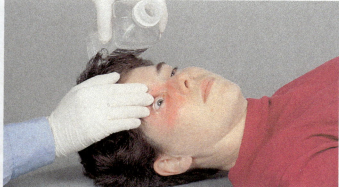

Abbildung 16.13: Chemische Verbrennung der Augen; Erstversorgung einer chemischen Verbrennung am Auge.

Die Spülung von ätzenden Chemikalien in den Augen ist besonders wichtig, weil irreversible Schäden binnen kurzer Zeit auftreten (kürzer als die Zeit, die für die Beförderung ins Krankenhaus benötigt wird). Die Spülung von verletzten Augen könnte sich aufgrund der mit der Öffnung der Augen verbundenen Schmerzen schwierig gestalten. Trotzdem müssen Sie mit der Spülung beginnen, um ernsthafte dauerhafte Schäden der Hornhaut zu verhindern (▶ Abbildung 16.13). Prüfen Sie die Augen auf Kontaktlinsen und Fremdkörper und entfernen Sie diese während der Spülung. Eine Sauerstoffbrille, die mit einem Infusionsbehälter verbunden und über dem Rücken der Nase platziert wurde, stellt ein ausgezeichnetes beidseitiges Augenspülsystem während der Beförderung dar.

> **Merke:** Bedenken Sie, dass beim Umgang mit gefährlichem Material gutes Training und angemessene Ausrüstung erforderlich sind. Sie müssen die entsprechende persönliche Schutzausrüstung verwenden.

Verbrennungen durch Strom

Bei Verbrennungen durch Strom wird die Schädigung dadurch verursacht, dass Elektrizität in den Körper eindringt und durch das Gewebe fließt. Die Verletzung entsteht durch die Auswirkungen der Elektrizität auf die Organfunktion und durch die Hitze, die durch den Stromfluss entsteht. Für die Extremitäten besteht im Gegensatz zum Torso ein höheres Risiko für ernsthafte Gewebeschäden, weil dort bedingt durch ihre geringere Größe eine höhere örtliche Stromdichte auftritt (▶ Abbildung 16.14). Die Faktoren, welche die Schwere der Verletzung beeinflussen, sind:

1. Die Art und die Menge des Stroms (Gleichstrom/Wechselstrom und elektrische Spannung).
2. Weg des Stroms durch den Körper.
3. Dauer des Kontakts mit der Stromquelle.

Die schlimmsten und behandlungsbedürftigsten Folgen eines Kontakts mit einer Stromquelle sind Herzrhythmusstörungen. Bei jedem Patienten, der einen Stromunfall erleidet, muss ohne Rücksicht darauf, wie stabil er aussieht, die Herzaktivität sofort gründlich untersucht und der Herzrhythmus durchgehend überwacht werden. Die häufigsten lebensbedrohlichen Arrhythmien sind vorzeitige ventrikuläre Extrasystolen, Kammertachykardie und Kammerflimmern. Es soll eine konsequente Behandlung lebensbedrohender Herzrhythmusstörungen mit erweiterten

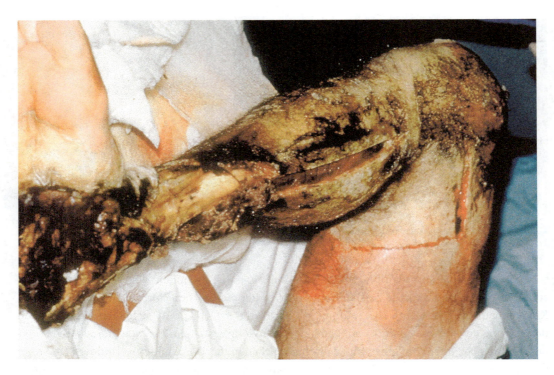

Abbildung 16.14: Elektrische Verbrennung des Unterschenkels und des Fußes.

Maßnahmen entsprechend der ERC/ILCOR-Leitlinien durchgeführt werden, da diese Patienten gewöhnlich normale gesunde Herzen haben und die Chancen für eine erfolgreiche Rettung ausgezeichnet sind. Die meisten dieser Opfer haben keine vorbestehenden kardiovaskulären Erkrankungen und das Herzmuskelgewebe wird für gewöhnlich nicht durch die Elektrizität geschädigt. Selbst lang andauernde Reanimationen können hierbei erfolgreich verlaufen. Wenn die Reanimation erfolgreich war, gehen Sie bei der weiteren Behandlung so vor, wie im Abschnitt Verbrennungen durch Hitze beschrieben wurde.

Bei Verletzungen durch Elektrizität werden die Verbrennungen an den Ein- und Austrittsstellen durch die hohe Temperatur des elektrischen Lichtbogens (bis zu 2500 °C) auf der Hautoberfläche verursacht. Zusätzlich können Verbrennungen durch Flammen entstehen, wenn sich die Kleidung des Patienten entzündet. Frakturen und/oder Dislozierungen können durch die kräftigen Muskelkontraktionen entstehen, die durch die Elektrizität ausgelöst werden. Häufig sind die Opfer vorher mit Montagearbeiten beschäftigt und erleiden Frakturen oder andere Verletzungen, die durch Stürze nach dem Stromschlag entstehen. Innere Verletzungen schließen für gewöhnlich Muskelschäden, Nervenschäden und eine mögliche intravaskuläre Blutkoagulation ein, die durch den elektrischen Stromdurchfluss verursacht werden. *Eine Verletzung der Organe in Thorax oder Abdomen durch den elektrischen Strom ist äußerst selten.*

Am Ort eines Stromunfalls hat Ihre eigene Sicherheit höchste Priorität. Stellen Sie fest, ob der Patient immer noch Kontakt zur Stromquelle hat. Sollte dies so sein, müssen Sie den Patienten von der Stromquelle entfernen, ohne sich selbst zu gefährden (▶ Abbildung 16.15). Der Umgang mit Hochspannungskabeln ist extrem gefährlich. Spezielles Training und eine spezielle Ausrüstung sind nötig, um an herunterhängenden Kabeln zu arbeiten. *Versuchen Sie nie, Kabel mit behelfsmäßigen Mitteln zu bewegen.* Äste von Bäumen, Holzstücke und sogar Hanfseile könnten elektrischen Strom leiten. Auch Feuerwehrhandschuhe und -stiefel bieten in dieser Situation keinen ausreichenden Schutz. Wenn möglich, überlassen Sie die Handhabung der herunterhängenden Kabel dem Personal des örtlichen Energieversorgers oder versuchen Sie,

16.3 Spezielle Probleme bei der Behandlung von Verbrennungen

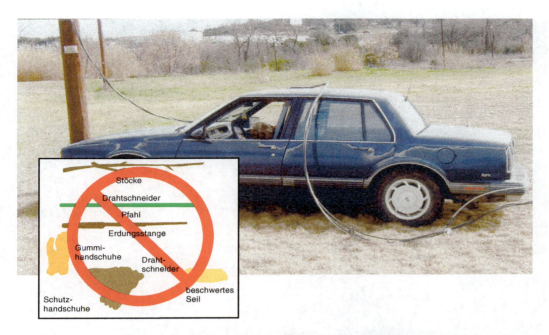

Abbildung 16.15: Entfernung von Hochspannungskabeln. Versuchen Sie nicht, die Kabel mit Sicherheitsausrüstung (oder Stöcken) zu entfernen, wenn Sie darin nicht ausgebildet sind. Schalten Sie die Stromquelle aus oder rufen Sie den zuständigen Energieversorger, um das Kabel entfernen zu lassen.

ein spezielles Trainingsprogramm mit dem Energieversorger zu entwickeln, um den Gebrauch der Ausrüstung zum Umgang mit Hochspannungsleitungen zu erlernen.

Am Einsatzort selbst ist es unmöglich, die ganze Ausdehnung der Schädigung durch eine elektrische Verbrennung zu beziffern. All diese Patienten sollten zur Untersuchung ins Krankenhaus befördert werden. Aufgrund der Möglichkeit, dass sich Herzrhythmusstörungen entwickeln könnten, sollten Sie einen Venenzugang legen und den Herzrhythmus lückenlos überwachen. Während der Beförderung sollten Sie mit der Volumentherapie beginnen. Wegen der ausgedehnten Gewebeschädigung ist der Flüssigkeitsbedarf während des Interhospitaltransfers von Patienten mit elektrischen Verbrennungen häufig höher als bei thermischen Verbrennungen. Bei Patienten mit elektrischen Verbrennungen besteht das Risiko, dass sich eine Rhabdomyolyse (Auflösung von Muskelfasern) und ein Nierenversagen entwickeln.

Verletzungen durch Blitzschlag

Blitze töten jedes Jahr etwa drei bis sieben Menschen in Deutschland, 25 werden verletzt. Verletzungen durch Blitze unterscheiden sich von anderen Verletzungen durch Elektrizität dadurch, dass sie eine extrem hohe Spannung (> 10.000.000 V) und Stromstärke (> 2000 A) produzieren, aber nur eine kurze Kontaktdauer (< 100 ms) haben.

Blitze erzeugen ein Flashover-Phänomen, bei dem der Strom über die Außenseite des Körpers fließt. Folglich kommt es nicht zu der internen Schädigung, die man bei erzeugter Elektrizität beobachten kann. Die meisten Auswirkungen eines Blitzschlags sind das Ergebnis des massiven Gleichstromschocks. Die klassische Verbrennung durch Blitzschlag erzeugt ein farnartiges oder spritzerförmiges Muster über die Haut (▶ Abbildung 16.16). Das Opfer muss nicht direkt vom Blitz getroffen worden sein, um eine Verletzung zu erleiden. Der Blitz kann in ein Objekt neben ihm oder in den nahe gelegenen Boden einschlagen und dabei immer noch eine Verletzung verursachen. Häufig ist die Haut der Opfer feucht, sei es durch Schweiß oder durch Regen. Dieses Wasser verdampft schnell, wenn es durch den Strom des Blitzes erhitzt wird, und verursacht dabei oberflächliche und unvollständig tiefe Verbrennungen, wobei die Klei-

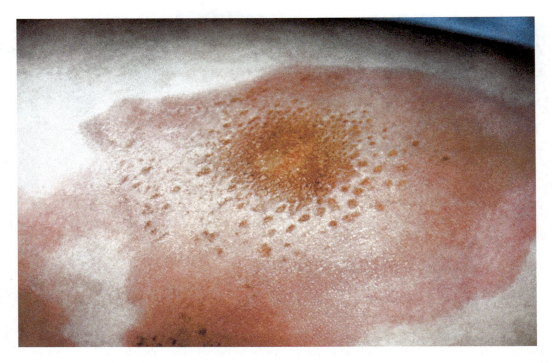

Abbildung 16.16: Flashover-Verbrennungsmuster eines Opfers durch Blitzeinschlag.

dung buchstäblich vom Opfer gesprengt werden kann. Wenn die Verbrennungen oberflächlich sind, ist eine aggressive Volumentherapie nicht erforderlich.

Die ernsthafteste Auswirkung eines Blitzschlags ist der Atem- und Kreislaufstillstand, bei dem der starke Strom wie ein Defibrillator wirkt. Es kommt zu einer kurzen Asystolie. Die Herzaktivität setzt meist innerhalb von Minuten spontan wieder ein. Allerdings ist das Atemzentrum des Gehirns ebenfalls durch die Stromentladung betroffen. Diese Bereiche benötigen mehr Zeit, um sich zu erholen und den normalen Atemantrieb fortzusetzen. Infolgedessen bleibt der Atemstillstand bestehen, wodurch ein hypoxischer Herzstillstand ausgelöst wird.

Die entscheidende Komponente bei der Behandlung der Opfer von Blitzschlägen ist, die Atmung und die Kreislauffunktionen wieder herzustellen, während die Wirbelsäule geschützt wird. Folgen Sie den üblichen Empfehlungen des ERC für die Reanimation und Medikamentengabe. Weil Blitzschläge bei Sportveranstaltungen und anderen Menschenansammlungen im Freien auftreten können, werden Blitzunfälle häufig MANV. Es muss betont werden, dass bei einem Blitzeinschlag mit mehreren Betroffenen die Herangehensweise wie bei der gebräuchlichen Triage, bei der ein pulsloser oder nicht atmender Patient für tot erklärt wird, nicht befolgt werden sollte. Wenn ein Patient nach einem Blitzeinschlag bei Bewusstsein ist oder atmet, wird er meistens ohne weitere Eingriffe überleben. Die Rettungsmaßnahmen sollten sich zuerst auf die Patienten beschränken, die einen Atem- oder Kreislaufstillstand haben, da sofortige Reanimation und medikamentöse Therapie die einzige Chance darstellen, dass diese Patienten überleben.

Als Langzeitprobleme wurden bei Patienten nach Blitzschlag die Entstehung eines Grauen Stars oder neurologische und/oder psychische Erkrankungen beobachtet. Der Riss eines Trommelfells ist recht häufig und selten können auch Frakturen langer Knochen oder der Schulterblätter, wie bei den Opfern von Hochspannung, angetroffen werden. Diese Frakturen werden wie im Kapitel 14 beschrieben behandelt.

In Deutschland sterben etwa drei bis sieben Menschen pro Jahr an den Folgen eines Blitzeinschlags. Das sind etwa 20 % aller Blitzschlagopfer; so ist es theoretisch möglich, dass auch

Sie zu einem solchen Notfall gerufen werden. Diese Unfälle betreffen häufig mehrere Personen gleichzeitig mit unterschiedlichen Schweregraden an Verletzungen. Sofortige kardiopulmonale Reanimation verbessert die Überlebenschancen erheblich. Wenn Sie auf einen nackten (oder teilweise entkleideten) bewusstlosen oder verwirrten Patienten mit gerissenen Trommelfellen und farnartigen oder tropfenförmigen Brandverletzungen treffen, denken Sie sofort an eines: Blitzeinschlag!

Strahlenverbrennung

Ionisierende Strahlung schädigt Zellen durch den Bruch von Molekülverbindungen. Die Hautverbrennung durch Strahlung sieht genau wie die thermische Verbrennung aus und kann nicht allein durch ihr äußeres Erscheinungsbild von dieser unterschieden werden. Allerdings entwickelt sich eine Strahlenverbrennung langsam und über mehrere Tage und wird deshalb nicht als Notfall auftreten. Durch die Schädigung der Hautzellen heilen Strahlenverbrennungen nur sehr langsam. Sie können genau wie thermische Verbrennungen einen Flüssigkeitsverlust verursachen und sind noch anfälliger für Infektionen. Patienten mit Strahlenverbrennungen sind nicht radioaktiv, solange sie nicht mit radioaktivem Material kontaminiert wurden. Sollte der Verdacht bestehen, dass sie kontaminiert sein könnten, verständigen Sie umgehend Gefahrenstoffexperten, um den Patienten auf Strahlung zu untersuchen und wenn nötig zu dekontaminieren. Nicht kontaminierte Patienten werden wie jeder andere Verbrennungspatient behandelt. Die Dekontamination eines kontaminierten Patienten geht über das Ziel dieses Kurses hinaus.

Zirkuläre Verbrennungen

Zirkuläre (gürtelförmige), vollständig tiefe Verbrennungen können zu einer neurovaskulären Schädigung führen. Während dieses am Brandort selbst selten ein Problem darstellt, können diese Verbrennungen während des Sekundärtransportes von Bedeutung sein. Eine um eine Extremität umlaufende vollständig tiefe Verbrennung verhält sich wie ein Tourniquet oder eine Abbindung bei fortschreitender Ödembildung. In der frühen Phase wird der Patient von Gefühlsverlust, Kribbeln oder sich eventuell entwickelndem Schmerz mit Pulslosigkeit berichten. Eine zirkuläre, vollständig tiefe Verbrennung erfordert Entlastungsschnitte durch den Wundschorf (Escheratomie) durch einen Arzt, besonders, wenn eine lange Fahrtzeit erwartet wird. Eine um den Thorax herumlaufende Brandverletzung kann das Ausdehnen des Thorax behindern und somit die Atmung beeinträchtigen. Auch in diesem Fall kann eine Escheratomie die Ventilation verbessern. Im präklinischen Bereich sind Entlastungsschnitte im Sinne einer Escharotomie nicht erforderlich, da die Ausbildung des Wundschorfs deutlich länger dauert.

Sekundärtransport

Große Brandverletzungen treten häufig nicht in Bereichen auf, in denen eine sofortige Beförderung in ein Verbrennungszentrum möglich ist. Deshalb sind für gewöhnlich Transfers zwischen dem erstversorgenden Krankenhaus und einem Verbrennungszentrum nötig. Nach der ersten Stabilisierung verbessert eine zügige Verlegung die Heilungschancen des Patienten. Während der Beförderung ist es wichtig, dass die Behandlung, die im Krankenhaus begonnen wurde, fortgesetzt wird. Vor der Verlegung sollte der übergebende Arzt folgende Behandlungen abgeschlossen haben:

1. Stabilisierung der Atmung und des Kreislaufs. Dazu gehören die Intubation und intravenöse Zugänge für die Flüssigkeitsgabe.
2. Untersuchung und Behandlung von zusätzlichen Verletzungen.

3. Bewertung der gängigen Labordaten (speziell Blutgasanalyse).
4. Für gewöhnlich wird bei Patienten mit einer verbrannten Körperoberfläche von mehr als 20 % eine Magensonde eingelegt.
5. Das Legen eines Blasenkatheters erlaubt es, die Ausfuhrmenge des Urins zu messen, was helfen kann, die Wirksamkeit der Volumentherapie zu ermitteln.
6. Beurteilung der peripheren Durchblutung und eine geeignete Wundversorgung.
7. Fachliche Absprachen mit dem aufnehmenden Krankenhaus und dessen Ärzten.

Sie sollten die Verlegung speziell mit den übergebenden und den aufnehmenden Ärzten besprechen, um festzulegen, welche speziellen Funktionen überwacht werden müssen, und um die nötige Flüssigkeitsmenge anzupassen, die verabreicht werden muss. Denn Verbrennungen in der späteren Phase benötigen oft hohe Infusionsmengen für die Kreislaufunterstützung. Der initiale Flüssigkeitsbedarf eines Verbrennungspatienten wird anhand der Parkland-Formel ausgerechnet:

$$4\ ml\ Ringer\text{-}\ oder\ isotone\ NaCl\text{-}Lösung \times \%\ verbrannter\ Körperoberfläche \times Körpergewicht\ (kg) = Flüssigkeitsbedarf\ in\ den\ ersten\ 24\ Stunden$$

Die Hälfte der Flüssigkeit wird in den ersten acht Stunden und der Rest in den letzten 16 Stunden verabreicht. Falls größere Mengen Flüssigkeit infundiert werden, soll Ringer-Laktat (in Deutschland besser Ringer-Acetat/Malat) gegenüber einer NaCl-Lösung 0,9 % bevorzugt werden, um eine hyperchlorämische Azidose zu verhindern. Verbrennungspatienten benötigen eine adäquate intravenöse Analgesie während des Transports.

Es ist wichtig für Sie, gründliche Berichte über den Zustand und die Behandlung des Patienten während der Beförderung anzufertigen. Außerdem sollten Sie einen ausführlichen Bericht für die aufnehmende Einrichtung anfertigen.

Verbrennungen im Kindesalter

Kinder stellen nahezu die Hälfte aller Patienten, bei denen eine Behandlung wegen einer Verbrennung nötig ist. Wegen ihrer dünneren Haut besteht bei ihnen größere Gefahr für schwere Verletzungen. Probleme nach der Verbrennung wie eine Hypothermie sind bei Kindern häufiger anzutreffen, weil sie eine größere Körperoberfläche im Verhältnis zum Körpergewicht haben. Wegen der Unterschiede in ihrer Anatomie muss die Neunerregel verändert werden, da bei kleinen Kindern der Kopf einem größeren Teil der Körperoberfläche entspricht (siehe Abbildung 16.5). Die Lund-und-Browder-Karte ist besser geeignet, die Größe der verbrannten Körperoberfläche abzuschätzen (siehe Abbildung 16.2). Die Handflächenregel (1 %) passt bei Kindern genau wie bei Erwachsenen.

Traurigerweise sind Verbrennungen bei Kindern häufig ein Ergebnis von vorsätzlichem Missbrauch; tatsächlich sind bei 10 % aller Misshandlungsfälle Verbrennungen vorhanden. Seien Sie aufmerksam für Anzeichen von Misshandlungen. Dazu gehören Verbrennungen, welche die Form von Gegenständen haben, wie Lockenstäbe, Bügeleisen, Zigarettenglut. Ebenfalls erregen unterschiedliche Aussagen darüber, wie die Verletzung entstanden ist, den Verdacht auf eine Misshandlung oder Aussagen darüber, wie die Verbrennung durch das Kind verursacht wurde bei Aktivitäten, die für die Entwicklung des Kindes untypisch sind. Verbrennungen der Genitalien, des Damms bzw. strumpf- oder handschuhförmige Verbrennungen (▶ Abbildung 16.17) sollten Ihre Aufmerksamkeit erregen. Feuerwehr und Rettungsdienst können durch vorbeugende Brandschutzerziehung helfen, die Anzahl der Verbrennungsfälle bei Kindern zu verringern. Programme, um Eltern zu zeigen, wie sie die Temperatur in Boilern auf 49 °C begrenzen können, und Brandschutzerziehung bei Kindern können signifikante Auswirkungen auf Vorfälle mit Verbrennungen bei Kindern in Ihrem Bereich haben. Außerdem sollten Sie

16.3 Spezielle Probleme bei der Behandlung von Verbrennungen

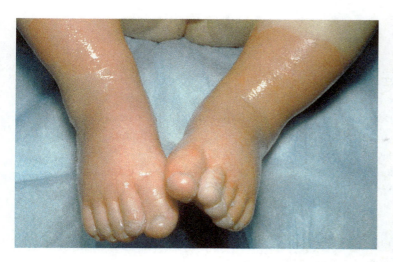

Abbildung 16.17: Verbrühungen bei einem Kind. Typisches Anzeichen für Kindesmissbrauch.

bedenken, dass auch ältere Menschen Opfer von Misshandlungen durch Verbrennungen sein können (siehe Kapitel 18).

> **Merke: Verbrennungen**
>
> 1. Halten Sie geeignete Sicherheitsmaßnahmen ein, um einen Patienten von einer Brandquelle zu entfernen.
> 2. Behandeln Sie Brandverletzte wie Traumapatienten – Erster Abschnitt des ITLS-Algorithmus, lebensrettende Eingriffe, Entscheidung zur Beförderung, Erweiterte Untersuchung und Regelmäßige Verlaufskontrolle.
> 3. Kühlen Sie die verbrannte Oberfläche früh und kurz mit raumtemperiertem Wasser – verursachen Sie keine Hypothermie.
> 4. Besonders bei Brandopfern in geschlossenen Räumen ist mit Inhalationstraumen zu rechnen.
> 5. Der frühe Tod nach Verbrennungen wird meist nicht durch die Verbrennung verursacht, sondern durch eine Beeinträchtigung der Atemwege. Führen Sie regelmäßige Kontrollen der Atemwege durch und seien Sie auf eine Sicherung der Atemwege vorbereitet.
> 6. Das Beginnen einer Volumentherapie ist nicht so wichtig wie das Abwenden anderer möglicher Lebensgefahren.
> 7. Verletzungen durch Chemikalien erfordern immer eine gründliche und ausgiebige Spülung.
> 8. Erheben Sie sofort den Status der Herzaktivität (EKG) bei Opfern von Stromunfällen.
> 9. Planen Sie alle Sekundärtransporte gründlich und setzen Sie die Behandlung des Patienten effektiv fort.
> 10. Starten Sie keinen Sekundärtransport eines Patienten mit einer möglichen Verbrennung der Atemwege, ohne dass dieser intubiert wurde.

FALLBEISPIEL – Fortsetzung

Es ist ein heißer Tag im Juli und Sie werden als RTW zu einem Suizidversuch alarmiert. Sie erfahren, dass eine junge Frau mit einem PKW in den Wald gefahren ist. Dort hat sie in das Fahrzeuginnere Benzin gegossen, sich dann in den PKW gesetzt und das Benzin entzündet. Kurz nach der Entzündung änderte sie ihre Meinung, hatte aber kein Handy dabei und musste nun zu Fuß 1 km aus dem Wald zum nächsten Haus gehen, um Hilfe zu holen.

Sie erreichen nun den Hof, von dem der Notruf der Patientin kam, sie ist die einzige Patientin und die Einsatzstelle ist sicher. Sie ist bekleidet mit leichter Sommerbekleidung und Schuhen. Die Bekleidung ist leicht angesengt, war aber nicht entzündet. Die junge Frau ist wach und läuft umher, und sie leugnet jegliche weitere Verletzungen. Sie beschreibt nur den plötzlichen Feuerball bei der Entzündung des Benzins. Das Benzin war von ihr auf dem Autoboden ausgeschüttet worden, anschließend setzte sie sich auf den Sitz und entzündete ein Feuerzeug. Dabei entstand ein plötzlicher Feuerball, der sofortigen Schmerz auslöste, und sie kletterte schnell aus dem Auto. Anschließend benötigte sie 25 min Fußweg, um den Hof zu erreichen und den Notruf durch die dortige Familie absetzen lassen zu können.

Die Ersthelfer legten ihr kalte Kompressen auf Gesicht und Arme. Ihre Anfahrtszeit mit dem RTW betrug 20 min, so dass mittlerweile circa eine Stunde seit dem Trauma vergangen ist.

Die initiale Untersuchung zeigt eine normale Stimme und Atemfunktion und einen kräftigen, leicht erhöhten Radialispuls. Die gezielte Untersuchung ergibt angesengte Haare, Augenbrauen und Nasenhaare. Die freie Hautfläche (Gesicht und Arme und unterhalb der kurzen Hose) zeigt sich gerötet mit Blasenbildung. Zusätzlich sind auch Rötungen innerhalb der Nase, des Mundes und im Pharynxbereich festzustellen.

Die Patientin geht zum RTW und wird auf der Trage gelagert. In diesem Moment bemerkt der Teamleiter, dass die Patientin anfängt zu husten und kurzatmig wird. In der Erweiterten Untersuchung fällt auskultatorisch ein beidseitiges Giemen bei einer Sauerstoffsättigung von 95 % unter fortlaufender Sauerstoffinhaltion von 15 l/min über Sauerstoffmaskensystem auf. Das Rettungsteam erkennt, dass der Atemweg der Patientin zunehmend bedroht ist. Allerdings können sie selbstständig keine Narkoseeinleitung und Intubation durchführen, auch eine nasale Wachintubation ist nicht indiziert. Ein Notarzt ist zurzeit nicht verfügbar und das Team entscheidet sich für die zusätzliche Inhaltion von Salbutamol (Verneblermaske) und den sofortigen Kliniktransport mit Voranmeldung in das nächste Krankenhaus. Hier kann nach Narkoseeinleitung mittels fiberoptischer Intubation ein Endotrachealtubus platziert werden. In der Folge entwickelt die Patientin ein ARDS mit zunehmend schlechter Oxygenierung. Aufgrund ihres jungen Alters und fehlender Nebenerkrankungen überlebt sie den erforderlichen längeren Intensivaufenthalt. Der untere Respirationstrakt wurde verbrannt, da die Patientin schon vor der Entzündung Benzindämpfe eingeatmet hatte und es somit bei der Verpuffung zu einer sofortigen Hitzeausbreitung bis in die Alveolen kommen konnte.

FALLBEISPIEL – Zusammenfassung

Durch Druck- und Hitzewelle eines Feuers sind Schädigungen der Atemwege möglich, die bei der ersten Untersuchung eines Patienten nicht sofort sichtbar sind. Im weiteren Verlauf kann es zu einer plötzlichen Verschlechterung der respiratorischen Funktion kommen, die durch Inhalation toxischer Gase oder als direkte thermische Folge durch Ödembildung bedingt ist. Bei äußerlichen Zeichen wie Rußspuren oder Verbrennungen im Mund- bzw. Gesichtsbereich ist von einem Inhalationstrauma auszugehen. Hoch dosierte Sauerstoffgabe ist erforderlich, um eine mögliche Kohlenmonoxidvergiftung zu therapieren. Mit modernen speziellen Pulsoxymetern ist der Nachweis von Co-Hb möglich, während ältere Modelle durch die fehlende Abgrenzung von Kohlenmonoxid falsch-hohe Pulsoxymetriewerte ergeben. Eine frühzeitige konsequente Atemwegssicherung und eine optimale Oxygenierung mit 100 % Sauerstoff sind bei erheblichen Rauchgasinhalationstraumen unerlässlich.

ZUSAMMENFASSUNG

Brandverletzungen können für Sie und Ihren Patienten tödlich sein. Vergessen Sie nie Ihre eigene Sicherheit am Einsatzort. Die Hälfte aller Todesfälle bei Brandverletzungen wird durch ein Inhalationstrauma ausgelöst; kontrollieren und sichern Sie die Atemwege. Verabreichen Sie 100 % Sauerstoff, wenn der Verdacht auf ein Inhalationstrauma besteht. Kühlen Sie die Verbrennung mit raumtemperiertem Wasser kurz, um den Verbrennungsprozess zu stoppen, aber verursachen Sie keine Hypothermie. Die Wundversorgung erfolgt mit trockenen, sauberen Tüchern. Sie müssen mit der Spülung von chemischen Verbrennungen schon am Einsatzort beginnen, sonst schreitet die Schädigung während der Beförderung weiter fort. Dies ist einer der Fälle in der Traumaversorgung, bei dem die Zeit, die zusätzlich am Einsatzort verbracht wird, dem Patienten helfen könnte. Elektrische Verbrennungen und Blitzunfälle gehen nicht selten mit einem Herzstillstand einher. Die zügige Beurteilung und schnelle, zielgerichtete Behandlung sind häufig lebensrettend. Hochspannung ist extrem gefährlich; fordern Sie geschultes Personal an, um diese abzuschalten. Beginnen Sie keine Verlegung, bevor der Patient richtig stabilisiert ist und die Atemwege gesichert wurden.

LITERATURHINWEISE

American Burn Association. „Inhalation injury: Diagnosis". *Journal of the American College of Surgeons*, Vol. 196, No. 2 (2003), Seite 307–312.

Borron, S. W. et al. „Prospective study of hydroxocobalamin for acute cyanide poisoning in smoke inhalation". *Ann Emerg Med*, Vol 49 (6) (2007), Seite 794–801.

Committee on Trauma, American College of Surgeons. „Injuries due to burns and cold". In: *Advanced Trauma Life Support*. 8th ed. Chicago: *American College of Surgeons* (2009).

Danks, R. „Burn management: A comprehensive review of the epidemiology & treatment of burn victims". *Journal of Emergency Medical Services*, Vol. 28, No. 5 (2003), Seite 118–141.

Fortin, J. L. et al. „Prehospital administration of hydroxocobalamin for smoke inhalation-associated cyanide poisoning: eight years of experience in the Paris Fire Brigade". *Clinical Toxicology*, Vol. 44 (Suppl. 1) (2006), Seite 37–44.

Goodis, J., E. Schraga. „Thermal burns". *Emedicine: On-line Emergency Medicine Text*. WebMD. Im Internet: http://www.emedicine.medscape.com (letzter Zugriff: 04.05.2012).

Miller, K. „Acute inahaltion injury". *Emergency Medical Clinics of North America* Vol. 21, No. 2 (2003), Seite 533–557.

Miller, K., S. March. „Optimizing outcome in the adult and pediatric burn patient". *Trauma Reports*, Vol. 10 (2) (2009).

Shehan, H., R. Papini. „Initial management of a major burn: Overview". *British Medical Journal*, Vol. 328 (2004), 1555–1557.

Trauma bei Kindern

17.1 Kommunikation mit dem Kind und der Familie 327
17.2 Ausrüstung 329
17.3 Beurteilung der Einsatzstelle und Ersteinschätzung 331
17.4 Patienteneinschätzung 332
17.5 Potenziell lebensbedrohliche Verletzungen 341
17.6 Kinderrückhaltesysteme und Kindersitze 344

Zusammenfassung 347
Literaturhinweise 348

Lernziele für ITLS-Basic- und -Advanced-Anwender

Nach dem Lesen dieses Kapitels sollten Sie in der Lage sein:

1. Wirkungsvolle Techniken zu beschreiben, mit denen Sie das Vertrauen von Kindern und deren Eltern gewinnen können.
2. Verletzungen bei Kindern auf Grund häufiger Verletzungsmechanismen vorhersagen zu können.
3. Den Ablauf des ersten Abschnitts des ITLS-Algorithmus *(Primary Survey)* und der Erweiterten Untersuchung *(Secondary Survey)* bei Kindern zu beschreiben.
4. Die Notwendigkeit für eine sofortige Beförderung bei lebensbedrohlichen Verletzungen auch bei primär fehlender Einwilligung der Eltern zu erkennen.
5. Die unterschiedlichen Ansprüche an medizinische Geräte und Ausrüstung von Kindern und Erwachsenen zu beschreiben.
6. Verschiedene Möglichkeiten der Bewegungseinschränkung der Wirbelsäule bei Kindern aufzuzeigen und die Unterschiede zu der Vorgehensweise bei Erwachsenen zu erläutern.
7. Die Notwendigkeit, das präklinisch tätige Personal in die Entwicklung von Präventionsprogrammen für Kinder und Eltern mit einzubeziehen, zu beschreiben.

Anmerkung: Auf Grund steigender Nachfrage nach einem eigenen Kurs für die Behandlung verletzter Kinder hat ITLS einen eintägigen Kurs (ITLS für Kinder) entwickelt. Weitere Informationen darüber erhalten Sie unter *www.iTrauma.de* oder *info@iTrauma.de*.

FALLBEISPIEL

Die integrierte Rettungsleitstelle hat Sie als diensthabende NEF-Besatzung zu einem von einem PKW überrollten zweijährigen, jetzt bewusstlosen Kind disponiert. Welches Verletzungsmuster erwarten Sie bei dieser Alarmmeldung? Wie unterscheiden sich die Untersuchung und Behandlung eines Kindes von denen eines Erwachsenen? Behalten Sie diese Fragen im Hinterkopf, während Sie das Kapitel lesen. Das Fallbeispiel wird am Ende des Kapitels fortgesetzt.

Kinder sind keine kleinen Erwachsenen. Auch bei Verletzungen unterscheiden sie sich von Erwachsenen durch andere Verletzungsmuster, unterschiedliche Reaktionen auf Verletzungen, und sie benötigen kindgerecht angepasstes Material zur Versorgung und Behandlung. Zudem ist die Einschätzung von Kindern und die Kommunikation mit ihnen schwieriger. Gleichzeitig müssen auch die Bedürfnisse und Erwartungen der Eltern oder anderer Familienangehöriger berücksichtigt werden.

Sowohl im Rettungsdienst als auch in der Klinik fühlen sich die meisten Mitarbeiter und Helfer im Umgang mit verletzten Kindern und bei ihrer Versorgung unwohl. Dies beruht zum einen auf den oben genannten Unterschieden, zum anderen aber auch auf der geringen Erfahrung, die aus der vergleichsweise kleinen Zahl an kindlichen Notfällen resultiert, mit der der Rettungsdienst konfrontiert wird.

Zusätzlich kann die Behandlung verletzter Kinder durch die Vorstellung, auch das eigene Kind könnte betroffen sein, erschwert werden. Häufig ist eine solche Einsatzsituation emotional sehr belastend, gerade bei schwer verletzten Kindern. Das folgende Kapitel soll für diese Situationen eine Hilfestellung bieten.

Kommunikation mit dem Kind und der Familie 17.1

Ein verletztes Kind ist weiterhin Teil seiner Familie. Für das Kind ist die Familie *der* konstante Faktor in seinem Leben. Die Sorgeberechtigten müssen nicht zwangsläufig auch die leiblichen Eltern sein. Der Einfachheit halber verwenden wir hier aber nur den Begriff „Eltern", wenn wir von den Bezugspersonen des Kindes sprechen.

Nach einer Verletzung sollten die Eltern so weit wie möglich in die Versorgung einbezogen werden. Ermutigen und unterstützen Sie die Eltern bei deren Bemühungen, dem Kind Nähe und Geborgenheit zu vermitteln. Eltern, die sorgfältig gegebene Anweisungen und Ratschläge bekommen, können dadurch einer der wichtigsten Aktivposten an der Einsatzstelle sein. Erklären Sie den Eltern, welche Maßnahmen Sie durchführen und warum. Nutzen Sie das Vertrauensverhältnis der Eltern zu ihrem Kind, um Anamneseerhebung, körperliche Untersuchung und Versorgung Ihres kleinen Patienten zu erleichtern. Durch das Einbeziehen und Respektieren der familiären Strukturen verbessern Sie Ihre eigenen Möglichkeiten und die Effektivität Ihrer Maßnahmen, um ein verletztes Kind zu stabilisieren und zu versorgen.

Die beste Art, das Vertrauen der Eltern zu gewinnen, ist zu zeigen, dass Sie kompetent und sicher in Ihrem Handeln sind und auch mit dem verletzten Kind mitfühlen können, während Sie es versorgen. Arbeiten Sie strukturiert, mit kindgerechtem Material, und strahlen Sie Zuversichtlichkeit aus, so werden die Eltern deutlich kooperativer sein. Zeigen Sie den Eltern, dass Sie wissen, wie wichtig es ist, sie auch in die Versorgung zu integrieren. Sorgen Sie – wann immer dies möglich ist – für körperlichen und verbalen Kontakt zwischen Kind und Eltern. Einfache Tätigkeiten wie Druck auf einen Verband auszuüben oder die Hand des Kindes zu halten können von den Eltern übernommen werden. Daneben können sie dem Kind erklären, was geschieht und beruhigend auf es einwirken.

Bei der Untersuchung eines Kindes erläutern Sie Maßnahmen und Untersuchungsschritte in für Eltern und Kind verständlicher Weise und strahlen Ruhe und Souveränität aus. Neben der tröstenden und beruhigenden Wirkung auf das Kind erhalten Sie hierdurch eine entscheidende Hilfe zur Beurteilung des neurologischen Status. Ein Kind, das durch eine vertraute Person oder ein Spielzeug abgelenkt oder beruhigt werden kann, weist einen normalen neurologischen Status auf. Dieser ist einer der empfindlichsten Indikatoren für eine adäquate zerebrale Perfusion. Im Gegensatz dazu kann ein Kind, das sich nicht beruhigen oder trösten lässt oder in nicht normaler Form auf seine Umgebung reagiert, ein Schädel-Hirn-Trauma oder einen Schock haben, hypoxisch sein oder Schmerzen haben.

Da die Eltern die normalen Reaktionen ihres Kindes („normaler" neurologischer Status) am besten beurteilen können, sind sie Ihre beste Quelle, schon eine geringfügige Verschlechterung zu erfassen. Die Eltern werden bereits vor Ihrer Untersuchung festgestellt haben, dass ihr Kind verändert oder „nicht so wie immer" reagiert. Beurteilen und dokumentieren Sie entsprechende Veränderungen analog zu Bewusstseinsveränderungen bei Erwachsenen (z. B. anhand der GCS).

Kinder unter neun Monaten hören gerne typische „Baby"-Laute, mögen das Klingeln und Blinken von Schlüsseln und fühlen sich wohler, wenn sie frisch gewickelt sind. Mit beispielsweise einer Taschenlampe können Sie Kinder bis etwa zwei Jahren gut ablenken. Verwenden Sie immer eine altersabhängige Ausdrucksweise, bis zu etwa einem Lebensjahr mögen Kleinkinder Laute mit vielen „A"s wie Mama und Papa, also verwenden Sie diese. Ältere Kinder zwischen zwei bis vier Jahren sind häufig ablehnend in ihren Reaktionen und lassen sich nur sehr schwer ablenken oder beruhigen. Erwarten Sie also auf Ihre Fragen immer erst die Antwort „Nein". Es ist deshalb umso wichtiger, dem Kind und den Eltern zu erläutern, was und warum Sie etwas tun, z. B.: „Wir werden jetzt deinen Kopf ruhig halten." und zur Mutter gewandt: „Das Festhalten und Ruhigstellen ist wichtig, falls die Halswirbelsäule betroffen ist."

Drücken Sie sich einfach aus, sprechen Sie langsam und deutlich. Seien Sie höflich, aber bestimmt. Zeigen Sie Mitgefühl mit dem verletzten Kind, verzögern Sie aber deshalb keine notwendigen Maßnahmen.

Säuglinge und Kleinkinder fühlen sich wohler, wenn sie ihr Lieblingskuscheltier oder -spielzeug bei sich haben. Bitten Sie daher die Eltern, es zu holen, sofern dies nicht zu aufwendig ist. Das Spielzeug wird die Fahrt ins Krankenhaus und die Versorgung dort vereinfachen. Wenn die Zeit es erlaubt und der Zustand des Kindes stabil ist, können Sie aus einem aufgeblasenen Handschuh eine Figur basteln. Achten Sie aber darauf, dass das Kind keine Gegenstände, die Sie ihm zum Spielen gegeben haben, aspiriert.

Begehen Sie nicht den Fehler, das Kind zu fragen, ob es einmal mit dem Feuerwehrauto fahren oder eine HWS-Orthese tragen möchte, Sie werden fast immer ein „Nein" als Antwort bekommen. Erklären Sie stattdessen mit einem Lächeln, was Sie tun; indem Sie Ihre Maßnahmen bei sich selbst oder den Eltern vorführen, können Sie zeigen, dass es nicht schmerzhaft ist.

Wenn Sie sich einem Kind nähern, machen Sie sich so klein wie möglich und begeben sich auf Augenhöhe mit Ihrem kleinen Patienten. Größe wirkt einschüchternd, daher müssen Sie bei der Versorgung eines Kindes die meiste Zeit auf den Knien zubringen.

Verängstigte und eingeschüchterte Kinder besonders zwischen zwei und vier Jahren versuchen häufig, sich mit Spucken, Beißen oder Schlägen zu verteidigen. Bleiben Sie daher ruhig, erinnern Sie sich, dass dies eine normale Reaktion ist, und beruhigen Sie das Kind wieder. Falls erforderlich halten Sie das Kind vorsichtig – ohne ihm wehzutun –, aber bestimmt fest. Eltern und Kinder verstehen zunächst oft nicht, warum bewegungseinschränkende Maßnahmen erforderlich sind, daher werden sie sich dagegen wehren. Sobald Sie erklären, weshalb Sie Maßnahmen zur Bewegungseinschränkung der Wirbelsäule durchführen, werden die meisten Eltern verstehen, dass auch bei einer geringen Wahrscheinlichkeit einer Wirbelsäulenverletzung viel auf dem Spiel steht, wenn sich die Verletzung bewahrheitet. Machen Sie aus den Maßnahmen zur Bewegungseinschränkung der Wirbelsäule ein Spiel für das Kind.

Wann immer möglich, sollten Eltern ihr Kind auch während des Transports im Fahrzeug begleiten können. Insbesondere bei potenziell schweren Verletzungen stellt auch eine kurzzeitige Trennung für Kind und Familie ein zusätzliches erschreckendes und beängstigendes Erlebnis dar. Bei einer Transportbegleitung durch die Eltern benötigen diese konkrete Anweisungen und sichere Sitzpositionen mit Zugang zu ihrem Kind, ohne die erforderliche medizinische Betreuung zu beeinträchtigen. Binden Sie die Eltern in die Betreuung und Versorgung des Kindes wie oben beschrieben mit ein.

Bevor Sie die Einsatzstelle mit einem verletzten Kind verlassen, sollten Sie die Eltern nach weiteren Kindern befragen. Manchmal lässt die Sorge um das eine verletzte Kind die Eltern vergessen, dass ihre anderen Kinder in Gefahr geraten können, wenn sie sich beispielsweise allein zu Hause befinden.

Einwilligung der Eltern

Denken Sie vor allem an die Interessen des Kindes. Obwohl die Zustimmung der Eltern bei Kindern in stabilem Zustand erforderlich und bei Kindern in kritischem Zustand zumindest wünschenswert ist, darf es zu keiner verzögerten Versorgung von schwer verletzten Kindern kommen. Vergeuden Sie nicht zu viel Zeit damit, eine Zustimmung der Eltern zu erreichen. Im Zweifelsfall müssen Sie als Fachperson entscheiden, ob eine Verzögerung der medizinischen Maßnahmen bis zum Vorliegen des elterlichen Einverständnisses dem verletzten Kind möglicherweise einen gesundheitlichen Schaden zufügt. In einer Notfallsituation, in der ein Kind sofortige notfallmedizinische Hilfe benötigt (generalisiertes Trauma: radfahrendes Kind von PKW erfasst), ist auch bei Abwesenheit der Eltern unverzüglich die erforderliche medizinische Versorgung durchzuführen. Im Zweifel muss die schnelle Behandlung und der Transport in ein geeignetes Krankenhaus erfolgen, ohne auf die Ankunft und anschließende Erlaubnis der Eltern zu warten. Die Begleitumstände und die medizinischen Gründe für dieses Vorgehen sollten nachvollziehbar dokumentiert werden.

Verweigern die Eltern notwendige Maßnahmen, so versuchen Sie sie von der Notwendigkeit zu überzeugen. Willigen die Eltern weiterhin nicht ein, dokumentieren Sie dies und lassen es sich unterschreiben. Ist der Zustand des Kindes jedoch so, dass akut lebensbedrohliche Verletzungen behandelt werden müssen, stehen die Gesundheit und das Leben des Kindes an erster Stelle. Rechtlich wird eine Güterabwägung zwischen Ausübung des elterlichen Sorgerechts und medizinischen Notwendigkeiten zu Gunsten des Kindes ausfallen, wenn Tod oder irreversible Schäden drohen.

Haben Sie einen Verdacht auf Kindesmisshandlung oder -missbrauch, teilen Sie diese Vermutung dem aufnehmenden Klinikarzt mit. Er hat weitere Möglichkeiten, diesen Verdacht zu erhärten oder zu entkräften. Er wird auch weitere Schritte einleiten, wenn es nötig sein sollte. Dies ist wichtig, weil Sie immer im Interesse des Kindes handeln sollten. Es hat ein Anrecht auf körperliche und seelische Unversehrtheit. Wenn sich Ihr Verdacht erhärtet, muss es vor weiteren Misshandlungen geschützt werden.

Ausrüstung 17.2

▶ Tabelle 17.1 listet die empfohlene pädiatrische Ausrüstung für die Prähospitalversorgung auf. Die Kinderausrüstung sollte in einer separaten Tasche vorgehalten werden. Zum Teil gibt es nach den unterschiedlichen Altersstufen sortierte Koffer, so dass Sie die vollständige Ausrüstung, die Sie für Ihren kleinen Patienten benötigen, direkt vor sich liegen haben. Aufgrund von Platzmangel jedoch ist meist nur ein kombinierter Kinderkoffer mit Material für alle Altersstufen verfügbar. Auch sollten Sie bedenken, dass Sie bei dem nach Altersstufen sortierten System womöglich mehrere Male zu Ihrem Fahrzeug zurückgehen müssen, sollte die Alarmmeldung in Bezug auf das Kindesalter fehlerhaft gewesen sein. Die Nutzung körpergrößenbasierter Maßbänder wie z. B. des Broselow-Maßbandes findet zunehmend Verbreitung in der Notfallmedizin, da hierdurch sichere Medikamentendosierungen und altersgerechte notfallmedizinische Maßnahmen schnell abrufbar sind. Die Maßbänder zeigen nach Abmessen der Größe des Kindes das geschätzte Gewicht, die vorberechneten Dosierungen für Medikamente und die empfohlene Größe des gegebenenfalls benötigten Equipments. Neben dem direkten Nutzen im präklinischen Bereich kann durch die Nutzung standardisierter Farbcodierungen (Broselow-Tape) die Eingruppierung des verletzten Kindes an den weiterbehandelnden Schockraum weitergegeben werden, so dass hier ebenfalls passendes Equipment und Medikamentendosierungen vorbereitet werden können. Bei einer farbcodierten Einteilung sollten Sie Modultaschen oder Ähnliches in der jeweiligen Farbe mit der entsprechenden Ausrüstung befüllen. Auch farbcodierte Medikamentendosierungskarten sind erhältlich. Auf diese Weise haben Sie mit einem Griff alles griffbereit (▶ Abbildung 17.1a und b).

Einwilligung der Eltern:
Die Zustimmung der Eltern bzw. der Erziehungsberechtigten zur Therapie des Kindes muss vorliegen; bei einem Notfall mit vitaler Gefährdung des Kindes darf dadurch aber keine Behandlungs- und Transportverzögerung entstehen.

Kindesmissbrauch:
Kindesmissbrauch beinhaltet physische oder seelische Gewalt gegenüber Schutzbefohlenen. Sie sind die einzige Person, die die Einsatzstelle gesehen hat. Achten Sie auf Hinweise auf Kindesmissbrauch. Das Kindeswohl hat oberste Priorität.

Kinderausrüstung:
Kinder benötigen speziell auf ihre Bedürfnisse ausgerichtetes Material. Ohne dieses ist eine adäquate Traumaversorgung nicht möglich.

Längenbasierte Maßbänder:
Diese Maßbänder sind eine schnelle und sichere Methode zur Einteilung von Kindern zu altersentsprechendem Material und Medikamentendosierungen sowie zur Überwachung der Vitalparameter. Denn im Notfall ist unter Stress die Gefahr von Rechenfehlern am größten.

Tabelle 17.1

Notwendige Ausrüstungsgegenstände und Verbrauchsmaterialien für Kinder

Ausrüstung und Verbrauchsmaterial für Basismaßnahmen

Notwendig	Wünschenswert
Guedel-Tuben: passend für Säuglinge, Kinder und Erwachsene (Größen 00–5) mit Zungenspatel zum Einlegen	Fahrzeugsitz für Kinder
	Referenzkarte *GCS*
Beatmungsbeutel und -maske: passend für Säuglinge, Kinder und Erwachsene	Kuscheltier
	Glucometer
Sauerstoffmaske mit Reservoir: passend für Säuglinge, Kinder und Erwachsene	Pulsoxymeter
Stethoskop	
Traktionsschiene für Femurfrakturen bei Kindern	
Spineboard mit Kopffixierungssystem für Kinder	
HWS-Orthesen: passend für Säuglinge, Kinder und Erwachsene	
Blutdruckmanschetten: passend für Säuglinge, Kinder und Erwachsene	
Absaugeinheit	
Absaugkatheter: Yankauer und 6 CH – 14 CH	
Extremitätenschienen: passend für Säuglinge, Kinder und Erwachsene	
Absaugeinrichtung für Neugeborene	
Gerätschaften zur Durchführung einer Geburt	
Rettungsdecken und Handtücher	

Ausrüstung und Verbrauchsmaterial für invasive Maßnahmen
Präklinisch tätiges Personal, welches Kraft seiner Ausbildung auch invasive Maßnahmen durchführen kann, sollte zusätzlich folgende Dinge mit sich führen:

Notwendig	Wünschenswert
EKG-Monitor	CO_2-Detektoren in Einmalausführung
Defibrillator mit Klebeelektroden für Kinder und Erwachsene	
Endotrachealtuben: ohne Cuff ID von 2,5–4,0 mm, mit Cuff ID von 4,0–8,0 mm	
Führungsstäbe: passend für Säuglinge, Kinder und Erwachsene	
Intubationsspatel: gerade Spatel Größen 0–3, gebogene Größen 2–4	
Larynxtuben/Larynxmasken Gr. 0–2,5	
Magensonden, Größen 5, 8, 10, 12, 14 CH	
Magill-Zangen: passend für Säuglinge, Kinder und Erwachsene	
Intraossäre Kanülen: Größen 16, 18 und 20 Gauge	
Venenverweilkanülen 16–24 (26) Gauge	
Armschienen für Kinder, zur Bewegungseinschränkung nach der Anlage von intravenösen Zugängen	
Broselow-Maßband oder Ähnliches	
Verneblermasken	
CO_2-Messeinheit für Kapnografie	

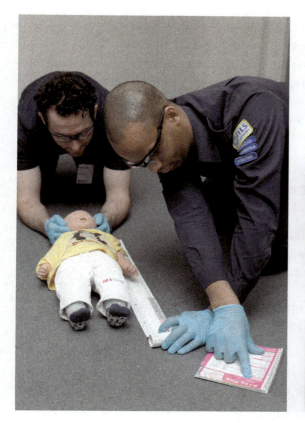
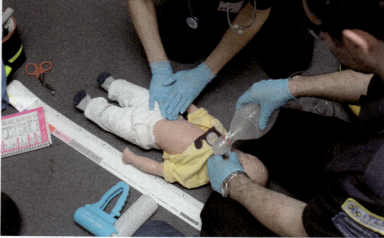

Abbildung 17.1a: Farbcodierung nach Länge des Kindes. Anschließendes Ablesen von Vitalparametern, Medikamentendosierungen und benötigter Ausrüstung in der jeweiligen Farbzone des Kindersicher-Buches oder im eBroselow-Programm auf Smartphone oder iPad (Infos dazu unter http://www.eBroselow.com; letzter Zugriff: 05.05.2012).

Abbildung 17.1b: Farbcodierung nach der Länge des Kindes mit Pediatape-Maßband und dem Infoflip KINDERSICHER. Schnelles Erfassen der altersbezogenen Normwerte sowie aller notfallmedizinisch relevanten Medikamentendosierungen und Hilfsmittel, wie z.B. Endotrachealtubus und Larynxtubus. Informationen: Web: www.kindersicher.me Mail: info@kindersicher.me.

Bei Verwendung der genannten Hilfsmittel können Sie sich auf Ihren Patienten konzentrieren, anstatt Dosierungsempfehlungen oder Tubusgröße im Geiste wiederholen zu müssen. Auch können Sie mit einem entsprechenden Maßband das Gewicht des Kindes besser abschätzen als mit dem bloßen Auge.

Beurteilung der Einsatzstelle und Ersteinschätzung 17.3

Beim Eintreffen an eine Einsatzstelle verschaffen Sie sich einen schnellen Überblick über die Situation und das betroffene Kind. Nachdem Sie für sich und Ihr Team eine sichere Umgebung festgestellt haben, gewinnen Sie einen ersten Eindruck vom verletzten Kind. Bevor Sie die erste Untersuchung durchführen, entscheiden Sie, ob das Kind dem Betrachten nach schwer verletzt wirkt oder sich in einer Stresssituation befindet. Sie machen sich eine gedankliche Notiz über den initialen Bewusstseinszustand des Kindes sowie die sichtbare Atemarbeit und die generelle Kreislaufsituation anhand der Hautfarbe.

Sollte ein Kind im Vorschulalter nach einem Unfall eher schlafend als bewusstlos wirken, denken Sie daran, dass die meisten Kinder durch die Ankunft eines RTW aufgewacht und normalerweise wach und sehr interessiert sein sollten. Eine Bewusstseinsminderung nach einem traumatischen Ereignis weist auf Hypoxie, Schockgeschehen, Schädel-Hirn-Trauma oder stattgehabten Krampfanfall hin.

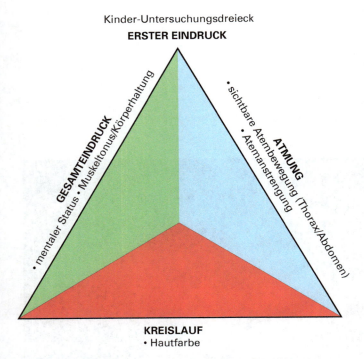

Abbildung 17.2: Das Kinder-Untersuchungsdreieck zur Ersteinschätzung.

Eine nützliche Hilfe zur Einschätzung der Verletzungsschwere eines Kindes stellt das „Kinder-Untersuchungsdreieck" dar, das von der American Academy of Pediatrics entwickelt wurde (▶ Abbildung 17.2). Durch die initiale Erfassung der drei Parameter Bewusstsein, Atmung und Kreislauf gelingt es, für die erforderliche medizinische Hilfe schnell Prioritäten zu setzen.

17.4 Patienteneinschätzung

Der Ablauf zur Patientenuntersuchung wird durch den gleichen Algorithmus beschrieben, wie er auch bei Erwachsenen angewendet wird (▶ Abbildung 17.3).

Häufige Verletzungsmechanismen bei Kindern

Meist kommen Kinder durch Stürze, Verkehrsunfälle als Fußgänger oder Fahrzeuginsassen, durch Fremdkörper verlegte Atemwege, Verbrennungen (Verbrühungen) und Ertrinkungsunfälle sowie Kindesmissbrauch zu Schaden. Stürzt ein Kind, so erleidet es in der Regel Kopfverletzungen, da der Kopf das größte und schwerste Körperteil ist. Diese Gefahr ist besonders hoch, wenn das Kind auf dem Fahrrad verunfallt und keinen Helm trägt. Gehen Sie daher nach einem Sturz immer erst von einer Mitbeteiligung des Kopfes aus. Bei Autounfällen kommt es insbesondere bei nicht korrekt angelegtem Beckengurt zu Verletzungen von Leber, Milz, Dünndarm oder LWS.

Bedenken Sie: In einer Situation, in welcher der geschilderte Verletzungsmechanismus und das Verletzungsmuster nicht zusammenpassen, kann es sich um einen Fall von Kindesmisshandlung handeln. Wachsam sollten Sie auch sein, wenn der Rettungsdienst trotz einer Verletzung erst verspätet gerufen wird, oder wenn sich die Schilderungen des Hergangs mit der Zeit verändern. Derartige Beobachtungen sollten der aufnehmenden Station bzw. dem weiterbehandelnden Arzt unbedingt mitgeteilt werden.

Atemwegsmanagement unter Bewegungseinschränkung der HWS und Beurteilung des initialen Bewusstseinszustandes

Dieser Teil der Ersteinschätzung ist beim Kind einfacher als beim Erwachsenen durchführbar. Zwar ist die kindliche Zunge größer, das Gewebe weicher und verletzlicher und die Atemwege können eher verlegt werden, generell jedoch ist das Atemwegsmanagement leichter. Neugeborene sind beispielsweise obligate Nasenatmer, so dass das simple Öffnen des Mundes oder vorsichtiges Absaugen der Nase etwa mit einer Spritze bereits die Atemwege wieder freimachen kann. Stellen Sie sicher, dass Sie den Kopf des Kindes mit Ihren Händen in der Neutralposition halten. Eine HWS-Orthese kommt in der Regel erst nach Beendigung des ersten Abschnitts des ITLS-Algorithmus (Primary Survey) zum Einsatz. Achten Sie auf Hinweise einer möglichen Atemwegsverlegung wie Apnoe, Stridor oder gurgelnde Atemgeräusche. Das Anheben des Unterkiefers zur Freihaltung der Atemwege beim bewusstlosen Kind erfolgt mithilfe des modifizierten Esmarch-Handgriffs, ohne dabei die HWS zu bewegen. Bei kleinen Kindern müssen Sie Oberkörper und Schultern unterpolstern, um die Neutralposition zu gewährleisten. Dies

17.4 Patienteneinschätzung

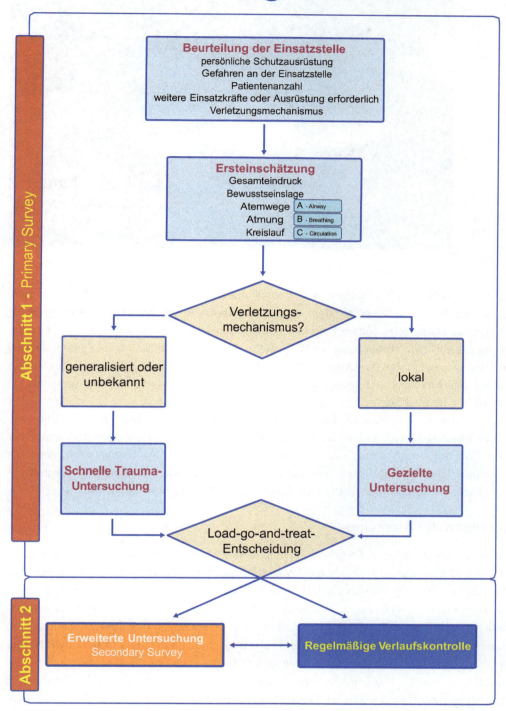

Abbildung 17.3: Der ITLS-Algorithmus.

liegt an dem im Verhältnis zu großen Kopf, der, wie in ▶ Abbildung 17.4 ersichtlich, bei einem flach auf dem Boden liegenden Kind ohne unterpolsterte Schultern sonst zu einer Beugung in der HWS führen würde (siehe auch Kapitel 11). Auch ein Überstrecken des Halses kann die Atemwege verschließen.

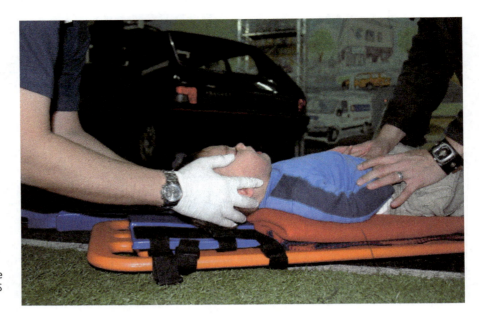

Abbildung 17.4: Die meisten Kinder benötigen eine Polsterung unter Rücken und Schultern, um die HWS in Neutralposition zu lagern.

Ist das Kind bewusstlos und hat es keinen Schluckreflex, können Sie durch Anwendung eines Guedel-Tubus die Zunge aus dem Weg und somit die Atemwege offen halten (siehe Kapitel 5). Lose Zähne oder andere Fremdkörper sollten Sie entfernen, um eine Aspiration zu vermeiden. Ein Guedel-Tubus kann bei Würgereflex Erbrechen auslösen, er darf ausschließlich bei bewusstseinsgetrübten Patienten zur Anwendung kommen. Wendl-Tuben für Kinder haben nur einen sehr kleinen Durchmesser, sie können daher schnell verstopfen, verwenden Sie sie also nach Möglichkeit nicht.

Kontrollieren Sie den Hals auf Verletzungszeichen (Prellmarken, Abschürfungen, Risswunden oder Ähnliches), Vorhandensein der Karotispulse und gestaute Halsvenen und achten Sie auf eine Trachealverschiebung. Ein scheinbar nur leichtes stumpfes Trauma gegen den Hals kann schnell lebensbedrohliche Folgen haben. Bei kleinen Kindern ist eine Trachealverschiebung nur schwer zu erkennen, hat jedoch die gleiche Bedeutung wie beim Erwachsenen.

Beurteilung der Atemwege

Untersuchen Sie das Kind auf Schwierigkeiten bei der Atmung. Zählen Sie die Atemfrequenz des Kindes. Die meisten Kinder haben bei Atemproblemen eine deutlich erhöhte Atemfrequenz und erscheinen dabei trügerisch stabil. Können sie jedoch die behinderte Atmung nicht mehr länger kompensieren, so haben sie Phasen eines Atemstillstands oder zumindest einer verlangsamten Atmung. Sie müssen daher in der Lage sein zu erkennen, ob sich das Kind beim Atmen stark anstrengen muss. Hinweise dafür sind z. B. Einziehungen der Interkostalräume, Nasenflügeln oder gurgelnde oder grunzende Atemgeräusche.

Beobachten Sie die Thoraxbewegungen, hören und fühlen Sie die ein- und ausströmende Luft an Mund oder Nase des Kindes. Wenn Sie keine Bewegungen und keinen Atem wahrnehmen können, müssen Sie unverzüglich die Beatmung übernehmen. Ist die Eigenatmung des Kindes nicht suffizient genug, beatmen Sie assistierend.

Beatmung beim Kind

Bei der Durchführung einer Mund-zu-Mund-Beatmung bei kleinen Kindern können Sie sowohl Mund als auch Nase mit Ihrem Mund abdecken. Sollte bei der BMV die Beatmungsmaske nicht vernünftig passen, versuchen Sie, diese um 180° zu drehen und dadurch eine bessere Abdich-

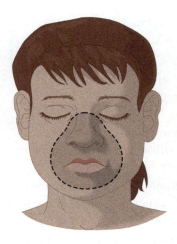 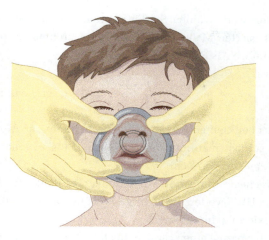 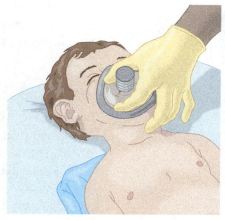

Abbildung 17.5a: Die Maske sollte an der Nase und an der Spalte des Kinns passen.

Abbildung 17.5b: Abdichtung der Maske mit beiden Händen.

Abbildung 17.5c: C-Griff zur Abdichtung der Maske mit einer Hand. Die Halsweichteile dürfen keinesfalls mit den Fingern eingedrückt werden.

tung zu erzielen. Achten Sie auf die Positionierung Ihrer Hand (▶ Abbildung 17.5a bis c). Sie können sehr leicht durch eine falsche Haltung die kindlichen Atemwege einengen oder die Augen verletzen. Verabreichen Sie die Beatmungshübe langsam und mit nur geringem Druck, das heißt weniger als 20 cmH$_2$O. Dadurch wird das Risiko einer Magenüberblähung vermindert. Die Atemfrequenz sollte 20/min bei Kindern unter einem Jahr, 15/min bei denen über einem Jahr und 10/min bei älteren Kindern betragen. Am wichtigsten ist es, bei der Beatmung auf das Heben des Thorax zu achten. Hebt sich der Brustkorb, so gelangt Luft in die Lungen. Überprüfen Sie durch Auskultation mit dem Stethoskop die seitengleiche Belüftung der Lungen.

Einige BMV-Systeme haben ein Überdruckventil, das sich bei Atemwegsdrücken größer als 40 cmH$_2$O automatisch öffnet. Der bei diesen Systemen mögliche Druck ist für die meisten Einsätze mehr als ausreichend. Jedoch kann es vorkommen, dass die Beatmung etwa nach Beinaheertrinken, bei einem Bronchospasmus oder einer Fremdkörperverlegung erheblich höhere Beatmungsdrücke erfordert. Kontrollieren Sie daher frühzeitig Ihre Ausrüstung und machen sich mit ihr vertraut. Vergewissern Sie sich dabei, dass Ihre Masken nicht über ein solches Ventil verfügen oder dieses deaktivierbar ist.

Endotracheale Intubation

Ist eine korrekt durchgeführte BMV des Kindes effektiv, so ist eine Intubation eine elektive Maßnahme. Bislang konnte eine Verbesserung des Outcomes durch eine präklinische Intubation in Studien nicht bewiesen werden. *Es ist häufig besser, ein Kind nicht auf der Straße zu intubieren, wenn eine Ventilation mit Beutel und Maske suffizient möglich ist.* Ein schwer verletztes Kind profitiert von einem schnellen und sicheren Transport in ein geeignetes Krankenhaus, in dem die definitive Versorgung der lebensbedrohlichen Verletzungen gewährleistet ist. Daher sind alle zeitintensiven Maßnahmen zu vermeiden, die nicht der Abwehr einer akuten Lebensbedrohung dienen. Eine Intubation ist selbst unter optimalen Bedingungen in einer trockenen, warmen und gut beleuchteten Notfallaufnahme schwierig durchzuführen, erst recht also „draußen im Feld". Wenn Sie intubieren müssen, bereiten Sie die notwendige Ausrüstung vor und präoxygenieren Sie das Kind sorgfältig. Beim spontan atmenden Kind nutzen Sie die Nichtrückatemmaske mit hohem O$_2$-Flow; bei unzureichender Spontanatmung erfolgt die Präoxygenierung durch assistierte oder kontrollierte BMV (mit Demandventil oder Reservoir). Kinder sollten oral intubiert werden. Eine blinde nasotracheale Intubation ist bei Kindern unter acht Jahren wegen der sehr kleinen Nasenlöcher und des sehr weit vorne liegenden Kehlkop-

Endotracheale Intubation: Wenn eine präklinische endotracheale Intubation erforderlich gewesen ist, ist wegen der hohen Dislokationsgefahr insbesondere ungeblockter Endotrachealtuben auf eine ständige Überwachung der CO$_2$-Konzentration in der Ausatemluft zu achten.

fes nicht empfehlenswert. Wählen Sie für die orale Intubation die Tubusgröße entsprechend des körpergrößenbasierten Maßbandes, nach dem Durchmesser des kleinen Fingers oder des Nasenlochs des Kindes. Als Faustregel gilt:

$$4 + \frac{\text{Alter in Jahren}}{4} = \text{Tubusgröße in mm}$$

Beachten Sie, dass bei kleinen Kindern die engste Stelle der Atemwege direkt unterhalb des Kehlkopfes liegt, so dass man mit Tuben ohne Cuff bis zu einer Größe von 6 mm eine gute Abdichtung der Atemwege erreicht.

Da jede endotracheale Intubation ein signifikantes Risiko für Kopf- und Halsverletzungen mit der Gefahr von HWS-Verletzungen birgt, ist es unabdingbar, dass ein Helfer eine konstante manuelle HWS-Fixierung durchführt.

Verwenden Sie bevorzugt einen geraden Spatel (Miller-Spatel), gehen Sie vom rechten Mundwinkel an vor und schieben Sie die Zunge vorsichtig nach links. Positionieren Sie anschließend die Spatelspitze in der Schleimhautfalte oberhalb der Epiglottis (Vallecula) und heben Sie dann vorsichtig die Epiglottis an.

Im Vergleich zu Erwachsenen liegt der Larynx von kleinen Kindern näher am Mund, eine Intubation entsprechend der oben beschriebenen Vorgehensweise ist meist erfolgreich. Können Sie die Stimmbänder nicht sehen, führen Sie das Laryngoskop tiefer ein und laden Sie die Epiglottis mit auf. Versuchen Sie nun, die Stimmbänder erneut einzustellen, diese sollten jetzt gut sichtbar sein.

Denken Sie daran, den eigenen Atem so lange anzuhalten, wie das Kind nicht beatmet wird. Sobald Sie selbst den Drang zu atmen verspüren, spätestens jedoch nach 15 s, sollten Sie den Intubationsversuch abbrechen, mit Maske und Beatmungsbeutel beatmen und das Kind reoxygenieren. Der nächste Intubationsversuch sollte erst nach einigen Minuten erfolgen. Eine weitere Methode besteht darin, den Helfer, der die HWS fixiert, laut von eins bis 15 zählen zu lassen; danach müssen Sie das Kind wieder zwischenbeatmen. Nach erfolgter Intubation müssen Sie die Lage anhand der Richtlinien zur Kontrolle der Tubuslage (siehe Kapitel 5) kontrollieren. Stellen Sie anschließend auch sicher, dass der Tubus in der richtigen Tiefe verbleibt. Eine leichte Beugung des Kopfes kann den Tubus in einen der beiden Hauptbronchen vorschieben, eine Halsstreckung wiederum den Tubus aus der Trachea herausziehen. Fixieren Sie den Tubus mit Daumen und Zeigefinger sicher am Zahnfleischrand bzw. an der Lippe, so dass selbst bei einer Kopfbewegung der Tubus an seinem Platz fixiert ist. Die kontinuierliche Kapnografie stellt die beste Möglichkeit zur Kontrolle der korrekten Tubuslage dar. Entfernen Sie vorsichtig Fettrückstände an Wange und Lippen des Kindes mit Desinfektionsmittel oder Alkohol, schützen Sie dabei dessen Augen. Fixieren Sie danach den Tubus mit einem geeigneten Tubushalter (Thomas-Holder oder Ähnliches) im Mundwinkel und stabilisieren Sie den kindlichen Kopf mit einem geeigneten Kopffixierungssystem. Alternativ verwenden Sie anstelle des Tubushalters den Schlauch eines Infusionssystems oder Klebeband. Lassen sich trotz optimierter Bedingungen keine gute laryngoskopische Einstellung und keine zeitnahe Intubation verwirklichen, sind weitere Intubationsversuche zu unterlassen. Jede weitere Manipulation verschlechtert die Atemwegssituation durch Schwellung und Blutung der empfindlichen kindlichen Schleimhäute. Greifen Sie stattdessen auf eine supraglottische Atemwegshilfe oder die BMV zurück. Ventilation und Oxygenierung sind die lebensrettenden Maßnahmen, nicht das Erzwingen der endotrachealen Intubation.

Bei der Bewegungseinschränkung der Wirbelsäule und der Lagerung eines Kindes müssen Sie häufig improvisieren. Klebeband und Gurte können die Thoraxbeweglichkeit des Kindes einschränken, kontrollieren Sie daher während der Fahrt regelmäßig die Atmung. Jedes Kind, dass eine signifikante Verletzung davongetragen hat, sollte Sauerstoff verabreicht bekommen, und zwar so viel wie möglich, selbst wenn keine Atemschwierigkeiten erkennbar sind. Verletzungen, Angst, Unruhe und Schreien bzw. Weinen steigern den Sauerstoffverbrauch des Kindes. Kinder mit Verletzungen jeglicher Art neigen zum Erbrechen, seien Sie daher darauf vorbereitet. Denken Sie daran, Ihren Teammitgliedern die Anweisung zur Atemwegssicherung und gegebenenfalls zur Beatmung zu geben, bevor Sie mit der Untersuchung des Kreislaufs fortfahren.

Untersuchen des Kreislaufs

Bei Kindern ist ein früher Schock deutlich schwieriger als bei Erwachsenen zu diagnostizieren. *Eine anhaltende Tachykardie ist der verlässlichste Indikator eines Schocks beim Kind.* Da Pulse bei Kindern häufig schwierig palpabel und beurteilbar sind, üben Sie so oft wie möglich bei Ihren jungen Patienten und bei Ihren eigenen Kindern. Der Brachialispuls ist normalerweise recht leicht zu finden, während der Karotispuls häufig schlecht oder gar nicht tastbar ist. Die Palpation des Pulses in der A. dorsalis pedis ist leichter als die der A. femoralis und außerdem weniger Angst einflößend.

Ein schwacher, schneller Puls mit einer Frequenz größer als 130/min ist normalerweise Zeichen eines Schockgeschehens. Dies gilt für alle Altersgruppen mit Ausnahme der Neugeborenen (▶ Tabelle 17.2). Eine verzögerte Kapillarreperfusion sowie kühle Extremitäten können auf eine verminderte Gewebeperfusion hinweisen. Beachten Sie: Zusammen mit anderen Methoden einer Kreislaufbeurteilung kann der Kapillarreperfusionstest aussagekräftig sein, als einziges Zeichen ist er für die Diagnose eines Schocks jedoch nicht verwertbar. Obwohl dieser Test kontrovers beurteilt wird, sollte er dennoch zum ersten Abschnitt des ITLS-Algorithmus bei Kindern gehören, um einen Schock erkennen zu können. Um die Kapillarreperfusion zu testen, drücken Sie für 2 s auf das Nagelbett, den gesamten Fuß oder auf die Haut über dem Sternum, lassen dann den Druck nach und beobachten, wie schnell das Blut wieder einströmt. Das Hautkolorit sollte innerhalb von 2 s wieder die Ausgangsfärbung erreicht haben, andernfalls liegt wahrscheinlich eine Vasokonstriktion beim Kind vor, die Zeichen eines Schocks sein kann.

Individuelle Unterschiede sorgen dafür, dass manche Schockzeichen für ein Kind den Normalzustand bedeuten können. Auch kann eine Tachykardie bei Fieber oder Aufregung auftreten. Eine marmorierte oder fleckig erscheinende Haut kann bei Kindern bis zu einem Alter von sechs Monaten normal sein, sie kann aber genauso gut auf schlechte Kreislaufverhältnisse hinweisen. Extremitäten können durch Nervosität, kaltes Wetter oder schlechte Durchblutung

Schock bei Kindern: Schock ist Sauerstoffmangel der Zellen. Frühzeichen eines Schocks sind bei Kindern noch schwerer zu entdecken als bei Erwachsenen, da sie über starke Kompensationsmechanismen verfügen. Allerdings ist die anschließende Dekompensationsphase umso heftiger („Crash") und schwer beherrschbar. Insbesondere auf längerdauernden Transporten und nach ausgeprägter Gewalteinwirkung müssen Sie sich darauf vorbereiten.
Die Therapie besteht in bolusweiser Flüssigkeitsgabe à 20 ml/kg Körpergewicht pro Bolus mit anschließender Kreislaufüberprüfung.

Tabelle 17.2

Vitalwerte bei Kindern

Alter	Gewicht in kg	Atemfrequenz/min	Pulsfrequenz/min	Systolischer Blutdruck in mmHG
Neugeborenes	3–4	30–50	120–160	>60
6 Monate–1 Jahr	8–10	30–40	120–140	70–80
2–4 Jahre	12–16	20–30	100–110	80–95
5–8 Jahre	18–26	14–20	90–100	90–100
8–12 Jahre	26–50	12–20	80–100	100–110
>12 Jahre	>50	12–16	80–100	100–120

kühl sein. Auch ist der Reperfusionstest bei frierenden Kindern verzögert. Verallgemeinert gesagt muss ein Kind sehr sorgfältig untersucht werden. Sollten Symptome wie permanente Tachykardie oder schlechte periphere Perfusion vorliegen, so sind diese als Schockzeichen verdächtig.

Auch die Überprüfung des kindlichen Bewusstseinszustandes ist ein nützlicher und nutzbarer Indikator für die Kreislaufverhältnisse, aber das Kind kann in einem kritischen Zustand sein, obwohl es wach erscheint. Wie schon vorher angemerkt: Wenn das Kind in der Lage ist, seine Eltern wahrzunehmen, oder von diesen oder einem Rettungsdienstmitarbeiter getröstet werden kann, so ist der Kreislauf zumindest kräftig genug, um das Gehirn zu versorgen. Ein niedriger Blutdruck ist ein Zeichen für einen späten Schock, bedenken Sie dabei jedoch, dass eine Blutdruckmessung gerade für den Ungeübten bei einem verängstigten Kind sehr zeitaufwendig sein kann. Um solche Messungen in der Akutsituation verlässlicher zu machen, sollten Sie so häufig wie möglich die Gelegenheit zum Üben nutzen, so beispielsweise auch bei gesunden oder nur leicht erkrankten oder verletzten Kindern. Als Faustregel für die korrekte Manschettengröße wählen Sie die größte, die am Oberarm eng anliegend positioniert werden kann. Sollten die Umgebungsgeräusche eine Auskultation der Pulstöne nicht zulassen, bestimmen Sie den systolischen Druck palpatorisch. Suchen Sie dazu den Radialispuls auf, pumpen Sie die Manschette dann so lange auf, bis der Puls nicht mehr länger tastbar ist, und lassen Sie dann die Luft langsam wieder ab. Beobachten Sie dabei das Manometer und notieren Sie den Wert, bei dem Sie wieder einen Puls spüren können. Vermerken Sie diesen Wert mit einem „p" zur Kennzeichnung einer palpatorischen Messung. Mit dieser Methode können Sie jedoch nur den systolischen Wert ermitteln, auch wird dieser etwas niedriger als ein auskultatorisch bestimmter Wert sein. Ein systolischer Blutdruck von weniger als 80 mmHg bei Kindern und weniger als 70 mmHg bei Kleinkindern ist ein Schockzeichen.

Ein Schock kann Folge einer okkulten Blutung ins Abdomen, den Thorax oder einer Oberschenkelfraktur sein. Obwohl ein hämorrhagischer Schock im Normalfall nicht durch eine intrakranielle Blutung verursacht wird, kann genau dies bei kleinen Kindern geschehen. Bedenken Sie daher die Möglichkeit einer intrakraniellen Blutung, wenn Sie ein Kind im Schock ohne erkennbare Blutungszeichen vorfinden.

Normaler systolischer Blutdruck bei Kindern:
Zur Berechnung normaler systolischer Blutdruckwerte bei Kindern gilt die Faustformel: systolischer Blutdruck in mmHg = 80 + (Lebensalter × 2).

Flüssigkeitstherapie

Liegt ein Volumenmangelschock vor, so bedarf das Kind einer Flüssigkeitszufuhr. Legen Sie daher einen Zugang und verabreichen darüber einen Flüssigkeitsbolus. Der initiale Bolus sollte 20 ml/kg Körpergewicht betragen und mit einer kristallinen oder kristalloiden Lösung mit der höchstmöglichen Flussrate erfolgen. Sollte der Bolus keinen Erfolg haben, wiederholen Sie die Flüssigkeitsgabe.

Hat das Kind einen manifesten Schock und ist daher keine Vene tast- oder sichtbar, oder dauert die Venenpunktion länger als 90 s oder zwei Versuche, so sollte ein intraossärer Zugang geschaffen werden (▶ Abbildung 17.6 und Kapitel 9). Es gibt zurzeit keine Daten, die besagen, dass ein Kind im Rahmen eines Volumenmangelschocks keine intravenöse Flüssigkeitsgabe bekommen darf. Die Besonderheit des kindlichen Kreislaufsystems besteht darin, dass das Herzzeitvolumen (Schlagvolumen multipliziert mit der Frequenz) nur durch die Herzfrequenz beeinflusst werden kann, da Kinder nicht in der Lage sind, das Schlagvolumen zu erhöhen. Ein relevanter Blutverlust führt also zu durch den Volumenmangel zu einem deutlich verminderten Schlagvolumen, so dass der Kreislauf nur durch Gefäßengstellung und Anstieg der Herzfrequenz aufrechterhalten werden kann. Kinder können auf ein schweres Schockgeschehen mit Bradykardie reagieren, was über eine schwere Perfusionsstörung einen Zusammenbruch

Flüssigkeitszufuhr bei Kindern:
Der Ersatz des verlorenen intravasalen Volumens bei einem Volumenmangelschock erfolgt durch die gegebenenfalls wiederholte Gabe von einem Flüssigkeitsbolus à 20 ml/kg Körpergewicht.

der Durchblutung nach sich ziehen kann. Die Behandlung eines Volumenmangels muss also so früh wie möglich erfolgen.

Behandlung von Blutungen

Erkennbare Blutungsquellen müssen unter Kontrolle gebracht werden, damit ausreichende Kreislaufverhältnisse aufrechterhalten werden können. Denken Sie daran: Das kindliche Blutvolumen beträgt etwa 80–90 ml/kg Körpergewicht, ein 10 kg schweres Kind besitzt daher weniger als 1 l Blut. Drei oder vier tiefere Schnitt- oder Risswunden können mit einem Blutverlust von 200 ml einhergehen, dies entspricht dann ca. 20 % des gesamten Blutvolumens. Achten Sie daher bei Kindern noch stärker als bei Erwachsenen auf aktive Blutungen. Komprimieren Sie arterielle Blutungen mit ausreichend starkem Druck. Wenn Sie die Eltern des Kindes oder andere Helfer dazu auffordern, Druck auf Blutungen auszuüben, kontrollieren Sie regelmäßig deren Bemühungen. Legen Sie bei einer venösen Blutung einen ausreichend eng sitzenden Verband an. Dieser soll effektiv die Blutung stillen und nicht nur austretendes Blut aufsaugen. Auch durch Anheben der betroffenen Extremität kann eine Blutung zum Stillstand gebracht oder zumindest gemindert werden. Erwägen Sie gegebenenfalls den Einsatz von Hämostatika wie Quick Clot oder Ähnlichem

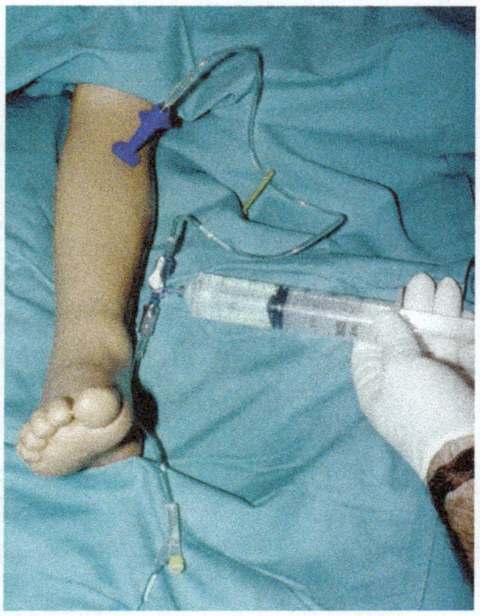

Abbildung 17.6: Ein intraossärer Zugang in der proximalen Tibia sollte als Alternative zum periphervenösen Zugang genutzt werden, um Flüssigkeitsboli im Schock zu verabreichen.

Blutstillung: Aufgrund des deutlich geringeren Blutvolumens bei Kindern im Vergleich zu Erwachsenen ist das sofortige Stoppen lebensbedrohlicher Extremitätenblutungen lebenswichtig und stellt daher die erste Maßnahme dar.

Entscheidungsfindung: Liegt eine lebensbedrohliche Situation vor?

Wenn Sie eine lebensbedrohliche Situation vorfinden, dann benötigt das Kind eine schnelle Beförderung. Lagern Sie den kleinen Patienten mittels einer achsengerechten Drehung auf ein geeignetes (pädiatrisches) Spineboard und machen Sie sich auf den Weg. Denken Sie daran, den gesamten Oberkörper zu unterpolstern, um den Kopf in Neutralposition zu lagern. Kindgerechte, auf die Körpergröße bemessene HWS-Orthesen sind sehr nützlich, besonders bei Kindern, die älter als ein Jahr sind, um sowohl das Kind als auch Sie daran zu erinnern, den Kopf nicht zu bewegen. Verlassen Sie sich nicht alleine auf die HWS-Orthese. Der Kopf muss zusätzlich mit Klebeband und entsprechenden Hilfsmitteln zur Kopffixierung stabilisiert werden. Kinder sind nicht schwer und können und sollten daher immer zügig befördert werden. *Es gibt nur sehr wenige Maßnahmen, die am Einsatzort durchgeführt werden müssen.* Zeit ist *der* entscheidende Faktor, ganz besonders bei Kindern. Die Zeit an der Einsatzstelle sollte 5 min nicht übersteigen, eine noch kürzere Verweilzeit ist anzustreben.

Verabreichen Sie allen kritischen pädiatrischen Patienten 100 % Sauerstoff. Bei nur kurzen Beförderungszeiten bis zur nächstgelegenen geeigneten Notaufnahme ist bei kritischen Patienten eine BMV der endotrachealen Intubation vorzuziehen. Nicht alle Notaufnahmen und Krankenhäuser sind von der materiellen und personellen Ausstattung her in der Lage, pädiatrische Notfälle zu behandeln.

Orientieren Sie sich an ▶ Tabelle 17.3 und treffen Sie frühzeitig Vorkehrungen für die Beförderung bei schwerwiegenderen Problemen, um dann, wenn eine dieser Verletzungen vorliegt, keine Zeit zu verlieren und das verletzte Kind zügig befördern zu können. Die Tabelle gibt eine beispielhafte Auflistung für Verletzungsmechanismen, die eine Einlieferung in die Notaufnahme einer Kinderklinik oder in ein für pädiatrische Notfälle geeignetes Traumazentrum nötig machen. Auch Brandverletzungen bei Kindern sowie Beinaheertrinken und Kopfverletzungen mit Bewusstseinsverlust gehören zu den Verletzungen, die ein geeignetes Zielkrankenhaus erfordern.

Wenn Ihr kleiner Patient einer Intervention bedarf, müssen Sie entscheiden, ob diese eine Zeitverzögerung bis zum Beginn der Beförderung rechtfertigt. Wägen Sie also ab, wie viel Zeit

Therapieoptimierung durch schnellstmöglichen Transport: Bei Nachweis eines generalisierten Verletzungsmechanismus oder bei schlechtem Zustand des Kindes führen Sie nur akut erforderliche Maßnahmen an der Einsatzstelle durch, die eine bestehende lebensbedrohliche Störung abwenden. Alle zusätzlichen Behandlungsmöglichkeiten werden während des Transportes vorbereitet und nach Bedarf ausgeführt.

Tabelle 17.3

Vorschläge von Kriterien, die zur Beförderung in eine Kinderklinik oder ein Traumazentrum für Kinder führen sollten

Kriterien
Atemwegsobstruktion
Invasive Maßnahmen zur Sicherung des Atemwegs erforderlich
Atemnot
Schock
Verminderter Bewusstseinszustand
Weite Pupille
GCS-Score < 13 Punkte
Pediatric Trauma Score < 8 Punkte
Verletzungsmechanismus (weniger verlässliche Kriterien) in Verbindung mit schweren Verletzungen: 1. Sturz aus ≥ 3 m Höhe 2. Mindestens ein Toter im gleichen Fahrzeug 3. Aus einem Fahrzeug nach Verkehrsunfall herausgeschleudert 4. Nach Verkehrsunfall ist der Motor in die Fahrgastzelle eingedrungen 5. Von einem PKW oder LKW als Fußgänger oder Fahrradfahrer angefahren 6. Frakturen in mehr als einer Extremität 7. Signifikante Verletzungen eines oder mehrerer Organsysteme

die Maßnahmen erfordern, wie dringlich sie sind, wie schwierig es ist, sie an der Einsatzstelle oder in der Zielklinik durchzuführen, und wie lange im Endeffekt die Gesamtverzögerung bis zur definitiven Versorgung im Krankenhaus ist. Handelt es sich um eine nur etwa 3 min dauernde Maßnahme wie beispielsweise ein intravenöser Zugang und beträgt die geschätzte Fahrzeit 30 min, sollten Sie die Maßnahme durchführen. Müssen Sie auf die Ankunft eines RTH warten, sollte die Wartezeit für die Durchführung von erforderlichen Maßnahmen genutzt werden. Stellen Sie aber vorher sicher, dass die Wirbelsäule Ihres Patienten ausreichend in der Beweglichkeit eingeschränkt, er gelagert und ansonsten beförderungsbereit ist. Lebensrettende Maßnahmen können bei einer bodengebundenen Beförderung auf dem Weg in die Zielklinik im RTW durchgeführt werden. Geben Sie frühzeitig Rückmeldung an die Leitstelle und das Zielkrankenhaus, damit in der Notaufnahme das benötigte Equipment und Personal bereitstehen. Führen Sie die Regelmäßige Verlaufskontrolle und die Erweiterte Untersuchung (Secondary Survey) unterwegs durch, sofern Sie dafür Zeit haben.

Wenn Sie nach der Vervollständigung der Ersteinschätzung die Situation nicht als kritisch einstufen, dann lagern Sie das Kind auf einem Spineboard und führen Sie nachfolgend eine Erweiterte Untersuchung *(Secondary Survey)* durch.

Vervollständigen Sie die Anlage von Verbänden oder Schienungen und erheben Sie den GCS- oder Pediatric-GCS-Wert. Auch sollten Sie die aufnehmende Klinik über den Zustand und das Verletzungsmuster des Kindes informieren.

Erweiterte Untersuchung

Wie beim erwachsenen Patienten messen Sie die Vitalparameter, führen eine Anamnese nach dem SAMPLE-Schema und eine vollständige Untersuchung von Kopf bis Fuß durch. Diese Untersuchung sollte auch eine detaillierte neurologische Untersuchung beinhalten. Während der neurologischen Untersuchung achten Sie darauf, ob das Kind leicht zu beruhigen ist oder ob Sie es ablenken können.

Potenziell lebensbedrohliche Verletzungen 17.5

Kopfverletzungen

Ein Schädel-Hirn-Trauma ist die häufigste Todesursache bei pädiatrischen Patienten. Da bei einem Kind der Kopf im Vergleich zu einem Erwachsenen überproportional groß ist, ist dies das am häufigsten verletzte Körperteil. Die bei einem Trauma einwirkende Kraft verursacht einen Teil der Gehirnverletzungen, der größere Teil wird allerdings erst nach einem Trauma geschädigt, wobei die Ursachen (insbesondere Hypoxie und Schock) häufig vermeidbar sind. Um diese sekundären Hirnverletzungen zu vermeiden, müssen Sie drei Punkte beachten:

1. *Verabreichen Sie Sauerstoff.* Eine Kopfverletzung erhöht die Stoffwechselrate der Hirnzellen und reduziert den Blutfluss zumindest zu einem Teil des Gehirns.

2. *Halten Sie den Blutdruck im Normbereich.* Bei Kindern im Vorschulalter sollte der systolische Blutdruck mindestens 80 mmHg, bei älteren 90 mmHg betragen, damit ein ausreichender Blutfluss zum Gehirn und damit eine ausreichende Sauerstoffversorgung gewährleistet ist. Es ist daher äußerst wichtig, die frühen Zeichen eines Schocks wie Tachykardie oder schlechte Perfusion zu erkennen und einen Flüssigkeitsmangel frühzeitig und konsequent auszugleichen. Eine frühzeitig auftretende Hypotonie stellt einen Prädiktor für einen schlechten Outcome des verletzten Kindes dar.

3. *Verhindern Sie eine Aspiration.* Patienten mit einem Schädel-Hirn-Trauma erbrechen häufig. Eine funktionierende Absaugung muss bei Kindern mit einem Schädel-Hirn-Trauma jederzeit verfügbar sein.

Eine Veränderung der Bewusstseinslage ist der beste Indikator für ein Schädel-Hirn-Trauma. Ein Kind, das in einer Notaufnahme mit einem von 13 auf 10 abgefallenen GCS-Wert eingeliefert wird, wird man anders behandeln als eines, das einen z. B. von 7 auf 10 angestiegenen GCS-Wert hat (▶ Tabelle 17.4 und 17.5). Beschreibungen wie „halb bewusstlos" sind nicht hilfreich. Achten Sie besser auf folgende Punkte: Reagiert das Kind auf Stimmen und Geräusche oder Schmerzen, greift es nach seinen Eltern, können Sie es beruhigen oder ablenken? Die Pupillenkontrolle ist bei jungen Patienten genauso wichtig wie bei Erwachsenen. Achten Sie außerdem darauf, ob sich die Augen sowohl nach links als auch nach rechts bewegen oder ob sie in einer Position verharren. Bewegen Sie dabei jedoch keinesfalls den Kopf des Kindes!

Kinder mit einem Schädel-Hirn-Trauma sind oftmals in besserer Verfassung als Erwachsene mit demselben Verletzungsgrad. Hat ein Kind ein Schädel-Hirn-Trauma und einen niedrigen GCS-Wert, kann es sich bei aggressiver medizinischer Behandlung, die sich auf ausreichende Oxygenierung, Beatmung und Aufrechterhaltung der Gehirnperfusion konzentriert, wieder gut erholen. Solange keine Zeichen einer Hirnstammeinklemmung (siehe Kapitel 10) vorliegen, dürfen Kinder wie Erwachsene nicht hyperventiliert werden. Sollten Kinder bestimmte Verletzungen wie z. B. eine Epiduralblutung aufweisen, benötigen sie schnellstmöglich eine neurochirurgische Intervention, um dem Gehirn die größtmögliche Chance auf eine vollständige

Tabelle 17.4

Glasgow Coma Scale

	Punkte	> 1 Jahr	< 1 Jahr	
Augen öffnen	4	Spontan	Spontan	
	3	Auf Ansprache	Auf laute Ansprache	
	2	Auf Schmerzreiz	Auf Schmerzreiz	
	1	Gar nicht	Gar nicht	

	Punkte	> 1 Jahr	< 1 Jahr	
Reaktion auf Schmerzreiz	6	Befolgt Aufforderungen		
	5	Lokalisiert Schmerzen	Lokalisiert Schmerzen	
	4	Zieht weg	Zieht weg	
	3	Abwehr: Beugung (Dekortikationshaltung)	Abwehr: Beugung (Dekortikationshaltung)	
	2	Abwehr: Streckung (Dezerebrationshaltung)	Abwehr: Streckung (Dezerebrationshaltung)	
	1	Gar nicht	Gar nicht	

	Punkte	> 5 Jahre	2 – 5 Jahre	0 – 23 Monate
Verbale Reaktion auf Ansprache	5	Orientiert	Angemessene Worte und Sätze	Lächelt, weint angemessen
	4	Desorientiert	Unangemessene Worte und Sätze	Weint
	3	Einzelne Worte	Weint oder schreit	Weint oder schreit unangemessen
	2	Geräusche	Stöhnt oder grunzt	Stöhnt oder grunzt
	1	Gar nicht	Gar nicht	Gar nicht

Tabelle 17.5

Pädiatrische Trauma-Skala

Punkte	+ 2	+ 1	– 1
Gewicht	> 20 kg	10 – 20 kg	< 10 kg
Atemwege	Frei und offen ohne Hilfsmittel	Orales oder nasales Hilfsmittel eingelegt	Intubiert, koniotomiert oder anderer invasiver Atemweg
Blutdruck	Puls am Handgelenk > 90 mmHg	Puls in der A. carotis oder femoralis 50 – 90 mmHg	Kein tastbarer Puls < 50 mmHg
Bewusstsein	Völlig wach	Jegliche Bewusstseinsstörungen	Nicht erweckbar
Offene Wunden	Keine	Bagatellverletzungen	Ausgedehnt oder penetrierend
Frakturen	Keine	Geschlossene	Offene oder mehrere Frakturen

Wiederherstellung zu geben. Bringen Sie daher ein Kind mit einem schweren Schädel-Hirn-Trauma in ein Traumazentrum, in dem es adäquat versorgt werden kann.

Thoraxverletzungen

Bei Kindern gibt es in der Regel sichtbare Zeichen von angestrengter Atmung wie eine erhöhte Atemfrequenz, Grunzen, Nasenflügeln und Einziehungen zwischen den Rippen und am Jugulum. Seien Sie sich bewusst, dass die normale Atemfrequenz höher als bei Erwachsenen ist (siehe Tabelle 17.2). Atmet ein kleines Kind mit mehr als 40 Atemzügen/min oder ein Säugling mit mehr als 60 Atemzügen/min, sind dies jedoch Zeichen von Atemnot und angestrengter Atmung. Jedes Kind, das eine angestrengte Atmung zeigt, profitiert von der sofortigen Sauerstoffgabe. Vereinzelte grunzende Atemgeräusche sind nicht als bedenklich zu werten, anhaltendes Grunzen jedoch zeigt die Notwendigkeit einer assistierten Beatmung an. *Nasenflügeln* sieht in etwa so aus wie die Atmung eines Kaninchens, ein „flügelndes" Kind hat Stress bei der Atmung. Auch Einziehungen suggerieren, dass das Kind nach Luft ringt. Wenn eines oder mehrere dieser Zeichen andauern, sollten Sie alarmiert sein, da etwas mit dem Atemsystem nicht in Ordnung zu sein scheint. Es könnte beispielsweise ein Pneumo- oder Hämatothorax, eine Lungenkontusion oder eine Fremdkörperverlegung vorliegen.

Für Kinder mit einem stumpfen Thoraxtrauma besteht ein hohes Pneumothoraxrisiko. Aufgrund des kleinen Brustkorbs sind seitendifferente Atemgeräusche schwieriger als bei Erwachsenen zu erkennen. Auch die Diagnose Spannungspneumothorax lässt sich nur sehr schwierig stellen, der kurze, kräftige Hals macht das Erkennen von gestauten Halsvenen oder einer Trachealverschiebung fast unmöglich. Entwickelt sich ein Spannungspneumothorax, verlagern sich Herz und Trachea weg von der betroffenen Seite. Um eine mögliche Verlagerung des Herzes erkennen zu können, sollten Sie den Punkt, an dem Sie den Herzschlag am stärksten tasten können, mit einem „x" markieren. Kontrollieren Sie wiederholt diesen Punkt, dies unterstützt im Fall einer Verschiebung die auskultatorischen Befunde und vereinfacht die Entscheidungsfindung zur Thoraxentlastungspunktion. Wie in Kapitel 7 beschrieben, kann diese Maßnahme lebensrettend sein.

Kinder im vorpubertären Alter haben hochelastische Thoraxwände. Rippenfragmente, lose Thoraxfragmente, eine Perikardtamponade oder Aortenrupturen werden daher glücklicherweise nur selten zu sehen sein. Lungenkontusionen dagegen kommen häufiger vor. Hat ein Kind eine Rippenfraktur oder ein bewegliches Thoraxwandfragment, ist dies Folge einer signifikanten Gewalteinwirkung auf den Brustkorb, so dass auch bei (noch) fehlender klinischer Symptomatik von erheblichen inneren Verletzungen auszugehen ist.

Abdominelle Verletzungen

Die zweithäufigste traumabedingte Todesursache sind innere Blutungen als Folge einer Ruptur von inneren Organen. Als häufige Unfallmechanismen sind Verkehrsunfälle, Fahrradstürze, Sportverletzungen und Kindesmissbrauch zu nennen. Leber und Milz werden beim Erwachsenen durch den unteren Brustkorb geschützt, bei Kindern jedoch reichen sie bis unter die Rippen, wodurch sie für ein stumpfes Trauma besonders gefährdet und für erhebliche, schwierig zu diagnostizierende Blutungen verantwortlich sind. Aufgrund der mangelnden Abschirmung und der in Relation gesehen größeren Ausmaße von Leber und Milz kommt es leichter zu Rupturen. Abdominelle Verletzungen sind präklinisch schwierig zu diagnostizieren. Ein Kind kann trotz nur minimaler äußerer Anzeichen eines Traumas schwere innere Verletzungen erlitten haben. Jedes Kind mit Abdruckspuren eines Sicherheitsgurtes oder sonstigen Prellmarken am Abdomen sollte so behandelt werden, als ob es innere Verletzungen davongetragen hätte. Alarmzeichen sind eine gespannte Bauchdecke, Prellmarken und Schockzeichen. Wenn ein

Kind ein stumpfes Thorax- oder Abdominaltrauma hat, seien Sie auf einen Schock und dessen Behandlung vorbereitet. Die Kapsel einer kindlichen Leber oder Milz ist dicker als die eines Erwachsenen, eine Blutung ist daher oft auf das Organ begrenzt. Hat das Kind nach einem stumpfen Trauma einen Schock und können Sie keine sichtbare Blutungsquelle erkennen, sollten Sie sich für ein sofortiges Load-go-and-treat entscheiden. Lebensrettende Maßnahmen können Sie während der Fahrt durchführen. Ist die Beförderungszeit nur kurz (5–10 min), ist die Anlage eines intravenösen Zugangs nicht zwangsläufig notwendig. Wenn der Zustand des Kindes kritisch und die Fahrzeit lang ist, versuchen Sie nicht mehr als zweimal, eine Venenpunktion durchzuführen. Sind diese Versuche vergeblich, so legen Sie einen intraossären Zugang und verabreichen Sie notwendige Infusionen über diesen. Weinende Kinder haben wie Kinder mit einem erlittenen Bauchtrauma die Tendenz zu erbrechen, seien Sie darauf vorbereitet!

Wirbelsäulenverletzungen

Obwohl Kinder nur einen kurzen Hals, einen großen Kopf und recht lockere Bandstrukturen haben, sind HWS-Verletzungen vor der Pubertät eher ungewöhnlich. Grundsätzlich sollten Sie bei allen Kindern mit einer möglichen Wirbelsäulenbeteiligung im Rahmen eines Traumas eine vollständige Bewegungseinschränkung durchführen. Wenn Sie den Kopf des Kindes ausreichend mit Kissen, Handtüchern oder anderen Hilfsmitteln fixieren können, ist es nicht zwingend notwendig, eine HWS-Orthese anzulegen. Denken Sie, wenn möglich, daran, aus allen Lagerungs- und Fixierungsmaßnahmen ein Spiel zu machen. Binden Sie, wenn möglich, die Eltern oder andere Vertrauenspersonen des Kindes mit ein. Achten Sie bei all Ihren Maßnahmen darauf, dass eine gute Thoraxbeweglichkeit und damit eine ungehinderte Atmung weiterhin möglich bleiben. Wie oben bereits erwähnt müssen Sie bei Kindern unter acht Jahren den Oberkörper bzw. die Schultern etwas unterpolstern, um den Kopf in Neutralposition zu halten.

17.6 Kinderrückhaltesysteme und Kindersitze

Ereignet sich ein Autounfall, so ist das Verletzungsrisiko bei einem korrekt angeschnallten und gesicherten Kind deutlich geringer als bei nicht angegurteten Insassen. Ein in einem Kindersitz angegurtetes Kind kann im Sitz belassen befördert werden. Untersuchen und behandeln Sie das Kind so wie jeden anderen Traumapatienten. Erscheint das Kind unverletzt, umpolstern Sie den Kopf des Kindes und fixieren diesen dann mit Klebeband direkt am Kindersitz (▶ Abbildung 17.7a bis d).

Diese Methode zur Beförderung eines Kindes dürfen Sie jedoch nur dann anwenden, wenn es vollständig unverletzt zu sein scheint. Finden Sie einen Hinweis auf eine ernsthafte Verletzung, holen Sie das Kind aus dem Kindersitz und stabilisieren Sie es mit kindgerechter Ausrüstung, einem geeigneten Spineboard oder Ähnlichem. Moderne Automodelle haben zum Teil fest eingebaute Kinderrückhaltesysteme. Diese können nicht ausgebaut werden, so dass Sie das Kind aus diesem Sitz herausheben und ebenfalls auf einem kindgerechten Spineboard in seiner Beweglichkeit einschränken müssen.

17.6 Kinderrückhaltesysteme und Kindersitze

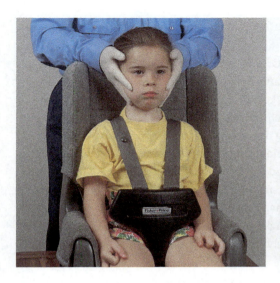

Abbildung 17.7a: Ein Helfer stabilisiert den Sitz in aufrechter Position. Eine manuelle Stabilisierung der HWS wird durch den gesamten Ablauf hindurch aufrechterhalten.

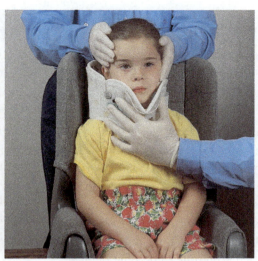

Abbildung 17.7b: Ein zweiter Helfer legt eine korrekt abgemessene HWS-Orthese an. Ist keine vorhanden, improvisieren Sie mit gerollten Handtüchern oder Ähnlichem.

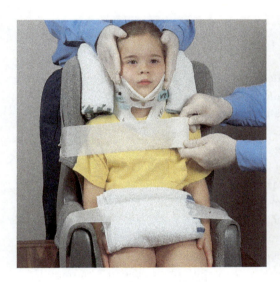

Abbildung 17.7c: Der zweite Helfer legt ein kleines Laken oder Handtuch auf die Oberschenkel des Kindes. Mit breitem Pflaster oder Gurten werden Thorax und Beckenregion am Sitz gesichert.

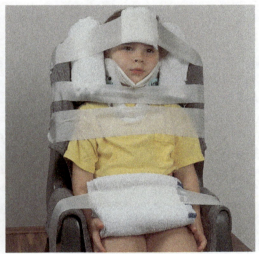

Abbildung 17.7d: Helfer Nr. 2 füllt die Lücken zwischen Kopf und Sitz mit gerollten Laken oder Handtüchern aus. Der Kopf wird als Letztes mit Pflasterstreifen über die Stirn und die HWS-Orthese gesichert. Kleben Sie keine Streifen über das Kinn, um Druck auf den Hals zu vermeiden. Patientin und Sitz können jetzt zusammen zum RTW getragen und auf der Trage mit Gurten befestigt werden. Erhöhen Sie das Kopfteil der Trage.

Merke: Trauma bei Kindern

1 Kinder benötigen eine spezielle Ausrüstung. Ohne diese können Sie Patienten im Kindesalter nicht angemessen behandeln (siehe Tabelle 17.1).

2 Atemwegssicherung, Ventilation und Oxygenierung stehen neben der Kreislauftherapie beim kindlichen Trauma im Vordergrund. Die präklinische Intubation ist schwierig und sollte gut überlegt sein. Mit der Entwicklung von neuartigen Cuff-Systemen können auch bei kleinen Kindern blockbare Endotrachealtuben angewandt werden. Regelmäßige Verlaufskontrollen und eine permanente Kontrolle des $etCO_2$ sind bei allen Beatmungsformen zwingend.

3 Auf Grund stark ausgeprägter Kompensationsmechanismen können Kinder auch im frühen Schockgeschehen überraschend gut aussehen. Verschlechtert sich ihr Zustand, dann geschieht dies häufig dramatisch. Seien Sie vorbereitet, wenn Ihnen eine lange Beförderungszeit bevorsteht und entweder der Verletzungsmechanismus oder Ihre Untersuchung Hinweise auf einen möglichen hämorrhagischen Schock geben. Verabreichen Sie Flüssigkeit in einzelnen Boli von 20 ml/kg Körpergewicht und achten Sie auf die Reaktion des Kindes.

4 Sie sind der Einzige, der die Einsatzstelle sieht. Achten Sie auf Zeichen für Kindesmissbrauch.

FALLBEISPIEL – Fortsetzung

Die integrierte Rettungsleitstelle hat Sie als diensthabende NEF-Besatzung zu einem von einem PKW überrollten zweijährigen, jetzt bewusstlosen Kind disponiert. Sie treffen zeitgleich mit dem mitalarmierten RTW ein. Der Vater führt Sie ins Wohnzimmer und berichtet, dass der Sohn vom rückwärts fahrenden Auto beim Ausparken auf dem Hof erfasst und überrollt worden sei. Er habe ihn sofort in das Haus getragen und auf die Couch gelegt. Sie finden einen zweijährigen Jungen vor, der still auf dem Rücken auf dem Sofa liegend von seiner Mutter gestreichelt und gerufen wird, ohne dass darauf eine Reaktion erfolgt. Der Gesamteindruck ist schlecht, der kleine Patient ist blass und kaltschweißig, auf Berührung und Ansprache durch die Mutter ist keine Reaktion erkennbar. Relevante äußerliche Blutungen sind nicht ersichtlich.

Auf das Ansprechen und anschließenden Schmerzreiz durch den Notarzt erfolgt keinerlei Reaktion. Während der NEF-Assistent vom Kopf aus die HWS mit den Händen stabilisiert, überprüft der Teamleiter den Atemweg, der frei ist. Die Spontanatmung ist flach und mit einer geschätzten Frequenz von 8/min nicht ausreichend. Der periphere Puls ist an der A. radialis kräftig und normal tastbar. Der Teamleiter veranlasst eine assistierte Beatmung mit Beutel-Maske-System durch den NEF-Assistetenten, der dazu den Kopf des Kindes zwischen seinen Knien fixiert.

Aufgrund des Unfallmechanismus entscheidet sich der Notarzt für eine Schnelle Trauma-Untersuchung. Dabei fällt ein Hämatom an der rechten Schläfe auf, das Gesicht weist mehrere Schürfverletzungen auf. Der Notarzt sieht keine Blutung aus Nase oder Ohren, kein Battle Sign und kein Monokel- oder Brillenhämatom um die Augen. Das Mittelgesicht ist stabil. Im Nacken sind kein Muskelhartspann und keine Deformität tastbar. Die Halsvenen sind flach, die Trachea ist mittig tastbar. Der Brustkorb zeigt linksseitig Hautabschürfungen, ist aber stabil ohne Hinweis auf Rippenfrakturen. Das Atemgeräusch ist beidseits vesikulär. Die Herztöne sind gut hörbar und normofrequent. Im Oberbauchbereich finden sich ebenfalls Hautabschürfungen und Prellmarken, bei der Palpation in diesem Bereich stöhnt das Kind und zeigt Abwehrbewegungen. Das Becken ist stabil. Beim Abtasten der Oberschenkel fallen weder Deformitäten noch Schwellung oder Instabilität auf. Beim Überblicken sind keine relevanten Blutungen im Extremitätenbereich festzustellen. Auf Schmerzreiz erfolgen Abwehrbewegungen an allen Extremitäten seitengleich.

Da es sich bei dem zweijährigen Jungen um einen polytraumatisierten Load-go-and treat-Situation vor. Der kleine Patient wird unter achsengerechter Drehung bei unauffälligem Untersuchungsbefund der Wirbelsäule und des Rückens mit einem Kinderfixierungsset auf ein Spineboard gedreht und in den RTW verbracht. Wegen des schweren Verletzungsmusters wird im Team beschlossen, das nächstgelegene Krankenhaus der Maximalversorgung mit neurochirurgischer Abteilung anzufahren. Auf Grund der bestehenden Bewusstlosigkeit erfolgt im RTW eine neurologische Untersuchung, bei der ein GCS-Wert von 9 (Augen 2, Sprache 2, Motorik 5) erhoben wird. Bei der Pupillenkontrolle fällt auf, dass die linke Pupille mit 6 mm geringfügig weiter ist als die rechte mit 4 mm bei seitengleicher prompter Lichtreaktion. Einklemmungszeichen liegen nicht vor. Der Blutzucker liegt bei 110 mg/dl und kann als Ursache der Bewusstlosigkeit ausgeschlossen werden. Die weiteren Untersuchungswerte zeigen einen Blutdruck von 110/65 mmHg, die Herzfrequenz liegt bei 120/min, unter assistierter Beatmung mit Demandventil liegt die periphere Sauerstoffsättigung bei 96 %. Das angelegte EKG zeigt einen regelmäßigen Sinusrhythmus. Die zwischenzeitlich durchgeführte SAMPLE-Anamnese durch die Eltern ergibt keine Allergien oder Vorerkrankungen.

Bei unter assistierter Beatmung guter Oxygenierung und weiterhin stabiler Kreislaufsituation wird auf eine invasivere Atemwegssicherung verzichtet. Aufgrund schlechter Venenverhältnisse erfolgt die Anlage einer intraossären Nadel in der rechten proximalen Tibia, an die eine Infusion zum Offenhalten des Zugangs angehängt wird.

Während des Transports in die Zielklinik ergeben die Regelmäßigen Verlaufskontrollen keine Änderung des Zustands. Im Schockraum kann das Kind kreislaufstabil mit mittlerweile suffizienter Spontanatmung übergeben werden. In der anschließenden Diagnostik stellen sich eine nicht operationsbedürftige zerebrale Kontusionsblutung und ein subkapsuläres Milzhämatom heraus, das ohne operativen Eingriff abheilt. Nach einigen Tagen Überwachung kann das Kind wohlbehalten nach Hause entlassen werden.

FALLBEISPIEL – Zusammenfassung

Bereits der Unfallmechanismus (Kind von Auto überrollt) ließ auf eine generalisierte Gewalteinwirkung schließen. Die Ersteinschätzung bestätigte diesen Verdacht. Auf Grund des Unfallmechanismus sowie des anzunehmenden Schädel-Hirn-Traumas wurde konsequent eine Bewegungseinschränkung der Wirbelsäule durchgeführt. Durch die schnelle Lösung des B-Problems (initial unzureichende Spontanatmung) durch assistierte BMV konnten schnell stabile Verhältnisse erreicht werden. Auf eine endotracheale Intubation wurde bewusst verzichtet, um diese bei Erfordernis unter optimalen Bedingungen im Krankenhaus durchzuführen. Aufgrund des beschriebenen Verletzungsmusters und des Alters des Patienten war die Auswahl eines Krankenhauses mit neurochirurgischer Abteilung und Kinderintensivstation erforderlich.

ZUSAMMENFASSUNG

Um eine gute Versorgung von traumatisierten Kindern zu gewährleisten, müssen Sie die geeignete Ausrüstung mitführen, wissen, wie Sie mit verängstigten oder eingeschüchterten Patienten umgehen sollten, die normalen Vitalparameter in den einzelnen Altersklassen kennen und mit den gängigen Verletzungsmustern vertraut sein. Ihre Vorgehensweise ist genauso wie bei Erwachsenen. Wenn Sie den ITLS-Algorithmus korrekt durchführen, bekommen Sie alle benötigten Informationen, um anschließend die korrekten Entscheidungen treffen zu können. Konzentrieren Sie sich auf Einschätzung und Management der Atemwege des Kindes, der Atmung und des Kreislaufs. Achten Sie dabei auf die konsequente Durchführung einer manuellen Bewegungseinschränkung der HWS.

LITERATURHINWEISE

Bliss, D., M. Silen. „Pediatric thoracic trauma". *Crit Care Med*, Vol. 20 (2002), Seite S409–S415.

Dietrich, A. et al. „Pediatric International trauma life support". 3rd ed. Oakbrook Terrace, IL. *International Trauma Life Support* (2009).

DiRusso, S. et al. „Intubation of pediatric trauma patients in the field: Prediction of negative outcome despite risk stratification". *Journal of Trauma*, Vol. 59 (2005), Seite 84–91.

Fleicher, G. R. et al. „Textbook of pediatric emergency medicine". 5th ed. Philadelphia: *Lippincott Williams & Wilkins* (2005).

Gausche, M., Lewis R. J. und andere. „Effect of Out-of-Hospital Pediatric Endotracheal Intubation on Survival and Neurologic Outcome: A Controlled Clinical Trial." *JAMA*, Vol. 283, No. 6 (2000), Seite 783.

Holmes, J. F. et al. „A clinical decision rule for identifying children with thoracic injuries after blunt torso trauma". *Ann Emerg Med*, Vol. 39 (2002), Seite 492–499.

Holmes, J. F. et al. „Identification of children with intra-abdominal injuries after blunt trauma". *Ann Emerg Med*, Vol 39 (5) (2002), Seite 500–509.

Kokoska, E. R. et al. „Characteristics of pediatric cervical-spine injuries". *J Pediatr Surg*, Vol. 36 (2001), Seite 100–105.

Kuppermann, N. et al. „Identification of children at very low risk of clinically-important brain injuries after head trauma: a prospective cohort study". *Lancet*, Vol. 374 (9696) (2009), Seite 1160–1170.

Marx, J. A. et al. „Rosen's emergency medicine". 7th ed. Philadelphia: *Mosby/Elsevier* (2010).

Viccellio, P. et al. „A prospective multicenter study of cervical-spine injury in children". *Pediatrics*, Vol. 108 (2001), Seite E20.

Vitale, M. G. et al. „Epidemiology of pediatric spinal cord injury in the United States". *J Pediatr Orthop*, Vol. 26 (2006), Seite 745–749.

Wall, R. M., M. F. Murphy. „Manual of emergency airway management". 3rd ed. Philadelphia: *Lippincott Williams & Wilkins* (2008).

Trauma im Alter

18.1	**Pathophysiologie des Alterns**	351
18.2	**Untersuchung und Behandlung älterer Traumapatienten**	353
18.3	**Schnelle Trauma-Untersuchung oder Gezielte Untersuchung**	355
Zusammenfassung		358
Literaturhinweise		359

18 Trauma im Alter

Lernziele für ITLS-Basic- und -Advanced-Anwender

Nach dem Lesen dieses Kapitels sollten Sie in der Lage sein:

1. Die alterungsbedingten physiologischen Veränderungen zu benennen und deren Einfluss auf den Untersuchungsgang bei geriatrischen Patienten erklären zu können.

2. Die Untersuchung bei geriatrischen Traumapatienten beschreiben zu können.

3. Die Behandlung geriatrischer Traumapatienten zu erklären.

> **FALLBEISPIEL**
>
> Ein RTW wird zu einem älteren männlichen Patienten gerufen. Der Leitstellendisponent sagte, die Ehefrau sei bei dem Patienten. Ihr Mann sei bei Bewusstsein, habe aber eine große Beule am Kopf. Bei Ankunft wird die Einsatzstelle als sicher befunden. Ein älterer Mann, circa 80 Jahre alt, liegt am Fuß einer zehnstufigen Treppe. Der Patient ist scheinbar bei Bewusstsein und zeigt gezielte Bewegungen der Extremitäten. Es imponiert ein großes Hämatom an der linken Schläfe. Die Ehefrau sagt, ihr Mann verhalte sich geistig nicht wie gewohnt. Was müssen Sie beachten, wenn Sie zu diesem Notfall gerufen werden? Welche Untersuchung ist notwendig? Besteht ein höheres Risiko zusätzlicher Verletzungen gegenüber jüngeren Patienten? Ist dies ein Load-go-and-treat-Situation? Kann auf Ganzkörperimmobilisation verzichtet werden? Behalten Sie diese Fragen im Hinterkopf, während Sie das Kapitel bearbeiten. Das Fallbeispiel wird am Ende des Kapitels fortgesetzt.

Die statistischen Auswertungen der letzten Jahre bestätigen den Trend der „älter werdenden Gesellschaft" mit einem stetig zunehmenden Anteil „älterer" Menschen. Bereits jetzt stellt diese Gruppe einen großen Teil der Patienten in Rettungsdienst und Krankenbeförderung dar.

Zu den „älteren" Menschen zählen wir im allgemeinen Verständnis Personen, die 65 Jahre und älter sind, da hier das so genannte Rentenalter erreicht ist. Diese chronologische Festlegung ist allerdings unzureichend. Sie berücksichtigt nicht die biologischen Vorgänge im Körper wie z. B. die Abnahme der Neuronenzahl, die herabgesetzte Nierenfunktion und die verminderte Elastizität von Haut und Gewebe.

Generell betrachtet reagieren geriatrische Patienten wesentlich schlechter auf Verletzungen als jüngere Betroffene. Auch relativ leichte Verletzungen enden für die ältere Patientengruppe nicht selten tödlich. So ist es nicht verwunderlich, dass laut Statistik Stürze, thermische Einflüsse und Verkehrsunfälle häufige Todesursachen in diesem Lebensabschnitt sind.

Eine Großzahl der Verletzungen im Alter resultiert aus Stürzen mit den typischen Frakturen von Oberschenkel, Hüfte und Handgelenken sowie Kopfverletzungen. Unfälle mit Kraftfahrzeugen sind die Ursache für etwa 25 % der Todesfälle, auch wenn diese Patientengruppe wesentlich weniger Kilometer zurücklegt. Die Unfallhäufigkeit der Patienten über 65 Jahre wird nur noch von den unter 25-Jährigen übertroffen. Thermische Schädigungen sind verantwortlich für 8 % der letalen Verletzungen, wobei hier Inhalationstraumen, Verbrühungen und Verbrennungen sowie Verletzungen durch Kontakt mit elektrischem Strom zusammengefasst werden.

Bisher wurde wenig über den traumatisierten geriatrischen Patienten veröffentlicht. Dieses Kapitel beschäftigt sich mit den normalen physiologischen Veränderungen während des Alterns, um Sie in die Lage zu versetzen, dieser Patientengruppe eine optimale Versorgung zukommen zu lassen. Das Verständnis der Erkrankungen und Prozesse des älteren Patienten erleichtert die Vorhersage der physiologischen Reaktionen nach einem Trauma.

Pathophysiologie des Alterns 18.1

Das Altern ist ein graduell verlaufender Prozess, in dessen Verlauf Veränderungen der Körperfunktionen auftreten können. Diese Veränderungen sind zum Teil mit verantwortlich für ein erhöhtes Verletzungsrisiko in der Gruppe der geriatrischen Patienten.

Atemwege Mögliche Veränderungen im Bereich der oberen Atemwege sind z. B. Zahndefekte, Zahnfleischerkrankungen sowie Zahnprothesen. Lockere Zahnkronen, Verblendungen, lose Brücken und Zahnfüllungen erhöhen die Gefahr von Atemwegsobstruktionen bei traumatisierten Patienten.

Atmung Veränderungen der Atmung beginnen bereits im frühen Erwachsenenalter und verstärken sich jenseits des 60. Lebensjahrs zusehends. Die Zirkulation innerhalb des Lungenkreislaufs nimmt um bis zu 30 % ab, was zu einem verringerten Gasaustausch auf alveolärer Ebene führt. Die zusätzliche Reduktion der thorakalen Beweglichkeit und der Flexibilität der Interkostalmuskulatur ist Ursache für eine verringerte Inspirationszeit, was wiederum eine Erhöhung der Atemfrequenz zur Folge hat. Die pulmonale Vitalkapazität und auch das Atemzugvolumen werden herabgesetzt durch eine Vergrößerung des Residualvolumens (Restvolumen, das in der Lunge nach maximaler Exspiration verbleibt). Auch das inspiratorische und exspiratorische Reservevolumen können reduziert sein. Rauchen und die Arbeit mit Gefahrstoffen und Stäuben können die erwähnten Veränderungen noch verstärken.

Herz-Kreislauf-System Aufgrund von Veränderungen am Herz und in den Blutgefäßen nimmt die Zirkulation bei älteren Patienten ab. Herzleistung und Schlagvolumen können zurückgehen und die Reizweiterleitung am Herz gestört sein. Die Funktion der Herzklappen nimmt ebenfalls ab. Diese Veränderungen können eine Herzinsuffizienz mit konsekutivem Lungenödem bedingen. Arteriosklerose tritt häufiger im Verlauf des Alterns auf, wodurch es zu einer verringerten Flexibilität der Gefäßwände und damit zu einem erhöhten vaskulären Widerstand kommt. Hieraus resultiert bei älteren Patienten oft ein erhöhter Blutdruck, der sich im Alltag nicht bemerkbar macht. Bei diesen Patienten bedeutet das verletzungsbedingte Absinken des systolischen Drucks von z. B. 160 mmHg auf 120 mmHg eine erhebliche Veränderung. Für junge Patienten unkritisch, kann dieser Druckabfall bei älteren Menschen zu einer stark verminderten peripheren Zirkulation führen.

Neurologische und sensorische Funktionen Mit dem Altern kommt es zu einigen physiologischen Veränderungen im Gehirn. Die Gesamthirnmasse schrumpft, die äußerste Hirnhaut, die Dura mater, ist jedoch fest mit der Schädelwand verwachsen. Damit vergrößert sich der epidurale Zwischenraum und durch die geringere Schutzfunktion auch die Gefahr eines Hämatoms im Fall eines traumatischen Geschehens. Des Weiteren kommt es zu einer Verhärtung und Verengung sowie zu einem Verlust der Elastizität von das Gehirn versorgenden Arterien. Ein Schleudertrauma führt dann möglicherweise zum Abriss eines Blutgefäßes und zu einer intrakraniellen Blutung.

Durch einen alterungsbedingten reduzierten Blutfluss zum Gehirn kann es auch zu einer Verminderung der sensorischen Funktionen kommen. Schmerzempfindung, Hör- und Sehvermögen sowie andere Reizempfindungen können gestört oder verlangsamt sein. Viele ältere Patienten haben auch eine verminderte Schmerzwahrnehmung aufgrund von chronischen Erkrankungen (z. B. Rheuma oder Arthritis) oder aufgrund einer dauerhaften Schmerzmedikation. Durch diesen Umstand kann es schwerfallen, nach einem traumatischen Geschehen Verletzungen festzustellen. Weitere Zeichen für eine verminderte zerebrale Zirkulation aufgrund des Alterungsprozesses können Verwirrtheit, Desorientierung, Vergesslichkeit, veränderte Schlafgewohnheiten sowie mentale Störungen und Verhaltensauffälligkeiten sein. Es kann zu einer Verminderung oder zum völligen Verlust der Kompensation eines Schockgeschehens kommen.

Thermoregulation Die Funktion der Wärmeregulation kann bei älteren Patienten gestört sein. Es kann dazu kommen, dass auf eine Infektion nicht mit Fieber reagiert wird oder aber dass der Patient nach einem Trauma nicht mehr in der Lage ist, die normale Körpertemperatur zu erhalten. Ein geriatrischer Patient mit einer Beckenfraktur nach Sturz kann trotz normaler Raumtemperatur eine Hypothermie erleiden.

Renales System Durch die Abnahme der funktionalen Nephronen in den Nieren von älteren Patienten kommt es zu einer verminderten Filtration und damit auch zu einer verringerten Ausscheidung von Urin und Medikamenten.

Stütz- und Bewegungsapparat Geriatrische Patienten zeigen häufig Veränderungen in der Körperhaltung. Es kommt zu einer Abnahme der Körpergröße auf Grund einer verringerten Bandscheibenstärke, eine Beugung in Knie- und Hüftgelenk sowie eine verminderte Muskelstärke können auftreten. Diese Degeneration kann zur Verkrümmung der Wirbelsäule (Kyphose) und somit zur einfachen „S-Form" führen, was bei älteren Patienten oft eine stark vorgebeugte Körperhaltung verursacht. Die Patienten leiden häufig unter einer fortgeschrittenen Osteoporose (verminderte Knochendichte), welche sie anfälliger für Frakturen macht. Schließlich kommt es zu einer Schwächung der Muskeln und Knochen aufgrund mangelnder körperlicher Aktivität, was wiederum zu Frakturen selbst bei kleinen Unfällen führen kann.

Gastrointestinales System Speichelproduktion, Mobilität des Ösophagus sowie die Produktion von Magensäure können im Alter reduziert sein, was zu einer Störung bei der Aufnahme von Nahrung führen kann. Verstopfungen und Stuhlverhalt sind häufige Folgen. Die Leber kann auf Grund von Erkrankungen vergrößert sein, was auch in Verbindung mit Mangelernährung zu einer Funktionsstörung führen kann. Der Abbau von Medikamenten kann durch diese Störung behindert sein.

Immunsystem Im Verlauf des Alterungsprozesses kann der Patient Probleme bei der Abwehr von Infektionen entwickeln. Patienten mit vermindertem Ernährungsstatus haben ein erhöhtes Infektionsrisiko bei offenen Wunden, intravenösen Zugängen sowie Lungen- und Nierenerkrankungen. Ein geriatrischer Patient kann, auch wenn keine ernsthaften Verletzungen vorliegen, aufgrund eines geschwächten Immunsystems eine Sepsis entwickeln und daran sterben.

Weitere Veränderungen Die Gesamtwassermenge und die Menge der Zellen nehmen im Alter ab und der Körperfettanteil steigt. Es kann zu einer verringerten Kompensationsfähigkeit der regulativen Systeme bei Verletzungen und Erkrankungen kommen.

Medikationen Viele geriatrische Patienten nehmen diverse Medikamente, die im Fall eines Traumas die Kompensationsvorgänge im Körper behindern können. Antikoagulanzien können die Gerinnungszeit verlängern. Antihypertensiva und Medikamente zur peripheren Vasodilatation können die Kompensation einer verletzungsbedingten Hypovolämie durch Vasokonstriktion behindern. Betablocker können im Fall einer Hypovolämie die notwendige Anhebung der Herzfrequenz unterbinden.

Eine ganze Reihe von alterungsbedingten Veränderungen trägt erheblich zu einem erhöhten Verletzungsrisiko bei geriatrischen Patienten bei:

1. Verlangsamte Reflexe.
2. Sehbehinderungen.
3. Schwerhörigkeit.

4. Arthritis.
5. Anfällige Haut und Blutgefäße.
6. Brüchige Knochen.

Die altersbedingten Veränderungen stehen in direkter, ursächlicher Verbindung mit speziellen Verletzungsarten wie z. B. Stolpern über Möbel oder Treppensturz. Weitere Untersuchungen ergeben häufig, dass diese Verletzungen oft im Zusammenhang mit einer verminderten Sinnesfunktion (wie etwa dem eingeschränkten Sehvermögen) wie auch mit einer Synkope, Haltungsfehlern, vorübergehender Einschränkung der zerebrovaskulären Perfusion oder auch Alkohol- oder Medikamenteneinfluss stehen. Veränderungen der Wahrnehmung und ein verlangsamtes Reaktionsvermögen tragen ebenso zu Verletzungen bei älteren Mitmenschen bei. Während der Versorgung eines geriatrischen Traumapatienten ist immer zu bedenken, dass die Prioritäten dieselben wie bei allen Traumapatienten sind. Trotzdem sind drei wichtige Punkte zu beachten:

1. Die Funktionen des kardiovaskulären, pulmonalen und renalen Systems können gegenüber denen von jüngeren Patienten vermindert sein.
2. Bei der Versorgung des geriatrischen Traumapatienten kann es aufgrund von chronischen Erkrankungen zu Komplikationen kommen.
3. Frakturen treten schon bei geringerer Krafteinwirkung auf.

Untersuchung und Behandlung älterer Traumapatienten 18.2

Bei der Untersuchung geriatrischer Patienten müssen, wie bei allen Patienten, Prioritäten, Maßnahmen und lebensbedrohliche Umstände beachtet werden. *Dabei muss immer berücksichtigt werden, dass im Gegensatz zu den anderen Patientengruppen für den älteren Patienten schon leichtere Verletzungen einen letalen Ausgang haben können.* Hinzu kommt, dass es oft schwierig ist, die alterungsbedingten Veränderungen oder Folgen einer chronischen Erkrankung von den direkten Folgen eines Traumas zu unterscheiden. Die Hauptbeschwerden können trivial erscheinen, weil der Patient wirklich wichtige Symptome nicht angibt. Sie müssen daher eine gründliche Abfrage und Suche nach Zeichen und Symptomen unternehmen. Bei älteren Patienten ist es nicht ungewöhnlich, dass diese unter mehreren Erkrankungen oder Verletzungen leiden. Bedenken Sie bitte, dass der Patient eine andere Reaktion als ein jüngerer Patient gegenüber Schmerz, Hypoxie oder Hypovolämie haben kann. Sie dürfen den Zustand Ihres Patienten niemals unterschätzen.

Mit Kommunikationsproblemen im Umgang mit älteren Patienten können Sie aufgrund von Hör- oder Sehstörungen, aber auch aufgrund von Depressionen konfrontiert werden. Dennoch sollte der Patient nicht bevormundet werden. Vermeiden Sie Fremdanamnesen, wenn der Patient willens und in der Lage ist zu kommunizieren und Ihnen verlässliche Auskünfte geben kann. Jedoch kann es passieren, dass der Patient Symptome herunterspielt oder verschweigt, aus Angst, in Abhängigkeit zu geraten, bettlägerig zu werden oder aber in eine Pflegeeinrichtung eingewiesen zu werden. Auch die Angst vor dem Verlust der Selbstständigkeit kann zu mangelnder Bereitschaft zur Auskunft führen. Erklären Sie alle Maßnahmen, besonders die Entfernung von Kleidung vor der körperlichen Untersuchung.

Bei geriatrischen Traumapatienten gibt es weitere Unterschiede zu bedenken. Periphere Pulse sind oft schwierig zu tasten. Mehrere Lagen von Oberbekleidung behindern die körperliche Untersuchung. *Sie müssen außerdem häufig zwischen Zeichen und Symptomen von chronischen Erkrankungen und akuten Beschwerden unterscheiden, wie z. B.:*

1. Der Patient kann auffällige Atemgeräusche ohne pathologische Ursache aufweisen.
2. Der Verlust der Elastizität der Haut und die ständige Atmung durch den Mund müssen nicht zwangsläufig auf eine Dehydrierung hinweisen.
3. Periphere Ödeme können Folge eines Versagens des venösen Systems (Varizen) oder aber mangelnder Aktivität sein und müssen nicht zwangsläufig auf eine Herzinsuffizienz hinweisen.

Achten Sie auf Abweichungen außerhalb der zu erwartenden Vitalwerte und Auffälligkeiten bei der körperlichen Untersuchung. Eine für einen jungen Erwachsenen unkomplizierte Verletzung kann sich auf einen älteren Patienten geradezu lähmend auswirken. Begünstigend hierfür sind eine geschwächte Konstitution, eine herabgesetzte Abwehr des Organismus sowie das Unvermögen zur Kompensation.

Bei der Anamneseerhebung ist die Feststellung der Vormedikation von erhöhter Wichtigkeit, um ungewöhnliche Kreislaufparameter und Reaktionen auf das Trauma eventuell als Medikamentenwirkung zu demaskieren. Die Kenntnis der Vormedikation kann Sie auch darauf hinweisen, dass der traumatisierte Patient wesentlich instabiler ist, als es seine Vitalparameter vermuten lassen. Antihypertensiva, Antikoagulanzien, Betablocker oder auch Präparate zur Behandlung eines bekannten Diabetes mellitus können die Auswirkung eines Traumas erheblich beeinflussen. Eine Dekompensation ohne jegliche Vorwarnung kann die Folge sein.

Erster Abschnitt des ITLS-Algorithmus

Beurteilung der Einsatzstelle Beurteilen Sie die Gefahren der Einsatzstelle, erkunden Sie die Anzahl der Verletzten sowie den Verletzungsmechanismus. Zur Vervollständigung Ihrer Ersteinschätzung können Fremdanamnesen durch Angehörige oder glaubwürdige Nachbarn hilfreich sein. Hierbei sollte beachtet werden, dass der geriatrische Patient sich nicht bevormundet oder übergangen fühlen darf. Bei Einsätzen im Wohnbereich des Patienten können die Wohnsituation sowie der Pflegezustand des Patienten Aufschluss über Eigenständigkeit, Alkohol- oder Medikamentenmissbrauch, Misshandlungen oder Vernachlässigung geben. Sollte sich ein solcher Verdacht ergeben, zögern Sie nicht, die Rechte des Patienten zu wahren und zu dokumentieren. Nehmen Sie Medikationsverordnungen, Pflegeberichte sowie Medikamentenreste mit in die Klinik.

Ersteinschätzung des Patienten Bei geriatrischen Patienten stehen, wie bei allen Traumapatienten, Atemwegsmanagement und die Bewegungseinschränkung der HWS sowie die Feststellung der Bewusstseinslage an erster Stelle. Die initiale Bestimmung der Bewusstseinslage ist gerade bei dieser Patientengruppe wichtig und bei der Übergabe im Krankenhaus genau anzugeben. Einschränkungen werden sonst allzu leicht auf den vermeintlich altersbedingten Zustand des Patienten anstatt auf das Trauma zurückgeführt.

Ein Patient, der verbal kommunizieren kann, hat offene Atemwege und ist bei Bewusstsein. Reagiert der Patient nicht auf Ansprache, so öffnen Sie die Atemwege mit Hilfe des modifizierten Esmarch-Handgriffs, während Sie gleichzeitig den Kopf in Neutralposition halten.

Dies kann durch eine mangelnde Beweglichkeit im Bereich des Unterkiefers und der HWS (Arthritis) oder aber eine verformte Wirbelsäule (Kyphose) erschwert sein. Diese altersbedingten Veränderungen müssen besonders auch bei der Lagerung der Patienten (Spineboard mit Polstern oder besser Vakuummatratze) beachtet werden.

Versuchen Sie nicht den Kopf oder Hals des Patienten mit Gewalt in diese Position zu bringen. Sollte die übliche Lagerungsposition nicht möglich sein, versuchen Sie die für den Patienten normale Kopfhaltung mit Decken, Kissen oder anderen Hilfsmitteln zu unterstützen.

Atemwegsverlegungen beispielsweise durch Zahnersatz oder Zahnfragmente sind beim älteren Traumapatienten häufig und bedürfen einer sofortigen Intervention. Eine sorgfältige Atemkontrolle zur Feststellung einer suffizienten Ventilation ist besonders wichtig. Geriatrische Traumapatienten mit nicht behebbaren Atemproblemen oder eingeschränktem Bewusstsein sind Patienten mit der Indikation zur sofortigen Beförderung. Eine eventuell erforderliche endotracheale Intubation muss unter achsengerechter Stabilisierung der HWS erfolgen.

Halten Sie Ihr Gesicht über den Mund des Patienten, um Thoraxbewegungen zu sehen, Atemgeräusche zu hören und Bewegungen der Atemluft an Ihrem Ohr zu spüren. Atemfrequenzen unter 10 oder über 20/min bedingen ebenso wie ein unzureichendes Atemzugvolumen einen ungenügenden Gasaustausch und bedürfen einer sofortigen Intervention. Assistierte Beatmung mit einem Sauerstoffgehalt von 100 % unter ständiger pulsoxymetrischer und kapnografischer Kontrolle sowie eine konsequente Überwachung der Atemwege sind hier erforderlich. Kontrollieren Sie Pulsfrequenz und -qualität (peripher und zentral) und mögliche Hautverfärbungen und Hauttemperatur. Externe Blutungen müssen schnellstmöglich durch direkten Druck oder einen Druckverband gestoppt werden.

18.3 Schnelle Trauma-Untersuchung oder Gezielte Untersuchung

Die Entscheidung zwischen Schneller Trauma-Untersuchung oder Gezielter Untersuchung fällt auch bei dieser Patientengruppe aufgrund der gesammelten Informationen über die aufgetretene Kinetik sowie durch das Ergebnis der Ersteinschätzung des Patienten. Bei einem generalisierten Verletzungsmechanismus (PKW-Unfall, Sturz aus größerer Höhe) oder aber bei Bewusstlosigkeit sollte umgehend eine Schnelle Trauma-Untersuchung begonnen werden. Bei einem begrenzten Verletzungsmechanismus (Schusswunde im Oberschenkel, Stichwunde im Thorax) kann eine Gezielte Untersuchung erfolgen. Liegt kein erheblicher Verletzungsmechanismus vor (Bagatellverletzung), so kann nach unauffälliger Ersteinschätzung (keine Bewusstseinsstörung, keine Atemprobleme, Puls unter 120/min, keine thorakalen, abdominellen oder Beckenschmerzen) unmittelbar zur Gezielten Untersuchung übergegangen werden.

Schnelle Trauma-Untersuchung

Untersuchung des Kopfes, der HWS, des Thorax, von Abdomen, Becken und der Extremitäten
Untersuchen Sie den Kopf und die HWS auf offensichtliche Verletzungen, beurteilen Sie den Zustand der Halsvenen (Stauung?) und die Lage der Trachea. Eine HWS-Orthese kann zur Unterstützung der manuellen Bewegungseinschränkung der HWS angelegt werden. Untersuchen Sie den Thorax durch Palpation, Auskultation und Perkussion. Achten Sie auf ungleiche oder paradoxe Atembewegungen sowie einen möglichen Ausfall der Thoraxexkursion mit isolierter Zwerchfellatmung. Suchen Sie nach Verletzungszeichen und/oder Wunden. Untersuchen Sie den Thorax auf Schmerzempfindlichkeit, Instabilität oder Krepitation. Thoraxverletzungen stellen besonders bei den älteren Traumapatienten mit ihren altersbedingten Veränderungen des Atmungsapparats und den verschlechterten Atemparametern eine große Gefahr dar. Besonders bei der Patientengruppe mit vorbestehender COPD und damit bereits im Alltag grenzwertiger Dyspnoe bedeutet ein Trauma eine erhebliche Verschlechterung innerhalb kürzester Zeit. Un-

tersuchen Sie die Herztöne, um eine eventuelle Verschlechterung im weiteren Verlauf sicher festzustellen. Entkleiden Sie das Abdomen und untersuchen Sie es auf Schmerz, Verletzungszeichen und Abwehrspannung. Überprüfen Sie Becken und Oberschenkel auf Verletzungen, Fehlstellungen, Instabilität und Krepitation. Lassen Sie den Patienten Finger und Zehen bewegen, bevor Sie ihn lagern.

Load-go-and-treat-Entscheidung Eine schnelle Beförderung darf nur für die Durchführung lebensrettender Maßnahmen verzögert werden. Solche Maßnahmen sind:

1. Atemwegsmanagement.
2. Assistierte Beatmung.
3. Beginn einer Reanimation.
4. Stillen von lebensbedrohlichen Blutungen.
5. Versorgung offener Thoraxverletzungen.
6. Stabilisierung eines beweglichen Thoraxwandfragments.
7. Thoraxentlastungspunktion.
8. Stabilisierung von Pfählungsverletzungen.

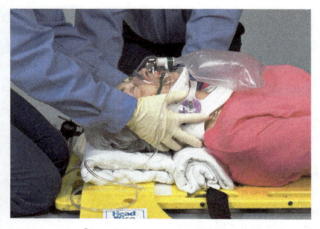

Abbildung 18.1: Ältere Patienten mit einer Kyphose benötigen eine angemessene Polsterung unter Kopf und Schultern, um die Wirbelsäule achsengerecht zu stabilisieren.

Wägen Sie immer genau ab, ob der Zeitaufwand zur Durchführung der aufgezählten Maßnahmen das Risiko einer verzögerten Beförderung im Einzelfall rechtfertigt. Wie bereits früher angeführt, verschlechtert jede Verzögerung einer Beförderung des lebensbedrohlich Verletzten die Überlebenschancen. Die Indikationen für eine rasche Beförderung sind in allen Altersgruppen gleich (siehe Kapitel 2). Bei älteren Patienten sollten Sie jedoch die Indikation noch etwas eher sehen, so z. B. bereits bei einem kritischen Parameter (Atmung/Kreislauf). Versorgen Sie den Patienten mit Sauerstoff, schränken Sie die Beweglichkeit der Wirbelsäule mit Hilfe eines Spineboards oder besser der Vakuummatratze unter Beachtung eventuell notwendiger Unterpolsterung von Kopf und HWS ein und verbringen Sie ihn schnellstmöglich ins nächste geeignete Krankenhaus.

Lagerung und Beförderung Lagern Sie den Patienten zügig, aber vorsichtig unter Beachtung der eventuell benötigten besonderen Unterstützung altersbedingter Veränderungen am Skelettsystem. Kopf und Schultern müssen bei einer bestehenden Kyphose und Lagerung auf dem Spineboard unterpolstert werden (▶ Abbildung 18.1). Besser eignet sich hier die Vakuummatratze, welche sich an den Patienten anpassen lässt. Bei aller Lagerungstechnik darf allerdings der Zeitfaktor nicht außer Acht gelassen werden. Vermeiden Sie während der Beförderung auch hier Erschütterungen und sichern Sie den Patienten entsprechend.

Erweiterte Untersuchung und Regelmäßige Verlaufskontrolle Beim stabilen Traumapatienten kann die Erweiterte Untersuchung bereits vor Ort erfolgen. Bestehen auch nur die geringsten Zweifel am Zustand des Patienten, erfolgt die Erweiterte Untersuchung während der Beförderung. Führen Sie Regelmäßige Verlaufskontrollen durch und überprüfen Sie Ihre Maßnahmen. Wenn Sie eine Volumentherapie durchführen wollen, sollte dies während der Fahrt geschehen. Während Sie großlumige Venenzugänge legen, achten Sie sehr genau darauf, wie Ihr Patient auf die Flüssigkeit reagiert. Die Infusion von Flüssigkeit kann bei Patienten mit Erkrankungen des Herz-Kreislauf-Systems eine Herzinsuffizienz verursachen. Untersuchen Sie die Lunge, inklusive der Atemgeräusche, und die Herzfrequenz regelmäßig. EKG und Pulsoxymeter sowie

Kapnografie, wenn vorhanden, sollten bei geriatrischen Patienten grundsätzlich angelegt und überwacht werden.

> **Merke: Geriatrische Traumapatienten**
>
> 1. Bei der Bewegungseinschränkung älterer Patienten ist eine eventuell bestehende altersbedingte Verformung der Wirbelsäule zu beachten. Bei der Benutzung des Spineboards und längeren Beförderungs- und Liegezeiten ist eine Unterpolsterung des gesamten Spineboards, z. B. mit Laken, zu empfehlen. Der Einsatz einer Vakuummatratze ist bei dieser Patientengruppe vorzuziehen.
> 2. Eine Unterpolsterung von Kopf und Schultern kann bei Patienten mit Kyphose der HWS/BWS erforderlich werden.
> 3. Organe und Regulationssysteme sind nicht so leistungsfähig wie bei jüngeren Patienten.
> 4. Chronische Erkrankungen wie Herzinsuffizienz oder COPD müssen Sie in Ihre Entscheidungen, Maßnahmen durchzuführen oder zu unterlassen, mit einbeziehen.
> 5. Durch die abnehmende Knochenstabilität der geriatrischen Patienten kommt es schon bei erheblich geringerer Krafteinwirkung zu Frakturen. Werden Hüfte oder Femur verletzt, kann das in dieser Patientengruppe, selbst bei adäquater Versorgung, eine Lebensgefahr bedeuten.
> 6. Ältere Patienten mit veränderter Bewusstseinslage müssen stets auf Hypoglykämie, Schock oder Kopfverletzungen untersucht werden. Nicht immer liegt eine senile Demenz zugrunde!

FALLBEISPIEL – Fortsetzung

Ein RTW wird zu einem älteren männlichen Patienten gerufen. Der Leitstellendisponent sagte, die Ehefrau sei bei dem Patienten. Ihr Mann sei bei Bewusstsein, habe aber eine große Beule am Kopf. Bei Ankunft wird die Einsatzstelle als sicher befunden. Ein älterer Mann, circa 80 Jahre alt, liegt am Fuß einer zehnstufigen Treppe. Der Patient reagiert erst auf Ansprache und zeigt eine unauffällige Extremitätenbewegung auf Aufforderung. Es imponiert ein großes Hämatom an der linken Schläfe. Die Ehefrau berichtet, ihr Mann verhalte sich anders als gewöhnlich und wirke schläfrig. Der Einsatzleiter beginnt mit der Ersteinschätzung, während ein Teammitglied die HWS des Patienten immobilisiert. Parallel bereitet ein weiterer Kollege die Sauerstoffgabe vor und legt diese an.

Die Ersteinschätzung ergibt eine unauffällige Atmung und gut tastbare, regelmäßige periphere Pulse. Die Schnelle Trauma-Untersuchung ergibt: ein großes Hämatom an der linken Schläfe, flache Halsvenen, ein unauffälliger Thorax mit beidseitig normalen Atemgeräuschen, das Abdomen ist weich und unempfindlich, das Becken ist unauffällig, ebenso wie die Oberschenkel und nach kurzer Überprüfung auch die oberen und unteren Extremitäten. Der GCS-Score beträgt 14. Die Pupillen sind isokor und reagieren auf Licht.

Aufgrund des Verletzungsmechanismus erfolgt eine Bewegungseinschränkung der Wirbelsäule, und der Patient wird in den RTW verbracht. Die Ehefrau wird als Begleitperson mitgenommen. Im Rahmen der neurologischen Untersuchung bestätigt sich der initial erhobene GCS-Wert von 14 (A3, S5, M6), der Blutzuckerspiegel ist unauffällig mit 130 mg/dl, Einklemmungszeichen finden sich nicht. Die Erhebung der Vitalparameter ergibt: Atemfrequenz 20/min, Puls 76/min und Blutdruck RR 130/70 mmHg.

Von der Ehefrau können folgende anamnestische Angaben erhoben werden: Der Patient habe einen Hypertonus, den er mit einem Betablocker behandelt, und er nehme ein blutverdünnendes Medikament ein.

Während des Transports vermindert sich die Vigilanz des Patienten auf einen GCS-Score von 9 (A2, S3, M4). Die Atemfrequenz fällt auf 6–7/min, der Puls fällt auf 60/min und der Blutdruck steigt auf 170/90 mmHg. Die linke Pupille wird größer, reagiert aber ebenso wie die unauffällige rechte Pupille auf Lichteinfall. Der Einsatzleiter entscheidet sich für eine assistierte Beatmung unter kapnografischer Kontrolle. Die Zielklinik wird über die Veränderung informiert.

In der Klinik wird der Patient nach rascher Evaluation in der Notaufnahme sofort zu einer CT des Schädels verbracht. Hierbei kann ein epidurales Hämatom diagnostiziert werden. Aufgrund der Gesamtsituation erfolgt der Entschluss zu einer Entlastungstrepanation. Der Patient kann ohne neurologisches Defizit eine Woche später in eine Rehabilitationseinrichtung entlassen werden.

FALLBEISPIEL – Zusammenfassung

Neben den begleitenden Grunderkrankungen des älteren Menschen sind verschiedene Medikamentengruppen wie beispielsweise Antikoagulanzien (Marcumar/Falithrom) prädisponierend für innere Blutungen, die zunächst nicht ersichtlich sind. Bereits der Unfallmechanismus ließ das Team von einer generalisierten Krafteinwirkung ausgehen, weshalb eine Schnelle Trauma-Untersuchung durchgeführt wurde. Trotz initial nur geringer neurologischer Veränderung (GCS-Wert 14) besteht dennoch ein hohes Risiko auf eine schnelle Verschlechterung, die sich unter anderem durch das erhöhte Blutungsrisiko unter antikoagulatorischer Therapie ergibt. Eine Abklärung in einer geeigneten Klinik zum Ausschluss einer intrakraniellen Blutung ist bei einem entsprechenden Traumamechanismus und bereits verändertem Bewusstseinszustand unbedingt erforderlich. Aufgrund der beobachtbaren raschen klinischen Verschlechterung des Patienten lag der Schwerpunkt der Versorgung in der konsequenten Sicherung der Vitalfunktionen (hier erforderliche assistierte Beatmung bei reduzierter Ventilation) und dem unverzüglichen Transport in eine geeignete Klinik zur neurochirurgischen Versorgung (Hämatomentlastung bei Epiduralblutung).

ZUSAMMENFASSUNG

Sie werden in zunehmender Zahl zu Einsätzen mit geriatrischen Traumapatienten gerufen. Auch wenn die Verletzungsmechanismen anders sein mögen als bei jüngeren Patienten, sind der priorisierende Untersuchungsgang nach dem ITLS-Algorithmus und die Behandlung doch dieselben. Als allgemeine Regel gilt: Ältere Patienten haben eher schwerere Verletzungen und erhebliche Komplikationen. Der physiologische Prozess des Alterns und damit einhergehende, möglicherweise kombiniert auftretenden chronische Erkrankungen erschweren die Einschätzung des Patienten und seine Behandlung. Sie müssen diese Faktoren bei der Untersuchung berücksichtigen, um den Patienten optimal versorgen zu können. Als besonders entscheidende Grundsätze sind die konsequente Bekämpfung von Hypovolämie und Hypoxie beim älteren Traumapatienten hervorzuheben.

LITERATURHINWEISE

Bergeron, E. et al. „Elderly trauma patients with rib fractures are at greater risk of death and pneumonia". *Journal of Trauma*, Vol. 54, No. 3 (2004), Seite 478–485.

Diku, M. und K. Newton. „Geriatric Trauma." *Emergency Clinics of North America*, Vol. 16, No. 1 (02/1998).

Fleischer, F., L. White, M. McMullen und andere. „The Geriatric Obstacle Course: A Training Session Designed to Help Prehospital Personnel Recognize Geriatric Stereotypes and Misconceptions." *Journal of Emergency Medicine*, Vol. 14, No. 4 (1996), Seite 439–444.

Gubler, K. D., R. Davis, T. Koepsell und andere. „Long-Term Survival of Elderly Trauma Patients." *Archives of Surgery*, Vol. 132 (September 1997).

Jacobs, D. „Special considerations in geriatric injury". *Current Opinions in Critical Care*, Vol. 9, No. 6 (2003)Seite 535–539.

Patel, V., H. Thadepalli, P. Patel et al. „Thoracoabdominal injuries in the elderly: 25 years of experience". *Journal of the National Medical Association* Vol. 96, No. 12 (2004), Seite 1553–1557.

Pudelek, B. „Geriatric trauma: Special needs for a special population". *AACN Clinical Issues*, Vol. 13, No. 1 (2002), Seite 61–72.

Statistisches Bundesamt, Unfälle in der BRD 2005.

Stevenson, J. „When the trauma patient is elderly". *Journal of Perianesthesia Nursing*, Vol. 19, No. 6 (2004), Seite 392–400.

Trauma während der Schwangerschaft

19.1	**Entwicklung des Fetus**	363
19.2	**Physiologische Veränderungen während der Schwangerschaft**	364
19.3	**Reaktionen auf Hypovolämie**	366
19.4	**Untersuchung und Behandlung**	366
19.5	**Verletzungsarten**	367
19.6	**Vorbeugung von Verletzungen während der Schwangerschaft**	369
Zusammenfassung		371
Literaturhinweise		371

19

ÜBERBLICK

Lernziele für ITLS-Basic- und -Advanced-Anwender

Nach dem Lesen dieses Kapitels sollten Sie in der Lage sein:

1. Die zweigleisige Zielsetzung in der Versorgung der schwangeren Traumapatientin zu verstehen.
2. Die physiologischen Veränderungen während der Schwangerschaft zu beschreiben.
3. Die Reaktion einer Schwangeren auf Hypovolämie zu verstehen.
4. Verletzungsmuster zu beschreiben, die häufig im Zusammenhang mit Schwangeren auftreten.
5. Die Erstversorgung und die weitere Behandlung der schwangeren Traumapatientin zu erläutern.
6. Die Prävention von Verletzungen während der Schwangerschaft zu diskutieren.

> **FALLBEISPIEL**
>
> Ein RTW erreicht gerade seinen Einsatzort: einen innerörtlichen Verkehrsunfall. Die Fahrerin eines PKW hatte versucht, einem über die Straße laufenden Hund auszuweichen, und ist dabei mit höchstens 30 km/h gegen einen Baum geprallt. Sie war angeschnallt, der Fahrerairbag hat ausgelöst. Der Einsatzort ist sicher, zumal zwei Polizisten bereits vor Ort sind und die Einsatzstelle abgesichert haben. Der Gesamteindruck ist gut, denn die Patientin sitzt bereits im Polizeiauto, wo gerade ihre Personalien aufgenommen werden. Die Rettungsassistenten werden von den Kollegen gebeten, sich der verunfallten jungen Frau anzunehmen. Die junge Frau sorgt sich um ihr Ungeborenes, denn sie ist im achten Monat schwanger. Sie ist orientiert und kann sich an alles erinnern. Sie spricht ohne Dyspnoe, atmet mit circa 20 Atemzügen/min normal. Der Radialispuls ist etwas tachykard bei 90 Schlägen/min. Die Patientin äußert keinerlei Beschwerden an Kopf, Hals oder Rücken. Lediglich ihr Bauch sei schmerzempfindlich, und es ist eine schräg über das Abdomen verlaufende Prellmarke mit Hautabschürfungen sichtbar.
>
> Was wird die Ursache dieser Prellmarke sein? Sollte die Patientin transportiert und in der Notaufnahme, der Gynäkologie oder für den Kreißsaal angemeldet werden? Kann der Unfall vorzeitige Wehen ausgelöst haben? Wenn Wehen einsetzen, wäre das Kind reif genug zu überleben? Sollte diese Patientin bewegungseingeschränkt werden? Falls Bewegungseinschränkung indiziert wäre, was gilt es zu berücksichtigen? Behalten Sie diese Fragen im Hinterkopf, während Sie das Kapitel lesen. Das Fallbeispiel wird am Ende des Kapitels fortgesetzt.

Wenn Schwangerschaft und Trauma aufeinandertreffen, stehen Sie vor einer großen Herausforderung. Die Verletzlichkeit der schwangeren Traumapatientin und die potenzielle Verletzung auch des ungeborenen Kindes zeigen die Notwendigkeit, zweigleisig Mutter und Fetus versorgen zu müssen. Überdies besteht für Schwangere eine erhöhte Gefahr, in Unfälle verwickelt zu werden. Mitunter auftretende Schwächeperioden oder Ohnmachtsanfälle, Hyperventilation und häufige Müdigkeit sind typisch in der Frühschwangerschaft. Dazu kommen die körperlichen Veränderungen, die durch herabgesetzte Balance und Koordinationsfähigkeit das Unfallrisiko weiter erhöhen.

Ein Trauma ist die häufigste Ursache von Krankheit und Sterblichkeit während der Schwangerschaft. Schätzungsweise 6 – 7 % aller Schwangeren erleiden eine Verletzung jedweder Schwere. Wirklich ernsthafte Verletzungen erleidet dabei eine von zwölf Betroffenen. Zwischen 3 – 4 % der verletzten, ins Krankenhaus eingelieferten Schwangeren bedürfen der Behandlung auf einer Intensivstation. Autounfälle sind in den USA für 65 – 70 % der Verletzungen Schwangerer verantwortlich. Stürze, Missbrauch und Gewalttaten sowie penetrierende Verletzungen und Brandverletzungen folgen in geringerer Häufigkeit. Bagatellverletzungen werden Ihnen keine Probleme bereiten, daher konzentrieren wir uns in diesem Kapitel auf die schwerverletzte Schwangere.

Entwicklung des Fetus 19.1

Tiefgreifende physiologische Veränderungen finden während einer Schwangerschaft statt. Abhängig vom Fortschritt der Schwangerschaft rufen diese Veränderungen unerwartete und teils beeinträchtigende physiologische Reaktionen sowohl für die Mutter als auch für den Fetus hervor.

Der Fetus entwickelt sich während der ersten drei Schwangerschaftsmonate. Danach wächst der nun vollständig ausgebildete Fetus mitsamt dem Uterus (Gebärmutter) mit großer Geschwindigkeit. Bereits im fünften Monat reicht der schwangere Uterus bis zum Bauchnabel und dehnt sich dann weiter aus bis hoch zum Rippenbogen (▶ Abbildung 19.1 sowie ▶ Tabelle 19.1). Der Fetus wird ab der 24. Schwangerschaftswoche als potenziell überlebensfähig bezeichnet. Die Möglichkeiten der Versorgung Frühgeborener entwickeln sich aber rasant weiter, so dass diese Grenzen nur einen ungefähren Anhalt geben können.

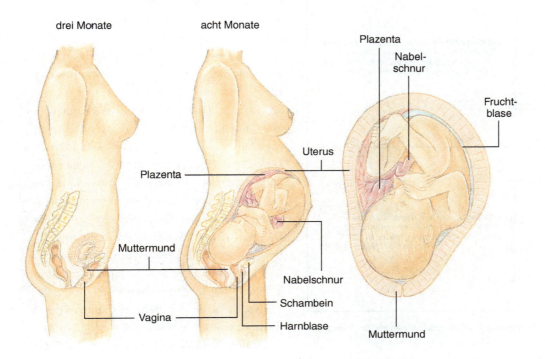

Abbildung 19.1: Anatomische Veränderungen während der Schwangerschaft: Uterus während des dritten und achten Schwangerschaftsmonats.

19.2 Physiologische Veränderungen während der Schwangerschaft

Tabelle 19.1

Abschätzung der Schwangerschaft

	Erstes Trimenon (1.–12. Woche)	Zweites Trimenon (13.–24. Woche)	Drittes Trimenon (25.–40. Woche)
Überlebensfähigkeit	Nicht lebensfähig	Potenziell lebensfähig	Fetus lebensfähig
Vaginale Blutung	Potenzielle Fehlgeburt	Potenzielle Fehlgeburt	Potenzielle Frühgeburt
Fetale Herztöne	Nicht auskultierbar	120–170/min	120–160/min
Fundushöhe (Symphyse bis Fundusstand)	Schwer bestimmbar	Halbe Strecke bis Nabel: circa 16. Woche. Nabel: circa 20. Woche	1 cm entspricht einer Woche bis 37, dann tritt der Uterus tiefer.

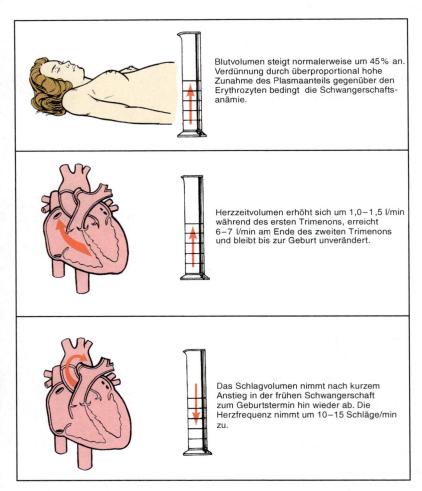

Abbildung 19.2a: Physiologische Veränderungen der Kreislaufsituation während der Schwangerschaft.

- Blutvolumen steigt normalerweise um 45% an. Verdünnung durch überproportional hohe Zunahme des Plasmaanteils gegenüber den Erythrozyten bedingt die Schwangerschaftsanämie.
- Herzzeitvolumen erhöht sich um 1,0–1,5 l/min während des ersten Trimenons, erreicht 6–7 l/min am Ende des zweiten Trimenons und bleibt bis zur Geburt unverändert.
- Das Schlagvolumen nimmt nach kurzem Anstieg in der frühen Schwangerschaft zum Geburtstermin hin wieder ab. Die Herzfrequenz nimmt um 10–15 Schläge/min zu.

Es finden im Verlauf einer Schwangerschaft gravierende physiologische Veränderungen statt (▶ Tabelle 19.2), die das Blutvolumen (Anstieg), die Auswurfleistung des Herzens (Anstieg) und den Blutdruck (Abfall) betreffen (▶ Abbildung 19.2a und b). Das Atemmuster ändert sich ebenfalls, bedingt durch den stetig größer werdenden Uterus, der das Zwerchfell hochdrückt und das Volumen des Brustkorbs einengt. Die Schwangere ist dadurch gezwungen, eher zu hyperventilieren, was zur relativen Alkalose führt. Das Blutvolumen nimmt zu, wobei der Plasmaanteil im Verhältnis stärker ansteigt als die Anzahl der roten Blutkörperchen. Dadurch kommt es automatisch zur Anämie, einer als physiologische Schwangerschaftsanämie bezeichneten Veränderung. Durch Mangelernährung oder Erbrechen folgt zudem aber auch häufig die Entwicklung einer absoluten Anämie. Müttern werden daher auch routinemäßig Eisenpräparate verordnet. Die Motilität des Magens und somit auch die Entleerung in den Dünndarm sind herabgesetzt, so dass Sie bei Schwangeren immer von einem vollen Magen ausgehen müssen. Seien Sie wachsam, denn außerdem kommt es durch die hormonelle Umstellung zur erhöhten Ausschüttung von Magensäure. Dadurch wird das Risiko von Erbrechen und Aspiration von Mageninhalt und Säure zusätzlich noch enorm erhöht.

19.2 Physiologische Veränderungen während der Schwangerschaft

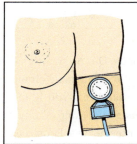

Der mittlere arterielle Blutdruck ist gewöhnlich 10–15 mmHg niedriger während der Schwangerschaft. Zum Ende des ersten Trimenons wird die Hypotonie deutlich. Sie ist vorwiegend durch ein Absinken der Diastole bedingt und führt somit zu einer erweiterten Pulsamplitude.

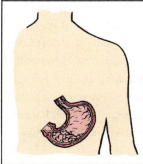

Die Peristaltik ist verlangsamt, also kann der Magen auch Stunden nach einer Mahlzeit noch gefüllt sein. Seien Sie wachsam, es besteht ein hohes Risiko von Erbrechen und Aspiration.

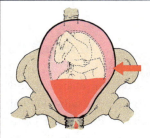

Verletzungen von Uterus oder Becken können stärkste Blutungen verursachen.

Physiologische Veränderungen in der Schwangerschaft: Während der Schwangerschaft verändern sich physiologisch das Blutvolumen sowie die Parameter von Kreislauf und Atmung, um die Versorgung des Fetus zu gewährleisten.

Abbildung 19.2b: Weitere physiologische Veränderungen während der Schwangerschaft.

Tabelle 19.2
Physiologische Veränderungen während der Schwangerschaft

Gemessener Parameter	Nicht schwangere Frau	Veränderung
Blutvolumen	4000 ml	Steigt an um 40–50 %
Herzfrequenz	70/min	Steigt an um 10–15 %
Blutdruck	110/70	Fällt ab um 5–15 %
Herzauswurfleistung	4–5 l/min	Steigt an um 20–30 %
Hämoglobin/Hämatokrit	Hb 13 g/dl, Hkt 40 %	Erniedrigt
PCO_2 (art. CO_2-Partialdruck)	38	Erniedrigt
Magenmotilität/Entleerung	Normal	Verlangsamt/verzögert

Reaktionen auf Hypovolämie 19.3

Akuter Blutverlust führt zur Verringerung des zirkulierenden Blutvolumens. Die Auswurfleistung des Herzes fällt und der venöse Rückstrom sinkt. Die Hypovolämie verursacht einen Blutdruckabfall, der zu vermindertem vagalem Tonus und erhöhter Ausschüttung von Katecholaminen führt. Die Folgen dieser Reaktion zeigen sich in Vasokonstriktion und Tachykardie. Die Vasokonstriktion wiederum schadet dem Uterus, denn die uterine Vasokonstriktion führt zur Reduktion des uterinen Blutflusses um 20–30 %. Die schwangere Patientin kann bis zu 1,5 l Blut verloren haben, bevor überhaupt Blutdruckveränderungen wahrgenommen werden können. Der Fetus reagiert auf diese Minderperfusion mit einem Blutdruckabfall und einem Abfall der Herzfrequenz und beginnt so, unter dem reduzierten Sauerstoffangebot im mütterlichen Kreislauf zu leiden. Darum ist es so enorm wichtig, der Mutter 100 % Sauerstoff zu verabreichen, um die ausreichende Oxygenierung des Fetus zu sichern. Dieser leidet sonst unter Sauerstoffmangel und unzureichender Blutversorgung. Diese Fakten sind wichtig, denn ein Schockzustand der Mutter ist mit einer 80 %igen fetalen Sterblichkeit verbunden!

Untersuchung und Behandlung 19.4

Das Hauptziel in der Versorgung der schwangeren Traumapatientin ist die Einschätzung und Stabilisierung der Mutter. Der ITLS-Algorithmus ist bei Schwangeren genau derselbe wie bei allen anderen Patienten (siehe Kapitel 2). Alle präklinischen Maßnahmen dienen der Optimierung des Zustands von Mutter und Fetus. Ist Ihre Patientin schwanger, haben Sie also zwei Patienten zu behandeln. *Optimale Behandlung des Fetus besteht in der suffizienten Behandlung der Mutter.* Durch sofortige Sauerstoffzufuhr (100 % über Nichtrückatemmaske oder durch endotracheale Intubation bzw. blind einzuführende Hilfsmittel, wie Larynxmaske oder Larynxtubus), gefolgt von der raschen Anlage eines Venenzugangs und Volumengabe. Die Überwachung dieser Patientin sollte frühzeitig und engmaschig erfolgen, da die beschriebenen anatomischen und physiologischen Veränderungen die Traumaversorgung erschweren. Akute Hypotension der Schwangeren durch verminderten venösen Rückstrom bedarf einer besonderen Betrachtung. Oft kommt es zu der in ▶ Abbildung 19.3 erläuterten Kompression der V. cava. Dieses in Rückenlage auftretende Syndrom tritt für gewöhnlich mit Beginn der 20. Schwangerschaftswoche oder bei großem Uterus mit Fundusstand bis zum Nabel auf. Sie führt zu mütterlicher Hypotension, Synkope und fetaler Bradykardie. Die Beförderung von Schwangeren sollte also immer auf folgende Weise erfolgen:

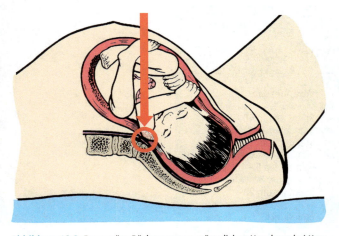

Abbildung 19.3: Der venöse Rückstrom zum mütterlichen Herz kann bei Kompression der V. cava durch den Fetus um 30 % verringert werden. Befördern Sie Schwangere in Linksseitenlage oder kippen Sie das Spineboard nach links!

1. Neigen Sie Spineboard oder Vakuummatratze um 15–30° nach links.
2. Heben Sie die rechte Hüfte um eine Handbreit mit einem zusammengerollten Handtuch, Kissen oder Laken an und schieben Sie den Uterus manuell nach links.

Tabelle 19.3

Erster Abschnitt des ITLS-Algorithmus, Abschätzung der Uterusgröße

Uterusgröße / Fundusstand < 20. Woche	Uterusgröße / Fundusstand > 20. Woche
Fundus bis zum Nabel	Fundus oberhalb des Nabels
↓	↓
Patientenversorgung unverändert	Seitliches Verlagern des Uterus / Linksseitenlage
↓	↓
Stabilisierung der Mutter	Kurze Auskultation der fetalen Herztätigkeit (falls möglich)
	↓
	Primär Stabilisierung der Mutter Sekundär Stabilisierung des Fetus

Die schwangere Patientin wird sorgfältig auf dem Spineboard angegurtet und dieses dann um 15–30° nach links gekippt. Vorsicht, die Patientin fällt Ihnen womöglich mitsamt Spineboard vom Tragentisch, wenn Sie das Spineboard nicht an der Trage sichern!

Die Vakuummatratze ist zumeist bequemer und ermöglicht eine einfachere Bewegungseinschränkung der Schwangeren als das harte Spineboard (▶ Abbildung 19.4).

▶ Tabelle 19.3 zeigt Ihnen, wie wichtig die Beurteilung von Uterusgröße und Fundusstand im Rahmen der Ersteinschätzung ist und welche Schlussfolgerungen daraus gezogen werden müssen.

19.5 Verletzungsarten

Verkehrsunfall

Der häufigste Grund eines unfallbedingten fetalen Todes ist der Tod der Mutter. Verkehrsunfälle verursachen in den USA 65–70 % der Verletzungen während der Schwangerschaft. Schädigung oder gar Tod des Ungeborenen, Plazentaablösung, Uterusruptur und Frühgeburt müssen oft bei Schwangeren beobachtet werden, die in einen Verkehrsunfall verwickelt wurden (▶ Abbildung 19.5). Eine Literaturrecherche ergab, dass weniger als 1 % der Schwangeren eine Verletzung erlitten, wenn das Fahrzeug kleine Beschädigungen aufwies. Die Schädel-Hirn-Verletzung ist die häufigste Todesursache bei Schwangeren, die in Verkehrsunfälle verwickelt waren, dicht gefolgt von der unkontrollierbaren Blutung. Schwangere Opfer von Verkehrsunfällen erleiden zudem assoziierte Verletzungen wie Beckenfrakturen, die zumeist zu erheblichen Einblutungen in den Retroperitonealraum führen. Aufgrund des Niederdrucksystems der Venen kann der retroperitoneale Raum einen Blutverlust von bis zu 4 l aufnehmen, ohne dass eindeutige klinische Hinweiszeichen auftreten. Die korrekte Benutzung des Dreipunktsicherheitsgurts im Auto mit Schulter- und Beckengurt vermag die mütterliche Sterblichkeit signifikant zu senken. Es hat sich entgegen aller Vorurteile dabei kein Anstieg (intra-)uteriner Verletzungen gezeigt.

Penetrierende Verletzungen

Schussverletzungen oder Messerstichverletzungen sind die häufigsten penetrierenden Verletzungen. Befindet sich die Eintrittspforte unterhalb des Fundus, wird der Uterus zumeist die

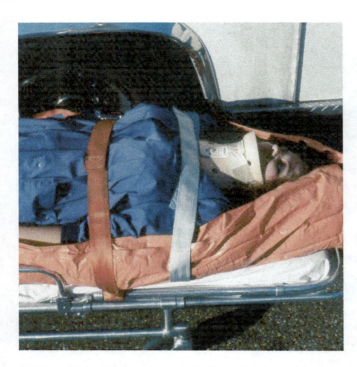

Abbildung 19.4: Die schwangere Patientin lässt sich besser und bequemer in einer Vakuummatratze stabilisieren als auf dem harten Spineboard.

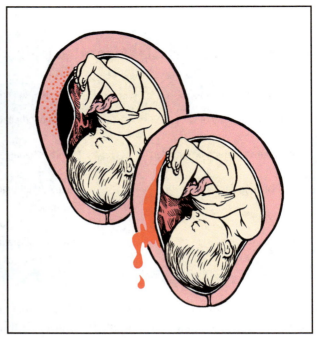

Abbildung 19.5: Stumpfe Verletzung des Uterus kann zur Ablösung der Plazenta oder Ruptur des Uterus führen. Stärkste, lebensbedrohliche Blutungen können auftreten, die aber nicht immer (z. B. als vaginaler Blutausfluss) erkennbar sind.

Mutter schützen und die Energie von Messer oder Kugel absorbieren. Höher gelegene abdominelle Verletzungen betreffen oftmals den Darm, der durch den Uterus verlagert und komprimiert wird.

Studien haben gezeigt, dass Schussverletzungen des Abdomens eine hohe Sterblichkeitsrate von 40–70 % für den Fetus bedeuten, wohingegen die Mütter eine Sterblichkeitsrate von nur 4–10 % aufweisen. Der große Uterus fungiert hier als Schutzschild für die lebenswichtigen Organe der Mutter. Stichverletzungen folgen demselben Mechanismus mit einer Sterblichkeitsrate von 40 % für den Fetus. Die Versorgung hängt von vielen Faktoren wie etwa der Ausprägung des Schocks, begleitenden Organverletzungen und dem Stadium der Schwangerschaft ab.

Häusliche Gewalt

Ein großer Prozentsatz der Schwangeren muss häusliche Gewalt erleiden, wodurch der Schwangerschaftsverlauf massiv beeinträchtigt wird. Es wird geschätzt, dass während des zweiten und dritten Trimenons der Schwangerschaft einer von zehn Schwangeren Missbrauch widerfährt. Körperliche Misshandlung zeigt sich mehr in proximalen und in der Mittellinie am Körperstamm gelegenen Verletzungen, insbesondere an Gesicht und Hals. Zufällige, unfallbedingte Verletzungen sind dagegen mehr distal zu finden. Häusliche Gewalt führt des Weiteren zu einem geringeren Geburtsgewicht. Die unter Stress und ständiger Angst stehenden Schwangeren produzieren vermehrt Stresshormone (hohe zirkulierende Adrenalinspiegel), welche die Schwangerschaft negativ beeinflussen. An „Großmutters Weisheit", dass Schwangere von beängstigenden oder belastenden Situationen ferngehalten werden sollen, ist also etwas dran. Ehegatten oder Lebensgefährten sind erschreckenderweise in 70–80 % der Fälle die Gewaltausübenden.

Stürze

Die Häufigkeit von Stürzen steigt mit zunehmendem Schwangerschaftsverlauf an. Teilweise ist dies durch die schwangerschaftsbedingte Beeinträchtigung des Gleichgewichtssinns verursacht. Das Auftreten schwerer Verletzungen ist proportional zu der Kraft des Aufpralls und abhängig von der Körperregion, die den Aufprall erleidet. Beckenverletzungen können zu kindlichen Frakturen und zur Ablösung der Plazenta führen. Eine Untersuchung und Überwachung im Krankenhaus ist daher stets erforderlich.

Verbrennungen

Unter den Patienten, die eine Brandverletzung erleiden, sind etwa 4 % Schwangere. In der mittleren Erkrankungs- und Sterblichkeitsrate durch Hitzeeinwirkung unterscheiden sich aber die schwangeren Patientinnen nicht wesentlich von den übrigen Betroffenen. Trotzdem ist es wichtig, nochmals daran zu erinnern, dass Schwangere einen erhöhten Volumenbedarf haben, der eine rasche, konsequente Infusionstherapie erfordert. Die fetale Sterblichkeitsrate steigt bei Verbrennungen der Mutter über 20 % der Körperoberfläche rasant an.

19.6 Vorbeugung von Verletzungen während der Schwangerschaft

Betrachtet man die Hauptursachen für Verletzungen während der Schwangerschaft, so wird klar, dass sich durch die Benutzung von 3-Punkt-Sicherheitsgurten in Autos und das Melden und Verhindern häuslicher Gewalt die Rate der Verletzungen während der Schwangerschaft drastisch senken lässt. Ferner sind die physiologischen, anatomischen und emotionalen Veränderungen zu bedenken und weiterzuverbreiten. Einige Schwangere erfahren wenig Aufmerksamkeit, Anleitung und Ausbildung vor der Geburt. Ist die Situation nicht lebensbedrohlich, so sollten Sie nicht zögern, Ihre schwangeren Patientinnen auf diese Punkte aufmerksam zu machen, wenn Sie schon gerufen wurden.

> **Merke: Schwangere Patientinnen**
>
> **1** In der Schwangerschaft normale Kreislaufparameter dürfen nicht als Schock fehlinterpretiert werden, achten Sie also vielmehr auf die frühen Schockzeichen. Die Schwangere hat einen Ruhepuls, der um 10–15 Schläge/min beschleunigt ist. Der Blutdruck ist für gewöhnlich um 10–15 mmHg niedriger. Nichtsdestotrotz kann ein Blutverlust von 30–35 % vorliegen, bevor ein deutlicher Blutdruckabfall auftritt. Überwachen Sie die Vitalwerte engmaschig in der fortlaufenden Untersuchung und denken Sie an den höheren Zielblutdruck von 110–120 mmHg bei Schwangeren!
>
> **2** Der Kreislaufstillstand einer Schwangeren wird nach ERC- und AHA-Vorgaben behandelt, wie bei jedem anderen Patienten auch. Defibrillation und Medikamentendosierung sind unverändert; denken Sie aber daran, zumindest einen Keil unter das Becken zu legen oder den Uterus manuell zu verlagern. Bei Kreislaufstillstand durch Hypovolämie ist der Volumenbedarf deutlich erhöht: Während des Transports sollten 4 l kristalloide Lösung appliziert werden.
>
> **3** Verletzungen des Abdomens können massive okkulte Blutungen in den Uterus oder den retroperitonealen Raum verursachen. Bedenken Sie,

dass in der Schwangerschaft durch die andauernde Dehnung der Bauchwand und die hormonelle Umstellung des Körpers das Peritoneum unempfindlicher gegenüber Reizungen ist. Dadurch kann intraperitoneale Einblutung stattfinden, ohne dass die üblichen Zeichen wie Abwehrspannung, Schonhaltung oder Schmerzen bei Palpation auftreten.

4 Sie behandeln immer zwei Patienten, obgleich das Überleben des Fetus direkt von der optimalen Behandlung der Mutter abhängig ist. Das Ziel der präklinischen Versorgung ist daher, die Überlebenswahrscheinlichkeit der Mutter maximal zu erhöhen, was wiederum dem Ungeborenen die maximale Überlebenschance bietet.

5 Eine Hypoxämie des Fetus kann bei der Versorgung der verletzten Mutter unbemerkt bleiben. Die Therapie der Schwangeren besteht daher in sofortiger hoch dosierter Sauerstoffgabe.

6 Die Beförderung einer Schwangeren beinhaltet die fachgerechte Bewegungseinschränkung und die Linksseitenlagerung bzw. -neigung zur Verhinderung der V.-cava-Kompression. Die Beckenschlinge wird ohne Einschränkung auch bei Schwangeren eingesetzt.

7 Sollte die Mutter versterben, führen Sie die Reanimation fort und informieren Sie das aufnehmende Krankenhaus. Vorkehrungen für eine sofortige Kaiserschnittentbindung müssen dort getroffen werden und ein Ultraschallgerät sollte in der Notaufnahme für die vorherige Untersuchung des Fetus bereitstehen.

FALLBEISPIEL – Fortsetzung

Ein RTW erreicht gerade seinem Einsatzort: einen innerörtlichen Verkehrsunfall. Die Fahrerin eines PKW hatte versucht, einem über die Straße laufenden Hund auszuweichen, und ist dabei mit höchstens 30 km/h gegen einen Baum geprallt. Sie war angeschnallt, der Fahrerairbag hat ausgelöst. Der Einsatzort ist sicher, zumal zwei Polizisten bereits vor Ort sind und die Einsatzstelle abgesichert haben. Der Gesamteindruck ist gut, denn die Patientin sitzt bereits im Polizeiauto, wo gerade ihre Personalien aufgenommen werden. Die Rettungsassistenten werden von den Kollegen gebeten, sich der verunfallten jungen Frau anzunehmen. Die junge Frau sorgt sich um ihr Ungeborenes, denn sie ist im achten Monat schwanger. Sie ist orientiert und kann sich an alles erinnern. Sie spricht ohne Dyspnoe, atmet mit circa 20 Atemzügen/min normal. Der Radialispuls ist etwas tachykard bei 90/min. Die Patientin äußert keinerlei Beschwerden an Kopf, Hals oder Rücken. Lediglich ihr Bauch sei schmerzempfindlich, und es ist eine schräg über das Abdomen verlaufende Prellmarke mit Hautabschürfungen sichtbar.

Aufgrund des Unfallmechanismus entschließt sich das Team zu einer Schnellen Trauma-Untersuchung. Bis auf ein druckschmerzhaftes Abdomen ohne Abwehrspannung bleibt sie unauffällig. Der Fundusstand ist etwa am Xiphoid palpabel. Es scheint, als hätte der Sicherheitsgurt über dem Bauch statt über dem Becken gesessen. Er hätte dort uterine oder intrauterine Verletzungen verursachen können. Eine Bewegungseinschränkung ist nicht weiter erforderlich. Der angewiesene Polizist kann die manuelle Stabilisierung der HWS einstellen und die Patientin wird halbsitzend auf der Trage gelagert. Es besteht keine Load-go-and-treat-Indikation, also wird die Schwangere mit normaler Fahrt ins nächstgelegene Krankenhaus mit Gynäkologie befördert. Telefonisch war mit dem Geburtshelfer die Übernahme im Kreißsaal abgesprochen worden, wo unmittelbar eine Sonografie erfolgt. Es zeigen sich dabei keine Auffälligkeiten. Sicherheitshalber wird ein Wehenschreiber angelegt und die Patientin stationär aufgenommen. In der kommenden Nacht entwickelt sie vorzeitige Wehen und bringt ein gesundes, 2500 g schweres Kind zur Welt. Der weitere Verlauf gestaltet sich problemlos und das Kind entwickelt sich prächtig.

FALLBEISPIEL – Zusammenfassung

Aufgrund der Ersteinschätzung mit dem Nachweis einer Geschwindigkeitsänderung von 30 km/h sowie ausgelöstem Fahrerairbag ist von einer generalisierten Gewalteinwirkung auszugehen. Damit ist die Durchführung der Schnellen Trauma-Uuntersuchung zur Erfassung vital bedrohlicher Verletzungen indiziert, die hier keinen auffälligen Befund ergibt. Da der zweite Patient, das ungeborene Kind, keiner Diagnostik zugänglich ist, muss eine weitere Abklärung in einer gynäkologischen Abteilung erfolgen. Bei stabilen Vitalparametern der Mutter und unauffälliger Schneller Trauma-Untersuchung kann der Transport der Patientin in die Klinik ohne besondere Eile erfolgen. Im Falle einer Flachlagerung mit Bewegungseinschränkung der Wirbelsäule wäre unbedingt auf die Linksseitenlage zur Vermeidung eines V.-cava-Kompressionssyndroms zu achten gewesen. Bei der Versorgung von schwangeren Traumapatientinnen ist die Vermeidung von Hypoxie und Hypotonie lebensentscheidend für die Patientin selbst wie auch für das ungeborene Kind.

ZUSAMMENFASSUNG

Die Versorgung von verletzten schwangeren Patientinnen erfordert detailliertes Wissen über die anatomischen und physiologischen Veränderungen, die während einer Schwangerschaft stattfinden. Die größte Gefahr für Mutter und Kind besteht darin, dass Sie sich vom gewohnten, sicheren Handeln nach dem ITLS-Algorithmus ablenken lassen und Ihre Maßnahmen aus Angst, etwas falsch zu machen, nicht konsequent durchführen. Schwangere erfordern genau wie alle Ihre Traumapatienten eine schnelle, exakte Ersteinschätzung. Führen Sie die Schnelle Trauma-Untersuchung durch und vergessen Sie nicht, Abdomen und Becken trotz Schwangerschaft konsequent zu prüfen. Die Beckenschlinge wird ohne Einschränkung eingesetzt. Der Fetus profitiert von rascher Oxygenierung und aggressiver Flüssigkeitstherapie, mit der Sie den erhöhten Zieldruck der Mutter halten. Denken Sie an die Lagerung, um eine V.-cava-Kompression zu verhindern. Wegen der Schwierigkeit einer frühen Diagnosestellung sollten Sie eine großzügige Entscheidung zu Gunsten des Load-go-and-treat treffen, sobald irgendein Verdacht auf Entwicklung eines hämorrhagischen Schocks aufkommt. Schwangere mit ernsthaften Verletzungen sollten direkt in ein geeignetes Krankenhaus (geeignetes Schwerpunktkrankenhaus oder Haus der Maximalversorgung) befördert werden, das die Möglichkeiten besitzt, diese komplexe Aufgabe sofort zu übernehmen. Die zusätzliche Behandlung des Fetus ist immer die Stabilisierung der Mutter.

LITERATURHINWEISE

Agnoli, F. L., M. E. Deutchman. „Trauma in Pregnancy." *J Fam Prac*, Vol. 37 (1993), Seite 588–592.

Bickell, W. H., J. F. Wall, P. E. Pepe und andere. „Immediate versus Delayed Fluid Resuscitation for Hypotensive Patients with penetrating Torso Injuries." *N Engl J Med*, Vol. 331 (1994), Seite 1105–1109.

Bock, J., J. Courtney, M. Pearlman und andere. „Trauma during Pregnancy." *Ann Emerg Med*, Vol. 17 (1988), Seite 829–834.

Bowman, M., W. Giles, S. Deane. „Trauma during Pregnancy: A Review of Management." Aust/NZ: *J Obstet Gynecol*, Vol. 29 (1989), Seite 389.

Chang, J., C. Berg, L. Saltzman, J. Herndon. „Homicide: A leading cause of injury deaths among pregnant and postpartum women in the United States". *American Journal of Public Health*, Vol. 95, No. 3 (2005), Seite 471–477.

Coker, A., M. Sanderson, B. Dong. „Partner violence during pregnancy and risk of adverse pregnancy outcomes". *Paediatric and Perinatal Epidemiology*, Vol. 18, No. 4 (2004), Seite 260–269.

Dahmus, M. E., B. M. Sibai. „Blunt Abdominal Trauma: Are There Any Predictive Factors for Abruptio Placenta or Maternal-Fetal Distress?" *Am J Obstet Gynecol*, Vol. 169 (1993), Seite 1054–1059.

El Kady, D., W. Gilbert, J. Anderson et al. „Trauma during pregnancy: An analysis of maternal and fetal outcomes in a large population". *American Journal of Obstetrics and Gynecology*, Vol. 190, No. 6 (2004), Seite 1661–1668.

Eposito, T. J. „Trauma During Pregnancy." *Emerg Med Clin North Am*, Vol. 12 (1994), Seite 167–199.

Fildes J., L. Reed, N. Jones und andere. „Trauma: The Leading Cause of Maternal Death." *J Trauma*, Vol. 32 (1992), Seite 643.

George E. R., T. Vandekwaak, D. F. Scholten. „Factors Influencing Pregnancy Outcome after Trauma." *Am Surgeon*, Vol. 58 (1992), Seite 595.

Helton, A. S., J. McFarlane, E. T. Anderson. „Battered and Pregnant: A Prevalence Study." *Am J Public Health*, Vol. 77 (1987), Seite 1337.

Hill, D. A., J. J. Lense. „Abdominal Trauma in the Pregnant Patient." *Am Fam Physician*, Vol. 53 (1996), Seite 1269–1274.

Kuhlmann, R. S., D. P. Cruikshank. „Maternal Trauma During Pregnancy." *Clin Obstet Gynecol*, Vol. 37 (1994), Seite 274–293.

Lavery, J. P., M. Staten-McCormick. „Management of Moderate to Severe Trauma in Pregnancy." *Obstet Gynecol Clin North Am*, Vol. 22 (1995), Seite 69–90.

Lavin, J. P., S. S. Polsky. „Abdominal Trauma during Pregnancy." *Clin Perinatol*, Vol. 1 (1983), Seite 423.

Maghsoudi, H., R. Samnia et al. „Burns in pregnancy". *Burns*, Vol. 32, No. 2 (2006), Seite 246–250.

Neufield, J. D. G. „Trauma in Pregnancy: What if...?" *Emerg Med Clin North Am*, Vol. 11 (1993), Seite 207.

Pearlman, M. D., E. Tintinalli. „Evaluation and Treatment of the Gravida and Fetus Following Trauma During Pregnancy." *Obst Gynecol Clin North Am*, Vol. 18 (1991), Seite 371.

Pimentel, L. „Mother ans Child: Trauma in Pregnancy." *Emerg Med Clin North Am*, Vol. 9 (1991), Seite 549.

Pons, P. T. „Prehospital Consideration in the Pregnant Patient." *Emerg Med Clin North Am*, Vol. 12 (1994), Seite 1–7.

Poole, G. V., J. N. Martin, K. G. Perry und andere. „Trauma in Pregnancy: The Role of Interpersonal Violence." *Am J Obst Gynecol*, Vol. 174, Seite 1873–1878.

Rose, P. G., P. L. Strohm, F. P. Zuspan. „Fetomaternal Hemorrhage Following Trauma." *Am J Obstst Gynecol*, Vol. 153 (1985), Seite 844.

Rothenberger, D., F. W. Quattlebaum, J. F. Perry und andere. „Blunt Maternal Trauma: A Review of 103 Cases." *J Trauma*, Vol. 18 (1978), Seite 173.

Scorpio, R. J., T. J. Esposito, L. G. Smith und andere. „Blunt Trauma Durino Pregnancy: Factors Affecting Fetal Outcome." *J Trauma*, Vol. 32 (1992), Seite 213.

Sherman, H. F., L. M. Scott, A. S. Rosemurgy. „Changes Affecting the Initial Evaluation and Care of the Pregnant Trauma Victim." *J Emerg Med*, Vol. 8 (1990), Seite 575–582.

Timberlake, G. A., N. E. McSwain. „Trauma in Pregnancy: A 10-Year Perspective." *Am Surg*, Vol. 55 (1989), Seite 151.

Vaizey, C. J., M. J. Jackson, F. W. Cross. „Trauma in Pregnancy." *Br J Surg*, Vol. 81 (1994), Seite 1406–1415.

Weiss, H., T. Songer, A. Fabio. „Fetal deaths related to maternal injury". *Journal Of the American Medical Association*, Vol. 286, No. 15 (2001), Seite 1863–1868.

Patienten unter Drogen- und Alkoholeinfluss

20.1 Untersuchung und Behandlung	374
20.2 Unkooperativer Patient	377
Zusammenfassung	380
Literaturhinweise	380

Lernziele für ITLS-Basic- und -Advanced-Anwender

Nach dem Lesen dieses Kapitels sollten Sie in der Lage sein:

1 Zeichen und Symptome von Patienten unter Drogen- und Alkoholeinfluss zu nennen.

2 Die fünf Strategien zu beschreiben, Patienten unter dem Einfluss von Drogen und Alkohol zu einem kooperativen Verhalten zu bewegen.

3 Situationen zu nennen, in denen Sie Patienten fixieren würden, und zu beschreiben, wie Sie unkooperative Patienten behandeln würden.

4 Die zu beachtenden Besonderheiten bei Patienten mit einem Verdacht auf Drogenmissbrauch aufzuzählen.

> **FALLBEISPIEL**
>
> Sie werden von der Polizei zu einer Messerstecherei in einem heruntergekommenen Stadtviertel gerufen. Häufig waren Sie in den letzten Monaten hier tätig, um Patienten nach heftigen Auseinandersetzungen unter Drogen- oder Alkoholeinfluss zu versorgen. Ihnen wird von der Polizei berichtet, der Patient sei blutüberströmt und unkooperativ. Welche Verletzungen erwarten Sie in dieser Situation? Welche Strategien wenden Sie an, um einen unkooperativen Patienten zur Kooperation zu bewegen? Überdenken Sie diese Fragen, während Sie das folgende Kapitel lesen. Das Fallbeispiel wird am Ende dieses Kapitels fortgesetzt.

Der Zusammenhang zwischen dem Erleiden einer Verletzung und dem Konsum von Alkohol ist bewiesen. Statistiken belegen, dass im Jahr 2007 in Deutschland circa 20.000 unter Alkoholeinfluss stehende Menschen Verkehrsunfälle verursachten. Der Einfluss von Drogen auf Traumen ist ebenso belegt. Personen, die Rauschmittel missbrauchen, also Alkohol, Drogen oder beides konsumieren, sind deutlich häufiger in Unfallereignisse verwickelt als Abstinenzler. Die erlittenen Verletzungen sind das Resultat von Unfällen, Verkehrsunfällen, Suiziden, Mord oder anderen Gewaltverbrechen. Es ist daher nicht ungewöhnlich, dass ein Traumapatient unter dem Einfluss von Alkohol oder anderen Substanzen steht. Diese Patienten und ihre individuelle Situation erfordern häufig neben einer nach dem ITLS-Algorithmus strukturierten Behandlung einige zusätzliche Besonderheiten: viel Aufmerksamkeit für Details, kombiniert mit den Ergebnissen der körperlichen Untersuchung und den Aussagen des Patienten oder von Passanten am Einsatzort, kann Ihnen Hinweise liefern, ob sich Ihr Patient unter dem Einfluss von Drogen oder Alkohol befindet. In der Tabelle 20.1 finden Sie eine Auflistung häufig konsumierter Drogen und deren Symptome bei Missbrauch.

Untersuchung und Behandlung 20.1

Obwohl Ihre Ersteinschätzung und Ihre darauffolgenden Untersuchungen den Empfehlungen von ITLS folgen sollten, sollten Sie sich bei diesen Patienten einiger zusätzlicher Aspekte bewusst sein, während Sie Ihre Untersuchung durchführen.

20.1 Untersuchung und Behandlung

Tabelle 20.1

Häufig missbrauchte Drogen und deren Zeichen und Symptome

Drogenart	Häufige Bezeichnungen	Zeichen und Symptome bei Konsum oder Missbrauch
Alkohol	Bier, Whiskey, Wein, Korn, Wodka	Reduzierter Bewusstseinszustand, Verwirrtheit, verstärkter Harndrang, unsaubere Sprache, Koma, Hypertension, Hyperthermie, Tachykardie
Amphetamine	Speed, Pep, Schnelles, Weißes, Yaba, Crystal, Glas, Manndeckerpulver, Ice, Meth, Chili (Metamphetamine)	Euphorie, Hyperaktivität, erweiterte Pupillen, Hypertension, Tachykardie, Tremor, Krampfanfälle, Fieber, Paranoia, Psychosen
Kokain	Schnee, Weißes Gold, Charly, Koks	Siehe Amphetamine, zusätzlich Thoraxschmerz, letale Rhythmusstörungen
Halluzinogene	Acid, LSD, DMT, Engelstrompete	Halluzinationen, Schwindelgefühl, erweiterte Pupillen, Übelkeit, abschweifende Sprache, Psychosen, Angstzustände, Panikanfälle
Marihuana	Gras, Hasch, Pot, Piece, Schwarzer Afghane	Euphorie, Schläfrigkeit, erweiterte Pupillen, Mundtrockenheit, gesteigerter Appetit
Opiate	Heroin, H, Braunes, Brown Sugar, White Light, Dope, Codein, Morphin	Reduzierter Bewusstseinszustand, enge Pupillen, Bradykardie, Hypotension, Atemdepression, Hypothermie
Sedativa	Thorazine; Barbiturate; Benzodiazepine, z. B. Librium, Valium, Xanax, Ativan	Reduzierter Bewusstseinszustand, erweiterte Pupillen, Bradykardie, Hypotension, Atemdepression, Hypothermie

Wenn Sie vermuten, dass Ihr Patient Rauschmittel konsumiert hat, sollten Sie dem Bewusstseinszustand, der Sprache, den Pupillen der Atmung und möglichen Injektionsstellen besondere Beachtung schenken. Einen veränderten Bewusstseinszustand können Sie bei jeder Form des Drogenmissbrauchs beobachten. Dennoch sollten Sie nicht außer Acht lassen, dass die Ursache eines veränderten Bewusstseinszustands eine Kopfverletzung, Schock oder Hypoglykämie sein kann, bis das Gegenteil bewiesen wurde. Patienten mit Opiatmissbrauch haben meist verengte Pupillen. Erweiterte Pupillen können Sie bei Patienten beobachten, die Amphetamine, Kokain, Halluzinogene oder Marihuana konsumiert haben. Bei Konsum von Barbituraten haben die Patienten meist schon früh enge Pupillen, wenn hohe Dosen konsumiert wurden, können sie auch erweitert und starr sein. Wenn Patienten unter dem Einfluss von Alkohol oder Sedativa stehen, kann die Sprache verwaschen sein. Wenn sie unter dem Einfluss von Barbituraten stehen, scheinen die Patienten abzuschweifen. Bei Opiaten und Sedativa kann eine deutliche Atemdepression eintreten.

Die Anamnese, die Sie vom Patienten oder von umstehenden Personen erheben, kann Ihnen ebenfalls Aufschluss darüber geben, ob es sich um Drogenmissbrauch handeln könnte. Versuchen Sie herauszubekommen, welche Substanz konsumiert wurde und wann und wie viel eingenommen wurde. Beachten Sie aber auch, dass Patienten häufig die Einnahme von Drogen abstreiten. Wenn es möglich ist, untersuchen Sie die Umgebung des Patienten nach Anhaltspunkten, ob Drogen oder Alkohol konsumiert wurden. Achten Sie dabei auf Alkoholflaschen, Verpackungen von Medikamenten, Spritzen und Kanülen, Raucherutensilien oder ungewöhnliche Gerüche.

Patienten unter Drogen-/Rauschmitteleinfluss: Präklinisch ist eine Unterscheidung zwischen Patienten mit einer internistischen oder traumatisch bedingten Bewusstseinsstörung und einer drogen- bzw. alkoholbedingten Bewusstseinveränderung nicht möglich. Für diese Patientengruppe ist gegebenenfalls eine angepasste Versorgungstechnik vonnöten. Eine Verweigerung von Diagnostik und Therapie ist nicht ungewöhnlich. Beachten Sie die in Ihrem Rettungsdienstbereich bestehenden Vorgaben des Ärztlichen Leiters, fordern Sie frühzeitig gegebenenfalls weitere Unterstützung durch die Polizei an.

Traumapatienten unter Einfluss von Alkohol oder Drogen sind nicht nur wegen ihres erlittenen Traumas eine besondere Herausforderung für die Retter, sondern auch wegen ihres besonderen Verhaltens. *Ihre Art und Weise, mit einem intoxikierten Patienten umzugehen, kann darüber entscheiden, ob er sich kooperativ oder unkooperativ verhält.* Wie Sie mit Ihrem Patienten sprechen ist mindestens genauso wichtig wie die Maßnahmen, die Sie an ihm durchführen. Eine aggressive oder gar beleidigende Art zu kommunizieren kann dazu führen, dass Ihr Patient unkooperativ wird und Sie die kostbarsten Minuten des goldenen Zeitraums verlieren. Wenn Sie freundlich und unparteiisch auf den Patienten einwirken, wird dieser eher kooperieren und die erforderlichen Maßnahmen und Eingriffe erlaubten, was die Zeit an der Einsatzstelle verringert. Wie schon erwähnt können alle konsumierten Substanzen zu einem verminderten Bewusstseinszustand führen. Wenn Sie mit diesen Patienten arbeiten, müssen Sie mit Euphorie, Psychosen, Paranoia, Verwirrtheit oder Desorientiertheit rechnen. Im Folgenden sind einige Strategien aufgelistet, die Ihnen helfen werden, die Kooperation Ihres Patienten zu verbessern:

1. Versuchen Sie sich in die Lage Ihres Patienten zu versetzen und erklären Sie ihm sein Umfeld. Stellen Sie sich mit Ihrem Namen und Ihrer Funktion vor. Erkundigen Sie sich nach dem Namen und wie Ihr Patient angesprochen werden möchte. Sprechen Sie die Patienten freundlich mit „Sie" an und vermeiden Sie verallgemeinernde Bezeichnungen wie z. B. „Meister" oder Ähnliches. Bei dieser Patientengruppe kann es nötig sein, bei der Orientierung zu Ort, Zeit und Geschehen helfend zur Seite zu stehen.

2. Behandeln Sie Ihren Patienten auf eine respektvolle Art, werten Sie nicht. Häufig kann man an der Stimme und an der Art, wie Sie etwas sagen, das Fehlen von Respekt eher erkennen als an dem, was Sie sagen. Vergessen Sie nicht, dass Sie da sind, um Leben zu retten. Dies bezieht sich auf alle Patienten. Sie sind kein Polizeibeamter (sammeln oder beschädigen Sie bitte keine Beweismittel). Ihre Aufgabe ist es nicht, für Recht und Ordnung sorgen.

3. Erkennen Sie die Belange und Gefühle Ihres Patienten an. Ein Patient, der verschreckt oder verwirrt ist, wird sich in der Situation wohler fühlen, wenn Sie diese Gefühle erkennen und sich nach ihnen richten. Treten Sie freundlich, aber bestimmt auf und seien Sie ehrlich. Erklären Sie Behandlung und Eingriffe, bevor Sie diese durchführen. Auch für intoxikierte Patienten sind Spineboards und HWS-Orthesen unbequem und Venenzugänge können Schmerzen verursachen.

4. Erklären Sie Ihrem Patienten genau, was für ihn nötig und wichtig ist. Ihr Patient könnte verwirrt sein und nicht wissen, dass er sich während der Bewegungseinschränkung der Wirbelsäule auf dem Spineboard ruhig verhalten muss.

5. Nutzen Sie für Ihre Anamnese so genannte geschlossene Fragen, die Ihr Patient mit „ja" oder „nein" beantworten kann. Häufig können diese Patienten sich nur für kurze Zeit konzentrieren und schweifen ab, wenn sie lange und umständliche Fragen gestellt bekommen, besonders wenn eine ausführliche Antwort erforderlich ist. Versuchen Sie, so viele Informationen wie möglich von Angehörigen, Freunden oder umstehenden Passanten zu bekommen. Die gewonnenen Informationen können helfen, die Zuverlässigkeit der von Ihrem Patienten gemachten Angaben einzuschätzen. Sammeln Sie so viele Informationen wie möglich, *aber verzögern Sie die Beförderung nicht.*

Geschlossene Fragen:
Das sind Fragen, die mit „ja" oder „nein" beantwortet werden können. Dies ist bei Einfluss von Alkohol oder Drogen oft die effektivste Methode, an relevante Informationen zu gelangen.

Unkooperativer Patient 20.2

Ein gewisser Prozentsatz Ihrer Patienten wird sich trotz aller Bemühungen unkooperativ verhalten. Sie müssen auch bei diesen Patienten standhaft sein. Zeigen Sie Ihren Patienten klare Grenzen auf und weisen Sie sie auf unangemessenes Verhalten hin. Fixieren Sie Patienten nur, wenn eine adäquate Behandlung sonst nicht sichergestellt wäre. Häufig genügt es, bestimmter aufzutreten, um unkooperative Patienten zu überzeugen, die nötige medizinische Behandlung zuzulassen. Machen Sie sich anhand der gültigen Rechtsprechung damit vertraut, ob und welche Maßnahmen Sie ergreifen dürfen, wenn Sie einen Patienten gegen seinen Willen behandeln wollen. Polizeibeamten ist es vom Gesetzgeber her erlaubt, Personen, die sich selbst oder andere gefährden, in Gewahrsam zu nehmen. Schwerverletzte Traumapatienten, die eine Behandlung ablehnen oder sich unkooperativ verhalten, können als Gefahr für sich selbst betrachtet werden. Wenn die Entscheidung zum Fixieren eines Patienten erst einmal getroffen wurde, muss sie mit Umsicht ausgeführt werden. Meistens genügt es, Patienten

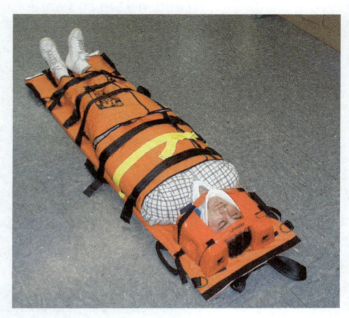

Abbildung 20.1: *Reeves Sleeve*.

mit Hilfe von Gurten, der HWS-Orthese und eines Kopffixiersystems sicher auf dem Spineboard zu fixieren. Gehen Sie dabei so behutsam vor, dass bestehende Verletzungen nicht verschlimmert werden und keine neuen Verletzungen entstehen. *Für diese Situationen gibt es keine eindeutigen Verhaltensregeln.* Beachten Sie, dass fixierte Patienten so unruhig sein können, dass die Fixierung auf dem Spineboard ineffektiv sein oder sich lockern kann. Ein *Reeves Sleeve* ist einer der Ausrüstungsgegenstände, die zum Fixieren und zum Vermeiden von Bewegungen sehr effektiv genutzt werden können (▶ Abbildung 20.1). Es erschwert allerdings erheblich alle weiteren Untersuchungen, die nach der Bewegungseinschränkung nötig sind. Rettungsdienstpersonal sollte das Fixieren von Patienten schon vorher einmal geübt haben. Schließlich ist der Einsatzort nicht der richtige Platz, um neue Techniken zu lernen oder zu testen. Fixierte Patienten müssen kontinuierlich überwacht werden. In der Literatur werden einzelne Fälle von Erstickung von unter Drogeneinfluss stehenden Patienten beschrieben, die in präklinischen Situationen fixiert wurden. Befördern Sie fixierte Patienten keinesfalls in Bauchlage.

Der ITLS-Algorithmus wird gut funktionieren, auch wenn Ihr Patient unter dem Einfluss von Drogen oder Alkohol steht. Beurteilen Sie zuerst, ob die Einsatzstelle sicher ist, stellen Sie die Anzahl der verletzten Personen fest und finden Sie den Verletzungsmechanismus heraus. Treffen Sie die gängigen Eigenschutzmaßnahmen. Zu dieser Patientengruppe gehören Personen, bei denen ein erhöhtes Risiko einer Hepatitis-B-, Hepatitis-C- oder HIV-Infektion (HIV = humanes Immunschwächevirus) besteht. Nutzen Sie den ersten Abschnitt des ITLS-Algorithmus, die Regelmäßige Verlaufskontrolle und die Erweiterte Untersuchung, wie sie in Kapitel 2 beschrieben werden. Beachten Sie jede Änderung des Bewusstseinszustands, die in Zusammenhang mit dem Drogenmissbrauch stehen könnte. Wenn Sie die Erweiterte Untersuchung durchführen, untersuchen Sie besonders die Körperstellen, die eventuell Hinweise für einen Drogenmissbrauch liefern könnten. Wie bei allen Traumapatienten beinhaltet die Behandlung unter anderem die Sauerstoffgabe, Venenzugang, EKG-Monitoring, Pulsoxy- oder Kapnometrie.
▶ Tabelle 20.2 zeigt einige Gruppen von Drogen und deren spezifische Behandlungsmöglichkeiten.

Tabelle 20.2

Drogenarten und deren spezifische Behandlung

Drogenart	Spezifische Behandlung
Alkohol	Blutzuckerkontrolle, achten Sie auf Hypothermie.
Amphetamine	Achten Sie auf Krampfanfälle und Arrhythmien.
Kokain	Achten Sie auf Krampfanfälle und Arrhythmien.
Halluzinogene	Beruhigung
Marihuana	Beruhigung
Opiate	Achten Sie auf Hypothermie, Hypotension und Atemdepression; erwägen Sie Naloxon*. CO_2-Messung.
Sedativa	Achten Sie auf Hypothermie, Hypotension und Atemdepression; erwägen Sie Naloxon* und Flumazenil**. CO_2-Messung.

* Naloxon sollte titriert werden, Maßgabe ist die Atmung Ihres Patienten. Wiederholte Dosen sind indiziert, da das Betäubungsmittel meist eine längere Wirkzeit hat als das Naloxon.
** Flumazenil: Die Verwendung wird kontrovers diskutiert. Es kann bei benzodiazepinabhängigen Personen Krampfanfälle herbeiführen. Des Weiteren kann Flumazenil Krampfanfälle bei Personen auslösen, die es auf Grund einer antikonvulsiven Therapie einnehmen oder die trizyklische Antidepressiva überdosiert haben.

Management von Patienten unter Alkohol- oder Drogenmissbrauch:
- Bei allen Patienten mit eingeschränkter Bewusstseinslage ist ein Blutzuckertest obligat.
- Bei dieser Patientengruppe sind Hypothermie, Hypotension und Atemprobleme (Hypoventilation, Atemwegsverlegung) häufig. Schließen Sie sich bei Vergiftungen mit Ihnen unbekannten Giften oder Medikamenten mit einer Giftnotrufzentrale kurz.

Merke: Patienten unter Drogeneinfluss

1 Es ist extrem schwierig, zwischen Patienten mit Bewusstseinsstörungen auf Grund von Alkohol- oder Drogeneinfluss und denen zu unterscheiden, deren Bewusstseinsveränderung auf einer traumatologischen oder internistischen Ursache beruht. Sie müssen zu Ihren gewohnten Behandlungstechniken einige Verhaltensregeln addieren. Viele Patienten werden zunächst die Behandlung ablehnen. Eventuell müssen Sie die Polizei zur Unterstützung anfordern.

2 Der ITLS-Algorithmus wird gut funktionieren, auch wenn Patienten unter dem Einfluss von Drogen oder Alkohol stehen. Ihr Verhalten kann darüber entscheiden, ob Ihr Patient eine Behandlung akzeptiert. Verhalten Sie sich freundlich, bleiben Sie unparteiisch.

3 Berücksichtigen Sie häufige Probleme und deren spezielle Behandlung:
   a. Alkoholintoxikation – Blutzuckerkontrolle.
   b. Opiate – Blutzuckerkontrolle (Naloxon erwägen).
   c. Sedativa – Blutzuckerkontrolle (Flumazenil erwägen).
   d. Blutzuckerkontrolle bei allen Patienten mit reduziertem Bewusstseinszustand.

4 In dieser Patientengruppe sind Hypothermie, Hypotension und Atemdepression alltäglich und müssen wirksam behandelt werden.

FALLBEISPIEL – Fortsetzung

Sie werden von der Polizei zu einer Messerstecherei in einem heruntergekommenen Stadtviertel gerufen. Häufig waren Sie in den letzten Monaten hier tätig, um Patienten nach heftigen Auseinandersetzungen unter Drogen- oder Alkoholeinfluss zu versorgen. Ihnen wird von der Polizei berichtet, der Patient sei blutüberströmt und unkooperativ. Durch Ihre heutige Position als Einsatzleiter auf dem RTW ist klar, dass Sie den Einsatz leiten werden. Nach dem Hinweis der Polizei, dass der Patient blutüberströmt sei, wird die persönliche Schutzausrüstung angelegt. Ihnen ist bekannt, dass mit Hepatitis und HIV infizierte Patienten in dieser Gegend häufiger anzutreffen sind.

Bei Eintreffen an der Einsatzstelle sehen Sie, dass die Polizei die Lage unter Kontrolle hat und in diesem Moment einen fluchenden, renitenten Mann in Handschellen zum Streifenwagen führt. Die Einsatzstelle ist sicher. Ein sehr ungepflegter Mann liegt auf einer Holzpalette auf dem Gehweg. Er blutet stark aus Stichverletzungen in Thorax und Abdomen, Sie sehen viel Blut auf seinem Pullover und seiner Hose. Neben dem Patienten liegt eine Menge leerer Weinflaschen.

Sie stellen sich dem Patienten vor und fragen ihn, was geschehen sei. „Wir haben zusammen einen getrunken. Er hat seinen ganzen Wein auf einmal ausgetrunken und wollte dann auch noch meine Flasche haben. Ich habe ihm gesagt, er solle sich gefälligst seinen eigenen Wein besorgen. Dann hat der Penner einfach auf mich eingestochen!" Sie fragen ihn nach seinem Namen (Hans Hansen) und erklären ihm, dass er keine Schwierigkeiten haben würde und die Polizei nur deshalb vor Ort sei, um den Täter festzunehmen. Sie erklären ihm, dass Sie vor Ort sind, um ihm zu helfen und seine Wunden zu versorgen. Auf die Frage, ob Sie ihn untersuchen dürfen, stimmt er nur widerwillig zu. Weil der Verletzungsmechanismus nicht auf eine Wirbelsäulenschädigung hindeutet, verzichten Sie auf eine Bewegungseinschränkung der Wirbelsäule.

Der Patient hat freie Atemwege und scheint keine Atemprobleme zu haben (allerdings hat er einen stark nach Wein riechenden Atem), weshalb Sie mit der Schnellen Trauma-Untersuchung fortfahren. An Gesicht oder Kopf sind keine sichtbaren Verletzungen. Der Hals ist unempfindlich, die Halsvenen flach und die Trachea befindet sich in der Mittellinie. Der Thorax bewegt sich gleichmäßig, vesikuläre Atemgeräusche sind seitengleich vorhanden. Sie entdecken zwei 8–10 cm lange Schnittverletzungen über dem vorderen linken Thoraxbereich, aber die Schnitte scheinen nicht in die Brusthöhle eingedrungen zu sein. Die Herztöne sind kräftig und die Frequenz ist bei schwachen peripheren Pulsen relativ hoch. Über dem linken oberen Quadranten des Abdomens ist eine tiefe Schnittverletzung, Organe sind ausgetreten. Hans Hansen sieht die Wunde, als Sie seinen Pullover anheben, und sagt: „Er hat mich aufgeschlitzt, oder?" Sie lassen Ihren Kollegen die Wunde mit sterilen, feuchten Kompressen und einer verschließenden Wundauflage versorgen und setzen die Untersuchung fort, finden aber keine weiteren Verletzungen. Sie informieren den Patienten über seine Verletzungen und erklären ihm, dass Sie ihn in ein Krankenhaus befördern müssen, um seine Verletzungen zu versorgen. Er wird vorsichtig auf die Trage umgelagert und unverzüglich befördert. Während der Fahrt verbinden Sie seine Verletzungen und legen vorsorglich einen Venenzugang, während Ihr Praktikant die Vitalparameter ermittelt: Blutdruck RR 110/70, Puls 110/min, Atemfrequenz 24/min, die Sauerstoffsättigung liegt bei 96 %. Der Patient gibt an, dass er außer Krampfanfällen (durch Alkoholentzug?) keine Vorerkrankungen habe und er dafür auch keine Medikamente einnehme. Er hat keine Allergien und hat in den letzten 24 Stunden keine feste Nahrung zu sich genommen. „Meine Ernährung besteht aus Zigaretten und einer Flasche Wein!" Die detaillierte Untersuchung bringt keine neuen Ergebnisse. Die Genesung des Patienten verkompliziert sich im Krankenhaus durch ein Alkoholentzugssyndrom (Delirium tremens) und eine Wundinfektion, aber er überlebt.

FALLBEISPIEL – Zusammenfassung

Weil Drogensüchtige und Alkoholiker häufig Unfälle erleiden (oder anderen nicht alkohol- oder drogenabhängigen Personen ein Trauma zufügen), haben Sie im Rettungsdienst täglich mit ihnen zu tun. Verhalten Sie sich diesen Patienten gegenüber rücksichtsvoll. Das wird Ihnen viel Ärger ersparen. Aber wir alle wissen, dass einige berauschte oder betrunkene Patienten nicht kooperieren, egal was Sie tun. Manche Konfrontationen werden nicht so glimpflich ausgehen wie die eben beschriebene Fallstudie. Die schwierigste Entscheidung, die Sie als Team selbst treffen müssen, ist, ob der Patient nüchtern genug ist, eine Behandlung wirksam ablehnen zu können. Manchmal müssen Sie, gegebenenfalls zusammen mit der Polizei, anhand der jeweiligen Situation die beste Entscheidung treffen. Für viele dieser Situationen gibt es keine Patentlösungen.

ZUSAMMENFASSUNG

Kenntnis der Zeichen und Symptome, die Alkohol- und Drogenmissbrauch verursachen, wird Ihnen helfen, hierunter leidende Patienten frühzeitig zu erkennen. Mit Hilfe der in diesem Kapitel genannten Zeichen und Symptome können Sie Ihre Vermutungen bei der Untersuchung des Patienten bestätigen. Das Wissen um den Drogenmissbrauch eines Patienten wird Ihnen ermöglichen, auf kritische Veränderungen des Patienten zu achten und gegebenenfalls lebensrettende Maßnahmen einzuleiten, wenn diese erforderlich sind. Die hier aufgeführten fünf Behandlungsstrategien, um die Kooperation des Patienten zu verbessern, sind zwar besonders wichtig bei Patienten, die unter Drogen- oder Alkoholeinfluss stehen, sind aber auch bei anderen renitenten Patienten anwendbar. Denken Sie immer daran, dass die Sicherheit des Patienten oberste Priorität hat. Sollte es einmal notwendig sein, einen Patienten zu seiner eigenen Sicherheit zu fixieren, gehen Sie dabei bedacht und an die Belange des Patienten angepasst vor.

LITERATURHINWEISE

Bledsoe, B., R. Porter und N. Shade. *Paramedic Emergency Care*, Seite 795–800. Upper Saddle River, NJ: Prentice Hall, 1991.

Demetriades D., G. Gkiokas, G. Velmahos et al. „Alcohol and illicit drugs in traumatic deaths: Prevelance and association with type and severity of injuries". *Journal of the American College of Surgeons*, Vol. 199, No. 5 (2004), Seite 687–692.

Elling, B., K.M. Elling. „AAOS paramedic: pharmacology applications". Sudbury, MA: *Jones and Bartlett* (2009), Seite 274–278.

Miller, T., D. Lestina, G. Smith. „Injury risk among medically identified alcohol and drug abusers". *Alcoholism, Clinical and Experimental Research*, Vol. 25, No. 1 (2001), Seite 54–59.

National Institute on Drug Abuse. „NIDA InfoFacts Nationwide Trends". Im *Internet*: http://www.drugabuse.gov/infofacts/nationtrends.html (letzter Zugriff: 04.05.02012).

Herz-Kreislauf-Stillstand nach Trauma

21.1	**Nicht zu rettender Patient**	383
21.2	**Hypoxämie**	384
21.3	**Zirkulatorische Probleme**	385
21.4	**Vorgehen bei Patienten mit Herz-Kreislauf-Stillstand nach Trauma**	387
	Zusammenfassung	391
	Literaturhinweise	391

ÜBERBLICK

21

Lernziele für ITLS-Advanced-Anwender

Nach dem Lesen dieses Kapitels sollten Sie in der Lage sein:

1. Patienten zu identifizieren, die von einer Wiederbelebung nicht profitieren werden.

2. Behandelbare Ursachen für einen durch Trauma verursachten Kreislaufstillstand zu identifizieren.

3. Die richtigen Schritte bei der Einschätzung und Behandlung von Patienten mit durch Trauma verursachtem Kreislaufstillstand zu beschreiben.

> **FALLBEISPIEL**
>
> Sie besetzen an einem Sonntag als Einsatzleiter zusammen mit Ihrem Kollegen und einem Praktikanten den RTW einer Kleinstadt. Gegen 17 Uhr werden Sie zu einer lokalen Eissporthalle gerufen. Ein männlicher Patient soll bei einer tätlichen Auseinandersetzung verletzt worden sein. Während Sie zum Einsatzort fahren, diskutieren Sie mit Ihrem Partner die zu erwartenden Verletzungen. Durch Ihre heutige Position als Einsatzleiter auf dem RTW ist klar, dass Sie den Einsatz leiten werden. Sofort nach Ihrem Eintreffen beginnen Sie mit der Beurteilung der Einsatzstelle: Eine Gruppe Teenager steht vor der Eishalle und wird von mehreren Polizisten befragt. Die Einsatzstelle erscheint ruhig und sicher. Ein Polizist berichtet, zwei junge Männer seien in eine tätliche Auseinandersetzung verwickelt gewesen. Einer der Männer sei gefallen und habe sich am Handgelenk verletzt. Der andere sei flüchtig. Sie stufen den Verletzungsmechanismus als lokal ein und entscheiden, zunächst keine weiteren Kräfte zu benötigen. Ihr Patient empfängt Sie sitzend auf den Stufen der Eishalle mit einem Schwall lautstarker Schimpfwörter über den Gegner. Er wirkt unkooperativ, wütend, streitlustig und nicht ernsthaft verletzt. Ihre Ersteinschätzung ergibt einen freien Atemweg, die Atemfrequenz liegt im Normbereich. Das Atemzugvolumen lässt sich durch die dicke Kleidung nur schwer einschätzen. Offensichtliche Zeichen einer Hypoxie erkennen Sie jedoch nicht. Der Puls am Handgelenk ist mit geschätzten 120 Schlägen/min schnell, gut tastbar und rhythmisch. Die Tachykardie wird wohl Folge der Erregtheit sein. Ihr Patient klagt über ein gebrochenes Handgelenk und Abschürfungen im Gesicht. Weitere Verletzungen verneint er. Den Geruch von Alkohol während der Ausatmung schiebt er auf den Genuss zweier Biere kurz vor der Auseinandersetzung. Ihr erster Eindruck ist, dass Sie einen gering verletzten Patienten vor sich haben. Ihr Kollege geleitet den Patienten in den RTW und setzt ihn auf die Trage. Der Patient weigert sich, seinen Mantel auszuziehen („Mir ist kalt und mein Arm schmerzt!"), aber er lässt es zu, in einer sitzenden Position auf der Trage angeschnallt zu werden. Sie führen danach eine gezielte Untersuchung des rechten Handgelenks durch. Sie stellen eine Fehlstellung des rechten Unterarms fest. Distaler Puls, Sensibilität und Motorik sind erhalten. Während Sie den Unterarm schienen, beginnt Ihr Patient zu hyperventilieren, dann klagt er über Dyspnoe und ein Kribbeln in den Händen. Er wird zunehmend unruhig. Sie setzen ihm eine Sauerstoffmaske mit Reservoir auf und stellen den Flow auf 12 l/min ein. Ihr Kollege versucht gerade, ein Pulsoxymeter anzulegen, als Ihr Patient plötzlich kollabiert. Was geht in Ihrem Patienten vor? Denken Sie darüber nach, während Sie dieses Kapitel lesen. Das Fallbeispiel wird am Ende des Kapitels fortgesetzt.

Nicht zu rettender Patient 21.1

Im Rettungsdienst treffen Sie gelegentlich auf Traumapatienten, die bereits bei Ihrem Eintreffen pulslos und ohne Atmung sind oder während Ihrer Behandlung in diesen Zustand geraten. Es ist zwar selten, diese Patienten zu retten, aber in wenigen Fällen doch möglich.

Die Wiederbelebung eines Patienten nach einem Herz-Kreislauf-Stillstand durch Trauma ist jedoch nicht ungefährlich. Infektionskrankheiten und die rasche Beförderung in die nächste Klinik bergen für das Rettungsdienstpersonal und für die Öffentlichkeit erhebliche Gefahren. Daher sollten Wiederbelebungsmaßnahmen nur dann begonnen werden, wenn eine wirkliche Chance auf Rettung besteht. Einige wissenschaftliche Arbeiten können bei dieser schwierigen Entscheidung Hilfestellung geben. In einer Untersuchung von 195 Patienten mit Herz-Kreislauf-Stillstand nach Trauma hatten diejenigen Patienten, die bei Bewusstlosigkeit, fehlender Atmung und Puslosigkeit im EKG einen Sinusrhythmus und nicht erweiterte Pupillen (< 4 mm) mit Lichtreaktion aufwiesen, eine guten Überlebenschance (Cera et al., 2003). Unter den Patienten mit Asystolie, agonalem Rhythmus, Kammerflimmern oder ventrikulärer Tachykardie gab es dagegen keinen einzigen Überlebenden. Einheitliche Parameter zur Abschätzung der Überlebenschance gibt es allerdings nicht, da Ergebnisse anderer Studien keinen Zusammenhang zwischen elektrischer Erregung und Überleben zeigen konnten.

Das gemeinsame Positionspapier der National Association of EMS Physicians und des American College of Surgeons Committee on Trauma gibt nach aktuellem wissenschaftlichen Stand Empfehlungen, wann nach dem derzeitigen Stand internationaler Wissenschaft eine Wiederbelebung von Traumapatienten begonnen und wann sie beendet werden sollte. In der ▶ Tabelle 21.1 sind diese Empfehlungen zusammengefasst.

Tabelle 21.1

Leitlinien für Beginn und Abbruch von Wiederbelebungsmaßnahmen beim traumatologisch bedingten Herz-Kreislauf-Stillstand in der Präklinik

1. Wiederbelebungsmaßnahmen sollten nicht begonnen werden bei:
   a. Stumpfem Trauma und Apnoe, Pulslosigkeit und unorganisiertem Herzrhythmus im EKG bei Eintreffen des Rettungsdienstes.
   b. Penetrierendem Trauma und Apnoe, Pulslosigkeit, fehlenden spontanen Bewegungen, fehlenden Pupillenreflexen oder unorganisiertem Herzrhythmus im EKG bei Eintreffen des Rettungsdienstes.
   c. Allen nicht mit dem Leben zu vereinbarenden Verletzungen.
   d. Allen Patienten mit nachweisbar langem Zeitabstand zwischen Eintreten der Verletzung und Beginn von Reanimationsmaßnahmen, z. B. bei Vorliegen von Leichenflecken oder Totenstarre.

2. Passt der Verletzungsmechanismus von reanimationspflichtigen Traumapatienten nicht zum klinischen Zustand des Patienten, sollte mit standardisierten Wiederbelebungsmaßnahmen begonnen werden. Hier könnte eine internistische Ursache vorliegen.

3. Die Wiederbelebungsmaßnahmen sollten nach Konsultation eines Arztes beendet werden bei:
   a. Beobachtetem Kreislaufstillstand und 15 min erfolgloser Reanimationsmaßnahmen.
   b. Bei Beförderungszeiten länger als 15 min zur nächsten Notaufnahme.

4. Patienten nach Beinaheertrinken, Blitzschlag oder Hypothermie weisen in manchen Untersuchungen bessere Überlebensraten auf und sollten länger reanimiert werden.

21 Herz-Kreislauf-Stillstand nach Trauma

Ursache des Herz-Kreislauf-Stillstands:
Der traumatisch bedingte Herz-Kreislauf-Stillstand ist in der Regel nicht durch eine Herzerkrankung verursacht. Ziel ist die schnelle Identifikation und Behebung des zugrunde liegenden Problems.

Erweiterte Maßnahmen der Herz-Lungen-Wiederbelebung zielen seit Jahren auf die Behandlung einer kardialen Ursache für den Patienten ohne Puls ab. Bei Traumatisierten ist die Ursache eines Herz-Kreislauf-Stillstands üblicherweise nicht primär eine Herzerkrankung. Beim traumatisierten Patienten muss Ihre Behandlung daher auf die Identifikation der Ursache des Herz-Kreislauf-Stillstands abzielen. Ansonsten werden Sie Ihren Patienten seltenst erfolgreich wiederbeleben. Während die Ersteinschätzung geeignet ist, den Herz-Kreislauf-Stillstand festzustellen, können Sie mithilfe der Schnellen Trauma-Untersuchung die Ursachen identifizieren.

In den folgenden beiden Abschnitten werden die typischen Ursachen für einen Herz-Kreislauf-Stillstand beim Traumapatienten dargestellt.

21.2 Hypoxämie

Tabelle 21.2

Ursachen eines Herz-Kreislauf-Stillstands nach Trauma

1. Atemwege
   a. Fremdkörper
   b. Zurücksinken der Zunge
   c. Depression des zentralen Nervensystems durch Drogen und/oder Alkohol

2. Atmung
   a. Spannungspneumothorax
   b. Offene Thoraxverletzung
   c. Bewegliches Thoraxfragment
   d. Hohe Verletzung des Rückenmarks
   e. Inhalation von Kohlenstoffmonoxid
   f. Inhalation von Rauch
   g. Aspiration
   h. Beinaheertrinken

3. Kreislauf
   a. Spannungspneumothorax
   b. Hämorrhagischer Schock
   c. Perikardtamponade
   d. Myokardkontusion
   e. Stromschlag
   f. Akuter Myokardinfarkt

ACLS-Algorithmen:
Beim traumatisch bedingten Herz-Kreislauf-Stillstand sind insbesondere die durch das Trauma verursachten reversiblen Ursachen zu bedenken und aggressiv zu therapieren (z. B. Spannungspneumothorax).

Hypoxämie ist die häufigste Ursache eines Herz-Kreislauf-Stillstands nach einem Trauma. Alle *akuten Verlegungen der Atemwege oder eine unzureichende Atmung (Hypoventilation) resultieren in Hypoxämie!* Beeinträchtigungen der Atemwege oder der Atmung (▶ Tabelle 21.2) führen zu einer mangelhaften Belüftung der Lungen. Eine Hypoxämie ist die Folge. Der Konsum von Drogen und/oder Alkohol kann ebenfalls zu einer Obstruktion der Atemwege durch die zurückgesunkene Zunge führen, dazu gesellt sich die atemdepressive Wirkung dieser Stoffe. Besondere Aufmerksamkeit bei intoxikierten Patienten kann einen Herz-Kreislauf-Stillstand jedoch vermeiden. Das Gleiche gilt für einen bewusstlosen Patienten mit Schädel-Hirn-Trauma. Die schlaffen Muskeln im Rachenraum erlauben es der Zunge zurückzusinken und die Atemwege zu verlegen. Patienten ohne Würgereflex sollten zum Offenhalten der Atemwege daher mindestens einen Guedel- oder Wendl-Tubus nach initialer Atemwegssicherung durch den modifizierten Esmarch-Handgriff erhalten. Noch besser ist eine endotracheale Intubation, da hierdurch auch eine Aspiration vermieden wird. Zur Atemwegssicherung ist auch der Einsatz von Alternativen, wie z. B. dem Larynxtubus, möglich. Patienten im Herz-Kreislauf-Stillstand verursacht durch eine Atemwegsobstruktion werden gut auf erweiterte lebensrettende Maßnahmen reagieren, wenn die Hypoxiezeit nicht zu lang war.

Patienten mit einem Herz-Kreislauf-Stillstand durch ein Atemproblem besitzen meist einen intakten Atemweg. Sie sind jedoch nicht in der Lage, ihr Blut mit Sauerstoff zu beladen. Blut und Sauerstoff treffen bei diesen Patienten nicht an der alveolaren Membran zusammen. Die folgende Aufzählung beschreibt die möglichen Ursachen:

1. Unvermögen, die Lungen zu belüften. Ursachen hierfür können ein Spannungspneumothorax, eine offene Thoraxverletzung, ein bewegliches Thoraxfragment oder eine hohe Verletzung des Rückenmarks (C3 oder höher) sein.

2. In der Lunge oder Teilen davon befindet sich Flüssigkeit. Dies kann durch eine Aspiration von Blut oder Erbrochenem oder einem Atemnotsyndrom (ARDS, auch als nicht kardial be-

dingtes Lungenödem bezeichnet) verursacht sein. Beinaheertrinkende weisen zuerst eine Hypoxämie durch den Sauerstoffmangel während des Ereignisses auf. Im weiteren Verlauf entwickeln sie meist ein ARDS mit ausgeprägtem Lungenödem.

3. Die Lunge ist mit einem Gasgemisch gefüllt, dem ein ausreichender Sauerstoffgehalt fehlt. Stattdessen enthält dieses Gemisch Schadgase wie Kohlenstoffmonoxid oder Blausäure, z. B. bei Wohnungsbränden. Hierbei können heiße Gase oder Dämpfe zusätzlich ein Lungenödem auslösen. Dies führt zu einer weiteren Verschlechterung der Oxygenierung, weil die Distanz (durch Anschwellen der Alveolarmembran) zwischen den roten Blutkörperchen und dem Sauerstoff in der Lunge größer wird.

4. Hypoventilation aufgrund eines Schädel-Hirn-Traumas, Verletzung durch Blitzschlag oder Drogen- bzw. Alkoholeinfluss.

Besteht ein Atemwegs- oder Atemproblem, verschlechtert die Anreicherung von Kohlendioxid zusätzlich Ihre Chancen auf eine erfolgreiche Wiederbelebung. Patienten mit Atemproblemen benötigen ein aggressives Management der Atemwege und eine Ventilation mit hoher Sauerstoffkonzentration. Viele dieser Patienten werden auf eine aggressive Behandlung schnell reagieren, wenn sie nicht zu lang hypoxisch waren. Eine signifikante Zahl (19 % in einer Untersuchung) von Beinaheertrinkenden, die leblos an der Einsatzstelle aufgefunden werden, erleben eine volle Genesung.

Zirkulatorische Probleme 21.3

Eine Zellhypoxie durch unzureichenden Blutfluss wird durch eine oder mehrere der in Tabelle 21.1 aufgelisteten Ursachen ausgelöst. Ein hämorrhagischer Schock als Folge eines massiven Blutverlustes ist die häufigste zirkulatorische Ursache für den Herz-Kreislauf-Stillstand nach Trauma. Blutverlust kann durch Blutungen ins Körperinnere oder äußere Blutungen oder durch die Kombination aus beiden Arten verursacht sein. Daneben können Blutungen in kontrolliert und unkontrolliert kategorisiert werden. Ein ausgeprägter Blutverlust führt langfristig zum Kreislaufstillstand mit schlechter Prognose trotz anfänglich noch erhaltener elektrischer Herzaktivität. Wichtigste Therapie einer massiven äußerlichen Blutung ist die Blutungskontrolle durch Druckverbände oder gegebenenfalls Tourniquet. Eine sofortige und schnelle Flüssigkeitsgabe kann zusammen mit der Blutungskontrolle Leben retten.

Massive innere Einblutungen, die einen Herz-Kreislauf-Stillstand zur Folge haben, sind in der Regel durch eingerissene Organe (z. B. Leber, Milz oder Nieren) oder Verletzungen großer Gefäße verursacht und enden meist fatal. Die einzige Chance auf eine erfolgreiche Wiederbelebung bei noch vorhandener elektrischer Herzaktivität besteht im schnellstmöglichen Transport in einen Schockraum mit sofortiger Interventionsmöglichkeit des Traumateams.

Ein traumatisch bedingter Pneumothorax vermindert durch den erhöhten intrathorakalen Druck den venösen Blutstrom zum Herz. In der späteren Phase wird die Auswurfleistung des Herzes nicht nur durch die verminderte venöse Füllung, sondern auch durch direkten Druck gegen das Mediastinum zunehmend geringer. Direkt sichtbare Folgen dieses „mechanischen" Schocks sind gestaute Halsvenen (obere Einflussstauung), Tachykardie und Zyanose. In der Spätphase kommt es zu einer Trachealverlagerung zur Gegenseite des Spannungspneumothorax. Die Erkennung eines Spannungspneumothorax ist von enormer Bedeutung, da die schnelle Therapie durch Entlastungspunktion den Herz-Kreislauf-Stillstand beheben kann.

Der Patient mit Herz-Kreislauf-Stillstand nach Trauma durch eine Perikardtamponade ist pulslos und kann zusätzlich elektrische Aktionen im Sinne einer PEA (pulslose elektrische Aktivität) auf dem Monitor zeigen. Patienten mit Perikardtamponade können sich rapide über ein

Schockgeschehen, folgende PEA bis schließlich zur Asystolie verschlechtern. Bei einer Perikardtamponade kann das Schlagvolumen des Herzes so gering sein, dass Sie keinen zentralen Puls tasten können. Das Herz wird von dem im Perikard befindlichen Blut komprimiert, so dass die Kammern sich nicht mehr vor jedem Schlag füllen können. Dies geschieht, wenn der Druck im Herzbeutel (und damit in den Herzkammern) größer ist als der Druck in den Venen, die das Blut zum Herz zurückführen. Deswegen fühlen Sie zu Beginn der Tamponade einen schnellen, schwach tastbaren Puls, der ganz verschwindet, wenn die Tamponade stärker wird. Im frühen Stadium wird noch ein geringer Anteil an Blut mit jedem Herzschlag in die Aorta gepumpt. Die wichtigsten klinischen Zeichen bei Patienten mit einer isolierten Perikardtamponade sind ausgeprägte Schockzeichen in Verbindung mit gestauten Halsvenen und beidseitig vesikulären Atemgeräuschen. In der häufiger vorkommenden Situation einer Perikardtamponade im Rahmen eines Polytraumas wird der Patient neben der Tamponade weiteren Blutverlust haben. Dann sind die Halsvenen nicht gestaut. Patienten ohne gestaute Halsvenen können Zeichen einer PEA im Monitor zeigen, reagieren aber typischerweise nicht auf erweiterte Wiederbelebungsmaßnahmen.

Ein akuter Myokardinfarkt oder eine Myokardkontusion können eine unzureichende Zirkulation durch einen oder die Kombination folgender drei Mechanismen verursachen: Herzrhythmusstörungen, akutes Pumpversagen oder Perikardtamponade. Der Patient mit Myokardkontusion war typischerweise in ein Dezelerationstrauma verwickelt. Er kann Prellmarken an der äußeren Thoraxwand, besonders in der Region des Sternums, aufweisen.

Ein schwerer Schlag gegen das Brustbein (mit oder ohne Sternumfraktur) kann in der Repolarisationsphase des Herzes zu Kammerflimmern führen. Beobachtet werden derartige Ereignisse nach Verkehrsunfällen mit Aufprall des Fahrers auf das Lenkrad sowie bei Sportunfällen mit Trauma gegen den vorderen Brustkorb. Die schnelle Erkennung dieser ansonsten tödlichen Herzrhythmusstörung ist lebensrettend, da eine sofortige Therapie entsprechend den Reanimationsrichtlinien bei Kammerflimmern erfolgen muss (frühestmögliche Defibrillation, bis dahin Herzdruckmassage).

Ein Patient mit Herz-Kreislauf-Stillstand nach einem Stromschlag präsentiert sich in der Regel mit Kammerflimmern. Wenn Sie schnell genug bei ihm eintreffen, reagiert er normalerweise gut auf die Behandlung mittels Defibrillation. Patienten haben durch einen Stromschlag einen starken Muskelspasmus erlitten und können durchaus gegen eine Wand geschleudert oder über eine größere Distanz in die Tiefe gefallen sein. Somit ist auch bei diesen Patienten das gleiche systematische Vorgehen wie bei allen anderen Traumatisierten notwendig. Nur so besteht die Möglichkeit, alle Verletzungen zu erkennen und ihnen eine wirkliche Chance für eine komplette Genesung zu geben. Stellen Sie sicher, dass diese Patienten nicht mehr mit der Spannungsquelle in Verbindung stehen. Werden Sie nicht selbst zum Patienten!

Patienten mit einem Herz-Kreislauf-Stillstand nach Trauma durch eine mangelhafte Zirkulation haben mindestens eines der beiden behandlungsbedürftigen Probleme:

1. Unzureichenden Blutfluss zurück zum Herz durch
   a. erhöhten intrathorakalen Druck und dadurch verursachten erhöhten Widerstand in den thorakalen Venen auf Grund eines Spannungspneumothoraxes oder einer Perikardtamponade.
   b. hämorrhagischen Schock und folglich vermindertes zurückfließendes Blutvolumen.
2. Unzureichende Pumpfunktion durch
   a. Herzrhythmusstörungen nach Myokardkontusion, akutem Myokardinfarkt oder Stromschlag.
   b. ein akutes Pumpversagen mit Lungenödem nach schwerer Myokardkontusion oder ausgedehntem akutem Myokardinfarkt.

Vorgehen bei Patienten mit Herz-Kreislauf-Stillstand nach Trauma

21.4

Diese Patienten stellen eine ganz spezielle Gruppe dar. Die meisten Betroffenen sind jung und haben keine kardialen Vorerkrankungen. Manche sind in kriminelle Ereignisse verwickelt (Körperverletzungsdelikte). Es ist also sinnvoll, die Beobachtungen an der Einsatzstelle (nach dem Einsatz) genau zu dokumentieren. Einige dieser Patienten können wiederbelebt werden, wenn Sie kurz nach dem Ereignis eintreffen. Zusätzlich müssen Sie die bestehenden Unterschiede im Gegensatz zum üblichen Herz-Kreislauf-Stillstand aus internistischer Ursache beachten. Die extrem geringe Wiederbelebungsrate basiert wahrscheinlich auf der Tatsache, dass viele dieser Patienten bereits eine gewisse Zeit vor dem Herz-Kreislauf-Stillstand an einer Hypoxie litten. Eine erfolgreiche Wiederbelebung wird dann durch die nach langer Hypoxiezeit verursachte schwere Azidose verhindert. Patienten mit einem isolierten Schädel-Hirn-Trauma als Ursache eines Herz-Kreislauf-Stillstands überleben üblicherweise nicht, sollten aber aggressiv wiederbelebt werden, weil das Ausmaß der Verletzung an der Einsatzstelle nicht immer korrekt eingeschätzt werden kann. Das individuelle Outcome dieser Patienten kann deswegen nicht vorhergesagt werden. *Patienten, die mit einer Asystolie im Monitor nach massivem stumpfem Trauma aufgefunden werden, sind tot und können an der Einsatzstelle als solches erklärt werden.*

Besonderes Augenmerk gilt Kindern mit traumatologisch bedingtem Herz-Kreislauf-Stillstand. In einer Studie mit mehr als 700 betroffenen Kindern konnte eine Entlassungsrate von 25 % erreicht werden. Eine Ursache hierfür könnte sein, dass der Puls bei Kindern gelegentlich schwieriger zu tasten ist und trotz eingeleiteter Wiederbelebungsmaßnahmen noch vorhanden war. In jedem Falle sollten Sie nach spätestens 10 s fehlendem oder unsicher tastbarem Puls aggressiv und konsequent Reanimationsmaßnahmen durchführen.

Allgemeines Vorgehen

Schränken Sie die Beweglichkeit der HWS nach dem Feststellen einer Bewusstlosigkeit ein. Kardinalsymptome des Herz-Kreislauf-Stillstands sind Bewusstlosigkeit, das Fehlen eines tastbaren Pulses sowie ein Atemstillstand. Interpretieren Sie eine agonale Atmung (Schnappatmung) nicht fälschlicherweise als vorhandene Atmung. Ein nicht zweifelsfrei tastbarer Karotispuls zählt als Kreislaufstillstand, was den sofortigen Beginn der Reanimationsmaßnahmen nach sich zieht. Leiten Sie Wiederbelebungsmaßnahmen nach den aktuellen Empfehlungen des ERC ein. Setzen Sie Helfer ein, um die HWS auch während dieser Maßnahmen in ihrer Beweglichkeit einzuschränken. Nutzen Sie alle Ihnen zur Verfügung stehenden Maßnahmen, um die Atemwege Ihres Patienten zu sichern. Bei weiter bestehender Atemwegsverlegung und entsprechender Qualifikation Ihrerseits sollten Sie eine Koniotomie durchführen.

Lassen Sie zwei Personen die Wiederbelebungsmaßnahmen durchführen, während Sie auf einem Monitor den vorliegenden Rhythmus interpretieren. Folgen Sie den Empfehlungen des ERC.

Ist eine Asystolie oder PEA im Monitor sichtbar oder können Sie ein vorliegendes Kammerflimmern nicht mit der ersten Defibrillation in einen Rhythmus mit tastbarem Puls konvertieren, suchen Sie sofort nach Ursachen des Herz-Kreislauf-Stillstands und behandeln Sie diese. Dies sollten Sie während der Fahrt in eine geeignete Klinik durchführen. Nutzen Sie die Schnelle Trauma-Untersuchung, wie Sie es auch bei allen anderen Traumapatienten tun sollten.

Schwangere Patienten mit traumatischem Herz-Kreislauf-Stillstand: Es gelten die Vorgaben der Reanimationsleitlinien wie bei allen anderen Patienten. Bei Verdacht auf Volumenmangel sollten 4 l Flüssigkeit so schnell wie möglich verabreicht werden.

Schritt für Schritt
Herz-Kreislauf-Stillstand nach Trauma

1 Übernehmen Sie die Kontrolle über die Atemwege und sichern Sie diese, wenn möglich mit einem Endotrachealtubus. Beatmen Sie Ihren Patienten mit 100 % Sauerstoff. Suchen Sie systematisch nach Ursachen für den Herz-Kreislauf-Stillstand, während zwei geeignete Personen Beatmung und Thoraxkompressionen übernehmen.

2 Suchen Sie nach Atemproblemen als Ursache des Herz-Kreislauf-Stillstands. Achten Sie im Rahmen der Schnellen Trauma-Untersuchung besonders auf den Thorax. Gerade Patienten mit penetrierendem Thoraxtrauma weisen gute Überlebenschancen auf, wenn Sie die Ursache für den Herz-Kreislauf-Stillstand finden. Die folgenden Überlegungen helfen Ihnen, Probleme im Bereich der Atmung als Ursache schnell zu identifizieren.

- *Untersuchen Sie den Hals:*
  - Sind die Halsvenen flach oder gestaut?
  - Verläuft die Trachea mittig?
  - Gibt es Hinweise auf eine Weichteilverletzung im Bereich des Halses?

- *Untersuchen Sie den Thorax:*
  - Hebt und senkt der Brustkorb sich symmetrisch mit jeder Beatmung?
  - Gibt es Verletzungen des Brustkorbs (offene Wunden, Prellmarken, bewegliches Thoraxfragment)?

- *Tasten Sie den Brustkorb ab:*
  - Ist der Thorax instabil?
  - Ist Krepitation (Knochenreiben) tastbar?
  - Gibt es Hinweise auf ein Hautemphysem (Knistern)?

- *Hören Sie den Thorax ab:*
  - Sind beidseitig Atemgeräusche vorhanden?
  - Sind die Atemgeräusche beidseitig vesikulär?

Wenn die Atemgeräusche nicht gleich sind, perkutieren Sie den Brustkorb. Ist die Seite mit abgeschwächten Atemgeräuschen hypersonor oder dumpf? Wenn Sie Ihren Patienten intubiert haben, ist der Tubus zu tief eingeführt?

Sollten Sie die Kombination von gestauten Halsvenen, abgeschwächtem Atemgeräusch auf einer Thoraxseite, Abweichung der Trachea von der verletzten Seite und hypersonorem Klopfschall auf der betroffenen Seite vorfinden, ist ein Spannungspneumothorax wahrscheinlich. Ein falsch positionierter Endotrachealtubus kann ebenfalls unterschiedliche Atemgeräusche verursachen und ist schädlich, weil nur eine Lunge belüftet wird. Sie sollten es sich zur Angewohnheit machen, die Tubuslage zu kontrollieren, bevor Sie die Diagnose Spannungspneumothorax stellen. Ein falsch positionierter Endotrachealtubus ist viel häufiger als ein Spannungspneumothorax. Ein Spannungspneumothorax macht eine sofortige Dekompression des Thorax notwendig. Anderen Problemen der Atmung (offene Thoraxverletzung, bewegliches Thoraxfragment, einfacher Pneumothorax) wird mit der bereits durchgeführten Intubation und Beatmung mit 100 % Sauerstoff ausreichend entgegengetreten. Wenn Ihr Patient intubiert ist, ist es nicht länger nötig, offene Thoraxverletzungen abzudichten oder bewegliche Thoraxfragmente von außen zu stabilisieren. Denken Sie aber daran, dass eine Beatmung mit Überdruck einen einfachen Pneumothorax in einen Spannungspneumothorax verwandeln kann.

Nachdem Ihr Patient einen gesicherten Atemweg hat und ausreichend beatmet wird, können Sie sich auf eventuell vorhandene Probleme des Kreislaufs konzentrieren. Führen Sie die weiteren Wiederbelebungsmaßnahmen nach den Empfehlungen des ERC fort und vervollständigen Sie die Untersuchung des Patienten. Alle diese Maßnahmen können während der Beförderung in eine geeignete Klinik durchgeführt werden. Bleiben Sie nicht länger an der Einsatzstelle, als Sie Zeit brauchen, um die Atemwege Ihres Patienten angemessen zu sichern. Verabreichen Sie 2 l kristalloide Lösung, sobald Sie einen Zugang zum Gefäßsystem geschaffen haben. *Noch einmal: Vergeuden Sie keine Zeit an der Einsatzstelle – jegliche Behandlung nach Sicherung des Atemwegs sollte während der Beförderung Ihres Patienten in eine geeignete Klinik erfolgen.*

Ein hämorrhagischer Schock ist die häufigste zirkulatorische Ursache für einen Herz-Kreislauf-Stillstand nach Trauma. Gibt es keinen Anhalt für eine Blutung nach außen, müssen Sie Ihren Patienten sorgfältig auf Zeichen für innere Blutungen untersuchen.

Sie sollten auf die Halsvenen Ihres Patienten achten, sobald eine elektrische Aktivität am Herz auftritt, die vom Aussehen her auf dem Monitor einen Auswurf produzieren könnte. Flache Halsvenen zusammen mit einer vermutlich einen Auswurf produzierenden elektrischen Aktivität des Herzes machen das Vorliegen eines Schocksyndroms wahrscheinlich.

Finden Sie während der Untersuchung des Thorax einseitig abgeschwächte Atemgeräusche und einem dumpfen Klopfschall bei Perkussion auf der gleichen Seite, hat Ihr Patient einen Hämatothorax solchen Ausmaßes, dass ein Schock vorliegen wird. Offensichtliche, große Blutungen, ein gespanntes Abdomen, zahlreiche Frakturen oder ein instabiles Becken untermauern ebenfalls die Vermutung, dass Ihr Patient ein nur unzureichendes Blutvolumen besitzt. Existiert auch nur einer der oben genannten Zustände, müssen Sie annehmen, dass der Herz-Kreislauf-Stillstand Ihres Patienten Folge eines hämorrhagischen Schocks ist. Befördern Sie diesen Patienten rasch in eine geeignete Klinik und infundieren Sie 2–4 l kristalloide Lösung während der Fahrt.

Sind die Halsvenen Ihres Patienten gestaut, die Trachea mittig und Atemgeräusche beidseitig vesikulär, müssen Sie von einer Perikardtamponade ausgehen. Penetrierende Verletzungen des Thorax und oberen Abdomens sowie Prellungen des vorderen Brustkorbs verursachen häufig Perikardtamponaden oder Myokardkontusionen. Legen Sie zwei großlumige Gefäßzugänge und befördern Sie Ihren Patienten mit aller gebotenen Eile in die nächstgelegene geeignete Klinik.

Patienten nach einem Unfall mit elektrischem Strom sind in einer speziellen Situation. Sie befinden sich üblicherweise im Kammerflimmern und reagieren gut auf eine Defibrillation, dies allerdings nur, wenn Sie den Patienten erreichen, bevor die sich schnell aufbauende Azidose zu ausgeprägt ist. Sie lässt eine erfolgreiche Wiederbelebung schwieriger werden. Vergessen Sie nicht, die HWS dieser Patienten zu stabilisieren. Besonders nach einem Unfall mit Hochspannung ist es möglich, dass Ihr Patient aus größerer Höhe gefallen ist oder durch den Muskelspasmus mehrere Meter weit geschleudert wurde. Stellen Sie sicher, dass Ihr Patient nicht länger mit der Spannungsquelle in Verbindung steht. Werden Sie nicht selbst Opfer eines Stromschlags!

Überlegungen zu traumatisch bedingten Herz-Kreislauf-Stillständen:
1. *Atemwegsmanagement:* Beim traumatisch bedingten Herz-Kreislauf-Stillstand ist die schnellstmögliche Atemwegssicherung durchzuführen, um keinen Zeitverlust für die Weiterführung der Reanimationsmaßnahmen und den Transport zu verursachen. Trotz des Goldstandards der endotrachealen Intubation ist unter Umständen eine schnellere Atemwegssicherung mittels supraglottischem Atemweg zu bevorzugen.
2. *Beatmung:* Auch reanimationspflichtige Patienten sollen nicht hyperventiliert werden, da dies das Herzzeitvolumen negativ beeinflusst. Zielgröße ist daher eine Atemfrequenz von circa 8/min (entspricht etwa alle 8 s ein Atemhub) mit einem körpergewichtsadaptierten

Atemzugvolumen (beim Erwachsenen circa 650–750 ml). Dabei sollten gleichseitige Atembewegungen des Brustkorbes gut zu sehen sein.

3. *Kapnografie:* Bei jeder Beatmungsform ist die CO_2-Messung obligat. Im Rahmen der Kapnografie ist darüber hinaus ein Rückschluss auf die Kreislaufsituation möglich: Sofern bei normaler Beatmung konstant niedrige CO_2-Werte (konstant unter 10–15 mmHg) vorliegen (Normwert: circa 40 mmHg am Ende der Ausatemphase), ist dies ein Zeichen für eine ausgeprägte Schocksymptomatik mit mangelhaftem Kreislauf. Ein Anstieg der CO_2-Werte im Verlauf einer Reanimation sprechen für eine Stabilisierung des Kreislaufs.

Merke: Herz-Kreislauf-Stillstand

1. Ein Herz-Kreislauf-Stillstand nach Trauma hat üblicherweise keine kardiale Erkrankung als Ursache.
2. Denken Sie während der Wiederbelebung nicht nur an die Leitlinien des ERC. Denken Sie auch an Dekompression des Thorax und Infusionstherapie.
3. Eine rasche Beförderung in eine geeignete Klinik ist notwendig. Führen Sie Ihre Maßnahmen während der Beförderung durch. Vergeuden Sie keine Zeit an der Einsatzstelle.
4. Führen Sie die Einschätzung und Untersuchung Ihres Patienten nach dem ITLS-Algorithmus durch, um behandelbare Probleme in der richtigen Reihenfolge zu erkennen.
5. Mindestens vier Personen sind notwendig, um dieser Situation angemessen zu begegnen: eine, die fährt, eine, die beatmet, eine, die Kompressionen durchführt, und eine für Diagnose und Behandlung der Ursachen. Sie müssen diese Personen bereitstellen und organisieren.
6. Ein Herz-Kreislauf-Stillstand nach Trauma bei Schwangeren wird genauso behandelt wie bei nicht schwangeren Frauen. Die Volumenzufuhr sollte jedoch auf 4 l angehoben werden.
7. Patienten mit Asystolie nach massivem stumpfem Trauma sind tot. Es gibt keine begründete Aussicht auf eine erfolgreiche Wiederbelebung.

FALLBEISPIEL – Fortsetzung

Sie befördern einen 18 Jahre alten Teenager, der einen betrunkenen Eindruck macht und eine Verletzung des rechten Unterarms während einer Auseinandersetzung erlitten hat. Während der Beförderung beginnt er plötzlich zu hyperventilieren und kollabiert wenig später. Sofort nach der Bewusstlosigkeit Ihres Patienten führen Sie eine Regelmäßige Verlaufskontrolle durch. Währenddessen entfernt Ihr Praktikant die Kleidung des Patienten. Die Atemwege Ihres Patienten sind frei, er atmet jedoch nicht. Sie können keinen peripheren oder zentralen Puls tasten, es fallen ihnen prall gestaute Halsvenen auf. Die Trachea scheint mittig zu verlaufen. Ihr Praktikant beginnt eine Beatmung mit einem Beutel-Masken-System. Sie können nur auf der rechten Thoraxseite Atemgeräusche feststellen und sehen bei genauerer Untersuchung eine kleine Stichwunde an der linken Thoraxseite. Sie können keinen Luftaustausch durch die kaum blutende Wunde feststellen. Die linke Seite ist hypersonor bei Perkussion. Das Abdomen ist unauffällig. Sie nehmen sich eine großlumige Venenverweilkanüle und führen sie medioclavikular direkt über der dritten Rippe in den Thorax Ihres Patienten ein. Sie hören sofort ein lautes Zischen aus der Kanüle. Ihr Patient entwickelt daraufhin einen schnellen Puls, Ihr Praktikant misst einen Blutdruck von 110/70. Sie haben jetzt Zeit, einen Monitor anzulegen, und sehen eine Sinustachykardie. Ein nun ebenfalls angelegtes Pulsoxymeter zeigt eine Sättigung von 98 %. Sie legen einen großlumigen Venenzugang in den linken Unterarm, während Sie die Fahrt in die Klinik fortsetzen. Ihr Patient atmet selbstständig und macht einige gezielte Abwehrbewegungen, als auf halber Strecke zur Klinik der nachalarmierte Notarzt zusteigt.

FALLBEISPIEL – Zusammenfassung

Dieser Fall basiert auf einer realen Begebenheit, in der ein junger Mann starb, nachdem er als haftfähig eingeschätzt wurde und nach einer Auseinandersetzung in eine Zelle verbracht wurde. Dies geschah an einem kalten Wintertag, das eingesetzte Rettungsdienstpersonal wollte den Mantel des Patienten nicht entfernen. Der junge Mann klagte ja auch nicht über Beschwerden am Brustkorb. Er bemerkte allerdings auch nicht, dass er eine Stichverletzung erlitten hatte. Als er im Gefängnis kollabierte, war es für eine Rettung zu spät. Dies ist ein gutes Beispiel, wie ein alkoholisierter Patient Sie von Ihrem üblichen Vorgehen ablenken kann. Glücklicherweise waren Sie anwesend, als Ihr Patient kollabierte. Sie führten eine systematische Einschätzung nach den Empfehlungen von ITLS durch und fanden so schnell die Ursache des plötzlichen Herz-Kreislauf-Stillstands. Sie führten die lebensrettende Maßnahme zielgerichtet durch. Eine unstrukturierte Einschätzung und Untersuchung bei solchen Patienten durchzuführen, kann ein fataler Fehler sein.

ZUSAMMENFASSUNG

Der traumatisierte Patient mit Herz-Kreislauf-Stillstand erwirbt seinen Zustand üblicherweise durch ein Problem der Atemwege, der Atmung oder des Kreislaufs. Wenn Sie diese Patienten retten wollen, müssen Sie eine rasche Beförderung einleiten und die Ursache des Herz-Kreislauf-Stillstandes während der Schnellen Trauma-Untersuchung herausfinden. Danach müssen Sie geeignete Maßnahmen durchführen, um die Ursache des Herz-Kreislauf-Stillstands zu beseitigen. Nur selten kann ein Patient erfolgreich wiederbelebt werden, der einen Herz-Kreislauf-Stillstand auf Grund eines hämorrhagischen Schocks erleidet. Richten Sie Ihr Augenmerk dennoch auf jedes noch so kleine Detail. Das wird Ihnen die entscheidende Möglichkeit geben, einen Patienten „von den Toten zurückzuholen" – gleichermaßen die größte Herausforderung und Befriedigung in der präklinischen Notfallmedizin.

LITERATURHINWEISE

American Heart Association (AHA). „Guidelines for Cardiopulmonary Care Resuscitation (CPR) and Emergency Cardiovasular Care (ECC)". *Science*, Vol. 122 (18, Suppl. 3) (2010).

Cera, S., G. Mostafa, R. Sing et al. „Physiologic predictors of survival in post-tramatic arrest". *The American Surgeon*, Vol. 69 (2003), Seite 140–144.

Davis, D. P. et al. „The effect of paramedic rapid sequence intubation on outcome in patients with severe traumatic brain injury". *Journal of Trauma, Injury and Critical Care*, Vol. 54 (3) (1993), Seite 444–453.

DiBartolomeo, S. et al. „HEMS vs. ground-BLS care in traumatic cardiac arrest". *Prehosp Emerg Care*, Vol. 9 (2005), Seite 79–84.

Fontanarosa P. „Electric shock and lightning strike". *Ann Emerg Med*, Vol. 22 (2) (1993), Seite 378–387.

Hopson, L., E. Hirsh, J. Delgado et al. „Guidelines for withholding or termination of resuscitation in prehospital traumatic cardiopulmonary arrest: Joint position statement of the National Association of EMS Physicians and the American College of Surgeons Committee on Trauma". *Journal of the American College of Surgeons*, Vol. 196 (2003), Seite 106–112.

Nolan, J., Baskett, P., „European Resuscitation Council Guidelines for Resuscitation 2005." *Resuscitation*, Vol. 67 (2005), Supplement 1, Seite 156 ff.

Perron, A. D., R. Sing und andere. Research Forum Abstracts. „Predicting Survival in Pediatric Trauma Patients Receiving CPR in the Prehospital Setting." *Annals of Emergency Medicine*, Vol. 30 (1997), Seite 381.

Rosemurgy A. S. et al. „Prehospital traumatic cardiac arrest: the cost of futility". *J Trauma*, Vol. 35 (3) (1993), Seite 468–473.

Saunders, C. E., C. Heye. „Ambulance collisions in an urban environment". *Prehosp Disaster Med*, Vol. 9 (2) (1994), Seite 118–124.

Wang, H. E., D. Yealy. „How many attempts are required to accomplish out-of-hospital endotracheal intubation?" *Acad Emerg Med*, Vol. 13 (4) (2006), Seite 372–377.

Warner, K. J. et al. „The impact of prehospital ventilation on outcome after severe traumatic brain injury". *J Trauma*, Vol. 62 (2007), Seite 1330–1338.

Schutz vor Infektionen durch Blut und Körperflüssigkeiten

22

22.1	**Hepatitis B**	395
22.2	**Hepatitis C**	397
22.3	**Humanes Immundefizienzvirus**	397
22.4	**Tuberkulose**	398
22.5	**Multiresistente Keime**	400
22.6	**Vorkehrungen zum Schutz vor HBV-, HBC- und HIV-Infektion**	400
	Zusammenfassung	405
	Literaturhinweise	406

ÜBERBLICK

22 Schutz vor Infektionen durch Blut und Körperflüssigkeiten

Lernziele für ITLS-Basic- und -Advanced-Anwender

Nach dem Lesen dieses Kapitels sollten Sie in der Lage sein:

1. Die drei häufigsten über das Blut übertragbaren Viruserkrankungen, denen Sie bei der Untersuchung und Behandlung ausgesetzt sind, zu nennen.

2. Die Zeichen und Symptome der Tuberkulose und Schutzmaßnahmen, die das mögliche Infektionsrisiko verringern, zu beschreiben.

3. Die Möglichkeiten zu nennen, sich vor infektiösem Material (Liquor, Fruchtwasser, Pleuraerguss, Perikarderguss oder sonstige Flüssigkeiten mit sichtbarer Blutbeimengung) schützen zu können.

4. Den jeweils angepassten Einsatz der persönlichen Schutzausrüstung zu beschreiben und Verordnungen, die die Schutzausrüstung und deren Stellung durch den Arbeitgeber vorschreiben, zu nennen.

5. Das Vorgehen zu beschreiben, falls Sie oder Ihre Kollegen versehentlich einer Infektionsgefahr ausgesetzt waren.

FALLBEISPIEL

Als Einsatzleiter werden Sie zusammen mit Ihrem Auszubildenden und Ihrer Rettungsassistentenkollegin zu einer stadtbekannten Hilfseinrichtung für Drogenabhängige geschickt. Dort soll laut Einsatzmeldung jemand nach einer Schlägerei eine Kopfplatzwunde haben. Auf der Anfahrt zum Einsatzort wird die persönliche Schutzausrüstung angelegt und dem Auszubildenden erklärt, dass ein blutender Patient zu erwarten sei. Der RTW wird an der Straße von einem Polizeibeamten eingewiesen. Er informiert, dass die Lage bereits unter Kontrolle ist. Der Einsatzort ist also sicher. Sein Kollege betreut drinnen einen jungen Mann, der schmerzgeplagt auf einem Stuhl kauert. Es kam zu einer Auseinandersetzung innerhalb einer Menschengruppe vor der Einrichtung. Beim Eintreffen bei dem Patienten ist Ihr erster Eindruck nicht gut. Die Kleidung ist blutverschmiert und er ringt nach Luft, also bitten Sie den Polizisten, einen Notarzt nachzufordern. Auf Ansprache reagiert der Verletzte prompt und adäquat. Sie bitten Ihren Patienten, sich nicht zu bewegen, bis Sie ihn untersucht haben. Ihre Kollegin stabilisiert hinter dem Patienten stehend die HWS, Sie bitten den Auszubildenden, dem Patienten eine Sauerstoffmaske anzulegen. Der Atemweg ist frei, aber Sie spüren kaum Luftbewegung. Der periphere Puls tastet sich schnell und schwach. Sie beginnen eine Schnelle Trauma-Untersuchung. Das Gesicht ist übersät von Abschürfungen und es findet sich getrocknetes Blut in der Nasenöffnung und am Hinterkopf. Der Patient scheint Frakturen des Gesichtsschädels erlitten zu haben, der Atemweg ist auch bei genauerer Inspektion unbeeinträchtigt. Am Hals finden sich ebenfalls Abschürfungen und Druckempfindlichkeit, aber keine augenscheinlichen Deformitäten. Die Halsvenen sind flach und die Trachea lässt sich mittig tasten. Ihnen fällt schnell ein großes, instabiles Thoraxfragment linksseitig auf. Das Atemgeräusch ist linksseitig abgeschwächt, die Herztöne sind unauffällig. Die Polizisten werden gebeten, das Spineboard zu holen. Sie bitten Ihren Auszubildenden, das bewegliche Fragment zunächst manuell zu stabilisieren, woraufhin der Patient sich für die deutliche Schmerzlinderung bedankt. Sie führen ohne Unterbrechung weiter die Schnelle Trauma-Untersuchung durch. Ihr Patient hat ein stark druckschmerzhaftes Abdomen, die Bauchdecken sind jedoch weich. Das Becken ist druckstabil und unauffällig. Auch an den Extremitäten finden sich Abschürfungen, aber keine Einschränkung der DMS. Der Patient hat Gefühl in Fingern und Zehen.

Ihr Team verzweifelt derweil an der Aufgabe, einen Infusionsbeutel am Thorax des sitzenden Patienten zu fixieren. Ihre Kollegin schlägt schließlich vor, das KED-System zur Stabilisierung des großflächigen Fragments einzusetzen, welches problemlos mit Hilfe der Polizisten angelegt wird und das große Thoraxfragment suffizient stabilisiert. Anschließend wird der Patient auf das Spineboard gedreht. Dabei rutscht ihm eine im Jackenärmel versteckte, gebrauchte Spritze mit blutiger Kanüle heraus, in die Ihr Auszubildender unglücklicherweise geradewegs hineingreift und sich sticht. Die Drogenspritze wird umgehend sicher entsorgt. Der Patient wird weiter nach Load-go-and-treat-Kriterien rasch befördert. Ihre Kollegin fährt dem NEF entgegen und gibt Rückmeldung an die Leitstelle, die das Traumateam des nächstgelegenen Krankenhauses informiert. Was aber soll mit dem Auszubildenden geschehen, der sich die infizierte Nadel in die Hand gestochen hat? Welche Untersuchungen müssen durchgeführt werden? Welche Informationen müssen dokumentiert werden? Was ist das Schlimmste, was passieren kann? Behalten Sie diese Fragen im Hinterkopf, während Sie das Kapitel lesen. Das Fallbeispiel wird am Ende des Kapitels fortgesetzt.

Rettungsdienstpersonal ist täglich mit zahlreichen Gefahren konfrontiert, seien es Gefahren auf der Autobahn, Feuer, Starkstromleitungen, Gifte und gefährliche Einsatzorte. Dabei darf nicht das Risiko vergessen werden, sich an eventuell vorhandenen übertragbaren Krankheiten der behandelten Patienten anzustecken. Glücklicherweise gibt es Möglichkeiten, um dieses Risiko zu reduzieren. Konnte die persönliche Schutzausrüstung nicht benutzt werden oder war diese fehlerhaft, kann eine entsprechende Behandlung das Risiko, nach Exposition von diesen übertragbaren Erkrankungen befallen zu werden, ebenfalls deutlich senken. Das Spektrum der Infektionserkrankungen, denen Sie ausgesetzt sein können, ist riesig und übersteigt die Kapazität dieses Lehrbuchs. Dennoch sollen hier zumindest die drei häufigsten Virusinfektionen im Zusammenhang mit der Traumaversorgung genannt werden, da sie durch Blut oder anderes potenziell infektiöses Material übertragen werden. Diese sind HBV- (Hepatitis-B-Virus-), HCV- (Hepatitis-C-Virus-) und HIV-Infektionen. Mehr als unästhetisch ist es, mit Tränen, Speichel, Schweiß, Urin, Stuhl, Erbrochenem, Nasensekretion oder Auswurf befleckt zu werden oder in Kontakt zu kommen. Es wird Sie aber beruhigen, dass durch diese Körperflüssigkeiten weder Hepatitis B noch Hepatitis C oder HIV übertragen werden kann. Anderes gilt für die Tuberkulose, eine Erkrankung, deren Übertragungswege Sie ebenso wie mögliche Schutzvorkehrungen kennen müssen.

Hepatitis B 22.1

Der Begriff Virushepatitis beschreibt eine Gruppe viraler Infektionen der Leber (lat.: *hepar*). Bisher wurden die fünf Virustypen A, B, C, D und E identifiziert. Hepatitis A ist eine für Gesunde nicht bedrohliche Magen-Darm-Erkrankung, der durch eine Schutzimpfung vorgebeugt werden kann. Ebenso wie die Hepatitis E wird sie über kontaminierten Stuhl, also fäkal-oral und nicht über das Blut übertragen. Hepatitis D dagegen wird über Blut und Körperflüssigkeiten an diejenigen Patienten übertragen, die bereits mit HBV infiziert sind. Bedingt durch den häufigen Umgang mit Blut und Kanülen sind die im Gesundheitssystem Arbeitenden einem erhöhten Risiko für HBV-Infektionen ausgesetzt. Glücklicherweise ist die Hepatitis B eine der Hepatitiden, für die es einen wirksamen Impfschutz gibt.

Hepatitis B ist die Hauptursache von akuten und chronischen Leberentzündungen, Zirrhosen und Leberkrebs. Etwa 2500 Personen werden in Deutschland jährlich neu infiziert. Im Jahre 2005 zogen sich allein etwa 150 Beschäftigte des Gesundheitswesens diese Infektionskrankheit zu. Durch Impfprogramme konnte die Zahl gegenüber der Vergangenheit erheblich reduziert werden (▶ Tabelle 22.1). Infolge einer akuten Infektion werden etwa 5 % der erwachsenen Pa-

Hepatitis B:
Die Übertragung dieses infektiösen Virus erfolgt in der Regel über kontaminiertes Blut. Es ist die häufigste Ursache für akute und chronische Hepatitis, Leberzirrhose und Leberkarzinom. Als Impfschutz existiert eine effektive Vakzine.

Tabelle 22.1

Therapieempfehlungen der Hepatitis-B-Prophylaxe nach einer Kanülenstichverletzung oder anderen Blutkontakten durch die STIKO (Ständige Impfkommission des Robert-Koch-Instituts

Immunstatus des Betroffenen: Impfschutz / kein Impfschutz	Spender, von dem das Blut oder potenziell infektiöse Material stammt	Risikoabschätzung und Therapieempfehlung
Immunität durch erfolgreiche Impfung innerhalb der letzten fünf Jahre oder Titer Anti-HBs > 100 IE/l in den letzten zwölf Monaten	HBs-Ag positiv	Keine Maßnahmen
Nicht geimpft (HBs negativ) oder Non-Responder (kein messbares Anti-HBs nach sechs Impfungen)	HBs-Ag negativ	Hepatitis-B-Impfung empfohlen als Schutz vor erneuter Gefährdung
	HBs-Ag positiv	Simultanimpfung: Passiv (HB-Immunglobulin) und aktiv (Schutzimpfung)
Impfstatus unklar: klären, im Zweifel Anti-HBs-Schnelltest	Unbekannter Spender	Simultanimpfung, falls keine Immunität besteht

tienten zu chronischen Virusträgern. Infizierte Kinder mit einer akuten Hepatitis-B-Infektion chronifizieren in 30 % der Fälle. Diese Virusträger bleiben potenziell infektiös. Das HBV wird übertragen durch kontaminiertes Blut, sexuelle Übertragung und über direkten Kontakt defekter Hautareale mit kontaminierten Gegenständen. Bei schätzungsweise 6 – 30 % der im Gesundheitssystem Tätigen, die sich mit einer durch HBV-Blut verseuchten Nadel stechen, wird sich eine Hepatitis-B-Infektion ausbilden, falls kein Impfschutz besteht oder die Nadelstichverletzung nicht gemeldet wurde. Die Infektion kann ebenso erworben werden beim Kontakt infektiöser, blutiger Sekrete mit offenen Hautläsionen oder Schleimhautoberflächen. Hier wären insbesondere Blut- oder Sekretspritzer in die Augen zu nennen, die über eine Schutzbrille sicher zu verhindern wären. Die routinemäßige Austestung von Blutspendern auf HBV oder Antikörper hat die Übertragung mittels Blutkonserven sehr selten gemacht.

Obwohl die HBV-Infektion in der Bevölkerung recht selten ist, kommen Virusträger in bestimmten Bevölkerungsgruppen gehäuft vor. Risikogruppen sind Einwanderer aus Gebieten, in denen das HBV weit verbreitet ist, wie z. B. Asien oder die Pazifischen Inseln, Gefängnisinsassen, hospitalisierte Patienten, Konsumenten intravenöser Drogen, männliche Homosexuelle, Bluterkranke, Angehörige von HBV-Patienten und Dialysepatienten.

In den USA wurden seit 1991 auf Veranlassung der Gesundheitsbehörde alle im Gesundheitssektor Tätigen, die in Kontakt mit Blut oder infektiösen Materialien kommen könnten, binnen zehn Tagen nach Einstellung geimpft. Der Impfstoff bietet einen lebenslangen Schutz und ist mittlerweile rekombinant (gentechnisch) hergestellt. Er enthält also keinerlei menschliche Komponenten. Die Impfung führt bei über 90 % der Geimpften zu einer sicheren Immunität, die durch regelmäßige Bestimmung der gegen die Oberfläche (S = Surface) des HBV gerichteten Antikörper kontrolliert werden sollte. Die akute Form des Impfschutzes ist das Hepatitis-B-Immunglobulin. Es besteht bereits aus Antikörpern gegen das Antigen HBV und unterhält einen zeitweiligen, sechs Monate anhaltenden, passiven Schutz gegen die Infektion. Hepatitis-B-

Immunglobulin ist aber nur in etwa 70 % der Fälle effektiv. Es findet Verwendung bei einer Virusexposition eines Ungeimpften und wird stets mit der aktiven HBV-Schutzimpfung zusammen verabreicht. Ein HBs-Schnelltest kann zuvor Klarheit über den Impfstatus verschaffen. Die Virusdiagnostik des Spenders erfolgt durch Nachweis des Hepatitis-B-Oberflächenantigens im Blut.

Hepatitis C — 22.2

Das HCV wurde 1988 identifiziert und zunächst als Auslöser der damals so genannten Non-A-non-B-Hepatitis betrachtet. Die Inkubationszeit beträgt sechs bis sieben Wochen. Körpereigene Antikörper gegen das HCV wurden genutzt, um Patienten mit stattgehabter Infektion zu identifizieren. Fünf bis sechs Wochen nach Virusexposition lassen sich HCV-Antikörper nachweisen.

Bis etwa 1992 wurde die Hepatitis C vorrangig durch Bluttransfusionen übertragen. Daneben waren das gemeinsame Benutzen von Injektionsnadeln bei Drogenabhängigen, sexueller Kontakt, Tätowierungen und Piercings, ähnlich wie beim HBV, die häufigsten Übertragungswege. Im Gesundheitswesen Beschäftigte können sich durch einen Stich mit einer kontaminierten Hohlnadel infizieren. Die Wahrscheinlichkeit, sich durch einen Stich mit einer infizierten Nadel zu infizieren, liegt etwa bei 1,8 %.

HCV-Infektionen scheinen zunächst weniger ernst zu verlaufen als die akute HBV-Infektion. Dennoch besteht eine höhere Wahrscheinlichkeit, chronischer Virusträger zu werden und somit ein ständiges Infektionsrisiko für Ärzte, Pflegekräfte und Rettungsdienstpersonal darzustellen. Leberinsuffizienz und Zirrhose treten bei 60–80 % der chronischen HBV-Träger auf. In Deutschland leben zurzeit circa 400.000–500.000 Virusträger.

Bedauerlicherweise gibt es keinen Impfschutz für HCV und erwiesenermaßen bietet auch die Gabe von Immunglobulin nach HCV-Exposition keinen Schutz vor Infektion. Dennoch ist die Testung nach Exposition sinnvoll, da hierdurch bereits nach vier bis sechs Wochen durch direkten Virusnachweis eine Infektion bewiesen oder ausgeschlossen werden kann. Dadurch lässt sich zumindest die Sorge nach Exposition von den früher sechs Monate dauernden Folgeuntersuchungen mittels Antikörpernachweis verkürzen, ob nun eine Infektion stattgefunden hat oder nicht. Die HCV-Infizierten müssen weiter behandelt werden.

> **Hepatitis C:**
> Die Übertragung dieses infektiösen Virus erfolgt in der Regel über kontaminiertes Blut. Durch neue Kontrollverfahren ist eine Übertragung über Blutprodukte so gut wie ausgeschlossen. Ein wirksamer Impfschutz existiert aktuell nicht.

Humanes Immundefizienzvirus — 22.3

Das HIV aus der Gruppe der Retroviren verursacht einen Defekt des Immunsystems. Diese Abwehrschwäche lässt die HIV-Infizierten eine Reihe von ungewöhnlichen Infektionen erleiden, die normalerweise bei Gesunden derselben Altersklasse nicht beobachtet werden. So kommt es zu einer Vielzahl unterschiedlicher klinischer Bilder mit Hauttumoren und zehrenden Infektionskrankheiten. Dieses Ausbruchsstadium wird dann als AIDS bezeichnet (erworbenes Immunschwächesyndrom). Jeder unbehandelte HIV-Infizierte, sei er nun schwer an AIDS erkrankt oder noch vollkommen asymptomatisch, kann das Virus übertragen. Auch Behandelte können trotz negativem Virusnachweis ein Infektionsrisiko sein. HIV wird auf dieselbe Weise wie HBV übertragen. Durch Sperma und Vaginalflüssigkeit wurde ebenso eine Übertragung bei sexuellem Kontakt nachgewiesen. Es gibt aber keinerlei Hinweis, dass HIV durch normalen Körperkontakt übertragen wird. Obwohl das Virus aus diversen Körperflüssigkeiten kultiviert werden konnte, ist nur die Übertragung über das Blut für Ihren Arbeitsplatz von Bedeutung. Infektionen von im Gesundheitssystem Beschäftigten wurden nur durch versehentliche parenterale Exposition

> **HIV:**
> Das Virus schwächt das lymphozytenvermittelte Immunsystem erheblich und führt zu einer großen Bandbreite an atypischen Begleitinfektionen.

(z. B. Nadelstich) oder beim Kontakt von Schleimhäuten oder offenen Wunden mit großen Mengen von infiziertem Blut beschrieben. Das geschätzte Risiko, sich zu infizieren, liegt bei 0,32 % für Stichverletzungen mit infizierter Nadel und bei 0,09 % bei Schleimhautkontakt mit infiziertem Blut. Es gibt seit 1985 keinen dokumentierten Fall einer Übertragung durch infiziertes Blut über Hautläsionen. Generell bieten Hohlnadeln ein größeres Übertragungsrisiko als solide Instrumente, wie z. B. ein Skalpell.

HIV scheint sich vom HBV durch zwei Dinge zu unterscheiden:

1. HIV können nicht außerhalb des Körpers überleben. Also sind keine speziellen Reinigungsmittel erforderlich.
2. HIV werden wesentlich ineffektiver übertragen als HBV. Eine ungeimpfte Person hat bei HBV-Exposition das Risiko von 1:4 (nach Robert-Koch-Institut sogar bis zu 100 %), eine Infektion zu erleiden. Dieselbe Person hat bei Exposition mit HIV durch einen Nadelstich ein Risiko von 3:1000, infiziert zu werden. Bei Kontakt von infektiösem Blut mit Schleimhaut ist das Risiko niedriger als 1:1000.

Ein erhöhtes Risiko von HIV-Infektionen besteht für bestimmte Bevölkerungsgruppen: männliche Homosexuelle oder Bisexuelle, Konsumenten intravenöser Drogen, Patienten, die Bluttransfusionen oder gepoolte Blutplasmen erhalten haben (z. B. Bluter) und heterosexuelle Kontakte von HIV-Infizierten. Dennoch müssen wegen der schwierigen Identifizierbarkeit von HIV-Infizierten alle Kontakte mit Blut oder kontaminierten Materialien als potenzielle Infektionsgefahr angesehen werden. Der These „Alle Patienten sind potenziell infektiös" folgend muss für den Schutz vor Körperflüssigkeiten die persönliche Schutzausrüstung dann auch immer eingesetzt werden.

Derzeit gibt es noch keinen Impfschutz vor HIV-Infektion. Antiretrovirale Medikamente können lediglich das Leben von HIV-Infizierten oder AIDS-Erkrankten verlängern und die Viruslast im Blut senken. Einige Studien haben gezeigt, dass diese Medikamente ebenfalls das Risiko einer Infektion nach einer Exposition, etwa durch eine infizierte Nadel, zu senken vermögen. Die Entscheidung zur Medikamentengabe hängt von der Wahrscheinlichkeit einer Übertragung, dem Vorhandensein oder Verdacht einer HIV-Infektion des betreffenden Patienten und der Zeitdauer seit der Exposition ab (▶ Tabelle 22.2). Studien haben gezeigt, dass der Effekt dieser Medikamente, wenn überhaupt wirksam, rapide abnimmt, wenn sie erst einige Stunden nach der Exposition gegeben wurden. Sie müssen also jederzeit, auch Sonntag Morgen um 3 Uhr, wissen, welchen Arzt oder welche Einrichtung Sie in diesem Fall aufsuchen sollen.

Postexpositionsprophylaxe: Der Beginn einer festgelegten prophylaktischen antiretroviralen Therapie zur Infektionsprävention bei versehentlicher Exposition muss auch nachts für Rettungsdienstpersonal gewährleistet sein.

Tuberkulose 22.4

Das Auftreten von Tuberkulose erhöhte sich von 1985 bis 1993 deutlich auf über 25.000 Fälle in den USA. Der Grund dafür war ein Anstieg der HIV-Infizierten und eine Zunahme der Immigranten aus Ländern mit florierender Tuberkulose, wie Asien, Lateinamerika, der Karibik und Afrika. In Deutschland gab es im Jahr 2000 etwa 9000 gemeldete Neuerkrankungen. Hier wurde die Tuberkulose durch Einwanderer und Rückkehrer aus Osteuropa wieder verbreiteter. Augrund der guten medizinischen Versorgungslage war die Tuberkulose in den Jahren zuvor selten geworden. Risikofaktoren für Tuberkulose sind Obdachlose, bestimmte Immigrantengruppen, Patienten mit dem Risiko von HIV-Infektionen und Orte, an denen Menschen auf engstem Raum zusammen wohnen, etwa Gefängnisse, Wohnheime und Obdachlosenunterkünfte.

Tabelle 22.2

Risikoeinschätzung/Empfehlung der Anti-HIV-Therapie nach Exposition mit Blut oder potenziell infektiösem Material

Exposition mit Blut oder infektiösem Material über	Spender, von dem das Blut oder potenziell infektiöse Material stammt	Risikoabschätzung und Therapieempfehlung
Tiefer Stich mit Hohlnadel	Endstadium HIV-Infektion	**Hochrisikogruppe:** Anti-HIV-Therapie erforderlich
Tiefer Stich mit Hohlnadel	Bekannter HIV-Träger oder Risikogruppe (Gefängnisinsassen, Konsumenten intravenöser Drogen, Homo-/Bisexuelle, Hepatitisinfizierte)	**Erhöhtes Risiko:** Anti-HIV-Terapie sollte angeboten werden. Nutzen wahrscheinlich
Oberflächliche Wunde durch – Hohlnadel – Nadelstich – Kontaminierte intravenöse Kanüle – Anderes scharfes Instrument Offene Haut oder Schleimhautläsion	Endstadium HIV-Infektion	
Oberflächliche Wunde durch – Hohlnadel – Nadelstich – Kontaminierte intravenöse Kanüle – Anderes scharfes Instrument Offene Haut oder Schleimhautläsion	Bekannter HIV-Träger oder Risikogruppe (Gefängnisinsassen, Konsumenten intravenöser Drogen, Homo-/Bisexuelle, Hepatitisinfizierte)	**Niedriges Risiko:** Anti-HIV-Therapie kann angeboten werden. Nutzen unwahrscheinlich
Intakte Haut	Endstadium HIV-Infektion	
Intakte Haut oder nur Kontakt mit Urin bzw. Speichel	Bekannter HIV-Träger oder unbekannter Status	**Kein Risiko:** Keine Anti-HIV-Therapie

Tuberkulose wird durch das von Robert Koch identifizierte *Mycobacterium tuberculosis* ausgelöst. Es wird von Infizierten zu exponierten Personen über die Luft, insbesondere durch Husten oder Schnäuzen, übertragen. Daher fanden sich früher in Eisenbahnwaggons auch Schilder mit der Aufschrift: „Nicht auf den Boden spucken." Es ist keine hoch ansteckende Krankheit. Die Übertragung von Tuberkulose erfordert engen Kontakt, wie etwa in familiären Lebenssituationen. Nur Menschen mit aktiver Infektion der Lunge oder des Halses streuen Erreger. Es wird geschätzt, dass etwa 5 % der im Gesundheitssystem Beschäftigten positiv auf Tuberkulose getestet werden, wenn sie in einer Umgebung mit hoher Erkrankungsrate arbeiten. Symptome dieser Erkrankung zeigen sich erst, wenn das Immunsystem die Bakterien nicht mehr in Schach halten kann. Das Bakterium beginnt dann, die Lunge zu befallen, und kann auch in andere Organsysteme streuen, insbesondere etwa in die Nieren, das Rückenmark oder ins Gehirn. Diese Absiedlungen werden als extrapulmonale Manifestationen bezeichnet und sind nicht infektiös. Ein anderer Typ der Tuberkulose wird als „atypisch" bezeichnet und findet sich vorwiegend bei HIV-Infizierten. Sie ist genauso wenig infektiös. Symptome der Tuberkulose zeigen sich vorwiegend an der Lunge, sie beinhalten schweren Husten, der länger als zwei Wochen anhält, Brustschmerz oder das Abhusten blutigen Sputums. Weitere Symptome der Tuberkulose sind Schwäche, Müdigkeit, Appetitverlust, Fieber, Schüttelfrost und Nachtschweiß. Ein Tuberkuloseverdacht besteht bei länger als zwei bis drei Wochen anhaltendem Husten und mindestens zwei der übrigen Symptome.

Tuberkulose:
Bei klinischem Verdacht auf Tuberkulose sollte der Patient eine Maske aufsetzen, sofern kein relevantes Atemproblem vorliegt. Benötigt der Patient Sauerstoff oder Beatmung, müssen Sie eine Maske tragen.

Die Behandlung erfolgt mit Antibiotika. Eine *Tuberkuloseinfektion* bedeutet lediglich einen positiven Hauttest und keine aktive Erkrankung. *Tuberkuloseerkrankung* ist dagegen die Bezeichnung für die aktive Erkrankung mit den vorgenannten Symptomen. Während bei der Infektion Isoniazid oder Rifampicin über sechs bis neun Monate verordnet wird, muss die Tuberkuloseerkrankung mit einer Dreifach- oder Vierfachkombination von Antibiotika behandelt werden. Einige Stämme des Tuberkulosebakteriums haben Resistenzen gegen die gängigen Antibiotika entwickelt. Multiresistente Stämme nehmen auch in Deutschland zu, im Jahr 2000 waren 5,5 % der untersuchten Fälle gegen üblicherweise verwendete Antibiotika resistent.

Seit 1995 empfehlen die amerikanischen CDC (Centers for Disease Control) das Anlegen eines Mund-Nasen-Schutzes bei Patienten mit Tuberkuloseverdacht. Das Rettungsteam braucht in diesem Fall also keinerlei Masken zu tragen. Direktes Anhusten mit infektiösem Sputum lässt sich kurzfristig durch eine konventionelle Sauerstoffmaske verhindern. Die haben Sie immer dabei und der Patient kann gleich mit Sauerstoff versorgt werden. Im Gesundheitssystem Tätige sollten sich aber bei der Einstellungsuntersuchung und periodisch einem Tuberkulosetest unterziehen, um sicherzustellen, keine Tuberkuloseinfektion erworben zu haben.

22.5 Multiresistente Keime

Seit den frühen 60er Jahren des 20. Jahrhunderts ist eine Zunahme von antibiotikaunempfindlichen („multiresistenten") Keimen zu verzeichnen. Die Ausbreitung begann in den Kliniken und greift mittlerweile insbesondere in Pflegeheimen weiter um sich.

MRSA (methicillinresistenter Staphylococcus aureus) ist einer der prominenten Vertreter dieser Gruppe und gehäuft auch gegen Tetracycline und Erythromycin resistent. Neben klassischen Weichteilinfektionen sind Endokarditis, nekrotisierende Fasziitis, Osteomyelitis und Sepsis gefürchtete Komplikationen. Bei Einhaltung der grundlegenden Hygienevorschriften ist eine Ansteckung für im Rettungsdienst Tätige im Rahmen der präklinischen Notfallmedizin so gut wie ausgeschlossen. Durch festgelegte Desinfektionsabläufe sollen weitere Keimverschleppungen vermieden werden.

22.6 Vorkehrungen zum Schutz vor HBV-, HBC- und HIV-Infektion

Schutz vor potenziell infektiösen Körperflüssigkeiten bedeutet, erst einmal jeden (das betrifft auch Sie!) so zu behandeln, als wäre er infektiös. Das Ziel soll sein, die Übertragung einer Infektion vom Patienten auf Sie zu verhindern. Ebenso gilt umgekehrt, dass der Patient vor Infektion durch Sie geschützt werden soll. In der heutigen Zeit sollten Sie Vorkehrungen zum Infektionsschutz bei allen Patienten treffen. Über die jeweils benötigte Ausrüstung informiert
▶ Tabelle 22.3.

Die vom ABAS (Ausschuss für Biologische Arbeitsstoffe) herausgegebenen und aktualisierten TRBA 250 (Technische Regeln für biologische Arbeitsstoffe) enthalten wesentliche Bestimmungen zu Vorsichtsmaßnahmen und den Infektionsschutz im Rettungsdienst und Gesundheitswesen. Diese Aufstellung kann Ihnen als Leitfaden und auch bei der Argumentation um Schutzkleidung bzw. Schutzausrüstung mit dem Arbeitgeber dienen. Sie finden dort ebenso Hinweise über das Vorgehen nach Nadelstichverletzungen bzw. Kontaminationen. Außerdem sollten Sie sich intensiv mit dem Hygieneplan und der an Ihrem Standort zuständigen Hygienefachkraft vertraut machen.

Tabelle 22.3

Erforderliche Persönliche Schutzausrüstung zur Verhinderung von HIV- und HBV-Übertragungen am Einsatzort, hier nach den Leitlinien der OSHA (Occupational Safety and Health Administration)

Aufgabe/Tätigkeit	Handschuhe	Schürze	Maske	Schutzbrille
Blutungskontrolle:				
– spritzende Blutung	Ja	Ja	Ja	Ja
– minimale Blutung	Ja	Nein	Nein	Nein
Notfallgeburt	Ja	Ja	Ja	Ja
Laborblutentnahme	Ja	Nein	Nein	Nein
Anlage Venenweg	Ja	Nein	Nein	Nein
Endotracheale Intubation	Ja	Nein		
Atemwegsmanöver (Absaugung, Beatmung über Beutel)	Ja	Nein	Empfohlen, falls Spritzer/blutiger Auswurf zu erwarten sind	
Umgang/Reinigung benutzten Materials	Ja	Falls Spritzer/Durchfeuchtung drohen	Nein	Nein
Blutdruck-/Temperaturmessung	Nein	Nein	Nein	Nein
Medikamentengabe über intravenösen Zugang	Nein	Nein	Nein	Nein

Schritt für Schritt

Allgemeiner Infektionsschutz

1 Sie sollten Bescheid wissen über Infektionen durch Hepatitis B, Hepatitis C und HIV. Dazu müssen Sie die Entstehung, Zeichen und Symptome sowie die Übertragungswege, Häufigkeit und Verteilung (Risikogruppen) der Erkrankung kennen. Nur so können Sie sicher und vorurteilsfrei mit der potenziellen Gefahr und den Patienten umgehen.

2 Haben Sie offene Wunden oder Hautläsionen, verhindern Sie den Kontakt mit infektiösem Material durch spezielle Vorkehrungen. Können diese potenziellen Eintrittspforten nicht geschützt werden, vermeiden Sie, invasive Eingriffe selbst durchzuführen, direkten Patientenkontakt und den Umgang mit benutzter Rettungsausrüstung.

3 Waschen Sie die Hände nach Kontakt mit Blut oder infektiösem Material sofort. Im Einsatzgeschehen eignen sich alkoholbasierte Händedesinfektionsmittel. Denken Sie an die regelmäßige Händedesinfektion und verlassen Sie sich nicht nur auf Einmalhandschuhe! Intakte Haut ist Ihr Schutzschild gegen Keime, also pflegen Sie Ihre Haut. Das CDC hat 2002 künstliche Fingernägel oder Nagelverlängerungen für Personal mit Patientenkontakt verboten. Auf Armbanduhren und Schmuck sollte im Rettungsdienst verzichtet werden.

4 Lassen Sie sich gegen Hepatitis B impfen und den Impfschutz regelmäßig kontrollieren.

5 Dokumentieren und melden Sie jede Expositionssituation umgehend.

Persönliche Schutzmaßnahmen während des Patientenkontakts

1 Tragen Sie Handschuhe, wenn Kontakt mit Blut oder potenziell infektiösem Material zu erwarten ist, und denken Sie an die regelmäßige Händedesinfektion. Diese Schutzmaßnahme gehört selbstverständlich zur Vorbereitung jeder invasiven Maßnahme und zum Umgang mit eventuell blut- oder sekretverschmutzten Ausrüstungsgegenständen. Bei nahezu allen Traumapatienten werden Sie dem Risiko von Kontakt mit Blut oder möglicherweise infektiösen Flüssigkeiten ausgesetzt sein, also ziehen Sie von vornherein Handschuhe an.

2 Mundschutz mit Augenvisier oder Gesichtsmasken und Augenschutz sind nur erforderlich, wenn exzessiver Kontakt mit Blut oder Körperflüssigkeiten zu erwarten ist. Dieser Teil der Schutzausrüstung sollte angelegt werden, wenn spritzende Blutungen, blutiger Auswurf oder andere infektiöse Flüssigkeiten zu erwarten sind. Bei Atemwegsmanövern, wie etwa der endotrachealen Intubation, bei schwer Traumatisierten sowie Entbindungen sollte immer an einen Schutz der Schleimhäute vor infektiösem Material gedacht werden. Bedenken Sie die hohe Gefahr einer HBV-Infektion durch Blut-/Sekretspritzer ins Auge. Dazu gehört, dass Sie diese Schutzausrüstung zuvor anlegen oder zumindest bei sich (oder zusätzlich im Atemwegs-Set) tragen. Gewöhnen Sie sich das Tragen der Schutzausrüstung an, um Probleme, etwa durch Beschlagen einer ungeeigneten Schutzbrille, im Voraus auszuräumen. Zeit, eine Brille abzunehmen, bleibt immer, aber Zeit, sich eine Brille aus dem Fahrzeug zu holen, werden Sie beim Intubieren nicht haben!

3 Patienten mit Atemwegsbeschwerden sollten Sie einen Mund-Nasen-Schutz aufsetzen, wenn diese nicht sowieso einer Sauerstoffmaske bedürfen.

4 Direkte Mund-zu-Mund-Beatmung von Patienten etwa bei der Reanimation sollte vermieden werden. Gar nicht zu beatmen ist keine Alternative. Daher sollten Sie überlegen, z. B. Taschenmasken oder Mundstücke bei sich zu tragen, wie in Kapitel 4 erläutert wird. *Kein Mensch darf sterben, weil Sie unvorbereitet sind!*

Umgang mit Geräten, die mit Blut oder potenziell infektiösen Flüssigkeiten kontaminiert sind

1 Betrachten Sie jedes scharfe Instrument nach Gebrauch am Patienten als potenziell infektiös. Entsorgen Sie kontaminierte Spritzen, Nadeln, Skalpelle und andere scharfe Gegenstände direkt in den vorgesehenen Abwurf. Nadeln niemals zurück in die Hülle stecken, biegen oder anderweitig manipulieren. Vorsicht auch bei der früher üblichen Blutzuckermessung aus der blutigen Nadel. Stichsichere Venenverweilkanülen sind in Deutschland für den Rettungsdienst laut TRBA 250 zwingend vorgeschrieben.

2 Kontaminierte Einmalartikel, wie Mundschutz, Handschuhe, Tuben oder Absaugkatheter, sollten in einem wasserdichten Plastikbeutel gesammelt und ordnungsgemäß entsorgt werden. Es darf dabei keine Infektionsgefahr für Dritte, etwa für Reinigungskräfte oder bei der Müllentsorgung, entstehen. Wiederverwendbare Gegenstände, wie etwa Bettwäsche oder Bekleidung, müssen in einem als kontaminiert gekennzeichneten, verschließbaren Leinenbeutel in die Aufbereitung gegeben werden. Einsatzkleidung darf laut TRBA 250 nicht zu Hause gewaschen werden.

3 Unterziehen Sie alle Oberflächen, die normalerweise nicht direkt mit der Haut oder Schleimhaut in Berührung kommen, wie etwa das Spineboard, die Kopffixierung, KED-System, Gurte und Schienen, einer Wischdesinfektion. Tragen Sie bei Gefahr von Spritzern oder Durchfeuchtung Ihrer Schutzkleidung eine wasserfeste Schürze.

4 Die potenziell kontaminierten, wiederverwendbaren Ausrüstungsgegenstände, also Laryngoskopspatel, Larynxtubus, Beatmungsmasken etc., die in direkten Kontakt mit Haut oder Schleimhaut kommen, müssen nach Hygieneplan desinfiziert und aufbereitet werden.

Verhalten nach versehentlicher Exposition gegenüber Blut oder potenziell infektiösen Materialien

1 Bei Stich- oder Schnittverletzung fördern Sie den Blutfluss durch Druck auf das umliegende Gewebe für mindestens 1 min. Bei Kontamination von Hautläsionen, Auge oder Mundhöhle spülen Sie mit dem gerade Greifbaren, etwa Wasser, oder, falls zur Hand, besser mit einem virusgeprüften Antiseptikum. Entfernen Sie zuvor gegebenenfalls das potenziell infektiöse Material mit einem in Antiseptikum getränkten Tupfer. Anschließend sollte das kontaminierte Areal intensiv mit antiseptischer Lösung gespült werden. Dann legen Sie ein Wirkstoffdepot, etwa eine satt getränkte Kompresse, auf. Die Verletzung muss so mindestens 10 min feucht gehalten werden. Das Antiseptikum wird hier nicht weiter spezifiziert, denn im Rettungsdienst werden Sie sicher nur ein Hautdesinfektionsmittel greifbar haben, welches Sie dann auch verwenden sollten. Für die Desinfektion der Augen sollten Sie ein dafür geeignetes Desinfektionsmittel verwenden, Hautdesinfektionsmittel werden ein heftiges Brennen verursachen. Ist kein Augendesinfektionsmittel zur Hand, können Sie stattdessen Wasser oder Infusionslösungen, z. B. NaCl, benutzen.

2 Anschließend sollte umgehend ein Arzt aufgesucht werden, etwa die Durchgangsarzt-Ambulanz eines Krankenhauses (warten Sie nicht die Sprechstundenzeiten des zuständigen betriebsärztlichen Dienstes ab). Dort wird dann unmittelbar die Immunität bzw. Infektiosität geklärt. Dazu werden gegebenenfalls Blutuntersuchungen auf blutübertragbare Erkrankungen (HBV, HCV, HIV) beim Betroffenen und dem „Spender", also dem Patienten, von dem das potenziell infektiöse Blut oder Material stammt, durchgeführt. Bleibt ein HBV-Schnelltest beim Spender negativ, müssen keine weiteren Maßnahmen ergriffen werden, (siehe Tabelle 22.1). Wird der Spender HIV-positiv getestet, muss der Betroffene sofort und im Abstand von einem, drei und sechs Monaten erneut getestet werden. Wie in Tabelle 22.2 dargestellt, kann die sofortige Anti-HIV-Therapie mit antiretroviralen Medikamenten gegebenenfalls das Infektionsrisiko verringern. Sollte der Spenderpatient HCV-positiv sein, muss der Betroffene erneut in vier bis sechs Wochen getestet werden. Es folgt ferner die unverzügliche ärztliche Beratung, ob eine Impfung gegen Hepatitis B (passiv und/oder aktiv) oder eine sofortige Gabe von Immunglobulinen als Postexpositionsprophylaxe erforderlich ist. Hierdurch lässt sich oftmals das Risiko einer Infektion mit HBV senken.

3 Eintrag ins Verbandbuch und Dokumentation des Vorfalls in einem schriftlichen Bericht oder Gedächtnisprotokoll, wobei einige Arbeitgeber dazu auch Formblätter vorhalten. Ferner muss eine Meldung an den Unfallversicherungsträger und den zuständigen arbeitsmedizinischen Dienst erfolgen.

4 Im Verlauf der nächsten Wochen und Monate dann weitere ärztliche Beratung und die Durchführung der eventuell erforderlichen Blutuntersuchungen oder HBV-Nachimpfungen.

Merke: Infektionsschutz

1. Jeder Patient ist potenzieller Träger einer Infektionskrankheit. Daher sind Maßnahmen zum Schutz vor Kontamination mit Blut oder anderem möglicherweise infektiösem Material immer erforderlich und unabdingbarer Standard in der Traumaversorgung.

2. Hat Ihr Patient einen andauernden Husten oder ist er möglicherweise an Tuberkulose erkrankt, legen Sie dem Patienten einen Mundschutz oder eine Sauerstoffmaske an. Benötigt der Patient dagegen Sauerstoff und toleriert keine Maske, sollten Sie einen Mundschutz tragen.

3. Seien Sie vorbereitet! Tragen Sie die erforderliche Schutzausrüstung bei sich. Sie haben immer die Zeit, eine Schutzbrille abzusetzen oder Handschuhe auszuziehen. Sorgen Sie für den Überraschungsfall einer erforderlichen Mund-zu-Mund-Beatmung vor, indem Sie ein Mundstück oder eine Taschenmaske mitführen. Verlassen Sie sich nicht auf Einmalhandschuhe. Vergessen Sie das regelmäßige Händewaschen und die Händedesinfektion nicht.

4. Lassen Sie sich impfen und halten Sie Ihren Impfschutz aktuell.

5. Melden Sie sofort etwaige Expositionen gegenüber Blut oder infektiösem Material und leiten Sie sofort die vorgenannten Maßnahmen ein.

6. Gehen Sie mit von Infektionskrankheiten Betroffenen oder Angehörigen der vorgenannten Risikogruppen vorurteilsfrei um und diskriminieren Sie nicht durch überzogene Schutzmaßnahmen. Durch normalen zwischenmenschlichen Kontakt werden die genannten Erkrankungen nicht übertragen!

7. Informieren Sie sich über aktuelle Entwicklungen zu Infektionserkrankungen und Epidemien, wie z. B. Vogel- oder Schweinegrippe, und die entsprechenden Präventionsmaßnahmen auf den Internetseiten des Robert-Koch-Instituts.

FALLBEISPIEL – Fortsetzung

Sie befördern als Einsatzleiter mit Ihrem RTW einen vermutlich von Drogen abhängigen Patienten, der zusammengeschlagen sowie mit Fußtritten attackiert wurde und jetzt ein bewegliches Thoraxfragment aufweist. Beim Umlagern des Patienten hatte Ihr Auszubildender in eine versteckte, mit Blut kontaminierte Nadel des Patienten gegriffen. Während der Patient weiter nach Load-go-and-treat-Kriterien dem NEF entgegen befördert wird, geben Sie Ihrem verletzten Teammitglied Instruktionen zur Versorgung der Nadelstichverletzung. Zunächst wird für 1 min der Blutfluss durch Druck auf das umgebende Gewebe gefördert, dann werden die Hände gründlich desinfiziert. Anschließend kleben Sie ihm einen in Desinfektionsmittel getränkten Tupfer auf die Wunde und wenden sich wieder dem Patienten zu. Die SAMPLE-Anamnese ergibt, dass Ihr Patient von mehreren Angreifern geschlagen und getreten wurde, nicht bewusstlos war und „überall" Schmerzen äußert. Er berichtet von einer HIV-Vorgeschichte, aber sein Arzt hätte gesagt, er habe bislang keine AIDS-Symptome. Die vielen Tabletten, die er deshalb einnimmt, hat er nicht dabei und weiß auch deren Namen nicht. Allergien hat er nicht, aber es sei bei ihm vor einigen Jahren eine Gelbsucht festgestellt worden. Ihr Patient erinnert sich aber nicht mehr, welcher Art. Vor etwa einer Stunde hat er zuletzt gegessen. Bei der Untersuchung zeigt das Abdomen zunehmende Abwehrspannung und ist extrem druckschmerzhaft. Der Patient wird zunehmend tachykard, ist schweißig und der Blutdruck ist auf 70/40 abgefallen, als der Notarzt dazukommt. Er bittet Sie, 2 l kristalline Lösung als Druckinfusion anzuhängen und sofort weiterzufahren. Unterwegs wird der Patient mit Ketanest und Dormicum analgosediert, woraufhin sich die Spontanatmung des nun schmerzfreien Patienten vertieft. Die Kreislaufparameter bleiben bis zur Übergabe im Schockraum unverändert und der Patient wird sofort operiert. Es finden sich eine Leberruptur und ein Hämatothorax sowie eine Rippenserienfraktur. Der Patient hat die Operation überlebt, bei der zehn Blutkonserven, Frischplasma und Gerinnungsfaktoren gegeben wurden. Er verstirbt aber zwei

Wochen später an einer Pneumonie und Multiorganversagen mit einer fulminanten Sepsis. Die Laborwerte des Patienten zeigen eine HIV- und HBV-Infektion. Ihr Auszubildender, der in die blutige Nadel gegriffen hatte, ist gegen Hepatitis geimpft und hat einen ausreichenden Antikörpertiter. Der Arzt diskutiert mit ihm die antivirale Therapie, die nach den aktuellen Empfehlungen zur Postexpositionsprophylaxe durchgeführt wird. Glücklicherweise bleiben die folgenden HIV-Untersuchungen nach einem, drei und sechs Monaten negativ.

FALLBEISPIEL – Zusammenfassung

Alle im Gesundheitssystem Tätigen sollten gegen HBV geimpft sein, da bei einer Exposition etwa durch Nadelstichverletzung oder Blutspritzer ins Auge ein Risiko von mindestens 1:4 besteht, sich mit Hepatitis B zu infizieren Das Infektionsrisiko für HIV, bei der es keine Schutzimpfung gibt, ist beim Stich mit einer infizierten Hohlnadel mit 3:1000 wesentlich geringer. Im geschilderten Fall kamen aber mehrere Risiken zusammen: eine Nadelstichverletzung, ein blutbefleckter Patient (eventuell auch von Angreifern), der einer Risikogruppe (Abhängigkeit von intravenös konsumierten Drogen) für HIV, HBV und HCV angehört, und eine nachträglich bewiesene HIV- und HBV-Infektion, jedoch keine AIDS-Erkrankung. Die regelmäßige HIV-Medikation des Patienten reduziert zudem die Viruslast im Blut und senkt somit das Übertragungsrisiko deutlich. Entscheidend ist die konsequente und zeitnahe Abklärung einer Postexpositionsprophylaxe bei stattgefundener Nadelstichverletzung. Allen im Rettungsdienst tätigen Mitarbeitern sollte die in einem solchen Fall festgelegte Vorgehensweise und die zuständige ärztliche Betreuungsstelle bekannt sein.

ZUSAMMENFASSUNG

Wie viele im Gesundheitswesen Tätige sind auch Sie dem Risiko übertragbarer Krankheiten ausgesetzt. Viele Traumapatienten sind von Blut und potenziell kontaminierten Flüssigkeiten umgeben. Sie müssen Vorkehrungen treffen, um sich nicht dem Risiko einer Übertragung von Viren der Hepatitis B, Hepatitis C, HIV-Infektion oder den Tuberkulose auslösenden Bakterien auszusetzen. Das Wissen um die Übertragungswege ist ebenso wichtig, wie wirksame Schutzmaßnahmen einzuhalten, um dem Risiko einer Infektion wirksam zu begegnen. Beherzigen Sie also aktuelle Standards, z. B. die der OSHA, um sich vor den Gefahren durch Blut oder andere, potenziell infektiöse Materialien zu schützen. Schutzhandschuhe und Händedesinfektion sind absolute Basismaßnahmen. Handeln Sie nach den jeweiligen Vorgaben der TRBA 250, des Hygieneplans und der verantwortlichen Hygienefachkraft Ihres Standorts.

ZUSAMMENFASSUNG

LITERATURHINWEISE

„Update, U.S. Public Health Service Guidelines for the Management of Occupational Exposures to HBV, HCV and HIV and Recommendations for Postexposure Prophylaxis." *MMWR*, Juni 2001/50 (RR11)1–42. Centers for Disease Control and Prevention, Atlanta, GA.

„Empfohlene Maßnahmen zur Hepatitis-B-Prophylaxe nach einer Kanülenstichverletzung oder anderen Blutkontakten", Mitteilung der Ständigen Impfkommission (STIKO) am Robert-Koch-Institut. *Epidemiologisches Bulletin 1*, 7. Januar 2001.

„Technische Regeln für Biologische Arbeitsstoffe, Biologische Arbeitsstoffe im Gesundheitswesen und in der Wohlfahrtspflege", TRBA 250, herausgegeben vom Ausschuss für Biologische Arbeitsstoffe, *ABAS-Ausgabe* November 2003, Änderung und Ergänzung Juli 2006 (Bundesarbeitsblatt 7-2006, Seite 193).

„Zur Situation wichtiger Infektionskrankheiten in Deutschland: Virushepatitis B, C und D im Jahr 2005", Mitteilung der Ständigen Impfkommission (STIKO) am Robert-Koch-Institut, *Epidemiologisches Bulletin 46*, November 2006.

„Zur Situation bei wichtigen Infektionskrankheiten im Jahr 2000: Tuberkulose in Deutschland", Mitteilung der Ständigen Impfkommission (STIKO) am Robert-Koch-Institut, *Epidemiologisches Bulletin 46*, November 2001.

Robert-Koch-Institut: http://www.rki.de

Anhang

A	Optionale Fähigkeiten	408
B	Schmerz und Komfort	422
C	Dokumentation: Das schriftliche Protokoll	431
D	Behandlung von Traumapatienten in kalter Umgebung	438
E	Rolle des Rettungshubschraubers	445
F	Klassifizierungssysteme; Trauma-Scores am Einsatzort	450
G	Ertrinken, Barotraumen und Dekompressionsverletzungen	454
H	Rolle des präklinischen Personals bei der Prävention von Verletzungen	462
I	Massenanfall von Verletzten und Sichtung	471
J	Taktische Einsatzmedizin	478
K	Glossar	485
L	Index	493

ÜBERBLICK

Anhang A
Optionale Fähigkeiten

A.1 Medikamentengestützte Blitzintubation (RSI)

Als Crash-Intubation wird die Sicherung des Atemwegs bei bewusstlosen Notfallpatienten, z. B. im Kreislaufstillstand, bezeichnet. Sie erfordert keinerlei Medikamente und ist unbestritten die zuverlässigste Art der Atemwegssicherung.

Bei der wegen der raschen Abfolge der einzelnen Schritte und Maßnahmen auch als RSI oder Crush-Einleitung bezeichneten Intubation erfolgt die Atemwegssicherung unmittelbar nach Applikation von Hypnotikum und Relaxans. So soll Aspiration bei gefährdeten nicht nüchternen und Notfallpatienten verhindert werden; daher wird dieses Prozedere auch als Ileuseinleitung bezeichnet. Auf eine Maskenbeatmung (mit Mageninsufflation und Erbrechen bei ausgeschalteten Schutzreflexen und ungeschütztem Atemweg) kann dadurch meist verzichtet werden. Die Medikamente werden genau kalkuliert als rascher Bolus gespritzt, also nicht langsam nach Wirkung titriert.

Das hier dargestellte Schema soll als Muster einer standardisierten Vorgehensweise dienen. Jeder ITLS-Anwender sollte das Verfahren der medikamentengestützten Blitzintubation zumindest kennen. Die Durchführung ist vom jeweiligen Ausbildungsstand des Anwenders abhängig und darf nie leichtfertig oder von ungeübten Helfern vorgenommen werden. Die Tatsache, dass das richtige, gut geplante Herangehen an die Sicherung der Atemwege von entscheidender Bedeutung ist, kann nicht überbewertet werden. Die Kontrolle über den Atemweg zu verlieren ist weiterhin eine der häufigsten früh vermeidbaren Todesursachen bei schwer verletzten Patienten. Hypoxie ist weitestgehend mitverantwortlich dafür, das Outcome dieser Patienten und im Besonderen von Patienten mit geschlossenen Schädel-Hirn-Verletzungen dramatisch zu verschlechtern. Die grundlegenden Maßnahmen für eine aktive Atemwegsicherung sind ausführlich in den Kapiteln 4 und 5 beschrieben und sollten von jedem erfahrenen ITLS-Advanced-Anwender beherrscht werden.

Allein durch Einführung eines Protokolls zur medikamentengestützten Blitzintubation erhöhte sich bei einer präklinischen Untersuchung der Intubationserfolg von 73 auf 96 %. Dieses Kapitel soll andererseits gewiss niemanden, sei er nun Rettungsassistent oder unerfahrener Notarzt, ermuntern, Dinge zu tun, deren Ausgang fatal sein kann. Bleiben Sie dabei: Sicher sind die Maßnahmen und gegebenenfalls Medikamente, mit denen Sie vertraut sind! Zudem wird die zwingende Intubation des spontan atmenden Polytraumatisierten am Einsatzort von neueren Untersuchungen immer häufiger in Frage gestellt. Wägen Sie Transportzeit, Ihre und die Fähigkeiten des Teams sowie die Traumalast des Patienten gegeneinander ab: Ist ein Tubus wirklich das, was der Patient jetzt gerade braucht, während er vielleicht in Thorax, Becken oder Abdomen blutet bzw. bei steigendem Hirndruck gerade einklemmt? Oder ist die Transportzeit vielleicht sogar kürzer, als das Produkt aus „mal" und „eben"? „Mal eben intubieren" kann schnell 20 min dauern.

Gerade Kinder entsättigen bei der Intubation schnell. Sie profitieren bei der medikamentengestützten Blitzintubation eher von einer schonenden intermittierenden Maskenbeatmung als vom dogmatischen Verzicht auf sie unter Hypoxie und hektischen Intubationsversuchen. Wird Ihr Patient also hypoxisch innerhalb der folgenden Sechs-P-Sequenz (▶ Abbildung A.1 und ▶ Tabelle A.1), haben Sie keine Angst vor der Maskenbeatmung! Bei Nichtgelingen der Intubation brauchen Sie stets eine Rückfallebene bzw. einen Ausweg im Hinterkopf.

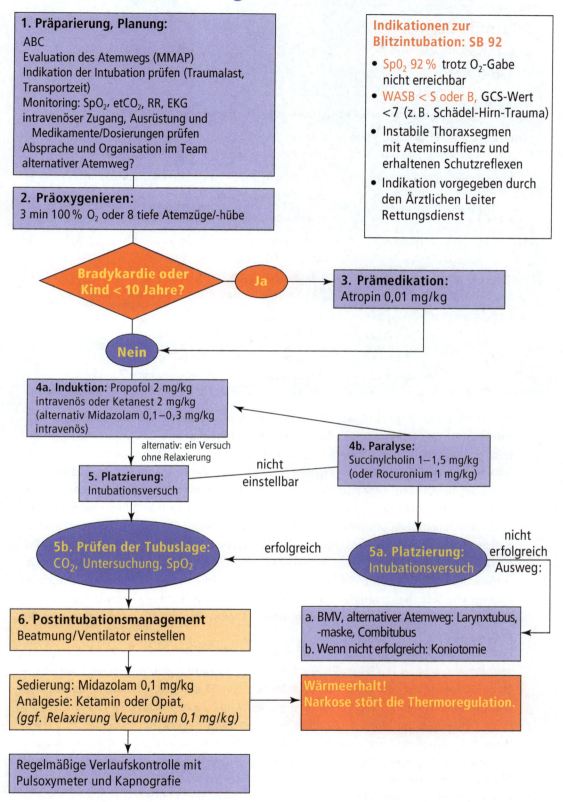

Abbildung A.1: Sechs-P-Sequenz der medikamentengestützten Blitzintubation.

Tabelle A.1

Schritt für Schritt:
Die zeitliche Abfolge der sechs Ps der medikamentengestützten Blitzintubation

Schichtbeginn	Ausrüstung checken	Atemwegs-Set, Sauerstoffvorrat, Geräte
0 minus 10 min	Präparieren, planen	Monitoring (SpO_2, EKG, RR, $etCO_2$ vorbereiten), sicherer Venenzugang, Medikamente, Alternativen
0 minus 5 min	Präoxygenieren	**Acht tiefe Atemzüge oder 3 min reinen Sauerstoff** über dichte Maske/Reservoir atmen oder beatmen
0 minus 3 min	Prämedikation	**Bradykardie/Kind < 10?** Atropin 0,01 mg/kg
0	Induktion und Paralyse	**Hypnotikum:** z. B. Propofol 2 mg/kg oder Ketanest 2 mg/kg (alternativ Midazolam 0,1 mg/kg) **Relaxans:** Succinylcholin 1 – 1,5 mg/kg Bei Kontraindikation alternativ: Rocuronium 1 mg/kg
0 + 45 s	Platzierung Tubus Prüfung Tubuslage	ELM z. B. durch BURP hilft. $EetCO_2$, Ösophagusdetektor, Auskultation
0 + 60 s	Postintubationsmanagement	Analgosedierung (Opiat/Ketamin, Hypnotikum) Monitoring (SpO_2, EKG, RR, $etCO_2$), Ventilator

1. *Präparation, Planung:* Schätzen Sie den Atemweg des Patienten zur Laryngoskopie nach äußerem Eindruck, 3-3-1-Regel, Mallampati-Klassifikation und Obstruktion ein. In Abwägung Ihres realistisch eingeschätzten Erfahrungs- und Ausbildungsstands denken Sie frühzeitig daran, Unterstützung anzufordern oder auf die Intubation zu verzichten. Primär (oder als Ausweg) alternative Atemwege wie Larynxtubus, Larynxmaske, Combitubus oder Ähnliches einzusetzen oder selbst eine suffiziente Maskenbeatmung sind besser, als mit einem relaxierten, apnoeischen, hypoxischen Patienten überfordert zu sein. Bereiten Sie Ihre Atemwegsausrüstung inklusive der Absaugung und Hilfsmittel (Bougie, Führungsstab) vor. Sprechen Sie im Team Aufgabenverteilung, Vorgehen und Alternativen ab: Organisieren Sie sich und Ihr Team. Die Medikamentendosierungen und Konzentrationen müssen klar sein. Benutzen Sie bei Kindern das Broselow-Band und rechnen Sie die Dosierungen jetzt aus. Lassen Sie das Monitoring (SpO_2, EKG, NIBP) anschließen und die Kapnografie vorbereiten.

   Positionieren Sie sich und den Patienten so, dass Sie bequem an die Atemwege gelangen. Patienten ohne HWS-Beteiligung können in Schnüffelposition gelagert werden: 3–10 cm Kissen unter dem Kopf bei Erwachsenen. Bei Säuglingen gegebenenfalls den Körper auf einer Unterlage lagern, um den großen Kopf auszugleichen, so dass immer äußerer Gehörgang und vordere Schulter auf einer Linie liegen. Bei Patienten mit HWS-Bewegungseinschränkung belassen Sie die Kopffixierung und lagern Sie in Neutralposition (siehe Abbildungen 11.5, 11.12 und 11.14). Falls die Mundöffnung nicht ausreicht, öffnen Sie die Orthese und lassen den Kopf in MILS halten.

2. *Präoxygenierung:* Lassen Sie den Patienten 3 min oder acht tiefe Atemzüge reinen Sauerstoff atmen oder beatmen Sie. Durch Denitrogenisierung und Aufsättigung mit Sauerstoff verlängert sich die tolerierte Apnoezeit beim (gesunden) Patienten auf bis zu 5 min, bei Kindern auf 2 – 3 min

3. *Prämedikation:* Intubationsreiz und Relaxanzien können den Hirndruck erhöhen. Wägen Sie die Vor- und Nachteile einer Opiatgabe zur medikamentengestützten Blitzintubation ab. Kinder unter zehn Jahren neigen nach Succinylcholin oder Intubationsreiz zu Bradykardie und sollten vorweg 0,01 mg/kg Atropin erhalten. Auf die als Defaszikulation bezeichnete Gabe von nicht depolarisierenden Muskelrelaxanzien vor der Depolarisation durch Succinylcholin wird zunehmend verzichtet. Das Ausbleiben der Muskelfaszikulation erkauft man sich mit Hypoventilation und Aspirationsgefahr des anrelaxierten Patienten.

Im ITLS-Algorithmus folgt die Sedierung bzw. Induktion der Narkose mit Propofol (alternativ Midazolam) und einem Intubationsversuch vor Paralyse oder man appliziert klassisch:

4. *Paralyse nach Induktion:* Hypnose durch Propofol (2 mg/kg), oder Midazolam (0,1 mg/kg). Gleichzeitige Muskelrelaxierung mit depolarisierendem Succinylcholin (1,0b–1,5 mg/kg, bei Kindern 2 mg/kg) sorgt für schnelle Anschlagszeit und kurze Wirkdauer. Bei Kontraindikationen (▶ Tabelle A.2) stellt das schnellste nicht depolarisierende Rocuronium eine Alternative dar. Selbst im hohen Dosierungsbereich (0,5–0,75 mg/kg bei Kindern) ist die Anschlagszeit jedoch länger und die Wirkdauer im Bereich von einer Stunde.

5. *Platzierung des Tubus unter Sicht:* Ein Helfer kann durch ELM die Sicht verbessern. Auf Ihre Ansage hin sollte er nach dem Memo BURP rückwärts, aufwärts und rechtsgerichteten Druck auf den Larynx ausüben. Können Sie die Stimmbandebene nicht einstellen, brechen Sie konsequent ab, wenn Ihr Helfer bis 30 gezählt hat oder die Sättigung kritische 92 % beträgt. Während Sie den Patienten z. B. mit BMV oxygenieren, überlegen Sie, welche der folgenden Faktoren Sie optimieren können: Spatel (Größe, Typ), Lagerung, Relaxierung, Material (Bougie, Führungsstab), Assistenz, Intubateur. Erwägen Sie zudem Alternativen (BMV, Larynxtubus, Larynxmaske, Combitubus). Geraten Sie in ein KiKo-Desaster, bleibt nur die Koniotomie, um ein Ersticken zu verhindern.

6. *Prüfung der Tubuslage:* durch CO_2-Nachweis, und SpO_2-Beobachtung.

7. *Postintubationsmanagement:* Ist Ihr Patient erfolgreich intubiert, führen Sie die Beutelbeatmung fort oder schließen ein Beatmungsgerät an. Sedieren Sie Ihren Patienten z. B. mit Midazolam. Zur Analgesie sind Opiate (z. B. Fentanyl, Sufentanil, Morphin) oder Ketamin geeignet. Eine Relaxierung erfolgt präklinisch immer seltener. Hinterfragen Sie bei

Tabelle A.2

Kontraindikationen für die Anwendung von Succinylcholin

Absolute Kontraindikaitonen für Succinylcholin:

Maligne Hyperthermie in der Anamnese

Verbrennungen über 24 Stunden alt

Verschüttete/Eingeklemmte nach 48 Stunden

Immobilisation/Lähmungen > 7 Tage < 6 Monate
z. B.: Apoplex, Querschnittslähmung, Nervenschäden, Muskelerkrankungen

Septische Patienten, Intensivpatienten > 7 Tage

unerwünschtem Husten bzw. Pressen bei Hirndruck oder Abwehr immer zuerst Ihre Analgosedierung. Bei austretenden Darmanteilen finden z. B. Rocuronium (0,5 mg/kg) oder Vecuronium (0,1 mg/kg) Verwendung. Überprüfen Sie die Tubuslage, Beatmung und Analgosedierung bei der Regelmäßigen Verlaufskontrolle durch Beobachtung des Patienten und Monitoring von SpO_2, EKG, RR und $etCO_2$.

LITERATURHINWEISE

Davis, D. P., D. Hoyt, M. Ochs, et al. „The effect of paramedic rapid sequence intubation on outcome in patients with severe traumatic brain injury." *Journal of Trauma*, Vol. 54, No. 3 (2003), Seite 444–453.

Nowicki, T., S. London. „Management of the difficult airway." *EM Reports, American Health Consultants*, Vol. 26 (2005), Seite 208–222.

Rich, J. M. „SLAM: street level airway management". New Jersey: *Pearson* (2008).

Robinson, N., M. Clancy. „In patients with head injury undergoing rapid sequence intubation, does pre-treatment with intravenous lignocaine/Lidocain lead to an improved neurological outcome? A review of the literature." *Emergency Medicine Journal*, Vol. 18, No. 6 (2001), Seite 453–457.

Sivestri, S., G. Ralls, B. Krauss, et al.„The effectiveness of out- of- hospital use of continous end- tidal carbon dioxide monitoring on the rate of unrecognized misplaced intubation within a regional emercency medical services system." *Annals of Emergency Medicine*, Vol. 45, No. 5 (2005), Seite 497–503.

Steward, C. „Advanced airway management." Upper Saddle River, NJ: Brady- Pearson Education, 2002.

Walls, R., M. Murphy. „Manual of emergency airway management". Philadelphia: *Lippincott, Williams & Wilkins* (2008).

Wang, H. et al. „Procedural experience with out-of- hospital endotracheal intubation." *Critical care Medicine*, Vol. 33, No. 8 (2005), Seite 1718–1721.

Wang, H. E., D. Davis, R. O'Connor, R. Domeier. „Drug assisted intubation in the prehospital setting." *Prehospital Emergency Care*, Vol. 10, No. 2 (2006), Seite 261–271.

Wang, H. E., J. Li, B. Dannenberg. „Managing the airway of the pediatric trauma patient: Meeting the challangs." *Trauma Reports, American Health Consultants*, Vol. 7, No. 2 (2006).

Rose, W. D., Anderson L. D., Edmond S. A. „Analysis of intubations. Before and after establishment of rapid sequence intubation protocol for air medical use." *AirMed J*, Vol. 13 (1994), Seite 475–478.

Weiss, M., A. C. Gerber. „Anästhesieeinleitung und Intubation beim Kind mit vollem Magen. Zeit zum Umdenken!" *Der Anaesthesist*, Vol. 56 (2007), Seite 1210–1216.

A.2 Intraossäre Punktion bei Erwachsenen

Lernziele für ITLS-Advanced-Anwender

Nach dem Lesen dieses Abschnitts sollten Sie in der Lage sein:

1. Die Indikationen und Kontraindikationen zur Schaffung eines intraossären Zugangs bei Erwachsenen zu beschreiben.

2. Einen intraossären Zugang mit Hilfe des EZ-IO zu legen.

Das Schaffen eines venösen Zugangs kann bei schwerverletzten Patienten schwierig sein, da gerade die peripheren Venen häufig kollabieren. Hier kann der intraossäre Zugangsweg auch beim Erwachsenen helfen. Intraossäre Punktionen werden bereits seit den 80er Jahren des 20. Jahrhunderts in ITLS-Kursen für Kinder trainiert. Aber auch bei Erwachsenen sind sie relativ leicht zu schaffen. Da jedoch die Compacta bei Erwachsenen deutlich dicker und fester ist als bei Kindern, werden die richtigen Werkzeuge benötigt. Ein manuelles Eindrehen von Nadeln durch die Compacta der Tibia eines Erwachsenen ist schwierig. Deswegen empfiehlt ITLS Germany e.V. die Verwendung angemessener Werkzeuge, wie z. B. des Elektrobohrers EZ-IO (sprich „Easy-IO", ▶ Abbildung A.2). Das Gerät ist relativ einfach zu bedienen, sicher in der Anwendung und weist eine dokumentierte Erfolgsrate von 97 % im ersten Versuch auf. Der Zugang kann in der Regel innerhalb von weniger als 1 min genutzt werden. EZ-IO ist bei Erwachsenen für einen Zugang über die proximale und distale Tibia oder den Humeruskopf zugelassen. Die Infusionsraten sind von verschiedenen Faktoren abhängig und sind denen von Venenverweilkanülen mit einer Größe von 17 Gauge vergleichbar. Das Verwenden eines Druckinfusionsgerätes ist notwendig.

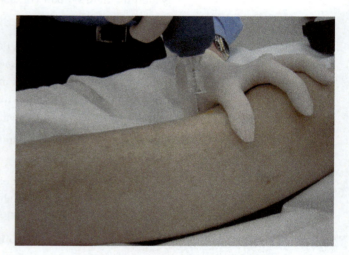

Abbildung A.2: Legen eines intraossären Zugangs mit Hilfe des EZ-IO.

Indikationen

1. Ein erwachsener Patient im Herz-Kreislauf-Stillstand, bei dem Sie nicht innerhalb kürzester Zeit einen intravenösen Zugang legen können.

2. Hypovolämische erwachsene Patienten mit einer verlängerten Beförderungszeit, bei denen Sie nicht innerhalb von 90 s (oder zwei Versuchen) einen peripheren Venenzugang legen können.

Kontraindikationen

Wie bei jeder Maßnahme sind auch hier Kontraindikationen zu beachten:

1. Fraktur der Tibia oder des Humerus. Infundierte Flüssigkeit kann dann in umliegendes Gewebe austreten.

2. Überschüssiges Unterhautfettgewebe oder anatomische Fehlbildungen bzw. Fehlstellungen, die das sichere Aufsuchen anatomischer Orientierungspunkte verhindern.

3. Infektion im Einführungsbereich.

4. Intraossäres Zugangsverfahren in den letzten 24–48 Stunden an gleicher Stelle.

5. Glied- oder Gelenkprothese im Einführungsbereich.

Durchführung

1. Ergreifen Sie die nötigen Vorsichtsmaßnahmen gegen eine Übertragung von Infektionskrankheiten.
2. Suchen Sie den richtigen Punktionsort auf: eine Fingerbreite unterhalb (medial) des Tibiavorsprungs, mittig auf der flachen Seite der Tibia. Ist der Tibiavorsprung nicht zu tasten, kann die Nadel auch zwei Fingerbreit unterhalb der Kniescheibe wiederum mittig auf der medialen flachen Seite der Tibia, eingeführt werden. Auf der medialen Seite (Innenseite) befinden Sie sich immer dann, wenn Sie beim Herunterschauen den großen Zeh sehen!
3. Desinfizieren Sie den Punktionsort gründlich.
4. Setzen Sie eine sterile Nadel auf den Elektrobohrer auf. Kontrollieren Sie, ob die Nadel richtig auf dem Zapfen des Bohrers sitzt, und halten Sie den Bohrer so, dass die nur durch die Magnetverbindung haftende Nadel nicht herunterfällt.
5. Stabilisieren Sie das Bein Ihres Patienten mit der freien Hand und positionieren Sie die Nadel in einem Winkel von 90° zur Knochenoberfläche über der Punktionsstelle.
6. Stechen Sie die Nadel durch die Haut bis auf den Knochen.
7. Stellen Sie sicher, dass nach Penetration des Gewebes bis zum Widerstand des Knochens mindestens noch 5 mm des Nadelschafts sichtbar sind. Dies ist an der Tiefenanzeige (erster schwarzer Querstrich) direkt am Nadelschaft zu erkennen. Verschwindet dieser ebenfalls im Gewebe, haben Sie nicht mehr genug „Spiel", um den Knochen zu durchbohren, und müssen eine längere Nadel wählen.
8. Üben Sie nun sanften, aber stetigen Druck nach unten aus, während Sie den Auslöser des Elektrobohrers betätigen.
9. Beenden Sie das Einbohren der Nadel durch Loslassen des Auslösers, wenn: a) bei Eintritt in den Markraum ein plötzliches Nachgeben zu spüren ist; oder b) der Flansch der Nadel die Haut berührt; oder c) die gewünschte Tiefe erreicht wurde.
10. Stabilisieren Sie nun mit einer Hand die Nabe des Nadelansatzes und trennen Sie Nadel und Elektrobohrer. Entfernen Sie die Sonde aus der Nadel. Halten Sie dazu die Nadel mit einer Hand an der Nabe fest und drehen Sie dabei die Sonde *gegen* den Uhrzeigersinn. Befindet sich Blut am Ende der Sonde, ist sie in die Markhöhle eingedrungen und liegt richtig. Die gelöste Sonde können Sie entsorgen.
11. Prüfen Sie, ob die Nadel fest im Knochen verankert ist.
12. Verbinden Sie den Verlängerungssatz mit der Nadel und spülen Sie die Nadel mit 10 ml kristalloider Lösung, z. B. NaCl. *Keine Spülung bedeutet kein Fluss!* Bei Patienten, die bei Bewusstsein sind, können Sie gegebenenfalls eine geringe Menge eines Lokalanästhetikums vor der Spülung verabreichen.
13. Nachdem die Nadel gespült wurde, können Sie Infusionslösungen und Medikamente verabreichen.
14. Die Nadel und der Verlängerungsschlauch können mit dem beiliegenden Klebehalter (vor Konnektion der Infusion), einen üblichen Infusionsverband oder Klebestreifen gesichert werden (▶ Abbildung A.3).

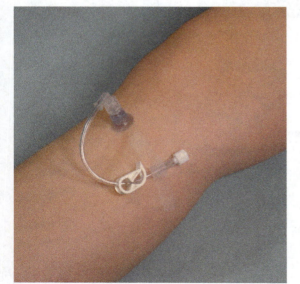

Abbildung A.3: Mit dem EZ-IO gelegter, korrekt fixierter intraossärer Zugang.

15. Prüfen Sie den Punktionsort im Rahmen der Regelmäßigen Verlaufskontrolle stets auf Aussickern von Flüssigkeit neben der Nadel in umliegendes Gewebe.

Komplikationen

Schmerzen Selbst bei der Einführung bei bewusstseinsklaren Patienten haben diese nur über geringe Schmerzen geklagt. Schmerzen wurden primär während der anfänglichen Gabe von Medikamenten und Flüssigkeit berichtet. Dies liegt an dem umfangreichen Netz druckempfindlicher Nerven im Markraum des Knochens. Die Gabe von Lidocain zur Linderung dieser Schmerzen hat sich als wirksam erwiesen.

Infektionen Die Infektionsrate beträgt insgesamt bei intraossären Punktionen ungefähr 0,6 %.

Weitere Komplikationen Die Rate aller Komplikationen inklusive Entzündungen und dadurch verursachter Schmerzen liegt bei etwa 1 %. Dazu gehören Flüssigkeitsaustritt zwischen Nadel und Knochen, Lockerung der Nadel, Knochenfraktur, Kompartmentsyndrom, lokale Abszesse und durch die Infusion oder Medikamentengabe ausgelöste Schmerzen.

Tipps zur Anwendung

Folgende Tipps werden Ihnen das Legen eines intraossären Zugangs mit Hilfe des EZ-IO erleichtern und für Ihren Patienten sicherer machen:

1. Prüfen Sie vor Einführen der Nadel die Hautdicke an der Einführstelle. Befindet sich so viel Unterhautfettgewebe über dem Punktionsbereich, dass die Nadel nicht in den Knochen eindringen kann, müssen Sie eine längere Nadel wählen oder von der Verwendung von EZ-IO Abstand nehmen.

2. Halten Sie den Bohrer senkrecht zur Punktionsstelle. Die Nadel ist so geschliffen, dass sie sich bei Drehung durch den Bohrer selbstständig in den Knochen fräst. Vermeiden Sie während des Bohrvorganges jegliche Kipp- und Drehbewegungen mit der Hand.

3. Machen Sie sich mit dem mitgelieferten Infusionsanschluss, einem Winkelstück mit Rückschlagventil (= keine Aspiration möglich!) vertraut. Schaffen Sie eine Zuspritzmöglichkeit für Medikamente, z. B. mittels Dreiwegehahn.

4. Lassen Sie den intraossären Zugang nicht länger als 72 Stunden in Position. Verwenden Sie den Elektrobohrer nicht zum Ziehen der Nadel. Sie können den Zugang durch sanftes Ziehen und gleichzeitiges Drehen im Uhrzeigersinn entfernen. Dies sollte unter Verwendung einer Spritze mit Luer-Lock-Anschluss erfolgen. Verbinden Sie danach die Einführstelle steril; in der Regel genügt dazu ein kleiner Pflasterverband.

A.3 Ösophageal-trachealer Combitubus

Lernziele für ITLS-Advanced-Anwender

Nach dem Lesen dieses Abschnitts sollten Sie in der Lage sein:

1. Die vier essenziellen Punkte zur Nutzung des Combitubus erklären zu können.

2. Einen Combitubus korrekt einführen zu können.

Bereits in den frühen 70er Jahren des letzten Jahrhunderts wurden in den USA blind einzuführende Tuben entwickelt. Diese Geräte sind für Rettungsdienstpersonal gedacht, das nicht in der endotrachealen Intubation ausgebildet ist. All diese Geräte haben eins gemeinsam: Sie wurden so konstruiert, dass sie ohne Hilfe eines Laryngoskops und ohne direkte Sicht auf die Glottis in den Pharynx eingeführt werden. Gleichfalls haben alle einen aufblasbaren Cuff, der den Ösophagus abdichtet. So soll Erbrechen und eine Aspiration genauso verhindert werden wie die Beatmung des Magens, was bei einer BMV möglich ist. Es wurde auch beabsichtigt, durch das Abdichten des Ösophagus mehr Luft in die Lungen zu leiten und somit die Ventilation zu verbessern. Aber auch diese Hilfsmittel besitzen ihre eigenen Gefahren und es muss peinlich genau darauf geachtet werden, dass sie an der korrekten Position zu liegen kommen. Keines der blind einzuführenden Geräte gleicht der endobronchialen Intubation, welche die invasive Methode der Wahl zur Sicherung der Atemwege darstellt.

Der Combitubus besitzt zwei Lumen, die innerhalb des Tubus nebeneinander verlaufen und durch einen Steg getrennt sind (▶ Abbildung A.4). Sie bilden so zwei voneinander getrennte Einzeltuben in einem Gerät. Einer der Tuben ist am Ende verschlossen, Perforationen im Tubus lassen Luft dort ausströmen, wo er normalerweise im Pharynx zum Liegen kommen würde. Befindet sich der zweite, lange Tubus nach dem Einführen im Ösophagus, wird der Patient über den kurzen Tubus ventiliert. Der lange Tubus ist am Ende offen. Um sein distales Ende herum ist ein aufblasbarer Cuff angebracht, der je nachdem, wo er zum Liegen kommt, entweder die Trachea oder den Ösophagus abdichtet. Liegt der Combitubus nach Einführen mit seinem distalen Ende im Ösophagus, wird der Cuff aufgeblasen und der Patient über den kurzen Tubus ventiliert. Wird mit dem Tubus zufällig die Trachea intubiert, wird der Cuff aufgeblasen und der Patient über den langen Tubus ventiliert. Der zweite Cuff des Tubus, eher ein pharyngealer Ballon, dichtet nach dem Aufblasen den Pharynx ab und hindert Blut und Speichel daran, von kranial in die Atemwege zu fließen. Der Combitubus ist schnell und einfach einzuführen. Sie müssen aber, wie bei fast allen blind einzuführenden Tuben, sicherstellen, dass Sie nicht den Magen, sondern die Lungen beatmen.

Vor Nutzung des Combitubus müssen Sie vier essenzielle Punkte berücksichtigen:

1. Benutzen Sie ihn nur bei Patienten, die bewusstlos und ohne Schutzreflexe sind.

2. Benutzen Sie den Tubus nicht, wenn Ihr Patient Verletzungen des Ösophagus aufweist (z. B. nach Einnahme ätzender Substanzen) oder bei Kindern unter 15 Jahren mit durchschnittlicher Größe und Gewicht.

3. Achten Sie peinlich genau auf die korrekte Platzierung. Die unbemerkte tracheale Intubation mit dem langen Tubus ist eine tödliche Komplikation. Sie führt zur kompletten Verlegung der Atemwege. Dieser Vorfall ist nicht immer einfach zu bemerken und sein Ergebnis ist katastrophal. Nutzen Sie auch hier die Kapnometrie zur Lagekontrolle.

4. Sie müssen den Tubus vorsichtig mit wenig Kraft einführen.

Durchführung

1. Führen Sie den Tubus blind ein. Achten Sie auf die beiden schwarzen Ringe am proximalen Ende des Tubus. An ihnen kann die richtige Einführtiefe abgelesen werden. Die beiden Ringe sollten zwischen den Lippen und Zähnen zum Liegen kommen (siehe Abbildung A.5).

2. Blasen Sie den pharyngealen Cuff mit der großen Spritze mit 100 ml Luft auf. Wird dieser Cuff aufgeblasen, bringt der Tubus sich selbst in die richtige Position im unteren Pharynx hinter dem harten Gaumen.

3. Nutzen Sie die kleine Spritze, um den distalen Cuff mit 10–15 ml Luft zu füllen.

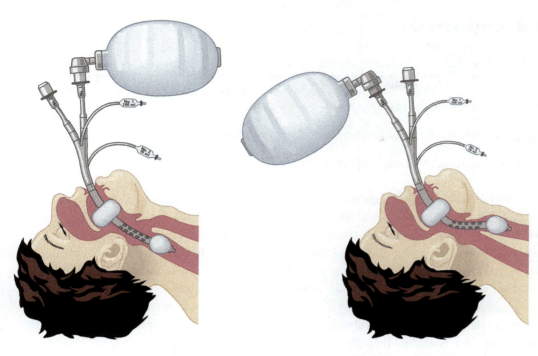

Abbildung A.4: Ösophageale Platzierung des Combitubus. Ventilieren Sie durch Tubus Nr- 1.

Abbildung A.5: Tracheale Platzierung des Combitubus. Ventilieren Sie durch Lumen Nr. 2.

4. Der lange Tubus wird üblicherweise im Ösophagus zu Liegen kommen. Ventilieren Sie über den ösophagealen Konnektor. Es ist der längere von beiden, der mit der Nr. 1 markiert ist. Sie müssen nun auf Atemgeräusche hören, dem Thorax beim Heben und Senken zusehen können, eine angemessene Compliance spüren und keine Atemgeräusche über dem Epigastrium hören. Nur dann können Sie sicher sein, dass der Tubus im Ösophagus liegt.

5. Wenn Sie keine Atemgeräusche hören, den Thorax nicht atemsynchron sich heben und senken sehen, keine gute Compliance erreichen und Atemgeräusche über dem Epigastrium hören, liegt der Tubus in der Trachea (▶ Abbildung A.5). In diesem Fall müssen Sie den Konnektor wechseln und über den kürzeren, trachealen Tubus mit der Nr. 2 ventilieren. Auch jetzt müssen Sie nach Atemgeräuschen hören, dem Thorax beim Heben und Senken zusehen können, eine angemessene Compliance spüren und keine Atemgeräusche über dem Epigastrium hören. Nur dann können Sie sicher sein, dass der Tubus wirklich in der Trachea liegt. Nutzen Sie auch hier die Kapnometrie zur Lagekontrolle.

Wie alle blind einzuführenden Atemwegshilfen muss auch der Combitubus entfernt werden, wenn der Patient wach wird. Die Extubation wird wahrscheinlich Erbrechen auslösen. Seien Sie darauf vorbereitet, den Pharynx abzusaugen und das Spineboard zu drehen. Alternativ können Sie auch eine Narkose durchführen, wenn Sie die Maßnahme beherrschen und der Patient sich vorher über den Tubus ausreichend beatmen ließ.

A.5 Larynxmaske

Lernziele für ITLS-Advanced-Anwender

Nach dem Lesen dieses Abschnitts sollten Sie in der Lage sein:

1 Die Punkte zur Anwendung der Larynxmaske aufzuzählen.

2 Die Larynxmaske korrekt einführen zu können.

Die Larynxmaske, auch Kehlkopfmaske genannt, wurde als Alternative zur Gesichtsmaske entwickelt, um bei Routinenarkosen im Operationssaal die Kontrolle über den Atemweg zu gewinnen und aufrechtzuerhalten. Da sie den Atemweg nicht vor Aspiration bei Erbrechen zu schützen vermag, ist sie für nüchterne Patienten mit leerem Magen ohne Aspirationsgefahr bestimmt. Als Kontraindikationen gelten also eigentlich alle Faktoren, die die Aspirationsgefahr erhöhen, wie nicht nüchterner Patient, Adipositas, Diabetes, Hiatushernie, Refluxösophagitis, Schwangerschaft, Atemwegsobstruktion, Operationslagerung in Kopftieflage, Operationen mit Druck auf das Abdomen oder fehlender Zugang zum Kopf. Später erkannte man ebenfalls ihren Wert in der Notfallmedizin für Patienten, die weder zu intubieren noch mit der Maske zu beatmen waren. So konnte teilweise die invasive chirurgische Atemwegssicherung vermieden werden. Die Larynxmaske als weiteres, blind einzuführendes Atemwegshilfsmittel unterscheidet sich von Larynxtubus und Combitubus dadurch, dass sie weder für den Gebrauch in der Notfallmedizin noch, um den Ösophagus zu verschließen, entwickelt wurde. Die i-gel®-Maske, die ohne blockbaren Cuff auskommt, reicht in der einfachen Anwendung jedoch schon an den Larynxtubus heran. Über die Intubationslarynxmaske LMA-Fastrach® kann eine blinde oder bronchoskopisch geführte Intubation erfolgen. Sie wird auch mit Videooptik angeboten, so dass darüber beatmet und videogestützt intubiert werden kann. Weiterentwicklungen wie die ProSeal®-Larynxmaske mit Absaugkanal, Beißschutz, verbessertem Cuff und einer schuhlöffelartigen Einführhilfe sind noch bessere Hilfsmittel, aber dem Endotrachealtubus keineswegs vergleichbar. Sie sollten lediglich zum Einsatz kommen, wenn die Intubation erfolglos geblieben ist oder wegen der Traumalast, kurzer Transportzeit, schwierigem Atemweg oder HWS-Beteiligung bewusst auf die Ankunft im Krankenhaus verschoben wurde.

Warnungen und Tipps

1. Die Larynxmaske sollte nur bei Patienten, die bewusstlos oder ohne Schutzreflexe sind, eingesetzt werden. Bei erhaltenem Würgreflex kann die Larynxmaske Laryngospasmus und Erbrechen auslösen.
2. Keine Anwendung bei Verletzung des Ösophagus, z. B. nach Laugenverätzungen, und keine Anwendung bei Kindern mit weniger als 30 kg Körpergewicht. Es gibt zwar Maskengrößen für Säuglinge, die aber dem Erfahrenen vorbehalten bleiben sollten.
3. Befeuchten Sie nur die Rückseite der Larynxmaske, um Verlegung der Glottisöffnung oder Aspiration des Gels zu verhindern.
4. Der Patient mit einer Larynxmaske muss ausreichend überwacht werden: Patienten immer im Blick haben, EKG-Monitor, Pulsoxymetrie, möglichst CO_2-Monitoring.
5. Üben Sie beim Einführen niemals Kraft aus, um Verletzungen, Blutungen oder Schwellungen des Atemwegs zu vermeiden. Widerstand in den Atemwegen wird mit Technik und Geschick überwunden, niemals mit Kraft!
6. Überblähen Sie niemals den Cuff. Zu starkes Blocken des Cuffs führt zu Fehlpositionierung, verursacht Schleimhautschäden und Undichtigkeit mit Beatmungsproblemen und

nachfolgender Mageninsufflation. Insbesondere beim Einsatz von Lachgas sollte der Cuffdruck regelmäßig überprüft werden.

7. Bei anhaltenden Atemwegsproblemen oder insuffizienter Beatmung sollte die Larynxmaske entfernt und neu platziert oder der Atemweg anderweitig gesichert werden.

8. Die Larynxmaske verhindert keine Aspiration, wenn Ihr Patient erbricht. Eine vorhandene Magensonde schließt die Möglichkeit der Regurgitation von Mageninhalt keinesfalls aus. Im Gegenteil, sie kann die Regurgitation sogar noch begünstigen, da sie den Magensphinkter insuffizient werden lässt.

9. Erlangt der Patient das Bewusstsein wieder, muss die Larynxmaske schleunigst entblockt und entfernt werden. Sie löst beim wachen Patienten Würgereiz und Erbrechen aus.

10. Bei der Reanimation mit einer Larynxmaske müssen Herzdruckmassage und Beatmung weiterhin synchronisiert erfolgen. Keinesfalls Beatmung z. B. mit Respirator während der Thoraxkompression.

Einführtechnik

Es gibt verschiedene Larynxmasken und viele unterschiedliche Techniken, sie zu platzieren. Eignen Sie sich eine Technik an, die Sie stetig üben und dann routiniert beherrschen müssen. Der Notfall ist nicht die Gelegenheit zum Ausprobieren! In diesem Kapitel wird die vom Hersteller empfohlene Einführtechnik beschrieben.

1. Beatmen Sie Mund zu Maske oder mit Beutel und Maske und saugen Sie den Rachen ab.

2. Wählen Sie die passende Maske nach dem Körpergewicht des Patienten aus (▶ Tabelle A.3). Entfernen Sie die Ventilschutzkappe und prüfen Sie den Cuff durch Blockung mit dem maximal angegebenen Volumen.

3. Der Cuff sollte anschließend sorgfältig entlüftet werden und dabei zu einer flachen, ovalen Scheibe werden. Der Rand soll von der Öffnung wegzeigen. Dies kann erreicht werden durch Aufdrücken der Maske mit der Öffnung nach unten auf eine flache, sterile Unterlage (z. B. Larynxmaskenverpackung, ▶ Abbildung A.6a). Helfen Sie mit den Fingern nach und versuchen Sie, alle Falten am distalen Ende des Cuffs zu beseitigen. Ein vollständig flacher, weicher Rand erleichtert die Einführung, verhindert das Anstoßen an der Epiglottis und trägt enorm zum Erfolg beim Platzieren bei (▶ Abbildung A.6b).

4. Befeuchten Sie kurz vor der Benutzung die Rückseite der Larynxmaske mit wasserlöslichem Gleitgel, notfalls mit Wasser.

5. Präoxygenieren Sie den Patienten.

6. Besteht keine Gefahr einer Wirbelsäulenverletzung, lagern Sie den Patienten mit gebeugtem und erhöhtem Kopf. Besteht etwa durch den Verletzungsmechanismus der leiseste Verdacht einer Wirbelsäulenverletzung, belassen Sie den Kopf in Neutralposition.

7. Greifen Sie die Larynxmaske wie einen Stift, mit dem Zeigefinger im Übergang vom Tubus zum Cuff (▶ Abbildung A.6c). Unter direkter Sicht drücken Sie die Spitze des Cuffs aufwärts gegen den harten Gaumen. Schieben Sie den Cuff nun darauf zu (▶ Abbildung A.6d). Die schwarze Orientierungslinie am Tubus gibt einen Anhalt für die Einführtiefe. Sie sollte in Höhe der Oberlippe zu liegen kommen.

8. Nutzen Sie den Zeigefinger, um die Maske zu dirigieren. Drücken Sie die Maske aufwärts und rückwärts auf die Ohren zu, in einer flüssigen Bewegung (▶ Abbildung A6.e). Führen Sie dann die Maske weiter in den Rachen vor, bis Sie einen federnden Widerstand verspüren (▶ Abbildung A.6f).

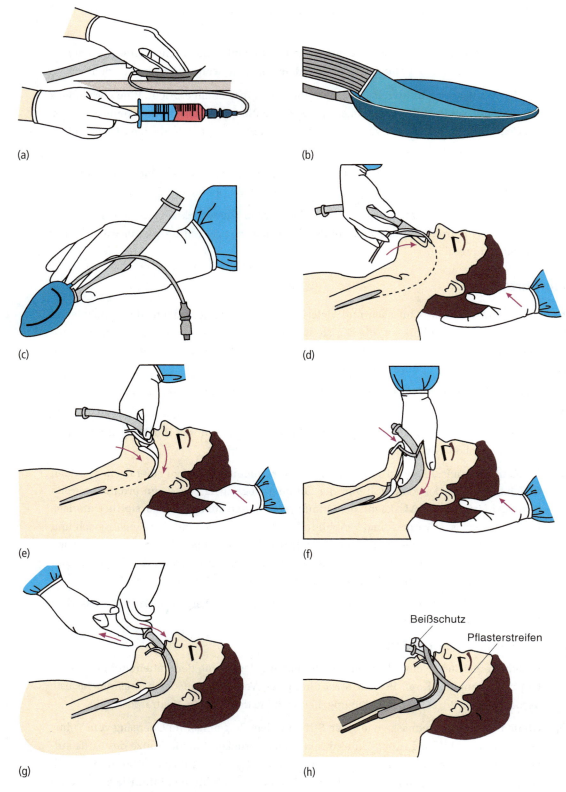

Abbildung A.6: Einführen der Larynxmaske.

Tabelle A.3

Größe der Larynxmaske und maximales Cuffvolumen in Abhängigkeit vom Körpergewicht

Larynxmaskengröße	Alter/Gewicht des Patienten	Broselow-Farbcode	Maximales Cuffvolumen
1	Neugeborenes < 5 kg	Grau	4 ml
1,5	Säugling 5–10 kg	Pink, rot	7 ml
2	Kleinkind 10–20 kg	Lila, gelb, weiß	10 ml
2,5	Kind 20–30 kg	Blau, Orange	14 ml
3	Jugendlicher/Erwachsener 30–50 kg	Grün	20 ml
4	Erwachsener 50–70 kg		30 ml
5	Großer Erwachsener > 70 kg		40 ml

9. Bevor Sie nun mit dem Zeigefinger die Maske versehentlich wieder herausziehen, sichern Sie die Larynxmaske, indem Sie mit der anderen Hand am Tubusansatz gegenhalten (▶ Abbildung A.6g).

10. Beim anschließenden Blocken gilt: Finger weg von der Maske, die sich durch das Aufblasen des Cuffs jetzt von selbst positioniert und dabei wieder einige Zentimeter herausrutscht. Die Blockung soll gerade so stark gebläht sein, dass die Maske abdichtet. Das maximale Füllungsvolumen ist angegeben.

11. Verbinden Sie die Maske mit dem Beatmungsbeutel und beatmen Sie mit weniger als 20 cmH$_2$O. Wie bei den anderen blind einzuführenden Atemwegshilfen achten Sie dabei auf Thoraxexkursion, Atemgeräusch, gute Compliance, Hautfarbe und Sauerstoffsättigung. Es sollten keine atemsynchronen Geräusche im Epigastrium oder Blubbern im Rachen hörbar sein. Nur so können Sie sicher sein, dass die Larynxmaske korrekt platziert ist.

12. Führen Sie einen Beißschutz (keinen Guedel-Tubus) ein und sichern Sie die Maske mit Pflaster oder Mullbinde in ihrer Position (▶ Abbildung A.6h). Bedenken Sie, dass die Larynxmaske keinen Aspirationsschutz darstellt. Erlangt der Patient das Bewusstsein wieder, muss sie entblockt und entfernt werden. Extubation löst häufig Erbrechen aus, seien Sie daher stets vorbereitet, den Rachen abzusaugen und das Spineboard auf die Seite zu drehen.

Anhang B
Schmerz und Komfort

Eine der ältesten Aufgaben der Medizin ist es, Schmerzen zu lindern. Schmerzerleichterung ohne das Bewusstsein auszuschalten heißt Analgesie. Im Rettungsdienst haben Sie mehrere Möglichkeiten, Schmerz zu bekämpfen, auf die in diesem Kapitel eingegangen wird. Ziel dieses Kapitels ist es, einen Überblick über Schmerz und die medikamentösen und nicht medikamentösen Behandlungsmöglichkeiten zu geben. Es ersetzt kein Lehrbuch über Analgesie.

Die meisten Krankheiten oder Verletzungen verursachen Schmerzen in unterschiedlichem Ausmaß. Statistisch gesehen ist Schmerz der häufigste Grund, medizinische Hilfe zu beanspruchen. Der Schmerz ist ein Schutzmechanismus des Körpers und tritt immer dann auf, wenn Gewebe im Körper geschädigt wurde oder wird. Der Schmerzreflex hilft dem Menschen dabei, sich vom schmerzhaften Stimulus zu entfernen. Dieser Reflex kann schnell wie beim Berühren einer heißen Herdplatte erfolgen oder sich über einen längeren Zeitraum entwickeln, wenn Sie z. B. längere Zeit in derselben Position sitzen. Ungeachtet der Dauer ist der Mechanismus immer der gleiche.

Im Fall der heißen Herdplatte wird Haut und darunterliegendes Gewebe durch die Hitze geschädigt. Die Folge ist ein schmerzhafter Reiz, der mit dem Zurückziehen der Hand verbunden ist. Ähnlich verursacht das Sitzen oder Liegen in ein und derselben Position über einen längeren Zeitraum Gewebeschäden, die durch eine Minderperfusion der Haut verursacht werden. Der Schmerz sorgt dafür, dass Sie Ihre Position verändern und die wenig durchbluteten Areale entlasten. Jedoch können Menschen mit einer Querschnittlähmung diesen Schmerz nicht fühlen oder selbstständig ihr Körpergewicht verlagern. Als Folge haben sie ein erhöhtes Risiko, Druckgeschwüre (Druckulzerationen), z. B. über dem Steißbein, zu entwickeln.

Zusätzlich zum oben genannten Schmerzreflex verursacht der Schmerz eine starke emotionale Reaktion, die oft in der Erinnerung gespeichert wird. Mark Twain resümierte damals schon passend: „Eine Katze, die sich einmal auf eine heiße Herdplatte gesetzt hat, wird sich nie wieder auf eine heiße Herdplatte setzen – das ist auch gut so; aber sie wird sich auch nie mehr auf eine kalte setzen."

Das analgetische Vorgehen variiert sehr stark zwischen einzelnen Gruppen, die am Rettungsdienst beteiligt sind, und leider resultiert hieraus auch ein nicht immer adäquates Vorgehen für diejenigen, die eine Schmerztherapie benötigen. Die Gründe hierfür sind vielfältig, aber in den meisten Fällen unzutreffend und gegenstandslos.

Schmerzerleichterung ist ein wichtiger Teil der präklinischen Notfallversorgung. Unglücklicherweise wird Schmerz im Rettungsdienst häufig nicht erkannt, inadäquat behandelt oder ignoriert.

B.1 Pathophysiologie des Schmerzes

Damit Sie den Schmerz besser verstehen können ist es nötig, einige Hintergrundinformationen zu haben.

Das Entstehen eines Schmerzreizes und die damit verbundene Schmerzwahrnehmung ist ein komplexes Zusammenspiel aller Teile des Nervensystems. Das Wissen darüber, wie Schmerz entsteht und daraufhin interpretiert wird, hat sich in den letzten 15 bis 20 Jahren dramatisch entwickelt. Forscher haben einige Wege der Schmerzverarbeitung herausfinden können und entdeckten einige Veränderungen, die stattfinden, während sich chronischer Schmerz bildet. Schmerz ist mehr als nur ein Gefühl. Er ist an komplexe psychologische Faktoren und traumatische Erfahrungen der Vergangenheit gekoppelt.

Schmerz:
Schmerz ist mehr als ein Gefühl. Die komplexen Zusammenhänge der Schmerzempfindung beinhalten neben der reinen Schmerzwahrnehmung über Nervenfasern psychologische Faktoren und traumatische Erfahrungen der Vergangenheit.

Somit ist Schmerz eine unangenehme Empfindung und Erfahrung, die durch ein potenziell gewebeschädigendes Ereignis ausgelöst wird. Viele Anteile der Schmerzempfindung im Gehirn sind fest vernetzt mit emotionalen Anteilen, die letztendlich die psychologische Langzeitantwort auf Schmerzreize ausbilden wie Angst, Stress, Angst vor Verlust oder Ähnliches.

Die Schmerzwahrnehmung beginnt an lokalen Nervenendigungen, die über den gesamten Körper in der Haut, den Muskeln, im Bindegewebe, den Knochen und Organen verteilt sind. Dieses lokale Wahrnehmungssystem transportiert die Information „Schmerz" über das Rückenmark aufwärts zum Gehirn. Schmerz, der in diesen Geweben entsteht, wird meist auch „somatischer Schmerz" genannt (etwa Schmerzen einer Unterschenkelfraktur).

Das so genannte viszerale Wahrnehmungssystem transportiert die Information von den inneren Organen wie Darm, Magen oder Leber zum Gehirn. Dieser Schmerz wird meist analog zum oben Genannten „viszeraler Schmerz" genannt (z. B. Schmerzen bei Nierensteinen oder einem Myokardinfarkt).

Das Schmerzwahrnehmungssystem gliedert sich in zwei Teile: propriozeptive Nervenfasern, die Berührung, Vibrationen und Lageveränderungen wahrnehmen, und die nozizeptiven Nervenfasern, die Gewebsschädigungen erkennen und melden. Sobald ein nozizeptiver Schmerzstimulus generiert wurde, wird die Information zum Rückenmark gesendet. Parallel dazu laufen im geschädigten Gewebe andere Prozesse an, die eine lokale Reizung beschreiben. Botenstoffe werden freigesetzt, die einen entzündlichen und reparierenden Effekt haben. Diese Veränderungen machen sich durch Rötung, Schwellung und Erwärmung nach außen bemerkbar. Die freigesetzten Botenstoffe erregen wiederum ihrerseits andere nozizeptiven Nervenfasern. Diese leiten Informationen an das Rückenmark, das sicherstellen soll, dass der vorangegangene Schmerzreiz richtig interpretiert wird.

Natürliche Analgesie

Die oben beschriebene Gesamtreaktion veranlasst Verletzte, ihre Bewegung einzuschränken und die betroffenen Körperregionen vor weiterem Schaden zu schützen. Im Rückenmark werden die Informationen zum Teil umgeschaltet und an das Gehirn weitergeleitet oder in Reflexbahnen umgeleitet, die den Verletzten vor weiterem Schaden schützen sollen, z. B. wenn man reflexartig die Hand zurückzieht, nachdem man sich verbrannt hat. Das Rückenmark verfügt über mehrere Mechanismen, die zum einen eine natürliche Analgesie bereithalten und zum anderen einer überschießenden nozizeptiven Überstimulation vorbeugen sollen.

Die natürliche Analgesie wird über die Ausschüttung von Endorphinen und Enkephalinen vermittelt, spezielle chemische Botenstoffe, die dieselben Zielrezeptoren haben wie Morphine. Diese Botenstoffe sind häufig auch der Grund dafür, dass Verletzte initial keine Schmerzen verspüren, die jedoch circa 20–30 min nach dem Ereignis zum Vorschein kommen. Das Gehirn seinerseits versucht einer Überstimulation entgegenzuwirken, indem es hemmenden Einfluss auf die Nervenfasern nimmt, die den nozizeptiven Stimulus an das Gehirn weiterleiten.

Allerdings liegt der komplexeste Anteil der Schmerzwahrnehmung im Gehirn selbst. Hierin laufen komplizierte Prozesse an, welche die Informationen sowohl analytisch („Aua, mein Bein tut weh!") als auch emotional interpretieren (Verärgerung, Weinen, Leiden).

Das Langzeit- und das Kurzzeitgedächtnis sind daran beteiligt, schmerzhafte Erinnerungen zu speichern und bei Bedarf auch wiederzugeben. Auch das sympathische Nervensystem ist in diese Mechanismen eingebunden. So unterstützt es eine Vielzahl der „Fight-or-Flight"-Reaktionen, unter anderem Tachykardie, Tachypnoe und Hypertonie.

Entstehung chronischer Schmerzen

Einige der oben beschriebenen pathophysiologischen Veränderungen sind auch für die Entstehung von chronischen Schmerzen verantwortlich. Bestimmte Gene in Neuronen der Peripherie oder des Rückenmarks können sich so verändern, dass diese sensibler gegenüber einem Reiz werden – und dies für die restliche Lebensdauer dieses Neurons. Dann reicht unter Umständen bereits ein minimaler Reiz aus, um eine erhebliche Reizantwort zu generieren, die als Schmerz wahrgenommen wird. Im Gehirn wird dann dieser „Schmerz" weiterverarbeitet und eventuell zusätzlich durch das Erwecken unangenehmer Erinnerungen verstärkt. Dieser Mechanismus ist in einigen Fällen für das Entstehen eines chronischen Schmerzsyndroms verantwortlich. Einige dieser physikalischen und biochemischen Veränderungen beginnen innerhalb der ersten 20 min nach einem großen nozizeptiven Reiz. Die weiteren Veränderungen entstehen innerhalb der folgenden Stunden und Tage nach dem Ereignis. Mehrere Studien haben herausgefunden, dass Patienten, die frühzeitig eine effiziente Analgesie erhalten (gewöhnlich vor großen chirurgischen Eingriffen), insgesamt weniger Schmerzmittel benötigen als diejenigen, die initial eine nicht ausreichende Schmerztherapie erhalten. Obwohl man üblicherweise erst nach sechs Monaten nach dem schädigenden Ereignis vom chronischen Schmerzsyndrom spricht, setzen die Veränderungen, die den Patienten dorthin bringen, weitaus früher ein.

Eine effektive, präklinische Schmerztherapie kann vielen der oben genannten Veränderungen in der Entwicklung eines chronischen Schmerzsyndroms entgegenwirken. Dies ist einer der Gründe, warum präklinische Analgesie wichtig ist.

B.2 Einschätzung von Schmerzen

Da die Schmerzempfindung individuell sehr unterschiedlich ist, ist es schwierig, den Schmerz objektiv festzustellen. Damit dies gelingen kann, existieren einige Hilfsmittel zur Beurteilung des Schmerzes. Eine ausführliche Schmerzanamnese, wenn es die Zeit erlaubt, ist hierfür der Grundstein. Folgende Fragen sollten Sie im Rahmen der Erweiterten Untersuchung stellen:

1. *Wie hat der Schmerz begonnen?* War er akut, schleichend oder vielleicht sogar eine Kombination beider Arten? Es ist wichtig, den Beginn zu bestimmen, weil akuter Schmerz sich oft als ein Warnzeichen einer potenziellen Bedrohung bemerkbar macht. Langsam beginnender Schmerz entsteht eher durch einen sich zunehmend entwickelnden Prozess. Allerdings können auch chronische Schmerzpatienten an einem akuten Ereignis leiden.

2. *Was verstärkt den Schmerz? Was lindert den Schmerz?* Diese Information ist wichtig, um die Missempfindungen während Ihres Patientenkontakts vermindern zu können. Verstärkt beispielsweise Nahrungsaufnahme den Schmerz oder ist der Schmerz beim ruhigen Liegen erträglicher?

3. *Wie ist die Schmerzqualität?* Qualität bezieht sich auf diejenigen Faktoren, die etwas zu dem machen, was es ist. Ermutigen Sie Ihren Patienten, sich von seinem Schmerz ablenken zu lassen, indem Sie sich dafür interessieren und daran teilhaben.

4. *Strahlt der Schmerz aus?* Die Schmerzausstrahlung kann Hinweise auf die eigentliche Schmerzlokalisation geben. Wir kennen alle die Schmerzausstrahlung in den linken Arm beim akuten Koronarsyndrom. Bei traumatologischen Patienten gibt es ähnliche Hinweise. So können Schmerzen des rechten Oberbauchs in die rechte Schulter und Knieverletzungen in die Hüfte ausstrahlen, ebenso wie der Schmerz bei eingeklemmten Nierensteinen in die Gonaden ausstrahlen kann.

5. *Wie ist der Schweregrad des Schmerzes?* Wie bereits erwähnt ist der Schweregrad des Schmerzes nicht leicht zu objektivieren. Die Aussage des Patienten: „Es schmerzt wirklich sehr!" lässt sich nur schwierig quantifizieren. Schmerzskalen können dabei helfen, den initialen Schmerzlevel zu erheben und seinen Verlauf mitsamt unseren Maßnahmen zu beurteilen. Eine einfache Art, auch präklinisch den Schweregrad zu beurteilen, ist der Einsatz der „Verbalen Numerischen Analogskala". Hierbei wird der Patient gebeten, sein Schmerzniveau auf einer Skala von null bis zehn einzuordnen, wobei null „kein Schmerz" bedeutet und zehn „maximal vorstellbarer Schmerz". Das Ziel Ihrer Schmerztherapie sollte es dann sein, das Schmerzniveau unter vier zu drücken. Der Nutzen dieser Skala stößt im pädiatrischen Bereich schnell an ihre Grenzen. Noch bis vor einiger Zeit waren sich Experten einig, dass Säuglinge und kleine Kinder Schmerz nicht wahrnehmen können. Heute wissen wir, dass das nicht richtig ist. Die *NIPS (Neonatal Infant Pain Scale)* und die *CRIES Pain Scale* sind für die Schmerzeinschätzung von Säuglingen unter einem Lebensjahr geeignet. NIPS nutzt Verhaltensbeobachtungen, z. B. Veränderungen des Gesichtsausdrucks, Schreien, Atemtyp, Arm- und Beinhaltung und Grad der Erweckbarkeit. Wie bei allen Schmerzskalen gilt auch hier: Je höher die Punkte auf der Skala, desto stärker ist auch das Schmerzniveau. CRIES kombiniert die Verhaltensbeobachtung mit messbaren Parametern. So vergibt die CRIES-Skala Punkte für:
    a. *C*rying (Schreien).
    b. *R*equires Oxygen (benötigt Sauerstoff), um die periphere Sauerstoffsättigung über 95 % zu halten.
    c. *I*ncreased vital Signs (erhöhte Vitalparameter).
    d. *E*xpression (Gesamteindruck).
    e. *S*leep Level (Schläfrigkeit).

    Ähnliche Skalen existieren auch für ältere Kinder, wie etwa die *CHEOPS (Children's Hospital of Eastern Ontario Pain Scale)* oder die *Wong-Baker FACES Pain Rating Scale*.
    Bei älteren Menschen sollten Sie den Umstand bedenken, dass sie im Gegensatz zu jüngeren Erwachsenen regelmäßig mit Behinderungen zu kämpfen haben. So haben Senioren oft Probleme mit der Aufnahme und Verarbeitung von Informationen, weil sie z. B. schlechter hören oder sehen können. Oder sie leiden unter den Folgen eines Schlaganfalls. Hier kann es helfen, visuelle Schmerzskalen zu vergrößern oder bei der Anamneseerhebung klar, deutlich und langsam zu sprechen. Wie bei jedem Patienten sollten Sie auch bei älteren Menschen einen initialen Status erheben, inwieweit er in der Lage ist zu kommunizieren. So bekommen Sie schnell ein Gespür dafür, in welcher Form es Ihrem Patienten möglich ist, erhaltene Informationen zu verarbeiten. Starke Schmerzen nehmen mit zunehmendem Alter zu, allerdings steigen auch die Leidensfähigkeit und Schmerztoleranz. Wenn die kognitiven Fähigkeiten stark eingeschränkt sind, können Sie Ihre Schmerzeinschätzung nur auf die Verhaltensbeobachtung und die erhobenen Messwerte stützen.

    Sollten Sie sich jedoch dazu entscheiden, keine dieser Skalen zu nutzen, oder diese nicht verfügbar haben, dann muss Ihnen immer der Zusammenhang zwischen Schmerzniveau und dem Verhalten des Patienten bewusst bleiben. Dieser Umstand in Zusammenhang mit physiologischen Messparametern hilft Ihnen dabei zu beurteilen, ob Sie Gutes oder Schlechtes für Ihren Patienten tun.

6. *Wann ist der Schmerz zum ersten Mal aufgetreten?* Ist er kontinuierlich anwesend, zunehmend, abschwellend oder intermittierend? Der zeitliche Verlauf des Schmerzes kann Ihnen helfen, seine Ursache zu finden. So unterscheiden sich etwa Schmerzen, die durch einen eingeklemmten Gallenstein verursacht werden, von solchen bei einer Angina pectoris.

Wenn demnach keine lebensbedrohlichen Verletzungen vorliegen, sollten Sie offene Fragen stellen, die es dem Patienten erlauben, das individuelle Schmerzereignis selber zu beschreiben. Hören Sie Ihrem Patienten aufmerksam zu, damit er merkt, dass Sie ihn ernst nehmen. Dadurch erlangen Sie selber einen ersten Eindruck über die Schmerzen, unter denen Ihr Patient leidet. Beobachten Sie dabei besonders sein Verhalten. Sammeln Sie nonverbale Hinweise schon beim ersten Kontakt und achten Sie auch im weiteren Verlauf darauf. Diese Hinweise können unterschiedlich sein: Sie drücken sich in Lauten (Schreien, Weinen), veränderten Gesichtszügen (Stirnrunzeln, Grimassieren), Körperhaltung (Fetalhaltung, Schonhaltung) oder motorischer Aktion (Ruhelosigkeit, Bewegungsarmut) aus.

Physiologische Reaktionen auf Schmerzreize sind Schwitzen, Ruhelosigkeit, Tachykardie, Tachypnoe und/oder Hypertonie. Natürlich sollten Sie sich immer vor Augen halten, dass Schmerz nicht der einzige Grund für diese Zeichen und Symptome sein muss. Die den Schmerz auslösende Verletzung dürfen Sie auch bei schweren Schmerzen nicht vergessen zu behandeln. *Niemals* sollte der Schmerz Sie dazu verleiten, lebensbedrohliche Verletzungen zu übersehen.

B.3 Schmerzbehandlung

> **Schmerzbehandlung:**
> Zur Schmerzlinderung sollten Sie sowohl die nicht medikamentöse als auch die medikamentöse Schmerztherapie nutzen.

Nachdem Sie festgestellt haben, dass die Einsatzstelle sicher ist, und Sie alle lebensbedrohlichen Verletzungen und Krankheiten Ihres Patienten nach dem ITLS-Algorithmus behandelt und gegebenenfalls die Beförderung eingeleitet haben, können Sie sich anderen Aspekten Ihrer Versorgung, wie etwa der Schmerztherapie, widmen. Die meisten Traumapatienten leiden unter starken Schmerzen, die Sie zum gegebenen Zeitpunkt auch behandeln sollten. Die Analgesie sollten Sie erst angehen, wenn die Behandlung lebensbedrohlicher Verletzungen eingeleitet wurde.

Schmerztherapie kann in zwei Kategorien unterteilt werden: nicht medikamentöse und medikamentöse Therapie.

Nicht medikamentöse Schmerztherapie

Empathie und Verständnis Einer der ersten Schritte der Schmerztherapie ist, die vom Patienten gemachten Angaben zu glauben und Interesse an seinem Unwohlsein zu zeigen. Erinnern Sie sich daran, dass viele Areale des Gehirns daran beteiligt sind, die Schmerzwahrnehmung zu beeinflussen. Eine positive Interaktion mit Ihnen kann Ihrem Patienten dabei helfen, den Schmerz weniger intensiv wahrzunehmen.

Ablenkung Wenn Sie alle Informationen Ihrer Anamnese gesammelt haben, versuchen Sie die Aufmerksamkeit des Patienten von seinem Schmerz wegzulenken. Dies können Sie dadurch erreichen, indem Sie mit ihm über jedes Thema reden außer seinem Schmerz. Oder Sie versuchen es mit intensiven Atemübungen, in denen sich Ihr Patient nur auf seine Ein- und Ausatmung konzentrieren soll, und/oder Sie nutzen die „Macht" der therapeutischen Berührung, wenn Sie z. B. seine Hand oder Schulter halten.

Muskelentspannung Eine aktive Muskelentspannung lässt auch die mentale Anspannung von Ihrem Patienten abfallen. Dies unterstützt ihn bei der Schmerzbewältigung. Beginnen Sie mit kontrollierten Atemübungen und helfen Sie Ihm bewusst, seine Muskeln zu entspannen. Starten Sie an den Zehen und weiter über die Beine, den Körper, die Arme, den Nacken, den Kopf, bis der ganze Körper komplett entspannt ist.

Komforthaltung Wenn der Patient keine Bewegungseinschränkung der Wirbelsäule benötigt, erlauben Sie ihm, eine für ihn bequeme Haltung einzunehmen, solange es die Sicherheit während der Beförderung nicht gefährdet.

Geschickte Unterpolsterung Polster können dabei helfen, unkomfortable Kontaktstellen mit dem Spineboard oder anderen Auflageflächen zu vermeiden. Wann immer es Ihnen möglich ist, sollten Sie knöcherne Vorsprünge, wie etwa die Fersen, den Steiß, die Schulterblätter oder das Hinterhaupt, unterpolstern. Dies ist besonders wichtig bei längeren Beförderungszeiten oder älteren Menschen, bei denen ein erhöhtes Risiko für die Entwicklung von Druckulzera besteht, wenn sie auf dem Spineboard liegen.

Temperaturregulation Temperaturextreme können auch schmerzhafte Reize provozieren. Sorgen Sie für eine angenehme Umgebungstemperatur *für Ihren Patienten*. Ihnen selbst wird es im Einsatz immer wärmer sein, als es dem Patienten ist, weil Sie aktiv sind und der Patient inaktiv ist. Nur weil Sie die Umgebungstemperatur als angenehm empfinden, heißt das nicht, dass Ihnen Ihr Patient zustimmt, wenn Sie ihn fragen.

Physikalische Therapie Was machen Sie, wenn Sie sich Ihren Kopf anstoßen? Sie reiben ihn, richtig? Dies sendet konkurrierende Signale zum Gehirn und hilft dabei, die Schmerzintensität zu reduzieren. Natürlich würde es Ihr Patient nicht zulassen, dass Sie über sein gebrochenes Bein reiben. Eiskühlung hat jedoch einen ähnlichen Effekt. Zusätzlich verringert sie die Schwellung des umliegenden Gewebes. Ebenso vermindert auch das Hochlagern einer Schwellung das Entstehen von schmerzhaften Reizen.

Akupressur Eine neuere österreichische Studie befasste sich mit dem Thema der präklinischen Akupressur durch Rettungssanitäter bei leichten Verletzungen. Akupressur, eine traditionelle chinesische Behandlungsmethode, basiert auf der Stimulation von speziellen Druckpunkten am Körper des Patienten. Die Untersuchung zeigte, dass Patienten, die eine fachgerechte Akupressur erhielten, am Ende der Beförderung weniger Schmerz, weniger Angst und eine niedrigere Pulsfrequenz hatten. Zudem waren sie subjektiv zufriedener mit ihren Helfern als die Kontrollgruppen, die entweder keine Akupressur oder diese an falschen Punkten erhielten. Akupressur ist eine einfach zu erlernende, effektive und kostengünstige unterstützende Schmerztherapie.

Behandeln Sie die Ursache Schienen Sie zum richtigen Zeitpunkt jede Extremitätenfraktur? Nutzen Sie Traktionsschienen bei Oberschenkelfrakturen? Sind diese Schienen korrekt angelegt, haben sie eine sofortige Schmerzreduktion zur Folge. Selbst vorsichtige Lageveränderungen der frakturierten Extremität oder des Körpers können den Scherzreiz schon vermindern. Denken Sie aber daran, dass lebensbedrohlich Verletzte zeitkritische Patienten sind.

Medikamentöse Schmerztherapie

Medikamente verändern auf verschiedene Arten das Schmerzempfinden. Zum einen können sie die peripheren Schmerzrezeptoren blockieren, die Schmerzweiterleitung verhindern oder die Reaktion des Immunsystems hemmen. Zum anderen können sie in den Prozess eingreifen, wie das Gehirn den Schmerz wahrnimmt. Schmerzmedikamente sind teilweise frei verfügbar, viele sind aber verschreibungspflichtig.

Die präklinische Applikation von Schmerzmedikamenten ist in vielen Fällen unzureichend oder gar fehlend, das heißt, viele Patienten mit schmerzvollen Verletzungen erhalten oftmals keine oder zu geringe Dosen. Es ist deshalb wichtig, ein Basisverständnis für den Medikamentenbedarf eines jeden Patienten zu entwickeln, und es ist immens bedeutend, sich ein tiefgreifendes Wissen über die Medikamente anzueignen, die Sie Ihrem Patienten im Einsatz verabreichen wollen.

Nicht narkotisch wirkende Analgetika Analgesie bedeutet „ohne Schmerz". Nicht narkotisch wirkende Analgetika wie Aspirin oder Paracetamol haben ähnliche schmerzlindernde Eigenschaften, wobei Aspirin stärker anti-inflammatorisch wirkt. Die bedeutendsten Nebenwirkungen sind für Aspirin das Auftreten von Magengeschwüren, gastrointestinalen Blutungen und Thrombozytenaggregationshemmung, bei Paracetamol Leberschäden bei entsprechend hohen Dosierungen. Da gerade Aspirin die Blutungsneigung erhöht, dürfen Verletzte präklinisch kein Aspirin erhalten

Narkotisch wirkende und opioide Analgetika Narkotisch wirkende und opioide Analgetika stimulieren Rezeptoren des zentralen Nervensystems und verändern so die Schmerzreizaufnahme und -verarbeitung des Gehirns. Die bedeutendsten Nebenwirkungen sind Atemdepression, Herzrhythmusstörungen und Hypotension. Eine Sonderform nimmt der Wirkstoff Ketamin ein.

Nicht steroidale Antirheumatika (NSAR)/*Non-steroidal anti-inflammatory drugs* (NSAID) Diese meist frei verkäuflichen, aber in höheren Dosierungen auch verschreibungspflichtigen Schmerzmedikamente sind ähnlich populär wie Aspirin. Wie Aspirin reduzieren sie die Schmerzen, indem sie die Schmerzwahrnehmung in der Peripherie herabsetzen. Daraus resultiert eine analgetische Aktivität und ein entzündungshemmender Effekt. Dieser trägt zur Scherzreduktion bei. Die bedeutendsten Nebenwirkungen sind gastrointestinale Blutungen, potenzielle Nierenschädigung und Bronchospasmus.

Antidepressiva Trizyclische Antidepressiva, wie etwa Amitriptylin, wurden vor der Einführung neuerer Substanzen wie Serotonin-Uptake-Hemmer genutzt, um Depressionen zu behandeln. Heutzutage werden sie häufig als unterstützende Substanz eingesetzt, um Patienten mit chronischen Schmerzen zu behandeln. Wenn Sie während Ihrer Anamnese erfahren, dass Ihr Patient Antidepressiva einnimmt, könnte das auf eine Behandlung im Rahmen eines chronischen Schmerzsyndroms hinweisen. Diese Patienten benötigen in der Regel andere Dosen Schmerzmittel als Patienten ohne chronischen Schmerz. Bedeutende Nebenwirkungen der Antidepressiva sind Bewusstseinsveränderungen, Krampfanfälle, Herzrhythmusstörungen und Hypotension.

Anxiolytika Anxiolytika sind Angst lösende Medikamente. Hauptvertreter sind die Benzodiazepine wie Midazolam oder Diazepam. Sie reduzieren das Angstniveau und können in geeigneten präklinischen Situationen helfen, das Schmerzniveau des Patienten zu senken, da sie die Wirkung der meisten Schmerzmittel unterstützen. Die Hauptnebenwirkungen sind Atemdepression, Hypotension und Bradykardie.

Antikonvulsiva Ihr Patient kann bereits Antikonvulsiva (krampflösende Medikamente) verordnet bekommen haben, um sein chronisches Schmerzsyndrom zu behandeln. Die bedeutendste Nebenwirkung sind Bewusstseinsveränderungen.

B.4 Analgesie und der ITLS-Algorithmus

Die Philosophie von ITLS kombiniert das schnelle Erkennen Schwerverletzter mit einer zügigen Behandlung lebensbedrohlicher Zustände und gegebenenfalls einer raschen Beförderung in eine geeignete Klinik. Gibt es Hinweise darauf, dass Ihr Patient vor Ort nicht stabilisiert werden kann, lehrt ITLS, die Zeit an der Einsatzstelle auf unter 10 min zu limitieren. Die großzügig gestellte und frühzeitig getroffene Entscheidung zur Beförderung nach dem Load-go-and-treat-Prinzip kann Leben retten.

Auf den ersten Blick kollidiert dieser Grundsatz mit dem einer zeitgerechten und frühen Analgesie. Dies ist allerdings nicht der Fall: In der Realität wird die Mehrzahl der Traumapatienten nicht nach dem Load-go-and-treat-Prinzip behandelt werden müssen. Ein Patient mit lokaler Gewalteinwirkung und folgender Unterschenkelfraktur ist sicherlich kein Patient, der vor Ort nicht behandelt werden kann. Eine kurze Einsatzzeit wird seine Überlebensrate nicht verbessern. Zudem ist fraglich, wie viele wirklich schwerverletzte Patienten so starke Schmerzen empfinden, dass sie sofort eine Analgesie benötigen. Wenn Sie sich bei einem Schwerstverletzten für eine Analgesie vor Ort entscheiden, müssen Sie die verlängerte Zeit am Einsatzort realistisch mit einbeziehen. Sie müssen für Ihren Patienten einschätzen, ob er von der Analgesie zu diesem Zeitpunkt – und nicht erst während der Beförderung – wirklich profitiert. Er profitiert mit Sicherheit nicht davon, wenn er auf Grund der verlängerten Einsatzzeit letztlich in der Klinik verstirbt oder eine Behinderung davonträgt.

Eine Analgesie kann einen Blutdruckabfall nach sich ziehen. Patienten mit einem Schädel-Hirn-Trauma erleiden hierdurch Nachteile, besonders wenn der Blutdruck unter einen Wert von 90 mmHg systolisch fällt. Auch kurzzeitige Blutdruckabfälle sind schädlich. Zudem ist genau auf eine Hypoventilation mit möglicher Hypoxie und Hyperkapnie zu achten, insbesondere nach der Verabreichung opioider Analgetika oder von Benzodiazepinen.

Insgesamt sollten Sie, obwohl bei den meisten Traumapatienten unproblematisch, den Zeitpunkt einer Analgesie kritisch hinterfragen. Und bitte bedenken Sie auch: Schmerz kann bei sehr kritischen Traumapatienten mit sehr niedrigem Blutdruck (z. B. systolischer Blutdruck von 50 mmHg) das Einzige sein, was den Blutdruck überhaupt noch aufrechterhält.

Ein weiterer Bestandteil von ILTS ist, dass ein venöser Zugang am Einsatzort bei lebensbedrohlichen Patienten selten notwendig ist. Wird dieser Aussage gefolgt, ist es schwieriger, eine Analgesie durchzuführen. Aber gerade beim schwerverletzten Patienten mit niedrigem Blutdruck ist die Punktion einer Vene selbst für den Geübten oft schwierig und zeitaufwendig. Auf der anderen Seite kann selbst eine Verzögerung an der Einsatzstelle um wenige Minuten über Leben und Tod entscheiden. Hier müssen Sie entscheiden, ob Sie in diesem Fall nicht vielleicht auf eine Analgesie verzichten und der Patient langfristig davon profitiert. Eventuell bieten sich aber auch alternative Applikationswege an. Neben dem intraossären Weg, der sehr schnell geschaffen werden kann, ist auch die intranasale Applikation eine Alternative. In manchen Staaten werden auch inhalative Substanzen vorgehalten (z. B. Sauerstoff-Lachgas-Gemisch).

Intraossärer Zugangsweg: Alle Analgetika können über diesen Weg gegeben werden. Sie wirken mindestens genauso schnell wie bei der Applikation über einen peripheren Venenweg.

Intranasale Applikation: Mit Hilfe eines auf eine handelsübliche Spritze aufgesetzten Zerstäubers (etwa ein MAD = Mucosal Atomization Device) können zumindest die Wirkstoffe Fentanyl, Ketamin und Midazolam einfach und schnell verabreicht werden (▶ Abbildung B.1 und B.2).

Inhalative Substanzen: Lachgas ist ein geruchloses, nicht brennbares (jedoch brandförderndes) Gas, das einen analgetischen und sedierenden Effekt hat. Lachgas muss immer in Kombination mit Sauerstoff verabreicht werden. Hauptnebenwirkung ist die Atemdepression. In manchen Staaten wird dieses Gas auch präklinisch benutzt.

Schmerztherapie:
Nutzen Sie zur Analgesie die Ihnen bekannten Substanzen. Vermeiden Sie Blutdruckabfälle, die insbesondere bei Patienten mit Schädel-Hirn-Trauma das Outcome verschlechtern. Ebenso muss eine durch Analgetika verursachte Hypoventilation durch assistierte oder kontrollierte Beatmung therapiert werden.

Applikationswege für Analgetika:
Ist ein venöser Zugang nicht innerhalb kurzer Zeit verfügbar, nutzen Sie alternative Applikationsformen wie z. B. die intraossäre oder intranasale Medikamentengabe.

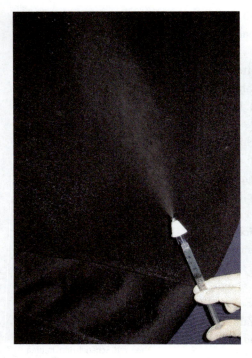

Abbildung B.1: Mit Hilfe eines Zerstäubers auf einer Spritze kann ein sehr feiner Nebel erzeugt werden. Der im Nebel enthaltene Wirkstoff wird so schnell über die Nasenschleimhaut aufgenommen.

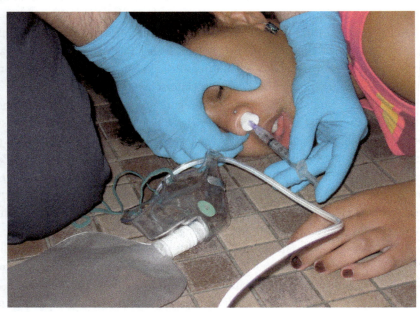

Abbildung B.2: Intranasale Applikation im Einsatz (hier Naloxon bei Opiatintoxikation).

LITERATURHINWEISE

Kober A. et al: „Prehospital Analgesia with acupressure in victims of minor trauma: a prospective randomized double-blinded trial." *Anesthesia and Analgesia*, Vol. 93, No. 3 (2002), Seite 723–727.

Ricard-Hibon A. et al: „Evaluation of acute pain in prehospital medicine." *Annales Françaises d'Anesthésie et de Reanimation*, Vol. 16, No. 8 (1997), Seite 945–945.

Borland, M. et al: „A Randomized Controlled Trial Comparing Intranasal Fentanyl to Intravenous Morphine for Managing Acute Pain in Children in the Emergency Department." *Annals of Emergency Medicine*, October 2006.

Kronenberg, R. H., „Ketamine: parenteral, oral, rectal, subcutaneous, transdermal and intranasal application" *Journal of pian & palliative care pharmacotherapy*, Vol. 16, No. 3 (2002), Seite 27–35.

Münte, S. et al.: „Intranasale Midazolamapplikation zur Anxiolyse bei der Magnetresonanztomographie". *Klinische Neuroradiologie*, Vol. 12 (2002), Seite 82–87.

Anhang C
Dokumentation: Das schriftliche Protokoll

Mit zunehmendem Verständnis der wichtigen Rolle der präklinisch Tätigen hat ebenfalls die Anerkennung ihrer Arbeit zugenommen. Gleichzeitig wächst aber auch die Erwartung an eine fundierte und standardisierte Behandlung sowie die Übernahme der Verantwortung, wenn die Behandlung nicht dem Standard entsprach.

Dieser Abschnitt zeigt auf, wie eine chronologische Dokumentation der Behandlung angelegt werden kann. Gleichzeitig kann so eine dauerhafte Dokumentation darüber erfolgen, dass der vorgeschriebene Standard auch tatsächlich erbracht wurde.

C.1 Das schriftliche Protokoll

Ein Protokoll über einen präklinischen Einsatz kann je nach Rettungsdienstorganisation von einem Abrechnungsformular bis zu einem erzählerischen Bericht reichen. Die meisten Organisationen benutzen Vorlagen, die genug Raum für die medizinische Dokumentation der gängigen Einsätze bieten. Häufig wird ja nicht viel mehr als eine einfache Beförderung benötigt.

Es ist wichtig, das durch die Organisation angebotene Dokument in wirksamer Weise zu nutzen. Es sollte genug Raum für die Hauptbeschwerde, eine simple Anamnese, Untersuchung und Platz für weitere Kommentare vorhanden sein. Alle schriftlichen Dokumentationsbögen sollten komplett ausgefüllt werden. Selbst wenn es nur um eine „simple" Beförderung geht, kann das Fehlen von dokumentierten Vitalwerten und das Versäumen, Kästchen anzukreuzen und Zeiten, Ereignisse und einfache Informationen einzutragen, eine mangelhafte Behandlung widerspiegeln, sollte das Protokoll später einmal überprüft werden.

Bietet Ihr Protokoll zu wenig Platz für eine sinnvolle Anamnese und Untersuchung, oder ist der Einsatz komplizierter (z. B. wurden zahlreiche Maßnahmen durchgeführt oder war die Beförderungszeit lang), kann es nötig sein, dem Protokoll einen Anhang beizulegen. Der Anhang kann ein einfaches Blatt Papier sein. Sie sollten grundsätzliche Informationen wie den Namen Ihres Patienten, das Datum, die Rettungsdienstorganisation und die Einsatznummer darauf vermerken. Der Anhang sollte während oder kurz nach dem Einsatz ausgefüllt werden. Das Original sollte unterschrieben und als Teil der regulären Dokumentation innerhalb der Organisation archiviert werden.

Genutzt werden kann ein Anhang in praktisch jeder Situation und für jedes Problem. Eine Dokumentation mit Hilfe eines Anhangs erfordert jedoch eine ganze Menge mehr Arbeit, da dort in der Regel keine vorbereiteten Kästchen zum Ausfüllen oder Ankreuzen verfügbar sind. Um einen komplexen Fall ausreichend mit Hilfe eines Anhangs zu dokumentieren, müssen Sie mit der allgemeinen Form einer frei geschriebenen Dokumentation vertraut sein. Die Art der Dokumentation wird in den unterschiedlichen Organisationen in aller Regel durch ein stilles Übereinkommen (in der Medizin auch allgemein anerkannter Standard genannt) diktiert. Eine effektive, allgemein anerkannte Dokumentation erfordert das Einhalten dieses Standards, Geschick und Übung.

Die schriftliche Dokumentation sollte knapp, aber, wie die verbale Übergabe, relevant und fokussiert sein. Es kommt vor, dass die vorgefundenen Probleme verwirrend sind und die Dokumentation dementsprechend länger ausfällt. Aber allein der Umfang eines Berichts spiegelt nicht notwendigerweise Präzision und Relevanz wieder. Der angefertigte Bericht sollte relevante Ereignisse und Abweichungen so dokumentieren, dass ein anderer Leser die Reihe der Ereignisse rekonstruieren kann. Ebenso sollte der Bericht die durchgeführten Maßnahmen rechtfertigen, selbst wenn der zu der Maßnahme führende eigene Eindruck sich im Nachhinein als falsch darstellt. Ein „Fehler" kann sehr wohl durch die gegebenen Umstände und Kenntnisse in einer frühen Phase des Einsatzes gerechtfertigt werden – aber nur, wenn die Umstände klar und wahrhaftig dokumentiert wurden.

Die Dokumentation sollte die folgenden Informationen enthalten. Selten ist es möglich, alle dargestellten Informationen zu dokumentieren. Tatsächlich ist es wichtiger, Ihren Patienten effektiv zu behandeln und das Stattgefundene zu dokumentieren, als alle Informationen zu sammeln, während Ihr Patient unter einer mangelhaften Behandlung oder einer verzögerten Beförderung leidet. Es ist sinnvoll, kurze Notizen zu machen und die Dokumentation erst am Krankenhaus vor dem Melden einer erneuten Einsatzbereitschaft zu vervollständigen. Die Behandlung Ihres Patienten hat höhere Priorität.

1. *Einsatzmeldung*: Dokumentieren Sie, wie die Einsatzmeldung lautete, besonders wenn eine Unstimmigkeit zwischen der Meldung der Rettungsleitstelle und den wirklichen Feststellungen besteht. Es ist z. B. hilfreich, Verzögerungen in der Beförderung durch falsche Einsatzmeldungen zu dokumentieren. Notieren Sie Zeiten, wann immer es Ihnen möglich ist.

2. *Beschreibung der Einsatzstelle*: Dokumentieren Sie alle Gefahren an der Einsatzstelle, die eine Behandlung oder Beförderung verzögern. Es ist einfach, gewisse Gefahren zu vergessen, aber Verzögerungen können die Genesung von Patienten negativ beeinflussen. Die Dokumentation der Gefahren kann helfen, dem Gedächtnis auf die Sprünge zu helfen, wenn Sie den Bericht später einmal (z. B. vor Gericht) lesen. Der Verletzungsmechanismus sollte ebenfalls notiert werden. Oft ist die einfachste Form eine Strichzeichnung (▶ Abbildung C.1). Sie ist häufig in der weiteren klinischen Behandlung die einzige Informationsquelle über den Mechanismus. Eine klare, simple Zeichnung ist schnell und einfach angefertigt und nützlich für die Weitergabe von einfachen Informationen.

3. *Hauptbeschwerde*: Notieren Sie Alter und Geschlecht des Patienten, Verletzungsmechanismus, Hauptbeschwerde oder Verletzung und den Zeitpunkt. Diese Punkte ordnen Ihre Gedanken. Wenn vorher schon beschrieben, kann der Verletzungsmechanismus hier fehlen.

4. *Anamnese der aktuellen Erkrankung, Verletzung oder Symptome*: Dokumentieren Sie alle relevanten vorhandenen, aber auch fehlenden Feststellungen. Notieren Sie auch jegliche relevante Anamnese. Erhalten Sie Informationen von anderen Personen als dem Patienten, notieren Sie die Quelle und welche Informationen mitgeteilt wurden, besonders wenn es Unstimmigkeiten mit dem Rest der Anamnese gibt. Weitere wichtige Informationen sind die Erinnerungen des Patienten direkt vor dem Ereignis (wurde der Patient z. B. erst ohnmächtig und fiel dann?), frühere Verletzungen am gleichen Ort (etwa dasselbe Bein brach er sich schon im letzten Jahr) und jede Behandlung vor Ihrem Eintreffen (Ihr Patient wurde z. B. von Passanten aus dem Fahrzeug gezogen).

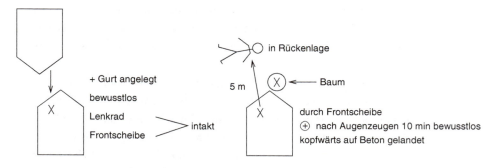

Abbildung C.1: Dokumentation eines Verletzungsmechanismus per Strichzeichnung.

5. *Medizinische Vorgeschichte*: Notieren Sie vorherige Erkrankung, Dauermedikation, Operationen, Allergien und wann Ihr Patient zuletzt gegessen hat. Sie sind in der Regel nicht dafür verantwortlich, eine komplette medizinische Anamnese zu erstellen. Allerdings kann es sein, dass Sie bei schwerkranken oder verletzten Patienten der Letzte sind, der diese Informationen bekommen kann, bevor Ihr Patient das Bewusstsein verliert. Noch einmal: Die Behandlung Ihres Patienten hat die höchste Priorität, aber ein klein bisschen nützliche Informationen kann vor einem ganzen Haufen Komplikationen schützen. Weitere möglicherweise nützliche Informationen können eine relevante Familiengeschichte sein (z. B. weitverbreitete Krankheiten innerhalb der Familie) und eine soziale Anamnese (Konsum von Alkohol, Tabak oder anderen Drogen). Alle diese Informationen sollten in der SAMPLE-Form dokumentiert werden: S – Symptome und Zeichen, A – Allergien, M – Medikamente, P – Patientengeschichte, L – letzte Mahlzeit, E – Ereignisse vor der Verletzung.

6. *Körperliche Untersuchung*: Dokumentieren Sie das Aussehen, vitale Werte, Bewusstseinszustand und alle Befunde während des ersten Abschnitts des ITLS-Algorithmus sowie der Erweiterten Untersuchung. Eine allgemeine Aussage zum Aussehen des Patienten hilft, den späteren Leser auf die Dringlichkeit aufmerksam zu machen (etwa der Patient schien wach und ohne Beschwerden oder er schien extreme Schmerzen zu haben, war blass und kurzatmig). Der Bewusstseinszustand sollte zusammen mit den Vitalwerten dokumentiert werden. Die beste Art hierfür ist, den Reiz und die Reaktion darauf zu dokumentieren (reagiert auf Ansprache/Schmerzen mit Stöhnen). Die beste Methode ist, den erforderlichen Reiz mit der WASB-Methode zu dokumentieren: W – wach, A – Ansprache, S – Schmerz, B – bewusstlos. Dokumentieren Sie ebenso, dass eine komplette Untersuchung durchgeführt wurde. Das simple Markieren eines Körperteils (Rücken, Abdomen, obere Extremitäten) mit einer Null oder einem Strich nach der Untersuchung zeigt, dass der Bereich untersucht wurde und es keine signifikanten Feststellungen gab.

   Die einfachste und beste Methode, eine Untersuchung beim schwerverletzten Patienten zu dokumentieren, ist, die Feststellungen und Maßnahmen wie bei der Durchführung des ersten Abschnitts des ITLS-Algorithmus und der Erweiterten Untersuchung niederzuschreiben. Es kann helfen „Erster Abschnitt" zu schreiben und dann die Feststellungen und die Maßnahmen zu dokumentieren, dann den Rest der Dokumentation mit „Erweiterte Untersuchung" fortzuführen. Wenn Sie so verfahren, kann jeder, der das Dokument später überprüft, sehen, dass Sie eine strukturierte Traumauntersuchung durchgeführt haben. Weiterhin gilt, dass ein Bild mehr Wert ist als 1000 Worte und Ihrem Gedächtnis gut helfen kann. Zeichnungen von Verletzungen und deren Ort oder Ausdehnung (z. B. Schnittverletzungen) sollten einfach sein, aber genug Informationen enthalten, um später feststellen zu können, ob sie rechts oder links, an der Vorder- oder Rückseite oder an einer Extremität waren (▶ Abbildung C.2).

7. *Maßnahmen (Indikation, Maßnahme, Ergebnis)*: Dokumentieren Sie die Indikation, beschreiben Sie die Durchführung der Maßnahme und notieren Sie die Zeit und die Reaktion des Patienten darauf, wenn Sie eine invasive Maßnahmen durchführen. Jede Maßnahme kann potenziell einen nachteiligen Effekt haben, der manchmal verspätet auftritt. Gerade deswegen müssen alle Maßnahmen dokumentiert werden (etwa die Dokumentation, dass ein Venenzugang im rechten Unterarm beim zweiten Versuch gelegt wurde, schützt Sie, wenn Ihr Patient später eine Thrombophlebitis von einem Venenzugang im linken Arm entwickelt). Es ist durchaus möglich, dass Sie nicht jeden Versuch, einen Venenzugang zu bekommen, dokumentieren können. Wenn Sie aber sehr invasive Maßnahmen wie eine Entlastungspunktion des Thorax oder eine *Koniotomie* durchführen, sollten Sie immer

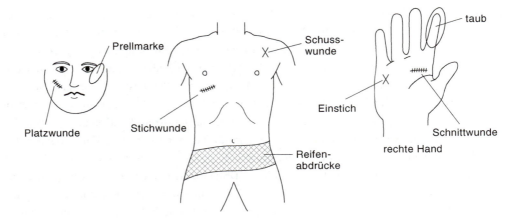

Abbildung C.2: Zeichnungen von Verletzungen.

die Indikation, die Beweise für die Indikation, die Durchführung der Maßnahme und den Effekt – selbst wenn der Effekt negativ ist – dokumentieren.

8. *Regelmäßige Verlaufskontrolle (wiederholte Untersuchung, Veränderungen, Zustand bei Eintreffen)*: Die Dokumentation der initialen Feststellungen erlaubt es, eine Basislinie festzulegen, von der aus die weitere Patientenentwicklung beurteilt werden kann. Die Regelmäßige Verlaufskontrolle während längerer Beförderungszeiten, Veränderungen, während Ihr Patient sich in Ihrer Behandlung befindet, und der Zustand kurz vor Ihrem Eintreffen in der aufnehmenden Klinik sollten festgehalten werden. Hierüber lässt sich leicht feststellen, ob eine Dekompensation Ihres Patienten während der Behandlung stattgefunden hat. Denken Sie daran: Sobald Ihr Patient in der aufnehmenden Klinik ankommt, werden andere Personen Untersuchungen durchführen und ihre Feststellungen dokumentieren. Von allen Abweichungen und Feststellungen in deren Dokumenten wird angenommen, dass sie während Ihrer Behandlung stattgefunden haben, es sei denn, Ihre Dokumentation sagt etwas anderes aus. Ansonsten wird die Beweislast bei Ihnen liegen. Sie müssen dann beweisen, dass die Komplikation nicht während Ihrer Behandlung stattfand.

9. *Eindruck*: Ihr Eindruck kann die signifikanten Feststellungen schließlich zusammenfassen. Sie müssen allerdings darauf achten, keine Überdiagnose zu tätigen. Ein schmerzempfindlicher Unterarm bedeutet nicht unbedingt eine Fraktur und auch Kurzatmigkeit muss nicht einen Spannungspneumothorax als Ursache haben. Eindrücke sollten so allgemein wie möglich sein. Bemerken Sie tatsächliche Feststellungen wie Schmerz oder Abschürfungen (nicht die Diagnose wie Fraktur oder Lungenkontusion). Auch sollten relevante Informationen wiedergegeben werden, wie z. B. distale Pulse. Auffälligkeiten sollten notiert werden. Beispiele: Kurzatmigkeit, abgeschwächte Atemgeräusche rechts und druckempfindlicher rechter Thorax. Druckempfindlicher rechter Unterarm, möglicherweise Fraktur, Sensibilität und Puls intakt.

10. *Prioritäten dokumentieren*: Die erweiterte Beschreibung ist für Situationen gedacht, in denen die Ereignisse es Ihnen erlauben, eine Erweiterte Untersuchung durchzuführen und die gewonnenen Informationen zu dokumentieren. Es kann durchaus vorkommen, dass die Maßnahmen am Patienten darauf begrenzt bleiben, die akuten Komplikationen zu behandeln. Manchmal werden Sie mit Ihrer Untersuchung nicht über den ersten Abschnitt des ITLS-Algorithmus hinauskommen. Die Behandlung Ihres Patienten hat oberste Priorität. Die beste Art, hier zu dokumentieren, ist häufig, die Abfolge der Ereignisse zu beschreiben, wie sie stattfanden: Nutzen Sie die Unterteilung im ersten Abschnitt des ITLS-Algorithmus, Erweiterte Untersuchung oder Regelmäßige Verlaufskontrolle.

Anhang C: Dokumentation: Das schriftliche Protokoll

FALLBEISPIEL – Korrekt dokumentierte medizinische Maßnahme

Patient blass, kurzatmig, kein Radialispuls (hypotensiv), abgeschwächtes Atemgeräusch, rechte Seite [Eindruck]. Rechter Thorax beim Perkutieren hypersonor, Trachea zur linken Seite verschoben. Halsvenen gestaut [beschreibt vorgefundene Zeichen und Symptome]. 14-Gauge-Kanüle in Medioclavikularlinie über dritter Rippe eingeführt, Luft entweicht. Hautfarbe des Patienten verbessert, Radialispuls tastbar. Atmung weiterhin erschwert.

FALLBEISPIEL – Dokumentation der Prioritäten

Einsatzmeldung: Verkehrsunfall mit einem Fahrzeug.

Beschreibung der Einsatzstelle: Ein Patient auf der Straße, PKW frontal gegen Baum, Patient durch Windschutzscheibe in Bauchlage auf Straße.

Erster Abschnitt des ITLS-Algorithmus: Mitte zwanzig, männlich, bewusstlos, blass, grunzende Atmung, Prellmarken in Gesicht, Hals und vorderem Thorax. Fehlender Radialispuls, schneller fadenförmiger Karotispuls, saugende Thoraxwunde rechts. Abdomen druckempfindlich, Becken stabil, Extremitäten scheinen ohne schwerwiegende Verletzungen.

HWS manuell stabilisiert, keine Verbesserung der Atmung nach Esmarch-Handgriff, Patient mit Sauerstoff über Beutel-Masken-System assistiert beatmet, offene Thoraxwunde mit Asherman Chest Seal abgedichtet. Patient auf langes Spineboard gedreht, keine offensichtlichen Rückenverletzungen. Komplette Bewegungseinschränkung der Wirbelsäule. Beförderung begonnen.

Regelmäßige Verlaufskontrolle: Rechte Pupille weit und starr, linke mittelgroß und reagibel. Atmung weiterhin schnell und flach. Eine Venenverweilkanüle 14 G in der rechten Ellenbeuge mit NaCl-Lösung 0,9 % gestartet, innerhalb von 3 min Stadtkrankenhaus erreicht, bei Übergabe weiterhin bewusstlos, assistiert beatmet, schneller, fadenförmiger Karotispuls.

Zusammenfassung der schriftlichen Dokumentation

1. Einsatzmeldung.
2. Beschreibung der Einsatzstelle.
3. Hauptbeschwerde.
4. Anamnese der aktuellen Erkrankung, Verletzung oder Symptome.
5. Medizinische Vorgeschichte.
6. Körperliche Untersuchung.
7. Maßnahmen.
8. Regelmäßige Verlaufskontrolle.
9. Eindruck.
10. Prioritäten dokumentieren.

C.2 Dokumentationsfähigkeiten verbessern

Ihre Dokumentation reflektiert die Qualität Ihrer Maßnahmen. Genau wie Ihre medizinischen Maßnahmen können Sie Ihre Dokumentationen durch Training und durch die Beobachtung der Dokumentation von Kollegen verbessern. Es folgen einige Vorschläge, die Ihnen helfen können, Ihre Fähigkeiten in der Dokumentation zu verbessern:

Lassen Sie Ihre Dokumentation kritisieren. Erlauben Sie einem Kollegen, Ihre Dokumentation zu lesen und den Ablauf der Ereignisse daraus zu rekonstruieren. Er kann Ihnen sagen, welche Kommentare nützlich sind und welche Eintragungen fehlen. Manchmal sind die wichtigen Ereignisse die, die wir vergessen niederzuschreiben.

Lesen Sie die Dokumentationsbögen anderer Kollegen und versuchen Sie, die Ereignisse zu rekonstruieren.

Üben Sie Probleme und Kritiken vorherzusehen. Ein gebrochener Knochen erfordert es, distale Pulse und Sensibilität zu überprüfen und zu dokumentieren. Invasive Maßnahmen, Komplikationen, ungewöhnliche Ereignisse oder vorhersehbare Vorwürfe durch einen Patienten können notiert und Rechtfertigungen dazu geschrieben werden. Viele Komplikationen invasiver Maßnahmen, z. B. Infektionen, treten oft erst nach Tagen oder Wochen auf. Diese verspäteten Komplikationen vorherzusehen kann ein wichtiger Teil des Dokumentationsprozesses sein.

Schreiben Sie, um sich selbst zu erinnern. Gibt es spezielle Ereignisse, die einzigartig für diesen Einsatz sind oder die Ihnen helfen, diesen Einsatz von ähnlichen zu unterscheiden? Notieren Sie diese in Ihrem Dokument.

Verhalten Sie sich professionell. Das Leben von Menschen hängt von Ihrer Behandlung ab. Ihre Dokumentation sollte zeigen, dass Sie Ihre Verantwortung ernst nehmen. Eine medizinische Dokumentation hat keinen Platz für Humor oder abfällige Bemerkungen. Seien Sie vorsichtig, wenn Sie Ihren Patienten beschreiben. Benutzen Sie keine Worte, die so interpretiert werden könnten, als ob Sie Vorurteile hätten. Vorkommnisse wie „der Patient war hysterisch" werden besser beschrieben als „der Patient war aufgeregt".

Seien Sie präzise. Länger ist nicht nötigerweise besser. Wenn es von Interesse ist, schreiben Sie es auf. Aber kommen Sie auf den Punkt und beschreiben Sie nur wichtige Dinge.

Überprüfen Sie Ihren eigenen Bericht. Können Sie den Ablauf der Ereignisse und vorhersehbare Komplikationen rekonstruieren? Wird der von Ihnen ausgefüllte Dokumentationsbogen Ihnen bei Streitfragen helfen?

Gehen Sie auf Ihren Patienten ein und führen Sie eine qualitativ hochwertige Behandlung durch. Ein Patient kann ein Fürsprecher oder Kläger sein. Die Ereignisse der aufregenden ersten Minuten können zu einem schroffen Auftreten führen. Fragen Sie sich selbst, ob Sie glücklich über die Art der Behandlung wären, wenn Sie Ihr eigener Patient gewesen wären.

Wichtige Punkte für die schriftliche Dokumentation

Die schriftliche Dokumentation gehört zu den regulären medizinischen Unterlagen Ihres Patienten und sollte als wichtiges juristisches Dokument angesehen werden. Sie sollten die folgenden Regeln beachten:

1. Ihre Dokumentation muss lesbar sein.
2. Existieren Kästchen zum Ankreuzen oder Ausfüllen, dann nutzen Sie diese. Freie Kästchen lassen den Schluss zu, dass die entsprechende Frage nicht gestellt wurde. Übermäßige Leerzeilen können darauf hinweisen, dass die Informationen nachträglich hinzugeschrieben werden.

3. Wandeln Sie einen Dokumentationsbogen nicht nachträglich ab. Gibt es einen Fehler in dem Dokument, streichen Sie ihn mit einer einzelnen Linie durch. Tragen Sie die Änderung ein und schreiben Sie dazu, dass ein Fehler gemacht wurde und warum dieser passierte.

4. Der Dokumentationsbogen sollte zeitnah ausgefüllt werden. Ereignisse verblassen und Ihr Gedächtnis kann Sie im Stich lassen. Schreiben Sie Ihre Dokumentation so schnell wie möglich nach dem Ereignis. Gibt es Verzögerungen, notieren Sie warum.

5. Seien Sie ehrlich. Dokumentieren Sie niemals Feststellungen, die nicht gemacht wurden. Versuchen Sie niemals, Maßnahmen zu kaschieren (wir machen Fehler, aber wir müssen ehrlich bleiben). Ihr gesamter Dokumentationsbogen, die wichtigste Quelle für Ihre Verteidigung vor Gericht, kann bezweifelt werden, wenn festgestellt wird, dass Eintragungen nicht akkurat sind.

6. Ändern Sie Ihre Dokumentation oder fügen Sie etwas hinzu, sollte dies klar zu erkennen sein. Schreiben Sie das Datum und die Zeit hinzu. Ändern Sie den Dokumentationsbogen lange nach dem Einsatz zu Ihrem Vorteil und versuchen Sie dies zu vertuschen, kann das vor Gericht gegen Sie verwendet werden. Dieses Vorgehen hat immer den Beigeschmack einer möglichen Lüge.

7. Wie verhalten Sie sich, wenn später Komplikationen bekannt werden und Sie wichtige Informationen nicht dokumentiert haben? Das beste Vorgehen ist sicherlich, sofort ein Gedächtnisprotokoll anzulegen. Seien Sie hier so gewissenhaft wie möglich und beschreiben Sie die Abfolge der Ereignisse genau. Benutzen Sie alle möglichen Protokolle und Dokumentationsbögen, um Ihrem Gedächtnis auf die Sprünge zu helfen. Dies ist sicherlich nicht so nützlich wie ein zeitnah angefertigtes Protokoll, kann Ihnen aber später helfen, die Ereignisse zu rekonstruieren.

Anhang D
Behandlung von Traumapatienten in kalter Umgebung

In Deutschland liegt die Durchschnittstemperatur bei nur 8,4 °C, im Mittel gibt es etwa 104 Frosttage pro Jahr. In einer Studie aus den USA wurden 400 gemeldete Fälle von Erfrierungen untersucht, 69 davon wurden aus dem Sonnenstaat Florida gemeldet. Deswegen ist es für viele, wenn nicht sogar die meisten Rettungsdienstmitarbeiter notwendig, die Anwendung der von ITLS empfohlenen Vorgehensweisen an ein kaltes Klima anzupassen. Dieser Abschnitt des Anhangs behandelt die notwendigen Anpassungen der ITLS-Prinzipien an die Anwendung in kalter Umgebung. Obwohl Grundsätze für die Behandlung von hypothermen Traumapatienten (definiert als Körperkerntemperatur unter 35 °C) angeschnitten werden, ist dieser Abschnitt nicht als umfassende Abhandlung über Hypothermie gedacht.

D.1 Kälte und die sechs Phasen eines Rettungsdiensteinsatzes

Ein Rettungsdiensteinsatz besteht grundsätzlich aus sechs einzelnen Phasen (▶ Abbildung D.1). Die *Phase vor der Alarmierung* ist die wichtigste, um die in ITLS gelehrten Prinzipien erfolgreich auch in kalter Umgebung umzusetzen. Ein effektives Arbeiten in kalten klimatischen Verhältnissen hängt stark von der Vorbereitung vor dem Einsatz ab. Rettungsdienstmitarbeiter, die in kalten Klimazonen arbeiten, haben schon längst die Notwendigkeit angemessener Einsatzkleidung inklusive Stiefeln und Handschuhen erkannt. Rettungsdienstorganisationen wissen ebenfalls, dass eine angemessene Wartung der Fahrzeuge, inklusive der Vorhaltung von speziellen Reifen und Motorvorwärmern, wichtig ist. Oft müssen aber ebenfalls Systeme entwickelt und eingeführt werden, um die Ausrüstung auf einer angemessenen Betriebstemperatur zu halten. Medikamente können außerhalb des Fahrzeugs in einer Tasche gelagert und zu jedem Einsatz mitgenommen werden. Diese Vorgehensweise ist aber nicht sehr praktisch für das gesamte weitere Material. Endotrachealtuben und Infusionssysteme aus Kunststoff müssen verformbar bleiben, um eingesetzt werden zu können. Infusionen sind besonders wichtig, weil sie Ihren Patienten schädigen können, wenn sie zu kalt und zudem noch in großen Mengen infundiert werden. Es gibt verschiedene Methoden, Infusionslösungen warm zu halten, z. B. elektrisch be-

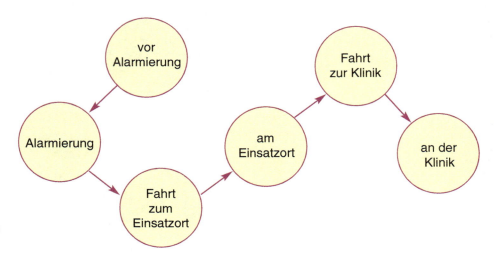

Abbildung D.1: Die sechs Phasen eines Rettungsdiensteinsatzes.

triebene Infusionswärmer oder einfache Wärmematten. Das beste Verfahren ist sicherlich, das Rettungsfahrzeug die gesamte Zeit in einer gut geheizten Garage zu haben.

Die *Phase der Anfahrt zur Einsatzstelle* bringt im Winter oft besondere Probleme mit sich. Der kürzeste Anfahrtsweg muss, auf Grund der Straßenverhältnisse, nicht unbedingt der schnellste oder sicherste sein. Einige Rettungsdienstorganisationen haben erkannt, dass bei winterlichen Verhältnissen manchmal auch alternative Verfahren zum Erreichen der Einsatzstelle notwendig sind, und setzen Hubschrauber, Fahrzeuge mit spezieller Bereifung, Schneemobile oder sogar Hundeschlitten ein.

Die *Phase der Fahrt in die aufnehmende Klinik* kann im Winter lang und beschwerlich werden. Die zu fahrenden Strecken können größer sein, die Geschwindigkeit kann geringer sein. Es ist wahrscheinlicher, dass ein Rettungsfahrzeug eine Panne hat oder einfach stecken bleibt. Einige wenige Rettungsdienstorganisationen in Nordamerika haben redundante Systeme für ihre Patienten aufgebaut. In diesen Systemen wird der Transfer des Patienten von einem Krankenhaus niedriger Versorgungsstufe zur nächsthöheren schon früh organisiert. Oft ist zusätzlich sichergestellt, dass eine weitere Einheit den Aufenthaltsort des eingesetzten Rettungsmittels kennt und zu Hilfe eilen kann, falls das Fahrzeug eine Panne hat oder die Kommunikation unterbrochen wird.

Beurteilung der Einsatzstelle

Die Untersuchung von Traumapatienten bei kalten klimatischen Verhältnissen beginnt mit der ersten *Beurteilung der Einsatzstelle*. Die Gefahren sind nicht unbedingt offensichtlich. Ein gefrorener, rutschiger Fußweg oder eine ebensolche Straße unter einer Lage Schnee oder gar eine unter Schnee verborgene abgerissene Stromleitung können auf den hastigen Helfer warten. Die Anzahl der Verletzten kann ebenfalls zunächst schwer feststellbar sein. Sie müssen auf Hinweise für weitere Opfer achten. Einen Patienten in der Kälte zurückzulassen ist ein fataler Fehler. Es kann leicht geschehen, dass einen bewusstloser, herausgeschleuderter Patient bei Nacht oder schlechten Sichtverhältnissen übersehen wird. Eventuell muss die für eine notwendige Rettung benötigte Ausrüstung modifiziert werden. Batterien z. B. haben in großer Kälte nur ein Viertel ihrer Kapazität. Das Phänomen von eisigem Nebel und zusätzlichen Abgasen aus den Rettungsfahrzeugen verringert die Sicht noch einmal. Sie müssen die Sicherheit an der Einsatzstelle ständig im Auge haben. Und Sie müssen die erforderlichen Ressourcen haben, um auf Veränderungen angemessen reagieren zu können.

Stellen Sie den Verletzungsmechanismus fest und achten Sie gleichzeitig auf Zeichen von Hypothermie. Selbst bei relativ warmen Umgebungstemperaturen von 10 °C kann Ihr Patient unterkühlen. Denken Sie auch an diese Möglichkeit bei verunglückten Senioren, dem Opfer eines Schlaganfalls oder dem septischen Patienten, der für Stunden am Boden eines Badezimmers gelegen hat. Denken Sie auch an Hypothermie bei dem intoxikierten Patienten, der über Stunden auf den Stufen einer Kellertreppe gelegen hat. Wenn sich die Einsatzstelle im Freien befindet, können nasse Kleidung und der Windchill-Effekt Ihren Patienten sehr schnell auskühlen.

Erster Abschnitt des ITLS-Algorithmus

Die Durchführung des ersten Abschnitts des ITLS-Algorithmus ist bei kalten klimatischen Verhältnissen sogar noch wichtiger. Bei der Untersuchung der Atemwege, der Bewegungseinschränkung der HWS und dem Erfassen des Bewusstseinszustands gibt es zwar keinen Unterschied. Sie müssen jedoch bedenken, dass ein verminderter Bewusstseinszustand aus einer Hypothermie resultieren kann. Die Untersuchung der Atemfunktion ist ebenfalls die gleiche wie bei der Behandlung von Traumapatienten in warmer Umgebung. Eine verminderte Atemfrequenz und Atemzugtiefe können auch durch eine Hypothermie verursacht sein, selbst wenn der Patient ein Schädel-Hirn-Trauma oder eine Intoxikation mit Alkohol oder Drogen aufweist. Die Behandlung einer unzureichenden Atemfunktion ist ebenfalls die gleiche: eine adäquate Beatmung mit 100 % Sauerstoff. Wenn Ihr Patient jedoch eine *isolierte Hypothermie* aufweist, beatmen Sie ihn mit *warmem, angefeuchtetem Sauerstoff*. Aber hyperventilieren Sie ihn nicht.

Die Untersuchung des Kreislaufs besitzt die gleiche Wichtigkeit wie in Kapitel 2 beschrieben. Eine kalte Umgebung kann dessen Einschätzung jedoch schwierig gestalten. Achten Sie auf die Frequenz und Qualität des Radialispulses. Wenn dieser nicht zu tasten ist, suchen Sie nach einem Puls an der A. carotis. Nehmen Sie sich mehr Zeit dafür, weil Kälte eine Vasokonstriktion oder eine Bradykardie auslösen kann. Die Untersuchung des Hautkolorits kann nutzlos sein. Auf Grund der peripheren Vasokonstriktion kann die Haut klamm und blass sein, selbst wenn Ihr Patient keinen Schock hat. Alle Patienten mit niedriger Temperatur (außer denjenigen mit Verletzungen des Rückenmarks) werden klamme, kühle Extremitäten mit einer verlängerten Reperfusionszeit aufweisen. Am verlässlichsten ist es in dieser Situation, die Körpertemperatur am Körperstamm einzuschätzen.

Der Patient, der sich in kalter Umgebung befindet, darf für eine Untersuchung von Thorax, Abdomens, Beckens und der Extremitäten nicht komplett entkleidet werden. Untersuchen Sie den Kopf und den Hals. Das Anlegen einer HWS-Orthese kann auf Grund dicker Winterkleidung ein schwieriges Unterfangen werden. Tasten Sie den Rücken Ihres Patienten unter allen Kleidungslagen mit der bloßen Hand ab (tragen Sie aber einen Infektionsschutzhandschuh). Achten Sie auf Druckschmerz und tasten Sie nach Instabilitäten und Krepitation. Fühlen Sie ebenfalls nach ausreichenden Thoraxbewegungen. Mit Hilfe Ihrer Hand sollten Sie zudem auf die Hauttemperatur achten. Wenn der Rücken oder der vordere Thorax sich in irgendeiner Weise kalt anfühlen, wird Ihr Patient wahrscheinlich hypotherm sein. Patienten mit einem warmen Körperstamm können jedoch trotzdem Erfrierungen an den Händen und Füßen aufweisen. Diese sind zudem sehr viel häufiger als ein signifikanter Abfall der Körperkerntemperatur. *Bewegen Sie jeden Patienten mit Unterkühlung nur sehr vorsichtig, um tödliche Herzrhythmusstörungen zu vermeiden.* Selbst wenn Ihr Patient eine Unterkühlung aufweist, müssen Sie den ersten Abschnitt des ITLS-Algorithmus vervollständigen. Auskultieren Sie die Lungen und untersuchen Sie Hals, Thorax, Abdomen, Becken und die Oberschenkel, so gut Sie können. Sie sollten versuchen, sich nicht länger als 2 min Zeit für die Untersuchung zu nehmen. Der Grund hierfür ist zum einen, dass Sie möglichst viel Körperwärme erhalten und zum anderen den Verlust noch vorhandener Wärme begrenzen sollten. Zu diesem Zeitpunkt kann Ihr Patient gedreht und auf einem Spineboard immobilisiert werden.

Lebensrettende Maßnahmen und Entscheidung zur Beförderung

Wenn Sie den ersten Abschnitt des ITLS-Algorithmus abgeschlossen haben, besitzen Sie genug Informationen, um zu entscheiden, ob Ihr Patient kritisch oder stabil ist. Wenn Sie entscheiden, dass Ihr Patient in die wie in Kapitel 2 beschriebene Load-go-and-treat-Kategorie fällt, führen Sie die unmittelbar lebensrettenden Maßnahmen durch, drehen ihn auf ein Spineboard und bringen ihn unverzüglich zu Ihrem Rettungsfahrzeug, um die Beförderung einzuleiten. Erscheint Ihr Patient stabil, ist aber der Kälte ausgesetzt oder trägt nasse Kleidung, so sollten Sie nach dem Load-go-and-treat-Prinzip verfahren. Bringen Sie Ihren Patienten vorsichtig in einen warmen Rettungswagen für die Erweiterte Untersuchung, medizinische Maßnahmen und die Regelmäßigen Verlaufskontrollen. Schließen Sie die Türen des RTW so bald wie möglich, um den Verlust von Wärme aus dem Fahrzeug heraus zu verhindern. Dann können Sie die nasse Kleidung Ihres Patienten entfernen. Jetzt ist auch der richtige Zeitpunkt, um die Vitalfunktionen zu messen und eine Anamnese zu erstellen.

Erweiterte Untersuchung

Wenn die Temperaturen eher kalt sind, sollten Sie die Erweiterte Untersuchung im RTW durchführen. Entfernen Sie nasse und kalte Kleidung und decken Sie Ihren Patienten mit warmen Laken zu. Ist Ihr Patient unterkühlt, muss nasse Kleidung vor dem Aufwärmen entfernt werden. Daunenjacken sollten eher nicht in der üblichen Weise weggeschnitten werden, weil durch die Lüftungsanlage des RTW die Federn in die Ausrüstung und in Wunden geblasen werden. Beginnen Sie das Aufwärmen mit warmen, trockenen Laken und mit warmem, befeuchtetem Sauerstoff. Diese Maßnahmen sind in aller Regel ausreichend für den Patienten mit leichter Hypothermie (Körperkerntemperatur von über 32 °C). Unterlassen Sie es, kalte Extremitäten zu massieren oder heiße Kompressen aufzulegen. Dies könnte Muskelzittern verhindern und damit einen weiteren Abfall der Körperkerntemperatur nach sich ziehen. Das schnelle Aufwärmen der Haut löst die Vasokonstriktion, was wiederum das kalte Blut aus den Extremitäten in den Körperkern zurückfließen lässt und somit ein weiteres Senken der Körperkerntemperatur nach sich zieht. Patienten mit erhaltenem Muskelzittern weisen nur eine milde Hypothermie auf. Für diese reicht die passive Wiedererwärmung mit warmen Laken aus. Führen Sie die Erweiterte Untersuchung wie in Kapitel 2 beschrieben durch.

Intensivmedizin und die Regelmäßige Verlaufskontrolle

Intensivmedizinische Maßnahmen werden in der Regel während der Beförderung des Patienten oder während einer Verlegung von Klinik zu Klinik durchgeführt. Dies hat nicht nur Vorteile für Ihren Patienten, auch Sie können Maßnahmen viel besser mit warmen Händen durchführen. Erweitertes Atemwegsmanagement ist viel leichter in einem warmen RTW durchzuführen als draußen in der Kälte. Endotrachealtuben sind flexibler und kleben nicht so leicht an den warmen Schleimhäuten im Rachenraum. Wenn Sie Brillenträger sind, werden Ihre Gläser nicht beschlagen. Die Verifikation der korrekten Tubuslage mit Hilfe von CO_2-Detektoren kann in sehr kalter Umgebung unzuverlässig werden.

Führen Sie regelmäßig Verlaufskontrollen durch, wobei Sie besonders auf den Puls, den Blutdruck und den Herzrhythmus achten sollten. Der Patient mit milder Hypothermie wird häufig Artefakte im EKG aufweisen (meistens auf Grund von Muskelzittern), Bradykardien können ebenso wie Osborne- oder J-Wellen auftreten. Gelegentlich entsteht auch ein Vorhofflimmern. Diese Arrhythmien erfordern keine weitere Behandlung als die Erwärmung. Bei 28 °C Körperkerntemperatur kann ein defibrillationsresistentes Kammerflimmern auftreten. Unter 21 °C Körperkerntemperatur ist das Auftreten einer Asystolie häufig. Im Moment existiert kein Medikament, das bewiesenermaßen bei schwerer Hypothermie ein Kammerflimmern terminieren kann. Das Abdomen sollte regelmäßig untersucht werden. Während Ihrer ersten Untersuchung können Sie beim hypothermen Patienten eine drohende Katastrophe im Abdomen leicht übersehen. Sie sollten ebenfalls regelmäßig die Bewusstseinslage Ihres Patienten untersuchen und Ihre Ergebnisse dokumentieren (▶ Tabelle D.1).

Weiterhin müssen Sie eine Entscheidung über die Gabe von Infusionslösungen treffen. Dies sollten Sie aber erst nach Einleitung der Beförderung tun. Wenn Infusionen indiziert sind, sollten sie mindestens auf die Umgebungstemperatur im RTW angewärmt sein. Angewärmte Infusionen sind beim hypothermen Patienten denen mit Raumtemperatur vorzuziehen. Sie haben allerdings einen geringen Einfluss auf die Erhöhung der Körperkerntemperatur Ihres Patienten. Eine Flüssigkeitsgabe kann auf Grund eines hypovolämischen Schocks oder auf Grund der Hypothermie indiziert sein. Eine dauerhafte Exposition gegenüber Kälte führt zu einer langen Vasokonstriktion, was wiederum einen erhöhten Blutfluss in den Nieren verursacht. Das hat zur Folge eine „Kältediurese", ein erhöhtes Ausscheiden von Flüssigkeit verursacht durch die niedrigen Temperaturen. Daraufhin kann Ihr Patient hypovolämisch werden. Patienten mit

Tabelle D.1

Anzeichen und Symptome von Hypothermie

Neuromuskuläres System

Amnesie, Sprachstörungen, vermindertes Urteilsvermögen (34 °C)
Koordinationsverlust, Patient scheint betrunken (33 °C)
Muskelzittern endet (32 °C)
Fortschreitende Verschlechterung des Bewusstseinszustands (29 °C)
Weit gestellte Pupillen (29 °C)
Verlust tiefer Muskelreflexe (27 °C)

Gastrointestinales System

Ileus

Atemsystem

Zunächst Hyperventilation (34 °C)
Fortschreitende Verminderung von Atemzugvolumen und Atemfrequenz (< 34 °C)
Lungenödem nicht kardialer Ursache (25 °C)

Kreislaufsystem

Sinusbradykardie
Vorhofflimmern (30 °C)
Fortschreitender Fall des Blutdrucks (29 °C)
Fortschreitende Verlangsamung des Pulses (29 °C)
Ventrikuläre Irritabilität (28 °C)
Hypotension (24 °C)

Nieren, Blut, Elektrolyte

„Kältediurese" führt zu Hypovolämie und erhöhtem Hämatokritwert
Laktatazidose und Hyperglykämie

Erfrierungen profitieren ebenfalls von warmen Infusionslösungen. Sie helfen, die schlechte Zirkulation in den betroffenen Arealen etwas zu verbessern.

Kommunikation mit der aufnehmenden Klinik

Wenn Sie einen hypothermen Patienten befördern, ist es extrem wichtig, frühzeitig mit der aufnehmenden Klinik in Kontakt zu treten. Selbst wenn es einige Zeit dauert, bis Sie eine geeignete Klinik erreichen können, braucht diese Einrichtung Zeit, das richtige Traumateam zusammenzustellen oder eine schnelle Verlegung in eine Klinik mit höherer Versorgungsstufe zu arrangieren. Der aufnehmende Arzt benötigt Informationen darüber, wie lange Ihr Patient der Kälte ausgesetzt war und wie hoch die Körperkerntemperatur ist. Denken Sie daran, dass die axillare und die Hauttemperatur eines der Kälte ausgesetzten Patienten nicht direkt mit der Temperatur des Körperkerns zusammenhängen. Die oral gemessene Temperatur ist ungenau bei Außentemperaturen unter 36 °C. Ein Thermometer, das die Temperatur am Trommelfell misst, ist vermutlich die praktikabelste Methode, die Körpertemperatur in einem RTW festzustellen. Messen Sie die Temperatur regelmäßig. Bei ausgeprägter Hypothermie ist eine geeignete Zielklinik mit Equipment zur Wiedererwärmung (Herz-Lungen-Maschine) zu bevorzugen. Einzelheiten sowie die Benutzung von intravenös verabreichten Medikamenten bei Hypothermie sollten durch den Ärztlichen Leiter Rettungsdienst festgelegt sein.

Hinweise für Rettungseinsätze in schwer zugänglichen Gebieten

Wenn die Umstände es erfordern, eine längere Zeit in der Kälte zu verbringen (z. B. wenn der Einsatzort nur zu Fuß zu erreichen ist), gibt es einige Dinge zusätzlich zu bedenken:

1. *Blut wärmt*. Eine ausreichende Zirkulation ist notwendig, um Erfrierungen zu verhindern. Trinken Sie viel und sorgen Sie dafür, dass Ihre Getränke nicht zu kalt werden. Tragen Sie diese körpernah unter Ihrer Kleidung. Sie können den Blutfluss (= Wärmefluss) in Ihre Hände verstärken, indem Sie sie wie Flügel einer Windmühle durch die Luft drehen.

2. *Begeben Sie sich nicht ohne einen Partner zu abgelegenen Einsatzstellen*. Sie brauchen jemanden, der auf Zeichen von Erfrierungen oder Hypothermie bei Ihnen achtet und der Ihnen erlaubt, kalte Hände unter seiner Kleidung in seiner Achsel oder Leiste wieder aufzuwärmen oder der mit Ihnen einen Schlafsack teilt, um Sie wieder aufzuwärmen.

3. *Angemessene Kleidung und Ausrüstung sind lebenswichtig*. Sie muss so beschaffen sein, dass sie effektiv vor Erfrierungen und Hypothermie schützt (werden Sie nicht selbst Opfer). Wenn Hautareale der Kälte ausgesetzt sind, werden nicht nur hier die Hautgefäße zusammengezogen. Diese Gebiete verursachen eine systemische Vasokonstriktion aller Hautgefäße. Daher auch die Redensart „Setze einen Hut auf, wenn Du kalte Füße hast".

4. *Ihr Gefühl von Kälte hängt nicht so sehr mit Ihrer Körperkerntemperatur zusammen, sondern eher mit Ihrer Hauttemperatur*. Denken Sie daran, dass beheizte Taschenwärmer und ähnliche Geräte Ihnen ein Gefühl von Wärme vermitteln, während Ihre Körperkerntemperatur fallen kann.

ZUSAMMENFASSUNG

Die Anwendung der von ITLS empfohlenen Vorgehensweise in kalter Umgebung ist eine Herausforderung. Es wird sich aber ein Erfolgserlebnis anschließen, wenn Sie die in diesem Abschnitt erläuterten Anpassungen vornehmen. Sie benötigen hierfür allerdings ein tiefgreifendes Verständnis der ITLS-Prinzipien. Gleichzeitig müssen Sie die Einschränkungen und Folgen kennen, die Ihnen die Behandlung Traumatisierter in der Kälte aufzwingt. Ebenso müssen Sie sich der Tatsache bewusst werden, dass Ihr Patient hypotherm sein könnte. Die Zeichen und Symptome einer Hypothermie sind in ▶ Tabelle D.1 aufgelistet.

ZUSAMMENFASSUNG

LITERATURHINWEISE

Auerback, P. S. und E. C. Geehr. *Management of Wilderness and Environmental Emergencies*, 2nd ed. St. Louis, MO: C.V. Mosby, 1989.

Gregory, J. S., J. M. Bergstein und andere. „Comparison of Three Methods of Rewarming from Hypothermia: Advantages of Extracoporeal Blood Rewarming." *Journal of Trauma*, Vol. 31 (1991), Seite 1247–1252.

Hector, M. G. „Treatment of Accidental Hypothermia." *American Family Physician*, Vol. 45, No. 2 (1992), Seite 785–792.

Ornato, J. P., J. B. Shipley und andere. „Multicenter Study of a Portable Hand-Size, Colometric End-Tidal Carbon Dioxide Detection Device." *Annals of Emergency Medicine*, Vol. 21 (1992), Seite 518–523.

Sterba, J. A. „Efficacy and Safety of Prehospital Rewarming Techniques to Treat Accidental Hypothermia." *Annals of Emergency Medicine*, Vol. 20 (1991), Seite 896–901.

Anhang E
Rolle des Rettungshubschraubers

RTH wurden von den Amerikanern erstmals während des Korea- und extensiv dann während des Vietnamkriegs genutzt, um verletzte Soldaten zu befördern. Im Oktober 1972 nahm der erste zivile RTH in Denver/USA seinen Dienst auf. In den folgenden Jahren wurden zahlreiche ähnliche Programme von unterschiedlichsten Organisationen und verschiedenen Krankenhäusern in vielen Teilen der Welt etabliert. Bereits 1968 wurde in München ein RTH stationiert. Es folgten Frankfurt, Köln und Ludwigshafen. 1998 wurden nach Zahlen der AAMS (*Association of Air Medical Services*) etwa 300.000 Patienten von den über 200 RTH-Initiativen (USA und angeschlossene Mitglieder) versorgt und befördert. In Deutschland wurden nach dem Abschlussbericht des Ausschusses „Rettungswesen" für das Jahr 2002 circa 80.000 Hubschraubereinsätze und 180 Flugzeugeinsätze ermittelt. Es werden dort 71 Hubschrauberstandorte und zehn Search-and-Rescue-Kommandos genannt. Die Struktur dieser Flugrettungsprogramme und ihre Integration in die Traumaversorgung des lokalen Rettungsdienstes sind regional sehr unterschiedlich (▶ Abbildung E.1).

Für die Finanzierung und Trägerschaft bzw. Organisationsstruktur der Flugrettung gibt es unterschiedlichste Modelle. Sie sind teils vom Militär oder staatlichen Organisationen (Katastrophenschutz) gestellt, wobei der Bund sich in Deutschland immer weiter von dieser Aufgabe zurückzieht. Ressourcen wie die Search-and-Rescue-Hubschrauber der Marine, die nach entsprechender Vorlaufzeit auch bei Schlechtwetter und nachts bei für die RTH ungenügenden Wetterverhältnissen fliegen, werden deutlich weniger. Vereinzelt werden auch kleinere Hubschrauber als reine Notarztzubringer eingesetzt, die aber keine Patienten befördern. Gerade bei Zunahme der zeitkritischen Transportindikationen (Trauma, Apoplex, akutes Koronarsyndrom) und dem zunehmenden Bedarf nach primärer Versorgung in weiter entfernten Zentren (Stroke, Herzkatheterlabor, Traumazentrum) können diese RTH daher in dünn besiedelten Gebieten keine große Hilfe sein.

Organisationen wie der ADAC (Allgemeiner Deutscher Automobilclub e. V.) oder die DRF betreiben das Gros der professionellen deutschen Flugrettung, hauptsächlich mit Hubschraubern sowie mit einigen Flächenflugzeugen. Die Aufgabenstellung dieser RTH können der qualifizierte Interhospitaltransport oder auch die Primärrettung als reguläres, arztbesetztes Rettungsmittel sein. Am häufigsten ist eine Kombination aus beidem, mit regional unterschiedlicher

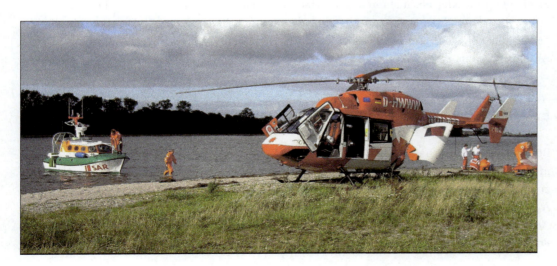

Abbildung E.1: Enge Zusammenarbeit von DGzRS-Rettungsdienst und RTH ist an der Küste und auf den Inseln Routine.

Gewichtung. Die RTH sind tagsüber mit einem, nachts mit zwei Piloten und einem Rettungsassistenten (HEMS = Helicopter Emergency medical Service) besetzt, der auch flugtechnische Aufgaben übernimmt. Das ärztliche Personal hat zumeist Facharztstandard und kommt aus notfallmedizinischen Fachgebieten (74 % Anästhesisten). Die Art der zu versorgenden Patienten ist zumeist eine bunte Mischung. Sie beinhaltet neonatale und pädiatrische, schwangere und alle anderen Patienten mit Erkrankungen oder Verletzungen. Für spezielle Aufgaben, wie die Rettung aus dem Wasser oder in den Bergen, den Inkubatortransport oder die Verlegung von Patienten mit IABP (intraaortale Ballonpumpe), müssen teils spezielle Teams oder Geräte aufgerüstet werden.

Ist ein Flugrettungsmittel in Ihrer Region vorhanden, ist es wichtig, dass Sie damit vertraut sind und im Vornherein die Einsatzsituationen kennen, in denen es Sie unterstützen kann. Dazu müssen Sie natürlich Besonderheiten und Alarmierungswege des Flugrettungsmittels kennen. Gries und Mitarbeiter fordern in ihrer Untersuchung zu Versorgungszeiten bei Traumapatienten im Luftrettungsdienst veränderte Strategien der Leitstellen bei traumatologischen Notfällen. Ziel der Disposition von Notarztsystemen bei Traumapatienten sollte neben einer hilfsfristorientierten, kurzen Eintreffzeit ebenso der zeitnahe Transport in ein Traumazentrum sein. Ein RTH sollte also gerade im ländlichen Gebiet beim Meldebild mit Hinweis auf ein therapiebedürftiges Trauma frühzeitig alarmiert werden, um den Transport in eine weiter entfernte Zielklinik zu ermöglichen. Viele Faktoren beeinflussen die Verfügbarkeit eines Hubschraubers. Neben Wartung, Treibstoffvorrat und technischen Faktoren spielen vor allem das Wetter und die Tageszeit (Dunkelheit) eine Rolle. Primärhubschrauber können nur von 30 min vor Sonnenaufgang bis 30 min nach Sonnenuntergang am Einsatzort landen. Nachts werden für Sekundärverlegungen nur ausgewiesene, beleuchtete Landeplätze, etwa an Krankenhäusern, angeflogen. Dies können ebenso vorab bestimmte, erkundete, sichere Landeplätze, wie etwa Sportplätze oder Sportflughäfen, sein. Diese Übergabepunkte sollten Sie vorab mit den Piloten der regional eingesetzten RTH abstimmen. Wegen des oft überregionalen Einsatzes kann der RTH auch anderenorts im Einsatz gebunden sein. Das System Rescuetrack ermöglicht der Leitstelle online Position und Status der RTH im Umkreis einzusehen und entsprechend zu disponieren. Schnellübergabekonzepte am Landeplatz, wie etwa von den Krankenhäusern DIAKO Flensburg und WKK Heide angeboten, ermöglichen den sofortigen Folgeeinsatz eines belegten RTH. Solche Abläufe, um Patienten hinter der ersten verschließbaren Tür zu übernehmen, müssen aber exakt festgelegt und geübt sein, um Gefahren für Patient oder Personal auszuschließen.

Die Ressource Hubschrauber kann sowohl als Notarztzubringer, gerade in dünn besiedelten Flächenkreisen oder bei mehreren Verletzten, als auch als schonendes, schnelles Transportmittel eine Unterstützung des bodengebundenen Rettungsdienstes sein. Er darf aber keinesfalls davon abhängig sein. Zeitweilig kann der RTH wetterbedingt nicht fliegen oder muss beim Anflug abdrehen. Alternativpläne müssen also immer vorhanden sein.

E.1 Sicheres Verhalten bei Annäherung des RTH

Bezüglich der Sicherheit in der Zusammenarbeit mit dem Flugrettungsmittel bedarf es Aufmerksamkeit und Training. Kommunikation zwischen Boden und Luft sowie die Einweisung zum Einsatzort und das Auswählen und Beschreiben eines sicheren Landeplatzes erfordern Ausbildung. Das richtige Verhalten bei Annäherung an die Maschine und beim Ein- und Ausladen des Patienten sind für Sie und alle anderen lebenswichtig, beherzigen Sie deshalb Folgendes:

1. *Landeplatz:* Niemals mit Tüchern oder sonstigen losen Gegenständen markieren. Vorsicht: gemähtes Gras, Kiesel, Split und Sand können umherfliegen und die Sicherheit des Hubschraubers und in der Nähe stehender Personen gefährden. Lose Gegenstände (Mütze, Schal, Brille, Toupet) festhalten.
2. *Rotorblätter:* Mit dem RTW Abstand vom RTH halten. Annäherung immer von vorn und erst nach Aufforderung und in Blickkontakt mit Pilot oder HEMS. Dabei nicht rennen und keine Gegenstände über den Kopf halten: Hände runter! Bei unebenem Gelände, am Deich oder Hang: Höhe der Rotorblätter beachten, von der Talseite her nähern.
3. *Achtung Heckrotor:* Der sich schnell drehende Heckrotor ist kaum zu sehen und lebensgefährlich. Denken Sie an Dr. Robert „Rocket" Romano aus Emergency-Room: Niemals von hinten an die Maschine heran oder um sie herum gehen. Ein- und Ausladen von Patienten oder Ausrüstung nur unter Anweisung und in Sichtkontakt mit der RTH-Crew.

Im dem seltenen, aber dennoch möglichen Fall eines Luftfahrtunglücks kann das Wissen um die Ausrüstung, die Gefahren und den Zugang zum Helikopter für Crew, Patient und Bodenpersonal überlebenswichtig sein. Dabei gilt weiterhin als Priorität: Ist der Einsatzort sicher?

E.2 Flugrettung und Traumapatient

Die Versorgung eines polytraumatisierten Patienten kann eine extreme Herausforderung darstellen. Dabei ist es überaus beruhigend für Sie (und Ihren Patienten), wenn die erforderliche Ausrüstung vorhanden ist und alle Maßnahmen sorgfältig und fachgerecht durchgeführt werden. Als ein etablierter Teil und zusätzliche Ressource eines bodengebundenen Rettungsdienstes kann der RTH die Überlebensrate der Patienten in zwei Punkten verbessern:

1. Größere Transportgeschwindigkeit, gerade bei längeren Strecken, etwa in ländlichem Einsatzgebiet. Dadurch kann beispielsweise ein Unfallereignis mit mehreren Polytraumatisierten oder ein MANV räumlich entzerrt und auf verschiedene Kliniken verteilt werden. Ein Traumazentrum bzw. die Auswahl einer geeigneten Spezialklinik als primäres, wenn auch weiter entferntes Zielkrankenhaus kann die Mortalität beim Polytraumatisierten senken.
2. Zuführung des oder eines weiteren Notarztes in Deutschland. In den USA Zuführung von höherem medizinischem Standard, Ausrüstung und Versorgungsmöglichkeiten am Einsatzort und auf dem Weg ins Krankenhaus.

Der RTH ist bekanntlich in der Lage, Patienten über längere Distanzen schneller zu transportieren als bodengebundene Rettungsmittel. Er fliegt mit wesentlich höherer Geschwindigkeit auf direktem Weg, ohne mit den Problemen der Straße zu kämpfen, seien sie verkehrs- oder straßenzustandsbedingt. In dünn besiedelten Flächenkreisen kann ein Unfallereignis mit mehreren Verletzten umliegende Krankenhäuser und den Rettungsdienst schnell an die Grenze der Dekompensation bringen. Dort kann der RTH schnell zusätzliche medizinische Hilfe beibringen und durch die Beförderung von Patienten die Überlastung regionaler Krankenhausstrukturen entzerren.

Für gewöhnlich versorgen die Crews der RTH einen größeren Anteil kritisch kranker oder schwer verletzter Patienten als der durchschnittliche Rettungsassistent am Boden. Neben der zusätzlichen Ausstattung (Videolaryngoskop, Sonografie) besteht dadurch eine größere Sicherheit und Routine bei der Atemwegssicherung und invasiven Maßnahmen zur Versorgung kritischer Patienten. Die Versorgung während des Fluges unterscheidet sich erheblich von den komfortablen Gegebenheiten in einem RTW: Im RTH ist es laut, man kann sich daher nur über Mikrofon bzw. Kopfhörersystem absprechen, kann den Patienten nicht auskultieren und nicht perkutieren, es schaukelt und man hat wenig Platz. Viele im RTW während der Fahrt mögliche Maßnahmen müssen also vor dem Abflug durchgeführt oder bis zur Ankunft im aufnehmenden Krankenhaus verschoben werden.

Bei der Sekundärverlegung wurde der Patient bereits im abgebenden Krankenhaus eingeschätzt, und es wurde entschieden, dass er weiterführender Versorgung bedarf, die die eigene Versorgungskapazität des abgebenden Krankenhauses übersteigt. Oftmals konnten durch Damage-Control-Chirurgie bereits akute Lebensbedrohungen abgewendet und die Patienten für den Flug vorbereitet werden. Der RTH stellt hier mit seiner Crew, der Ausrüstung und der nötigen Geschwindigkeit das ideale Beförderungsmittel dar, um kritische, bereits erstversorgte Patienten unter kontinuierlicher Intensivtherapie über längere Strecken in ein Zentrum zu befördern.

E.3 ITLS und die Flugrettung

Die Gesamtversorgungszeit am Einsatzort verlängert sich beim RTH-Einsatz bei Traumapatienten nach Gries pauschal um 12 min, wenn zugleich ein bodengebundener Notarzt vor Ort ist. Als Gründe werden mangelndes Vertrauen in bereits getroffene Maßnahmen und beispielsweise eine erneute gründliche Untersuchung genannt. Daneben kann durch eine späte Nachforderung des RTH durch den bodengebundenen Notarzt wertvolle Zeit ungenutzt verstreichen. Eine insgesamt aufwendigere, zeitintensive Versorgung des Patienten allein aufgrund der Erwartungshaltung durch die Nachforderung eines RTH kann eine Rolle spielen. Schnittstellenprobleme durch inkompatible Geräte für Monitoring und Therapie und etwa erforderliches Umlagern werden ebenso genannt. Hier kann ITLS Abhilfe schaffen, denn es ist eine gemeinsame Sprache, die kontinuierlich an allen Stationen der Versorgung des Polytraumatisierten gesprochen werden sollte. Das erfordert aber Ausbildung und Training in vielen an der Notfallrettung und Patientenversorgung beteiligten Einrichtungen, inklusive der Flugrettung. Traumapatienten werden dann vollständig und akkurat vom ITLS-Anwender des bodengebundenen Rettungsdienstes eingeschätzt. Die erhobene Ersteinschätzung zusammen mit Trauma-Scores, Verletzungsmuster und Verletzungsmechanismus können dann in ein regional entwickeltes Ablaufschema eingeordnet werden. Spätestens daraufhin erfolgt beispielsweise die Alarmierung des RTH. Die Crew des Flugrettungsmittels kann so die Ersteinschätzung und die vor ihrem Eintreffen getroffenen Maßnahmen besser verstehen, was zu einer wesentlich qualifizierteren und schnelleren Patientenübergabe beitragen wird. Danach kann rasch mit der weiteren Behandlung und der Beförderung, etwa auf einem kompatiblen Spineboard, begonnen werden.

Sie müssen fortlaufend Ihre durchgeführten Maßnahmen und deren Erfolg durch eine Regelmäßige Verlaufskontrolle überprüfen. Übergeben Sie Ihren Patienten beispielsweise an einen RTH für eine schnelle, schonende Beförderung in ein spezielles Krankenhaus, werden Sie seltener unmittelbare Rückmeldung über den weiteren Verlauf des Patienten erhalten, als wenn Sie ihn selbst dorthin befördert hätten. Die Flugrettungscrew könnte hier jedoch als Schnittstelle zwischen Ihnen und dem Krankenhaus fungieren.

Sollten Fälle aufgearbeitet oder überregional verglichen werden, kann die ITLS-Einschätzung und -Erstversorgung als vergleichbarer Standard herangezogen werden.

ZUSAMMENFASSUNG

Flugrettungsmittel, und hier speziell die RTH, sind ein Werkzeug, das Ihnen und den Krankenhäusern zur Verfügung steht. Wie bei allen Werkzeugen sind anfängliche und dann dauerhafte Ausbildung und Training wichtig, um es sinnvoll und sicher zu benutzen. Dies wird die Vorhaltung und Versorgung in Ihrem Rettungsdienstbereich verbessern und uns alle dem gemeinsamen Ziel der Verbesserung der Schwerstverletztenversorgung und deren Überlebensrate näher bringen. Veränderte Dispositionsstrategien der Leitstellen und die flächendeckende Einführung standardisierter Traumasysteme können die Prähospitalzeit verkürzen.

ZUSAMMENFASSUNG

LITERATURHINWEISE

Biewener, A. et al. „Impact of helicopter transport and hospital level on mortality of polytrauma patients". *Journal of Trauma*, Vol. 56 (2004), Seite 94–98.

Gries, A. et al., „Versorgungszeiten bei Traumapatienten im Luftrettungsdienst". *Anaesthesist*, Vol. 57 (2008), Seite 562–570.

Walters, E. „Program Profile, 20 Years of Service." *Journal of Air Medical Transport*, Vol. 11, Nr. 9 (1992).

Association of Air Medical Services (AAMS) Database, 110 N. Royal St., Ste 307, Alexandria, VA 22314 (1998).

„1997 Medical Crew Survey." *Airmed*, Vol. 5 (1997).

Abschlussbericht zur Phase II, „Weiterentwicklung der Luftrettung in Deutschland", Ausschuss Rettungswesen, *Konsensusgruppe Luftrettung*, (2004) Werner Wolfsfellner Medizin Verlag, München.

Anhang F
Klassifizierungssysteme; Trauma-Scores am Einsatzort

Traumaklassifizierungssysteme, so genannte Scales, bestehen aus Zuordnung von klinischen Anzeichen oder Zuständen zu numerischen Skalen. Sie dienen z. B. der Einschätzung der Verletzungsschwere und sind äußerst wertvoll beim Einschätzen von Traumapatienten mit Mehrfachverletzungen. Systeme zur Traumaeinschätzung haben einen hohen Stellenwert in allen Ebenen der Traumaversorgung, sowohl klinisch als auch präklinisch und übergeordnet in Auswertungen des Gesundheitssystems.

Auch Sie benutzen unbewusst ein System von Scales oder Wertungen für die Situation am Einsatzort, das durch bestimmte Eindrücke zu einer Gesamteinschätzung auf- oder abgewertet wird und so zu einer Entscheidung führt. Diese Vorgehensweise funktioniert auch, nur ist sie subjektiv und nicht vergleichbar oder reproduzierbar, weil sie von Ihrer Person abhängig ist.

Es gibt zahlreiche Systeme, die Verletzungsschwere und Prognose von Traumapatienten einordnen – allen voran die bekannte *GCS* und die *Revised Trauma Scale* (▶ Tabellen F.1 und F.2); die ermittelten Werte werden als *Score* bezeichnet. Im klinischen Bereich erfüllt die Einschätzung des Verletzungsgrads folgende Funktionen:

1. Standardisierte Triage zwischen Krankenhäusern der verschiedenen Versorgungsstufen. Beispiel: Entscheidung, einen Polytraumatisierten vom Haus der Grundversorgung in ein Schwerpunktkrankenhaus oder Haus der Maximalversorgung zu verlegen bzw. gleich dorthin umzuleiten.
2. Zuteilung medizinischer Ressourcen.
3. Untersuchung der Effektivität der Patientenversorgung.
4. Überprüfung der Versorgungsqualität. Kontrolle bzw. Sicherstellung, dass ein Patient mit statistisch vorhergesagter Überlebenswahrscheinlichkeit dieses Verletzungsmuster bei der Versorgung im untersuchten Krankenhaus bzw. Rettungsdienst auch tatsächlich überlebt.
5. Prognoseeinschätzung: Vorhersage von Erkrankungs- oder Sterberate basierend auf der Einschätzung der Verletzungsschwere und von Begleitumständen bzw. Erkrankungen.

Tabelle F.1

Glasgow Coma Scale

Augen öffnen	Punkte A	Verbale Reaktion auf Ansprache	Punkte V	Reaktion auf Schmerzreiz	Punkte S
Spontan	4	Kommunikationsfähig, orientiert	5	Auf Aufforderung	6
Auf Aufforderung	3	Kommunikationsfähig, desorientiert	4	Auf Schmerzreiz, gezielt	5
Auf Schmerzreiz	2	Inadäquate Äußerung (Wortsalat)	3	Auf Schmerzreiz, normale Beugeabwehr	4
Keine Reaktion	1	Unverständliche Laute	2	Auf Schmerzreiz, Beugesynergismen	3
		Keine Reaktion	1	Auf Schmerzreiz, Strecksynergismen	2
				Keine	1

Tabelle F.2

Revised Trauma Scale
Merke: Bei Score 11 oder weniger – Patienten in ein Traumazentrum bringen.

Parameter	Wert	Beitrag zum *Revised Trauma*
GCS (Siehe Tabelle F.1)	13–15	4
	9–12	3
	6–8	2
	4–5	1
	3	0
Systolischer Druck (in mmHg)	>89	4
	76–89	3
	50–75	2
	1–49	1
	kein	0
Atemzüge/min	10–29	4
	>29	3
	6–9	2
	1–5	1
	kein	0

Andererseits sollten Rettungskräfte niemals eine Patientenversorgung – oder die Beförderung – verzögern, nur um einen Trauma-Score zu komplettieren, insbesondere nicht, wenn dieser aktuell keinerlei Einfluss auf Therapie oder Zielklinik hat. Die Einteilung in Scores kann aber einen wertfreien, standardisierten Weg darstellen, um Patienten angemessen einzuschätzen. So entstehen objektive, nachvollziehbare Parameter für Entscheidungen, wie Notarztnachforderung, Auswahl der Zielklinik, Alarmierung des Schockraumteams, Beatmungspflichtigkeit etc. Ein Beispiel dafür wäre die *Revised Trauma Scale* (siehe Tabelle F.2), modifiziert für pädiatrische Patienten als pädiatrische *GCS* und pädiatrische *Trauma Scale* (▶ Tabellen F.3 und F.4).

Eine weitere, in der Traumatologie verbreitete Scale ist die *ISS (Injury Severity Scale)*. Wie andere Systeme auch, ordnet die ISS einer Verletzungsschwere einen Zahlenwert bis 75 zu. Ab einem Wert von 16 gilt ein Patient als lebensbedrohlich verletzt bzw. als polytraumatisiert. Die Berechnung mit AIS-Skalierung des Schweregrades von null bis sechs für sechs Körperregionen ist samt Quadrierung recht aufwendig und wird im präklinischen Bereich selten angewendet. Zahlreiche Arbeiten zeigen, dass die ISS sich sehr gut für die Vorhersage der Sterblichkeit von Traumapatienten eignet. Sie wird daher häufig in statistischen Arbeiten genannt, um Aussagen über die Verletzungsschwere von Patienten zu treffen. Sie finden die ISS auch wieder, wenn Sie sich im Traumaregister der DGU (Deutsche Gesellschaft für Unfallchirurgie) informieren. Dort finden Sie interessante Informationen zur Kombination der Verletzungsmuster und Qualität der nationalen Traumaversorgung. Schätzen Sie doch mal, wie viele Minuten im Mittel vom Unfallereignis bis zur Einlieferung im Schockraum vergehen, und schauen Sie dann die aktuellen Zahlen im Traumaregister nach. Sie werden es nicht glauben!

Tabelle F.3

Pädiatrische Glasgow Coma Scale

	Punkte:	> 1 Jahr	< 1 Jahr	
Augen öffnen	4	Spontan	Spontan	
	3	Auf Aufforderung	Auf Schreien	
	2	Auf Schmerzreiz	Auf Schmerzreiz	
	1	Nicht	Nicht	
Schmerzreiz	6	Abwehr	Abwehr	
(beste motorische	5	Lokalisiert Schmerz	Lokalisiert Schmerz	
Antwort)	4	Beugung, wegziehen	Beugung normal	
	3	Beugung anomal Dekortikationsstarre	Beugung anomal Dekortikationsstarre	
	2	Streckung Enthirnungsstarre	Streckung Enthirnungsstarre	
	1	Keine	Keine	
		> 5 Jahre	2 – 5 Jahre	0 – 23 Monate
Reaktion auf	5	Spricht orientiert	Worte, Phrasen	Grinst, schreit
Ansprache (beste	4	Spricht desorientiert	Unpassende Worte	Weint
verbale Antwort)	3	Unpassende Worte	Weint/schreit	Unangepasstes Weinen/Schreien
	2	Unverständliche Laute	Stöhnen	Stöhnt/wimmert
	1	Keine	Keine	Keine

Tabelle F.4

Pädiatrische Trauma Scale

Parameter:	+2	+1	–1
Gewicht	> 20 kg	10 – 20 kg	< 10 kg
Atemweg	Normal	Guedel/Wendl etc.	Intubiert, tracheotomiert, koniotomiert
Blutdruck	> 90 mmHg Radialispuls	50 – 90 mmHg Femoral oder Karotispuls	< 50 mmHg Kein Puls palpabel
Bewusstsein	Wach	Schläfrig oder Bewusstseinsstörung	Komatös
Offene Wunden	Keine	Klein	Groß oder penetrierend
Frakturen	Keine	Geschlossen	Offen oder multiple

LITERATURHINWEISE

Champion, H. R. und andere. „A Revision of the Trauma Score." *Journal of Trauma*, Vol. 29 (1989), Seite 623.

Healy, C., T. Osler, F. Rogers, et al. „Improving the Glasgow coma scale score: Motor score alone is a better predictor" *Journal of Trauma*, Vol. 54, No. 4 (2003), Seite 671–680.

Potoka, D., L. Schall, H. Ford. „Development of a novel age-specific pediatric trauma score". *Journal of Pediatric Surgery*, Vol. 36, No. 1 (2001), Seite 106–112.

Rimel, R., J. Jane, R. Edlich. „An injury severity scale for comprehensive management of central nervous system trauma". *Annals of Emergency Medicine* (1979), Seite 64–67.

Tepas, T. A. „Pediatric Trauma Score." *Journal of Pediatric Surgery*, Vol. 22 (1987), Seite 14.

Traumaregister der Deutschen Gesellschaft für Unfallchirurgie e.V.: http://www.traumaregister.de/

Anhang G
Ertrinken, Barotraumen und Dekompressionsverletzungen

G.1 Ertrinken

Etwa 450 Menschen ertrinken jedes Jahr in der Bundesrepublik, wobei mehr Menschen in Süßwasser als in Salzwasser zu Tode kommen. Die Ereignisse häufen sich während der warmen Sommermonate und betreffen hauptsächlich Kinder unter vier Jahren.

Der Tod durch Ertrinken wird durch ein Ersticken nach dem Untertauchen unter die Wasseroberfläche verursacht. Hierbei können zwei grundsätzliche Mechanismen unterschieden werden:

1. Mit aufrechterhaltener Atmung. Dies führt zur Aspiration von Wasser und zu feuchten Lungen.
2. Laryngospasmus mit Verschluss der Stimmritze und trockenen Lungen.

Beide Mechanismen können zu einer schweren Hypoxie und folgendem Tod führen. Die meisten ertrunkenen Erwachsenen haben etwa 150 ml Wasser in ihren Lungen. Diese Menge (etwa 2,2 ml/kg Körpergewicht) reicht aus, um eine schwere Hypoxie zu verursachen. Es wird vermutet, dass etwa die zehnfache Menge an Wasser notwendig ist, um Elektrolytentgleisungen zu verursachen. Diese sind deshalb selten. In der präklinischen Phase ist also die Hypoxie das Hauptproblem. Das Überleben des Opfers hängt von Ihrer schnellen Untersuchung und Behandlung der vitalen Funktionen ABC ab.

Leiten Sie die Behandlung so schnell wie möglich ein. Achten Sie auf mögliche Verletzungsmechanismen, die Aktivitäten wie Kopfsprünge oder Wellenreiten nach sich ziehen können. Diese weisen auf potenzielle versteckte Verletzungen der HWS hin. Schützen Sie die HWS Ihres Patienten während der Rettung aus dem Wasser. Bedenken Sie auch, dass die Durchführung von Thoraxkompressionen im Rahmen einer Wiederbelebung im Wasser grundsätzlich ineffektiv ist. Bringen Sie den Patienten auf eine stabile Oberfläche. Beginnen Sie dann mit Thoraxkompressionen und folgen Sie den Empfehlungen des ERC. Sollte eine Hypothermie für das Beinaheertrinken verantwortlich sein, scheint der dadurch verminderte Stoffwechsel dem Gehirn, der Lunge und dem Herz etwas Schutz zu bieten. Deswegen ist niemand tot, solange er nicht warm und tot ist. Stoppen Sie in diesem Fall die Reanimationsbemühungen nicht.

G.2 Barotrauma

Der Begriff Barotrauma bezieht sich auf die mechanischen Vorgänge, die Druck auf den Körper ausüben. Wir alle leben „unter Druck", weil die Luft, unter der wir leben, Kraft auf unseren Körper ausübt. Auf Meereshöhe lastet allein durch das Gewicht der über uns befindlichen Luftsäule auf jedem Quadratzentimeter unserer Haut etwa 1 kg Gewicht. Da feste und flüssige Körper nicht komprimierbar sind, werden sie normalerweise von Druckänderungen nicht beeinflusst. Die Lehre von Barotraumen ist also die Lehre der Auswirkungen von Druckänderungen auf gasgefüllte Organe. Mit Gas gefüllte Organe sind die Ohren, die Nebenhöhlen des Kopfes, die oberen und unteren Atemwege und der Magen-Darm-Trakt.

Um die Effekte von Druckveränderungen auf den Körper verstehen zu können, müssen Sie sich zunächst mit einigen Eigenschaften von Gasen beschäftigen. Das Boyle-Mariotte-Gesetz sagt aus, dass das Volumen von Gasen sich umgekehrt proportional zum Druck verändert. Dies bedeutet ganz einfach, wenn Sie den Druck, der auf einen gasgefüllten Raum wirkt, verdoppeln, dann halbiert sich sein Volumen. Halbieren Sie den Druck, verdoppelt sich das Volumen. Der Luftdruck auf Meereshöhe beträgt etwa 1013,25 hPa. Die Einheiten Bar, Torr oder Atmosphären sind veraltet und werden nicht mehr benutzt. Steigen Sie auf einen Berg oder fliegen mit einem Flugzeug, verkleinert sich die im ersten Absatz beschriebene Luftsäule über Ihnen. Folglich fällt der Luftdruck und die im Körper befindlichen Gase dehnen sich aus. Die meisten kommerziellen Flugzeuge fliegen in einer Reiseflughöhe von etwa 10.000 m (hier herrscht etwa ein Fünftel des üblichen Luftdrucks auf Meereshöhe, entsprechend dehnen sich Gase auf das fünffache Volumen aus). Druckkabinen sorgen dafür, dass der Luftdruck auf einem Niveau bleibt, das einer Höhe zwischen 1500–2500 m entspricht (zwei Drittel bis drei Viertel des üblichen Luftdrucks auf Meereshöhe). Gas dehnt sich also nur um das 1,2- bis 1,4-Fache aus. Passagiere bemerken in aller Regel keine Veränderungen außer einem „Ploppen" in den Ohren. Dabei entweicht das sich ausdehnende Gas im Mittelohr durch die Eustachi-Röhren in den Pharynx.

Wasser ist sehr viel schwerer als Luft. Wenn Sie in Wasser abtauchen, wächst der Druck alle 10 m um 1000 hPa. Hieraus folgt, dass in 10 m Tiefe 2000 hPa Druck wirken und Gase im Körper damit auf die Hälfte ihres ursprünglichen Volumens zusammengepresst werden. Auf Grund der herrschenden hohen Drücke laufen Taucher Gefahr, sich während des Ab- und Aufstiegs zu verletzen.

Verletzungen beim Absinken: Druck auf das Mittelohr

Weil es bereits auf den ersten Metern nach dem Abtauchen zu großen Druckveränderungen kommt, sind Freitaucher und Gerätetaucher von dieser Verletzung gleichermaßen betroffen. Stellen wir uns vor, ein Freitaucher nimmt einen tiefen Atemzug und taucht schnell auf eine Tiefe von 10 m ab: Alle Gase in seinem Körper werden ihr Volumen auf die Hälfte verringern. Dies beinhaltet natürlich die Gase in den Lungen, dem Magen-Darm-Trakt, den Nebenhöhlen und den Mittelohren. Die elastische Lunge wird, ebenso wie der Magen-Darm-Trakt, ihre Größe ganz einfach halbieren, um sich dem veränderten Gasvolumen anzupassen. Probleme ergeben sich mit den Mittelohren und den Nebenhöhlen, wenn der Druck nicht ausgeglichen wird. Die Nebenhöhlen (luftgefüllte Räume in den Knochen des Gesichtes und des Schädels) haben jeweils eine enge Verbindung in den Rachenraum. Darüber können Druckveränderungen ausgeglichen werden. Sind die Öffnungen blockiert, wird der Taucher Schmerzen in den Nebenhöhlen empfinden und kann sogar Blutungen und Entzündungen (Barosinusitis) davontragen. Mehr als Unannehmlichkeiten werden daraus aber nicht entstehen. Jedes Mittelohr besitzt ebenfalls eine Verbindung zum Rachenraum, die Eustachi-Röhren. Durch diese schmalen Gänge kann Luft vom Rachenraum ins Mittelohr strömen und einen Druckunterschied ausgleichen. Ist die Eustachi-Röhre blockiert (durch Schleim, Infektion etc.), wird der Druck das Trommelfell eindrücken und erhebliche Schmerzen verursachen. Dieser Schmerz wird bereits bei 1–1,5 m Tiefe bemerkbar. Kann der Taucher den Druck innerhalb des Mittelohrs dem äußeren Wasserdruck nicht anpassen, wird bei weiterem Abstieg irgendwann das Trommelfell reißen und das Mittelohr wird mit kaltem Wasser geflutet (selbst die warmen Wasser der Karibik sind 10 °C kälter als die Körperkerntemperatur). Kaltes Wasser im Mittelohr verursacht Schwindel, Übelkeit, Erbrechen und Desorientierung. Die Folge kann Panik und Ertrinken oder Beinaheertrinken sein. Taucher mit Tauchgeräten, die dann schnell aufsteigen, können eine Luftembolie oder die Dekompressionsverletzung erleiden. Erbrechen unter Wasser kann eine Aspiration und Ertrinken verursachen.

Barotitis media, also die Entzündung des Mittelohrs auf Grund von Druckveränderungen, erfordert keine präklinische Behandlung. Der Druck lässt nach, wenn der Taucher sich an der Oberfläche befindet. Tritt ein Hörverlust auf oder klagt der Taucher über anhaltenden Schmerz im Mittelohr, sollte er einen Arzt aufsuchen. Es ist möglich, dass er dann wegen Blutungen ins Mittelohr oder einem Riss des Trommelfells behandelt werden muss. Für Sie ist es viel wahrscheinlicher, dass Sie die Folgen von Beinaheertrinken behandeln müssen, das vielfach die Folge von Desorientierung nach Wassereinbruch in das Mittelohr ist.

Trauma beim Auftauchen

Verletzungen durch sich ausdehnende Gase können auch entstehen, wenn Taucher aufsteigen. Diese Verletzungen sind sehr viel häufiger bei Gerätetauchern. Denn in aller Regel brauchen sie entweder eine gewisse Zeit, um sich zu entwickeln (länger, als ein Freitaucher seinen Atem anhalten kann), oder sie entstehen durch das Atmen komprimierter Luft.

Druck auf das Trommelfell beim Auftauchen Wenn eine Eustachi-Röhre während des Tauchens blockiert, wird das darin gefangene Gas sich beim Aufstieg ausdehnen und Schmerzen verursachen. Ist die Ausdehnung stark genug, kann das Trommelfell reißen. Die daraus resultierenden Folgen sind bereits im vorhergehenden Absatz beschrieben.

Barotrauma des Magen-Darm-Trakts Schluckt ein Taucher Luft, während er aus seinem Tauchgerät Druckluft atmet, oder hat er vor dem Tauchgang luftbildende Nahrung zu sich genommen (z. B. Bohnen), kann sich während des Tauchgangs eine Menge Luft im Magen-Darm-Trakt ansammeln. War der Taucher auf einer Tiefe von 20 m, wird dieses Gas sich während des Aufstiegs auf das dreifache Volumen ausdehnen. Kann er diese Gase nicht abführen, wird er Schmerzen im Magen-Darm-Trakt erleiden und kann gelegentlich sogar kollabieren und in einen schockartigen Zustand fallen.

Barotraumen der Lunge beim Auftauchen Barotraumen der Lunge während des Auftauchens treten ausschließlich bei Gerätetauchern auf. Die Lungen eines Gerätetauchers sind während des Tauchgangs vollständig mit Druckluft gefüllt, die dem Druck der Wassertiefe entspricht, in der der Taucher sich gerade aufhält. Gerät ein Taucher in Panik und steigt schnell ohne auszuatmen auf, wird das sich ausdehnende Gas die Lunge stark dehnen. Dies kann zu einem der drei weiter unten beschriebenen Überdrucksyndrome an der Lunge führen. Denken Sie daran, dass das Lungenvolumen eines Erwachsenen rund 6 l beträgt. Ein Aufstieg aus 10 m Tiefe bedeutet eine Ausdehnung auf 12 l, aus 20 m Tiefe eine Ausdehnung auf 18 l, und bei 30 m Tiefe wird das Volumen nach Ausdehnung schon 24 l betragen. Dass die dünnwandigen Alveolen bei dieser Beanspruchung schnell reißen können, ist leicht verständlich. Die sich ausdehnende Luft wird dann in das Interstitium, den Pleuraspalt, die Venolen in den Lungen oder eine Kombination aus den dreien einströmen.

1. *Luft im Interstitium*: Dies ist die häufigste Form der drei möglichen Syndrome. Wenn Millionen winziger Luftblasen ins Interstitium entweichen, sickern sie langsam in das Mediastinum und weiter in das Unterhautgewebe des Halses. Zeichen und Symptome können sich sofort nach dem Auftauchen oder erst nach Stunden bemerkbar machen. Betroffene Taucher klagen üblicherweise über Heiserkeit, Thoraxschmerz, subkutane Emphyseme am Hals sowie Schwierigkeiten beim Atmen und Schlucken. Jeder Taucher mit diesen Beschwerden sollte Sauerstoff erhalten (keine Beatmung mit Druck, es sei denn, es besteht ein Atemstillstand) und in eine Klinik befördert werden. Obwohl die Ansammlung interstitieller Luft keine Behandlung in einer Druckkammer erfordert, entwickeln diese Patienten häufig eine Luftembolie oder Dekompressionskrankheit. Sie sollten in ei-

ner Einrichtung überwacht werden, die im Notfall auch eine Dekompressionsbehandlung durchführen kann.

2. *Luft im Pleuraspalt*: Wenn Alveolen so reißen, dass eine Verbindung mit dem Pleuraspalt geschaffen wird, wird sich ein Pneumothorax und wahrscheinlich auch ein Hämatothorax entwickeln. Die Größe des Pneumothorax hängt davon ab, wie viel Luft in den Pleuraspalt strömt und wie nah der Taucher der Oberfläche war, als der Pneumothorax begann. Ein 10 %iger Pneumothorax in 10 m Tiefe wird ein 20 %iger an der Oberfläche sein. Ein 20- oder 30 %iger Pneumothorax in 30 m Tiefe kann ein Spannungspneumothorax an der Oberfläche sein. Zeichen und Symptome werden denen von Luft im Interstitium gleichen. Zusätzlich wird der Taucher ein abgeschwächtes Atemgeräusch und einen hypersonoren Klopfschall auf der betroffenen Seite zeigen. Ein Spannungspneumothorax wird sich zusätzlich mit gestauten Halsvenen und Schock (und vielleicht einer Trachealabweichung – ein spätes Zeichen) bemerkbar machen. Diese Patienten benötigen eventuell eine Thoraxentlastungspunktion, wenn sie einen Spannungspneumothorax haben. Ansonsten geben Sie 100 % Sauerstoff und befördern Ihren Patienten rasch in eine geeignete Klinik.

3. *Luftembolie*: Das schwerste der geschilderten Syndrome ist die Luftembolie. Reißen die gedehnten Alveolen, können Millionen der winzigen Luftblasen ihren Weg in die Lungenvenolen finden. Diese werden dann über das linke Herz in die Karotiden und kleinen Arteriolen des Gehirns geschwemmt. Die Luftblasen verstopfen die Arteriolen und verursachen Symptome ähnlich denen eines Schlaganfalls. Die Zeichen und Symptome hängen davon ab, welche Gefäße betroffen sind. Üblicherweise gibt es Bewusstseinsstörungen und lokal begrenzte neurologische Störungen. Die Zeichen und Symptome entstehen fast immer in dem Moment, in dem der Taucher die Oberfläche durchbricht. Dies ist ein wichtiger Hinweis, um zwischen einer Luftembolie und der Dekompressionskrankheit zu unterscheiden, die in der Regel einige Stunden benötigt, um sich zu entwickeln. Der Patient sollte in der Trendelenburg-Position auf der linken Seite gelagert werden (30°-Kopftieflagerung), 100 % Sauerstoff erhalten und in eine Klinik mit der Möglichkeit einer Überdruckbehandlung befördert werden. Die linksseitige Kopftieflage verhindert weitere Embolien des Gehirns und lässt Gefäße erweitern, damit kleine Blasen durchrutschen und in der Lunge eliminiert werden können. Auch diesen Patienten sollten Sie weder mit positivem Druck beatmen noch hyperventilieren. Hyperventilation verursacht eine Vasokonstriktion, kleine Luftblasen bleiben stecken. Die Beatmung mit positivem Druck kann mehr Luft in die Venolen strömen lassen und die Verletzung verschlimmern (atmet Ihr Patient nicht, müssen Sie mit positivem Druck beatmen). Dieser Patient benötigt in jedem Falle eine Dekompressionsbehandlung in einer Druckkammer, unabhängig davon, wie lange die Verletzung schon besteht oder wie weit die Druckkammer entfernt ist. Bei der Behandlung in einer Druckkammer wird der Umgebungsdruck erhöht. Dadurch verringern die Gasblasen ihr Volumen, können durch die Kapillaren rutschen und über die Lunge abgeatmet werden. Eine Luftembolie kann selten auch die Herzkranzgefäße betreffen. Mögliche Folgen sind Herzinfarkt, Arrhythmien oder ein Herz-Kreislauf-Stillstand.

G.3 Dekompressionsverletzung

Die Dekompressionsverletzung wird durch eine andere Eigenschaft von Gasen ausgelöst. Das Gesetz von Henry beschreibt, dass Gase sich in einer Flüssigkeit proportional zu ihrem Druck lösen. Somit löst sich in 10 m Tiefe doppelt so viel Gas in einer Flüssigkeit wie auf Meereshöhe. Es bedeutet auch, dass Gas, welches in einer Tiefe von 10 m in einer Flüssigkeit gelöst wird, ausperlt, wenn diese Flüssigkeit aus der Tiefe aufsteigt. Ein gutes Beispiel dafür ist eine Flasche Mineralwasser mit Kohlensäure, die keine Luftblasen aufweist, solange sie verschlossen bleibt. Wird der Verschluss entfernt, fällt der Druck innerhalb der Flasche und wir sehen Kohlensäureblasen.

Stickstoff, der etwa 80 % unserer Atemluft ausmacht, löst sich gern in Blut und Fettgewebe. Atmet ein Taucher in der Tiefe Druckluft, löst sich Stickstoff im Blut und Fettgewebe. Dieses Gas wird beim Aufsteigen wieder frei. Der Taucher muss also langsam genug aufsteigen, damit er den Stickstoff über die Lungen abatmen kann. Die U.S. Navy hat eine Reihe von Dekompressionskarten entwickelt. Diese zeigen dem Taucher an, wie lange er auf einer bestimmten Tiefe verweilen kann, ohne beim Auftauchen verschiedene Dekompressionspausen durchlaufen zu müssen. Wenn den Dekompressionstabellen gefolgt wird, dürften sich beim Aufstieg theoretisch keine Stickstoffblasen im Blut bilden. Dies ist aber leider nicht immer der Fall, da die Tabellen mit Hilfe von Tauchern der U.S. Navy entwickelt wurden. Diese sind generell männlich, jung, gesund, gut trainiert und tauchten in Salzwasser. Heute gibt es allein in den USA etwa drei Millionen Sporttaucher, 300.000 neue kommen jedes Jahr hinzu. In Deutschland gab es in den letzten Jahren einen ähnlichen Boom, allein im Verband Deutscher Sporttaucher haben sich 73.000 Tauchbegeisterte zusammengeschlossen. Die Zahl der Gerätetaucher in Deutschland wird auf 300.000 bis 600.000 geschätzt. Sporttaucher sind allerdings nicht immer männlich, jung, gesund und gut trainiert. Sie sind häufig älter, nicht gut trainiert und nicht immer gesund. Ein besonderes Problem ist Übergewicht. Fettgewebe nimmt fünfmal mehr Stickstoff als Blut auf, übergewichtige Taucher benötigen deshalb längere Kompressionszeiten und kürzere Tauchgänge. Sporttaucher sollten sehr konservativ mit den Dekompressionstabellen umgehen, besonders wenn sie in Bergseen tauchen. Die größte Gefahr besteht, wenn ein Taucher, der längere Zeit in der Tiefe verbracht hat, einen Tauchunfall erfährt, in Panik verfällt und schnell auftaucht. Genauso wie Kohlensäureblasen in Champagner werden jetzt Stickstoffblasen in seinem Blut entstehen. Diese Verletzung unterscheidet sich von Barotraumen, kann aber zusammen mit allen oben genannten Syndromen zusammen auftreten. Sie ist regelmäßig bei Tauchern nach einem Beinaheertrinken zu beobachten die Symptome treten fast immer Minuten bis Stunden nach dem Tauchgang zu beobachten. Als allgemeine Regel können Sie sich merken: Symptome, die innerhalb von 10 min nach dem Auftauchen entstehen, stehen in Zusammenhang mit einer Luftembolie, bis das Gegenteil bewiesen ist. Symptome, die später als 10 min auftreten, haben als Ursache eine Dekompressionsverletzung, bis das Gegenteil bewiesen ist. Als spezieller Fall ist noch der Urlaubstaucher zu betrachten, der nach einem tiefen Tauchgang symptomlos ist und noch am selben Tag seinen Flug nach Hause antritt. Dieser Taucher kann während des Flugs Symptome entwickeln, weil der Kabinendruck nur zwei Drittel bis drei Viertel des üblichen Luftdrucks auf Meereshöhe beträgt. Die Symptome können erst auftreten, wenn der Taucher sich schon weit entfernt von seinem Urlaubsort aufhält. Deswegen sollten alle präklinisch Tätigen Grundkenntnisse über Tauchunfälle besitzen.

Dekompressionsverletzungen vom Typ 1

1. *Kutane Symptome („Bends der Haut")*: Millionen winziger Stickstoffblasen können sich in den Mikrogefäßen der Haut bilden. Diese verursachen juckende Hautirritationen, die rot und entzündet oder marmoriert mit einer tiefblauen Verfärbung im Zentrum aussehen können. Eine Behandlung der kutanen Symptome ist hier nicht notwendig. Der Zustand kann allerdings frühes Zeichen einer schwereren Dekompressionsverletzung sein, der Patient muss folglich überwacht werden. Geben Sie 100 % Sauerstoff und befördern Sie ihn in eine Einrichtung, in der eine Dekompressionsbehandlung durchgeführt werden könnte.

2. *Muskel- und Skelettsystem („Bends"):* In dieser Form präsentiert sich die Dekompressionsverletzung am häufigsten. Mehr als 85 % der Taucher mit Dekompressionskrankheit klagen über Schmerzen in den Gelenken. In Schultern und Knien sind Beschwerden am häufigsten, prinzipiell kann aber jedes Gelenk betroffen sein. Die Schmerzen sind in der Regel tief und unangenehm, zusätzlich kann eine dumpfe Taubheit um das Gelenk herum auftreten. Typischerweise gibt es keine weiteren Feststellungen. Der Schmerz kann häufig durch Druck von außen, z. B. durch das Aufpumpen einer Blutdruckmanschette, gemildert werden. Dieser Patient benötigt eine Dekompressionsbehandlung in einer Druckkammer. Es ist hierbei völlig unerheblich, wie lange die Verletzung schon besteht oder wie weit die Druckkammer entfernt ist.

Dekompressionsverletzungen vom Typ 2

Diese Syndrome sind deutlich ernster und können lebensbedrohlich sein. Es sind Notfälle, die eine schnelle Diagnose und Behandlung erfordern.

1. *Lunge („Chokes"):* Die in den Gefäßen der Lunge entstehenden Stickstoffblasen verursachen ähnliche Symptome wie Blasen im Interstitium der Lunge. Der Patient wird Husten entwickeln, dazu Thoraxschmerz und Atembeschwerden, gelegentlich auch Hämoptysis (Bluthusten). Die Zeichen und Symptome entwickeln sich meist innerhalb der ersten Stunde nach Auftauchen (50 %), können aber auch mit bis zu sechs Stunden, selten sogar mit bis zu 48 Stunden Verzögerung auftreten. Denken Sie an den Unterschied: Stickstoffblasen im pulmonalen Interstitium machen sich dagegen innerhalb der ersten Minuten nach dem Auftauchen bemerkbar. In jedem Fall benötigt Ihr Patient Sauerstoff und eine Dekompressionstherapie. Seien Sie auch hier mit positiver Druckbeatmung vorsichtig. Sie kann eine Luftembolie im Gehirn auslösen.

2. *Neurologisch:* Stickstoffblasen im Nervensystem können sich mit jeglichen Symptomen von Persönlichkeitsveränderungen bis hin zu lokalen neurologischen Ausfällen bemerkbar machen. Zeichen und Symptome, die das untere Rückenmark und die Steuerung der Harnblase betreffen, sind bei Weitem am häufigsten. Störungen der Harnblase sind so häufig, dass in früheren Zeiten Blasenkatheter als essenzielle Ausrüstung für Taucher angesehen wurden. Diese Patienten benötigen eine Dekompressionstherapie oder eine irreversible Lähmung wird die Folge sein.

G.4 Behandlung von Tauchverletzungen

Anamnese

1. *Art des Tauchens und benutzte Ausrüstung:* Dieser Punkt ist sehr wichtig. Denken Sie daran, dass Freitaucher keine Barotraumen der Lunge beim Auftauchen und keine Dekompressionsverletzung erleiden können. Aber alle Taucher können ertrinken. Die Behandlung von Beinaheertrinken unterscheidet sich in zahlreichen Punkten von der nach Dekompressionsverletzung oder Luftembolie.

2. *Tauchprofil:* Sie müssen feststellen, wo der Tauchgang stattfand, welche Tiefe aufgesucht wurde, wie viele Tauchgänge durchgeführt wurden, wie lang die Tauchzeit in der größten Tiefe war und ob Dekompressionsstopps im Wasser eingehalten wurden. Auch für Tauchgänge der letzten zwei Tage müssen Sie diese Informationen einholen.

3. *Medizinische Anamnese*: Lungenerkrankungen, die schlecht belüftete Lungenregionen verursachen (Asthma oder COPD), ziehen häufiger Barotraumen der Lunge nach sich.

4. *Wann genau traten die ersten Symptome auf*: Diese Information kann helfen, zwischen Barotraumen der Lunge und Dekompressionsverletzung zu unterscheiden.

5. *Komplikationen während des Tauchgangs*: Ging dem Taucher die Atemluft aus? Gab es einen Zwischenfall mit Meereslebewesen? Gab es einen Tauchunfall?

6. *Reisen nach dem Tauchen*: Das Reisen in größerer Höhe kann eine Dekompressionsverletzung herbeiführen.

Erste Maßnahmen

1. Folgen Sie dem standardisierten Vorgehen: ersten Abschnitt des ITLS-Algorithmus durchführen, lebensrettende Maßnahmen, Entscheidung zur Beförderung, Regelmäßige Verlaufskontrolle und Erweiterte Untersuchung.

2. Besteht die Möglichkeit von Barotraumen der Lunge oder Dekompressionsverletzung, so führen Sie keine Hyperventilation oder Druckbeatmung durch. Eine Beatmung mit positivem Druck ist nur bei vorliegendem Atemstillstand indiziert.

3. Achten Sie auf das Vorliegen einer Hypothermie (siehe Anhang D) bei allen Opfern von Tauchunfällen.

4. Patienten mit Luftembolie oder neurologisch einschränkender Dekompressionsverletzung sollten flach gelagert werden.

5. Alle Opfer von Tauchunfällen sollten 100 % Sauerstoff erhalten.

6. Schock und andere Verletzungen werden analog den üblichen Empfehlungen behandelt.

7. Wird eine Dekompressionskammer benötigt und Sie brauchen Informationen über die nächste Einrichtung, können Sie bei der *Divers Alert Hotline* in Deutschland rund um die Uhr Hilfe bekommen. Die Telefonnummer ist: 0431/54090.

ZUSAMMENFASSUNG

Ganz gleich, wie weit Sie vom nächsten See oder vom Meer entfernt leben, Sie können jederzeit zu einem Beinaheertrinken oder Tauchunfall gerufen werden. Behandeln Sie einen Patienten nach Beinaheertrinken, stehen die Vitalfunktionen (ABC) im Vordergrund, aber vergessen Sie nicht die Möglichkeit einer Hypothermie. Sollten Sie einen Patienten nach einem Barotrauma behandeln, folgen Sie nicht nur den Prinzipien von ITLS. Denken Sie auch an die Notwendigkeit einer angepassten Anamnese, die Lagerung Ihres Patienten, die Möglichkeit einer Hypothermie und die Gefahren einer Beatmung mit Druck.

ZUSAMMENFASSUNG

LITERATURHINWEISE

Clinchy, R., G. Egstrom, L. Fead. *Jeppeson's open water sport diving manual.* 5th ed. Englewood, CO: Jeppeson Sanderson, 1992, Seite 25–49.

Jeppeson, S. *Open Water Sport Diving Manual*, 4th ed., Seite 2, 25–49, Englewood, CO: Jeppeson Sanderson, 1984.

Kizer, K. „Dysbarism". In: J. Tintinalli (ed.), *Emergency Medicine.* 6th ed. New York: McGraw-Hill, 2003.

Anhang H
Rolle des präklinischen Personals bei der Prävention von Verletzungen

H.1 Epidemiologie von Verletzungen

Jeden Tag werden die Mitarbeiterinnen und Mitarbeiter der Rettungsdienste im Dienst unserer Gesellschaft tätig und bringen hochwertige, präklinische Medizin direkt an die Unfallstelle. Das ITLS-Curriculum wurde entwickelt, um die Prinzipien der präklinischen Hilfe zum Patienten zu bringen. In ITLS ausgebildetes Personal rettet so täglich in allen Teilen der Welt zahlreichen Menschen das Leben. 50 % der Menschen, die einer Verletzung erliegen, sterben jedoch leider direkt nach dem Ereignis. Deswegen werden Sie häufig nur an Einsatzstellen eintreffen, um festzustellen, dass Ihr Patient bereits tot ist oder auf Grund seiner Verletzungen keine Chance auf eine Rettung besteht. Diese Tatsachen unterstreichen die Forderung, das Trauma als eine vermeidbare Krankheit zu betrachten. Ihre Rolle geht bei dieser Betrachtung weit über die akute Behandlung Verletzter hinaus. Die gesamte Rettungsdienstorganisation ist aufgerufen, Verletzungen in der zu betreuenden Bevölkerung so weit wie möglich zu vermeiden.

Obwohl häufig unterschätzt sind Traumen ein weltweit existierendes, bedrohliches Gesundheitsproblem. In Deutschland sind Traumen die häufigste Todesursache im Alter zwischen einem und 44 Jahren. Durch Verletzungen werden mehr produktive Lebensjahre vernichtet als durch Krebs und Herzerkrankungen zusammen. In Deutschland summieren sich allein die volkswirtschaftlichen Kosten für Personenschäden nach Verkehrsunfällen auf 15,24 Milliarden Euro pro Jahr. Und dabei verursachen Verkehrsunfälle nur 31 % unserer Traumatoten und 5,1 % der Verletzten.

Verletzungen wurden in der Öffentlichkeit bisher als ein unabwendbarer „Akt Gottes", ein „Unfall" durch „Pech" oder als Teil eines Fehlverhaltens eines einzelnen Individuums wahrgenommen. In Wahrheit sind Verletzungen ein Gesundheitsproblem, dass sich wie klassische Infektionskrankheiten verhält. Traumen können durch demografische Verteilungen, saisonabhängige Variablen, epidemische Episoden und Risikofaktoren klassifiziert werden. Außerdem sind sie vorhersagbar und vermeidbar. Es besteht eine Analogie zwischen der Ursache einer Verletzung und der Ursache einer Infektionskrankheit, z. B. Malaria. ▶ Tabelle H.1 verdeutlicht, wie die Ursachen auf beide projiziert werden können.

Der Tradition gemäß wurde in medizinischen Ausbildungen stets die akute Behandlung von Verletzungen betont, das Konzept der Kontrolle und Vermeidung von Verletzungen wurde vernachlässigt. Ist es nicht bemerkenswert, dass Patienten mit kardialen Beschwerden praktisch

Tabelle H.1

Eine epidemiologische Gegenüberstellung von Verletzungen und einer klassischen Infektionskrankheit

Krankheit	Wirt	Agens	Vektor	Exposition
Malaria	Mensch	*Plasmodium vivax*	Moskito	Moskitostich
Verletzung	Mensch	Kinetische Energie	Fahrzeug	Kollision

immer nach Risikofaktoren wie Rauchen, Diabetes, Hypertension, Hypercholesterolämie und einer entsprechenden Familienanamnese gefragt werden? Diese Patienten werden in der Regel auch darüber informiert, wie sie ihre Risikofaktoren minimieren können. Wir als medizinisches Fachpersonal stehen in der Verantwortung, das Gleiche für verletzte Patienten zu tun. Neben der wichtigen Rolle in der akuten Behandlung haben wir als präklinisch Tätige die einzigartige Möglichkeit, die individuellen Risikofaktoren einzuschätzen, unsere Patienten am Ort der Verletzung zu untersuchen, wertvolle Informationen über Art und Erwerb der Verletzung an anderes Fachpersonal weiterzugeben und die uns anvertraute Öffentlichkeit in der Prävention zu schulen. Zusätzlich sehen wir häufig den „Beinahe"-Patienten, der ein Ereignis überlebt, welches auch leicht tödlich hätte ausgehen können. Solche Ereignisse sind für uns wertvolle Gelegenheiten, auf angemessene Weise Rat für die Prävention ähnlicher Situationen zu geben.

H.2 Was ist ein Trauma?

Trauma kann als jegliche Beschädigung des menschlichen Körpers durch Einwirken physikalischer Energie oder Fehlen von lebensnotwendigen Dingen wie Wärme oder Sauerstoff definiert werden. Es existieren fünf grundsätzliche Formen von Energie, die den Körper verletzen können: thermische, mechanische, elektrische sowie chemische Energie und Strahlung. Etwa drei Viertel aller Verletzungen werden durch akute Einwirkung von mechanischer oder kinetischer Energie nach Ereignissen wie Verkehrsunfällen, Stürzen und dem Gebrauch von Feuerwaffen verursacht. Beispiele für Verletzungen durch das Fehlen von Wärme oder Sauerstoff sind Erfrierungen und Beinaheertrinken. Die individuelle Toleranz für Verletzungen basiert auf Faktoren wie der physischen Größe, dem Alter und eventuell vorhandenen Erkrankungen.

Verletzungen wurden außerdem als das Zusammenspiel der drei Faktoren des epidemiologischen Dreiecks beschrieben: Wirt, Agens und Umgebung (▶ Abbildung H.1). Wirt ist hier der Mensch oder das Opfer, das Agens ist die Form der Energie und die Umgebung bietet für das Agens die Möglichkeit, auf den Wirt zu wirken. Die Umgebung kann dabei entweder schützend, und damit Verletzungen verhindernd, oder feindlich sein. Dann wird das Erleiden einer Verletzung durch die Umgebung gefördert (▶ Abbildung H.2).

Der Mechanismus, mit dem das Agens auf den Wirt übertragen wird, wird als Vektor bezeichnet. Bei einem Verkehrsunfall mit einem PKW ist das Fahrzeug der Vektor, mit dem die (kinetische) Energie auf den Wirt übertragen wird. Das kann jedoch nur passieren, wenn die Umgebung dieses erlaubt.

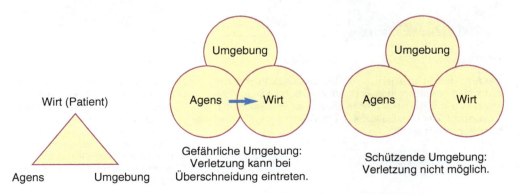

Abbildung H.1: Das epidemiologische Dreieck für Verletzungen.

Abbildung H.2: Das Zusammenspiel von Umgebung, Agens und Wirt.

Verletzungen können weiterhin als vorsätzlich und akzidentell klassifiziert werden. Vorsätzlich herbeigeführte Verletzungen werden z. B. durch tätliche Angriffe, Selbsttötungen oder Mord verursacht. Akzidentelle Verletzungen können durch Stürze, Verkehrsunfälle und Verbrennungen herbeigeführt werden. Manchmal ist es schwierig, zwischen akzidentell erlittener und vorsätzlich herbeigeführter Verletzung zu unterscheiden. Auch durch die tatsächliche Art der Verletzung (z. B. eine Fraktur oder ein Schädel-Hirn-Trauma), durch den Verletzungsmechanismus (zum Beispiel ein Sturz oder ein Verkehrsunfall) oder durch die Risikogruppe (zum Beispiel Kleinkinder, Teenager oder Senioren) können Klassifizierungen vorgenommen werden.

H.3 Ursache und Prozess einer Verletzung

Verletzungen entstehen, wenn ein Mensch so großen Mengen von Energie ausgesetzt ist, dass seine individuelle Toleranzschwelle gegenüber Verletzungen überschritten wird. In den meisten Fällen wird diese Energie übertragen, während der Betroffene spezielle Tätigkeiten ausführt. Die individuelle Leistungsfähigkeit bestimmt dabei, ob es während der Tätigkeit zu einer Verletzung kommt. Jedes Mal, wenn die individuelle Leistungsfähigkeit unter den gestellten Anforderungen liegt, besteht die Gefahr, dass Energie auf den Körper des Betroffenen einwirkt (▶ Abbildung H.3). Zum Beispiel können einem betrunkenen Fahrer die notwendigen Fähigkei-

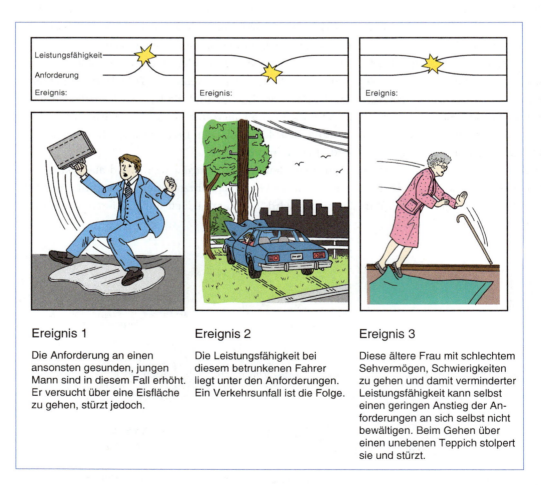

Ereignis 1

Die Anforderung an einen ansonsten gesunden, jungen Mann sind in diesem Fall erhöht. Er versucht über eine Eisfläche zu gehen, stürzt jedoch.

Ereignis 2

Die Leistungsfähigkeit bei diesem betrunkenen Fahrer liegt unter den Anforderungen. Ein Verkehrsunfall ist die Folge.

Ereignis 3

Diese ältere Frau mit schlechtem Sehvermögen, Schwierigkeiten zu gehen und damit verminderter Leistungsfähigkeit kann selbst einen geringen Anstieg der Anforderungen an sich selbst nicht bewältigen. Beim Gehen über einen unebenen Teppich stolpert sie und stürzt.

Abbildung H.3: Die Beziehung zwischen Leistungsfähigkeit und Anforderung beim Erleiden einer Verletzung.

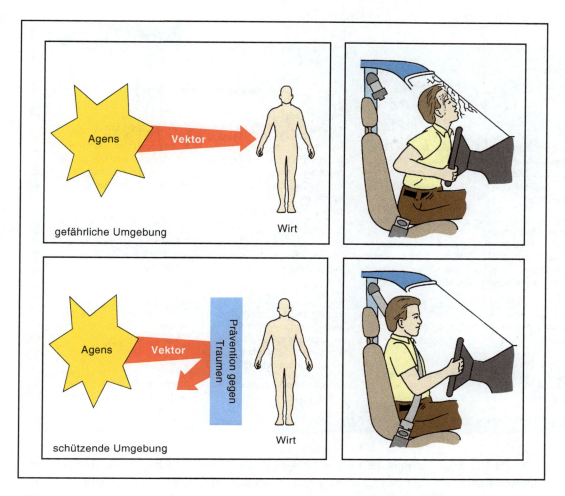

Abbildung H.4: Die Rolle von Kontrolle und Prävention bei der Herstellung einer schützenden Umgebung.

ten zum Steuern eines Fahrzeugs fehlen. Es kann zur Kollision kommen. Resultat der Kollision ist das Entstehen von Energie, die auf den Fahrer übertragen wird und Verletzungen nach sich ziehen kann. In einer nicht schützenden Umgebung wird diese Energie auch auf den Fahrer übertragen, Verletzungen entstehen.

Die Umgebung kann den Betroffenen aber auch vor dem Erleiden einer Verletzung schützen, z. B. durch Leitplanken oder Gurtsysteme (▶ Abbildung H.4).

Die Analyse von Verletzungsereignissen

Ein Verletzungsereignis kann in drei einzelne Phasen eingeteilt werden: die Phase vor der Verletzung, das verletzende Ereignis und die Phase nach der Verletzung. In jeder dieser Phasen können Wirt, Vektor und die Umgebung zum Prozess der Verletzung beitragen. Gewisse Faktoren in der Phase vor der Verletzung können die Entstehung verletzender Energie erst ermöglichen oder deren Entstehung komplett verhindern. In der Phase, in der Menschen ihre Verletzung erleiden, treten Faktoren zu Tage, welche die Übertragung von Energie auf den Wirt verringern oder verstärken können. Gewisse Faktoren nach dem Erleiden einer Verletzung können die Folgen mildern oder schwere Auswirkungen begünstigen. Das präklinisch tätige Personal hat hierbei eine Schlüsselrolle: Wir sind es, die nach einem Ereignis schnelle und qualitativ hochwertige Hilfe leisten müssen.

Die Analyse der drei Phasen eines traumatologischen Ereignisses mit den Unterteilungen Wirt, Fahrzeug und Umgebung kann mit einer Matrix nach Haddon durchgeführt werden.

Tabelle H.2

Matrix nach Haddon

Phasen	Faktoren			
	Wirt	Fahrzeug	Physische Umgebung	Soziokulturelle Umgebung
Vor dem Ereignis	Beeinträchtigte Kapazitäten durch Alkohol, Alter, schlechtes Sehvermögen, Erschöpfung, Unerfahrenheit, schlechtes Urteilsvermögen	Defekte Bauteile (Bremsen, Reifen), schlechte Wartung, dreckige Scheiben, mangelhafte Bremsleuchten	Schmale Fahrbahn, schlechte Beleuchtung, Biegung und Neigung der Straße, Art des Straßenbelags, Wetterbedingungen, geteilte Fahrbahnen, Sichtbarkeit von Gefahren, Straßensignale	Einstellungen zum Fahren unter Alkoholeinfluss, Gesetze, Geschwindigkeitsbegrenzungen, Programme zur Prävention von Verletzungen
Ereignis	Toleranz des Körpers gegenüber Energie, Verletzungsschwelle durch Altern, chronische Erkrankungen (Osteoporose), Nutzung von Sicherheitsgurten	Position, Härte und Schärfe von Kontaktflächen (Armaturenbrett, Lenkrad), automatische Gurtsysteme, Fahrzeuggröße	Erholungsmöglichkeiten, Leitplanken, feste Objekte (Bäume, Telefonmasten), Mittelleitplanken, Ausbau der Straßenseiten	Einstellungen zur Benutzung von Sicherheitsgurten, Durchsetzung von Vorschriften zur Nutzung von Kindersitzen
Nach dem Ereignis	Ausmaß der Verletzung, Wissen über Erste Hilfe, körperliche Verfassung und Alter	Integrität des Fahrzeugtanks, Einklemmung von Beteiligten	Zugang zum Rettungsdienstsystem, Qualität der Maßnahmen, Verfügbarkeit von Geräten zur Befreiung aus Einklemmung, Programme zur Rehabilitation	Training des präklinisch tätigen Personals, Vorhandensein von Traumasystemen
Ergebnis	Körperliche und geistige Behinderung	Kosten für die Reparatur	Schäden an der Umgebung	Kosten für Rechtsberatung, Kosten für die Gesellschaft (Verlust von Leben und Einkommen)

▶ Tabelle H.2 zeigt ein Beispiel für die Analyse eines Verkehrsunfalls. Dieses Werkzeug ist äußerst nützlich, um Faktoren für einen günstigen Verlauf nach einer Verletzung zu identifizieren. Weiterhin ist es dadurch hilfreich, dass es unser Wissen über Präventionsstrategien vertieft. Außerdem zeigt es auf, dass die meisten Verletzungen kein Zufallsprodukt sind, sondern das Ergebnis einer Reihe in Verbindung stehender, kausaler Faktoren.

H.4 Kontrolle und Prävention von Verletzungen

Das vermutlich wichtigste Prinzip, auf dem Kontrolle und Prävention von Verletzungen basieren, ist folgendes: Verletzungen sind eine Krankheit, die durch die Vermeidung des Übertragens von Energie auf ein Individuum verhindert werden kann. Das Ziel der *primären Prävention* von Verletzungen ist die Vermeidung einer Verletzung. Beispiele hierzu sind das Tragen von Sicherheitsgurten in Fahrzeugen, Helmpflicht für Motorrad- und Fahrradfahrer oder das Installieren von Rauchmeldern. Die Strategie, die darauf abzielt, weitere Schäden oder den Tod nach der initialen Verletzung abzuwenden, heißt *sekundäre Prävention*. Alle präklinisch Tätigen praktizieren sekundäre Prävention durch das Schaffen freier Atemwege, einer adäquaten Atmung, ausreichenden Kreislaufs und der Bewegungseinschränkung der Wirbelsäule sowie einer schnellen Beförderung in eine geeignete Klinik.

Die Beobachtung von Verletzungen

Daten aus der Beobachtung des Auftretens von Verletzungen bilden die Basis aller Programme zur Kontrolle von Verletzungen. Akkurate und detaillierte Daten werden benötigt, um nicht nur das Auftreten spezieller Verletzungen zu beobachten, sondern auch Aussagen über die demografische Verteilung, die Ursachen, Risikofaktoren und viele weitere Faktoren, die zu einer Verletzung führen, machen zu können. Präklinisch erhobene Daten wie Einsatzort, Verletzungsmechanismus und Faktoren, die den Wirt, das Agens und Umgebungsfaktoren betreffen, werden benötigt. Sie müssen den Verletzungsmechanismus genau dokumentieren. Dies sollte Informationen über das Ausmaß von Zerstörungen an Fahrzeugen beinhalten (zerstörte Frontscheibe oder ein deformiertes Lenkrad). Beschreibungen des genauen Einsatzorts und der dort vorgefundenen Zustände können zum Auffinden eines gefährlichen Straßenabschnitts oder eines gefährlichen Spielplatzes, an denen regelmäßig Verletzungen auftreten, entscheidend beitragen.

Risikofaktoren

Verletzungen sind keine Zufallsprodukte. Spezielle Bevölkerungsgruppen, z. B. Männer, Alkoholabhängige und bestimmte Altersgruppen, haben ein höheres Risiko für Verletzungen als andere. Der so genannte Risikofaktor ist eine Variable, die es für ein bestimmtes Individuum wahrscheinlicher macht, verletzt zu werden. Wir können Verletzungen verhindern, indem wir Risikofaktoren minimieren oder beseitigen. Ein Beispiel für einen Risikofaktor ist das Konsumieren von Alkohol oder Drogen während des Fahrens eines PKW. Eine Hochrisikogruppe ist definiert als eine ausgewählte Gruppe der Bevölkerung, die ein höheres Risiko aufweist, verletzt zu werden, als der Rest der Bevölkerung. Diese Gruppe kann regelmäßigen Gefahren ausgesetzt sein, ist nicht in der Lage, Risiken zu vermeiden, oder hat eine geringere Verletzungsschwelle. Junge Männer sind z. B. eine Gruppe, von der bekannt ist, eher in eine Fahrzeugkollision verwickelt zu werden als der Rest der Bevölkerung.

Präventive Maßnahmen

Die Matrix nach Haddon kann genutzt werden, um die Faktoren, die das Ausmaß einer Verletzung bei speziellen Ereignissen beeinflussen, zu identifizieren. Einige dieser Faktoren können durch Präventionsprogramme verbessert werden oder es können Maßnahmen entwickelt werden, die das Ausmaß der erlittenen Verletzungen mildern.

Es gibt grundsätzlich drei Arten der Intervention: Bildung, Zwang oder Entwicklung. Diese Maßnahmen können weiter in aktive oder passive eingeteilt werden. Aktive erfordern, um schützend zu wirken, eine Verhaltensänderung durch ein Individuum. Bildungsprogramme zur Nutzung von Sicherheitsgurten oder zur Installation von Rauchdetektoren sind Beispiele für aktive Maßnahmen. Sie zielen auf eine Verhaltensänderung zum Gewinn eines höheren Selbstschutzes ab. Diese Programme können die öffentliche Aufmerksamkeit positiv beeinflussen, erreichen aber oft diejenigen nicht, die das höchste Risiko von Verletzungen tragen: sozial schwache und bildungsferne Bevölkerungsgruppen. Gesetze, die das Fahren unter Alkoholeinfluss verbieten oder Motorradfahrer zum Tragen von Helmen zwingen, sind weitere Beispiele für aktive Interventionen, die auf eine Verhaltensänderung hinarbeiten. Allerdings wird die Einführung eines Gesetzes nicht unbedingt dazu führen, dass es durch die Behörden auch durchgesetzt wird oder die Bevölkerung sich danach richtet. Leider spielt, trotz relativ strikter Gesetze, Alkohol noch immer eine Rolle in jedem fünften Verkehrsunfall mit Toten und jedem zehnten mit Schwerverletzten. Aktive Bildungsmaßnahmen und Zwang sind effektiver, wenn sie kombiniert werden.

Passive Maßnahmen bieten automatischen Schutz und sind generell effektiver als aktive Maßnahmen, weil sie keine Änderung des Verhaltens erfordern. Modifikationen beim Herstellen und Entwickeln von Fahrzeugen und der Umgebung, in der sie genutzt werden, haben Auftreten und Ausmaß von Verletzungen sehr stark reduziert. Die Einführung von Airbags und weicheren Armaturenbrettern hat die Zahl im Straßenverkehr Verletzter und Getöteter deutlich verringert. Es wurde weiterhin festgestellt, dass Verbesserungen der Straßen ebenfalls geeignet sind, Verkehrsunfälle zu vermeiden.

Das Entwickeln von Maßnahmen Sie möchten jetzt in Ihrer Region in der Prävention tätig werden. Sehr gut! Es ist vorher jedoch notwendig, über potenzielle Fallstricke, aber auch Erfolgszutaten informiert zu sein, bevor Programme zur Prävention von Verletzungen entwickelt werden. Viele Programme sind schwierig einzuführen, kostspielig und benötigen Ressourcen, die in betroffenen Gemeinden oft limitiert sind. Die folgenden Empfehlungen werden bei der Wahl von Aktivitäten zur Prävention von Verletzungen helfen:

1. Alle Anstrengungen sollten auf Ereignisse zielen, die regelmäßig in der Gemeinde stattfinden oder aus denen schwere Verletzungen hervorgehen. In manchen Regionen sind dies z. B. Gebäudebrände, in anderen Verkehrsunfälle.

2. Begegnen Sie dem Problem mit Maßnahmen, für die bereits ein Maßnahmenkatalog existiert und der für die Lösung des Problems auch geeignet ist. Konzentrieren Sie sich auf limitierte, konkrete Lösungen für spezifische Probleme und vermeiden Sie diffuse, generelle Ansätze. Beispiele für direkte, spezifische Lösungen sind brandsichere Zigaretten und die Installation von Rauchmeldern gegen Wohnungsbrände und deren Auswirkungen oder das Tragen von Helmen gegen Schädel-Hirn-Verletzungen nach Fahrradunfällen.

3. Sorgen Sie dafür, dass die Maßnahmen so simpel wie irgend möglich sind, um eine hohe Akzeptanz in der Bevölkerung zu erreichen und Fehlbedienungen zu vermeiden.

4. Sie müssen eine kritische Masse öffentlicher Aufmerksamkeit erreichen, am besten durch eine breite Unterstützung durch die Basis einer Gemeinde oder Bevölkerungsschicht, Gesetzgebung, Erzwingung und professionelle Aktionen. Präklinisch Tätige sollten die klassischerweise guten Beziehungen zu lokalen und regionalen politischen Führungskräften suchen, um effektive Präventionsprogramme aufzubauen.

5. Treiben Sie die Institutionalisierung Ihres Programms über den oft ehrenamtlichen Anfangsstatus voran. Programme zur Prävention von Verletzungen sollten eine ständige Komponente von Rettungsdienstsystemen sein.

▶ Tabelle H.3 zeigt Beispiele für spezifische Maßnahmen, die grundsätzlich als sinnvoll angesehen werden.

Die Rolle des präklinisch tätigen Personals bei der Prävention von Verletzungen In vier verschiedenen Bereichen können Sie Zeichen setzen und helfen, weitere Verletzungen innerhalb Ihrer Gemeinde zu vermeiden:

1. *Sekundäre Prävention am verletzten Patienten:* Medizinisch ausgebildetes Personal, wie z. B. ITLS-Anwender, sind das initiale Kettenglied in einem funktionierenden Traumasystem. Durch schnelle, angemessene Hilfe werden jedes Jahr viele Leben gerettet.

2. *Bildung innerhalb der Gemeinde, primäre Prävention:* Als respektierte und glaubwürdige Mitglieder Ihrer Gemeinde haben gerade Sie die Möglichkeit, primäre Prävention zu betreiben, da Sie regelmäßig mit Verletzten und deren Angehörigen in Kontakt treten. Gering Verletzte und ihre Angehörigen und Freunde können aufgeklärt werden, wie aktuelle und auch zukünftige Verletzungen vermieden werden können. Beispiele sind, die Öffentlichkeit zum Tragen von Helmen auf Fahrrädern, Motorrädern und ATV zu bewegen oder für das Anlegen von Sicherheitsgurten und das Benutzen von Kindersitzen in PKW zu werben. Durch die Möglichkeit, einen Einsatzort wirklich einschätzen zu können, können Sie spezielle Präventionsmaßnahmen direkt bei betroffenen Familien ansprechen, wie z. B. die Kindersicherheit in einer Wohnung zu verbessern ist oder wie ältere Menschen Stürzen

Tabelle H.3
Beispiele verletzungsspezifischer Präventionsmaßnahmen

Verletzendes Ereignis	Risikogruppe	Beispiele verletzungsspezifischer Maßnahmen
Beinaheertrinken	Zwei- bis fünfjährige männliche Kinder	Installation von mindestens 1 m hohen Zäunen mit selbstschließender Tür um Schwimmbecken herum, Bewegungsmelder am Wasser, Schwimmunterricht, „Nicht-springen"-Zeichen bei flachem Wasser, einfacher Zugang zum Rettungsdienstsystem
Fahrrad fahren	Fünf- bis zwölfjährige männliche Kinder	Zum Tragen von Schutzhelmen ermutigen, Reflektoren tragen, Fahrradwege einrichten, Schulprogramme zum Verhalten im Straßenverkehr
Vergiftungen	Ein- bis fünfjährige Kinder	Kindersichere Verpackungen für Medikamente nutzen, Sicherheitsschlösser am Medikamentenschrank anbringen
Stürze	Senioren mit schlechtem Sehvermögen oder gestörtem Gleichgewichtssinn	Teppichläufer entfernen, Nachtlichter installieren, Handgeländer an Treppen installieren, einfacher Zugang zum Rettungsdienstsystem

vorbeugen können. Angehörige von Feuerwehren und Hilfsorganisationen stehen häufig in engem Kontakt zu Fördervereinen oder anderen gemeinnützig tätigen Gruppen. Diese sind ausgezeichnete Multiplikatoren und sollten als Unterstützer für Präventionsprogramme gewonnen werden.

3. *Gesetzgebung:* Das Tragen von Sicherheitsgurten und brandsichere Zigaretten sind exzellente Beispiele aus den USA für mögliches Engagement des präklinisch tätigen Personals in der Gesetzgebung. Die Gesetze zum Tragen von Sicherheitsgurten in PKWs gehen direkt auf das Engagement von Rettungsdienstpersonal zurück und haben die Zahl der Toten nach Verkehrsunfällen deutlich reduziert. Auch die Entwicklung von brandsicheren Zigaretten wurde durch Rettungsdienstpersonal angeregt. Sie waren die Ersten, denen auffiel, dass die meisten Wohnungsbrände durch Rauchen ausgelöst wurden. Präklinisch Tätige sind häufig die Ersten, die neue Verletzungsmuster oder Risikogruppen erkennen. Durch das Übermitteln dieser Informationen an zuständige Stellen können neuartige Präventionsprogramme entwickelt werden.

4. *Forschung/Beobachtung:* Die genaue Dokumentation der Umstände einer Verletzung wie z. B. demografische Faktoren, der Ort, der Verletzungsmechanismus und vergesellschaftete Risikofaktoren sind wichtig. Nur so können Probleme identifiziert und neue Präventionsstrategien entwickelt werden. Geben Sie wichtige Informationen, wie z. B. über die notorisch unsichere Straßenkreuzung, einen unsicheren Spielplatz oder einen Steinbruch mit offensichtlich geringen Arbeitsschutzmaßnahmen, an die richtigen Stellen und Behörden weiter. Diese Informationen können nicht nur zur Vermeidung von Verletzungen führen, sondern auch die oft folgenden Behinderungen oder der Tod können dadurch vermieden werden.

ZUSAMMENFASSUNG

Alle präklinisch tätigen Personen sind ein wichtiger Faktor bei der Entwicklung von Präventionsstrategien. Ihre Interaktion mit der Öffentlichkeit ist eine Chance, primäre und sekundäre Prävention zu praktizieren. Als Teil des Gesundheitssystems geben Sie wichtige Informationen an Ärzte und Pflegepersonal weiter. Diese Informationen sind nicht nur für die akute Behandlung wichtig, sondern auch für die Forschung. Der Epidemie von Verletzungen kann nur ausreichend begegnet werden, wenn alle, medizinisches Personal, betroffene Gesellschaftsschichten und Gesetzgeber, gemeinsam daran arbeiten, die Zahl der auftretenden Verletzungen zu minimieren.

LITERATURHINWEISE

American College of Emergency Physicians. *Guidelines for Trauma Care Systems.* Dallas, TX: The College, September 16, 1992.

Baker, S., B. O'Neill, M. J. Ginsburg und G. Li. *The Injury Fact Book.* New York: Oxford University Press, 1992.

Bundesanstalt für Arbeitsschutz und Arbeitsmedizin. „Unfalltote und Unfallverletzte 2004 in Deutschland." Dortmund: *Unfallstatistik*, 2005

Bundesanstalt für Straßenwesen. „Volkswirtschaftliche Kosten durch Straßenverkehrsunfälle in Deutschland 2004." Bergisch Gladbach: *BASt-Info 02/06*, 2006.

Centers for Disease Control and Prevention. *Injury Control in the 1990s: A National Plan for Action.* Atlanta, GA: The Centers, 1993.

Centers for Disease Control and Prevention. *Setting the National Agenda for Injury Control in the 1992s: Position Papers from the third National Injury Control Conference.* Atlanta, GA: The Centers, 1992.

Christoffel, T. und S. P. Teret. *Protecting the Public, Legal Issues in Injury Prevention.* New York: Oxford University Press, 1993.

Committee on Trauma Research, Comission on Life Sciences, National Research Council, and the Institute of Medicine. *Injury in America: A Continuing Public Health Problem.* Washington, DC: National Academy Press, 1985.

Kaalbfleisch, J. und F. Rivera. „Principles in Injury Control: Lessons to Be Learned from Child Safety Seats." *Pediatric Emergency Care* (1989), Seite 131–134.

Martinez, R. „Injury Control: A Primer for Physicians." *Annals of Emergency Medicine*, Vol. 19 (1990), Seite 72–77.

The National Committee for Injury Prevention and Control. *Injury Prevention: Meeting the Challenge.* New York:Oxford University Press, 1989.

Wilson, M. H. und andere. *Saving Children, A Guide to Injury Prevention.* New York: Oxford University Press, 1991.

Anhang I
Massenanfall von Verletzten und Sichtung

Lernziele für ITLS-Advanced-Anwender

Nach dem Lesen dieses Abschnitts sollten Sie in der Lage sein:

1. Katastrophe und MANV oder Massenanfall von Erkrankten zu definieren.
2. Die Grundsätze der Sichtung (Triage) nach START und ITLS-POST zu beschreiben.
3. Die Modifikationen des ITLS-Algorithmus beim MANV darzustellen.
4. Grundsätze zur Ordnung des Raumes wiederzugeben.

Unfallereignisse mit mehreren betroffenen Menschen sind häufig traumatologischer Natur. Die Grundsätze von ITLS gelten selbstverständlich auch bei größeren Schadensereignissen mit mehreren Verletzten. Dieser Abschnitt dient dazu, einheitliche Definitionen zu geben und die notwendigen Anpassungen des ITLS-Algorithmus für den MANV darzustellen. Er erhebt jedoch nicht den Anspruch, Lehrbücher zu diesem Thema zu ersetzen.

I.1 Definitionen

- *MANV:* Massenanfall von Verletzten bzw. Erkrankten. Notfall mit einer größeren Anzahl von Verletzten oder Erkrankten sowie anderen Geschädigten und Betroffenen, der mit der vorhandenen oder einsetzbaren Vorhaltung des Rettungsdienstes aus dem Rettungsdienstbereich versorgt werden kann (DIN 13050).
- *Großschadensereignis:* Ein Ereignis mit einer so großen Zahl an Verletzten oder Erkrankten sowie anderen Geschädigten und Betroffenen, dass es mit der vorhandenen oder einsetzbaren Vorhaltung des Rettungsdienstes aus dem Rettungsdienstbereich nicht bewältigt werden kann (DIN 13050).
- *Katastrophe:* Ein über das Großschadensereignis hinausgehendes Ereignis mit einer wesentlichen Zerstörung der örtlichen Infrastruktur, speziell der medizinischen Versorgungseinrichtungen. Es kann im Rahmen der medizinischen Versorgung mit den Mitteln und Einsatzstrukturen des Rettungsdienstes alleine nicht bewältigt werden (DIN+13050).
- *Führungsgrundsätze:* Sie kennzeichnen den Rahmen der Führung, zum Beispiel für die sinnvolle Einteilung der Kräfte unter Berücksichtigung von Zeit, Raum und Material mit dem Ziel der optimalen Auftragserfüllung.
- *Sichtung:* Ärztliche Beurteilung und Entscheidung über die Priorität der Versorgung von Patienten hinsichtlich Art und Umfang der Behandlung sowie Zeitpunkt, Art und Ziel des Transports (DIN 13050). Gesichtete Patienten erhalten eine Anhängekarte. Hiermit kann die Priorität anhand von vier Farben für alle am Einsatz Beteiligten kenntlich gemacht werden. Die vier Farben sind in der Reihenfolge der Priorität (von hoch zu niedrig): rot, gelb, grün und blau.
- *Organisatorischer Leiter:* Abgekürzt OrgL. Eine im Rettungsdienst erfahrene Person, welche den LNA (Leitender Notarzt) beim MANV unterstützt und organisationstechnische

Führungs- und Koordinationsaufgaben übernimmt. Sie verfügt über eine entsprechende Qualifikation mit dem Schwerpunkt Führung. Der OrgL wird von der zuständigen öffentlichen Stelle berufen (DIN 13050).

- *Leitender Notarzt:* Abgekürzt LNA. Ein im Rettungsdienst erfahrener Notarzt, der im MANV alle medizinischen Maßnahmen zu leiten hat. Der LNA übernimmt medizinische Führungs- und Koordinationsaufgaben. Er verfügt über eine entsprechende Qualifikation mit dem Schwerpunkt Führung. Der LNA wird von der zuständigen öffentlichen Stelle berufen (DIN 13050).

- *Schnelleinsatzgruppe:* Abgekürzt SEG. Dies ist eine Gruppe von ausgebildeten Helferinnen/Helfern. Sie ist so ausgebildet und ausgestattet, dass sie bei einem Großschadensereignis oder außergewöhnlichen Ereignissen Verletzte, Erkrankte sowie andere Geschädigte oder Betroffene versorgen kann (DIN 13050).

- *Patientenablage:* Eine Stelle an der Grenze zum Gefahrenbereich, an der Verletzte oder Erkrankte gesammelt und soweit möglich erstversorgt werden. Von dort werden die Patienten dem Rettungsdienst zum Transport an einen Behandlungsplatz übergeben (DIN 13050).

- *Behandlungsplatz:* Eine Einrichtung mit einer vorgegebenen Struktur, an der Verletzte oder Erkrankte nach Sichtung notfallmedizinisch versorgt werden können. Von hier erfolgt der Transport in weiterführende medizinische Versorgungseinrichtungen (DIN 13050).

- *Führungsspanne:* Hieraus leitet sich die 2-5-Regel ab. Sobald zwei Führungskräfte gleicher Ebene an einer Einsatzstelle tätig werden, muss eine übergeordnete Führungskraft eingesetzt werden. Ein weiterer Grundsatz ist, dass eine Führungsperson nicht mehr als fünf Einheiten führt. Wird diese Zahl überschritten, müssen Einsatzabschnitte gebildet werden. In den Führungsstrukturen der Feuerwehren ist dieses Konzept umgesetzt.

I.2 Grundsätzliches

Für den Rettungsdienstmitarbeiter ist es nicht ungewöhnlich, mehr als einen Patienten an einem Unfallort vorzufinden. Die Einsatzstrategien des Alltags sind jedoch auf den einzelnen Patienten ausgerichtet. Beachtung des Eigenschutzes sowie Organisation des Raumes und der Einsatzmittel sollten selbstverständlich sein. Nicht anders ist es beim MANV. Die Organisation der Einsatzmittel und der Einsatzstelle ist hier ausschlaggebend für die Effektivität der gesamten Einsatzabwicklung. Die Anwendung des Führungsvorgangs (DV 100: Führen und Leiten im Einsatz): Lage erkunden – beurteilen – Entschluss fassen – Befehl geben – Erfolg überprüfen/beurteilen – neuen Entschluss fassen etc. ist hier gefordert.

I.3 Ersteintreffendes Rettungsmittel

Das ersteintreffende Rettungsmittel am Einsatzort bei einem MANV legt den Grundstein für den Erfolg der Einsatzabwicklung. Bereits bei der Annäherung an den Einsatzort muss ein Aufstellort gewählt werden, der weder nachrückende Kräfte noch das eigene Abrücken behindert. Vor dem Verlassen des Fahrzeugs erfolgt eine erste Rückmeldung. Das Team begibt sich unter Beachtung des Eigenschutzes an die Einsatzstelle und führt eine erste Lageerkundung durch. Hierbei wird keinerlei Behandlung durchgeführt. Es werden vielmehr die Gefahren der Einsatzstelle, der Verletzungsmechanismus und die Anzahl der Verletzten festgestellt. Mit diesen Informationen erfolgt dann eine qualifizierte Rückmeldung an die Leitstelle mit einer Nachforderung der erforderlichen Kräfte und Fachdienste. Es ist die Einrichtung eines Rettungsmittelhalteplatzes in abgesetzter Lage zum Einsatzort zu erwägen. Nachrückende Kräfte werden vom Team des ersten RTW eingewiesen. Die genaue Aufgabenverteilung der ersteintreffenden Kräfte sollte lokal festgelegt und aufgeschrieben werden. Das ersteintreffende Rettungsmittel übernimmt beim MANV bis zum Eintreffen des medizinischen Führungspersonals (OrgL und LNA) deren Führungsposition.

I.4 Sichtung

Sichtungen sollten mit einem standardisierten, aufgeschriebenen und trainierten Sichtungswerkzeug durchgeführt werden. Die Sichtung beinhaltet auch eine Einteilung der Verletzungsschwere und damit der Priorität der Behandlung. Folglich muss das gewählte Werkzeug so beschaffen sein, dass eine Unterschätzung des Patientenzustands (Patient wird als gesünder eingestuft, als er tatsächlich ist) genauso vermieden wird wie eine Überschätzung (Patient wird als kranker eingestuft, als er eigentlich ist). Ersteres könnte den vermeidbaren Tod von Menschen nach sich ziehen, Letzteres wird die in diesem Fall ohnehin knappen Ressourcen unnötig belasten.

ITLS empfiehlt das START-System zu verwenden. Das System wurde mit dem Namen *Simple Triage and Rapid Treatment* (Übersetzt etwa „Einfache Sichtung und Schnelle Behandlung") bereits 1983 entwickelt und ist derzeit das auf der Welt am weitesten verbreitete Sichtungswerkzeug (▶ Abbildung I.1 zeigt die durch die Konsensuskonferenz des Bundesministeriums des Innern modifizierte Version mSTART.). Es ist in seiner Anwendbarkeit und dem Ergebnis bezüglich Unter- und Überschätzung des Patientenzustands allen anderen Algorithmen überlegen. In Deutschland wird es in leicht abgewandelter Form z. B. von der Berliner Feuerwehr und der Berufsfeuerwehr München verwendet.

Ablauf mSTART

Wird das Ablaufschema angewendet, muss zunächst die Einsatzstelle bewertet werden. Die Einschätzung der Einsatzstelle wird wie gewohnt durchgeführt, die Anzahl aller Betroffenen zunächst geschätzt. Aus traumatologischer Sicht empfiehlt sich, vor der Einzelsichtung von Patienten eine Sichtungsreihenfolge im Sinne einer Gruppensichtung zu etablieren. Bei den sich daraus ergebenden Patientengruppen wird die mutmaßlich am geringsten verletzte Gruppe (gehfähige Patienten) zuletzt untersucht, während die am schwersten verletzte Gruppe (Patienten können keine Aufforderungen befolgen) zuerst untersucht wird.

Bei der primären Sichtung wird nun jeder einzelne Patient eingeschätzt. Die Patienteneinschätzung folgt den üblichen notfallmedizinischen Grundsätzen, wobei zur Bestimmung der Sichtungskategorie einfach messbare Vitalparameter herangezogen werden. Zunächst untersuchen Sie die Atemfrequenz. Liegt sie beim Erwachsenen trotz Freimachen der Atemwege bei null, fällt der Betroffene in die blaue Kategorie und hat damit die niedrigste Priorität. Atmet der Betroffene langsamer als zehnmal oder schneller als 30-mal pro Minute, bekommt er eine rote Anhängekarte und erhält die höchste Priorität. Liegt die Atemfrequenz zwischen den oben genannten Werten, untersuchen Sie die Kreislaufsituation. Tasten Sie keinen Puls an der A. radialis, jedoch einen an der A. carotis, fällt der Patient in die rote Kategorie. Ist kein zentraler Puls tastbar, erhält der Patient die niedrigste Kategorie. Können Sie einen Radialispuls tasten, wird das Bewusstsein eingeschätzt. Führen Sie zwei einfache Tests durch. Fordern Sie den Betroffenen z. B. zu einer einfachen Tätigkeit auf und lassen Sie ihn seinen Wohnort nennen. Können einer oder beide Tests nicht durchgeführt werden, ordnen Sie ihn in die rote Kategorie ein.

Sind die drei Untersuchungsschritte Atemfrequenz, Kreislaufstatus und Bewusstsein durchlaufen und der Betroffene konnte noch nicht eingeordnet werden, müssen die einzelnen Verletzungen untersucht werden. Finden Sie bestimmte, im Algorithmus definierte Verletzungen, bekommt der Patient eine gelbe Anhängekarte. Liegen diese nicht vor, erhält er eine grüne Karte.

Der Algorithmus wurde entwickelt, damit auch minimal trainiertes Personal sichere Entscheidungen treffen kann. Eine Sichtung und Kategorisierung eines Betroffenen sollte mit Hilfe des START-Algorithmus nicht länger als 1 min dauern, in den meisten Fällen werden Sie sogar deutlich weniger Zeit benötigen. Zu beachten ist außerdem, dass sich jeder primären Sichtung eine sekundäre anschließen muss, einmal um eine hohe Sicherheit in der Kategorisierung zu erreichen, aber auch, um auf Veränderungen des Patientenstatus reagieren zu können. Der vorliegende START-Algorithmus ist zudem nur für die Sichtung Erwachsener geeignet, für Kinder wurde der so genannte JumpSTART-Algorithmus entwickelt. Die DIN 13050 beschreibt die Sichtung als eine durch Ärzte durchzuführende Maßnahme. Eine deutsche Studie hat jedoch gezeigt, dass Rettungsassistenten nach kurzem Training in der Lage sind, eine Sichtung mit geringer Gefahr der Unter- und Überschätzung des Patientenzustands durchzuführen.

Der ITLS-Sichtungsalgorithmus setzt sich aus zwei Teilen zusammen:

- Im ersten Teil erfolgt eine Gruppeneinteilung, um die Reihenfolge der zu sichtenden Patienten festlegen zu können. Hierbei werden gehfähige Patienten, die Aufforderungen befolgen können, zugunsten schwerer verletzter Traumapatienten zurückgestellt. Die zuerst zu untersuchende Gruppe stellen Patienten dar, die keine Spontanbewegungen aufweisen und akut vital gefährdet sind. Die anschließend zu beurteilenden Patienten weisen zwar Spontanbewegungen auf, können aber keine Aufforderungen befolgen und zeigen damit eine relevante Bewusstseinsstörung. Die Patienten, die Aufforderungen Folge leisten können, werden zuletzt untersucht.

- Im zweiten Teil erfolgt nun die klassische Einzelbeurteilung jedes Patienten nach dem modifizierten START-Schema. Hierbei werden die relevanten Kreislaufparameter erfasst, um die Behandlungs- und Transportpriorität einschätzen zu können.

Lebensrettende Interventionen, wie Freimachen der Atemwege oder das Stoppen massiver Blutungen, werden parallel zur Untersuchung durchgeführt. Der Beginn von Reanimationsmaßnahmen ist bei Großschadenslagen oder im Katastrophenfall mit eingeschränkten personellen und materiellen Ressourcen nicht empfohlen und sollte erst nach Wiederherstellung individualmedizinischer Bedingungen erfolgen.

Zusammenhang mit dem ITLS-Konzept

Der ITLS-Algorithmus spiegelt sich in dem Ablauf nach START wider. Die Einschätzung der Einsatzstelle wird analog zum ITLS-Algorithmus durchgeführt. Die ersten Untersuchungsschritte (Gehfähigkeit, Atemfrequenz, Kreislauf, Bewusstsein) sind in der Ersteinschätzung nach ITLS ebenfalls enthalten. Die Unterscheidung zwischen gelber und letztendlich doch grüner Kategorisierung kann mit der Schnellen Trauma-Untersuchung erreicht werden. In ITLS trainiertes Personal muss sich also auch bei einem MANV nicht auf ein neues Konzept stützen. Mit wenigen Anpassungen kann auch hier das in der täglichen Praxis angewandte verwendet werden.

Anhang I: Massenanfall von Verletzten und Sichtung

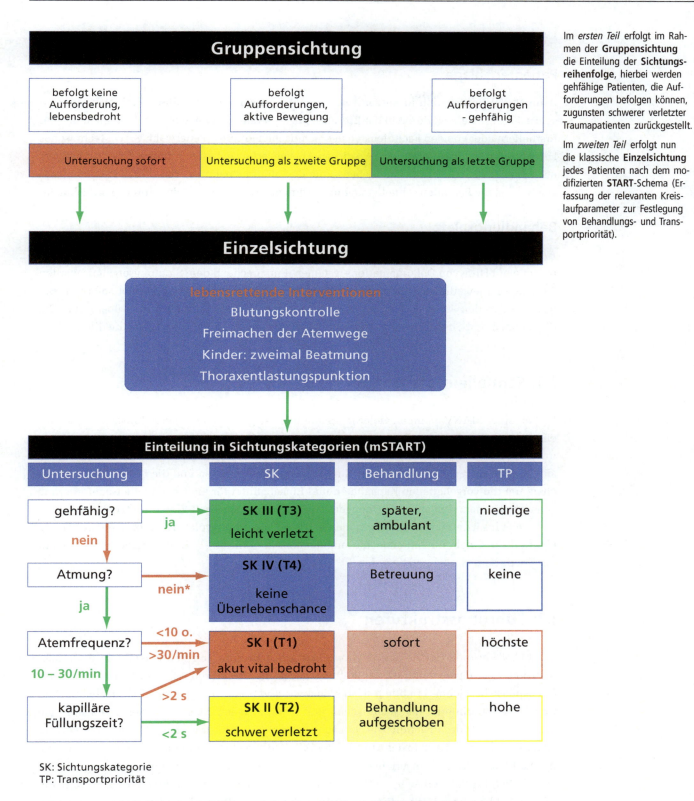

Im *ersten Teil* erfolgt im Rahmen der **Gruppensichtung** die Einteilung der **Sichtungsreihenfolge**, hierbei werden gehfähige Patienten, die Aufforderungen befolgen können, zugunsten schwerer verletzter Traumapatienten zurückgestellt.

Im *zweiten Teil* erfolgt nun die klassische **Einzelsichtung** jedes Patienten nach dem modifizierten **START**-Schema (Erfassung der relevanten Kreislaufparameter zur Festlegung von Behandlungs- und Transportpriorität).

Abbildung I.1: ITLS-Sichtungsalgorithmus, modifiziert nach der Konsensuskonferenz des Bundesministeriums des Innern.

I.5 Ordnung des Raumes

Patientenablage

Beim MANV bilden sich in kurzer Zeit Patientenablagen entweder durch Patienten, die sich selbstständig an einem Punkt in der Einsatzstelle zusammenfinden, oder von Patienten, die von Ersthelfern oder von den Fachdiensten der technischen Rettung (Feuerwehr, THW [Technisches Hilfswerk]) dort abgelegt werden. An diesen Ablagen erfolgen bestenfalls eine *Ersteinschätzung* nach dem ITLS-Algorithmus und lebensrettende Sofortmaßnahmen. Von diesen Patientenablagen werden die Patienten schnellstmöglich zu einem strukturierten Behandlungsplatz gebracht.

Behandlungsplatz

Am Eingang des Behandlungsplatzes erfolgen eine zweite (sekundäre) Sichtung und die Registrierung mit Hilfe von Dokumentationssystemen. Entsprechend dem Sichtungsergebnis werden Patienten im jeweilig zugeteilten Bereich des Behandlungsplatzes versorgt oder sofort zur Beförderung an den auf dem Rettungsmittelhalteplatz wartenden Rettungsdienst übergeben. Die Kapazitäten und Strukturen des Behandlungsplatzes sind regional sehr unterschiedlich.

I.6 Schnelleinsatzgruppe

Im Fall eines MANV kommen vielerorts Schnelleinsatzgruppen (SEG) zum Einsatz. Ihre fachliche Ausrichtung (Rettung, Betreuung, Transport, Logistik und Vieles mehr) ist regional genauso unterschiedlich wie ihr Aufbau und ihre Ausstattung. Jeder Rettungsdienstmitarbeiter sollte sich über seine regional verfügbaren Einsatzgruppen informieren und die Kommunikation suchen, um die vorgehaltenen Kapazitäten und Einsatzmittel für eine eventuelle Nachforderung genau zu kennen. Gemeinsame Übungen haben sich hier bewährt! Eine Einsatzmöglichkeit ist z. B. der Einsatz einer SEG als Betreibende eines Behandlungsplatzes. Auch eine Aufteilung einer SEG auf mehrere Patientenablagen oder aber der Einsatz als Transportkomponente ist in der Praxis bereits umgesetzt worden.

I.7 Führungsstrukturen

Der MANV erfordert eine Koordination einer größeren Zahl von Rettungsmitteln und Fachdiensten. Legt das ersteintreffende Rettungsmittel die Strukturen der ersten Phase (auch als Chaosphase bezeichnet) richtig fest, so erleichtert und beschleunigt es den Einsatzablauf. OrgL und LNA koordinieren den technischen und medizinischen Ablauf in Kooperation mit den Einsatzleitern andere Fachdienste. Je nach regionaler Alarm- und Ausrückeordnung wird in Abhängigkeit vom Ausmaß des MANV eine ÖEL (Örtliche Einsatzleitung) oder eine TEL (Technische Einsatzleitung) eingerichtet. Hiermit erfolgt dann die alleinige Einsatzlenkung, die regionale Rettungsleitstelle wird entlastet. Die zumeist von den Feuerwehren besetzten ÖEL und TEL bieten logistische Unterstützung, weitere Führungskräfte der Fachdienste sowie alle Möglichkeiten zur Kommunikation. Sollte eine Lage die regionalen Strukturen überfordern und überregionale Kräfte erfordern, so haben sich auch diese der ÖEL zu unterstellen. Sollte die Lage weiterhin eskalieren oder nicht kontrollierbar sein, wird der Stab des Hauptverwaltungsbeamten des betroffenen Kreises mit seinen Fachberatern die Einsatzleitung erwägen.

ZUSAMMENFASSUNG

Entscheidend für den Erfolg oder Misserfolg eines jeden Einsatzes sind Sicherheit, Einsatzorganisation und schließlich die Qualität der Patientenversorgung. Ein MANV-Konzept lebt von der Routine der Umsetzung und der Erfahrung der Anwender. Somit ist es unumgänglich, standardisierte Algorithmen schon im alltäglichen Einsatz anzuwenden, damit diese dann auch beim Einsatz mit mehreren Patienten funktionieren. Der ITLS-Algorithmus findet auch hier, mit einigen wenigen Anpassungen im Rahmen des START-Algorithmus, seinen Platz, sowohl bei der Festlegung der Prioritäten beim einzelnen Traumapatienten, als auch bei der Sichtung der eintreffenden Patienten am Eingang eines Behandlungsplatzes. Die Kenntnis der regionalen Kapazitäten und Führungsstrukturen gibt dem Rettungsdienstmitarbeiter vor Ort dringend benötigte Handlungs- und Entscheidungssicherheit. Das Gelingen eines solchen Einsatzes hängt maßgeblich von dem Integrationsvermögen des Einzelnen in das bestehende System und der Ausführung der einzelnen Führungsfunktionen innerhalb dieser medizinischen Ausnahmesituation ab. Auch hier macht Übung den Meister!

LITERATURHINWEISE

Garner, A., A. Lee, K. Harrison und C.H. Schultz. „Comparative Analysis of multiple-casualty incident triage algorithems." *Annals of Emergency Medicine*, Issue 5, Vol. 38 (November 2001), Seite 541–548.

Gutsch, W., T. Huppertz, C. Zollner und andere. „Initiale Sichtung durch Rettungsassistenten" *Notfall und Rettungsmedizin* Vol. 9 (September 2006), Seite 384–388.

Maatman, D., S. Huisman. *T-4, Triage treatment & transport training.* Grand Rapids, MI: D & D Publications, 2005.

Nocera, A., A. Garner. „An Australian Mass Casualty Incident Triage System for the future based upon triage mistakes of the past: The Homebush Triage Standard." *Australian and New Zealand Journal of Surgery*, Issue 8, Vol. 69 (August 1999), Seite 603.

Anhang J
Taktische Einsatzmedizin

Lernziele

Nach dem Lesen dieses Kapitels sollten Sie in der Lage sein:

1 Die Ziele der TEMS (taktische Einsatzmedizin, Tactical Emergency Medicine Support) zu definieren.

2 Die Gründe für die Notwendigkeit eines Traumakonzepts im Rahmen der TEMS zu erläutern.

3 Die Aufgabenstellung im Rahmen der TEMS zu erläutern.

4 Den C-ABC-Algorithmus im Unterschied zur ABC-Folge erklären und anwenden zu können.

J.1 Einleitung

Die taktische Einsatzmedizin (TEMS), ein spezieller Bereich der Notfallmedizin, wird im In- und Ausland zunehmend diskutiert. Das Risiko verletzt zu werden ist im Arbeitsumfeld von SEK (Spezialeinsatzkommandos) der Polizei hoch. Nicht nur beteiligte Polizisten werden im Einsatz oder während des Trainings verletzt. Auch für Geiseln, Verdächtige, Umstehende oder beteiligtes Rettungsdienstpersonal ist das Risiko in taktischen Lagen eine Verletzung zu erleiden deutlich erhöht. Leider ist verfügbares Rettungsdienstpersonal häufig in einem Bereitstellungsraum gebunden, bis die Einsatzstelle „sicher" ist. Im Training wird auf eine Vorhaltung von rettungsdienstlichem Personal oft ganz verzichtet. Dies führt regelmäßig zu unkoordiniertem, unvorbereitetem oder spätem Eingreifen des Rettungsdienstes. Zudem kann diese traditionelle Vorgehensweise das für taktische Lagen untrainierte Personal großen, unkalkulierbaren Gefahren aussetzen. Die mangelnde Integration des medizinischen Personals in die taktische Einheit kann den Verlauf der Operation negativ beeinflussen.

Verantwortliche in den SEKs der Polizei auf Bundes- und Länderebene realisieren zunehmend die Notwendigkeit, eine notfallmedizinische Komponente direkt in die taktische Einheit zu integrieren. Um den Bedarf zu decken, werden sorgsam ausgewählte und speziell trainierte Beamte bzw. zivil tätiges Rettungsdienstpersonal oder Ärzte ausgebildet und ausgerüstet und in die Einheiten integriert. Ihr Betätigungsfeld ist die so genannte TEMS, eine national und international wachsende Nische in der präklinischen Notfallmedizin. Idealerweise ist das medizinische Personal dieser Einheiten speziell ausgerüstet und ausgebildet und verfügt über Fähigkeiten, um die Beamten der SEKs optimal in ihrer Arbeit zu unterstützen. In diesem Kapitel werden zahlreiche Aspekte der TEMS beleuchtet und eine grundlegende Übersicht vermittelt.

J.2 Was bedeutet „taktische Einsatzmedizin"?

Die Definition für den Begriff taktische Einsatzmedizin lautet:

Bereitstellung notfallmedizinischer Versorgung während taktischer, polizeilicher und militärischer Operationen sowie die Gewährleistung der Gesundheitsfürsorge für Mitglieder von

Tabelle J.1

Gründe für die Implementierung taktischer Einsatzmedizin

In TEMS ausgebildetes und integriertes Personal unterstützt das SEK besser mit weniger Risiko für die gesamte Einheit.
Die Operationssicherheit ist mit integriertem Personal höher.
Reguläres rettungsdienstliches Personal wird nur mit zeitlicher Verzögerung eingreifen können. Das Warten auf Sicherung der Einsatzstelle kann zu lange dauern.
Präventivmedizin während des Trainings und während Operationen führt zu geringeren Ausfällen durch Verletzung und Krankheit.

Spezialeinheiten, um die physische und mentale Gesundheit und die Leistungsfähigkeit der Einheit zu erhalten.

Das Ziel der TEMS ist das Ziel jeder Spezialeinheit: die Operation der Einheit ohne das Erleiden von Verletzungen oder Todesfällen zu bewältigen und die Gesundheit und das Leben aller Beteiligten zu erhalten.

Warum ist taktische Einsatzmedizin notwendig?

Die Notwendigkeit der TEMS lässt sich leicht darlegen. Amokläufe in ausgedehnten Gebäudekomplexen, Banküberfälle mit Geiseln, gewalttätige Demonstrationen und mögliche Terroranschläge sind Situationen, die auch in unserer Gesellschaft vorkommen und auf die wir uns vorbereiten müssen. Hier kommen üblicherweise SEKs der Polizei zum Einsatz, die manchmal über eine Stunde in taktischer Umgebung operieren. Gerade die Amoktaten in Schulen in Erfurt (2002), Emsdetten (2006) und Winnenden (2009) haben gezeigt, dass eine zeitnahe medizinische Versorgung noch in taktischer Umgebung sinnvoll ist. Außerdem sollte den eingesetzten Beamten jederzeit qualifizierte medizinische Hilfe zur Verfügung stehen. Das Konzept der TEMS wird durch die in ▶ Tabelle J.1 dargestellten Punkte unterstützt.

Aufgaben taktischer Einsatzmedizin

In TEMS ausgebildetes Personal unterstützt typischerweise SEKs der Polizei und andere spezialisierte Einheiten wie Kampfmittelräumdienste oder Beweissicherungs- und Festnahmeeinheiten. Das Erreichen des Operations- oder Trainingszieles soll durch das Vermeiden von Verletzungen oder Erkrankungen unterstützt werden. Gleichzeitig kann optimale medizinische Hilfe sofort nach Auftreten einer Verletzung oder Erkrankung geleistet werden. Die zu leistende Unterstützung kann in drei Bereiche geordnet werden.

1. *Vor einem Einsatz oder im Training:*
   a. Allgemeine medizinische Unterstützung für Beamte der SEK, um die Leistungsfähigkeit während des Trainings zu optimieren und zu erhalten. Hierzu gehören präventive Medizin, allgemeine Gesundheitspflege und die Vermeidung von Verletzungen.
   b. Sofortige medizinische Hilfe für Beamte der SEKs bei Verletzungen oder Erkrankungen.
   c. Ausbildung in Selbsthilfe und ersten medizinischen Maßnahmen.
   d. Unterstützung bei der Planung von Einsätzen und Analyse medizinischer Gefahren.

e. Angemessene medizinische Beratung bei gleichzeitiger Geheimhaltung und Vermeidung eines Informationsflusses nach außen.
f. Vorbereitung der eingesetzten Beamten für den Umgang mit erwarteten Gesundheitsrisiken am Einsatzort.

2. *Während eines Einsatzes:*
   a. Bereitstellung sofortiger medizinischer Hilfe, primär für eingesetzte Beamte, aber auch für Umstehende, Verdächtige und allgemein Betroffene.
   b. Information der Einsatzleitung über sich entwickelnde medizinische Probleme und Bereithaltung für Konsultationen im medizinischen Bereich.
   c. Einschätzung des Zustandes von Opfern in unzugänglichen Bereichen aus der Ferne.
   d. Aufrechterhalten der Verbindung zum lokalen Rettungsdienstsystem und Krankenhäusern.

3. *Nach einem Einsatz:*
   a. Unterstützung der Einsatznachbereitung aus medizinischer Sicht.
   b. Dokumentation aller medizinischen Vorfälle.
   c. Angemessene Optimierung der Behandlung, Rehabilitation und psychischen Unterstützung für verletzte Beamte durch die Einbindung von Krankenhäusern, Ärzten, der Familie und anderer Behörden.
   d. Analyse von medizinischen Vorfällen und darauf aufbauende Unterstützung bei der Verbesserung von Einsatzgrundsätzen zur Vermeidung zukünftiger medizinischer Ereignisse.

J.3 Unterschiedliche Modelle zur Bereitstellung taktischer Einsatzmedizin

In den SEKs haben sich über die Jahre unterschiedliche Modelle entwickelt, wie medizinische Unterstützung im Training und im Einsatz gewährleistet werden kann. Einheitlich ist nur der Grundsatz, dass hierfür kein „bestes" Modell existiert. Alle Vorgehensweisen zeigen gewisse Schwächen und Stärken und jedes Programm zur Implementierung von TEMS muss auf die spezifischen Bedürfnisse der jeweiligen Behörde und der zur Verfügung stehenden Ressourcen abgestimmt werden.

Personal

Wer ist die ideale Person, um unter taktischen Bedingungen medizinische Maßnahmen zu ergreifen? Grundsätzlich ist es einfacher und billiger, wenn eine Person mit medizinischer Ausbildung zusätzlich in taktischen Prinzipien und anderen Erfordernissen eines SEK trainiert wird. Die zweijährige Ausbildung zum Rettungsassistenten oder gar ein medizinisches Studium mit anschließender Weiterbildung für einen Beamten zu bezahlen ist teuer und kaum praktikabel. Zudem sind zahlreiche Stunden an Fortbildung erforderlich, um die Qualifikation zu erhalten. Ein Rettungsassistent oder Arzt könnte jedoch grundsätzlich so fortgebildet werden, dass er ein SEK unterstützen könnte. Der Vorteil dieses Modells ist, dass ein Rettungsassistent oder Arzt täglich im notfallmedizinischen Bereich arbeitet und seine Fähigkeiten täglich trainieren kann. Vorgeschriebene Fortbildungen können leichter durchgeführt werden.

Einige SEKs verfügen über Beamte, die zusätzlich zum Rettungshelfer oder Rettungssanitäter qualifiziert wurden. Dieser Ansatz steigert zumindest die medizinische Qualifikation; die Geheimhaltung wird erleichtert. Außerdem findet sich mit diesem Modell kein „Zivilist" in der Einheit. Wird dieses Modell gewählt, sollten die fraglichen Beamten idealerweise als ausschließlich medizinisches Personal ausgewählt und innerhalb der Einheit geführt werden. Nur so kann ein Höchstmaß an medizinischer Kompetenz aufrechterhalten werden. Diese Situation wird jedoch vermutlich von den meisten Beamten als unerwünscht angesehen und ist nicht immer praktikabel.

Das ideale Modell kann debattiert werden. Im Allgemeinen gilt, dass gerade bei wenigen Patientenkontakten während der Arbeit in einem SEK das Verhältnis von Aufwand, Nutzen und Risiko beim Modell eines ausgebildeten Rettungsassistenten oder Arztes mit Zusatzqualifikationen im taktischen Bereich vermutlich das Beste ist.

Einsatz und Positionierung

Auch die Positionierung einer in TEMS ausgebildeten Person kann diskutiert werden. Generell sollte eine Position nah am Einsatzgeschehen gewählt werden. Die optimale Platzierung für das taktische Notfallteam ist die sicherste Position, die aber noch ein schnelles Eintreffen (weniger als 30 s) bei der vorrückenden Gruppe ermöglicht. Ist der Zutritt in ein Gebäude notwendig, sollte der Einstiegspunkt von dort einsehbar sein. Ist die Einsatzstelle noch unsicher, kann ein Verletzter eventuell zu der relativ sicheren Position gebracht werden. Hier können, idealerweise hinter sicherer Deckung, erste Maßnahmen eingeleitet werden. Ist dies nicht möglich, könnte das Vorziehen des in TEMS Ausgebildeten notwendig sein, um verletzte Teammitglieder zu versorgen.

Während der Entwicklungsphase des Einsatzes ist es sinnvoll, das einsatzmedizinisch ausgebildete Personal im Bereich der Einsatzleitung vorzuhalten. Hier herrscht relative Sicherheit und gleichzeitig die notwendige Nähe zum Geschehen. Medizinische Hilfe kann so schnell geleistet werden. Bezieht die taktische Einheit Position, sollte medizinisches Personal sich an oben beschriebenem Ort aufhalten. Manche SEKs halten ihr medizinisches Personal jedoch dauerhaft im Bereich der Einsatzleitung vor, andere integrieren es in die vorrückende taktische Einheit. Auch hier existieren Vor- und Nachteile, so dass jedes Kommando nach Situation und Teamzusammensetzung nach eigenem Ermessen diese Entscheidung treffen muss. Je dichter am Geschehen in TEMS ausgebildetes Personal vorgehalten wird, desto schneller ist dessen Reaktion auf medizinische Ereignisse. Die langsamste Variante ist sicherlich die traditionelle mit der Bereitstellung eines „zivilen" RTW, oft in reichlicher Entfernung. Moderner und schneller ist die Platzierung an der inneren Absperrung oder sogar innerhalb des vorrückenden Teams.

Generell erfolgt bei einer taktischen Lage eine Einteilung in drei Zonen:

1. *Äußere Absperrung (kalte Zone):* Sicherer Bereich, der für die initiale Aufstellung der notfallmedizinischen Teams bevorzugt wird. Hier ist in der Regel auch die Einsatzleitung positioniert (TOC = Tactical Operation Center).

2. *An der Grenze zur inneren Absperrung (warme Zone):* Die bevorzugte Position des notfallmedizinischen Teams nach Betreten der „heißen Zone" (Überschreiten der inneren Absperrung), wie Zutritt zum Gebäude durch das SEK. Üblicherweise gelangt das Notfallteam zusammen mit dem Einsatzteam an seine Position und verbleibt am Ort bei vorhandener Deckung. Idealerweise sind zum Schutz des Notfallteams ein bis zwei Beamte abgestellt.

3. *Innerhalb der inneren Absperrung (heiße Zone):* Das Betreten der „Hot Zone" erfolgt durch das notfallmedizinische Team nur zusammen mit dem Einsatzteam in besonderen Lagen. Eine derartige Praxis ist in Deutschland Gegenstand kontroverser Diskussionen und ist stark abhängig von der polizeilichen Strategie, der Teamzusammensetzung und der konkreten Einsatzlage. In der Regel werden in TEMS Ausgebildete dem primären Einsatzteam mit Sicherheitsabstand nachgeführt und nur bei Bedarf weiter vorgezogen.

Taktische Situationen innerhalb großer Gebäude, wie z. B. Schulen, stellen besondere Ansprüche an die Positionierung der ersten medizinischen Hilfe. Gerade Amoklagen mit aktivem Täter und zahlreichen Opfern machen deutlich, dass in TEMS ausgebildetes und im Umgang mit Patienten trainiertes Personal das vorrückende SEK begleiten sollte. Hier müssen simultan das Gebäude gesichert und Patienten behandelt werden.

Rettung und Transport

Medizinisches Personal eines SEK kann in manchen Bereichen auf eigene Transportkapazitäten für Verletzte zurückgreifen, in anderen nicht. Ist Letzteres der Fall, muss die Schnittstelle zum öffentlichen Rettungsdienst mit in die Einsatzplanung aufgenommen werden. Dies geschieht üblicherweise durch die vor Ort befindliche Sanitätseinsatzleitung (OrgL und LNA).

Training

Es existieren zahlreiche Unterschiede zwischen der Durchführung notfallmedizinischer Maßnahmen im taktischen gegenüber dem „zivilen" Umfeld. Zusätzliches, in üblichen notfallmedizinischen Fortbildungen nicht vermitteltes Wissen ist erforderlich. Ein spezieller Kurs über TEMS sollte vor Aufnahme der Tätigkeit in jedem Falle besucht werden. Danach können in enger Zusammenarbeit mit dem SEK weitere Fähigkeiten erworben und trainiert werden.

J.4 Spezielle medizinisch-einsatztaktische Maßnahmen

Werden innerhalb einer taktischen Situation medizinische Maßnahmen durchgeführt, bedürfen einige Punkte besonderer Aufmerksamkeit. Eine Übersicht:

Entwaffnung vor Behandlung Ist ein Beamter ernsthaft verletzt, sollte jegliche Bewaffnung aus seiner Reichweite entfernt werden. Nicht zu vergessen sind Explosivstoffe und Pfefferspray. Dies gilt nicht bei leichten Verletzungen, solange die Einsatzstelle unsicher ist. Bis zum Beweis des Gegenteils ist davon auszugehen, dass verborgene Waffen oder waffenähnliche Gegenstände wie auch Handschellenschlüssel versteckt getragen werden. Eine Untersuchung auf versteckte Waffen sollte nie allein und immer unter höchster Vorsicht durchgeführt werden.

Traumaversorgung im taktischen Umfeld Wird während eines Einsatzes im taktischen Umfeld die Behandlung eines Verletzten erforderlich, kann die Herstellung einer sicheren Einsatzstelle anders aussehen als im zivilen Bereich. Das erfolgreiche Beenden der Operation, das Heranführen weiterer Kräfte, das Erreichen einer Feuerüberlegenheit, die Abwehr von Bedrohungen und damit das Vermeiden weiterer Verletzter haben gelegentlich Priorität. Manchmal dauert das Einfrieren einer Lage einige Minuten. Die medizinischen Hilfsmaßnahmen beschränken sich in der noch instabilen Phase auf die Abwendung lebensbedrohlicher Störungen (z. B. Blutungskontrolle mittels Tourniquet oder Atemwegssicherung), da jede medizinische Aktion gegen die notwendige Sicherheit aller Beteiligten abgewogen werden muss.

Prioritätensetzung Der klassische Ansatz der Traumaversorgung ist die Untersuchung und Behandlung der Vitalparameter in der Reihenfolge Atemwege, Atmung, Kreislauf (ABC) in einer sicheren Umgebung. In einer unsicheren Situation, zudem mit dem Wissen, dass etwa 80 % der vermeidbaren Todesfälle in taktischen Situationen auf unkontrollierte Blutungen aus Extremitätenverletzungen zurückzuführen sind, wird die klassische Reihenfolge in taktischen, unsicheren Umgebungen geändert. Hier werden die Vitalparameter nach dem CAB-Prinzip untersucht und behandelt. Zeitgleich mit der Überprüfung des Kreislaufs (C-Problem?) werden alle lebensbedrohlichen Blutungen sofort durch Tourniquets oder spezielle Druckverbände gestoppt. Danach werden sofort die Atemwege und die Atemmechanik (A- und B-Probleme?) überprüft und entsprechend therapiert. Verschiedene kommerziell gefertigte Tourniquets sind inzwischen erhältlich und können temporär oder über einige Stunden sicher eingesetzt werden. Aus militärischer Forschung hervorgegangene Verbandmittel wie beispielsweise die Israeli Bandage sind in diesen Situationen ebenfalls sehr effektiv. Denken Sie daran, Schuss- und Stichwunden genau zu untersuchen, auch wenn dafür Bekleidung und ballistischer Körperschutz entfernt werden müssen. Nutzen Sie auch Mittel zum Abdichten Luft saugender Thoraxwunden, wie z. B. das Asherman Chest Seal. Auch Hämostyptika wie Quickclot oder Celox sind für solche Situationen gut geeignet.

Ist ein Patient offensichtlich schwerstverletzt und ohne Lebenszeichen, sind weitere Rettungsversuche in diesem Umfeld nutzlos. Innerhalb eines unsicheren Bereiches ist die Einleitung von Reanimationsmaßnahmen nicht indiziert, es sei denn, der Verletzte kann innerhalb weniger Sekunden in einen sicheren Bereich transportiert werden.

Schnelle Rettung Sobald wie möglich sollten Verletzte in einen sicheren Bereich evakuiert werden. Hier können erweiterte medizinische Maßnahmen getroffen und der Transport in eine Klinik organisiert werden. Planungen für den Einsatz müssen jetzt greifen. Sie müssen wissen, wo Sie den Patienten an den zivilen Rettungsdienst übergeben können oder welche Fahrzeuge Sie zum Transport nutzen können. Ebenso müssen Sie wissen, welche Maßnahmen Sie während der Beförderung durchführen können.

Wichtige Verhaltensregeln Niemand führt gern eine Behandlung in unsicherer Umgebung durch. Jede Situation, in der Verletzte dringender medizinischer Hilfe bedürfen, muss gegen die damit verbundenen Risiken abgewogen werden. Liegt der Patient in sicherer Umgebung und scheint stabil, so lassen Sie ihn unbehandelt, bis der Bedrohung angemessen begegnet wurde. Ist Ihr Patient lebensbedrohlich verletzt, Sie können ihn aber aufgrund der Bedrohungslage nicht erreichen, ist eine schwierige Entscheidung zu treffen. Wie hoch ist das Risiko, sich zum Patienten zu begeben und eine Behandlung zu beginnen? Wie hoch ist der Nutzen einer sofortigen Behandlung und wie hoch ist das Risiko, selbst verletzt zu werden? Einige Prinzipien helfen bei der Entscheidungsfindung:

1. Als notfallmedizinisches Team müssen Sie sich immer der taktischen Lage bewusst sein und jegliche Maßnahme vor diesem Hintergrund abwägen. Bringen Sie sich und Ihr Team nicht in Gefahr. Solange eine direkte Bedrohung besteht, hat das Aufsuchen von Deckung eine höhere Priorität als das Durchführen medizinischer Hilfe.

2. Verdeutlichen Sie jedem Patienten, bevor Sie ihn berühren, dass Sie Rettung bringen und ihn dafür berühren müssen. Untersuchen Sie ihn rasch und bringen Sie ihn zu einem Punkt relativer Sicherheit.

3. Wenn Sie mit einem Opfer in einer taktischen Situation konfrontiert werden, hat sich folgende Handlungskette bewährt: sehen – hören – denken – agieren.

Um folgenschwere Fehlentscheidungen als medizinisches Notfallteam in taktischen Lagen zu vermeiden, sollten Sie immer folgende vier Kardinalpunkte bedenken:

1. *Fehleinschätzung der Gefährdung:* Unterschätzen Sie niemals das Gewaltpotenzial von aufgrund des Geschlechts, des Alters oder der Situation als harmlos eingestuften Personen.

2. *Unzureichende Durchsuchung:* Trauen Sie primär keiner berichteten Personendurchsuchung, sondern führen Sie mit Hilfe der Polizei erneut eine äußerst gründliche Untersuchung auf versteckte Waffen durch.

3. *Ausreichende Unterstützungskräfte:* Gehen Sie niemals alleine in Gebäudekomplexe, sondern achten Sie immer auf ausreichenden Schutz durch SEK-Kräfte.
4. *Einsatzplan und Back-up:* Vergewissern Sie sich im Team, dass alle die geplante Einsatztaktik kennen und danach vorgehen. Klären Sie die Verhaltensmuster bei unvorhergesehenen Ereignissen wie Trennung vom Einsatzteam.

Anpassung medizinischer Maßnahmen

Modifikation der Intubation Durch den manchmal limitierten Zugang zu Patienten sollten Sie darauf vorbereitet sein, auch aus ungünstigen Positionen heraus die Atemwege zu sichern. Bei schlechtem Zugang zum Patienten sollten Sie auf unsichere Intubationsmethoden wie die digitale Intubation verzichten und stattdessen schnell auf supraglottische Atemwegshilfen wie Larynxtubus oder Combitubus zurückgreifen.

Reanimation Jedes Szenario wird hier etwas anderes sein. Die Entscheidung, eine Reanimation durchzuführen oder gar nicht erst zu beginnen, ist komplex und basiert auf zahlreichen Faktoren. Sie müssen darauf vorbereitet sein, diese Entscheidung schnell zu treffen.

Licht Es kann notwendig werden, mit wenig oder ganz ohne Licht tätig zu werden. In diesen Situationen müssen Sie sich ganz auf Ihre Hände verlassen können – bei der Untersuchung genauso wie bei der Vorbereitung und Durchführung von Maßnahmen.

Geräusche Auch Geräusche können in taktischer Umgebung problematisch sein und müssen manchmal ganz vermieden werden. Die Kommunikation kann dann auf Handsignale oder leisen Funkkontakt limitiert sein.

Medizinisch-taktische Besonderheiten

In besonderen taktischen Lagen, wie Geiselnahme oder Belagerung, kann es möglich sein, dass Sie medizinische Unterstützung ohne direkten Patientenzugang leisten müssen. Ihre Aufgabe ist es dann beispielsweise, verletzten oder erkrankten Personen innerhalb eines belagerten Gebäudes Ratschläge und Anweisungen zur medizinischen Selbstversorgung zu geben. Vorrangiges Ziel ist aber natürlich ihre möglichst schnelle Freilassung oder Befreiung.

Bei längerdauernden taktischen Lagen kommt Ihnen als in TEMS Trainiertem auch eine präventive Funktion zu: So sollten Sie auf ausreichende Versorgung aller Teammitglieder in Bezug auf Nahrung, Flüssigkeit und Wärme achten.

Anhang K
Glossar

AAMS	Association of Air medical Services.
ABAS	Ausschuss für biologische Arbeitsstoffe.
Abrubtio placentae	Vorzeitige Ablösung der Plazenta vom Uterus.
Abschürfung	Abreiben oder Abkratzen der obersten Hautschichten; eine offene Weichteilverletzung.
ADAC	Allgemeiner Deutsche Automobil-Club e.V.
Adventitia	Die Schicht lockeren Bindegewebes, welches die äußere Ummantelung von Organen formt.
Aerob	Benötigt Sauerstoff.
AIDS	erworbenes Immunschwächesyndrom.
Airbag	Ein passives Sicherungssystem in Fahrzeugen.
Alkalose	Verschieben des pH-Werts des Blutes in den alkalischen Bereich durch Ansammlung von Basen oder Verlust von Säuren im Körper.
Anaerob	Ohne Sauerstoff.
Anoxie	Ein Zustand, bei dem kein Sauerstoff zu den Zellen gelangt.
ARDS	Acute respiratory Distress Syndrome, schweres Lungenversagen.
Asphyxie	Ein durch Sauerstoffmangel verursachter Zustand, z. B. Ersticken.
Aspiration	Aufnahme von Flüssigkeiten oder festen Stoffen in die Lunge.
Ätiologie	Die Ursache einer bestimmten Krankheit.
ATV	All-Terrain-Vehicle
Avulsion	Eine Verletzung, bei der ein Stück einer anatomischen Struktur ab- oder weggerissen wird.
Axiale Belastung	Einwirken von Kompressionskräften auf die Längsachse des Körpers. Beispiel: ein Sturz, bei dem das Opfer mit den Füßen zuerst aufkommt. Die wirkende Kraft wird über die Beine zum Rücken übertragen und kann eine Kompressionsfraktur eines Wirbelkörpers in der LWS verursachen.
Azidose	Verschieben des pH-Werts des Blutes in den sauren Bereich durch Ansammlung von Säuren oder Verlust von Basen im Körper.
Beatmungsvolumen	Das Volumen von Luft, welches tatsächlich mit jeder kontrollierten oder assistierten Beatmung in die Lungen fließt.
Beta-Agonist	Medikament, z. B. Albuterol, welches die Betarezeptoren in der glatten Bronchiolenmuskulatur stimuliert und dadurch eine Weitstellung der Bronchiolen erwirkt. Zur Behandlung von Asthma bronchiale und Bronchospasmus.

Beutel-Masken-System	Ein System zur Beatmung, bei dem ein selbst füllender elastischer Beutel mit einer Maske durch ein Einwegventil verbunden ist.
Bifurkation	Tiefster Punkt der Trachea, bevor sie sich in die beiden Hauptbronchien teilt.
BLS	Abkürzung für Basic Life Support. Lebenserhaltende Basismaßnahmen.
Bradykardie	Herzfrequenz unter 60/min bei Erwachsenen.
Bronchospasmus	Verkrampfung der glatten Bronchiolenmuskulatur.
Broselow-Band	Ein Maßband zum Abschätzen des Gewichts eines Kindes durch die Messung der Körpergröße.
BURP	Backwards, upwards, rightwards Pressure.
BWS	Brustwirbelsäule.
CAT	Combat Application Tourniquet.
CDC	Centers of Disease Control.
CHEOPS	Children's Hospital of Eastern Ontario Pain Scale).
COPD	Chronisch obstruktive Lungenerkrankung. Das Endstadium von Asthma, chronischer Bronchitis oder Emphysemen.
CO_2-Detektor	Ein Hilfsmittel zur Überwachung der Tubuslage durch das Messen von ausgeatmetem CO_2.
Compliance	Die Elastizität der Lunge und des Brustkorbs. Dies beeinflusst, wie leicht es einem Patienten fällt zu atmen.
Contrecoup	Eine Verletzung des Gehirns an der gegenüberliegenden Seite der ursprünglichen Gewalteinwirkung.
Coup	Eine Verletzung des Gehirns auf der Seite der Gewalteinwirkung.
CT	Computertomografie.
DAI	Diffuse Axonal Injury, diffuser Schaden von Nervenbahnen.
Cushing-Reflex	Erhöhter Blutdruck als Reaktion des Körpers auf erhöhten Hirndruck, einhergehend mit einer Reflexbradykardie
Denaturieren	Den natürlichen Zustand einer Substanz zerstören.
Dermis	Innere Hautschicht, die Haarfollikel, Schweißdrüsen, Talgdrüsen, Nervenenden und Blutgefäße enthält.
Dezeleration	Plötzlich stoppen, Geschwindigkeit vermindern.
DGU	Deutsche Gesellschaft für Unfallchirurgie.
Diffuse Axonschädigung	Gehirnverletzungen. Dehnen oder Reißen von Nervenfasern mit folgender Beschädigung von Nervenzellen und Hirnödem.
DIK	Akronym für Druckschmerz, Instabilität, Krepitation.
Diuretika	Ein Wirkstoff, der das Abpressen von Urin beschleunigt.
DMS	Akronym für Durchblutung, Motorik, Sensibilität. Dies soll an jeder verletzten Extremität untersucht und dokumentiert werden.

Dura	Die faserige Membran, die die äußerste Umhüllung des Gehirns formt.
Einschätzung	Den Zustand eines Patienten grob ermitteln.
EKG	Elektrokardiogramm.
ELM	externe Larynxmanipulation (siehe auch BURP-Manöver).
EMT	Emergency and military Tourniquet.
Endotracheale Intubation	Das Einführen eines Beatmungsschlauchs in die Luftröhre.
Epidermis	Die äußerste Hautschicht.
Epidural	Außerhalb der Dura; zwischen der Dura und dem Schädel.
ERC	European Resuscitation Council.
Ersteinschätzung	Teil des ersten Abschnitts des ITLS-Algorithmus. Eine kurze Untersuchung der Atemwege, der Atmung und des Kreislaufs. Sie wird bei allen Patienten durchgeführt.
Erster Abschnitt des ITLS-Algorithmus	Eine kurze Untersuchung, um lebensbedrohliche Zustände zu ermitteln. Besteht aus der Beurteilung der Einsatzstelle, Ersteinschätzung und entweder Schneller Trauma-Untersuchung oder Gezielter Untersuchung.
Erweiterte Untersuchung	Eine umfassende Untersuchung vom Kopf bis zu den Zehen, um alle Verletzungen zu entdecken, die im ersten Abschnitt des ITLS-Algorithmus übersehen werden könnten.
etCO$_2$	endtidales CO$_2$.
FAST	Focused Assessment with Sonography in Trauma (schnelle orientierende Sonografie bei Trauma).
Freitaucher	Taucher, der keine Tauchgeräte verwendet, sondern unter Wasser die Luft anhält.
GCS	*Glasgow Coma Scale*; eine Methode, um die Schwere einer Kopfverletzung beim Schädel-Hirn-Trauma zu messen.
Gerätetaucher	Taucher, der unter Wasser unter Druck stehende Luft atmet.
Giemen	Feines, pfeifendes Atemgeräusch während der Atmung; Zeichen eines Spasmus oder sonstiger Einengung der Bronchiolen.
Grunzen	Ein tiefer, gutturaler Laut während der Atmung; ein Zeichen von Atemnot bei kleinen Kindern.
Hämatothorax	Die Präsenz von Blut innerhalb des Pleuraspalts.
Hämoptysis	Aushusten von Blut.
Hare-Schiene	Bestimmtes Modell einer Traktionsschiene.
HBV	Hepatitis-B-Virus.
HCV	Hepatitis-C-Virus.
Heimlich-Manöver	Eine Maßnahme, um Essensreste oder andere Gegenstände aus dem Rachen eines Erstickenden zu befördern.
Hemiparese	Teilweise Lähmung, die eine Seite des Körpers betrifft.
HEMS	Helicopter Emergency medical Service.

HIV	humanes Immunschwächevirus.
HWS	Halswirbelsäule.
HWS-Orthese	Hilfsmittel, um die Beweglichkeit der HWS einzuschränken.
Hypersonor	Ein heller, klingender Ton bei Perkussion.
Hyperventilation	Erhöhte Atemfrequenz, > 20/min bei einem Erwachsenen.
Hypoventilation	Verminderte Atemfrequenz, < 10/min bei Erwachsenen; unzureichende, durch einen erhöhten CO_2-Spiegel nachgewiesene Atmung.
Hypovolämischer Schock	Hämorrhagischer Schock; Schock verursacht durch vermindertes Blutvolumen oder zu wenig Flüssigkeit im Körper.
Hypoxie	Zustand, bei dem zu wenig Sauerstoff die Zellen des Körpers erreicht.
IABP	intraaortale Ballonpumpe.
ICP	Intrakranieller Druck; der Druck innerhalb des Gehirns.
Intraabdominell	Innerhalb des Abdomens.
Intrakraniell	Innerhalb des Schädels.
Intrathorakal	Innerhalb des Thorax.
Invasiv	In den Körper eindringend.
IPPV	Intermittant positive Pressure Ventilation.
ISS	Injury Severity Scale.
Kaliber	Der Durchmesser eines Projektils, gemessen in Hundertstel Inch (0.22 Kaliber = 0,22 Inch); der Innendurchmesser des Laufs einer Schusswaffe. 1 Inch entspricht 2,54 cm.
Kapillare Reperfusionszeit	Zum Messen der kapillaren Reperfusionszeit wird eine Fingerspitze zusammengepresst, bis das Nagelbett weiß ist. Nach dem Loslassen wird die Zeit gemessen, bis das Nagelbett wieder rot erscheint. Ist die Zeit > 2 s, ist die Zirkulation vermindert. Dieser Test ist nicht verlässlich, um einen frühen Schock festzustellen.
Katecholamine	Eine Gruppe chemischer Stoffe, welche die Herzfrequenz und den Blutdruck erhöhen.
KED-System	Kendrick Extrication Device, Rettungskorsett.
KiKo-Desaster	kann nicht intubieren, kann nicht oxygenieren (cannot intubate, cannot ventilate).
Kinetik	Bewegungslehre.
Kompartmentsyndrom	Ischämie eines oder mehrerer Muskeln durch einen Druckanstieg innerhalb eines Muskelstranges.
Kontralateral	Gegenüberliegend oder das Gegenüberliegende beeinflussend.
Kontusion	Prellung durch stumpfe Gewalteinwirkung.
Krepitation	Reiben von Knochenenden gegeneinander.
KTD	Traktionsschiene nach Kendrick.

Anhang K: Glossar

Larynxmaske	Ein invasives Hilfsmittel zur Sicherung der Atemwege nach erfolglosem Intubationsversuch.
Larynxtubus	Ein invasives Hilfsmittel zur Sicherung der Atemwege nach erfolglosem Intubationsversuch.
Läsion	Verletzung oder Störung einer Organfunktion oder eines Körperglieds.
LNA	Leitender Notarzt.
Louis-Winkel	Winkel (tastbare Stufe) zwischen dem Manubrium (oberer Teil des Brustbeins) und dem unteren Teil des Brustbeins.
LWS	Lendenwirbelsäule.
MAD	Mucosal Atomization Device.
MANV	Massenanfall von Verletzten oder Erkrankten. Die Zahl der Patienten ist groß, kann jedoch mit den Rettungsmitteln des Rettungsdienstbereiches bewältigt werden.
MAP	Mittlerer arterieller Blutdruck.
Medial	Zur Mitte hin, mittelwärts.
MILS	manuelle Inline-Stabilisierung.
Minutenvolumen	Die Menge, die innerhalb 1 min bewegt oder befördert wird, z. B. Herzminutenvolumen.
Mortalität	Sterblichkeit, Sterblichkeitsziffer.
MRSA	methicillinresistenter Staphylococcus aureus.
MRT	Magnetresonanz- oder Kernspintomografie.
Nasopharyngealer Atemweg	Durch die Nase einzuführendes Hilfsmittel zum Freihalten der Atemwege.
NEF	Notfalleinsatzfahrzeug.
Nekrose	Abgestorbenes Gewebe.
NIBP	Non-invasive Blood Pressure, indirekte arterielle Blutdruckmessung.
NIPS	Neonatal Infant Pain Scale.
NSAR	nicht steroidale Antirheumatika (Non-steroidal anti-inflammatory Drugs, NSAID).
ÖEL	Örtliche Einsatzleitung.
Okkulte Verletzungen	Versteckte oder verborgene Verletzungen.
OrgL	Organisatorischer Leiter.
Oropharyngealer Atemweg	Durch den Mund einzuführendes Hilfsmittel zum Freihalten der Atemwege. Hält die Zunge in Position.
OSHA	Occupational Safety and Health Administration.
Osteomyelitis	Entzündung eines Knochens.
Palpieren	Untersuchen durch Betasten.
Paradoxe Bewegung	Die den normalen Atembewegungen gegensätzliche Bewegung eines beweglichen Thoraxwandfragments.

Parästhesie	Sensibilitätsstörung.
Parese	Unvollständige Lähmung, Schwäche.
Pathophysiologie	Der grundsätzliche Prozess einer Krankheit.
PEA	pulslose elektrische Aktivität.
Perfusion	Das Fließen von Blut oder Flüssigkeit durch die Gefäße eines Organs.
Persönliche Schutzausrüstung	Zum Beispiel Handschuhe, Schutzbrillen und Kunststoffschürzen.
Pia mater	Die faserige Membran, welche die innerste Umhüllung des Gehirns formt.
Placenta praevia	Die Plazenta liegt in einer falschen Position und zwar so, dass sie die Öffnung des Uterus ganz oder teilweise verlegt.
Pneumothorax	Ansammlung von Luft innerhalb des Pleuraspalts.
PPPFAD	Paradoxe Bewegungen, Prellmarken, Penetrierungen, Fehlstellungen, Abschürfungen, Druckschmerz.
PPSB	Prothrombinkonzentrat.
PSA	Zum Beispiel Handschuhe, Schutzbrillen und Kunststoffschürzen
PTCA	perkutane transluminale koronare Angioplastie.
Pulsdruck	Die beim Pulstasten gefühlte Stärke der Pulswelle.
Pulsoxymeter	Nicht invasives Hilfsmittel zur Messung der Sauerstoffsättigung des Hämoglobins.
RD	Rettungsdienst
Respiratorisches Reservevolumen	Lungenvolumen, das oberhalb und unterhalb des normalen Atemzugvolumens dem Körper zur Verfügung steht.
Rhabdomyolyse	Auflösung von Muskelgewebe. Hierbei wird Myoglobin ins Blut abgegeben, was zu einem Nierenversagen führen kann.
ROC	Resuscitation Outcome Consortium.
ROSC	Return of spontaneous Circulation (Wiedereinsetzen des Spontankreislaufs nach kardiopulmonaler Reanimation).
RSI	Rapid Sequence Induction, medikamentengestützte schnelle Intubationsmethode.
RTH	Rettungshubschrauber.
RTW	Rettungswagen.
Sager-Schiene	Bestimmtes Modell einer Traktionsschiene.
SAMPLE-Anamnese	Die Mindestmenge an Informationen, die von einem Traumapatienten erfragt werden sollte: Symptome und Zeichen, Allergien, Medikamente, Patientengeschichte, letzte Mahlzeit, Ereignisse vor Erleiden des Traumas (was hat zu dem Trauma geführt?).
Scherkräfte	Kräfte, die so in verschiedenen Richtungen wirken, dass Organe oder Gewebe zerreißen.

Schlagvolumen	Das Blutvolumen, welches durch einen Herzschlag ausgeworfen wird.
SEG	Schnelleinsatzgruppe.
SEK	Spezialeinsatzkommando.
Sellick-Manöver	Rückenwärtsgerichteter Druck auf den ersten Ringknorpel der Luftröhre, um die Speiseröhre abzudichten.
SIRS	systemische Entzündungsreaktion.
Spannungspneumothorax	Ein Prozess, in dem durch ein Leck kontinuierlich Luft in den Pleuraspalt gesaugt wird. Durch die Bildung eines Ventilmechanismus kann diese nicht mehr entweichen und mit jedem Atemzug steigt der Druck innerhalb des Pleuraspalts.
Spontanpneumothorax	Ganz oder teilweise zusammengefallene Lunge. Verursacht durch einen spontanen Riss schwachen Gewebes an der Oberfläche der Lunge.
SpO_2	Sauerstoffpartialdruck.
SSV	Schnittwunden, Schwellungen, Verbrennungen.
SSV-PPFAD	Schnittwunden, Schwellungen, Verbrennungen, Prellmarken, Penetrierungen, Fehlstellungen, Abschürfungen, Druckschmerz.
START	Simple Triage and rapid Treatment, Sichtungsschema, häufig modifiziert (mSTART).
STIKO	Ständige Impfkommission des Robert-Koch-Instituts.
Stridor	Hohes, pfeifendes Atemgeräusch. Ein Zeichen teilweiser Verlegung der Atemwege.
Subkutanes Emphysem	Die Präsenz von Luft im Unterhautgewebe.
Tachykardie	Hohe Herzfrequenz, bei Erwachsenen > 100 Schläge/min.
Tachypnoe	Hohe Atemfrequenz, bei Erwachsenen > 24 Atemzüge/min.
Tamponade	Kompression einer anatomischen Struktur oder eines Organs, z. B. die Kompression des Herzens durch Blut im Herzbeutel.
TEL	Technische Einsatzleitung.
TEMS	taktische Einsatzmedizin, Tactical Emergency Medicine Support.
Thomas-Schiene	Bestimmtes Modell einer Traktionsschiene.
THW	Technisches Hilfswerk.
TOC	Tactical Operation Center.
Tragus	Kleine, knorpelige Erhöhung, sichtbar direkt vor dem äußeren Eingang des Gehörganges.
Traktion	An einem Körperteil ziehen.
TRBA	Technische Regeln für biologische Arbeitsstoffe.
Trendelenburg-Position	Lagerung in Rückenlage, Beine um 30° erhöht.
TÜV	Technischer Überwachungsverein.

Vallecula	Der Spalt zwischen dem Ende der Zunge und der Epiglottis.
Vasomotorik	Beeinflussung des inneren Lumens von Blutgefäßen.
Venendruck	Blutdruck in den Venen.
Vesikuläres Atemgeräusch	Normales Atemgeräusch.
V.O.	Vomit Officer.
WASB	Wach, Reaktion auf Ansprache, Reaktion auf Schmerzreiz, Bewusstlos. Einteilung, um den Bewusstseinsgrad grob feststellen und dokumentieren zu können.
Windchill-Effekt	Maß für die windbedingte Abkühlung, z. B. der Haut.
Zerebrale Perfusion	Blutfluss zum Gehirn.
Zerebraler Perfusionsdruck (CCP)	Der Druck, mit dem Blut durch das Gehirn fließt.

Anhang L
Index

A

Abdomen
- Anatomie, 251
- Verletzungsarten, 252

Abdominaltrauma, 249
- Behandlung, 253
- Untersuchung, 253

Abkürzungen, 52
Absaugeinheit, 7, 81, 91
Absaugpumpen, 81
Absaugung, 81, 96
Adamsapfel, 75
akutes epidurales Hämatom, 193
akutes subdurales Hämatom, 194
Alkoholeinfluss, 373
All-Terrain-Vehicles
- Unfälle, 21

ältere Traumapatienten
- Behandlung, 353

Alveolen, 73
alveolokapilläre Grenzmembran, 73
Amnesie, 192
Analgesie, 422, 428
- natürliche, 423

Analgetika, 428
Antidepressiva, 428
Antikonvulsiva, 428
Antirheumatika, 428
Anxiolytika, 428
Aortenruptur, 123
- Behandlung, 132

Arachnoidea, 187
Armaturenbrett
- Verletzungen, 13

Asherman Chest Seal, 138
Atemfrequenzen, 40
Atemminutenvolumen, 85
Atemweg, 40
- Anatomie, 73
- Basismanagement, 96
- erweitertes Management, 100
- im Alter, 351
- Management, 71, 96, 100
- sicherer, 79

Atemwegsausrüstung, 90
Atemwegshilfen, 112
Atemwegshilfsmittel, 82
Atemwegstasche, 37
Atemwegsverlegung, 74, 123, 124
Atemwegsverschluss, 75
Atemwegödem, 312
Atmung, 40
- im Alter, 351
- normale, 85

Auffahrunfall, 15
Ausrüstung, 7
Austrittswunde, 25
Autoregulation
- der zerebralen Durchblutung, 189

axiale Belastung, 23
Axone, 193

B

Ballistik
- Grundlagen, 26

Ballonmaske, 88
Barotrauma, 454
Battle-Zeichen, 197
Beatmung
- künstliche, 86

Beatmungsbeutel, 7, 91
Beatmungstechniken, 88
Beckengurt
- Verletzungen, 17

Beckenschlinge, 274
Beckenverletzung, 273
Beförderung
- Maßnahmen, 44

Behandlungsplatz, 476
- Definition, 472

Beutel-Masken-Beatmung, 88, 98
Bewegliches Thoraxfragment, 123, 128, 129
- Behandlung, 130
- Pathophysiologie, 129

Bewegungsapparat
- im Alter, 352

Bewusstseinstrübung, 203
Bewusstseinszustand, 39
Blitzintubation
- medikamentengestützte, 101

Blitzschlag
— Verletzungen, 317
Blockerspritze, 102
Blutungen, 163
— Behandlung, 163, 166
— intrazerebrale, 194
— kontrollierbare, 163
— nach außen, 164
— nach innen, 165
— nicht kontrollierbare, 164
Brandverletzung, 300
Brillenhämatom, 197
Bronchusverletzung, 123, 132
Brustwirbelkörper (BWK), 209
BURP-Manöver, 75, 104

C

Cerebrum, 187
Clavicula, 174
Claviculafrakturen, 276
CO_2-Monitor, 91, 102
Combitubus, 83, 415, 417
Compliance, 87
Computertomografie, 194
Conchae, 74
Contrecoup, 188
Coup, 188
Cranium, 187, 189
Cricoid, 77
Cricothyroidmembran, 77
CRIES Pain Scale, 425
Crush-Einleitung, 408
Crush-Intubation, 101
Cushing-Reflex, 190
Cyanidvergiftung, 99

D

Dekompressionsverletzungen, 454, 457
— Typ 1, 458
— Typ 2, 459
Demandventil, 91
Dermis, 301
diffuse Axonschädigung, 193
Dokumentation, 431
Doppellumentubus, 416
Drogen
— Symptome, 375

Drogenarten
— Behandlung, 378
Drogeneinfluss, 373
— Behandlung, 374
Druck
— direkter, 292
Dura mater, 187
Durchblutung, 153

E

einfacher Pneumothorax, 136
Einsatzstelle
— Beurteilung, 4, 37, 57, 195
— erste Einschätzung, 35
— Gefahren, 5
Einschätzung verletzter Patienten
— Grundlagen, 3
Eintrittswunde, 25
Eispickel-Methode, 106
Elektrizität
— Verletzungen, 315
Ellbogenfrakturen, 278
Endotrachealtubus, 78, 102
Entlastungspunktion, 57, 142
— anteriorer Zugang, 146
— lateraler Zugang, 142
Epidermis, 301
Epiglottis, 74, 75
Erbrechen, 203
Ersteinschätzung, 35, 38, 58, 196
erster Abschnitt des ITLS-Algorithmus
— Unterbrechung, 57
Erstickung
— traumatische, 136
Ertrinken, 454
Erweiterte Untersuchung, 47, 48, 62, 200
Esmarch-Handgriff, 40, 97
— modifizierter, 75
Europäischer Reanimationsrat (ERC), 387
Explosionsverletzungen, 27
externe Larynxmanipulation, 75
Extremitäten
— Amputation, 263
— Dislozierung, 262
— Frakturen, 261
— Schienen, 267, 268
— Verletzungsarten, 261

Index

Extremitätentrauma, 259
- Behandlung, 266
- Maßnahmen, 283
- Untersuchung, 266

EZ-IO, 413
EZ-IO-System, 176

F

Fibulafrakturen, 276
Fixiergurte, 234
Flashover, 317
Flugrettung, 447, 448
Foramen magnum, 187
frontaler Zusammenstoß, 12
Frontscheibe
- Verletzungen, 12

Fußfrakturen, 279
Fußgänger
- Unfälle, 22

Führungsgrundsätze
- Definition, 471

Führungsspanne
- Definition, 472

Führungsstab, 102
Führungsstrukturen, 476

G

Gasaustausch, 73
gastrointestinales System
- im Alter, 352

Gehirnerschütterung, 192
Gewebshypoxie, 123
Gewicht
- Bestimmung bei Kindern, 182

Gezielte Untersuchung, 35, 42
Glasgow Coma Scale, 342
Glasgow Coma Score (GCS), 198, 450
- pädiatrischer, 452

Glottisöffnung, 74
Guedel-Tubus, 82, 97

H

Halswirbelkörper (HWK), 209
Halswirbelsäule (HWS), 12
Handfrakturen, 279
Handgelenkfrakturen, 278
Hauptbronchus, 78

Haut, 301
- Anatomie, 299, 301

Helmabnahme, 245–247
Hepatitis B, 395
- Prophylaxe, 396

Hepatitis C, 397
Hepatitis-B-Virus, 395
Hepatitis-C-Virus, 395
Herz-Kreislauf-Stillstand, 381
- nach Schock, 389
- nach Stromschlag, 386
- Ursachen, 384
- Vorgehen, 387
- Zirkulation, 386

Herz-Kreislauf-System
- im Alter, 351

Hirngewebe, 187
Hirnhäute, 187
Hirnkontusion, 192
Hirnschädigung
- primäre, 189
- sekundäre, 189

Hirnverletzung, 192
Hirnwasser, 187
Hirnödem, 189
Hitzeinhalation, 312
HIV, 397
- -Infektion, 395
- Therapie, 399

HWS-Orthese, 7, 37, 79, 175, 234
HWS-Stabilisierung, 39
Hyperextension, 211
Hyperflexion, 211
Hyperventilation, 85, 189
- prophylaktische, 57

Hypothermie, 438
Hypoventilation, 85, 189
Hypovolämie, 127, 366
- absolute, 158, 159
- relative, 158, 159

Hypoxie, 154, 189, 202, 387
hypoxischer Hirnschaden, 193
Hypoxämie, 384
Hämatom
- akutes epidurales, 193
- akutes subdurales, 194

Hämatothorax, 128
Hämoglobin, 310
hämostatische Substanzen, 295

Hüftfrakturen, 274
Hüftluxationen, 275

I

Ileuseinleitung, 101
Immunsystem
– im Alter, 352
Infektionen, 393
– Schutz, 393
Infusion
– Dosierung, 182
– intraossäre, 175
Injury Severity Score, 451
innere Wunde, 25
intermittend positive Pressure Ventilation (IPPV), 86
intrakranielle Blutung, 193
intrakranieller Druck (ICP), 189
intrakranielles Volumen, 187
Intraossäre Punktion
– bei Erwachsenen, 413
intraossäre Punktion, 175
– bei Kindern, 180
– Durchführung, 414
– Indikationen, 413
– Komplikationen, 415
– Kontraindikationen, 413
intravenöse Flüssigkeiten, 173
intrazerebrale Blutung, 194
Intubation
– digital-taktil-blinde, 83
– fiberoptische, 115
– laryngoskopisch orotracheale, 101
– orotracheale, 102
Intubation Auge-in-Auge, 105
Intubationsset, 91
Intubationstechniken, 101
ITLS-Algorithmus, 35, 37, 47, 55, 57, 123, 195, 214, 253, 266, 307, 333, 366, 377, 428, 439
– und START, 474

K

Kapnografie, 158
Katecholamine, 214
KED-System, 235
Kernspintomografie, 194

Kinder
– abdominelle Verletzungen, 343
– Atemwegsmanagement, 332
– Ausrüstungsgegenstände, 330
– Bewusstsein, 338
– Erweiterte Untersuchung, 341
– Kommunikation, 325, 327
– Kopfverletzungen, 341
– Patienteneinschätzung, 332
– Schock, 338
– Thoraxverletzungen, 343
– Untersuchung der Atemwege, 334
– Untersuchung des Kreislaufs, 337
– Verletzungsmechanismen, 332
– Vitalwerte, 337
– Wirbelsäulenverletzungen, 344
Kinder-Untersuchungsdreieck, 332
Kinderrückhaltesysteme, 344
Kindersitze, 344
Klassifizierungssysteme, 450
Kleinfahrzeuge
– Unfälle, 21
Kniefrakturen, 275
Knieluxation, 276
Knorpelspangen, 78
Kohlendioxid, 73
Kohlenmonoxidvergiftung, 99
Kollisionen
– sekundäre, 11
Kollisionen mit Fahrzeugen, 9
Kompartmentsyndrom, 265
Koniotomie, 85
Kontrolle äußerer Blutungen, 292
Konzept der drei Kollisionen, 10, 13
Kopf
– Anatomie, 187
Kopffixierungssystem, 234
Kopfhaut, 187
Kopfhautverletzung, 191
Kopfverletzungen, 191
– geschlossen, 188
– offen, 188
Kraniotomie, 190
Kreislauf, 41
Kreislauftasche, 37
Krepitation, 267
Krämpfe, 202

L

Lagerung in Neutralposition, 102
Laryngoskop., 102
Laryngospasmus, 75
Larynx, 74
Larynxmaske, 83, 112, 418
– Einführtechnik, 419
Larynxtubus, 83, 112
– Anwendung, 114
– Größen, 113
– Kontraindikationen, 113
Leitender Notarzt
– Definition, 472
Lendenwirbelkörper (LWK), 209
Lendenwirbelsäule (LWS), 15
Lenkrad
– Verletzungen, 12
Ligamentum Conicum, 76
Liquor, 188
– cerebrospinalis, 187
Lund-und-Browder-Karte, 305
Lungen
– Ventilation der, 78
Lungendehnbarkeit, 80, 87
Lungenkontusion, 123, 134

M

Magill-Zange, 102
manuelle Inline-Stabilisierung, 83
Massenanfall von Verletzten (MANV), 7, 471
massiver Hämatothorax, 123, 127
– Behandlung, 128
Material zur Blutstillung, 7
Matrix nach Haddon, 466
Mediastinum, 121
Medioclavicularlinie, 147
Membrana cricothyroidea, 76
Miller Body Splint, 220
mittlerer arterieller Druck (MAP), 189
MMAP-Einschätzung, 84
Motorräder
– Unfälle, 21
Mund-zu-Maske-Beatmung, 88
Mund-zu-Mund-Beatmung, 88
Myokardkontusion, 123, 133, 161, 162, 386
– Behandlung, 133

N

Nasenhöhle, 73
nasopharyngeale Atemwege, 82
nasopharyngealer Tubus, 97
Neonatal Infant Pain Scale, 425
Nervenwurzel, 210
neurologische Funktionen
– im Alter, 351
neurologische Untersuchung, 46, 198
neurovaskuläre Verletzungen, 264
Nicht-sterodiale Antirheumatica (NSAR), 428
Non-steroidal anti-inflammatory drugs (NSAID), 428
Notrettung, 238
nozizeptive Nervenfasern, 423

O

obere Atemwege
– Anatomie, 74
oberes Abdomen, 122
Oberschenkelfrakturen, 274
Organisatorischer Leiter
– Definition, 471
oropharyngeale Atemwege, 82
oropharyngealer Tubus, 97
Ösophagus
– Verletzung, 123, 134

P

Pathophysiologie
– des Alterns, 349, 351
Patienten
– Anzahl, 6
– Bewertung, 37
– Ersteinschätzung, 38
– unkooperative, 377
Patientenablage, 476
– Definition, 472
Patientenuntersuchung, 66
penetrierende Verletzungen, 24
Perikardtamponade, 123, 130, 131, 160, 161
– Behandlung, 131
Pia mater, 187
Pleura, 121
Pneumothorax, 343
– Behandlung, 124
– offener, 123, 124

Prioritätspatienten, 42
propriozeptive Nervenfasern, 423
Protokoll, 431
Präoxygenierung, 100
Prävention
- primäre, 466
- sekundäre, 466
Puls am Handgelenk, 41
Pulslose Elektrische Aktivität (PEA), 385
Pulsoxymeter, 91, 98, 100, 102
Pupillen, 197
Pupillendifferenz, 191
Pädiatrische Trauma-Skala, 342, 452

R

Rachen, 73
Rauchgasinhalation, 313
Recessus piriformis, 75
Reeves Sleeve, 218, 220, 243, 377
Reflexsystem, 210
Regelmäßige Verlaufskontrolle, 46, 60, 200
renales System
- im Alter, 352
Rettungsdiensteinsatz
- sechs Phasen, 438
Rettungshubschrauber, 445
Revised Trauma Score, 450
Ringknorpel, 76
Rippen, 121
Rippenfrakturen, 137
Rückenmark, 210, 211
Rückenmarksstrang, 210
Rückenmarksverletzungen, 213, 215

S

SAMPLE-Anamnese, 43, 47, 62
Sauerstoff, 73, 85
Sauerstoffflasche, 91
Sauerstoffmangel, 154
Sauerstoffschläuche, 91
Schaufeltrage, 44, 234
Schienen
- starre, 269
- Traktions-, 272
- weiche, 269
Schienentypen, 269
Schildknorpel, 75, 77
Schleimhaut, 73

Schmerz
- chronischer, 424
- Einschätzung, 424
- Pathophysiologie, 422
- somatischer, 423
- viszeraler, 423
Schmerzbehandlung, 426
Schmerzerleichterung, 422
Schmerzreflex, 422
Schmerzwahrnehmung, 423
Schneemobile
- Unfälle, 22
Schnelle Rettung, 239
Schnelle Trauma-Untersuchung (STU), 35, 42, 59, 197, 307, 355
Schnelle Trauma-Untersuchung(STU), 43
Schnelleinsatzgruppe, 476
- Definition, 472
Schock, 151, 153, 202
- Behandlung, 162
- Definition, 153
- früher, 156
- hämorrhagischer, 214
- kardiogener, 160
- neurogener, 159, 211, 214
- obstruktiver, 158, 160, 167
- Pathophysiologie, 153
- später, 156
- Symptome, 154
- Syndrome, 158
Schulterverletzungen, 276
Schusswunden, 25
Schutzausrüstung, 7, 37
- Persönliche, 5
Schwangerschaft
- Abschätzung, 364
- Behandlung, 366
- Bewegungseinschränkung, 367
- Physiologie, 364, 365
- Trauma, 361
- Verletzungsarten, 367
- Verletzungsvorbeugung, 369
Schädel, 187
Schädel-Hirn-Trauma, 185
- Pathophysiologie, 188
- Untersuchung, 194
- Versorgung, 200
Schädelfraktur, 191
Schädelverletzung, 191

Seitenaufprall, 14
Sekundärtransport, 319
Sellick-Manöver, 76
sensorische Funktionen
– im Alter, 351
Septum, 74
sicherer Atemweg, 79
Sichtung, 471, 473
– Definition, 471
Sonnenbrand, 302
Spannungspneumothorax, 123, 125, 126, 128, 160, 343
SPARC-System, 182
Spinalnerven, 210, 211
Spineboard, 7, 37, 220, 234
– Fixierung des Patienten, 242
– kurzes, 235
– langes, 240, 243
SSV-PPFAD, 266
START-Algorithmus, 474
START-System, 473
Sternumgrube, 76
Stichwunden, 24
Strahlenverbrennung, 319
Stürze, 23
Subarachnoidalblutung, 192

T

Tachykardie, 157
taktische Einsatzmedizin, 478
Taschenmaske, 88, 97
Tauchverletzungen, 459
Technische Regeln für biologische Arbeitsstoffe, 400
Thermoregulation
– im Alter, 352
Thorax, 122
– Anatomie, 121
– Pathophysiologie, 119, 122
Thoraxdrainage, 126
Thoraxtrauma, 119
– invasive Maßnahmen, 141
Tibiafrakturen, 276
Tomahawk-Methode, 106
Tourniquet, 293
– CAT, 294
– EMT, 294
Trachea, 78
– Bifurkation, 78
Trachealverletzung, 123, 132
Traktionsschiene
– Hare-, 286
– KTD-, 290
– Sager-, 289
– Thomas-, 285
Traktionsschienen, 284
Traktoren
– Unfälle, 20
Trauma
– bei Kindern, 325
– Definition, 3, 463
– im Alter, 349
– und Kälte, 438
– während der Schwangerschaft, 361
Trauma-Scores, 450
Traumapatient
– Einschätzung, 68
– Flugrettung, 447
– Untersuchung, 35
Traumatasche, 7
traumatische Aortenruptur, 132
Tuberkulose, 398
Tubus
– Fixierung, 111
Tubuslage
– erweiterte Kontrolle, 111
– Kontrolle, 106, 107

U

Überschlagen eines Fahrzeugs, 16
Unterarmfrakturen, 278
Unterricht
– Grundregeln, 65
Untersuchung, 7
Uterusgröße, 367

V

V. jugularis externa
– Anatomie, 174
– Punktion, 174, 175
Vakuummatratze, 37, 234
Ventrikeldrainage, 190
Verbrennungen, 299
– Behandlung, 299, 306
– chemische, 313
– drittgradige, 302, 303

- durch Blitzschlag, 317
- durch Strahlen, 319
- durch Strom, 315
- erstgradige, 302, 310
- im Kindesalter, 320
- Inhalationsverletzungen, 310
- Neunerregel, 304
- spezielle Probleme, 309
- zirkuläre, 319
- zweitgradige, 303, 310

Verbrennungstiefen, 304

Verletzungen
- Epidemiologie, 462
- Prävention, 462, 466
- primäre, 213
- sekundäre, 213
- Ursachen, 464

Verletzungsmechanismus, 7, 8

Videolaryngoskopie, 115

Vitalparameter, 198

Volumenmangelschock, 158, 159, 168

W

Wasserfahrzeuge
- Unfälle, 22

Wendl-Tubus, 82, 97

Wirbelkörper, 209, 210

Wirbelsäule, 209
- Anatomie, 209
- Bewegungseinschränkung, 220, 223, 225, 233, 235, 236
- knöcherne, 211

Wirbelsäulentrauma, 207
- achsengerechtes Drehen, 219
- Atemwegsmanagement, 224
- Behandlung, 216
- Fixierung des Patienten, 218
- stumpfes, 211

Wirbelsäulenverletzungen, 213, 273

Wundballistik, 24

Z

zerebrale Einklemmung, 190

zerebrale Ischämie, 190

zerebraler Perfusionsdruck (CPP), 189

Zungenbein, 74, 75

2-5-Regel, 472

Zwerchfellruptur, 123, 134
- Behandlung, 134

Zähne, 74